U0233396

癌症患者围手术期管理

Perioperative Care of the Cancer Patient

癌症患者围手术期管理
Perioperative Care of the Cancer Patient

原　著　Carin A. Hagberg　Vijaya N. R. Gottumukkala
　　　　Bernhard J. Riedel　Joseph L. Nates　Donal J. Buggy

主　译　薄禄龙　卞金俊

副主译　王嘉锋　范晓华　杨　涛　包　睿

主　审　邓小明

北京大学医学出版社

AIZHENG HUANZHE WEISHOUSHUQI GUANLI

图书在版编目（CIP）数据

癌症患者围手术期管理 /（美）卡林·哈格伯格（Carin A. Hagberg）等原著；薄禄龙，卞金俊
主译 . —北京：北京大学医学出版社，2024.1
书名原文：Perioperative Care of the Cancer Patient
ISBN 978-7-5659-2991-5

Ⅰ.①癌… Ⅱ.①卡… ②薄… ③卞… Ⅲ.①癌 – 外科手术 – 围手术期 – 管理 Ⅳ.① R730.56

中国国家版本馆 CIP 数据核字（2023）第 179988 号

北京市版权局著作权合同登记号：图字：01-2023-1506

Elsevier (Singapore) Pte Ltd.
3 Killiney Road, #08-01 Winsland House I, Singapore 239519
Tel: (65) 6349-0200; Fax: (65) 6733-1817

癌症患者围手术期管理

主　　译：薄禄龙　卞金俊
出版发行：北京大学医学出版社
地　　址：（100191）北京市海淀区学院路 38 号　北京大学医学部院内
电　　话：发行部 010-82802230；图书邮购 010-82802495
网　　址：http://www.pumpress.com.cn
E-mail：booksale@bjmu.edu.cn
印　　刷：中煤（北京）印务有限公司
经　　销：新华书店
策划编辑：张李娜
责任编辑：张李娜　　责任校对：靳新强　　责任印制：李 啸
开　　本：889 mm×1194 mm　1/16　印张：32.75　字数：1030 千字
版　　次：2024 年 1 月第 1 版　2024 年 1 月第 1 次印刷
书　　号：ISBN 978-7-5659-2991-5
定　　价：220.00 元

版权所有，违者必究
（凡属质量问题请与本社发行部联系退换）

译审校者名单

主　　译　薄禄龙　卞金俊

副 主 译　王嘉锋　范晓华　杨　涛　包　睿

主　　审　邓小明

译　　者（按姓名汉语拼音排序）

蔡　倩（复旦大学附属华山医院）

常馨宁（海军军医大学第一附属医院）

陈玉荻（上海四一一医院）

成雨彤（海军军医大学第一附属医院）

程婷婷（上海交通大学医学院附属瑞金医院）

代元强（海军军医大学第一附属医院）

郭　玉（海军军医大学第一附属医院）

韩妍妍（海军军医大学第一附属医院）

韩　烨（海军军医大学第一附属医院）

胡宝吉（复旦大学附属浦东医院）

胡红丽（海军军医大学第一附属医院）

纪文焘（海军军医大学第一附属医院）

贾　毅（海军军医大学第三附属医院）

靳剑飞（海军特色医学中心）

孔凯文（同济大学附属东方医院）

兰　杨（海军军医大学第一附属医院）

李佳霖（海军军医大学第一附属医院）

李　鹏（复旦大学附属中山医院）

林省伟（海军军医大学第一附属医院）

刘洪桥（海军军医大学第一附属医院）

刘佳昊（陆军厦门特勤疗养中心）

刘金海（海军军医大学第一附属医院）

刘　坤（上海交通大学医学院附属胸科医院）

刘卫卫（复旦大学附属眼耳鼻喉科医院）

马昌盛（潍坊医学院基础医学院）

孟笑炎（海军军医大学第三附属医院）

朴智胜（海军军医大学第三附属医院）

全智勇（海军军医大学第一附属医院）

阮林星（同济大学附属上海市肺科医院）

沈怡佳（海军军医大学第一附属医院）

石鑫楠（海军军医大学第一附属医院）

时　鹏（海军军医大学第一附属医院）

苏　畅（海军军医大学第一附属医院）

孙国林（海军军医大学第一附属医院）

孙青宇（海军军医大学第一附属医院）

汪　婷（海军军医大学第一附属医院）

王　成（海军军医大学第一附属医院）

王　春（海军军医大学第一附属医院）

王汇贤（海军军医大学第一附属医院）

王家强（上海交通大学医学院附属瑞金医院）

王　森（武警部队特色医学中心）

王贤冬（海军军医大学第一附属医院）

王　莹（海军军医大学第一附属医院）

王云云（海军军医大学第一附属医院）

吴　蝶（复旦大学附属中山医院青浦分院）

吴　巧（上海交通大学医学院附属第九人民医院）

吴　昱（联勤保障部队第九八〇医院）

席　鹏（海军军医大学第一附属医院）

夏　珺（舟山综保基地勤务保障大队医院）

谢　芳（上海交通大学医学院附属第六人民医院）

徐子清（山东第一医科大学研究生院）

杨心月（海军军医大学第一附属医院）

尹光敏（复旦大学附属金山医院）

尹天泽（上海中医药大学附属岳阳中西医结合医院）

张清荣（复旦大学附属华山医院）

张笑婷（海军军医大学第一附属医院）

赵彩群（潍坊医学院附属医院）

赵晗燚（海军军医大学第一附属医院）

赵君峰（上海中医药大学附属岳阳中西医结合医院）

赵芝佳（海军军医大学第一附属医院）

朱成龙（海军军医大学第一附属医院）

朱梅梅（安徽省太和县中医院）

v

审 校 者（按姓名汉语拼音排序）

包　睿（海军军医大学第一附属医院）

卞金俊（海军军医大学第一附属医院）

薄禄龙（海军军医大学第一附属医院）

卜　岚（海军军医大学第一附属医院）

陈　玲（海军军医大学第一附属医院）

樊玉花（海军军医大学第一附属医院）

范晓华（海军军医大学第一附属医院）

黄　捷（海军军医大学第一附属医院）

吉　栋（海军军医大学第一附属医院）

蒋政宇（海军特色医学中心）

金培培（海军军医大学第一附属医院）

李斌本（海军军医大学第一附属医院）

李　博（海军军医大学第一附属医院）

李　黛（海军军医大学第一附属医院）

李晓菲（海军军医大学第一附属医院）

李秀娟（同济大学附属上海市第四人民医院）

林省伟（海军军医大学第一附属医院）

刘　佳（海军军医大学第一附属医院）

刘文宇（海军军医大学第一附属医院）

刘　毅（海军军医大学第一附属医院）

卢文斌（海军军医大学第一附属医院）

陆　军（海军军医大学第一附属医院）

马　宇（海军军医大学第一附属医院）

孟　岩（海军军医大学第一附属医院）

倪丽亚（海军军医大学第一附属医院）

潘　科（海军军医大学第一附属医院）

盛　颖（海军军医大学第一附属医院）

石亚平（海军军医大学第一附属医院）

孙　莉（海军军医大学第一附属医院）

陶天柱（空军特色医学中心）

汪　惠（海军军医大学第一附属医院）

王昌理（海军军医大学第一附属医院）

王　恒（海军军医大学第一附属医院）

王恒跃（海军军医大学第一附属医院）

王嘉锋（海军军医大学第一附属医院）

文平山（海军军医大学第一附属医院）

席　鹏（海军军医大学第一附属医院）

许　涛（海军军医大学第一附属医院）

严姝姝（海军军医大学第一附属医院）

杨　涛（海军军医大学第一附属医院）

杨宇光（海军军医大学第一附属医院）

游　嘉（海军军医大学第一附属医院）

余喜亚（同济大学附属上海市第四人民医院）

查燕萍（海军军医大学第一附属医院）

赵珍珍（海军军医大学第一附属医院）

周　懿（海军军医大学第一附属医院）

朱雅琳（东部战区海军医院）

主译助理

兰　杨（海军军医大学第一附属医院）

译者前言

自 20 世纪以来，癌症已成为人类健康的一大挑战。随着医学科技的进步和人口老龄化趋势的加剧，癌症的发病率逐年上升。根据世界卫生组织国际癌症研究机构发布的数据，2020 年全球新发癌症病例 1929 万例，其中中国新发癌症 457 万例，占全球 23.7%。中国作为世界人口大国，癌症新发人数远超世界其他国家。这些数据令人震惊，癌症已成为全球公共卫生领域的紧迫挑战。

在癌症治疗的各个领域，医学界都在不断进行研究和探索。手术治疗是逾 80% 癌症患者的主要治疗手段，围手术期管理作为其中的关键环节，受到越来越多的关注。一般而言，围手术期是指从手术安排确定到手术结束后恢复期间这一时间段。在此期间，癌症患者会面临许多风险和挑战。重视、加强并改进癌症患者的围手术期管理，可以帮助患者尽可能降低手术风险，提高手术治疗效果，并促进术后恢复。

随着癌症领域研究的加速推进和不断演进，在癌症患者的围手术期管理阶段，临床医师也面临着一些新的独特挑战。本书正是针对该领域内的最新问题，及时追踪研究进展，总结相关临床证据而撰写。本书拥有一支国际化编写团队，通过对全球各地癌症治疗实践进行广泛调研和总结，系统全面地介绍癌症患者围手术期管理的基本理论、临床应用和实践方法。

本书条分缕析，内容全面，涵盖了癌症患者围手术期管理的所有重要方面。期望本书能弥补国内麻醉学专著中的相关空白，使广大麻醉科医师、相关专科的外科医师及护理人员进一步提升癌症患者麻醉管理的理论和技术水平，促进癌症麻醉领域的学术发展。此外，本书内容归纳了当前癌症领域的热点和待解决的问题，也必将对肿瘤科医师、ICU 医师、疼痛科医师、癌症领域的临床和基础研究者大有裨益。总之，本书旨在为广大医务工作者、癌症患者及其家属提供有益的参考和借鉴。

需要补充的是，本书原版使用的"cancer"一词在中文版中译为"癌症"，以便于全书叙述风格的统一。书中亦有其他描述癌症、恶性肿瘤的专业词汇，根据相关学术名词表达规范进行翻译。由于学术水平有限，加之中美临床诊疗可能存在一定差异，再加上麻醉学的发展日新月异，我们可能无法将全部内容准确无误地用中文体现。对专业词汇和问题的理解可能存在一些不妥之处，恳请读者批评指正，不吝赐教。

本书的引进、翻译及出版得到了北京大学医学出版社的大力支持，特别感谢张李娜编辑严谨、求实、细致的工作，使本书能顺利出版。

薄禄龙

2023 年 4 月

原著献词

　　谨将此书献给所有癌症患者和他们的家人。正是他们与癌症斗争的精神、勇气、力量和对治愈的希望，让我们在日常临床、科研和教育工作中获得不竭之灵感。

原著者名单

Salahadin Abdi, MD, PhD
Professor and Chair
Pain Medicine
The University of Texas MD Anderson Cancer Center
Houston, TX, USA

Anoushka M. Afonso, MD
Associate Attending
Department of Anesthesiology & Critical Care
Memorial Sloan Kettering Cancer Center
New York, NY, USA

Thomas A. Aloia, MD
Professor of Surgery
Surgical Oncology
The University of Texas MD Anderson Cancer Center
Houston, TX, USA

Gabriele Baldini, MD, MSc
Assistant Professor, Anesthesiologist
Anesthesia
McGill University Health Centre, Montreal General
    Hospital
Montreal, Quebec, Canada

Jose Banchs, MD
Associate Professor
Cardiology
The University of Texas MD Anderson Cancer Center
Houston, TX, USA

Daniel T. Baptista-Hon, BSc, MSc, PhD
Assistant Professor
Faculty of Medicine
Macau University of Science and Technology
Macau, SAR, China
Honorary Lecturer, School of Medicine
University of Dundee
Dundee, United Kingdom

Karen Basen-Engquist, PhD
Professor
Department of Behavioral Science
Division of Cancer Prevention and Population Sciences
The University of Texas MD Anderson Cancer Center
Houston, TX, USA

Rosalind S. Bello, MA, CPHQ
Director
Cancer Control Health Policy
The University of Texas MD Anderson Cancer Center
Houston, TX, USA

Shamgar Ben-Eliyahu, PhD
Sagol School of Neuroscience and School of
    Psychological Sciences
Tel-Aviv University
Tel-Aviv, Israel

Celena Scheede Bergdahl, MSc, PhD
Professor
Department of Kinesiology and Physical Education
McGill University
Montreal, Quebec, Canada

Sushma Bhatnagar, MD
Professor and Head
Department of Onco-Anesthesia and Palliative Medicine
Institute Rotary Cancer Hospital and National
    Cancer Institute
All India Institute of Medical Sciences
New Delhi, India

Joshua Botdorf, DO, FACP, CMQ
Assistant Professor
Critical Care and Respiratory Medicine
The University of Texas MD Anderson Cancer Center
Houston, TX, USA

Christelle Botha, FANZCA
Consultant Anatesthetist
Department of Cancer Anaesthesia
Perioperative and Pain Medicine, Peter MacCallum
    Cancer Centre
Melbourne, Victoria, Australia

David L. Brown, MD
Chief Executive Officer
Curadux Inc.
Austin, TX, USA

Donal J. Buggy, DSc, MD, MSc, DME, FRCPI, FFSEM, FRCA, FCAI
Professor
Anaesthesiology & Perioperative Medicine
Mater Misericordiae University Hospital, School of
    Medicine, University College Dublin
Consultant,
Anaesthesiology
Mater Misericordiae University Hospital Dublin
Dublin, Ireland

Kate L. Burbury, MBBS(Hons), FRACP, FRCPA, DPhil
Deputy Chief Medical Officer
Executive
Peter MacCallum Cancer Centre;
Consultant Haematologist
DHMO
Peter MacCallum Cancer Centre
Melbourne, Victoria, Australia

Joseph Butler, PhD, FACS, FRCS
Consultant Spine Surgeon
National Spinal Injuries Unit
Mater Misericordiae University Hospital
Dublin, Ireland

Ronan Cahill, MB, BAO, BCh, FRCS, MD
UCD Centre for Precision Surgery
Surgery
University College Dublin
Surgery
Mater Misericordiae University Hospital
Dublin, Ireland

Franco Carli, MD, MPhil
Professor
Anesthesia
McGill University
Montreal, Quebec, Canada

Meghan Carton, BM, BS
Doctor
Anaesthetics
Mater Misericordiae University Hospital
Dublin, Ireland

Juan P. Cata, MD
Professor
Department of Anesthesiology and Perioperative Medicine
The University of Texas MD Anderson Cancer Center
Houston, TX, USA

Cara Connolly, MB, BCh, BAO, LRCP & SI (Hons), MSc, FCAI
Consultant Anaesthetist
Department of Anaesthesia
Mater Misericordiae University Hospital
Dublin, Ireland

German Corrales, MD
Department of Anesthesiology and Perioperative Medicine
The University of Texas MD Anderson Cancer Center
Houston, TX, USA

Jose Cortes, MD
Assistant Professor
Pediatrics
The University of Texas MD Anderson Cancer Center
Houston, TX, USA

Kimberly D. Craven, MD
Clinical Assistant Professor
Department of Anesthesiology
Perioperative Care & Pain Management
NYU Langone – Brooklyn
Brooklyn, NY, USA

John Wilson Crommett, MD
Associate Professor
Critical Care Medicine
The University of Texas MD Anderson Cancer Center
Houston, TX, USA

Kristin P. Crosby, MD
Fellow
Pediatric Critical Care Medicine
New York Presbyterian Hospital – Weill Cornell Medicine
New York, NY, USA

Luis Felipe Cuellar Guzman, MD
Anesthesiologist in Oncological Patient and Pain Medicine
    Specialist
Anesthesiology Department Head National Institute of
    Cancer Mexico;
Onco Anesthesia
National Institute of Cancer Mexico
Mexico City, Mexico;
Professor Course Cancer Anesthesia Fellowship Program
National Institute of Cancer Mexico
Anesthesiology Department
National Institute of Cancer
Mexico

Anahita Dabo-Trubelja, MD, FASA
Associate Attending
Anesthesiology and Critical Care
Memorial Sloan Kettering Cancer Center
New York, NY, USA

Anh Quynh Dang, MD
Associate Professor
Anesthesiology and Preoperative Medicine
The University of Texas MD Anderson Cancer Center
Houston, TX, USA

Alessandro R. De Camilli, MD
Assistant Attending, Anesthesiology and Critical Care
  Medicine
Anesthesiology and Critical Care
Memorial Sloan Kettering Cancer Center
New York NY, USA

Madhavi D. Desai, DA, DNB
Assistant Professor and Consultant
Department of Anaesthesia , Critical Care and Pain
Tata Memorial Hospital and Homi Bhabha National
  Institute
Mumbai, Maharashtra, India

Jugdeep Dhesi, BSc, PhD, FRCP
Consultant Geriatrician
Ageing and Health
Guy's and St Thomas' NHS Trust
London, United Kingdom;
Hon. Reader
Kings College London
London, United Kingdom;
Hon. Associate Professor
University College London
London, United Kingdom

Jeson R. Doctor, MD, DNB, MNAMS, MBBS
Professor and Consultant Anaesthesiologist
Department of Anaesthesiology
Critical Care and Pain Tata Memorial Hospital
Homi Bhabha National Institute
Mumbai, Maharashtra, India

Jennifer S. Downs, MMed, FCS(SA)
Surgical Oncology Fellow
Cancer Surgery
Peter MacCallum Cancer Centre
Melbourne, Victoria, Australia

Julia A. Dubowitz, MBBS
Specialist Anaesthetist
Department of Anaesthetics, Perioperative and
  Pain Medicine
Peter MacCallum Cancer Centre
Clinical Fellow
Department of Critical Care
University of Melbourne
Parkville, Melbourne, Australia

German Echeverry, MD
Attending Physician
Department of Anesthesiology and Critical Care Medicine
Memorial Sloan Kettering Cancer Center
New York, NY;
Attending Physician
Department of Anesthesia
Mount Sinai Medical Center
Miami Beach, FL, USA

Mats Enlund, MD, PhD
Associate Professor
Centre for Clinical Research-Västerås
Uppsala University
Västerås, Sweden;
Senior Consultant
Department of Anaesthesia & Intensive Care
Central Hospital
Västerås, Sweden

Linette Ewing, DO, MPH
Assistant Professor
Pediatric Critical Care
The University of Texas MD Anderson Cancer Center
Houston, TX, USA

Dylan Finnerty, FCAI, FJFICMI, EDICM
Research Fellow
Anaesthesiology & Perioperative Medicine
Mater Misericordiae University Hospital University
  College Dublin
Dublin, Ireland

Joël Fokom Domgue, MD, MPH
Research Scientist
Epidemiology
The University of Texas MD Anderson Cancer Center
Houston, TX, USA

John Frenzel, MD, MS
Director, Learning Health System
Institute for Cancer Care Innovation
The University of Texas MD Anderson Cancer Center
Houston, TX, USA

Colleen M. Gallagher, PhD, FACHE, HEC-C
Executive Director
Section of Integrated Ethics
The University of Texas MD Anderson Cancer Center
Professor
Department of Critical Care Medicine
The University of Texas MD Anderson Cancer Center
Houston, TX, USA;
Research Scholar
UNESCO Chair in Bioethics and Human Rights
Rome, Italy

Dorian Yarih García-Ortega, MD, MSc, FACS
Master in Musculoskeletal Tumors
Surgeon Oncologist
Skin, Soft Tissue and Bone Tumors Department
National Cancer Institute
Mexico City, Mexico

Michelle Gerstman, MBBS, FANZCA, MD
Consultant Anaesthetist
Anaesthetics, Perioperative Medicine and Pain Medicine
Peter MacCallum Cancer Centre
Melbourne, Victoria, Australia

Arunangshu Ghoshal, MD, MRes
Assistant Professor
Palliative Medicine
Tata Memorial Hospital
Homi Bhaba National Institute
Mumbai, Maharashtra, India

Vijaya N.R. Gottumukkala, MBBS, MD(Anes), FRCA
Professor
Anesthesiology & Perioperative Medicine
The University of Texas MD Anderson Cancer Center
Houston, TX, USA

Michael P.W. Grocott, MB, BS, MD, FRCA, FRCP, FFICM
Professor
Respiratory and Critical Care Research Theme
Southampton NIHR Biomedical Research Centre
University Hospital Southampton NHS Foundation Trust/
    University of Southampton
Southampton, United Kingdom;
Anaesthesia, Perioperative and Critical Care Medicine
    Research Unit
University Hospital Southampton NHS Foundation Trust
Southampton, United Kingdom

Carlos E. Guerra-Londono, MD
Department of Anesthesiology, Pain Management, and
    Perioperative Medicine
Henry Ford Health System
Detroit, MI, USA

Sushan Gupta, MD
Department of Internal Medicine
Carle Foundation Hospital
Champaign, IL, USA

David E. Gyorki, MBBS, MD, FRACS
Surgical Oncologist
Division of Cancer Surgery
Peter MacCallum Cancer Centre
Melbourne, Victoria, Australia

Carin A. Hagberg, MD, FASA
Chief Academic Officer
Division Head
Division of Anesthesiology, Critical Care, and Pain Medicine
Bud Johnson Clinical Distinguished Professor of
    Anesthesiology
Department of Anesthesiology and Perioperative Medicine
University of Texas MD Anderson Cancer Center
Houston, TX, USA

Tim G. Hales, BSc, PhD
Professor of Anaesthesia
Institute of Academic Anaesthesia
University of Dundee, Dundee, Scotland
United Kingdom

Ernest Hawk, MD, MPH
Vice President and Division Head
Division of Cancer Prevention and Population Sciences
T. Boone Pickens Distinguished Chair for Early Prevention
    of Cancer
The University of Texas MD Anderson Cancer Center
Houston, TX, USA

**Alexander G. Heriot, MB BChir, MA, MD, MBA, FRACS,
    FRCS(Gen.), FRCSEd, FACS, FASCRS, GAICD**
Director of Surgery
Division of Cancer Surgery
Peter MacCallum Cancer Centre
Melbourne, Victoria, Australia

Joseph M. Herman, MD
Director of Clinical Research
Northwell Health
New Hyde Park, NY, USA

Jonathan G. Hiller, MBBS, GCEpi, MAICD, FANZCA, PhD
Division of Surgical Oncology
Anaesthesia
Peter MacCallum Cancer Centre
Parkville, Victoria, Australia;
Central Clinical School
Medicine, Nursing and Health Sciences
Monash University
Prahran, Victoria, Australia

Ruth E. Hubbard, BSc, MBBS, MRCP, MSc, MD, FRACP
Professor
Centre for Health Services Research
University of Queensland
Brisbane, Queensland, Australia

Hilmy Ismail, MD, FRCA, FANZCA
Consultant Anaesthetist
Anaesthesia and Preoperative Medicine
PeterMacCallum Cancer Center
Melbourne, Victoria, Australia;
Senior Lecturer
Anaesthesia
University of Melbourne
Melbourne, Victoria, Australia

Nelda Itzep, MD
Assistant Professor
Pediatrics
The University of Texas MD Anderson Cancer Center
Houston, TX, USA

Emily Jasper, MBBS (Hons)
Research Registrar
Ageing and Health
Guy's and St Thomas' NHS Foundation Trust
London, United Kingdom;
Senior Registrar/Advanced Trainee
Department of Rehabilitation and Aged Care
North Metropolitan Health Service
Perth, Western Australia, Australia

Saba Javed, MD
Assistant Professor
Department of Anesthesiology
University of Texas Medical School at Houston
Houston, TX, USA

Bhawna Jha, MD, MRCPsych
Interventional Pain Physician
Medical Director–Bundle Payment For Care Improvement
Physician Advisor–Utilization Management and Review
University of Arkansas for Medical Sciences (UAMS)
Little Rock, AR, USA

Shaman Jhanji, MB ChB, MRCP, FRCA, FFICM, PhD
Consultant in Intensive Care Medicine and Anaesthetics
Department of Anaesthesia, Perioperative Medicine, Pain and Intensive Care
Royal Marsden Hospital
London, United Kingdom;
Team Leader/Honorary Clinical Senior Lecturer
Division of Cancer Biology
Institute of Cancer Research
London, United Kingdom

Daryl Jones, BSc(Hons), MB BS, FRACP, FCICM, MD, PhD
Consultant Intensive Care specialist
Austin Health and Warringal hospital;
Acting Deputy Director
Austin Department of Intensive Care;
Adjunct Professor
University Melbourne;
Adjunct Professor (Research)
DEPM Monash University;
Medical Director
Critical Care Outreach Austin Hospital
Past President
International Society of Rapid Response Systems
Melbourne, Victoria, Australia

Ravish Kapoor, MD
Associate Professor
Department of Anesthesiology and Perioperative Medicine
The University of Texas MD Anderson Cancer Center
Houston, TX, USA

Faraz Khan, MB, BCh, BAO, MRCS, MD, MSc
Specialist Surgical Lecturer
Colorectal Surgery
Mater Misericordiae University Hospital
Dublin, Ireland

James S. Killinger, MD
Medical Director, Pediatric Intensive Care Unit
Pediatrics
Memorial Sloan Kettering Cancer Center
Associate Professor of Clinical Pediatrics
Pediatrics
Weill Cornell Medicine
New York, NY, USA

Samantha Koschel, BMed MD, GradDipAnat
Urology Registrar
Cancer Surgery
Peter MacCallum Cancer Centre
Melbourne, Victoria, Australia

Alan Kotin, MD
Attending Anesthesiologist
Anesthesiology
Memorial Sloan Kettering Cancer Center
New York, NY, USA

Atul Prabhakar Kulkarni, MBBS, MD (Anesthesiology)
Professor and Head
Division of Critical Care Medicine
Tata Memorial Hospital
Homi Bhabha National Institute
Mumbai, Maharashtra, India

Adam La Caze, BPharm, BA (Hons), PhD
Senior Lecturer
School of Pharmacy
The University of Queensland
Brisbane, Queensland, Australia

Nathan Lawrentschuk, MBBS, FRACS Urol, PhD
Professor
Director of Urology
Royal Melbourne Hospital
Parkville, Victoria, Australia

Lauren Adrienne Leddy, MB, BCh, BAO
Medical Student
Medicine
University College Dublin
Dublin, Ireland

Celia R. Ledet, MD
Assistant Professor
Department of Surgical Oncology
The University of Texas MD Anderson Cancer Center
Houston, TX, USA

Denny Z.H. Levett, MA, BM BCh, PhD
Anaesthesia and Critical Care Research Area
Southampton NIHR Biomedical Research Centre
University Hospital Southampton NHS Foundation Trust;
Integrative Physiology and Critical Illness Group
Clinical and Experimental Sciences
Faculty of Medicine
University of Southampton
Southampton, United Kingdom

Debra Leung, MBBS Hons, BMedSci, FANZCA
Specialist Anaesthetist
Department of Anaesthesia, Perioperative and Pain
    Medicine
Peter MacCallum Cancer Centre;
Senior Clinical Fellow
Centre for Integrated Critical Care
The University of Melbourne
PhD candidate
The Sir Peter MacCallum Department of Oncology
The University of Melbourne
Melbourne, Victoria, Australia

Hui-Shan Lin, FRACP, MPhil
Geriatrician
Geriatric Medicine
The Royal Brisbane and Woman's Hospital
Brisbane, Queensland, Australia

Alexandra L. Lewis, MD, MPH
Assistant Attending
Anesthesiology and Critical Care
Memorial Sloan Kettering Cancer Center
New York, NY, USA

Daqing Ma, MD, PhD, FRCA, MAE
Professor of Anaesthesia
Anaesthetics, Pain Medicine and Intensive Care
Imperial College London, Chelsea & Westminster Hospital
London, United Kingdom

Kevin Madden, MD
Assistant Professor
Palliative, Rehabilitation, and Integrative Medicine
The University of Texas MD Anderson Cancer Center
Houston, TX, USA

Anirban Maitra, MBBS
Professor and Scientific Director
Sheikh Ahmed Pancreatic Cancer Research Center
The University of Texas MD Anderson Cancer Center
Houston, TX, USA

Karen Colbert Maresso, MPH
Program Director, Division of Cancer Prevention and
    Population Sciences
The University of Texas MD Anderson Cancer Center
Houston, TX, USA

Jennifer Mascarenhas, MD, MA
Doctor
Anesthesiology
Memorial Sloan Kettering Cancer Center
New York, NY, USA

K. A. Kelly McQueen, MD, MPH
Chair and Professor
Anesthesiology
University of Wisconsin Madison
Madison, WI, USA

Rodrigo Mejia, MD
Professor
Pediatrics
Section Chief, Pediatric Critical Care
The University of Texas MD Anderson Cancer Center
Houston, TX, USA

Lachlan F. Miles, MBBS (Hons.), PGCertCU, PhD, FANZCA
Honorary Principal Fellow
Department of Critical Care
The University of Melbourne;
Deputy Head of Research
Department of Anaesthesia
Austin Health
Melbourne, Victoria, Australia

Sana Mohiuddin, MD
Fellow
Pediatrics
The University of Texas MD Anderson Cancer Center
Houston, TX, USA

Daniela Molena, MD
Surgical Director of Esophageal Cancer Surgery Program
Thoracic Surgery
Memorial Sloan Kettering Cancer Center
New York, NY, USA

Tracy-Ann Moo, MD
Breast Service, Department of Surgery
Memorial Sloan Kettering Cancer Center
New York, NY, USA

Karen Moody, MD, MS
Associate Professor of Pediatrics
Director, Palliative and Supportive Care
Pediatrics
The University of Texas MD Anderson Cancer Center
Houston, TX, USA

Declan G. Murphy, MB, BCh, BaO, FRCS, FRACS
Professor
Division of Cancer Surgery
Peter MacCallum Cancer Centre
Melbourne, Victoria, Australia

Sheila Nainan Myatra, MD, FCCM, FICCM
Professor
Department of Anesthesiology, Critical Care and Pain
Tata Memorial Hospital
Homi Bhabha National Institute
Mumbai, Maharashtra, India

Joseph L. Nates, MD, MBA, CMQ, MCCM
Professor, Deputy Chair
Director Surgical and Medical Intensive Care Units
Critical Care Department
Division of Anesthesiology, Critical Care & Pain Medicine
The University of Texas MD Anderson Cancer Center
Houston, TX, USA

Jonas A. Nelson, MD
Plastic and Reconstructive Surgery Service, Department of
    Surgery
Memorial Sloan Kettering Cancer Center
New York, NY, USA

Aisling Ní Eochagáin, MB, BCh, BAO, FCAI, MSc, DLM, DEcon, CLC
Clinical research fellow
Mater Misericordiae University Hospital
Dublin, Ireland

Ellen O'Connor, MBBS, DipSurgAnat
Urology Research Fellow
Division of Cancer Surgery
Peter MacCallum Cancer Centre
Melbourne, Victoria, Australia;
Urology Research Fellow
Department of Surgery
University of Melbourne, Austin Health
Heidelberg, Victoria, Australia

Regina Okhuysen-Cawley, MD
Associate Professor
Pediatrics
Baylor College of Medicine
Houston, TX, USA

Pascal Owusu-Agyemang, MD
Professor
Anesthesiology and Perioperative Medicine
The University of Texas MD Anderson Cancer Center
Houston, TX, USA

Gouri H. Pantvaidya, MS, DNB, MRCS
Professor
Surgery
Tata Memorial Centre
Mumbai, Maharashtra, India

Pamela C. Papadopoulos, PhD
Associate Director, Research Planning and Development
Moon Shots Program
The University of Texas MD Anderson Cancer Center
Houston, TX, USA

Marie-Odile Parat, PharmD, PhD
Associate Professor
School of Pharmacy
University of Queensland
Brisbane, Queensland, Australia

Judith Partridge, MSc, PhD, FRCP
Consultant Geriatrician
Perioperative Medicine for Older People Undergoing
    Surgery
Guy's and St Thomas' NHS Foundation Trust
London, United Kingdom

Sephalie Patel, MD
Associate Member
Vice Chair, Department of Anesthesiology
H. Lee Moffitt Cancer Center
Tampa, FL, USA

Vikram B. Patel, MD, DABA, FIPP, DABIPP
Director
Pain Medicine
Phoenix Interventional Center for Advanced Learning
Algonquin, IL, USA

Nicholas Perry, BSc, MBBS, PhD
Specialist Registrar in Anaesthesia
Imperial School of Anaesthesia
London, United Kingdom

Thais O. Polanco, MD
Plastic and Reconstructive Surgery Service, Department of
    Surgery
Memorial Sloan Kettering Cancer Center
New York, NY, USA

Shannon M. Popovich, MD, CMQ
Associate Professor of Anesthesiology
Anesthesiology & Perioperative Medicine
The University of Texas MD Anderson Cancer Center
Houston, TX, USA

George Poulogiannis, BSc, MSc, MPhil, PhD
Team Leader in Signalling & Cancer Metabolism
Cancer Biology
Institute of Cancer Research
London, United Kingdom

Perez-Gonzalez Oscar Rafael, MD
Onco Anesthesiologist
Oncological Anesthesia
National Cancer Institute
Mexico City, Mexico;
Professor
Anesthesiology
Hospital General
QuintanaRoo, Mexico

Sanketh Rampes, MBBS, MA (Cantab)
Doctor
Faculty of Medicine & Life Sciences
King's College London
London, United Kingdom

Krithika S. Rao, MBBS, MD
Assistant Professor
Department of Palliative Medicine and Supportive Care
Kasturba Medical College, Manipal Manipal Academy of
   Higher Education
Manipal, Karnataka, India

Sally Radelat Raty, MD, MHA
Professor
Anesthesiology and Perioperative Medicine
The University of Texas MD Anderson Cancer Center
Houston, TX, USA

Shehla Razvi, MD
Assistant Professor
Pediatric Critical Care
The University of Texas MD Anderson Cancer Center
Houston, TX, USA

Natasha Reid, PhD, GradCert ClinEpi, BSc
Research Fellow
Centre for Health Services Research
The University of Queensland
Brisbane, Queensland, Australia

Itay Ricon-Becker, MA
Neuroimmunology Research Unit
School of Psychological Sciences
Tel-Aviv University
Tel-Aviv, Israel

Bernhard J. Riedel, MD, MBA, PhD
Professor
Anesthesiology, Perioperative and Pain Medicine
Peter MacCallum Cancer Centre
Melbourne, Victoria, Australia

Emily B. Roarty, PhD
Associate Vice President
Strategy and Impact
The University of Texas MD Anderson Cancer Center
Houston, TX, USA

Maria Alma Rodriguez, MD
Director, Survivorship Programs
Office of the Chief Medical Officer
The University of Texas MD Anderson Cancer Center
Professor
Lymphoma and Myeloma
The University of Texas MD Anderson Cancer Center
Houston, TX, USA

Suzanne Russo, MD
Clinical Associate Professor
Case Western Reserve University School of Medicine
University Hospitals of Cleveland
Cleveland, OH, USA

Iqira Saeed, BPharm (hons)
Student
School of Pharmacy
University of Queensland
Brisbane, Queensland, Australia

Sunil K. Sahai, MD, FAAP, FACP, SFHM
Professor & Division Chief – General Medicine
Department of Internal Medicine
The University of Texas Medical Branch
Galveston, TX, USA

Naveen Salins, MD
Professor
Palliative Medicine and Supportive Care
Kasturba Medical College
Manipal, Karnataka, India

Niranjan Sathianathen, MD
Urology Registrar
Urology
Peter MacCallum Cancer Centre
Melbourne, Victoria, Australia

Shveta Seth, BPT, MPT
Department of Onco-Anaesthesia and Palliative Medicine,
   Dr. B. R. Ambedkar Institute Rotary Cancer Hospital
AIIMS
New Delhi, India

Paul N. Shaw, BSc(Hons), PhD
Associate Dean (Academic)
Faculty of Medicine
The University of Queensland
Brisbane, Queensland, Australia

Aislinn Sherwin, MSc, BSc, MD, BCh, BAO, FCAI, MCAI
Anaesthesiology Fellow
Department of Anaesthesia and Pain Medicine
Mater Misericordiae University Hospital
Dublin, Ireland

Sanjay Shete, PhD
Betty B. Marcus Chair in Cancer Prevention
Professor of Biostatistics and Epidemiology
Deputy Division Head, Cancer Prevention and Population
    Sciences
The University of Texas MD Anderson Cancer Center,
Houston, TX, USA

Qiuling Shi, MD, PhD
Professor
School of Public Health and Management
Chongqing Medical University
Chongqing, China

Conor Shields, BSc, MD, FRCSI
Professor
Surgery
Mater Misericordiae University Hospital
Dublin, Ireland

Jo-Lynn Tan, MD
Urology Registrar
Urology
St Vincent's Hospital Melbourne
Melbourne, Victoria, Australia

Hanae K. Tokita, MD, FASA
Director of Anesthesia
Josie Robertson Surgery Center;
Associate Attending
Department of Anesthesiology & Critical Care Medicine
Memorial Sloan Kettering Cancer Center
New York, NY, USA

Tom Wall, FCAI, MRCPI, FJFICMI
Research Fellow
Department of Anaesthesiology and Perioperative
    Medicine
Mater Misericordiae University Hospital
Dublin, Ireland;
Clinical Lecturer
School of Medicine
University College Dublin
Dublin, Ireland

Ronald S. Walters, MD, MBA, MHA, MS
Associate Head
Institute Cancer Care Innovation
The University of Texas MD Anderson Cancer Center
Houston, TX, USA

Xin Shelley Wang, MD, MPH
Professor
Department of Symptom Research
The University of Texas MD Anderson Cancer Center
Houston, TX, USA

Phil Ward, MBBS, MRCP, FRCA, FFICM
Consultant in Intensive Care Medicine & Anaesthesia
Intensive Care
University College London Hospitals NHS Foundation
    Trust
London, United Kingdom

Anna Louise Waylen, BMedSci, FANZCA
Specialist Anaesthetist
Auckland City Hospital
Auckland, New Zealand

**Laurence Weinberg, MBBCH, BSc, MRCP, FANZCA, DP-
    CritCareEcho, MD**
Assistant Professor
Anaesthesia
Austin Health
Melbourne, Victoria, Australia

Matthias Wilhelm Wichmann, MD, FRACS
Assistant Professor
Rural School of Medicine
Flinders University
Adelaide, South Australia, Australia;
Assistant Professor
Division of Surgery – The Queen Elizabeth Hospital
University of Adelaide
Adelaide, South Australia, Australia;
Consultant General Surgeon
General Surgery
Mount Gambier General Hospital
Mount Gambier, South Australia, Australia

Timothy Wigmore, BM, BCh, MA, FRCA, FFICM, FCICM
Consultant
Anaesthesia and Intensive Care
The Royal Marsden
London, United Kingdom

Syed Wamique Yusuf, MBBS, FACC, FRCPI
Professor
Department of Cardiology
The University of Texas MD Anderson Cancer Center
Houston, TX, USA

Wafik Zaky, MBBCh
Associate Professor
Pediatric
The University of Texas MD Anderson Cancer Center
Houston, TX, USA

Gang Zheng, MD
Faculty Anesthesiologist, & Certification of American
    Board of Anesthesiology (ABA)
Professor
Anesthesiology & Preoperative Medicine
The University of Texas MD Anderson Cancer Center
Houston, TX, USA

原著前言

作为一项全球主要公共卫生问题，癌症的影响遍及世界各地和所有人。由于环境因素、生活方式和行为选择以及更长的预期寿命，癌症发病率正在迅速上升。预计到 2030 年，全球范围内癌症发病率将上升 50%；在同一时期，全球癌症相关死亡率预计将上升 60%，死亡人数可能达 1310 万。自 20 世纪 90 年代初，尽管美国和西方世界的癌症相关死亡率缓慢地稳步下降，但全球癌症相关死亡率仍有所上升。这种矛盾主要是因为发展中国家的癌症发病率和癌症相关死亡率上升，以及全球人口总体增长，尤其是 60 岁以上人口的相对显著增长。

目前，仅美国就有 2000 余万例癌症存活者。在 2021 年全球近 2000 万新发癌症病例中，超过 80% 的病例需要手术，其中部分为根治性切除术，这对全球癌症控制至关重要，尤其是实体肿瘤患者。据估计，到 2030 年，全球将需进行超过 4500 万例手术来控制癌症进展。此外，除初级癌症照护外，癌症患者和癌症存活者都将继续依赖我们专业的围手术期服务。临床医师在围手术期管理此类患者面临的一些独特挑战包括：需要了解癌症流行病学、生物学和快速发展的癌症治疗学，以及它们对患者生理和功能状态的影响。这一患者群体的重症监护和疼痛管理需求也是独特的。因此，对麻醉科医师、外科医师、护士、围手术期（例如 ICU、疼痛、缓和照顾）和整合医学专家而言，了解和掌握这些领域至关重要。

我们对导致肿瘤扩散和复发（源自微小残留病灶、循环肿瘤细胞或微转移性疾病）的围手术期因素的理解正迅速发展，并有可能对癌症远期预后产生积极影响。围手术期作为一种病理生理状态，其特征是强烈的情绪和生理（手术）应激、疼痛、炎症、免疫抑制、负氮平衡和胰岛素抵抗。这种神经炎症信号在围手术期的联合作用可导致免疫抑制和免疫反应的改变，而这是伤口愈合和术后恢复的重要前提。然而，这些通路也是导致肿瘤间质组织免疫抑制微环境的炎症-免疫反应的重要组成部分之一，特别是发生术后并发症时。因此，对外科癌症患者，有效的围手术期策略不仅应以提供有效的麻醉和镇痛、减少可预防的并发症和增强功能恢复为目标，还应减轻手术应激反应，积极调节炎症-免疫反应以改善肿瘤预后。

这本关于"癌症患者围手术期管理"的独特的多学科教科书，突出了癌症流行病学、癌症生物学、癌症治疗学的关键主题及其对患者生理和功能状态的影响，强调了癌症患者和癌症存活者在围手术期的独特挑战，而这些挑战将直接影响患者预后。同样，本书也阐释了儿童癌症方面的特殊考虑，癌症患者特殊的重症监护需求，癌症疼痛管理，癌症患者的康复、缓和照顾和整合医学干预，以及价值主张等问题，并讨论了开展围手术期癌症照护研究的机遇和挑战。本书的每一章都由该领域国际专家撰写，总结当前已知的理论和实践，探讨当前的争议和悬而未决的问题，并指明未来的研究方向。我们希望，本书能突显对关键领域进行科学研究的必要性，以期进一步加强对癌症患者和癌症存活者的围手术期和围操作期管理。

我们相信，这是麻醉学和围手术期医学领域令人振奋的时刻。我们将继续与肿瘤科医师、内科医师、ICU 医师、疼痛科医师、康复-缓和照顾-整合医学专家、医疗技术专家或技师等同行以及研究团队合作打破"孤岛"，并作为一个团队共同改善患者术后结局，提高患者康复和生活质量，并改善无病生存率。这种基于价值、聚焦疾病、忠于患者的多学科方法可以改善癌症患者的围手术期体验并改善无病生存，同时降低医疗成本。

我们对本书的国际作者团队表示由衷的感谢，他们不顾新型冠状病毒肺炎大流行的严峻挑战，为这一重要的教育倡议做出了重要贡献。我们衷心感谢出版团队的耐心，感谢他们与我们一起应对新型冠状病毒肺炎带来的延误和挑战。

Carin A. Hagberg，Vijaya N. R. Gottumukkala，Bernhard J. Riedel，Joseph L. Nates，Donal J. Buggy

目 录

第一部分 基础知识（流行病学、癌症生物学、癌症治疗学概览）

第1章 癌症流行病学、预防和生存 ·············· 3
第2章 全球癌症手术——《柳叶刀》委员会 ····· 11
第3章 癌症生物学及其对围手术期的影响 ······ 17
第4章 癌症传统治疗及其对围手术期的影响 ··· 33
第5章 癌症治疗新方法及其对围手术期的影响 ··· 42
第6章 癌症与心脏病 ····························· 52
第7章 癌症个体化治疗 ························· 62

第二部分 炎症免疫反应、围手术期和癌症结局

第8章 贫血、血栓形成、输血疗法和癌症结局 ··· 71
第9章 通过降低围手术期肾上腺素能炎症信号通路改善癌症患者生存 ········· 79
第10章 局部麻醉药与癌症 ······················ 88
第11章 吸入和静脉麻醉药与癌症 ·············· 96
第12章 阿片类药物与癌症 ····················· 104
第13章 区域麻醉和镇痛会影响癌症复发风险吗？ ······························· 114

第三部分 癌症患者的围手术/操作期管理

第14章 癌症患者的术前评估和医学优化 ······ 123
第15章 功能评估和术前预康复训练 ··········· 126
第16章 重新设计围手术期诊疗路径 ··········· 136
第17章 特殊情况下的气道管理 ················ 142
第18章 成年癌症患者的手术室外麻醉 ········ 149
第19章 中枢神经系统癌症手术的麻醉管理 ··· 157
第20章 脊柱癌症手术的麻醉管理 ············· 168
第21章 头颈部癌症手术的麻醉管理 ··········· 175
第22章 心脏、肺和纵隔癌症手术的麻醉管理 ··· 188
第23章 乳腺癌手术的麻醉管理 ················ 199
第24章 上消化道癌手术的麻醉管理 ··········· 212
第25章 结直肠癌的麻醉管理 ··················· 221

第26章 泌尿生殖系统癌症手术的麻醉管理 ··· 230
第27章 妇科癌症手术的麻醉管理 ············· 237
第28章 内分泌系统癌症手术的麻醉管理 ······ 243
第29章 肿瘤细胞减灭术联合腹腔内热灌注化疗的麻醉与手术 ················ 253
第30章 肉瘤和黑色素瘤手术的麻醉管理 ····· 260
第31章 骨骼和软组织癌症手术的麻醉管理 ··· 267
第32章 重建外科的麻醉管理 ··················· 271
第33章 癌症急诊手术的麻醉管理 ············· 282
第34章 癌症患者的姑息性手术 ················ 293
第35章 癌症患者的围手术期虚弱 ············· 302
第36章 为接受癌症手术的老年患者提供围手术期照护 ····················· 312

第四部分 癌症患者术后急性照护和重症监护

第37章 癌症患者术后照护的特殊考虑 ········ 321
第38章 早期预警与快速反应系统 ············· 327
第39章 癌症患者的重症监护注意事项 ········ 331
第40章 新疗法在危重症癌症患者管理中的挑战 ······························· 341

第五部分 疼痛和姑息/整合医学

第41章 癌症患者的急性术后疼痛管理 ········ 351
第42章 癌症患者的慢性和介入疼痛管理 ······ 356
第43章 癌症的康复、缓和照顾和整合医学干预 ······························· 362
第44章 将康复与缓和照顾原则纳入急性照护实践 ························· 366

第六部分 儿童癌症患者的围手术/操作期管理

第45章 儿童癌症概述 ························· 375
第46章 儿童癌症患者的术前评估 ············· 381
第47章 术中管理：小儿癌症特殊治疗的

　　　　　注意事项 …………………………… 386

　　第 48 章　儿童癌症患者重症监护管理的
　　　　　　　一般原则 ……………………… 391

　　第 49 章　手术室外的麻醉 ………………… 396

　　第 50 章　癌症终末期儿童的管理 ………… 404

　　第 51 章　儿童患者的慢性疼痛及缓和照顾 …… 410

　　第 52 章　儿童癌症患者重症监护管理的
　　　　　　　特殊注意事项 ………………… 417

第七部分　围手术期癌症照护的价值主张和
**　　　　　研究**

　　第 53 章　癌症患者照护过程中的价值主张：
　　　　　　　在综合性癌症诊疗中心量化以患者
　　　　　　　为中心的价值 ………………… 425

　　第 54 章　加速康复外科与癌症 …………… 433

　　第 55 章　癌症患者围手术期照护中的症状评估、
　　　　　　　患者报告的结果和生活质量评估 …… 440

　　第 56 章　共同决策和预先治疗计划在癌症
　　　　　　　治疗过程中的应用 …………… 447

　　第 57 章　癌症照护中的伦理——不复苏 …… 452

　　第 58 章　癌症医疗经济学：机遇与挑战 …… 459

　　第 59 章　腹部大手术后并发症的费用：
　　　　　　　机遇与挑战 ………………… 463

　　第 60 章　癌症患者围手术期管理研究：
　　　　　　　机遇与挑战 ………………… 470

　　第 61 章　大数据、计算科学进展与肿瘤照护 …… 473

　　第 62 章　MD 安德森癌症中心登月计划®：
　　　　　　　全球优先项目 ………………… 483

索引 ………………………………………………… 490

彩图 ………………………………………………… 493

第一部分

基础知识（流行病学、癌症 生物学、癌症治疗学概览）

第 1 章　癌症流行病学、预防和生存

第 2 章　全球癌症手术——《柳叶刀》委员会

第 3 章　癌症生物学及其对围手术期的影响

第 4 章　癌症传统治疗及其对围手术期的影响

第 5 章　癌症治疗新方法及其对围手术期的影响

第 6 章　癌症与心脏病

第 7 章　癌症个体化治疗

癌症流行病学、预防和生存

Karen Colbert Maresso，Karen Basen-Engquist，Ernest Hawk

纪文焘 译 卞金俊 校

引言

癌症流行病学为了解局部地区乃至全球任何特定人群的癌症问题提供了工具和方法。发病率、患病率和死亡率是评估癌症负担最常用的指标。对这些指标的时间趋势进行研究，或对其在各州、地区或国家之间进行比较，可以揭示癌症发生的重要原因。从流行病学角度开展的研究已揭示了癌症的许多原因，从而为癌症的预防和早期发现铺平了道路。癌症流行病学最著名的成就也许是 1964 年将烟草确定为肺癌的病因[1]。这一发现彻底改变了人们对癌症的认识，因为这是第一次发现一种常见的、可改变的行为——吸烟——会导致癌症。随后在整个 20 世纪下半叶，一系列预防措施得以广泛发展和实施，这些措施显著减少了烟草的使用和死于肺癌的人数[2-3]。本章回顾并总结全球癌症负担最基本指标的最新数据，然后简要介绍癌症预防和早期发现的建议，以及生存照护。

癌症流行病学

癌症的发病率和死亡率分别定义为特定人群在特定时间段内新发癌症病例数和死亡病例数。时间段的选择是任意的，但通常表示为每年新增或死亡的绝对病例数。这可能有助于为特定人群规划健康医疗服务，但这种简化的表达方式并不能提供风险信息，且无法对不同人群的癌症发病率和死亡率进行比较。为此，癌症发病率和死亡率通常表示为新发癌症病例数或死亡病例数占癌症高风险人群或癌症人群的比例，即特定时间段内每 1000 人、10 000 人或 100 000 人中癌症新发或死亡的例数。通常，

将发病率和死亡率报告为"年龄标准化率"（age-standardized rate，ASR），以方便不同年龄分布的人群之间进行比较。

癌症新发病例和死亡病例数从基于人群的癌症患者登记处获取，癌症登记处一般涵盖某个地理区域或地缘政治区域，比如某个国家，但登记处涵盖的人群通常只占全球人口的一小部分。覆盖率也因国家而异，死亡率的人口覆盖通常大于发病率。发病率和死亡率有时也通过队列研究进行估计。癌症发病率和报告会受到研究中人群筛查实践、诊断强度和初级癌症预防措施的影响。癌症死亡率数据受死亡证明准确性的影响，包括尸检率、癌症治疗效果变化以及所研究人群中预防措施可用性的影响。

癌症患病率被定义为在特定时间点，某特定人群中癌症病例数量占该人群总人数的比例。与发病率不同的是，患病率不是衡量癌症风险的指标。然而，它有助于规划健康医疗服务。癌症患病率可通过基于人群的癌症患者信息登记确定或通过横断面研究来估计。癌症患病率的决定因素包括所研究癌症的发病率和预后，以及其他干扰原因导致的死亡。

癌症存活率被定义为癌症患者在确诊后存活时间达到特定时间的比例。尽管存在许多局限性，但其仍被认为是评估癌症治疗效果的最佳可用指标。存活率受疾病自然进程、确诊时病程阶段和治疗效果的影响。生存率数据需要对大量患者进行长期随访，其对死亡原因的错误分类和领先时间偏倚都很敏感，且其并不关注患者生存质量。存在多种存活率指标，各有不同目的，也各有局限。观察到的存活率是指在特定时间内存活的概率，通常自癌症确诊之日开始，并考虑所有死亡原因。校正的癌症存活率或特定原因的癌症存活率则需排除由所研究癌症以外的其他原因导致的死亡，可更有效估计或校正由癌症导致的过度死亡。癌症相对存活率是指将

一组癌症患者的存活率与具有相同年龄和性别分布的一般人群的预期存活率进行比较。

全球癌症负担

癌症是世界各地主要的死亡原因。在 2018 年，估计有 1810 万例（包括非黑色素瘤皮肤癌）新发癌症患者和 960 万例（包括非黑色素瘤皮肤癌）癌症患者死亡[4]。图 1.1 显示了在 2018 年的新发病例与死亡病例中最常见 10 类癌症的分布情况。肺癌是全球最常见的癌症，占男性和女性癌症病例总数的近 12%。肺癌也是全球癌症死亡的主要原因，占所有癌症死亡人数的 18% 以上。肺癌、乳腺癌、结直肠癌和前列腺癌是最常见的四种癌症，占全球所有新发病例的 40.5%。肺癌、结直肠癌、胃癌和肝癌是前四大癌症死亡原因，占全球癌症死亡病例的 44%。值得注意的是，肝癌和胃癌是男性癌症死亡的重大疾病负担。同样值得注意的是，通过宫颈筛查和 HPV 疫苗接种几乎完全可以预防的宫颈癌仍然是女性癌症发生和癌症死亡的主要原因。

在全球范围内，男性的癌症发病率和死亡率都高于女性。男性所有癌症总发病率较女性高出 20%（218.6/10 万 *vs.* 182.6/10 万），而男性全部位癌症死亡率较女性高 50%（122.7/10 万 *vs.* 83.1/10 万）[4]。这些比例在世界不同地区变化很大。这种变化反映了风险因素暴露，以及预防、早期检测和治疗资源的可及性在不同人群中存在差异。反过来，风险因素暴露与获得医疗和资源的机会由一个国家的社会经济发展水平或人类发展指数（human development index，HDI）决定，HDI 是用于衡量收入、教育和预期寿命的一项综合指标[4]。高收入国家的癌症发病率和死亡率均高于低收入国家。此外，在 HDI 较低的国家，感染相关的癌症占主导地位，如宫颈癌、胃癌和肝癌。随着一个国家的 HDI 提高，与感染相关的癌症通常会减少，而与生活方式相关的癌症则出现，如乳腺癌和结直肠癌。

首先，男性的癌症发病率较女性差异更大。乳腺癌至少在 154 个国家位居女性癌症首位，而宫颈癌是 28 个国家的女性最常见癌症，主要分布在撒哈拉以南的非洲国家。在男性中，有 10 种不同的癌症在 185 个国家中位居首位。其次，癌症死亡率较癌症发病率差异更大。在女性中，宫颈癌是撒哈

拉以南非洲国家癌症死亡的主要原因，而肺癌则是较为发达国家的癌症死亡主要原因，如美国、加拿大、北欧国家、东欧国家、澳大利亚和中国。胃癌死亡率在南美洲部分地区占主导地位，而肝癌死亡率在蒙古、柬埔寨和危地马拉占主导地位。在男性中，胃癌是中东和南美洲部分地区癌症死亡的主要原因，而肝癌是埃及、西非部分地区和东南亚地区癌症死亡的主要原因。唇癌和口腔癌是印度和巴基斯坦最常见的癌症死亡类型，卡波西肉瘤和白血病则是东非和南部非洲的癌症死亡主要原因。

来自高收入和低收入国家的数据均显示，在 2000—2010 年，全球癌症死亡率每年下降约 1%[5]。来源于不同地区的研究和 Globocan 数据库的数据证实了这一点。虽然观察到大多数国家的最常见癌症［肺癌（仅限男性）、乳腺癌、前列腺癌、胃癌、结直肠癌和子宫癌］死亡率有所下降，但在许多国家，肝癌和女性肺癌的死亡率正在上升。

Globocan 数据库的预测表明，在未来几十年，由于人口的老龄化和人口数量增长，全球癌症发病率和死亡率将迅速上升。到 2040 年，预计每年将有近 3000 万新发癌症病例，以及近 1700 万癌症死亡病例。其中许多癌症病例的发生和死亡都可利用现有的知识来预防。然而，目前迫切需要各国在癌症研究和控制方面增加投入，以解决当前以及将来更大的癌症负担，特别是中低收入国家。

癌症预防和早期检测

在当前西方（或"西方化"）人群中，约 1/3 ～ 1/2 的癌症可通过采用健康的生活方式来进行预防，包括规避已知的风险因素和遵从筛查建议[6]。

生活方式预防

在全球生活方式中，确定的且可改变的癌症风险因素有烟草（包括接触二手烟），超重，酒精摄入，食用红肉和加工肉类，水果、蔬菜、膳食纤维和膳食钙的摄入量低，缺乏身体活动，紫外线辐射（包括晒黑床），六种癌症相关感染（HIV、HPV、HBV、HCV、幽门螺杆菌和 HHV8）。美国癌症协会最近分析和公布的数据表明，美国多达 42% 的癌症发生和 45% 的癌症死亡都由上述可改变的风险因

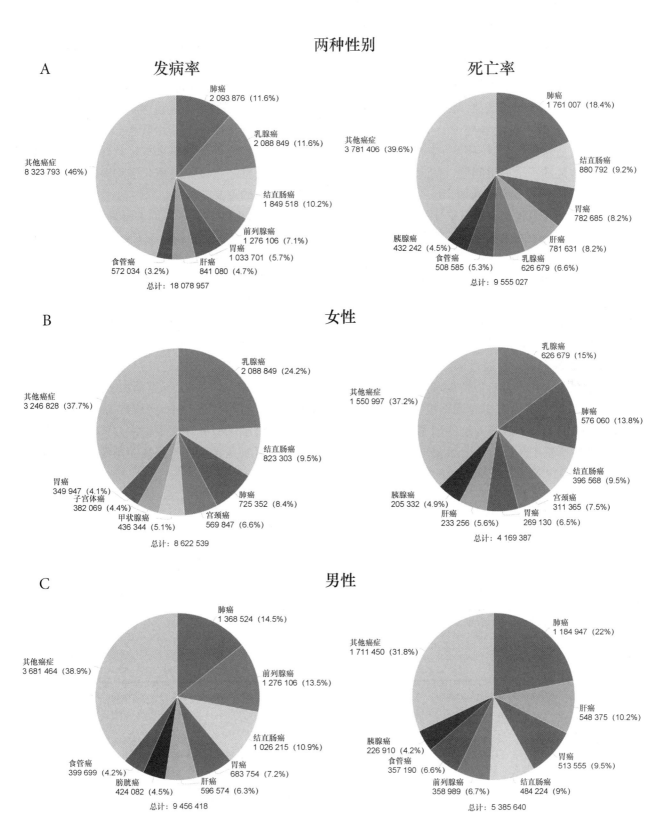

• **图 1.1**　全球最常见 10 类癌症（依据癌症部位分类）的发病率（左）和死亡率（右）分布。**A**. 男女合并；**B**. 女性；**C**. 男性。非黑色素瘤皮肤癌被纳入"其他"类别（Source：Globocan 2018.）

素导致[7]。由于地区差异，全球癌症发生和死亡归因于某一种或多种风险因素组合的比例不尽相同，但很大一部分癌症可以通过个人生活方式的选择来预防。

尽管烟草的危害众所周知，但其仍是世界上大部分地区的主要癌症风险因素。2017 年，近 1/4 的全球癌症死亡人数由吸烟导致[8]。在全球许多地区，传染病仍是癌症的重要原因。HPV 感染是撒哈拉以南非洲地区的一个突出问题，估算其女性患病率约为 21%[8]。肥胖在高收入国家已经成为一种流行病，随着中低收入国家经济发展水平提高且越来越多采用“西方化”的生活方式，肥胖在全球范围内的流行率正在迅速增长。

基于证据的综合性控烟策略已被证明可遏制吸烟的流行，并降低肺癌发病率和死亡率[3]。这些策略包括反烟草大众团体运动、烟草税、市场禁令和简化包装、无烟政策以保护非吸烟者，以及促进和确保获得戒烟资源（如通过国家戒烟热线）。然而，许多中低收入国家都难以资助和实施全面的烟草控制计划。世界卫生组织《烟草控制框架公约》（FCTC）和 MPOWER 措施为这些国家实施有效的控烟措施奠定了基础。目前，全球大约 63% 的人口至少受到一种 MPOWER 控烟措施的覆盖[9]。新型烟草产品，如电子烟（即 e-cigs），对人体健康的短期和长期影响有待评估，但其可能对施行数十年的烟草流行管控构成威胁。如能对癌症相关的感染性疾病进行预防，可显著改善癌症预后。通过国家计划接种 HPV 疫苗可显著降低宫颈癌前病变的风险[10]。不幸的是，在大多数相关感染高发的国家，疫苗接种率极低[8]。尽管全球肥胖人数持续增加，但几乎没有循证策略来减轻其对健康的负面影响，包括癌症。素食、避免久坐和多运动是终身保持健康体重的重要方法。

美国癌症协会（American Cancer Society，ACS）和世界癌症研究基金会（World Cancer Research Fund，WCRF）都已发布针对营养和运动的癌症预防建议，这些建议基于不断更新的研究证据（表 1.1）[11-12]。这些建议可作为禁烟、避免紫外线辐射暴露，以及遵从年龄相对应的癌症筛查和疫苗接种计划的补充。大型观察性研究和系统评价表明，全面遵从 ACS 或 WCRF 癌症预防建议可显著降低患癌和死于癌症的风险[13-15]。由于生活方式的选择受个人背景和周围自然及社会环境影响，通过政策、教育和社区基础临床服务让健康生活方式成为默认的选择，从而落实基于证据的癌症控制策略，对预防更多癌症而言非常必要。

表 1.1* ACS (2020) and WCRF (2018) Cancer Prevention Recommendations for Nutrition and Physical Activity

ACS	WCRF
Achieve and maintain a healthy weight throughout life.	Be a healthy weight.
Be physically active (Adults: 150-300 minutes of moderate-intensity or 75-150 minutes of vigorous-intensity activity each week. Reaching or exceeding the upper limit of 300 minutes is ideal).	Be physically active.
Follow a healthy eating pattern at all ages. (Include foods that are high in nutrients, a variety of vegetables and fruits, and whole grains. Limit red and processed meats, sugar-sweetened beverages, highly processed foods and refined grain products).	Eat a diet rich in wholegrains, vegetables, fruit and beans. Limit consumption of red and processed meats, fast foods, other processed foods high in fat, starches or sugars. Limit consumption of sugar sweetened drinks.
It is best not to drink alcohol. (People who choose to drink alcohol should have no more than 1 drink per day for women or 2 drinks per day for men).	Limit alcohol consumption.
	Do not use supplements for cancer prevention. For mothers: breastfeed your baby, if you can. After a cancer diagnosis, follow each of these recommendations regarding healthy lifestyles, if you can.

ACS: Reprinted by the permission of the American Cancer Society, Inc. www.cancer.org. All rights reserved. *WCRF:* This material has been reproduced from the World Cancer Research Fund/American Institute for Cancer Research. Diet, Nutrition, Physical Activity and Cancer: a Global Perspective. Continuous Update Project Expert Report 2018. Available at dietandcancerreport.org.
ACS, American Cancer Society; *WCRF,* World Cancer Research Fund.
ACS recommendations available at: https://www.cancer.org/healthy/eat-healthy-get-active/acs-guidelines-nutrition-physical-activity-cancer-prevention/guidelines.html
WCRF recommendations available at: dietandcancerreport.org.

* 由于授权限制，本表保留英文。

筛查 / 早期检测

癌症筛查的目标是，在出现症状前更容易治疗的阶段尽早检出癌症。Wilson 和 Junger 首先发表了有效筛查检测的几个标准[16]。其三个主要标准为：①检测必须能较常规方法更早检出疾病；②早期治疗必须能改善结局；③筛查的益处必须大于任何后续诊断和治疗的风险。鉴于筛查计划为资源密集型且需要广泛的卫生服务基础设施，只有在其功效得到充分证明时才能进行，最好是通过精心设计的随机对照试验（randomized controlled trial，RCT）验证。当 RCT 不可用或不可行时，如在结直肠癌筛查的结肠镜检查中，观察性数据和（或）荟萃分析通常被视作筛查有效性的证据。筛查有效性的理想指标是筛查人群的癌症死亡率较未筛查人群显著降低。

对筛查效果的评估可能存在自选偏倚（即与健康状况较差的人相比，更健康的人群参加筛查的倾向）、领先时间偏倚（即筛查测试延长了感知上的生存时间，因为其较开始出现症状提前了诊断时间，但实际上并未延长癌症死亡的时间）和病程长短偏倚（即进展较慢的癌症较进展更快、更具侵袭性的癌症更容易通过筛查发现，因为其具有更长的临床前阶段可供检测），这些偏倚可能导致过度诊断和过度治疗。过度诊断是指检出的癌症终身都不会出现临床症状，过度治疗是指治疗这些癌症可能会产生严重的副作用。过度诊断和治疗已经成为一个问题，尤其在乳腺癌和前列腺癌筛查中。

对常见癌症实施筛查计划，特别是宫颈癌、乳腺癌、前列腺癌、肺癌和结直肠癌，已被证明可降低此类癌症的死亡率。然而，这些筛查的实施在全球并不一致，不同国家的筛查方式差异很大。如在澳大利亚、芬兰和英国等国家，可从国家层面召集和召回目标人群提供有组织的筛查措施。缺乏这种能力的其他国家，如美国、法国和德国，只能实施非组织性或机会性的筛查措施，且仅覆盖推荐人群中的一部分。

肺癌是全球癌症发病和死亡的头号原因，长期以来人们一直致力于开发针对这种高度流行且致命的癌症的筛查测试。2011 年，全美肺癌筛查试验表明，每年利用低剂量计算机断层扫描（LDCT），可使重度吸烟者的肺癌死亡率下降近 20%[17]。近期 NELSON 试验结果表明，高风险男性和女性的死亡率分别降低了 26% 和 61%[18]。然而，对潜在高假阳性率的检测的担忧为应用信息风险预测模型提供了依据。通过这些模型可识别那些最可能受益于早期检测的人群，同时可最大程度地减少误报。这是肺癌筛查研究领域的一个活跃方向。在美国，肺癌筛查呈机会性且筛查比例极低，2015 年约为 3.9%[19]。迄今为止，没有任何国家实施有组织的肺癌筛查措施，尽管欧洲和东亚的许多国家已开始小规模试验或区域示范项目以确定在各自国家实施肺癌筛查的可行性[20]。

利用宫颈涂片检查进行宫颈癌筛查是医学史上最成功的检查之一。观察性数据显示，高收入国家自 20 世纪中期以来一直利用此检查有效开展基于人口的大规模宫颈筛查项目，使宫颈癌发病率和死亡率下降了 75% ～ 90%[21]。由于筛查、随访和阳性病例后续治疗所需的卫生服务资源不足，许多发展中国家尚未实施此类宫颈筛查项目。因此，宫颈癌仍然是撒哈拉以南非洲等地区癌症发病和癌症死亡的主要构成。HPV 检测已开始取代宫颈涂片检查用于宫颈癌筛查。部分 RCT 表明，HPV 检测在降低宫颈癌前病变和癌症发病率方面优于宫颈涂片检查[22]。虽然在美国还未被采用，但澳大利亚、荷兰等一些国家已经实施初级 HPV 检测进行宫颈筛查，欧洲其他国家也正在准备实施。在一项大型 RCT 中，醋酸染色肉眼观察法（visual inspection with acetic acid，VIA）使印度接受筛查女性的死亡率降低 31%，VIA 可由资源缺乏无法进行初级 HPV 检测的机构提供[23-24]。接种 HPV 疫苗是宫颈癌预防的重要组成部分，但并不能消除依据年龄和临床病史例行宫颈癌筛查的必要性。

基于 RCT 的系统评价显示，乳房 X 线筛查乳腺癌使 40 ～ 74 岁女性死亡率降低了 20%[25-26]——尽管大多数 RCT 都在 20 世纪 80 年代初或之前开始实施，并且因此受限于试验时乳房 X 线检查的质量，许多肿瘤必须达到 1 cm 或更大才能被检出。观察性数据被认为可更好地反映当前的筛查实践，当前对小于厘米级肿瘤的检测司空见惯。这些数据表明，现代乳房 X 线筛查可使乳腺癌死亡率下降 48%[27]。模型研究的结果支持这一结论，模型研究预计乳房 X 线筛查可使乳腺癌死亡率下降 29% ～ 54%[28]。虽然开始筛查年龄（40 岁或 50 岁）和筛查频率（每年或每两年）可能因推荐机构的不同而存在差异，但共识是 40 岁开始筛查具有死亡率获益，且每年筛查的癌症死亡率较每两年筛查要低。然而，依赖乳房 X 线检查的大型乳腺癌筛查项目仅限于北美、南美、欧洲、澳大利亚和新西兰等高收入国家和地区。虽然支持通过单纯临床乳房检查进行乳腺癌筛查的证据好坏参半，但在基层医疗单位或医疗资源受限的特定情况下，其被鼓励使用[29]。

多种检测可用于结直肠癌筛查。结肠镜检查是检测金标准，其对腺瘤的识别具有较高的敏感性和特异性，既可用于诊断，又可降低癌前病变组织活检相关的风险。尽管没有来自 RCT 的证据支持使用结肠镜检查，但来源于护士健康研究和卫生专业人员随访研究的观察性证据表明，结肠镜检查可使结直肠癌死亡率下降 68%[30]。可屈式乙状结肠镜虽在美国不常规使用，但其他国家提倡使用，且源于 RCT 的证据支持可屈式乙状结肠镜可使结直肠癌死亡率下降 26% ～ 31%[31-32]。数项 RCT 支持使用基于愈创木脂法的粪便检测，其可使结直肠癌死亡率降低 32%。尽管死亡率获益相关 RCT 证据缺乏，但基于粪便的免疫组化检测（fecal immunohistochemical tests，FIT）较基于愈创木脂法的粪便检测更准确。包含 DNA 标记物的 FIT 检测也可使用，但同样缺乏与其使用相关的任何死亡率获益的数据。两种新型筛查检验包括虚拟结肠镜检查（CT 结肠造影）和针对血液循环中结直肠癌标志物甲基化 SEPT9 DNA 的血液检测[33]。这些检测技术仍在发展，其利弊平衡仍不清楚。与宫颈癌和乳腺癌筛查一样，大规模的结直肠癌筛查项目仅限于高收入国家。

利用前列腺特异性抗原（prostate-specific antigen，PSA）检测筛查前列腺癌一直备受争议，对该检测的推荐也多次更改。在美国进行的一项初步 RCT 并未显示其死亡率获益，但因为试验设计时对照组 PSA 检测率较高，结果受到质疑[34-35]。在欧洲进行的第二项试验确实发现 PSA 筛查使前列腺癌死亡率显著降低 20%[36]。然而，在缺乏临床症状的受试者中，前列腺癌过度诊断的风险较高。ERSPC 试验中，在瑞典和荷兰持续 12 ～ 14 年的随访结果发现 PSA 筛查有明显获益，而在芬兰和西班牙持续 12 ～ 15 年的随访结果没有证明其对前列腺癌死亡率有显著影响[37-39]。最新证据表明，PSA 筛查的益处和危害比以前认为的更接近[40]。因此，大多数组织目前建议对 55 ～ 69 岁男性进行个体化决策。

展望未来，基于基因组和蛋白质组学的方法有可能完善风险评估和分层，从而实现更为量身定制

的筛查和早期检测策略[41]。然而，此类方法的使用仍处于初期阶段。

化学预防

癌症化学预防是指使用药物、疫苗和天然化合物来抑制、逆转或延缓癌变的发生[42]。这种方法也可称为分子预防，或在已确定癌前病变的情况下，称为癌症阻断[43-44]。表 1.2 列出了美国 FDA 批准用于治疗癌前病变和（或）降低癌症风险的药物。其中，几乎一半的药物用于治疗皮肤癌前病变（即光化性或日光性角化病），这至少部分是由于靶器官的可及性和可见性。他莫昔芬被批准用于降低浸润性乳腺癌的风险，最初其被批准用于晚期乳腺癌。其几乎可以使乳腺癌高风险女性罹患浸润性乳腺癌的风险减半[45]。尽管如此，由于对潜在毒性的担忧，符合条件的女性对该药的接受程度一直很低。非甾体抗炎药塞来昔布被批准用于减少患家族性腺瘤性息肉病（familial adenomatous polyposis，FAP）的结直肠癌高风险成年患者的结直肠腺瘤数量。然而，考虑到当时报道的在 RCT 中使用塞来昔布相关的心血管毒性，辉瑞公司自愿撤销了这一适应证标签。他莫昔芬和塞来昔布的使用经验强调了预防制剂风险和收益之间平衡的重要性。尽管塞来昔布早就受到关注，但非甾体抗炎药仍是一类具有前景的癌症化学预防药物，并且在预防结直肠癌和许多其他癌症方面的研究仍在继续。阿司匹林可能是最有前途且研究充分的非甾体抗炎药。在心血管疾病预防的随机试验中，阿司匹林已被证明可降低结直肠癌的发病率和死亡率[46-47]。虽然尚未批准阿司匹林用于普通人群预防或降低癌症风险，但美国预防服务工作组（United States Preventive Services Task Force，USPSTF）已经承认 50 ～ 59 岁心血管疾病高风险人群使用阿司匹林具有预防结直肠癌的额外获益[48]。加强对导致癌前病变发生和发展的分子改变的认知，包括其类型、时间和序列，正如努力构建各种癌前病变基因组图谱所促进的那样，将有助于识别新的化学预防制剂[49]。此外，一种逆向迁移策略，也就是对批准用于治疗已确诊癌症的药物在致癌过程的早期进行测试（如他莫昔芬），提供了另一种潜在途径。当然，任何潜在的化学预防或阻断制剂都必须经过 Ⅰ ～ Ⅳ 期试验的严格评估，以确定最安全、最有效的用药方案。目前，正

表 1.2　批准用于治疗癌前病变或降低癌症风险的药物，2019 年版

药物	目标群体	适应证
他莫昔芬（Tamoxifen）	手术和放疗后乳腺导管原位癌（DCIS）女性患者	降低浸润性乳腺癌的风险
	乳腺癌高风险女性	降低乳腺癌的发病率
雷洛昔芬（Raloxifene）	浸润性乳腺癌高风险绝经女性	降低浸润性乳腺癌的风险
希瑞适（双价人乳头瘤病毒吸附疫苗）（Cervarix）	9 ～ 25 岁女性	预防 HPV-16 和 18 诱发的： ● 宫颈癌 ● 宫颈上皮内瘤变（CIN）2 级及以上，原位腺癌（AIS） ● CIN 1 级
加德西 9（九价人乳头瘤病毒疫苗）（Gardasil 9）	9 ～ 26 岁女性	预防 HPV 相关疾病： ● HPV-16、18、31、33、45、52、58 诱发的宫颈癌、外阴癌、阴道癌和肛门癌 ● HPV-6、11 诱发的生殖器疣 以及 HPV-6、11、16、18、31、33、45、52、58 引起的癌前病变或异常发育病变： ● CIN 2/3 级，宫颈 AIS ● CIN 1 级 ● 外阴上皮内瘤变（VIN）2/3 级 ● 阴道上皮内瘤变（VaIN）2/3 级 ● 肛门上皮内瘤变（AIN）1/2/3 级
加德西 9（Gardasil 9）	9 ～ 15 岁男性	预防 HPV 相关疾病： ● HPV-16、18、31、33、45、52、58 诱发的肛门癌 ● HPV-6、11 诱发的生殖器疣 以及 HPV-6、11、16、18、31、33、45、52、58 引起的癌前病变或异常发育病变： ● AIN 1/2/3 级
卟啉光动力疗法（PDT）	Barrett 食管高度不典型增生的男性和女性患者	对未行食管切除术的 Barrett 食管患者，消融其食管的高度不典型增生（HGD）
塞来昔布 [a]（Celecoxib）	≥ 18 岁的家族性腺瘤性息肉病（FAP）男性和女性患者	减少 FAP 人群结直肠腺瘤性息肉的数量，作为常规治疗（如内镜监测、手术）的辅助手段
卡介苗（BCG）	膀胱原位癌男性和女性患者	膀胱内应用于治疗和预防膀胱原位癌，以及预防经尿道电切术（TUR）后初发或复发 Ta 期和（或）T1 期乳头状肿瘤
戊柔比星（Valrubicin）	BCG 难治性原位癌男性和女性患者	立即膀胱切除高风险的 BCG 难治性原位癌患者的膀胱内治疗
氟尿嘧啶（Flurouracil）	多发性光化性或日光性角化病男性和女性患者	多发性光化性或日光性角化病的局部治疗
双氯芬酸钠（Diclofenac sodium）	光化性角化病男性和女性患者	光化性角化病的局部治疗
5- 氨基酮戊酸 PDT	头面部光化性角化病男性和女性患者	头面部中等厚度光化性角化病的局部微创治疗
马索罗酚 [b]（Masoprocol）	光化性（日光性）角化病男性和女性患者	光化性角化病的局部治疗
咪喹莫德（Imiquimod）	有免疫力的成年人	临床典型的头面部非过度角化、非肥厚性光化性角化病的局部治疗
丁烯英酯（Inganol mebutate）	面部、头皮、躯干和四肢光化性角化病人群	光化性角化病的局部治疗

[a] 2011 年 2 月辉瑞公司自行撤销 FDA 标签。
[b] 1996 年 6 月退出美国市场。

在研究的潜在分子癌症预防制剂包括 COX-2 抑制剂、维 A 酸、HER2 受体激酶抑制剂、IGF 抑制剂、二甲双胍、他汀类药物、PARP 抑制剂，以及新型疫苗、炎症和基于免疫的预防方法。

癌症存活

许多癌症的早期诊断率和治疗成功率提高，使癌症存活者数量增加。以往被诊断患有癌症的患者数量大大增加。据估计，美国有 1550 万癌症存活者，约占总人口的 4.7%。这一数字预计将大幅上升，到 2026 年，美国预计有 2000 万癌症存活者[50]。在全球范围内，癌症确诊后生存达到 5 年或更长时间的人数估计有 4380 万[51]。在中低收入国家，关于癌症存活率的数据很少，但随着这些国家癌症治疗措施的改善，存活者的数量也有望增加。

虽然较高的存活率对被诊断患有癌症的人而言确实是个好消息，但癌症的许多治疗方法具有持久和长期影响，可以影响存活者的健康和恢复正常活动的能力。多种类型癌症的存活者经常反映存在疲劳、焦虑（特别是对复发的恐惧）和身体功能下降等问题[52-55]。这些问题会影响存活者的生活质量，且妨碍其重返工作、家庭和宝贵的闲暇活动。通常伴随癌症诊断和治疗而来的是，患者无法重返工作岗位使经济问题加剧[56]。癌症治疗可对多个器官系统造成长期影响，包括心血管、肺、中枢和外周神经系统。例如，常见的化疗药物多柔比星具有心脏毒性，接受这种治疗的存活者可能在首次治疗多年后出现心力衰竭[57]。许多存活者表现出早衰综合征，他们在早于预期年龄时患上某些慢性疾病（如心血管疾病）和残障（如身体和认知功能下降）[53, 58]。此外，癌症存活者患第二种原发癌症的风险较高[59]，这可能与他们的治疗、风险行为或遗传易感性有关。

在过去 20 年里，改善癌症后遗症的干预措施一直是研究主题。例如，心理社会支持和自我管理干预已被证明可帮助存活者应对焦虑、抑郁和对复发的恐惧[60-62]。大量研究表明，锻炼可以减少癌症存活者的疲劳，改善身体功能，而且目前有专门的国家指南［ACS，美国运动医学学院（American College of Sports Medicine，ACSM）］指导癌症存活者锻炼、饮食和体重管理[63-64]。最近，ACSM 回顾关于癌症存活者锻炼的证据发现：①强有力的证据表明，锻炼可改善癌症患者的疲劳、焦虑、抑郁症状、身体功能和生活质量；②中等证据表明，运动可改善骨骼健康和睡眠[63]。此外，对乳腺癌、结直肠癌和前列腺癌患者的观察性研究表明，在被诊断癌症后进行积极锻炼的存活者较那些久坐不动的患者癌症特异性死亡率和总体死亡率更低[65]。

除饮食和体育活动外，戒烟应该是诊断后继续吸烟或使用烟草制品的癌症存活者的重要优先事项。癌症诊断后继续吸烟与较低的癌症特异性生存率和总生存率相关，而且增加复发风险、不良治疗反应和治疗毒性[2]。由于戒烟对癌症患者具有显著益处，美国国家癌症研究所指定的癌症中心鼓励将戒烟治疗作为患者护理标准的一部分。其中一些计划在帮助存活者戒烟方面取得了相当大的进展[66]。

参考文献

扫二维码见参考文献

第 2 章

全球癌症手术——《柳叶刀》委员会

K. A. Kelly McQueen, Anahita Dabo-Trubelja

张笑婷 译 薄禄龙 校

引言

自 1991 年以来,全球疾病负担已从传染性疾病转向非传染性疾病,这主要与中低收入国家传染性疾病防治进步有关。这种流行病学转变已对全球死亡率及其他健康指标产生影响[1],由癌症引起的残疾和死亡随之增加。癌症患者的增多尤其影响低收入国家,特别是撒哈拉以南非洲地区国家。经济增长和生活方式西化导致罹患癌症的风险增加,相关风险因素包括吸食烟草、久坐以及摄入加工食品增多的饮食习惯。从新发癌症病例数来看,亚非地区癌症发病率和死亡率增加了 50%[2]。这可能是由于预后不良型癌症发生率较高,加之诊断和治疗不足[3-4]。2018 年 Globocan 癌症统计数据[5]显示,每年有 880 万人死于癌症,约占全球死亡人数的 17%,其中 70% 发生于低收入国家。如果不对癌症的早期诊断和早期治疗(包括手术)加大投入,那么到 2030 年,癌症相关死亡人数可能会增至 1320 万[4-5]。

癌症是一组可以在生命任何阶段影响身体任何部位或任何生理系统的疾病的统称。医疗保健系统必须高度关注癌症的早期诊断和治疗问题,才能对癌症及其病残率、病死率产生积极影响。目前,大多数高收入国家已实现有效的癌症缓解和治愈,而在低收入国家却罕见。癌症诊断的转折点通常在于通过外科技术进行活检或切除。癌症的治疗大多也需要手术干预,因而低收入国家癌症负担的增加更加凸显了手术和安全麻醉的作用。然而,低收入国家严重缺乏手术和安全麻醉的条件,这不利于癌症的诊疗,且会继续阻碍中低收入国家的发展。因此,及时手术、实施筛查以及关注风险因素是关键[6]。

在各国卫生部和当地卫生保健系统的委托下,世界卫生组织(WHO)采纳了《柳叶刀》委员会[7]提出的全球手术倡议,这将推动实现及时、有效、安全的外科手术和麻醉监护,改善癌症的诊断和管理,从而产生社会和经济影响并关系到个人、家庭、社区和国家。该议程目标为到 2025 年将癌症相关"过早"死亡率降低 25%。

全球手术倡议旨在全球各国都能提供最适宜的、满足特定国家需求的癌症诊疗服务,包括癌症治疗和护理相关的四大基石:

- 更新癌症数据以供公共卫生使用。
- 促使患者早就医、早检查——经常需要外科手术。
- 提供及时、准确的治疗——经常需要外科手术。
- 提供初级和支持性缓和照顾(姑息治疗)——可能包含手术措施。

全球手术和麻醉危机

在 20 世纪大部分时间里,传染性疾病导致了沉重的全球疾病负担,这使得低收入国家的医疗重点关注于传染性疾病[6, 8-11]。除急诊手术以外的外科手术被忽视,安全麻醉的重要性也因此下降。然而,20 世纪 90 年代初,从传染性疾病到非传染性疾病转变的流行趋势导致外科疾病负担骤增。由于此前对传染性疾病的关注,在多数甚至所有低收入国家,外科系统已萎缩,并且对未来麻醉科医师和外科医师的培训非常欠缺。全球公共卫生也将手术视为"奢侈品",对条件有限的低收入国家的医疗保健系统而言也过于复杂和"昂贵"。在此重大转变期间,日益增长的手术和安全麻醉需求与有限的基础设施和资源间存在严重失衡[12-13]。

一些聚焦全球卫生的外科医师、麻醉科医师以及当地同行意识到了这一现实情况，然而直到 2015 年才引起全球公共卫生界的广泛关注。

全球手术的兴起

2015 年有三项重要举措取得成果。世界银行出版了《发展中国家疾病控制优先事项（第 3 版）》（*Disease Control Priorities in Developing Countries 3rd Edition*，DCP3）。该系列约每 5 年出版一次，旨在确定中低收入国家的卫生优先事项，DCP3 为该系列中首次关注基本外科手术。其第一卷聚焦于全球外科疾病负担，标题是基本外科手术（Essential Surgery），据估计，适当的手术干预和安全麻醉可减轻超过 30% 的全球疾病负担。作者和编者们还列出清单，囊括 44 个具有成本效益的、基本的手术干预措施（包括适当的麻醉方法），旨在解决所有中低收入国家地区医院的外科疾病负担。2016 年 3 月（译者注：原文如此，应为 2015 年 3 月），即 DCP3 出版 1 个月后，《柳叶刀》全球手术委员会（the *Lancet* Commission on Global Surgery，LCoGS）成立。在 DCP3 基础上，这一具有里程碑意义的事件作为模范推动了全球外科议程。LCoGS 表示，全球有 50 亿人在需要时无法进行手术和安全麻醉。《柳叶刀》委员会纳入的关键指标包括 2 h 内获得基本外科手术和安全麻醉、所有中低收入国家手术增加量、每 10 万人中手术以及麻醉和产科提供者的增加、围手术期死亡率（perioperative mortality rate，POMR）、急诊和基本外科手术相关灾难性医疗支出的减少。继这两份重要报告之后，一年一度的世界卫生大会于 2015 年 5 月召开，大会通过了世界卫生大会决议 #68.15[7, 14-15]，决定推进安全、及时、费用合理的外科、产科和麻醉监护，以优化全球健康结局。总而言之，在道德和经济要求下，这些文件和决议最终将急诊和基本外科手术以及安全麻醉纳入了中低收入国家的初级卫生保健中。这将帮助 50 亿无法获得基本医疗保健需求的公民获得更好的外科服务。

2015 年的这些事件以及之后的多项举措，为手术、麻醉、正在进行中的一些计划进一步扩大规模，以及为中低收入国家各地区医院提供 44 种基本外科手术带来了更多支持，其中一项重要举措为国家手术、产科和麻醉计划（National Surgical, Obstetric, and Anesthesia Plans，NSOAP）[16]。该计划聚焦于保障手术和安全麻醉，这在大多数国家之前的医疗保健计划中并未被优先考虑。手术评估工具（surgical assessment tool，SAT）被用于评估手术系统的关键组成部分（基础设施、服务提供、劳动力、信息管理和融资）以及报告 NSOAP（图 2.1）。

NSOAP 流程旨在为各级医疗服务系统规划、提供并管理外科、产科和麻醉服务质量，包括三个步骤：

1. 增加各地区劳动力和基础设施建设。
2. 增强健康管理信息系统。
3. 开发融资机制并强化领导力。

NSOAP 是一项艰巨的计划，迄今为止仅在少数国家实行。其中，赞比亚为首个报告成功的国家。该计划符合当前的医疗保健政策，并且医疗保健费用仅增加 3%。NSOAP 计划在赞比亚的发展可为其他希望通过此类手术服务策略来改善围手术期结局的国家树立典范[17]。

围手术期管理

围手术期管理包括术前评估到术后管理和预后，高收入国家也是近年来才投入努力。加上资源需求问题，它没有列入中低收入国家的医疗任务中。实际上，许多中低收入国家正努力为患者提供更全面的术前评估和检查。

在资源匮乏的地区，安全麻醉和手术的规模扩大才刚开始，围手术期管理尚未实现，但这对未来中低收入国家的麻醉和手术结局将非常重要。疼痛管理是围手术期管理的重要组成部分。未能良好控制的术后疼痛可发展为慢性疼痛[18-19]。镇痛药虽在 WHO 基本药物清单上，但常难以获得。围手术期劳动力的短缺导致卫生保健工作者的任务被交给不太合格的人员负责。出于对培训和患者安全的担忧，这在专业的医疗保健人员中饱受争议[20-21]。低收入国家的围手术期专业管理水平未知，且手术后的即刻护理人员通常就是患者家属。这些因素导致围手术期病残率和死亡率高于预期[22]。

有关低收入国家术后死亡率的相关研究很少。见诸报道的术后高死亡率通常是由于未发现的缺氧和低血容量。导致这种高死亡率的因素包括设备不足（特别是脉搏血氧仪），缺乏训练有素的麻醉和围手术期人员，以及监护不足[23-25]。患者出院后也

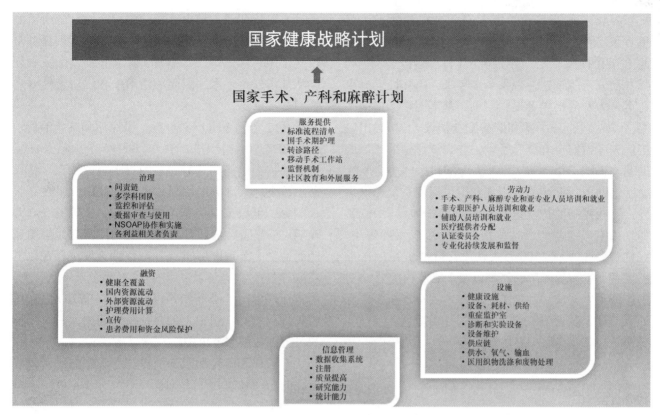

国家健康战略计划

国家手术、产科和麻醉计划

服务提供
- 标准流程清单
- 围手术期护理
- 转诊路径
- 移动手术工作站
- 监督机制
- 社区教育和外展服务

治理
- 问责链
- 多学科团队
- 监控和评估
- 数据审查与使用
- NSOAP协作和实施
- 各利益相关者负责

劳动力
- 手术、产科、麻醉专业和亚专业人员培训和就业
- 非专职医护人员培训和就业
- 辅助人员培训和就业
- 医疗提供者分配
- 认证委员会
- 专业化持续发展和监督

融资
- 健康全覆盖
- 国内资源流动
- 外部资源流动
- 护理费用计算
- 宣传
- 患者费用和资金风险保护

设施
- 健康设施
- 设备、耗材、供给
- 重症监护室
- 诊断和实验设备
- 设备维护
- 供应链
- 供水、氧气、输血
- 医用织物洗涤和废物处理

信息管理
- 数据收集系统
- 注册
- 质量提高
- 研究能力
- 统计能力

• **图2.1** 国家手术、产科和麻醉计划（NSOAP）

缺乏术后随访。这导致低收入国家的死亡率是高收入国家的 100 ～ 1000 倍[26-27]。手术和麻醉相关资源改善将降低低收入国家的围手术期死亡率，此类死亡将随之发生于伴有更多合并症或病情更严重的患者[22]。

围手术期患者管理是 NSOAP 的重点之一。以乌干达为例，NSOAP 的实施帮助人们更好地理解了手术服务，形成了保障手术安全的多等级护理协作，建立了首个全国范围的质量评价指标。例如，使用简单的日志记录手术量和围手术期死亡率并进行回顾性分析。围手术期死亡率是反映手术服务质量的良好指标[28]。外科学会、地方组织、专业学会和卫生部携手提供基本手术服务。这种从地方到国家的协作可加强医疗保健系统，促进社会和经济的整体健康，推动思想和资源的良好交流[29-30]。

癌症麻醉和手术

手术保障

保障手术和安全麻醉对中低收入国家的癌症诊疗至关重要。在中低收入国家，由于劳动力、基础设施、必要设备和药物资源受限，LCoGS 的支持和 NSOAP 的实践才刚开始。国家卫生部必须投入 NSOAP 成功所必需的资源，之后在整个医疗系统范围内对那些可获得、可扩展、安全且受民众信任的手术项目进行投入。手术项目的长足发展需要时间，必须切实可行，同时要认识到当地的医疗优势和挑战。NSOAP 的建议包括，加强教育和培训、将医疗任务交接给一些非医师身份的医疗服务提供者、建设和配备手术设施、购买手术和麻醉设备（包括安全监测设备）[31]。

安全麻醉

麻醉作为医疗保健系统不可或缺的一部分，必须受到重视。这似乎显而易见，但在许多资源受限的地区麻醉仍是一个挑战，甚至不会被优先考虑。许多低收入国家当前和历史上一直缺乏麻醉资源，患者的麻醉预后不佳[32]。尽管这背后存在多种因素，但主要原因在于对非麻醉科医师身份的麻醉提供者缺乏教育和培训，并且基本药物难以获得，包括缺少氧气和安全监测设备或没有对其充分利用[33-34]。

高收入国家实行的患者安全措施有助于改善患者预后[32, 35-37]；然而，低收入国家对患者安全的重视和提高有限，导致麻醉结局不佳[38-50]。国际社会并未忽视这一现象。多年来，国际社会一直在努力为麻醉提供者提供培训、基本药物、指南和支持[51-71]。全球手术和麻醉安全倡议[7, 14]提出应当优先考虑安全麻醉和手术，并强调这是医疗保健的基本人权。由 WHO 和世界麻醉科医师协会联合会制定的国际标准为卫生部和卫生保健系统提供指导，旨在提高监护质量并保障患者安全[72]。然而，如果没有政府投资，这些指导方针难以发挥作用。据估计，全球有 3200 万人从没有麻醉资格的医疗提供者那里接受麻醉、氧气以及重症监护[73-76]，对于这些患者，应采取措施保障基本安全。至少要保证听诊器、脉搏血氧仪、氧气，并对颜色、瞳孔和脉搏等临床体征保持警惕[77-79]。

疼痛管理

作为《世界人权宣言》[80]的一部分，疼痛管理被视为卫生保健中一项基本权利，同时也是麻醉管理的重要组成部分。镇痛药、阿片类药物和多模式镇痛治疗成本低且被 WHO 列入基本药物清单（表 2.1），但在低收入国家却常常无法实现[81-83]。不仅镇痛药短缺，在脊椎麻醉以外的区域麻醉方面

表 2.1　2013 年世界卫生组织麻醉和疼痛管理基本药物清单

药物分类	药物
吸入气体	氧气、氟烷、异氟烷、氧化亚氮
肌肉松弛药	阿曲库铵、琥珀胆碱
镇静催眠药	氯胺酮、丙泊酚或硫喷妥钠、咪达唑仑、地西泮
麻醉性镇痛药	吗啡、可待因
局部麻醉药	利多卡因、布比卡因
非甾体抗炎药	布洛芬、对乙酰氨基酚
镇吐药	昂丹司琼
慢性疼痛治疗药	阿米替林
肌肉松弛药拮抗剂	新斯的明
麻醉性镇痛药拮抗剂	纳洛酮
肾上腺素能系统调节剂	肾上腺素、阿托品、麻黄碱

受过专业培训的人员也短缺。施行区域麻醉所需的设备也经常缺乏。目前患者的术后疼痛管理任务常被交予患者家属[84-91]。WHO 要求低收入国家必须保障基本外科手术，因而关注术中和术后急性疼痛管理非常重要。

2012 年，WHO 与全球 17 个癌症和姑息治疗领域的知名学术组织进行合作，在 81 个国家开展了有关阿片类镇痛药获取问题的首次全球调查。结果显示，全球大部分医用阿片类药物使用发生在高收入国家，低收入国家只占 7%[92-94]。全球有 550 万晚期癌症患者，估计有 80% 的患者因没有足够镇痛药而遭受中至重度疼痛[95-96]。该调查发现存在以下获取难题：

1. 基本阿片类药物难以获得。在 WHO 癌症疼痛管理药物必备清单上的 7 种镇痛药中，只有吗啡和可待因在国家清单中。

2. 法律和监管的限制使得医疗服务提供者只有有限的药物和处方开具权限。

3. 不论疼痛轻重，行政过度监管和难以接受的价格阻碍了患者对缓解疼痛的寻求。

4. 长期以来，有关阿片类镇痛药存在一些亟需解决的问题，包括临床教育不足、错误认识、社会污名以及害怕成瘾。

WHO 一直致力于解决癌痛的治疗问题。早在 1977 年吗啡就被列入 WHO 基本药物清单，WHO 于 1986 年推荐癌症三阶梯止痛法采用多模式镇痛治疗，其中所有药物都在 WHO 基本药物清单中（表 2.1）。

2008 年，"世界抗癌痛年"倡议实施了一项基于当地需求的教育项目，并为中低收入国家提供了最低社会成本的详细预算[97]。该倡议创建了一系列疼痛中心来作为地区疼痛管理教育和培训中心。他们还与地方政府协调扩大活动规模。部分报告已为临床管理和疼痛教育带来显著改善[98-100]。

姑息性疼痛管理

随着发展中国家癌症负担的增加，大量患者确诊时已无法治愈。据估计，80% 的癌症患者在癌症进程中会遭受中至重度疼痛。许多中低收入国家的文化传统、社会态度和个人信仰将疼痛视为疾病过程的一部分。此外，这些国家通常很少有医生和护士对疼痛管理和治疗有足够了解[101-105]。对患者的

数据信息缺乏充分及时的评估，导致急性术后疼痛或慢性疼痛的实际发病率和患病率难以知晓[106-107]。WHO 基本药物清单中可用于疼痛管理的药物包括利多卡因、布比卡因、吗啡、可待因、氯胺酮、布洛芬、对乙酰氨基酚和阿米替林。该清单向卫生部报告了可用于治疗急慢性疼痛的药物，但这些药物在许多中低收入国家几乎没有。术后疼痛的基本治疗以及慢性疼痛和姑息治疗应受到所有医务人员（包括麻醉提供者和全科医生）的关注，这样中低收入国家的癌症患者才能得到充分治疗。迄今为止，关于中低收入国家术后疼痛和慢性疼痛发生率和患病率的文献很少。癌痛和术后疼痛可导致慢性疼痛相关残疾，影响中低收入国家经济发展[7, 108-109]。

基于循证医学进行政策实施以及疼痛负担减轻的进展追踪，必须使用严格的研究议程。这将主要由非政府性的、国际性基金机构和协会进行资助[110-113]。

低收入国家癌症患者手术和麻醉管理的未来进展

推进手术和安全麻醉将帮助中低收入国家优化癌症治疗。优化手术和麻醉监护不仅会促使医疗保健系统成功推进手术项目，还可为医疗保健系统带来其他方面改善，包括重症监护和疼痛管理。

推进手术议程并在围手术期管理中融入一些新的范例，可能会给这些地区的癌症综合管理带来更多改善。此外，在中低收入国家推行加速康复外科（enhanced recovery after surgery，ERAS）可能对癌症患者和手术结局有利。有关低收入国家的 ERAS 方案仍在讨论，随着低收入国家手术系统的扩大，ERAS 标准化可以提高整体成本效益和结局[114-115]。

ERAS 方案制定过程中需考虑到多种因素，比如患者的营养状况、合并症、艾滋病和疾病负担[116]。

一种改良的 ERAS 方案已表明可为资源有限的医疗保健系统带来益处（图 2.2）。然而，短期内还需更多的试点和结果分析。为了成功优化围手术期管理以及手术和麻醉预后，所有卫生系统利益相关者必须认识到高收入国家 ERAS 的成功离不开 ERAS 标准、指南和协议。ERAS 方案需着眼于 ERAS 的所有要素：术前评估和优化、具有成本

效益的抗生素使用、区域麻醉、多模式镇痛、早期移除引流管以及早期活动。在区域性医院对 44 种基本外科手术全部实行改良的 ERAS 方案具有可行性，同时可能具有成本效益且高效，并改善围手术期结局[114, 117-118]。

随着手术护理和安全麻醉在全球范围的扩大与普及，对包括围手术期死亡率和其他结果在内的数据收集显得愈加重要[119-120]。在中低收入国家，感染率、出院时间和围手术期死亡率相关数据并未定期收集，但这些需被视为重要指标[121-122]。围手术期死亡率和感染率也被 WHO 列入 100 项健康指标中[119]。这种认可对推动这些结局指标的收集至关重要，此类指标的收集与报告将支持患者安全的发展理念，并改善手术和麻醉相关预后。

建议

麻醉在中低收入国家全球外科疾病负担中的作用至关重要，对每个医院系统都非常关键。麻醉监护范围包括术前准备到术中管理，复苏和疼痛管理到重症和姑息治疗。中低收入国家癌症治疗和外科疾病负担的减轻离不开安全麻醉的保障，改善患者结局也依赖于包含麻醉团队在内的团体合作。我们建议中低收入国家将麻醉教育和专业化放在首位，包括致力于改善手术护理，强化从术前准备到疼痛管理的持续管理，以及时刻关注患者安全的麻醉管理理念。建议中低收入国家借鉴高收入国家癌症管理的成功经验，建立包含初级保健、手术、麻醉和护理的团队。

总结

癌症是中低收入国家日益关注的问题，也是导致残疾和"过早"死亡的重要原因。麻醉是中低收入国家癌症患者管理的核心，可提供术中监测、急慢性疼痛管理以及重症监护。提升低收入国家的麻醉水平将对癌症患者的手术护理产生显著影响并逐渐改善患者结局。在低收入国家，麻醉科医师和非医师身份的医疗提供者可能会推进急慢性疼痛管理和姑息治疗。对癌症患者进行围手术期综合管理将改善预后，同时改善患者及其家庭的生活质量。

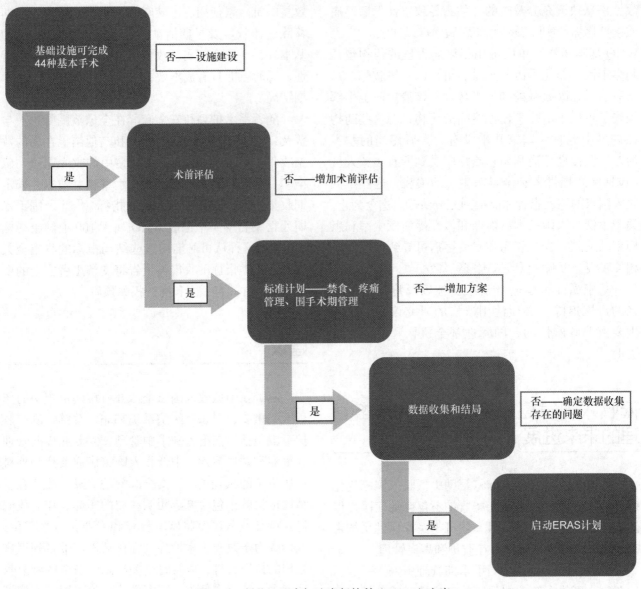

·**图 2.2**　低收入国家加速康复外科（ERAS）方案

参考文献

扫二维码见参考文献

第 3 章

癌症生物学及其对围手术期的影响

Nicholas J.S. Perry，Shaman Jhanji，George Poulogiannis

汪婷 译 卞金俊 校

引言

尽管外科手术具有明显的癌细胞减灭和潜在治愈优势，但长期以来，人们一直怀疑切除原发肿瘤在疾病进展方面具有内在的矛盾风险[1-2]。未经证实的证据促使外科医师在 19 世纪下半叶将癌症的手术播散与结核病的手术播散进行比较，试图了解明显良性的肿瘤如何在手术后可能变为恶性，并扩散得如此"惊人地迅速"[1]。与结核病类似，癌症的这种播散被认为是机械力性原因，与术中探查和分离肿瘤时对肿瘤不恰当的用力操作有关。然而，对 735 例乳腺癌女性尸检数据的分析显示，远处肿瘤的播散不能简单地用偶然或解剖引流模式来解释，其他因素也在发挥作用。肿瘤似乎更易转移至某些器官，这导致 Stephen Paget 在 1889 年提出假设：肿瘤转移过程涉及扩散的癌细胞和其定植部位间的有利的相互作用[3]。这一经久不衰的"种子和土壤"假说构建了当下探索转移生物学的框架，似乎是描述手术传播和术后疾病进展风险的一个特别恰当的比喻。

除一些值得注意的例子外，我们目前对癌症发病机制的大部分认知都是在过去 40 年里形成的。这是一个革命性的时期，得益于实验工具和技术的显著发展以及投入资金来应对这种日益普遍疾病的全球意愿。自从 Varmus 和 Bishop 在 1976 年里程碑式地发现正常细胞基因组中的"原癌基因"在被破坏时有能力触发健康细胞转变为肿瘤以来[4]，人类已经积累了大量癌症的起源、进展及治疗反应性的分子机制相关知识。这使得诊断学和靶向治疗学取得开创性进展，并成功用于临床。如今，部分癌症被认为在很大程度上可以治愈，而其他癌症的存活率现在以年而非月来衡量。然而，许多癌症居高不

下的死亡率也表明仍然存在重大挑战，特别是在攻克癌症转移和治疗耐药性方面。

还原理论在癌症研究中盛行，这是管理其复杂性的一种合乎逻辑且务实的方法，但近几十年来遇到的错误提醒我们，有必要不断重新评估我们看待癌症的方式。在 Varmus-Bishop 的研究结果发表后几年里，人们普遍认为癌症是一种具有可识别基因的疾病，破译一套适用于所有发生肿瘤转化的哺乳动物细胞的遗传规则，可以找到合乎逻辑的癌症解决方案[5]。然而，随着公认的致癌基因和抑癌基因的清单越来越长，人们逐渐发现即使在起源相同的组织中，肿瘤也会遵循可变和不可预测的遗传路径[6-7]。当代范例描绘了一种更细微的、较少以肿瘤为中心的疾病进展视角，其中癌症遗传学仅部分决定了临床过程。因此，癌症不再被视为包含有遗传异常且持续增殖细胞的岛状肿块，而是作为一个多样化的疾病谱，其个体特征和临床过程受突变基因、微环境状态、全身生理和宿主防御之间相互作用的影响，这种相互作用具有异质性且呈动态变化。

有了这样的视角变化，人们可能会认为，20 世纪大部分时间构成癌症治疗基石的"切割、灼烧和毒法"方法已经过时。因其不加以区分地用于治疗分子背景截然不同的癌症，这种技术经常受到批评。尽管通过个体化治疗（精准治疗针对的是肿瘤的分子特点而不仅是其组织来源及广义的组织学亚型）来改善临床结局取得了显著且具有应用前景的进展，但许多通过靶向生物疗法显著改善长期生存结果的设想尚未实现。单个肿瘤内也存在明显异质性，这一不争的事实挑战了下述观念，即具有较窄分子靶点的药物可能会取得持久的疗效（特别是在晚期癌症中），同时卫生经济要承受巨大的成本负担。因此，手术、放射治疗和细胞毒性化疗在现代

癌症管理中仍是必不可少、高效有用的工具，在可预见的未来仍可能保持这种地位。因此，除不断努力开拓临床肿瘤学的下一次革命和药物发现之外，还有明显的动力继续对当前的临床实践进行改进，特别是当这些是疾病管理的常见甚至无处不在的组成部分时。

人们的注意力集中在疾病进展中无意的手术合作上，现在已经扩展到一系列因素，而不仅是处理肿瘤的物理影响，包括激活组织创伤在进化上保守的反应，如交感神经系统的激活和炎症（可被术后感染或伤口愈合并发症进一步加重），以及抗肿瘤

免疫可能暂时受损的术后免疫功能受损期[8-9]。也有人担心围手术期药理学的影响，主要集中在麻醉药和镇痛药及其假定的对癌细胞生物学和宿主免疫的影响[10-11]。鉴于对癌细胞促进癌症发病的外在因素及其作用方式的认识有所提高，人们越来越容易理解，手术患者的炎症、免疫和代谢状态可能与肿瘤进化和转移显著相关的病情有关，并对其产生影响（图3.1）[8]。

接下来的章节将进一步探索围手术期治疗的各个组成部分的许多细节，其与癌症发病机制的潜在相互作用，以及在影响疾病预后方面的潜在作用。

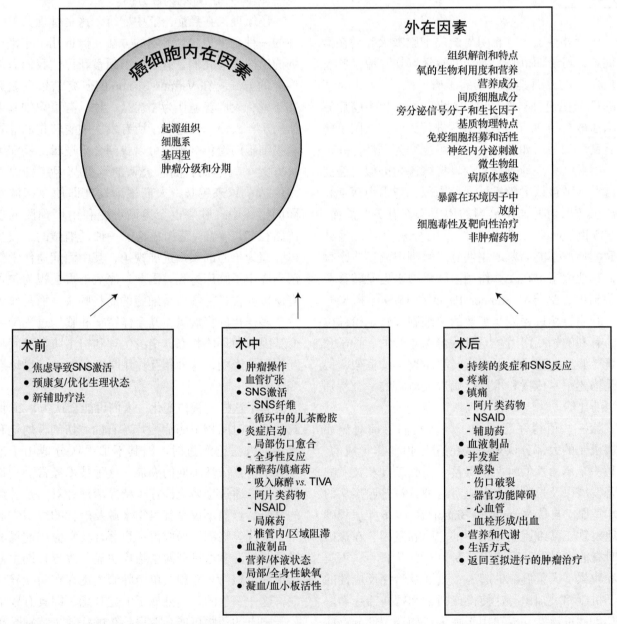

• 图3.1 决定癌细胞表型和肿瘤进展的内在和外在因素。癌细胞表型反映了这些因素在癌症发生和治疗过程中的累积影响。一些动态因素可能导致急性表型变化，而极端或持续的压力可能对正在进展的肿瘤施加选择性的力量。据推测，一系列具有潜在可变性的围手术期因素也可能从外部影响病程。NSAID，非甾体抗炎药；SNS，交感神经系统；TIVA，全凭静脉麻醉

本章主要介绍适用于实体恶性肿瘤的常见生物学主题，并构建一个将这些主题与围手术期发生的潜在影响事件联系起来的概念框架。

肿瘤的发展

人类 200 多种癌症的起源呈多样性，但从根本上被认为与一系列遗传、环境和宿主间的相互作用有关，这些相互作用通过多步骤过程驱动健康的体细胞向肿瘤状态发展。这一具有决定性、变革性的事件涉及细胞遗传密码的破坏和不准确的传播。人们如今清楚地知道，发生这种事件的可能性受遗传和环境因素的共同影响。达尔文的自然选择理论决定了这些突变是否在随后的几轮细胞分裂中继续进行的可能性[12-13]，这些突变可能赋予癌细胞某种程度的生存、功能或增殖优势的表型，从而易于推动主要克隆的出现并最终可能表现为肿瘤。绝大多数人类肿瘤是良性的；侵袭或传播能力的获得是肿瘤的恶性特质，正是这些肿瘤产生的转移导致了 90% 与癌症相关的死亡[14]。

癌症是一种克隆进化的疾病[12, 15]，这既解释了癌变过程，也解释了大多数晚期癌症最终发展出治疗抗性的趋势。多年来，肿瘤发展的流行模型将肿瘤追溯到起源的单个祖先细胞，该原始细胞获得了从健康细胞向癌细胞过渡所需的起始遗传病变。其后代将以线性方式依次获得并积累突变，使其能够更自主、更敌对地存在，最终以入侵、传播和在远隔部位生长的威胁宿主的能力达到顶峰。我们现在了解到，大多数癌症表现出相当程度的克隆和亚克隆异质性，包括许多在遗传和表型上不同的相互竞争和合作的细胞亚群（图 3.2）[16-18]。这些变化是由遗传、随机的基因和表观遗传变化引起的，局部层面上由进展肿瘤的三维结构中的微环境变化驱动，系统层面上由诸如营养、激素、感染和环境暴露等因素驱动[12]。长期以来，虽然转移一直被描述为原发肿瘤进展的晚期事件，但越来越多的证据表明，转移发生得很早，在某些情况下甚至在原发肿瘤可识别的临床表现之前便已发生[19]，这可能会导致位于远隔部位的继发性生长平行进展，这些远隔部位的肿瘤各不相同，也与原发性肿瘤明显不同（图 3.3）[20]。

近年来，这些观察改变了癌症生物学的思维，即将研究视野从致癌基因和抑癌基因的癌细胞自主范式，提升到肿瘤内和机体生态系统的动态角力。他们还指出了一个令人不安的现实，即许多肿瘤在确诊时已在远隔器官植了数千个癌细胞，不同的生态环境为进一步的克隆多样化提供了压力。因此，尽管肿瘤在临床上可能表现为局部，但可能存在不可见的微转移，这意味着当原发肿瘤完全切除后，手术和麻醉的全身性影响绝不应被忽视。

肿瘤的性质

Hanahan 和 Weinberg 广为人知的《癌症的标志》（*Hallmarks of Cancer*）一文阐述了人类肿瘤的统一主题和总体表型特征，从而使肿瘤的生物学复杂性合理化，即它们从健康的体细胞转化成不受限制和潜在播散性生长的恶性肿瘤[21-22]。必须牢记癌症的这些特征之间相互依赖和互补，但为与癌症研究的还原论性质保持一致，这些特征经常在相对独立的情况下被研究及用于治疗。

增殖信号与细胞周期失调

癌细胞最显著的特征可能是其维持增殖的能力。通常情况下，为了在哺乳动物的整个生命周期中维持正常的组织功能、结构和修复能力，增殖受到一系列生长信号分子和检查点协同作用下的严格控制，但这些细胞系统中的一个或多个节点的缺陷可以导致细胞周期逐渐失调和自主性进展。癌细胞可利用多种方式促进增殖激活，包括过度表达细胞表面受体蛋白使细胞对生物利用度相对较低的配体反应增强，通过自身产生的生长因子配体实现自我刺激并与常驻细胞及局部基质浸润细胞进行交互信号的传递。然而，许多肿瘤通过关键配体、受体、酶或有丝分裂回路中信号转导分子的体细胞突变获得生长因子独立性（图 3.4）。这些通路的存在旨在将信号从细胞表面受体传递到细胞核，以便能解读和响应特定的细胞外信号，如生长因子、细胞因子和存在的微环境应激；当没有这些信号时，其紊乱可能导致不恰当的结构性激活。例如，激活的突变影响 B-Raf 丝氨酸 / 苏氨酸激酶的结构，该激酶能刺激细胞外信号调节激酶（ERK）/ 促分裂原活化的蛋白激酶（MAPK）级联反应。这种突变已知存在于大约 8% 的人类癌症中[23]，特别是

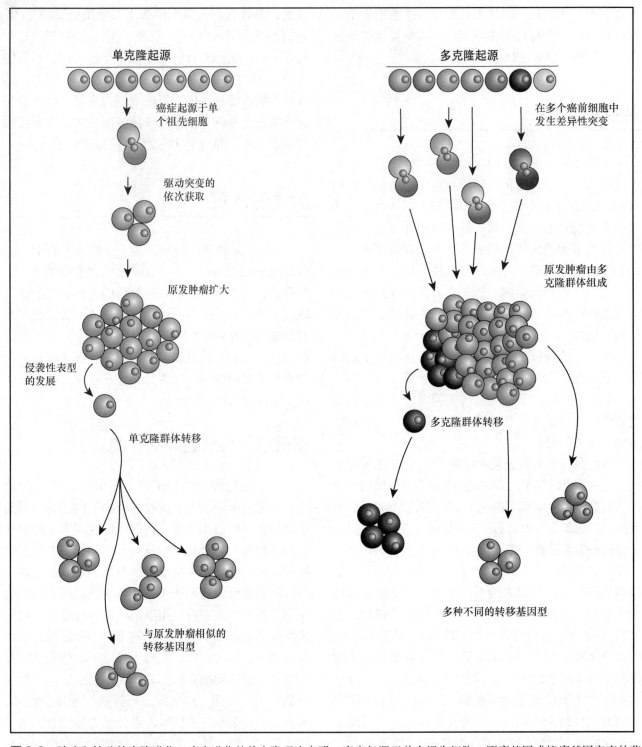

单克隆起源

癌症起源于单个祖先细胞

驱动突变的依次获取

原发肿瘤扩大

侵袭性表型的发展

单克隆群体转移

与原发肿瘤相似的转移基因型

多克隆起源

在多个癌前细胞中发生差异性突变

原发肿瘤由多克隆群体组成

多克隆群体转移

多种不同的转移基因型

• **图 3.2 肿瘤和转移的克隆进化。** 癌症进化的单克隆理论表明，癌症起源于单个祖先细胞。原癌基因或抑癌基因突变的获得启动了从健康细胞到癌细胞的转变，产生了包含单克隆群体的肿瘤。在该模型中，所有的癌细胞和转移性后代都应具有相同的起始病变。多区域和配对的原发-转移基因组分析表明，可能存在相当大的克隆异质性，这可以用多克隆起源来解释。在这里，两个或更多的细胞获得（可能不同的）起始突变，每个突变都会产生它们自己的克隆群体。这对肿瘤的分子分型和治疗决策具有重要意义，因为每个克隆的反应可能极为不同（见彩图）

黑色素瘤（50%）[24]。Ras 是一种在活性鸟苷三磷酸（GTP）结合状态和非活性鸟苷二磷酸（GDP）结合状态之间循环的二元分子开关，其突变也在 ERK/MAPK 级联反应上游，可导致约 90% 的胰腺癌和 50% 的结肠癌[25]。在这种情况下，Ras GTP 酶活性受损将导致内在负反馈机制受损以确保信号呈短暂传递。

磷脂酰肌醇 3 激酶（PI3K）信号转导通路是肿

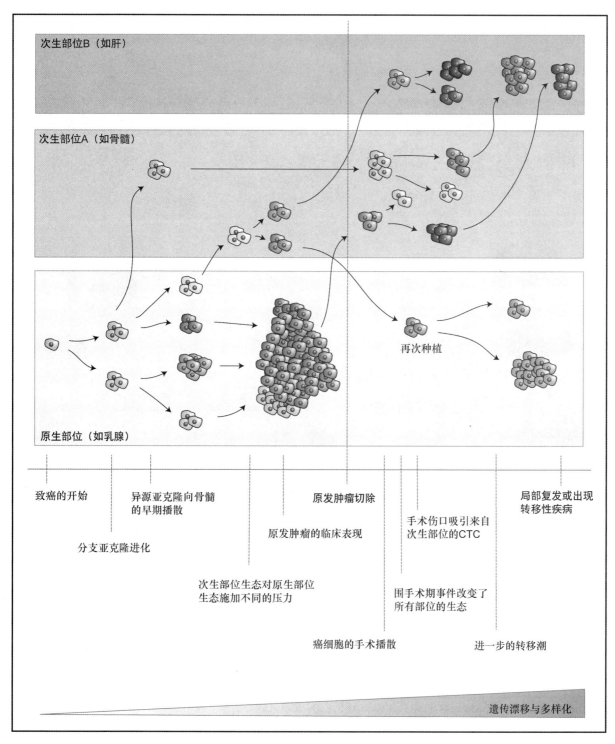

次生部位B（如肝）

次生部位A（如骨髓）

再次种植

原生部位（如乳腺）

致癌的开始　　　　异源亚克隆向骨髓　　　　　　原发肿瘤切除　　　　　局部复发或出现
　　　　　　　　　的早期播散　　　　　　　　　　　　　　　　　　　　转移性疾病

　　　　　　　　　　　　　　　　　　　　　　　手术伤口吸引来自
　　　　　　　　　　　　　　　　　　　　　　　次生部位的CTC
　　分支亚克隆进化

　　　　　　　　　　原发肿瘤的临床表现

　　　　　　次生部位生态对原生部位
　　　　　　生态施加不同的压力　　　　　　　　围手术期事件改变了
　　　　　　　　　　　　　　　　　　　　　　　所有部位的生态

　　　　　　　　癌细胞的手术播散　　　　　　　　进一步的转移潮

遗传漂移与多样化

• **图 3.3　播散性肿瘤细胞的平行进展。**与癌症发生的线性模型（即转移潜能被认为是晚期获得的）不同，癌细胞可能在疾病早期响应外部刺激而扩散，而这种扩散早于原发肿瘤的出现。这些播散的细胞在与原发肿瘤不同的生态和选择性压力下进化，导致广泛的遗传和表型多样化。然而，如果处于静止状态或生长受限（如受免疫系统的抑制），它们可能在临床上永远不会发生。全身性环境影响，如围手术期应激、炎症或药物，可能影响这些细胞群，导致明显的转移性生长和（或）进一步转移，包括原发肿瘤部位的重新种植。CTC，循环癌细胞（见彩图）

瘤中最常见的失调通路之一[26]，除影响细胞增殖外，还可影响多种标志物表型。除对上游增加的致癌信号作出反应外，它还可能被恶性转化直接过度激活。其包括对 PI3K 催化亚基（最常见的是编码 p110α 的

PIK3CA 致癌基因）的功能获得性突变，使磷脂酰肌醇 4,5- 二磷酸盐（PIP$_2$）磷酸化，生成磷脂酰肌醇 3,4,5- 三磷酸盐（PIP$_3$），以及抑癌基因（如 *PTEN*）的失活突变或杂合子缺失。PTEN 是一种 3′- 磷酸酶，

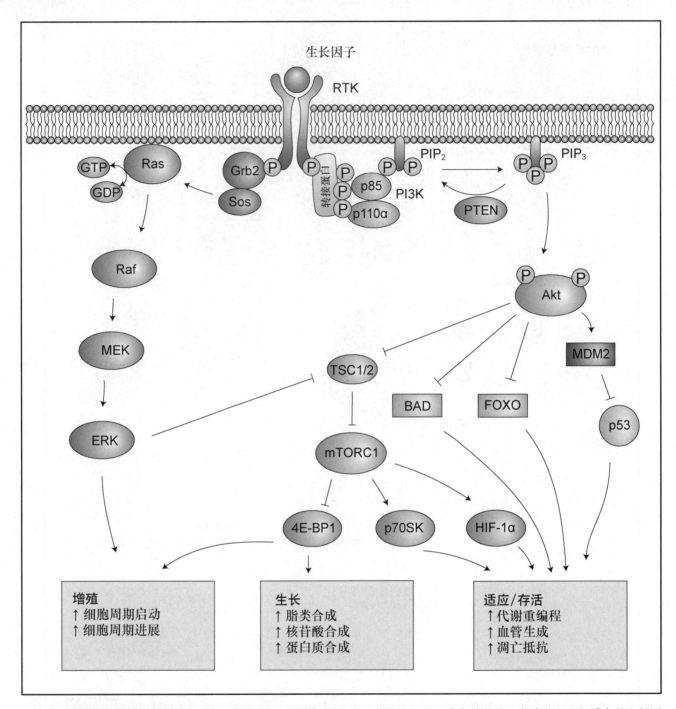

· **图 3.4   癌细胞通过 PI3K/Akt/mTOR 和 Ras/Raf/MEK/ERK 途径来转导信号。**磷脂酰肌醇 3 激酶（PI3K）受多种生长因子受体酪氨酸激酶或 G 蛋白偶联受体（未显示）的刺激。PI3K 的催化和调节亚基（分别为 p110α 和 p85）通过与活化受体相互作用的转接蛋白被募集至质膜上。PI3K 磷酸化磷脂酰肌醇 4,5- 二磷酸（PIP₂），生成磷脂酰肌醇 3,4,5- 三磷酸（PIP₃）。磷酸酶和张力蛋白同系物（PTEN）可逆转该反应。PIP₃ 是激活多效性 Akt 丝氨酸 / 苏氨酸激酶（也称为蛋白激酶 B，PKB）的第二信使。Akt 磷酸化结节性硬化症蛋白（TSC）1 和 2，从而解离 TSC1/2 复合体并解除其对哺乳动物雷帕霉素复合体 1 靶点（mTORC1）的限制。mTORC1 的激活上调脂类和蛋白质的合成以支持细胞生长和增殖。Akt 还可磷酸化 BCL-2 相关的细胞死亡激动剂（BAD）和叉头盒 O（FOXO）转录因子，导致它们失活，而 MDM2 的磷酸化负调控 p53，两者都增加了对细胞凋亡的抵抗力。同时，停靠蛋白 Grb2 和 Sos 与受刺激的受体酪氨酸激酶结合并促进 Ras 的活性 GTP 结合状态。活性 Ras 启动下游 Raf/MEK/ERK 级联反应，最终促进细胞周期的启动和进展。ERK 还通过磷酸化 TSC1/2 来增强 mTORC1 的活性。过度激活或生长因子的自主性通常出现在这些通路中一个或多个节点发生突变的肿瘤中

通过使 PIP_3 去磷酸化变回 PIP_2 来对抗 PI3K 的作用[27]。PIP_3 过多的最终结果是多个下游效应因子的过度激活，包括最值得注意的多效性丝氨酸/苏氨酸激酶 Akt（也称为蛋白激酶 B）[28-29]。Akt 最保守的功能是通过激活哺乳动物雷帕霉素复合体 1 靶点（mTORC1）促进细胞生长，通过 GSK3、TSC2 和 PRAS40 的互补磷酸化（驱动细胞周期启动和进展），以及 $p27^{Kip1}$ 和 $p21^{Cip1/WAF1}$ 细胞周期蛋白依赖激酶抑制物的失活来支持细胞增殖。为反映放大的 PI3K-Akt 信号在肿瘤发生中的优势，最近对来自近 5000 个肿瘤样本的癌症基因组数据进行的荟萃分析显示，*PIK3CA* 和 *PTEN* 是人类癌症中第二和第三常见的突变基因[30]。

最常见的突变基因是抑癌基因 p53，其与约 50% 的人类癌症相关[30-31]，这说明了通过规避抗增殖保护机制所获得的益处。因此，*TP53* 是历史上研究最多的人类基因[32]，因其在 DNA 损伤反应中的核心作用而经常被称为"基因组的守护者"。为应对包括遗传性毒性、代谢和复制压力在内的细胞损伤和异常，这种 DNA 结合蛋白的稳定性和随后的活性可阻止细胞周期进程，引发大量修复和适应途径，并控制细胞命运（如凋亡和衰老），其首要目的是保护基因组完整性[33]。与通过转录机制调节其肿瘤抑制功能一致，绝大多数与癌症相关的 *TP53* 突变发生在其 DNA 结合域[34-35]。它在癌症生物学中的作用越来越依赖于肿瘤环境，但从根本上讲，p53 的缺失既解除了对细胞增殖的主要抑制作用，又通过允许在连续几轮的细胞分裂中积累癌基因突变，促进基因组的不稳定性和表型进化。

逃避细胞死亡

除指导细胞增殖外，PI3K 信号和 p53（以及其他许多参与者）都在决定细胞存活方面起着至关重要的作用。在感知到巨大压力或不可修复的 DNA 损伤后，p53 转录激活一组 BCL-2 家族蛋白，包括 BAX、NOXA 和 PUMA，这些蛋白启动了凋亡[36]。凋亡是一个有序的级联反应，从线粒体外膜的透化作用（MOMP）开始，最终导致细胞的蛋白分解和自杀。显然，p53 功能缺失突变构成了叛变细胞逃避死亡的主要机制，因其可能驾驭与过度增殖、肿瘤发生或抗癌治疗相关的众多生理压力。在具有功能性 p53 的肿瘤中，通过借助替代方法来抑制促凋亡蛋白的活性，或通过过度表达 BCL-2 家族中的平衡、抗凋亡成员蛋白（包括 BCL-2 本身以及 BCL-X_L 和 MCL-1），也可达到类似目的。例如，Akt 可以直接磷酸化促凋亡的 BH3-only 蛋白 BAD[37]，将之与其线粒体外膜上的靶点隔离，并阻止其在 MOMP 中的作用。Akt 还磷酸化叉头盒 O（FOXO）转录因子[38]，导致它们从核中移位并抑制 FOXO 靶标的表达，包括 BIM、PUMA 和 Fas 配体（FasL）等促凋亡分子。Akt 介导的第三种存活机制仍与 p53 有关，因为 Akt 磷酸化并促进 MDM2（E3 泛素连接酶和 p53 的主要负调控因子）的核转位[39-40]。

肿瘤微环境

研究肿瘤生长的遗传基础揭示了慢性失调信号在调节癌细胞表型中的作用。围手术期医师更感兴趣的是，了解这些相同的致癌信号通路如何受到外界因素的剧烈干扰以及其导致的后果如何。肿瘤出现时已无有效方法来改变其基因型，但仍有机会调节某些通常在疾病预防中发挥协同作用的外部因素。在过去十年中，针对肿瘤微环境（tumor microenvironment，TME）的条件和其他成分的大量研究揭示了这些外在因素对癌细胞生长和恶性潜能的影响，其中许多因素可与围手术期条件下及生理过程进行密切比较。

与既往以肿瘤为中心的癌症发病机制观点不同，我们现在知道，一系列其他的特殊非恶性细胞（占肿瘤质量的 50% 以上）在促进肿瘤生长和恶性进展方面积极协作（图 3.5）。这些细胞包括成纤维细胞和肌成纤维细胞、免疫炎症细胞、间充质干细胞和祖细胞，以及血管内皮细胞和旁细胞。它们被新生肿瘤释放出的损伤相关分子模式（damage-associated molecular patterns，DAMP）、细胞因子、趋化因子和血管生成因子招募并激活，其方式与组织创伤或感染性病原体的急性炎症反应非常相似。随着时间推移，转化和未转化的细胞协同作用，形成反应性越来越强的基质，这种基质富含可溶性生长和炎症介质，用以维持炎症反应、动态重塑细胞外基质并相互加强癌细胞的恶性行为。

儿茶酚胺来自体循环和浸润的交感神经纤维，通过激活 β 肾上腺素能信号来调节转化和未转化的细胞。肾上腺素受体通常在肿瘤的原发和转移部

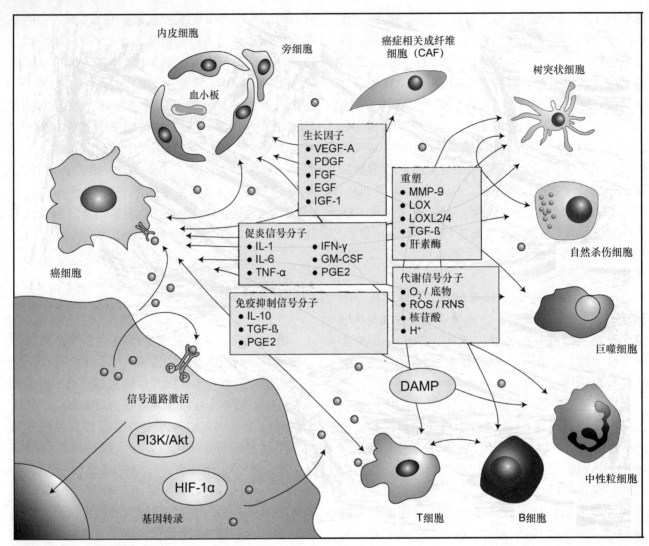

· 图 3.5　**肿瘤微环境中的相互信号。**肿瘤分泌不同的信号分子以自分泌和旁分泌的方式促进癌细胞和基质细胞的活性，导致显著的串扰。新生肿瘤释放损伤相关分子模式（DAMP）和其他促炎信号启动先天免疫细胞的募集和激活。反过来，这些细胞分泌更多的炎性细胞因子和生长因子，既维持炎症反应，又与癌细胞相互刺激。同时，肿瘤和基质细胞分泌血管生成因子刺激血管生成和内皮活化，进一步增加循环免疫细胞的浸润并改变肿瘤的代谢和理化特征。慢性炎症倾向于促进浸润的免疫细胞分化为免疫抑制、肿瘤支持性表型，从而导致免疫逃避。在转化生长因子 β（TGF-β）等可溶性因子影响下，成纤维细胞分化为癌症相关成纤维细胞，贡献自己的生长因子，促进细胞外基质的重塑。代谢因子如氧气和底物的可获得性，以及副产物乳酸和活性氧 / 氮类（ROS/RNS）等的分泌，可对所有细胞施加显著的压力，通过缺氧诱导因子 -1α（HIF-1α）促进适应行为，并导致细胞死亡和免疫细胞耗竭。EGF，表皮生长因子；FGF，成纤维细胞生长因子；GM-CSF，粒细胞-巨噬细胞集落刺激因子；H[+]，质子；IFN-γ，干扰素 -γ；IGF-1，胰岛素样生长因子 -1；IL，白介素；LOX，赖氨酰氧化酶；LOXL2/4，赖氨酰氧化酶样 2/4；MMP，基质金属蛋白酶；PDGF，血小板源生长因子；PGE2，前列腺素 E2；TNF-α，肿瘤坏死因子 α；VEGF-A，血管内皮生长因子 A

位大量表达[41]。当被肾上腺素或去甲肾上腺素刺激时，所产生的环磷酸腺苷（cAMP）流向蛋白激酶 A（PKA）和 ERK/MAPK 信号通路上游，导致癌细胞和支持性间质细胞的一系列表型反应[41-42]。除上述 MAPK 信号对细胞生长和增殖的影响外，这些反应包括细胞代谢、形态、运动的变化以及诱导和维持血管生成、分化和炎症，这些共同重塑了 TME[41, 43]。因此，在体内癌症模型中，交感神经系统和 β 肾上腺素能信号激活增强，从而加速肿瘤的生长和转移[43-49]；同时，这些模型和来自癌症患者的流行病学数据表明了 β 受体阻滞剂的治疗潜力[50-52]。

TME 的生物学也在很大程度上取决于其不断变化的物理和化学特性。进展中肿瘤的典型表现为缺氧、酸中毒、分解代谢产物积聚和间质压力升高，反映了肿瘤和基质细胞代谢活性的增强以及血管异常和发育不全的特点。考虑到驻留和募集的成纤维细胞增加的胶原沉积及其频繁重塑，细胞外基质变得僵硬和纤维化[53-54]，进一步加剧与低灌注相关的问题。这些情况总会给所有细胞带来巨大压力，在恶性细胞中诱发生存适应，在杀瘤免疫细胞中诱发耗竭状态，同时使基质中的反应性变化持续存在。在围手术期，应当思考手术破坏局部血管系统和淋巴管以及伴发的组织水肿、炎症和缺氧如何导致与生长中的肿瘤非常相似的伤口微环境。这种刺激性环境可能支持残留癌细胞以重建肿瘤或扩散，这可部分解释手术伤口和炎症并发症与癌症复发风险的增加有关[55-56]。

肿瘤免疫

根据不同的组织环境或刺激，浸润的免疫细胞以相互矛盾的方式发挥作用[57-58]。许多早期肿瘤被细胞介导的免疫反应排斥或控制，这些免疫反应感知改变的自身细胞并将其清除。尤其是，自然杀伤（NK）细胞、树突状细胞、M1 极化的巨噬细胞和细胞毒性 CD8$^+$ T 细胞的活性与良好预后密切相关[59-63]。CD8$^+$ T 细胞由产生白细胞介素（IL）-2 和 γ 干扰素的 CD4$^+$ 辅助性 T 细胞 1（Th1）支持，这些细胞也与良好预后相关[64]。相反，随后发生的慢性炎症中，许多免疫细胞可能促进肿瘤进展，包括 T 细胞亚群（如 Th2 分化的 CD4$^+$ 辅助性 T 细胞）、中性粒细胞、肥大细胞、M2 极化的巨噬细胞和髓系祖细胞。与它们清除和重塑伤口的常规功能一致，后一类免疫细胞在很大程度上有助于形成促进生长和血管生成的因子（如 EGF、FGF 和 VEGF）、促进侵袭的基质重塑酶［如基质金属蛋白酶（MMP）9 和肝素酶］，以及丰富的细胞因子和趋化因子，它们通过与恶性细胞和其他浸润细胞形成旁分泌反馈回路来放大和维持炎症状态。总之，这些都已被证明可诱发和维持高度恶性肿瘤的多种特征，且与预后不良有关[57, 65]。

癌细胞还借助多种机制来主动逃避细胞介导的免疫，其中一些可能由特定癌基因（如 BRAF 和 STAT3）驱动，但通常通过与其他基质成分的交互而产生[66-68]。例如，二十烷类前列腺素 E2 的产生损害 NK 细胞活力和溶细胞活性，并破坏 NK 细胞将树突状细胞募集到 TME 中的能力，实现免疫逃逸[60, 69]；这和 NK 细胞丰度低、功能差与局部复发、

转移和总生存率降低的数据相一致[61, 70-71]。同样，癌细胞和基质细胞均表达转化生长因子（TGF）-β 促进肿瘤将 T 细胞排除，抑制抗肿瘤 Th1 表型的获得，刺激免疫抑制调节性 T（T$_{reg}$）细胞的分化，这至少部分解释了为何 TGF-β 水平升高的患者往往产生较差的抗肿瘤免疫反应，且从免疫治疗中的获益较少[72-74]。T$_{reg}$ 细胞通过竞争 IL-2、分泌免疫抑制细胞因子（如 IL-10 和 TGF-β）以及通过表达细胞毒性 T 淋巴细胞抗原 4（CTLA-4）来抑制抗原提呈细胞（APC）的功能以维持自身耐受和免疫稳态，但它们在肿瘤学环境中只起到对抗效应淋巴细胞、破坏宿主防御和恶化临床结局的作用[75-76]。

血管生成

与任何其他组织一样，肿瘤需要发展血管系统来维持足够的氧气和养分的输送以及排泄代谢废物。在健康组织中，从先前存在的血管网络中萌发和组装新血管通常是一个短暂的稳态过程，但在生长的肿瘤中，它是一个一致且通常持续的特征，被描述为触发了"血管生成开关"。组织切片中常见的癌前病变（如异型增生）也是肿瘤发展的早期特征[77]，随着生长的肿瘤形成更完整的间质腔，新生血管变得更强健、更具穿透性，以努力满足其代谢需求。然而，肿瘤相关的脉管系统大多结构异常且功能失调，反映了驱动这一过程的促血管生成信号是过度且无序的。其特点是过多的分支、开窗、盲端和不连续的细胞结构，导致湍流、灌注受损、血管通透性过强以及氧分压和底物可利用性的急剧波动（图 3.6）[78]。

很多注意力集中于原型血管生成因子血管内皮生长因子 -A（VEGF-A）及受体酪氨酸激酶，它们在介导血管内皮细胞的增殖、迁移、存活和通透性等方面发挥着重要作用。VEGF-A 由大多数癌细胞及周围基质细胞分泌[79]，其表达程度与侵袭、转移、复发和预后相关[80]。作为缺氧诱导因子（HIF）-1 的转录靶点，其表达显著受肿瘤缺氧程度的影响[81]。同样，癌基因突变可直接增强 HIF 稳定性（如在肾透明细胞癌中常见的 VHL 突变）或增强 HIF-1 上游信号通路（包括 PI3K/Akt 通路）的活性，这种突变也通过 VEGF-A 促进血管生成[82-83]。然而，这些癌基因的表达及其他促血管生成因子［如血小板源生长因子（PDGF）和成纤维细胞生长因子（FGF），

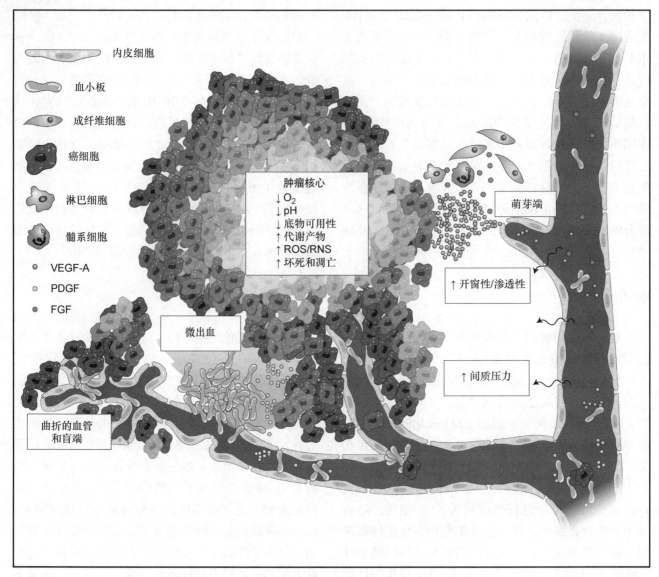

· **图 3.6 肿瘤的血管生成。**随着增殖的继续，不断扩张的肿块进一步生长远离其血液供应的同时，对氧气和营养物质的代谢需求增加。扩散梯度在整个肿瘤中建立，处于核心的细胞缺乏氧气和代谢底物的程度会越来越重。缺氧区可能发生坏死，但代谢适应可让细胞在肿瘤中氧分压和底物利用率较低的地方存活。肿瘤和基质细胞分泌血管生成因子和基质重塑分子，刺激近旁现有血管的萌发以及朝向并进入肿瘤的血管生成，以增加血液供应。不成熟的肿瘤血管功能失调，以曲折、盲端和渗漏为特征。在与血管基底膜或肿瘤间质接触的部位，活化的血小板将血管生成因子和生长因子释放到肿瘤微环境中。反应性基质持续维持内皮细胞的激活和功能障碍，进一步导致间质水肿和低灌注。FGF，成纤维细胞生长因子；PDGF，血小板源生长因子；ROS/RNS，活性氧/氮类；VEGF-A，血管内皮生长因子 A（见彩图）

也可在基质腔室被活化的血小板、免疫炎症细胞和成纤维细胞诱导并相互增强，突显了 TME 外部调节血管生成的重要性。

细胞能量代谢的重编程

生长肿瘤的快速且持续的增殖活动必须伴随着对细胞代谢的实质性适应，特别当氧气和养分的生物利用度有限时。在最近的癌症代谢文献中，代谢

"重编程"是一个广泛使用的术语，是指为满足肿瘤更高的能量和生物合成需求、改善细胞状态并支持细胞在应激和营养缺乏的条件下生存而进行的传统代谢途径的上调或抑制[84-85]。

在发现癌基因和肿瘤抑制因子很久之前，Otto Warburg 就对肿瘤代谢的改变进行了首次观察。糖酵解增强是对缺氧的正常生理反应，但 Warburg 注意到，癌细胞优先利用葡萄糖代谢而非耗氧性线粒体代谢，导致大量乳酸的产生，而不管氧气是否可用

（该现象现在被称为 Warburg 效应）[86-88]。事实上，葡萄糖摄取和利用的显著增加是许多肿瘤的特征[89]；多年来，通过在正电子发射断层扫描（PET）中使用放射性标记的葡萄糖类似物（^{18}F- 氟脱氧葡萄糖，FDG），这种特征型表型被用于肿瘤诊断。从细胞能量学的角度来看，这种"有氧糖酵解"的状态表面上有违直觉，因为糖酵解中每摩尔葡萄糖产生 ATP 的效率比氧化磷酸化低 18 倍。这让 Warburg 推断，肿瘤采用这种代谢方式不是为了选择，而是出于弥补线粒体呼吸器缺陷的必要性。尽管在某些情况下确实如此，但此后大量观察表明，呼吸缺陷并非恶性肿瘤细胞的普遍特征，许多癌症在保留功能性线粒体呼吸的同时也表现出 Warburg 效应[89]。此外，葡萄糖转运蛋白和限速糖酵解酶的表达增强现已经广泛与癌基因（如 KRAS[90]和 MYC[91-93]）的激活、抑癌基因（如 p53[94-96]）的丢失及生理性 PI3K/Akt/mTOR[97] 或 HIF[98] 信号转导的恶性结合有关，这表明这种代谢表型是因其支持肿瘤生成的能力而被癌细胞主动选择的[84,99]。确实，我们现在认识到在癌症中上调糖酵解的巨大优势是，通过参与大分子生物合成和氧化还原稳态的辅助途径来增加糖酵解中间产物的通量（图 3.7A）。

除葡萄糖以外的底物也有助于癌症中的核心生物能量、合成代谢和氧化还原控制途径。例如，非必需氨基酸谷氨酰胺[100]，它有助于三羧酸（TCA）循环的回补[101]（提取用于大分子生物合成的碳分子来补充该循环）。当通过氧化 TCA 循环反应的丙酮酸衍生碳的使用因缺氧或线粒体功能障碍而受损时，癌细胞尤其依赖谷氨酰胺分解提供的替代碳源（图 3.7B）。这种情况通常会限制生长，但许多癌症可通过谷氨酰胺的还原代谢来继续合成细胞生长和分裂所需的脂类[102-104]。脂肪酸[105]、支链氨基酸[106]、丝氨酸和甘氨酸[107] 是其他常用的能量底物，而当营养或生长因子严重缺乏时，细胞利用许多分解代谢和清除途径来补充重要的代谢物。这些途径包括自噬[108]（一种受到机体严格调控的降解和循环利用细胞内大分子和细胞器的过程）以及微胞吞作用[109]（使细胞能够吞噬、内化和循环利用细胞外碎片）。总之，这些观察结果说明癌细胞获得强大的代谢可塑性潜力，使其能在任何给定时间根据现存可用养分和主要的生物学需求调用多种底物，这反过来又使其能在 TME 或其他地方的严格限制下竞争、生存和生长。

侵袭和转移

绝大多数癌症死亡由转移性疾病引起，这仍是癌症生物学中知之甚少的一个领域。在其最基本层面上，癌细胞的传播及随后远处肿瘤集落的种植被描述为一个称为转移级联的多步骤过程[110-111]。这始于癌细胞获得迁移和侵袭性表型，使其能离开原发部位，进入血管和淋巴管。在通过循环系统一段时间的转移后，经过远隔器官毛细血管处的贴壁、停滞和外渗而进展，最终导致新的继发性肿瘤的定植和生长。然而，正如卵巢癌倾向于通过腹膜跨体腔播散的行为、某些癌症偏爱特定的继发部位以及转移集落和其亲本肿瘤之间奇怪的基因差异所表明的那样，临床上的肿瘤与多种致病因素相关，且比这种模式的描述要更复杂。

上皮-间质转化

转移的第一阶段是通过获得从根本上改变癌细胞与原发肿瘤及与细胞外基质关系的特性来加速的。这些特性（尤其包括形态改变、运动性增强和细胞间黏附丧失）是通过劫持上皮-间质转化（epithelial-mesenchymal transition，EMT）这一多方面发育和组织修复程序而获得的[112-113]。EMT 由包括 Slug、Twist、Snail 和 Zeb 1/2 在内的数个转录因子协调，以调节重叠基因集的表达。最具特征性的转录反应之一涉及上皮钙黏素的抑制性表达，上皮钙黏素是一种关键的细胞间黏附糖蛋白，通过黏着连接来束缚相邻的上皮细胞。上皮钙黏素的缺失促进癌细胞从原发肿瘤中解聚和释放[114]。EMT 还增加基质降解酶的表达，这种酶使癌细胞能侵袭性穿过周围组织，并增强抗失巢凋亡（在基质崩解后和播散过程中发生的一种细胞死亡形式）的恢复力。除协同促进转移外，EMT 还与肿瘤对化疗和放疗的耐受性增加有关。

尽管文献中的术语及其描述可能会给人一种印象，即癌细胞倾向于以两种二元状态之一存在，但 EMT 可能会在一定范围内被瞬时激活，从而赋予癌细胞一定的可塑性，以应对侵袭和转移过程中周围环境的改变和外部因素的刺激。为强调这一点，尽管诱导完全的间充质状态可能有利于侵袭和扩散，但最近研究表明，诱导完全的间充质状态

A

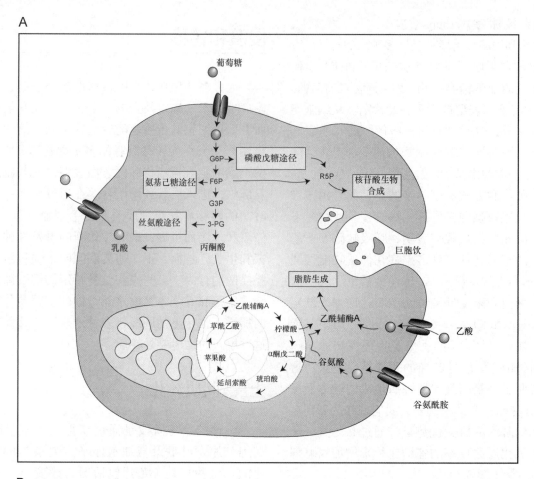

B

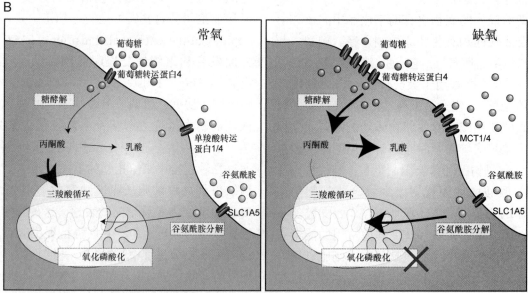

· **图 3.7**　**癌症代谢概况**。（**A**）癌细胞经常上调糖酵解，在有氧条件下亦如此。葡萄糖代谢可使碳转移到辅助途径，包括氨基己糖、丝氨酸和磷酸戊糖途径。它们在产生持续生长和增殖所需的生物量以及维持抗氧化能力方面发挥作用。丙酮酸可用于三羧酸（TCA）循环来参与氧化代谢，或转化为乳酸帮助保持糖酵解的能量优势。TCA循环的中间体形成其他促进生长的大分子的前体，如用于脂质合成的柠檬酸。谷氨酰胺还能以 α 酮戊二酸的形式为 TCA 循环供碳；其中，在还原条件下，α 酮戊二酸也可生成用于脂肪酸生物合成的柠檬酸。在严重营养缺乏的条件下，癌细胞还可吞噬细胞外碎片并回收大分子来支持代谢，这一过程被称为巨胞饮。（**B**）氧分压低时氧化代谢受损，细胞必须依赖糖酵解获得能量。低氧感受器和调节剂，包括低氧诱导因子-1α，通过增加葡萄糖转运蛋白和糖酵解酶的表达来上调葡萄糖的摄取和糖酵解。丙酮酸从线粒体中转移出来，主要被代谢为乳酸以维持糖酵解的有利性，而胞内 pH 则通过单羧酸转运体增加乳酸的外流来维持。谷氨酰胺衍生的 α 酮戊二酸的还原代谢维持关键的 TCA 循环中间产物（如柠檬酸），以支持在缺氧条件下持续的脂质合成和生长

对转移[115-116]以及对阻碍产生转移集落所需的肿瘤启动能力实际上可有可无[117-118]。此外,上皮钙黏素的表达被 EMT 程序抑制,已被证明在多种乳腺癌模型转移过程中的分离、播散和定植阶段是必要的生存因素[119]。这表明,促进转移的并非直接转换为间充质表型本身,而是可逆地表达某些间充质特征的同时保留一些重要的上皮性特征的灵活性[14]。

EMT 程序可能由内部致癌信号驱动,但与细胞可塑性与周围微环境相关的概念一致,它们也会在响应外部代谢因素和周围基质产生的异型信号时被激活[58]。这些信号分子主要包括 TGF-β、Wnt 和 Notch,也涉及生长因子,如表皮生长因子(EGF)、FGF、PDGF、HIF-1 介导的缺氧诱导信号,以及来自一系列浸润肿瘤的髓系和淋巴细胞的炎症分子,如 NF-κB、IL-1β 和 TNF-α[120-122]。新近基于实验模型的关键观察结果也支持这一点。首先,甚至在癌前病变中也发现了 EMT 的征象。即使在原发肿瘤进展过程中没有随机获得必要的驱动突变,癌细胞也能在 EMT 作用下扩散并形成转移灶[19, 123-124]。其次,医源性急性胰腺炎显著增强进展中胰腺癌的 EMT、扩散和转移[19],而乳腺导管原位癌病变的早期转移依赖于巨噬细胞发出的信号[125],从而证明炎症条件对癌细胞表型和转移潜力的潜在影响。最后,成神经细胞瘤细胞的低氧预适应不仅增强其自身转移能力,还使初次接触低氧的癌细胞也能跟随,说明癌细胞对早期环境具有"记忆力",并将该记忆表型传递给邻近的癌细胞[126]。

这些例子表明,高度恶性肿瘤的特征并不会以癌细胞曾拥有的完全自主的方式发展。此外,它们强烈暗示了一种可能性,即新生的癌细胞可能被授以仅通过与外部因素协商就能完成侵袭-转移级联步骤的能力;换言之,获得促进早期肿瘤形成之外的突变可能并非转移的先决条件。将这一假设外推到手术环境中还没有得到有说服力的验证,但鉴于反应性肿瘤相关基质和愈合伤口之间的相似性,可以想象手术伤口所引发的信号会冲击残留的癌细胞,从而激活以前静止的 EMT 程序。至少在某些情况下,这可能足以引发术后疾病的出现。

循环癌细胞

循环癌细胞(circulating tumor cell,CTC)水平升高预示几种癌症的预后不良[127-129],反映血源

性传播途径的重要性,以及这些细胞是原发肿瘤和转移性肿瘤之间的桥接细胞的概念。从历史上看,这些相对罕见的细胞很难研究,但从血样本中分离 CTC 和分子单细胞分析等方面的技术进步有望带来新的机会,无论是在了解其生物学还是在追踪围手术期因素对其丰度和结局的影响上皆如此。事实上,其生物学行为已成为围手术期肿瘤学感兴趣的话题,有证据表明 CTC 数量在术中和术后激增[130-131],术后检测到 CTC 已被确定为复发的独立预后标志[132]。

CTC 数量比临床可检测到的转移瘤数量多许多倍[133-134],这表明数量之外,诸如生存和细胞固有的肿瘤启动能力等因素也是转移的重要决定因素。事实上,在实验模型中,CTC 被直接注射到血流中后,其广泛损耗说明转移级联反应的后期过程极其低效[135-138]。血管内转运充满了障碍,成功种植新的克隆前,CTC 必须先存活足够长的时间到达远处组织的小口径血管。除由失去黏附力引起的细胞固有压力外[139-140],CTC 还受流体力和剪切力影响。它们相对幼稚,并暴露在循环和贴壁的先天免疫效应器(如 NK 细胞)的威胁下[141-143]。与激活的血小板聚合或成簇转移有助于从物理上保护它们免受此类破坏力的危害[144],而来自血小板的信号在运输过程中用于微调控或维持 EMT 程序(图 3.8)[145]。代谢适应进一步增强失巢凋亡抵抗,特别是通过上调抗氧化途径来应对氧化还原应激[139, 146-147]。

克隆集落

继发部位的定植是转移过程中最复杂和最限速的步骤,需要 CTC 成功从血管系统中脱离出来,在新的宿主组织中定居并最终增殖。许多 CTC,特别是成簇转移的 CTC,易机械地受困在毛细血管中,但与白细胞和血管内皮细胞的相互作用也促进了贴壁和留滞[145-146, 148-149]。激活的中性粒细胞在该过程中发挥关键作用,将 CTC 扣留在中性粒细胞外诱捕网(neutrophil extracellular traps,NET)中[150-151]。NET 是外化染色质和抗菌颗粒蛋白的网状结构,旨在诱捕感染期间的循环病原体[152]。被困住的 CTC 与血管内皮细胞更紧密接触,有助于其附着和穿越血管内皮细胞,在那里它们可能被局部趋化因子以旁分泌的方式刺激(图 3.8)。此外,CTC 还能导致微血管血栓形成、器官功能障碍和伤口愈合延迟[153-154],NET 在广泛的围手术期病理中的作用日益得到认

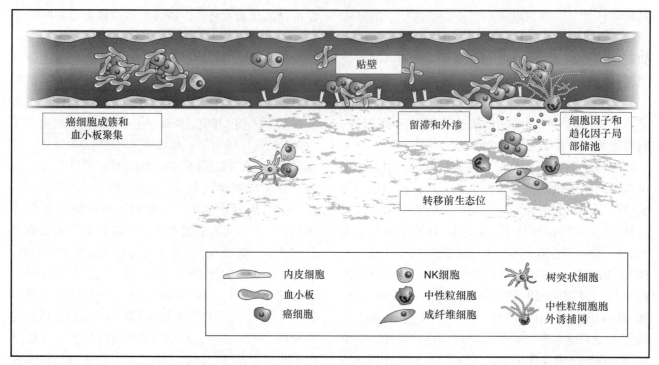

• **图 3.8**　循环癌细胞（CTC）的存活和外渗。CTC 暴露在循环中强大的物理作用力中，容易受到循环和血管壁处先天免疫细胞的攻击。大多数 CTC 会死亡，但也有一些存活下来并到达远处器官的小口径毛细血管床。与其他 CTC 形成簇群或与血小板形成聚集物后，可提供物理性和生物性保护，使其免受这些威胁。活化的血小板向 CTC 提供诸如 TGF-β 等信号分子，以维持或调节部分上皮-间质转化（EMT）状态。较大的聚集体可能被物理性留滞，但其他聚集体可能以类似于免疫细胞的方式保持贴壁；免疫细胞中，内皮表面黏附分子的表达会吸引并将细胞保留于血管壁上。在炎症组织中，内皮功能障碍暴露底层的基底膜或胶原蛋白，血小板在此处形成聚集体，同时，活化的中性粒细胞使 DNA 分子外化，形成中性粒细胞胞外诱捕网。两者都有助于捕获 CTC 并使其与血管内皮细胞紧密接触，CTC 可通过血管内皮迁移到血管外实质

可，并已被强调为手术应激和术后转移进展之间联系的重要介导者[155-156]。

　　血管壁是定植的明显物理屏障，肝和骨髓中血窦的开窗性质解释了肝和骨转移的高发生率[157-158]。然而，模型系统也强调了肿瘤、血小板和白细胞衍生的具有内皮分离性和通透性的介质，如 VEGF、环氧合酶（COX）2 和血管生成素样蛋白 4（ANGPTL4）在克服这一血管障碍中的重要性[159-162]，暗示全身炎症反应或术后微循环功能障碍引起的内皮通透性状态也可能促进术中或术后短期内播散细胞的转移定植。支持这一点的是，脂多糖或盲肠结扎诱导的全身炎症模型已被证明通过诱导黏附相互作用和内皮屏障破坏而显著增强癌细胞的外渗和转移[150, 163]，而在大鼠中，与手术创伤相关的氧化应激涉及内皮功能障碍、紧密连接蛋白下调、内皮下细胞外基质暴露和术后肝转移增加[164]。

转移性生长

　　远处器官中转移性集落的生长和临床表现代表了

癌症恶性进展的最后阶段，但也受多种因素支配，其中许多因素仍知之甚少。即使很小的肿瘤也能播散数百万癌细胞；许多患者的骨髓中可多年存在播散的癌细胞，但只有大约一半的患者发生转移[135, 165]。同样，大多数行意向治愈性原发肿瘤切除的患者继续发展为转移性疾病，直到原发肿瘤切除后数月、数年甚至数十年才表现出临床症状[14, 135]。这些观察表明，在很长时间里，单个播散的细胞或微小的转移灶处于休眠状态，临床上难以察觉，这种状态通常被称为微小残留病（minimal residual disease）。

　　正如微环境和其他未转化的基质成分是原发肿瘤发展不可或缺的一部分，它们在决定播散性癌细胞的命运方面也显得至关重要。这些细胞发现自己所处的新生态是陌生的，缺乏在原发部位维持和塑造它们的原始基质成分、生长因子和信号，而基质来源的旁分泌因子，如 TGF-β，可以主动诱导增殖静止和抑制自我更新[166-167]。因此，潜伏期可能反映在这些新的领域中无法增殖，或通过免疫监视及其他此类限制来控制微转移，以达到增殖和消除之间的净平衡[168]。

炎症性病因与转移性生长的最后阶段密切相关。研究表明，转移的微环境中存在多种炎症性骨髓来源的细胞[169-171]。在许多情况下，原发肿瘤被证明通过全身释放细胞因子和血管生成因子来启动这些远距离的"转移前生态位"，以促进细胞集落自发生长[58, 171]，但炎症和器官功能障碍的外部触发因素很明显也会引起类似影响。例如，将细菌脂多糖注入呼吸道以产生器官特异性炎症微环境可显著增强小鼠模型的肺转移生长。除表达肿瘤进展充分表征的炎性介质，包括 TNF-α、IL-1β、IL-6 和 COX-2，被募集到肺部的中性粒细胞也释放降解血小板反应蛋白 -1 的酶[172]，这是一种有效的抗血管生成的基质糖蛋白，通常维持肿瘤抑制的微环境[172]。此外，响应手术创伤而产生的全身性细胞因子通过动员炎性骨髓来源的单核细胞（分化为肿瘤相关的巨噬细胞），最终协同作用，从 CD8+ 细胞毒性 T 细胞介导的免疫控制中释放受抑制的微转移[173]。总之，这些都说明手术的全身性效应及其相关并发症对转移微环境免疫平衡和构成的潜在影响，否则这些因素可能会限制转移的出现。

当肿瘤生物学走近围手术期医学

在许多方面，近几十年来癌症生物学范式的演变反映了该疾病变得越来越详细、多样化和与环境相关[5]。面对如此令人生畏的复杂性，围手术期医学应该如何处理潜在疾病？哪些可改进的治疗最有可能对一系列患者（每个患者都有自己独特的疾病特征和并存病）产生有意义的影响？第一步可能是确定临床上明显局限的、可手术根治的肿瘤会发生复发或进展的广泛基础（图 3.9）。这有助于重新

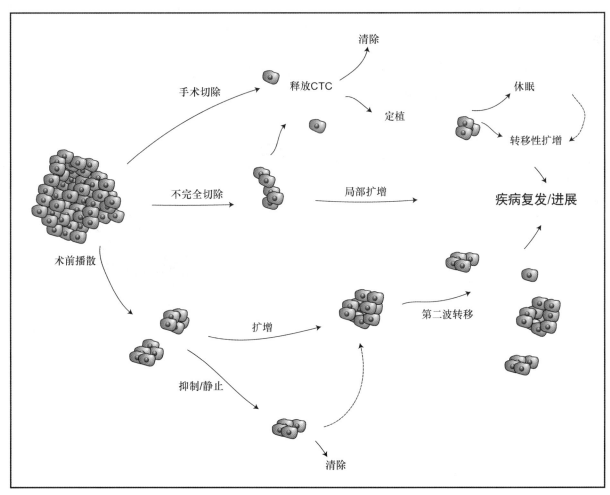

• 图 3.9 术后病程模型。不完全切除可能会导致局部复发和转移扩散，而手术创伤反应和组织破坏可能加速复发和转移。在手术切除（表面上是局部的）原发肿瘤的过程中，癌细胞可能播散到循环或手术区域。它们可能无法定植或被免疫系统、辅助治疗或其他限制性力量清除。术后的细胞集落可能永远处于休眠状态，或在术后某个时间点开始生长（可能在很长的潜伏期之后）导致肿瘤复发。或者（或此外），微转移病灶可能在手术前已存在。它们可能受到限制或最终被清除，或可能受围手术期全身性事件的影响，克服限制并出现新的转移性病灶。CTC，循环肿瘤细胞

定义所有患者围手术期潜在风险，而不用考虑疾病阶段，并可能有助于解释术后复发的差异模式和时机。其次，对癌症进展的基本要素与手术固有的生理反应进行系统比较，突出了许多细胞和系统的相似性，这些相似性似乎是一个多世纪以来观察的基础[1, 174]。随着促进疾病进展外部因素的影响变得更加清楚，自然有大量逻辑来寻求抵消手术创伤、全身应激、炎症、感染并发症、麻醉药物和镇痛药物，改变的营养、血液和液体平衡状态，以及许多其他类似因素引起的急性稳态失衡的方法。然而，由于许多主要研究仍处于初级阶段，目前观点受到对现有数据二次分析和重新解读的影响，当前评价这些组成部分的总体贡献可能为时过早，更不必提评价每个组成部分的贡献。

很大一部分患者存在看似为局部疾病的亚临床微转移，因此，一项关键的研究重点是描述围手术期对播散性肿瘤细胞生物学的影响。作为转移性疾病的先兆，这些隐藏的细胞对癌症治疗提出了严峻挑战：它们的惰性使其能逃脱细胞毒性化疗造成的大部分损害，而细胞毒性化疗优先摧毁活跃的增殖细胞；与主动循环的原发癌细胞相比，它们在行为和信号转导方面的鲜明对比可能使其对靶向治疗不敏感。显然，预防传播比治疗更好，但在诊断之前，希望其生长仍受到限制。最近的临床前证据表明，手术创伤后的全身炎症和免疫失衡解除了对播散细胞的限制[173]，突出了宿主明显的易感性，并潜在改变了抗炎药物在围手术期的作用。

作为转移级联反应中的一个限速步骤，影响CTC存活和定植的因素亦很重要。正如之前转移和急性炎症的实验模型所强调的，这些细胞可能通过与活化的血小板、中性粒细胞和血管内皮细胞的物理相互作用而得到帮助，并暂时获得有助于转运和

外渗的表型可塑性。支持性的生态位进一步促进了定植和生长，其可能是由原发肿瘤或全身应激和炎症反应诱导的因素促成。通过增加CTC存活和定植的概率，围手术期事件有可能在早期疾病进展中协同作用，或在术后潜伏期之前为疾病复发奠定基础。目前前瞻性的临床证据有限，但共同努力维持生理内稳态，同时合理地使用抗炎、抗血小板和抗血栓辅助药物可能有助于抵消这些风险。

最后，值得考虑的是，关注围手术期医疗保健中整体的、经常被忽视的方面（如心理和营养）可能会带来临床获益。即将进行的手术、疾病本身以及术后疼痛会导致患者焦虑和应激，并诱发神经内分泌反应，从而直接影响TME或转移前生态位中癌细胞和基质细胞的分子生物学[41]。新的临床前和临床证据表明，调节这些围手术期反应（如使用β受体阻滞剂）可降低癌症复发的风险[175-176]。类似地，癌症代谢领域的最新工作已经开始阐明癌细胞的代谢偏好和脆弱性。未来研究需确定大手术的全身分解代谢状态以及任何相关的饮食因素如何与肿瘤进展、转移和肿瘤治疗反应的代谢决定因素相关。

参考文献

扫二维码见参考文献

第4章

癌症传统治疗及其对围手术期的影响

Sephalie Patel，Sunil K. Sahai

王莹 译 王嘉锋 校

引言

癌症的术前治疗方案，如化疗和放疗，可直接影响癌症手术期间的围手术期管理。化疗的目的是防止恶性细胞增殖（细胞抑制）和促进肿瘤细胞的死亡（细胞毒性）。在癌症治疗各阶段都可使用化疗，包括术前（新辅助治疗）、术后（辅助治疗），或作为姑息治疗以提高生活质量。为使患者从化疗的毒性作用中恢复过来，通常以 2～3 周为一个化疗周期。

本章重点回顾传统化疗药物的器官毒性，以及如何在围手术期减轻其影响。患者最常发生与心、肺、消化和血液系统相关的毒性反应。各种类化疗药物的围手术期影响不在本章讨论范围。表 4.1 总结了化疗的围手术期影响。放疗的全身性围手术期问题较少，但患者常出现可能会改变围手术期评估和管理的晚期并发症。

心血管

化疗引起的心脏毒性常见，严重程度从心电图异常到充血性心力衰竭不等，且这些影响在心脏毒性药物停用后可持续数年[1]。事实上，心脏毒性可表现为多种不同情况，包括心功能不全、心脏缺血、心律失常、纤维化和心包炎（图 4.1）[2]。心脏毒性风险随既往存在的心血管危险因素（吸烟、高血压、糖尿病等）、女性、年龄＞70 岁、使用多种化疗药物和既往纵隔放疗而增加[2-3]。

蒽环类药物属于抗代谢类化疗药物，包括多柔比星、柔红霉素、表柔比星、伊达比星、米托蒽醌和戊柔比星。与蒽环类药物相关的心脏毒性发生率约为 0.9%～26%，具体取决于个体差异和累积剂量[2]。已发现四种与蒽环类药物相关的心脏毒性作用。急性心脏毒性会在给药期间出现，也会在给药后立刻出现。副作用包括低血压、血管舒张和心律失常。急性心脏毒性可在用药后 1～3 天发生，表现为心包炎和心肌炎。早期慢性心脏毒性发生在治疗完成后 1 年。症状包括扩张型心肌病、充血性心力衰竭和左心室功能不全。迟发性慢性心脏毒性多于治疗结束后 1 年发生，症状包括限制型心肌病、扩张型心肌病和充血性心力衰竭[4-5]。蒽环类药物的毒性也与患者摄入的累积剂量有关。将总剂量限制在 400～450 mg/m^2 能将充血性心力衰竭的风险降至 5% 以下[1]。心脏毒性可通过给药后的肌钙蛋白水平立即升高而检测到，然而这项指标并非常规监测项目。

紫杉烷类属于微管装配抑制剂，包括紫杉醇、多西他赛和卡巴他赛。这些药物可对 2.3%～8% 的患者产生心脏毒性。心脏副反应包括心动过缓和自主神经功能障碍，最常表现为无症状窦性心动过缓[6]。当紫杉烷与蒽环类药物合用时，可通过增加蒽环类代谢产物的产生而诱发心肌病[7]。

氟尿嘧啶（5-FU）是治疗实体肿瘤第三大常用化疗药物[8]，也是引起心脏毒性的第二大常见药物，仅次于蒽环类药物。心脏毒性表现为胸痛、非典型胸痛和急性冠脉综合征，包括心肌梗死[9]。

单克隆抗体是一种新兴的治疗类别，包括曲妥珠单抗和贝伐珠单抗。曲妥珠单抗与 3%～64% 的心脏功能障碍风险相关[10]，与其他化疗药物合用，且疗程达 6 个月以上时风险增加。心脏毒性反应通常在停药后恢复，或可通过心脏治疗加以控制[11]。如果治疗后心功能障碍没有迅速得到改善，可使用血管紧张素转换酶抑制剂（ACEI）和 β 受体阻滞剂治疗[6]。贝伐珠单抗抑制血管内皮生长因子

表 4.1　化疗和围手术期问题

种类	药物	围手术期常见问题
烷化剂		
亚硝基脲	卡莫司汀 洛莫司汀	肺纤维化
甲基化剂	丙卡巴肼	水肿 心动过速
	达卡巴嗪	肝坏死和阻塞 肝静脉血栓
	替莫唑胺	癫痫发作和步态异常 外周性水肿
铂类	顺铂 卡铂 奥沙利铂	急性肾小管坏死 低镁 周围感觉神经病变 感觉异常 耳毒性
氮芥类	环磷酰胺 异环磷酰胺	心包炎 心包积液 肺纤维化 出血性膀胱炎 水潴留 贫血
	美法仑	抗利尿激素分泌失调综合征（SIADH） SIADH
	苯丁酸氮芥	癫痫
抗代谢物类		
蒽环类	多柔比星 柔红霉素 表柔比星 伊达比星 米托蒽醌 戊柔比星	心肌病 心电图改变
抗癌抗生素：天然产物	博来霉素 丝裂霉素	肺纤维化 肺炎 肺动脉高血压
嘧啶类似物	卡培他滨 阿糖胞苷 氟尿嘧啶 吉西他滨	心肌缺血或梗死 冠状动脉痉挛 水肿 蛋白尿
嘌呤类似物	硫鸟嘌呤 喷司他丁	肝毒性 肺毒性 深静脉血栓 胸痛 水肿 房室阻滞 心律失常 低血压和高血压

（续表）

种类	药物	围手术期常见问题
	克拉立滨	血栓形成
		心动过速
		急性肾衰竭
		肿瘤溶解综合征
	氟达拉滨	脑血管意外 / 短暂性脑缺血发作
		心绞痛
		血栓形成
		心律失常
		心力衰竭
		急性肾衰竭
		肿瘤溶解综合征
	巯嘌呤	肝内胆汁淤积和局灶性小叶中心坏死
叶酸拮抗剂	甲氨蝶呤	肝酶升高
		肺水肿
		胸腔积液
		脑病
		假性脑膜炎
		骨髓抑制
取代脲	羟基脲	癫痫
		水肿
微管装配抑制剂		
紫杉烷类	紫杉醇	周围神经病
	多西他赛	心动过缓
		自主神经功能障碍
		心肌病（联用蒽环类药物）
生物碱类	长春花碱	高血压
		心绞痛
		脑血管意外
		冠状动脉缺血
		心电图异常
		雷诺现象
		SIADH
		胃肠道出血
	长春新碱	感觉异常
		喉返神经麻痹
		自主神经功能障碍
		体位性低血压
		低血压和高血压
		SIADH
生物制剂		
单克隆抗体	阿仑单抗	心律失常 / 心动过速 / 室上性心动过速
		低血压和高血压
	贝伐珠单抗	肺出血
		高血压
		血栓栓塞
	西妥昔单抗	心搏呼吸骤停
	利妥昔单抗	肿瘤溶解综合征
		电解质异常

（续表）

种类	药物	围手术期常见问题
	曲妥珠单抗	心肌病
	帕妥珠单抗	血栓形成
	奥法木单抗	肺毒性
		心动过速
		高血压
	达克珠单抗	胸痛
		高血压和低血压
		血栓形成
	替伊莫单抗	外周水肿
	帕利珠单抗	心律失常
	莫罗单抗 -CD3	心动过速
		高血压和低血压
免疫检查点抑制剂		
	伊匹木单抗（Yervoy）	免疫介导的不良反应可能会影响多器官系统。具体可能表现为
	纳武利尤单抗（Opdivo）	心肌炎、皮炎、肾炎、脑炎、肺炎、甲状腺炎、肝炎、垂体炎、
	帕博利珠单抗（Keytruda）	结肠炎、关节炎等
	阿替珠单抗（Tecentriq）	
	阿维鲁单抗（Bavencio）	对先前接受过免疫检查点抑制剂治疗的患者，临床需要高度怀
	度伐鲁单抗（Imfinzi）	疑免疫介导的迟发副作用
	西昔利单抗（Libtayo）	
生物反应调节器		
白介素	阿地白介素	毛细血管渗漏综合征
	地尼白介素	外周水肿
		低血压
		心电图改变
干扰素	重组干扰素 α-2b	心律失常
	复合 α 干扰素	胸痛
		肺炎
		缺血性疾病
		甲状腺功能亢进
		甲状腺功能减退
		肺浸润
	聚乙二醇干扰素 α-2a	甲状腺功能亢进
	聚乙二醇干扰素 α-2b	甲状腺功能减退
血管内皮生长因子（VEGF）抑制剂		
酪氨酸激酶抑制剂	伊马替尼	水肿
		左心室功能障碍
	索拉非尼	心脏缺血和梗死
		高血压
		血栓栓塞
		心脏缺血和梗死
		血栓栓塞
	舒尼替尼	肾上腺功能不全
		肺出血
		高血压
		甲状腺功能减退

（续表）

种类	药物	围手术期常见问题
		心肌病
		QT 间期延长
		尖端扭转型室性心动过速
	达沙替尼	液体潴留
		心肌病
		QT 间期延长
		肺出血
		血小板功能异常
	尼罗替尼	QT 间期延长
		高血压
		外周水肿
表皮生长因子受体（EGFR）抑制剂		
	厄洛替尼	深静脉血栓形成
		心律失常
		肺毒性
		脑血管意外
		心肌缺血
		晕厥
		水肿
	拉帕替尼	心肌病
		肺毒性
		QT 间期延长
	帕木单抗	肺纤维化
		外周水肿
血管生成抑制剂		
免疫调节剂	沙利度胺	血栓栓塞
		水肿
		心动过缓
	来那度胺	血栓栓塞
酶类		
	天冬酰胺酶	血栓形成
		葡萄糖耐受不良
		凝血障碍
混合类		
非喜树碱类拓扑 I 抑制剂	伊立替康	中性粒细胞减少症
	托泊替康	腹泻
	芦比替康	胆碱能综合征
表鬼臼毒拓扑异构酶 II 抑制剂	依托泊苷	中性粒细胞减少症
		Stevens-Johnson 综合征
		中毒性表皮坏死松解症
		心肌梗死
		充血性心力衰竭
选择性雌激素受体调节剂		
	他莫昔芬	血栓栓塞
	托瑞米芬	

（续表）

种类	药物	围手术期常见问题
芳香化酶抑制剂		
	阿那曲唑	围手术期的影响
	来曲唑	数据未知 / 有限
	依西美坦	
mTOR 抑制剂		
	西罗莫司	血脂异常
	依维莫司	高血压
	坦罗莫司	肾功能障碍
		高血糖、糖尿病
		间质性肺病
Hedgehog 通路抑制剂		
	维莫德吉	围手术期的影响
		数据未知 / 有限
雄激素靶点		
	阿比特龙	高血压
		高甘油三酯血症
		高血糖
		高钠血症
		低钾血症
		QT 间期延长
	比卡鲁胺	肝毒性
		高血糖
		QT 间期延长
组蛋白去乙酰化酶靶点		
	罗米地新	QT 间期延长
	伏林司他	高血糖
		QT 间期延长
叶酸靶点		
	普拉曲沙	因数据有限 / 未知，其围手术期影响不详
维 A 酸受体靶点		
	异维 A 酸	高甘油三酯血症
	阿维 A 酸	
蛋白酶体靶点		
	硼替佐米	周围神经病
	卡非佐米	心脏衰竭
		肝毒性
		心肌缺血
免疫调节药物		
	沙利度胺	血栓栓塞
	来那度胺	

Adapted and updated from Sahai SK，Zalpour A，Rozner MA. Preoperative evaluation of the oncology patient. Med Clin North Am. 2010；94（2）：403-419. With permission from Elsevier.

Updated using Lexicomp Online，Hudson，Ohio：Wolters Kluwer Clinical Drug Information，Inc.；2019. Available at http://webstore.lexi.com/ONLINE

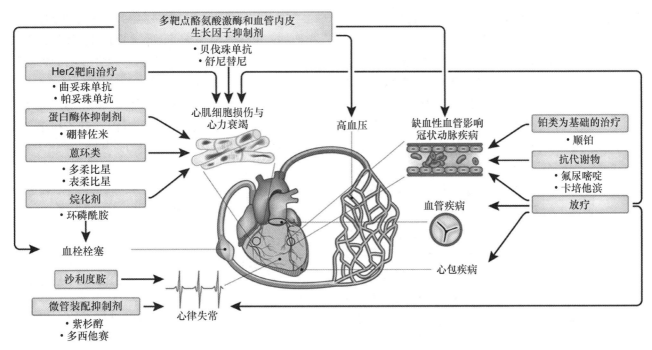

• **图 4.1** 放、化疗的心血管副作用（From Lenneman CG，Sawyer DB. Cardio-oncology：an update on cardiotoxicity of cancer-related treatment. Circ Res. 2016；118（6）：1008-1020. With permission from Wolters Kluwer Health，Inc.）

（VEGF）受体，通常与高血压相关。由于 VEGF 抑制，一氧化氮减少，增加周围血管阻力，导致血压升高[11]。此时通常可用 ACEI 和钙通道阻滞剂治疗。

酪氨酸激酶抑制剂（舒尼替尼和索拉非尼）最初被认为比其他治疗方法的毒性小，因为其针对特定的蛋白质。但在广泛应用后，研究者发现其各种心脏毒副作用，包括高血压、心力衰竭、QT 间期延长和心肌缺血。据报道，15%～47% 使用酪氨酸激酶抑制剂的患者患有高血压，在肾细胞癌患者中其发生率可能更高。心力衰竭和左心室功能不全更常见，发生率分别为 4%～8%（索拉非尼）、7%～11%（帕佐帕尼）和 2.7%～19%（舒尼替尼）[12]。

为安全进行化疗，建议所有怀疑存在潜在心脏毒性的患者，在开始使用这些药物前进行心脏评估[13]。左心室功能可通过心脏 MRI 或超声心动图监测。如果临床怀疑存在早期心脏毒性，可检测的生物标志物包括肌钙蛋白和 nt-pro BNP，并可预测术后并发症[14-15]。对有心律失常和 QT 间期延长风险的患者，建议进行心电图间隔监测。虽然化疗引起的大多数心脏毒性作用可逆，但蒽环类药物可导致不可逆损伤。幸运的是，化疗致心肌病的围手术期管理与 ACC/AHA/HFSA 心衰管理指南一致[16]。

围手术期放疗对心血管系统的副作用值得关注。胸部放疗可能导致多种不同形式的心血管疾病，在几个月到几年间发生发展。辐射会引发内皮

细胞增生，加速动脉粥样硬化，微血管缺血和纤维蛋白沉积，导致心包、心肌、传导系统和心脏瓣膜纤维化。围手术期临床医师应特别注意心包炎、新发杂音和心电图改变[17]。头颈部区域的放疗可导致颈动脉狭窄[18]。放疗与化疗药物联合使用也有心血管不良反应，会增加患心血管疾病的风险。

患有心血管疾病的患者经常使用抗血小板、抗血栓或抗凝药物来进行心血管不良事件的一级或二级预防。近期置入心脏支架的患者可能在接受双重抗血小板治疗，而最近发生过静脉血栓栓塞的患者可能在接受全剂量抗凝治疗。因此，在围手术期评估会诊中，应根据现有证据和当地医疗政策给这些药物制定详细的病史和医疗管理计划。在围手术期评估时，应注意平衡停止和（或）继续使用抗血栓药物 / 抗凝药物的风险和益处。

肺

化疗引起的最常见肺部并发症是感染。副作用表现为对肺的直接细胞毒性、氧化损伤或破坏胶原合成[19]。博来霉素、环磷酰胺、亚硝基脲、丝裂霉素、白消安和甲氨蝶呤都可引起肺毒性。鉴于呼吸道症状的鉴别诊断很多，肺毒性的诊断比较困难。一旦排除肺栓塞、转移性疾病和感染，就需要考虑

肺毒性。肺炎最常与甲氨蝶呤和环磷酰胺有关[20]。

博来霉素相关的肺毒性通常为剂量依赖性，可在 6% ～ 10% 患者中发生，偶尔也可致命[21]。摄入总计 270 mg 博来霉素的患者发生肺毒性的概率为 0 ～ 2%，摄入 360 mg 的患者肺毒性概率则为 6% ～ 18%[22-23]。要避免剂量超过 400 mg，否则会增加肺部并发症发生率。肺毒性最有可能发生在治疗开始后前 6 个月，但高剂量药物会加重病情这一隐患，患者一生中均存在。病情加重的初始症状表现为干咳和气短，极端情况下可发展为气胸和纵隔气肿，影像学表现包括间质线状阴影。围手术期应维持最低氧浓度，并使用呼气末正压（PEEP）优化氧合。术后管理应包括综合的疼痛治疗方案、胸部理疗和早期活动。尽管存在争议，但应避免吸入高浓度氧。虽然一些研究发现，吸入高浓度氧与急性呼吸窘迫综合征（ARDS）和呼吸困难有关[24]，但也有一些研究发现，FiO_2 与 ARDS 发展没有关系[25]。相反，研究发现液体平衡、失血和输血与术后肺部并发症发生率增加有关[26]，在这一人群中建议采用保守的液体治疗策略。

博来霉素是最为人所熟知的能引起间质性肺疾病的药物，而其他药物，如单克隆抗体（贝伐珠单抗、曲妥珠单抗）、抗代谢物（卡培他滨，5-FU）和烷化剂可引起肺炎和纤维化[19]。有呼吸困难或气短病史的患者应评估肺损伤，如有需要，应进一步进行针对性的危险分层检测。在大多数情况下，无症状患者除体格检查外不需进一步评估。靶向治疗有时会导致胸腔积液，因此术前胸腔穿刺可能需要保证足够的肺扩张，特别是对有症状的患者。多西他赛和酪氨酸激酶抑制剂可导致胸腔积液[19-27]。

肾

化疗的肾毒性作用最可能出现在烷化剂中的铂类亚组，包括顺铂、卡铂和奥沙利铂。接受顺铂治疗的患者多达 30% 会出现肾毒性[28]。化疗可选择性损伤近端小管，表现为肾损害，包括低镁血症、盐流失和贫血。顺铂也与尿镁流失引起的低镁血症有关。低镁可加剧顺铂的肾毒性作用，因此应监测镁含量。高剂量、既往肾损害和同时使用其他肾毒性药物会增加顺铂相关肾毒性的风险。血浆铂的峰值水平与肾毒性直接相关，当其高于 400 ng/ml 时，肌酐清除率下降 30%[29]。

通过使用低剂量顺铂、加强水合作用和使用顺铂类似物，可将肾毒性降到最低。低剂量顺铂已被有效用于姑息治疗而不影响疗效，并能将顺铂的毒性作用降至最低。建议使用生理盐水强化补液方案以降低顺铂在肾小管中的浓度，降低肾毒性的可能[30]。最后，应考虑顺铂类似物，如卡铂和奥沙利铂，因为它们是肾毒性更小且同样有效的化疗药物。

1% ～ 2% 的癌症患者会发生抗利尿激素分泌失调综合征（SIADH）。SIADH 偶发现于使用长春新碱、长春花碱和环磷酰胺等化疗药物的患者[31]。

神经系统

最可能引起神经病变表现的神经系统毒性的化疗药物有长春碱类、顺铂和紫杉烷类药物。长春碱类包括长春花碱和长春新碱，是植物源性的细胞毒性药物，具有抗微管活性。由于存在导致轴突神经病变的毒副作用，长春新碱的剂量受到限制。几乎所有服用长春新碱的患者都会出现一定程度的神经病变。通常会在累积使用 30 ～ 50 mg 剂量治疗数周后出现症状[32]。长春新碱引起的神经病变通常可逆，但完全恢复需要几个月。为减少副作用，建议长春新碱剂量为 1.4 mg/m²。长春花碱和长春瑞滨相关的神经病变发生率和严重程度，均低于长春新碱。

使用顺铂的患者有高达 50% 的概率出现感觉异常。如继续治疗，可能出现严重并发症，如深部腱反射丧失和感觉共济失调。紫杉烷类也与主要的感觉神经病变有关。紫杉醇相关神经病变最重要的危险因素是剂量累积，紫杉醇神经毒性阈值为 1000 mg/m²，多西他赛为 400 mg/m²[33]。

甲氨蝶呤也可导致中枢神经系统并发症，包括无菌性脑膜炎、白质脑病、横贯性脊髓病和急性／亚急性脑病。大剂量甲氨蝶呤（1000 mg/m²）最有可能引起神经毒性[34]。鞘内注射甲氨蝶呤可引起急性无菌性脑膜炎，或作为一种延迟反应引起白质脑病。甲氨蝶呤相关脑白质病的风险随全脑放疗或既往甲氨蝶呤治疗的增加而增加。

消化系统

化疗相关的肠毒性包括腹泻、便秘和肠穿孔。

化疗引起的腹泻最常见于氟尿嘧啶和伊立替康。腹泻可能是分泌性或渗透性的，也可能因靶向 VEGF 的化疗导致上皮损伤或缺血性黏膜损伤，导致肠蠕动改变所致。接受诱导治疗的白血病患者中，可能发生更严重的并发症，如中性粒细胞减少性小肠结肠炎[35]。甲氨蝶呤、普卡霉素、链佐星、巯嘌呤、门冬酰胺酶和阿糖胞苷（ARA-C）可引起肝功能障碍。在所有情况下，化疗副作用会破坏胃肠道正常功能，从而影响营养状况，可能引起严重的围手术期问题，如围手术期病残率和死亡率增加及住院时间延长[36]。围手术期除传统上关注术前心肺状况外，还须考虑优化营养状况[37]。

血液系统

恶性血液病与癌症治疗相关的全面讨论不在本章范围。大多数化疗会导致骨髓抑制和全血细胞减少。停止治疗 1 ～ 6 周后，骨髓抑制通常可逆转，然而，一些患者可能持续更长时间。化疗也可能影响凝血和血小板存活。在整个治疗过程中，需谨慎监测血液学状况。围手术期应关注治疗引起的贫血和血小板减少。越来越多的证据表明，术前静脉补铁治疗可减少围手术期输血需求及其相关并发症[38-40]。

除出血风险外，由于疾病性质，癌症患者仍特别容易发生围手术期血栓栓塞。癌症高凝状态，加上术后血栓栓塞的固有风险，使患者术后血栓形成风险升高[41]。在使用沙利度胺治疗后，多发性骨髓瘤患者发生血栓性并发症的风险更高，因此，许多患者在治疗期间要进行预防性抗凝治疗[42]。

内分泌系统

化疗、类固醇诱导的糖尿病或既往糖尿病加重的管理不在本章讨论范围，但建议术前对糖尿病进行治疗。实际上，考虑到手术准备时间相对较短，不建议为治疗糖尿病而推迟手术。如推迟手术使患者错过最佳手术切除的窗口时间，可能会有肿瘤复发的风险。在理想的围手术期环境下，糖尿病的治疗应从诊断之时开始，并在新辅助治疗期间进行监测和治疗调整。一部分接受类固醇作为化疗方案的患者可能会出现短期肾上腺功能不全，故需要按照既定指导方针进行管理[43-44]。接受头颈部放疗的患者有罹患甲状腺功能减退的风险，而甲状腺功能减退可能不会出现临床表现，或症状被归因于化疗所致疲乏[45]。以副肿瘤（如 SIADH）形式为表现的低钠血症可能源于肿瘤本身（小细胞肺癌）或为化疗（环磷酰胺、长春新碱、顺铂）导致[46-47]。

早衰

由于之前治疗导致的并发症，癌症存活者有较高的病残率和死亡率。与没有癌症史的同龄人相比，癌症存活者在更早的年龄出现慢性共病的概率更高[48]。研究表明，癌症存活者的细胞生物学变化与老年人的变化相似，这种症状称为早衰[49]。早衰伴随着癌症的多重打击假说（既往癌症治疗、年龄、肌肉减少症、医学共病、久坐和肿瘤消耗），使癌症患者围手术期评估变得复杂，在提出围手术期照护建议时应考虑这些因素[50]。第 14 章对这些问题进行了更深入的讨论。

结论

总之，在过去 50 年里，新辅助化疗和放疗的革命性进展极大改善了癌症患者的预后。随着化疗药物的数量逐年增加，围手术期临床医师有责任了解可能对围手术期评估和风险分层存在影响的副作用。围手术期团队必须了解可能影响癌症患者的各种副作用，既包括传统治疗药物（如有心脏毒性作用的蒽环类药物），也包括新型药物（如可导致胸腔积液的酪氨酸激酶抑制剂）。

参考文献

扫二维码见参考文献

第 5 章　癌症治疗新方法及其对围手术期的影响

Joseph M. Herman，German Echeverry，Suzanne Russo

杨心月　译　王嘉锋　校

引言

随着化疗、激素治疗、靶向治疗、免疫治疗、放疗等治疗技术的改进，癌症治疗取得了快速和实质性进展。癌症治疗方式的选择也产生了新组合和顺序，包括新辅助治疗和辅助治疗在拟手术患者中的使用。癌症治疗取得的进展显著改善了恶性肿瘤患者的预后，使获得手术机会的患者数量增加。许多患者生存期延长，有时甚至是长期缓解。对越来越多的癌症存活者而言，肿瘤治疗的不良影响可能影响到随后的肿瘤相关与非相关手术。疾病及其治疗可能带来生理条件上的改变，使癌症患者的术前评估变得具有挑战。重要的是，要识别个别患者的危险因素，并考虑与年龄相关的共病和癌症症状。认识到各种类型癌症治疗的潜在后遗症及其对患者基线功能状态的临床影响也很重要。全面的病史和体格检查有助于针对性的指导术前检查，以了解特定癌症治疗的潜在效果，并有助于术前医疗优化。既往手术和放疗导致的正常解剖破坏，以及全身麻醉下重要器官功能障碍导致循环呼吸不稳定，可能会使治疗进一步复杂化。术后管理必须谨慎考虑上述因素，并对与手术、血栓栓塞事件、伤口愈合、感染和先前受影响的器官系统进一步恶化相关的并发症保持高度警惕。本章概述了新的全身化疗、靶向治疗和放疗的潜在副作用，描述癌症治疗的最新进展，并回顾这些新的癌症治疗方法的影响以及对围手术期管理的潜在影响。

手术注意事项

约 90% 的实体瘤患者将接受手术切除治疗或姑息治疗[1]。而今，外科手术技术取得了重大进展，包括微创手术，如腹腔镜手术[2]、电视胸腔镜手术[3-4]、机器人手术[5]和改进的术中图像引导技术[6]，如 Brainlab 导航[7]。此外，包括血管内栓塞和消融在内的图像引导干预的适应证不断扩大。这些改进可能会提高安全性，降低围手术期并发症的发生率，但也意味着越来越多的晚期疾病患者和可能需要多轮全身或局部治疗的患者将成为手术和图像引导干预的候选者。在美国，几乎所有癌症患者都接受了一种以上的治疗方式。术前治疗方法的使用，包括放疗、介入治疗、化疗、靶向治疗和免疫治疗，影响了癌症患者的手术管理。需注意的是，应与肿瘤科医师共同规划手术时机。有效的系统治疗方法的发展已使许多癌症成为慢性疾病。我们需要考虑如何减少治疗相关毒性，以优化患者生存。随着新的癌症疗法的快速发展，肿瘤外科医师和麻醉科医师必须了解癌症相关特异性的重要性、围手术期注意事项，并在整个职业生涯中接受继续教育和培训。

同样重要的是，肿瘤外科医师应了解复杂患者的癌症管理原则，与其他肿瘤学科密切合作，并知道哪些患者需转诊到高容量专科中心，尤其在其处于发生毒性反应或并发症高风险情况下[8]。近年来，由多学科专家组成的癌症中心的发展为患有特定肿瘤的患者制订了综合治疗计划，已改善许多患者的预后[8]。因此，对由多学科癌症中心的专家提供癌症治疗的需求越来越大。已经证明，外科医师水平越高（如在高容量中心进行高难度手术），对复杂疾病的治疗效果更好[9]。此外，在每年此类手术的病例量较低的医院接受治疗的患者，其手术死亡率明显较高[10]。当然，这并不意味着所有癌症患者都需在高容量中心进行治疗。如果患者被早期诊断，许多初始治疗相对规范，可以在社区医院获得。对相对较复杂的病例，通过远程医疗使肿瘤外科专家加入诊治，促进了当地医院癌症患者的管理[9]。这些专家通过在普通社区提供指导和帮助，并确定治疗癌症手术患者的标准，在实现最佳管理上发挥核心作用。

化疗与靶向治疗

癌症化疗药物和靶向药物的毒性及其与围手术期管理的相关性，与所使用的特定药物有关。最常见毒性包括心血管、肺和血液毒性，也应考虑其对胃肠道、肝、肾、内分泌、营养和代谢的影响[11]。了解与这些不同的化疗和靶向药物相关的常见副作用，可指导术前临床试验和患者后续管理，以确保做好术前准备。与任何术前评估一样，对准备手术的癌症患者的可按器官系统分组进行考虑。系统治疗与心血管毒性（包括缺血、心肌病、传导系统异常和高血压）、肺毒性、血液毒性（包括细胞减少和凝血功能障碍）、胃肠道毒性（结肠炎）、肝毒性、肾毒性和内分泌疾病有关，所有这些都可能使癌症患者的围手术期管理复杂化。这些并发症在本书前述章节有更详细描述。对准备接受手术的癌症患者，表5.1～5.5提供了全身药物治疗及其相关毒性的快速回顾。

表5.1 与心肌缺血相关的化疗和靶向药物

药物	发生率
贝伐珠单抗[53-55]	0.6%～1.5%
卡培他滨[56-59]	3%～9%
多西他赛[60]	1.7%
表柔比星[61]	0.9%～3.3%
厄洛替尼[18]	2.3%
氟尿嘧啶[56, 62]	1%～68%
吉西他滨[63-64]	罕见
紫杉醇[65]	＜1%～5%
索拉非尼[66]	2.7%～3%
长春碱[67]	罕见
长春新碱[67]	罕见
长春瑞滨[68]	1.19%

表5.2 与左心室功能障碍和心肌病相关的化疗和靶向药物

药物	患病率或发生率
贝伐珠单抗[69-70]	1.7%～3%
硼替佐米[71]	2%～5%
氯法拉滨[72]	27%
环磷酰胺[73]	7%～28%
达沙替尼[74]	4%
多西他赛[75]	2.3%～8%
多柔比星[76]	3%～26%
表柔比星[77]	5%
伊达比星[78]	5%～18%
甲磺酸伊马替尼[79]	0.5%～1.7%
异环磷酰胺[78]	17%
拉帕替尼[80]	1.5%～2.2%
米托蒽醌[81]	36%
舒尼替尼[82-83]	2.7%～11%
曲妥珠单抗[84-86]	2%～28%

新的系统治疗方法：免疫疗法

在过去20年里，癌症的系统治疗已发生巨大变化。抗肿瘤化疗的靶点通常是细胞增殖，通过周期性静脉给药，从而产生全身毒性。随着抗癌治疗新时代的出现，靶向肿瘤细胞抗原的更特异性单克隆抗体开始得到广泛应用，如淋巴瘤中的CD20蛋白、血管内皮生长因子（VEGF）和结肠癌中的表皮生长因子受体（EGFR）。除靶向抗体外，基于通过阻断细胞增殖和生存所必需的细胞内信号来杀死肿瘤细胞的原理，许多具有不同靶点和适应证的口服酪氨酸激酶抑制剂已被开发，并用于各种血液和实体肿瘤。与细胞毒性化疗相比，靶向药物相关副作用通常更局限于治疗靶点带来的影响。

在过去10年，免疫疗法已成为最有前途的癌症新疗法之一，并已成为几乎所有实体肿瘤标准治疗方案的组成部分。**嵌合抗原受体（CAR）T细胞、免疫检查点抑制剂激活免疫效应物，降低其耐受性，并允许它们攻击癌细胞。**虽然细胞毒性癌症药物通过损害防御机制而导致不良事件，但新型免疫治疗药物往往会引起炎症反应和自身免疫增强。因此，免疫治疗的潜在副作用为这些癌症患者的围

表5.3	与肺毒性相关的化疗和靶向药物	
药物	肺毒性	发生率
贝伐珠单抗[87]	咯血	高达20%
博来霉素[88]	肺纤维化	高达20%
	闭塞性细支气管炎机化性肺炎	
	肺静脉阻塞性疾病	
白消安[89]	肺纤维化	4%～10%
	肺泡脂蛋白沉积症	
卡莫司汀[90]	间质性肺病/肺炎	高达35%
	肺纤维化	
环磷酰胺[91]	间质性肺病/肺炎	＜1%
	肺纤维化	
阿糖胞苷[92]	非心源性肺水肿	12.5%
	胸腔积液	
达沙替尼[93]	胸腔积液	7%～35%
多西他赛[94]	非心源性肺水肿	高达23%
	胸腔积液	
吉非替尼[95]	间质性肺病/肺炎	1%～2%
吉西他滨[96]	间质性肺病/肺炎	5%～8%
	非心源性肺水肿	
甲磺酸伊马替尼[93]	胸腔积液	7%～35%
甲氨蝶呤[97]	非心源性肺水肿	1%～7%
	肺纤维化	
丝裂霉素[98]	间质性肺病/肺炎	＜10%
	肺纤维化	
尼洛替尼[93]	胸腔积液	7%～35%
紫杉醇[99]	胸腔积液	1%
利妥昔单抗[100]	间质性肺病/肺炎	1%
坦罗莫司[101]	间质性肺病/肺炎	30%
曲妥珠单抗[102]	间质性肺病/肺炎	罕见
	肺动脉高压	

表5.4	与肝毒性相关的化疗和靶向药物
药物[103]	肝毒性[103]
甲氨蝶呤、舒尼替尼、帕唑帕尼、瑞戈非尼、维布妥昔单抗	急性肝坏死
门冬酰胺酶、卡莫司汀、氟尿苷、拉帕替尼、伊马替尼、艾代拉里斯（idelalisib）、其他酪氨酸激酶抑制剂、干扰素	急性肝炎
雌激素、苯丁酸氮芥、环磷酰胺、替莫唑胺、来那度胺、硫唑嘌呤、巯嘌呤、厄洛替尼、氟尿苷	胆汁淤积
硫唑嘌呤、氟他胺、曲贝替定	肝细胞胆汁淤积性肝炎
阿糖胞苷、氟尿苷	胆道狭窄
他莫昔芬、甲氨蝶呤、糖皮质激素、门冬酰胺酶、氟尿嘧啶、曲贝替定	非酒精性脂肪肝
伊马替尼	慢性乙型肝炎的再激活
大剂量烷化剂（白消安、美法仑、环磷酰胺等）、大剂量丝裂霉素和卡铂、长期服用硫嘌呤（硫唑嘌呤、巯嘌呤和6-硫鸟嘌呤）、达卡巴嗪、奥沙利铂	静脉闭塞性疾病
硫唑嘌呤、硫鸟嘌呤、巯嘌呤、甲氨蝶呤	结节性再生增生
雌激素、雄激素	肝腺瘤
甲氨蝶呤	纤维化或肝硬化
舒尼替尼和帕唑帕尼	缺血

手术期管理带来了新挑战。此外，免疫治疗最常用于与化疗、靶向治疗或其他免疫治疗药物的联合治疗。因此，与免疫治疗相关的毒性常使全身癌症治疗的副作用复杂化。

免疫检查点抑制剂（immune checkpoint inhibitors, ICI）代表了一种有前途的新兴治疗方式。通过这种方式，肿瘤细胞通过在细胞表面表达抑制受体并逃避免疫细胞激活的能力被阻断。单克隆抗体已被开发用于靶向参与抑制性信号传导的受体和配体，包括CTLA-4、PD-1和PD-L1。与ICI相关的毒性作用，

可影响与围手术期密切相关的多个器官系统。最常见的是胃肠道毒性，包括恶心、呕吐、肝炎和小肠结肠炎[12]。垂体炎也很常见，可导致各种内分泌疾病，包括原发性肾上腺和甲状腺激素功能不全[13]。ICI还可导致心血管损害，表现为难治性血管麻痹，甲状腺功能减退的体征和症状可能很严重，在罕见情况下，可发展为黏液水肿昏迷。脑MRI显示垂体增大，并根据实验室结果进行确认检查[14]。治疗包括在轻症病例中停用该药物，补充甲状腺激素和糖皮质激素，并在有需要时采取支持措施。在某些情况下，需要长期补充激素[15]。肺毒性表现为肺炎，特别是在治疗肺癌时，可导致呼吸功能不全，需要增加呼吸支持水平[16]。心血管毒性罕见，常发生心肌炎、心律失常和心力衰竭。心血管并发症虽然罕见，但潜在后果严重，治疗包括停用有害药物，给予冲击剂量的糖皮质激素，如果有需要，则在心脏监护室进行支持性治疗[15, 17-18]。

CAR-T细胞是另一种新兴免疫疗法，在治疗

表5.5 与肾毒性相关的化疗和靶向药物

药物[104]	肾毒性[104]
顺铂、阿扎胞苷	盐消耗
顺铂、卡铂、西妥昔单抗、帕木单抗	镁消耗
异环磷酰胺	近端肾小管功能障碍
索拉非尼、舒尼替尼	急性间质性肾炎
白介素-2、地尼白介素2	血流动力学急性肾损伤（毛细血管渗漏综合征）
贝伐珠单抗、酪氨酸激酶抑制剂、吉西他滨、顺铂、丝裂霉素、干扰素	血栓性微血管病
干扰素、帕米膦酸二钠	局灶节段性肾小球硬化，微小病变
铂类、唑来膦酸盐、异环磷酰胺、普卡霉素、喷司他丁、伊马替尼、地呋醌、培美曲塞	急性肾小管坏死
甲氨蝶呤	晶体肾病
顺铂、异环磷酰胺、阿扎胞苷、地呋醌、伊马替尼、培美曲塞	Fanconi 综合征
顺铂、异环磷酰胺、培美曲塞	肾源性尿崩症
环磷酰胺ª、长春新碱	抗利尿激素分泌失调综合征

ª 环磷酰胺也与出血性膀胱炎相关

部分恶性血液病（包括 B-ALL 和非霍奇金淋巴瘤）方面取得显著成功。CAR-T 细胞是患者自身的 T 淋巴细胞，在体外转染并表达特殊的嵌合受体，该受体包含足够的内置共刺激，在识别肿瘤相关抗原时充分激活免疫反应[19]。不幸的是，成本和毒性阻碍了其广泛应用。这种疗法目前只可能在能够管理可能危及生命的相关副作用的三级医疗中心进行。其主要副作用是细胞因子释放综合征（cytokine release syndrome，CRS）和神经毒性。CRS 是由过度的炎症反应导致休克和多器官功能障碍，通常出现在 CAR-T 细胞给药后几天内，严重程度从轻度的心动过速、呼吸急促、电解质异常，到难治性血管麻痹性休克、呼吸障碍、凝血功能障碍、多器官功能衰竭和死亡[20]。轻度病例可密切监测；更严重的病例可能需要额外干预措施，包括液体复苏、机械通气等呼吸支持，以及用于血流动力学支持的血管加压素等药物[20]。

神经毒性作为一种单独表现，通常在 CRS 后几天出现，其特征是伴有局灶性神经功能缺损的表达性失语[21]。其严重程度可从轻微的遣词困难到难治性癫痫状态、脑水肿和导致死亡的脑疝[21]。CRS 和神经毒性的确切病因尚不清楚。美国 FDA 批准的治疗这些毒性的唯一药物是与 IL-6 结合的托珠单抗。除支持性治疗外，糖皮质激素也有助于重症患者的管理[20]。

表5.6 描述了与免疫治疗相关的毒性和对癌症患者围手术期病程的潜在影响。表5.7 回顾了较新的癌症治疗和旨在提高癌症预后的围手术期治疗措施所产生的潜在毒性。

表5.6 与免疫治疗相关的毒性及对癌症患者围手术期进程的潜在影响

药物	类别	毒性	对围手术期病程的潜在影响
伊匹木单抗	ICI（抗 CTLA-4 抗体）	垂体炎、肾上腺功能不全、甲状腺功能减退、肠胃炎、肺毒性、心律失常、心肌病	患者可能因原发性肾上腺功能不全而出现难治性低血压，需要应激剂量的氢化可的松；可能需要补充甲状腺激素；因长期恶心和呕吐存在误吸风险；有低氧血症的风险，包括因肺毒性引起的术后呼吸功能不全/衰竭；围手术期心律失常[15]
纳武单抗	ICI（抗 PD-1 抗体）		
帕博利珠单抗	ICI（抗 PD-1 抗体）		
阿替利珠单抗	ICI（抗 PD-L1 抗体）		
替沙仑塞	CAR-T 细胞（抗 CD19）	细胞因子释放综合征（CRS）、神经毒性	急性输注后副作用在给药后数天至数周发生。作为调适化疗的结果，患者通常是全血细胞减少。CRS 表现为高炎症状态，导致血管麻痹、肺水肿、心律失常和凝血功能障碍。神经毒性表现为意识水平改变、颅内压增高、癫痫样活动和脑疝风险[20]
阿基仑塞			

注：抗 CD19，B-淋巴细胞抗原 CD19，又称 CD19 分子（分化簇 19）；抗 PD-1，程序性细胞死亡蛋白1；抗 PD-L1，程序性细胞死亡配体1；CAR-T，嵌合抗原受体 T 细胞；CTLA，细胞毒性 T 淋巴细胞相关抗原；ICI，免疫检查点抑制剂

表 5.7 癌症新疗法和改善预后的围手术期治疗措施所产生的潜在毒性

免疫检查点抑制剂（ICI）	应包括： • 完整的病史和体格检查，以排除心脏、肺部和胃肠道副作用 • 根据需要进行胸片或 CT、PFT、心电图等辅助检查 • 甲状腺功能测试，皮质醇水平 • 根据检查结果，如果需要，应考虑误吸预防措施、甲状腺激素补充和应激剂量皮质类固醇[15]
CAR-T 细胞	• 必须了解这些患者 • 应避免使用糖皮质激素，因其可能通过抑制 T 细胞群而影响获益 • 最近接受 CAR-T 细胞治疗的患者应评估潜在毒性，包括 CRS 和神经毒性的任何证据 • 应进行心电图检查，以排除心律失常和传导或复极异常。对表现出严重 CRS 症状的患者，应考虑使用托珠单抗。还应评估患者是否有神经毒性证据，以及颅内压升高的任何体征或症状，并采取相应的常规预防措施。根据临床表现，出现严重神经毒性的患者可以使用冲击剂量皮质类固醇和抗癫痫药物进行治疗

注：CAR-T，嵌合抗原受体 T 细胞；CRS，细胞因子释放综合征；PFT，肺功能检查。

放疗和新技术

许多癌症患者术前接受局部放疗作为其癌症治疗方案的组成部分，单独或与全身治疗联合，可能对围手术期进程和随后结果产生重要影响，既可能来自肿瘤直接影响，也可能来自放疗的影响。其确切影响高度依赖于肿瘤位置，特别是与附近正常组织的关系，以及位置、体积和放射剂量。与全身治疗一样，放疗的潜在副作用也受其他联合治疗手段的毒性和癌症患者整体状况的影响。在围手术期处理中具有重要解剖学影响的肿瘤包括头颈部肿瘤，特别是有气道阻塞风险或可能使插管复杂化的牙列不良的肿瘤；纵隔肿物，特别是那些有呼吸或心血管危险的，或患有严重慢性阻塞性肺疾病的患者。伴有大面积胸腔积液、心包积液、心脏压塞或上腔静脉综合征的肺部肿块，也是围手术期并发症的高危因素。此外，食管癌和其他胃肠道肿瘤可因肿瘤位置和治疗副作用两方面因素，导致患者基础营养较差。尤应注意放疗对解剖的影响，兼顾与放疗部位相关的潜在毒性。这些信息为讨论肿瘤及其治疗对癌症患者围手术期管理所产生的影响提供了一个框架，外科医师、麻醉科医师和肿瘤科医师的密切合作至关重要，是确保外科手术安全最大化和手术结局最优化的重要前提。表 5.8 概述了在癌症患者围手术期管理中应考虑的潜在辐射毒性。

放疗通常分为 3 种形式：外照射或 X 线治疗、近距离放疗和放射性核素放疗。外照射放疗（external beam radiation therapy，EBRT）或 X 线治疗通过线性加速器提供，光束经过调制，以便在不影响邻近正常组织的情况下集中辐射剂量到肿瘤。放射技术的改进也被设计用来减少放疗过程中对正常组织

表 5.8 可能使围手术期管理复杂化的放疗效果

放疗部位	潜在毒性
头颈部	口干 龋齿 营养状况受损 颌骨放射性骨坏死 下颌活动度降低 颈部纤维化、淋巴水肿 加速颈动脉疾病进展 甲状腺功能减退
胸部	急性心包炎、心包积液 缩窄性心包炎 冠状动脉粥样硬化 限制型心肌病 传导异常 瓣膜狭窄 / 反流 放射性肺炎 肺纤维化 食管狭窄 / 误吸 营养状态不良
腹部	吸收不良 营养状况受损 维生素缺乏引起的凝血病 中性粒细胞减少性或坏死性小肠结肠炎 胃肠道出血 肠狭窄、瘘管、梗阻、穿孔
骨盆	放射性膀胱炎 放射性直肠炎 瘘
多部位	伤口愈合延迟

产生的剂量。例如，用于食管癌治疗的三维适形放疗（three-dimensional conformal radiation treatment，3DCRT），采用前后 / 后前场排列，然后采用斜场的锥形体积，以最小化脊髓剂量。然而，使用 3DCRT 治疗食管癌会对心肺产生大量辐射剂量。新的放射技术，如每日图像引导下的调强放疗（intensity-modulated radiation therapy，IMRT）和质子束治疗（proton beam therapy，PBT），提供了更适形和更精确的放疗，减少了正常组织毒性引起辐射副作用的风险。

术中放疗

术中放疗（intraoperative radiation therapy，IORT 或 IOERT）不被认为是一项新技术，但在手术时，它常被用来直接向腔内一个小区域提供辐射，而肿瘤刚被切除的区域是癌症复发风险最大的区域。它可通过 X 线、电子或近距离放疗向外部传递（见下文）。这两种形式的 IORT 均为单次剂量，与通常的辐射传递方法不同。通常方法是让身体大部分部位（如整个器官）接受更长时间的放疗。IORT 历来被用于腹部和骨盆肿瘤，特别是在既往接受过放疗的肿瘤复发区域。最近，人们重新对 IORT 技术产生了兴趣，将其作为乳腺癌或符合部分乳腺放射标准的低风险乳腺癌患者的放射增强剂。同样，IORT 已用于局部晚期或复发性直肠癌，以降低局部癌症复发风险，以及用于胰腺癌，减缓局部进展。已有研究探讨了直肠癌和胰腺癌患者与 IORT 相关的围手术期并发症。虽然接受 IORT 治疗的直肠癌患者的手术时间明显长于未接受 IORT 治疗的患者，但在吻合口瘘发生率、住院时间、伤口感染率等方面均无显著差异[24]。

近距离放疗

虽然近距离放疗不被认为是一项新技术，但它通常用于各种恶性肿瘤的治疗。近距离放疗被认为是一种直接放疗，因其被植入肿瘤或放置在肿瘤或危险区域附近，以便在短时间内提供高剂量辐射。近距离放疗可使用高剂量（通过空心导管或腔内施药器，到达癌症或高危区域，将放射源短暂插植进患者体内），或将低剂量放射源直接植入患者组织（前列腺植入物）、空心导管或腔内施药器（妇科近距离放疗）。在高剂量近距离放疗中，治疗间

隔较短（＜ 1 h），持续 3 ～ 5 天，患者仅在接受治疗时暴露于辐射。在低剂量近距离放疗中，放射源在治疗期间留在患者体内，患者被隔离和监测数天。如此类患者有急诊手术需求，围手术期团队须意识到辐射暴露的风险，并且必须采取辐射预防措施。

放射性核素治疗

靶向放射性核素治疗（也称为分子放疗）涉及一种针对癌细胞的放射性药物。放射性药物通常由放射性原子（也称为放射性核素）与寻找和摧毁癌细胞的细胞靶向分子结合而成。同样，放射性核素治疗也不被视为一种新的放疗，但最近在技术和传送机制方面有所改进，放射性核素在各种癌症治疗中的应用又重新兴起。放射性核素可静脉用于骨转移瘤［乙二胺四亚甲基膦酸-钐 -153（EDTMP）[25]和锶 -89[25]］、甲状腺癌（碘 -131[26]）、血液系统恶性肿瘤［泽瓦林（Zevalin），替伊莫单抗-钇 -90[27]；百克沙（Bexxar），托西莫单抗-碘 -131[27]］、转移性去势抵抗前列腺癌［多菲戈（Xofigo），二氯化合物-镭 -223[28]］、转移性神经内分泌癌［肽受体镥氧奥曲肽（Lutathera，^{177}Lu-DOTA-Tyr^3-octreotate）］和神经母细胞瘤（碘 -131- 间碘苄胍 ^{131}，I-MIBG[30]）。放射性核素治疗也可以通过结合栓塞和放疗的微创手术，以靶向放射栓塞的方式在动脉内输送到肝某节段或整个肝。选择性内照射治疗（selective internal radiation therapy，SIRT），也被称为放射栓塞，现已经成为原发性肝细胞癌和肝显性转移性疾病患者的常用治疗方法[31]。介入放射科医师通过导管将充满放射性同位素钇 Y-90 的微小玻璃或树脂珠直接放入肿瘤的血管中。这可能会阻碍癌细胞的血液供应，并向肿瘤输送高剂量的辐射，而不影响正常组织[31]。与使用低剂量近距离放疗类似，必须识别接受放射性核素治疗且有急性手术需求的患者，以便围手术期团队能够意识到辐射暴露的风险，并采取辐射预防措施。

新的放射技术

放疗可影响所有正常组织，通常导致不可逆的晚期后遗症，其原因是在放射组织体积内的实质组织、血管组织和结缔组织发生变化。对邻近正常组织（对肿瘤）的损害程度通常与组织所接受的辐

射的体积和剂量有关。放疗技术的改进继续减少周围正常辐射敏感组织的附带辐射面积。现代、高度适形的治疗技术在危险器官（organs at risk，OAR）中使用相对较低和不均匀的剂量，使人们能够将特定辐射引起的正常组织不良反应的概率作为个体剂量-体积关系的函数进行表征[32-33]。研究人员继续研究这些关系，以便通过减少治疗相关的毒性来改善接受放疗的患者的预后。这一概念作为治疗方案的一部分，对接受手术治疗的患者尤其重要。例如，Wang 等[34] 评估了术前同时使用顺铂、氟尿嘧啶和手术切除后胸部放疗的食管癌患者。该研究报道了术后 30 d 内肺部并发症这一主要结局指标，包括肺炎或急性呼吸窘迫综合征（ARDS）。多因素分析显示，接受 ≥ 5 Gy（V5）的肺容积是术后肺部并发症的重要独立因素（$P = 0.005$）。这表明，确保未暴露于辐射的肺有足够的肺容积可降低术后肺部并发症发生率。另一项研究表明，V10 > 40% 与 35% 的肺炎或 ARDS 风险相关[35]。同样，食管癌患者接受放化疗后发生心包炎的风险约为 27%，与接受 V30 的肺容积 < 46% 和平均剂量 < 26.1 Gy（13%）的患者相比，接受 V30 的肺容积 > 46%、平均剂量 > 26.16 Gy（73%）的患者风险增加[36]。除了定义正常组织毒性风险评估的剂量-体积关系，并将这些参数作为辐射剂量学治疗计划的约束外，已经发布了关于正常组织勾画和轮廓的指南，以减少医师之间的显著变异性[37]。

降低毒性

现已进行了相当多研究，评估现代辐射技术是否可避免关键器官，以及改善辐射剂量分布是否具有临床意义。大多数数据来自回顾性研究，但 IMRT 比 3DCRT 有更大且显著的益处。以食管癌为例，对 7 项剂量学研究的分析表明，在食管癌患者中，IMRT 与 3DCRT 相比，心脏和肺的平均照射体积显著降低[38]。此外，调强放疗使靶体积以外剂量最小化的能力似乎具有临床意义。另一项进行剂量-体积直方图分析的研究显示，心脏和肺 V30 和 V45 显著保留。与 3DCRT 相比，接受调强放疗的患者总体生存获益[39]。在一项比较 IMRT 和 3DCRT 治疗食管癌的荟萃分析中，与 3DCRT 相比，IMRT 与整体改善相关[38]。SCOPE1（食管癌放化疗联合西妥昔单抗的研究）试验发现，较高的

适形指数与总生存率改善密切相关；与 3DCRT 相比，剂量测定计划的质量与接受调强放疗密切相关[40]。最后，一项包括近 2500 例老年食管癌患者的大型癌症中心注册研究发现，与 3DCRT 相比，使用调强放疗的全因、其他原因和心血管死亡率较低[41]。

本章具体讨论了使用现代辐射技术所导致的心肺毒性的减少。众所周知，辐射诱导的心肺毒性在很大程度上导致了拟手术癌症患者的围手术期并发症。应指出的是，当使用较新的技术向身体其他部位输送辐射时，同样可观察到正常组织辐照减少以及相关辐射引起的不良影响。然而，辐照减少对围手术期并发症的影响尚未得到较好研究。

质子束治疗

与 IMRT 相比，PBT 已被证明可以进一步减少肺和心脏的辐射暴露（图 5.1）[42]。PBT 提供了优越的剂量分布，并比光子束治疗具有剂量学优势。PBT 的优点是其深度-剂量曲线的物理特征，在组织中有一个深度明确的剂量峰（布拉格峰）。布拉格峰使辐射剂量在范围末端迅速下降，并且在目标区域中每个质子束的最大能量沉积处具有锐利的横向剂量下降，而且几乎没有束外能量，而光子会有散射。被动散射 PBT 与固定场 IMRT 治疗食管癌患者的比较表明，PBT 在低至中等剂量和平均肺剂量下改善肺保留量。PBT 将接受低剂量辐射（5 Gy）的肺体积相对减少 36% ～ 70%，这取决于光束的排列。使用 PBT 时，心脏 V40 也降低高达 22%[43]。与被动散射 PBT 相比，调强铅笔束扫描 PBT 进一步提高了剂量一致性[44-45]。

其他研究人员调查了 PBT 的剂量优势是否转化为临床结果的改善。MD 安德森癌症中心（MDACC）首次报道了其在 62 例食管癌患者中使用同步化疗和被动散射 PBT 的经验。完全病理缓解率为 28%，手术切除时近完全缓解率为 50%[42]。Wang 等比较了 444 例食管癌患者术前接受 PBT、IMRT 或 3DCRT 联合化疗的结果，发现术前肺功能和治疗方式是肺部并发症的独立预测因素。与 IMRT（24%）和 3DCRT（30%）相比，PBT 组患者术后肺部并发症发生率最低（14%），然而，心脏并发症无差异[46]。日本的一项研究报告称，与 IMRT 相比，接受 PBT 的患者肺毒性也有类似的降低，心脏毒性也有所降低[47]。最

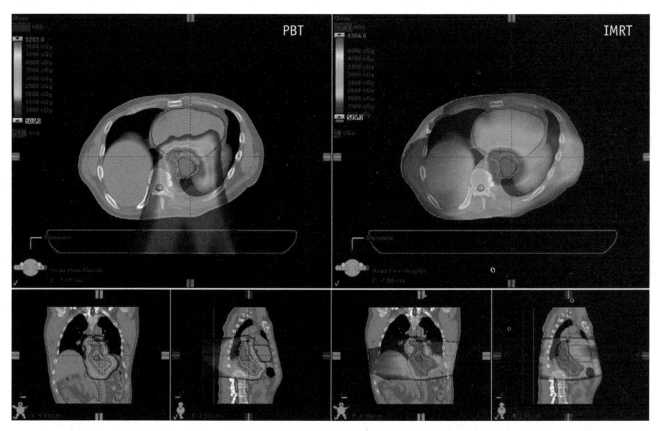

• **图5.1** 采用调强放疗（IMRT）治疗远端食管癌，心脏和肺在质子束治疗（PBT）中得到保护（见彩图）

后，一项汇集3家学术机构数据的大型研究分析了580例下食管癌患者的临床结果，患者分别接受PBT（$n = 111$）、IMRT（$n = 255$）或3DCRT（$n = 214$）治疗。PBT治疗的患者肺毒性明显低于3DCRT患者（16% *vs.* 40%），但与IMRT患者（24%）相比无统计学差异。在该研究中，与3DCRT患者相比，PBT患者发生心脏并发症的概率更低（12% *vs.* 27%），但与IMRT患者相比没有差异（12%）[48]。

立体定向放疗

在传统疗法中，放疗是在数周内以相对较小的剂量进行，患者在此期间每天接受治疗。调制方面的各种改进使得这种辐射的毫米精度可以在1至5天内实现。这种形式被称为立体定向放疗（stereotactic body radiation therapy，SBRT）或立体定向放射外科（stereotactic radiosurgery，SRS），可用于治疗精心选择的小的、局部肿瘤，利用一些图像引导、精确定位、分割的高剂量放疗。最小化运动（固定）、呼吸运动（呼吸或门控）技术，同时提高靶向性（使用标记物或基准）和可视化（图像引导），允许增加剂量，同时限定正常组织的剂量，从而提高治疗率。此外，运动管理应与IGRT结合使用，以确保准确的目标定位和提供治疗。尽管SBRT提供了更高的生物辐射剂量，但精心选择的患者副作用更少，因为SBRT利用多个交叉的辐射束弧，在肿瘤外产生明显的剂量梯度，使周围正常组织的剂量最小（图5.2）。与常规放疗相比，SBRT显示出明显更好的局部肿瘤控制，特别是对小的肺肿瘤使用适当剂量的分级方案时[49]。然而，由于SBRT提供的高剂量辐射对附近正常组织的潜在损伤，应谨慎选择患者，在剂量学规划中必须使用更严格的正常组织剂量-体积约束。在SBRT期间和完成后3个月内发生急性毒性罕见。然而，可出现晚期毒性，特别是SBRT后2～4个月，严重者可导致出血、溃疡或纤维化（梗阻），因此，了解放疗时机十分重要。值得注意的是，接受免疫治疗和SBRT的患者发生此类毒性的风险更高[50]。

目前，SBRT用于治疗多种肿瘤体积有限的恶性肿瘤，包括非小细胞肺癌、原发性和小体积继发性肝肿瘤、早期前列腺癌、小体积胰腺癌、某些脊

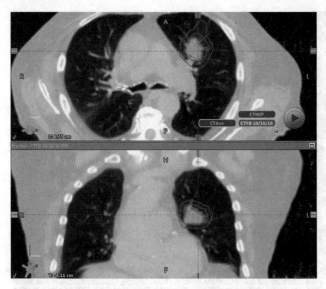

· 图 5.2　立体定向放疗适用于 I 期肺癌，采用高度符合治疗靶区周围的辐射剂量分布，并保护肺和心脏（见彩图）

适形放疗

现代放疗技术的使用，如 IMRT、PBT 和 SBRT，可通过更大的剂量梯度提高靶区覆盖率，并使受照射的正常组织体积最小化。放疗期间的解剖变化可能导致计划剂量和交付剂量之间的差异，不仅影响肿瘤，也关乎周围正常组织。放疗精度可能受治疗过程中肿瘤收缩等解剖变化的限制，以及日常图像引导的准确性的限制。适形放疗（adaptive radiation therapy，ART）是一种适应内部解剖变化的放疗过程。适应性治疗重新规划可以解释放射过程中的解剖变化，并提供更好的正常组织保留，同时允许改进治疗靶向性，从而可能改善局部控制。不断发展的放疗技术，如基于四维（4D）图像的运动管理、日常车载成像和放疗过程中基于体积图像的 ART，有助于向目标输送更高剂量，同时最大程度地减少正常组织毒性。

ART 需要通过 CT、CBCT、MRI 或 PET 图像评估治疗反应，为前几个放射部分制订初始治疗计划；根据测量的治疗反应更新治疗目标量；根据已建立的自适应方案对目标体积的原始处方进行修正；并通过使用可变形图像配准、剂量积累和计划再优化，来制订自适应计划（图 5.3）。ART 有望改善对临床目标的放疗，同时减少正常组织并发症，目前仍是临床研究的一个活跃领域[52]。

柱肿瘤和选择性低转移酶。SBRT 有时也用于新辅助治疗，如胰腺癌。与 SBRT 相关的围手术期并发症大多来自小型、单一机构的经验。与 IMRT 的直接比较表明，新辅助治疗的 SBRT 和 IMRT 似乎具有相似的切除率和围手术期结局[51]。

表 5.9 回顾了各种辐射方式的特性，包括经典技术和新技术。

表 5.9　放疗方式概述

模式	放疗机制	适形度水平	放疗时间 / 持续时间	围手术期特征
EBRT（适形）	三维调强适形放疗	＋	10 ～ 30 min，5 ～ 6 周	常与化疗同时给予，急性毒性更强（1 ～ 3 个月）
SBRT/SRS	图像引导，通常采取呼吸运动管理	＋＋	20 ～ 120 min，1 ～ 5 d	给予免疫治疗后，晚期毒性增加（3 ～ 6 个月）
IORT/IOERT	术中聚焦放射	＋＋＋＋	高剂量，除定位所需时间外，术中一般为数分钟	手术时间延长 邻近结构（血管、输尿管）　纤维化 感染 愈合速度减慢
近距离放疗	高剂量低剂量	＋＋＋＋	高剂量：30 ～ 60 min，1 ～ 5 d 低剂量：1 ～ 3 d	侵入性，出血，感染 邻近结构（血管、输尿管）　纤维化 愈合速度减慢
放射性核素	静脉注射或靶向动脉内注射	靶向：＋＋或节段 / 全肝（SIRT）：＋	约 1 ～ 2 h/min	急性毒性，感染性细胞减少症
质子束疗法	被动散射 笔形射束扫描	＋＋＋	10 ～ 30 min，5 ～ 6 周	常与化疗同时给予，急性毒性更强（1 ～ 3 个月）

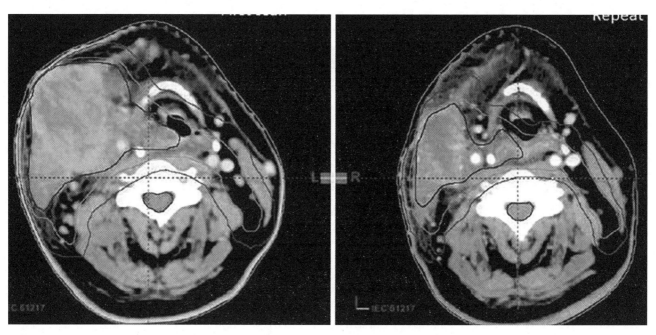

• **图 5.3** 头颈部癌症患者的适形放疗，以及重新成像和调强放疗重新规划对辐射剂量分布的影响。该患者对初始治疗有良好的临床反应。请注意，由于治疗的初始反应，肿瘤缩小后，治疗计划也会进行相应调整（蓝色区域）（见彩图）

结论

癌症治疗仍在迅速发展，使更多的患者接受手术和图像引导的干预。癌症治疗的多模式方法意味着大多数患者以前曾接受全身化疗、放疗和免疫治疗，或当患者进行手术或图像引导干预时，将与这些治疗方案融合。参与癌症患者围手术期管理的医生必须了解新的治疗方式的进展及其与患者围手术期治疗的关系。

参考文献

扫二维码见参考文献

第 6 章

癌症与心脏病

Jose Banchs，Syed Wamique Yusuf

苏畅 译 杨宇光 校

引言

心脏肿瘤学是癌症和心脏病学的交叉学科，这一领域的发展主要是为识别、监测和治疗由癌症相关治疗引起的心血管并发症。随着心脏成像技术的进步，我们现在对癌症和癌症治疗对心脏的影响有了更深入理解，并正在完善心力衰竭亚专科的治疗方法。

尽管有许多不同的测量方法被认为能够评估心脏的收缩功能，但左心室射血分数仍是使用最广泛的指标。在临床和多项研究方案中，心脏毒性被定义为左心室射血分数下降 ≥ 5% 至最终射血分数（ejection fraction，EF）< 55%，伴有充血性心力衰竭症状，或左心室射血分数下降 ≥ 10% 至最终射血分数 < 55%，不伴随临床症状。尽管该定义可能引起争议并被认为武断，但在以心脏肿瘤学为导向的实践中，左心室射血分数的量化受到了特别关注[1]。

心脏肿瘤学中收缩功能的量化

在临床实践中，最普遍接受的心脏毒性定义来自独立心脏审查和评估委员会（Cardiac Review and Evaluation Committee，CREC）对参加各种曲妥珠单抗临床试验的患者进行的回顾性分析[2]。超声心动图是序贯测量左心室射血分数的最常用方法，被用于评估恶性肿瘤患者化疗或免疫治疗的潜在心脏毒性。在大多数肿瘤学临床工作中，左心室射血分数被密切关注，EF 值被赋予重要的临床意义。

在实践中，由于对任何特定的心脏毒性定义都使用了单个数值，因此该领域的超声心动图临床医生通常会报告单个数值，并避免报告 EF 值范围，

这是可以理解的。尽管肿瘤学同事感到困惑，因其在工作中会根据 5% ～ 10% 的 EF 值变化做出关键的临床决定，或 EF 值下降到 50% 或 55% 以下。例如，某研究中的 EF 研究对象值为 55% ～ 60%，下一范围则是 50% ～ 55%。

肿瘤学家面临的决定包括停止进一步抗癌治疗的可能性，这可能会产生重大的临床后果[3]。我们还需要从肿瘤学的历史角度理解单一数值测量的历史。在该领域，心脏成像技术建立于 20 世纪 70 年代末 80 年代初，当时许多出版物[4-8]支持不同的可用模式，在短时间内通过核方法［多门控采集扫描（multiple-gated acquisition scan，MUGA）］测量左心室射血分数成为标准做法，并被认为是化疗期间左心室功能评估的金标准。放射性核素显像测得的左心室射血分数被报告为单一测量值，并且其被证明是敏感的、特异的和可重复的。显然，左心室射血分数测量作为心脏毒性的唯一指标有很大局限性。这些包括图像质量、测量技术的现实制约（测量图像时可能使用单拍选择）、操作员经验和容积绘制风格。此外，测量 EF 值时收缩期的相对排出量也可能与负荷有关。

对 EF 值测量而言，最重要是准确和变异性尽可能小。常规实践中最常用的左心室射血分数方法是二维（2D）方法。在二维选项中，体积计算最常用的方法是双平面圆盘求和法（修正的辛普森规则）。根据共识和当前发布的左心室量化指南，这是推荐的 2D 超声心动图方法[9]。文献表明，在 2D 方法中，使用双平面体积法并使用微气泡增强在观察者内部和观察者之间的变异性方面提供了最佳结果；当需要改善心内膜边界描绘时，尤其是当两个或以上相邻的左心室心内膜段在心尖视图中显示不佳时，建议使用造影剂。重要的是，要记住微气泡增强图像比未增强图像提供更大的体积。以这种方

式获得的体积与心脏磁共振获得的体积更接近[10]。

与心脏磁共振成像相比，三维（3D）超声心动图在心室容积和 EF 测量方面都比 2D 更准，因此在该领域很有吸引力，如可及，应使用[11-12]。该方法在大多数中心虽未常规可用，但根据接受化疗的女性乳腺癌患者 1 年内多次超声心动图结果，已证明其 EF 和心室容积的时间变异性最低[13]。

舒张功能和心脏毒性监测

多普勒超声心动图测量心脏舒张功能，可作为早期监测心脏毒性的标志。一项研究发现，多柔比星累积剂量为 100 ～ 120 mg/m² 后，等容舒张时间显著延长。任一心脏舒张时间增加 37% 以上对预测多柔比星诱导最终发展为收缩功能障碍的敏感性为 78%，特异性为 88%[14]。心肌性能（Tei）指数是由多普勒导出的另一重要数据[15]，该指数表示等容收缩时间和等容舒张时间之和除以射血时间。该公式在没有几何假设的情况下，结合了收缩期和舒张期心肌性能，与有创测量结果具有很好的相关性。该值对癌症患者很有吸引力，因其似乎与心率、平均动脉压和二尖瓣反流程度无关。它在检测蒽环类药物治疗相关的亚临床心脏毒性方面也被发现是敏感和准确的[16]。

使用 Tei 指数的研究表明，该指数在检测蒽环类药物引起的成人左心室功能恶化方面优于 EF 值；它在治疗过程中可更早地检测到这种恶化，并且更有可能检测到统计学上的显著差异[17]。然而，该指标用于诊断舒张功能障碍的结果并不一致。由于高血压和其他危险因素对舒张功能的影响，该指标似乎并无特异性。

心脏肿瘤学中的心脏力学

早期心脏毒性监测的目的是为风险分层获得时间优势。新技术是为在左心室射血分数明显下降或症状出现前监测心脏毒性。这些方法包括使用斑点追踪成像进行超声心动图应变评估，以及检测心脏生物标记物（包括肌钙蛋白）的升高。散斑跟踪充分利用了新的图像采集能力，可在更高的帧速率下进行图像采集。关于接受具有心脏毒性药物的癌症人群及这种特殊技术在癌症治疗相关心功能不

全领域应用的一些报告非常令人兴奋，特别是关于纵向变形测量和整体纵向应变（global longitudinal strain，GLS）值的使用。

2009 年一项研究首次报道，在接受曲妥珠单抗治疗的乳腺癌女性患者中，通过心肌应变和应变率评估组织变形的变化能比左心室射血分数更早确定左心室功能障碍[18]。随后，有两份报告得出类似结果[19-20]。一项多中心研究[20] 报告了使用肌钙蛋白和纵向应变测量值预测蒽环类药物和曲妥珠单抗治疗患者心脏毒性的发展。与这些标志物均无变化的患者相比，纵向应变测量值降低或超敏肌钙蛋白升高的患者，在 6 个月时发生心脏毒性风险增加 9 倍。此外，舒张功能参数和左心室射血分数不能帮助预测心脏毒性。

一项纳入 30 余项研究的综述报道，虽然预测心脏毒性的最佳 GLS 值尚不清楚，但在 10% ～ 15% 的早期相对变化似乎具有最佳特异性[21]。但类似研究发现，与纵向测量相比，心室动脉耦合和外周张力的相关性更强。[22] 美国超声心动图学会和欧洲心血管成像协会发布的一份关于癌症治疗期间和之后成人患者评估的专家共识表明，GLS 的相对百分比降低超过 15% 很可能是异常的，而低于 8% 的变化似乎没有临床意义[23]。

心脏功能障碍和心力衰竭

癌症治疗相关心功能不全（cancer therapy-related cardiac dysfunction，CTRCD）是化疗最令人担忧和最不受欢迎的副作用之一，尽管这种副作用只发生在少数病例中。

尽管有广泛的筛查建议，但现有文献缺乏对心脏毒性的明确定义。虽然临床试验和指南对 CTRCD 有不同定义，但目前尚未达成普遍共识。1979 年，Alexander 等首次将轻度心脏毒性定义为 EF 下降 10% 以上，将中度心脏毒性定义为 EF 下降 15% ～ 45%[24]。1987 年，一项大型临床试验将 CTRCD 定义为 EF 下降 10% ～ 50%[25]。这两项研究均使用 MUGA 扫描作为筛查方法，并且仅包括接受蒽环类药物治疗的患者。2002 年，在审查曲妥珠单抗试验后，CREC 将 CTRCD 定义为无症状的左心室射血分数下降 ≥ 10% 至最终 EF < 55%[2]。10 余年后（2014 年），美国超声心动图学会和欧洲心血管成

像协会选择了＜ 53% 作为临界值[23]。

关于心脏毒性的定义，其真实发病率、检测、监测和各年龄段癌症存活者后期治疗的影响，仍存在争议。对 CTRCD 临床指南缺乏共识的原因有多种解释。最重要的是，缺乏大规模随机临床试验数据来支持任何被证明有效的长期治疗和（或）监测策略。此外，在向供应商展示积极的心脏监测和治疗成本效益方面，取得的成功微乎其微。

本章对 CTRCD 的讨论局限于蒽环类药物对癌症存活者心脏影响的适当管理。其抗肿瘤作用包括抑制拓扑异构酶Ⅱ，拓扑异构酶Ⅱ是一种调节 DNA 链解链的酶，通过该酶可诱导 DNA 断裂并最终导致细胞死亡。蒽环类药物可导致有毒活性氧的形成，并干扰大分子合成，进而增加心脏氧化应激相关的凋亡。此外，还报道了心脏拓扑异构酶Ⅱβ 活性与心脏毒性之间的关系[26]，这可能为未来治疗开辟新路径。

心脏毒性的临床表现包括心律失常、心脏传导阻滞、心力衰竭、心包炎-心肌炎综合征和心肌缺血。晚期毒性几乎普遍局限于心肌收缩功能障碍。有几个与毒性相关的已知临床风险因素，例如预先存在的心血管疾病、高血压、使用其他心脏毒性非蒽环类药物（曲妥珠单抗、紫杉烷类）以及暴露于纵隔放疗。同样重要的是，应认识到儿童患蒽环类药物诱导的心肌病的风险特别大；在老年人群中，随着年龄增长，收缩功能障碍的发生率也会增加。虽然心脏毒性与蒽环类药物累积剂量存在公认的直接关系，但据报道，有患者在接受剂量低于 100 mg/m^2 多柔比星后出现心脏毒性，也有接受剂量大于 550 mg/m^2 但从未发生心脏毒性的患者。

生物标志物一直是令人兴奋的研究领域。越来越多的证据表明，使用生物标志物可在未来对这些患者的临床监测和治疗做出重大贡献。传统检测方法有肌钙蛋白 T/I、脑钠肽（BNP）或 N 端脑钠肽前体（NT-proBNP）。然而，最近报道了 mRNA 类别中的新标记物，如 miR-208b、miR-34a 和 miR-150，尤其是对接受蒽环类药物和（或）曲妥珠单抗治疗的乳腺癌患心脏功能异常的检测[27]。

CTRCD 收缩功能障碍目前尚无特异性治疗方法。如检测到左心室射血分数下降，则应根据既定的心衰管理指南对患者进行治疗[28]。药物重塑治疗应包括经批准具有适应证的药物，如血管紧张素转换酶（ACE）抑制剂或血管紧张素受体阻滞剂（ARB），以及可耐受的 β 受体阻滞剂。目前没有高质量或长期的结果数据来指导 CTRCD 的治疗。

考虑除化疗以外导致左心室功能障碍的其他原因至关重要，尤其是在低水平蒽环类药物暴露或非蒽环类药物治疗后出现左心室功能障碍的患者。临床上必须考虑个体临床情况，如冠心病、高血压、浸润性疾病和酒精过量。

对仍在积极接受癌症治疗的患者，包括心脏病专家和肿瘤医师在内的多学科讨论通常有益。在规划后续治疗时，应仔细考虑进一步化疗的风险和益处。值得注意的是，有证据表明，基于超声心动图的左心室射血分数可用于改进临床试验方案的患者纳入标准。一项研究表明，对左心室射血分数在 35% ～ 50% 的患者进行治疗是安全的[29]。但一般而言，建议避免在存在持续性左心室功能障碍的情况下进一步使用含有已知毒性药物的方案。详情见图 6.1 和 6.2。

放射性心脏病的注意事项

辐射引起的心脏改变，包括一系列心包疾病、瓣膜疾病、冠状动脉／微血管疾病或功能障碍以及限制性心肌病。最常见的是，这些病理过程是病程的晚期表现，在放射后数年变得具有临床意义。心包增厚在二维超声心动图或 M 型成像上表现为心包回声增强。正确区分正常心包和增厚心包具有挑战性。缩窄性心包炎的特征性超声心动图表现，包括心包增厚、明显的室间隔呼吸相舒张运动、限制性舒张充盈模式以及二尖瓣 E 波速度的显著吸气变化（＞ 25%）。其他次要发现包括下腔静脉扩张和肝静脉呼气舒张期血流逆转。通常二尖瓣内侧环的组织多普勒检查显示速度正常或增加，可能高于外侧环速度[30]。另一重要考虑因素是渗出性缩窄性心包炎。该临床综合征的特征是并发心包积液和心包收缩，在心包积液引流后血流动力学持续收缩。在渗出性缩窄性心包炎中，心包脏层而非壁层使心脏收缩。该情况尽管罕见，但有效识别十分重要，因患者有时需进行心包切开术。

在瓣膜病的特殊情况下，放射性心脏病的表现包括结构纤维化和斑片状钙化，如主动脉根部、环、小叶、主动脉-二尖瓣间纤维、二尖瓣环、二尖瓣叶的基部和中部通常保留瓣尖和连合（与风湿

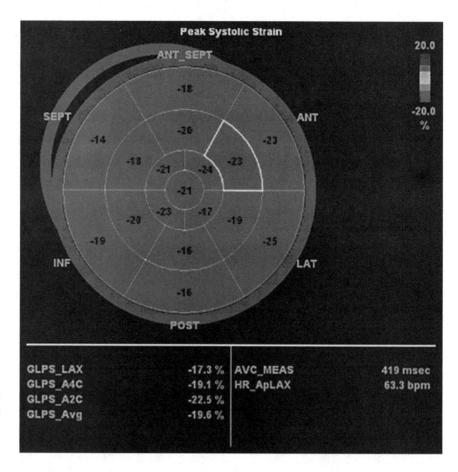

• **图 6.1**　接受赫赛汀（注射用曲妥珠单抗）治疗的女性乳腺癌患者的 GLS 值为 - 19.6%（基线检查时）。GLS，整体纵向应变

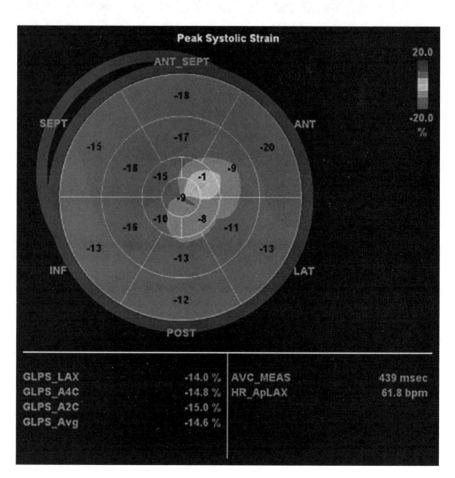

• **图 6.2**　同一患者 GLS 值为 - 14.6%（3 个月后）。在此之前，她在 6 个月随访超声心动图中发现，左心室射血分数下降 14%。GLS，整体纵向应变

性心脏病的关键区别）。瓣膜疾病严重程度分级应基于已发布的指南。瓣膜反流比狭窄更常见。狭窄病变通常累及主动脉瓣。据报道，放射性暴露后10年、15年和20年，具有临床意义的瓣膜病的发病率分别为1%、5%和6%。胸部放疗后20年以上，瓣膜病的发病率显著增加（轻度、中度主动脉瓣反流高达45%、15%，主动脉瓣狭窄高达16%，轻度二尖瓣反流高达48%，轻度肺反流高达12%）[31-32]。

心脏肿瘤

心脏肿瘤很少见，通常分为原发性或继发性。原发性心脏肿瘤最罕见，其尸检发病率为0.002%～0.3%[33-34]。原发性心脏肿瘤包括起源于心脏组织的良性和恶性肿瘤。继发性或转移性心脏肿瘤的发病率约为原发性恶性肿瘤的30倍，据报道，其尸检发病率为1.7%～14%[35]。

其他可能的肿瘤类型包括从下半身通过下腔静脉延伸至心腔的肿瘤，以及从纵隔腔直接浸润心包层的肿瘤。隔下肿瘤类型几乎可以是任何细胞类型，但其中绝大多数是肾细胞癌，其中多达10%的患者的肿瘤会扩展至下腔静脉[35]。在肾细胞癌患者中，多达5%的病例累及右心房，很少观察到有肺动脉肿瘤栓塞[36]。这种侵袭途径的其他来源包括子宫恶性肿瘤[37]和肝细胞癌[38-39]。纵隔腔浸润型肿瘤类型几乎也可以是任何细胞类型。胸腺瘤是最常见的前纵隔肿瘤，占所有纵隔肿瘤的20%～25%[40]；然而，大多数直接侵犯纵隔的病例报告并非来自胸腺[41-42]。

心脏肿瘤的临床表现多种多样，不太可能在常规超声心动图检查或其他胸部影像学检查中发现。就临床表现而言，肿瘤会引起症状和体征，取决于位置、大小和病因[43-49]。在可收缩和移动的腔内存在不断增长的肿块，最终会导致血流动力学受影响，甚至会破坏瓣膜开合。在这种情况下，可能出现充血性衰竭综合征。在心肌受累和收缩力继发性限制的情况下，这可能会进一步加速（表6.1）。

冠状动脉内肿瘤（包括可能的肿瘤破裂导致栓塞）造成直接闭塞压力和管腔扩张时，需要仔细评估节段性心室功能障碍[50-51]。心脏肿瘤患者的复极变化是由肿瘤直接损伤和侵犯心肌造成心肌缺

表6.1	心脏肿瘤患者报告的主要临床症状和体征
呼吸困难	
胸痛，常见于恶性和心包肿瘤	
低血压	
昏厥	
水肿（继发于血流阻塞）	
咳嗽或咯血	
心脏压塞	
心包摩擦音	
听诊奔马律或杂音	
肿瘤破裂的全身栓塞，卒中	
与左侧肿瘤相关的外周动脉闭塞	
右心衰竭/肺动脉高压作为右侧肿瘤的并发症	

* 来自左心病变的全身性栓子比来自右心病变的肺肿瘤栓子更常见

血引起，而这类患者冠状动脉造影并未发现阻塞性病变[52]。

在评估心脏肿瘤时，超声心动图因其无创性、可用性、相对便携性和可承受性（与其他方法相比），是运用最广泛的诊断方法。如前所述，这项技术已发展到包括机械功能分析，这可能有助于提高识别细微室壁运动缺陷的灵敏度。

经食管超声心动图的使用是对经胸超声心动图的一个重要补充，其在空间分辨率和整体图像清晰度方面有显著提升。该技术令人赞叹，并且迅速改善了三维图像质量。回波对比度的使用也大幅提高了经胸回波的可信度和准确性，也常用于质量表征[53]。见图6.3。

然而，当需要更详细描绘涉及浸润心肌的恶性病变时，心脏MRI和心脏CT可更完整地显示纵隔、心脏外结构和可能附着在心腔外的肿块，能为外科医师计划切除范围等提供重要信息。当涉及组织特征时，这些方式也有众所周知的优势。它们不受声学"窗口"的限制，而经胸超声心动图检查对部分患者存在技术上的困难，尤其是肥胖、既往有胸部手术史和慢性肺部疾病的患者。

原发和继发的心脏肿瘤经由心脏介入操作包括心内膜活检[54-57]和心包穿刺术来诊断。后者常被用于确认液体中的恶性细胞，或作为缓解因疾病进展继发心包内压升高患者的操作。在这些操作中，经食管超声心动图通常有助于成像引导。

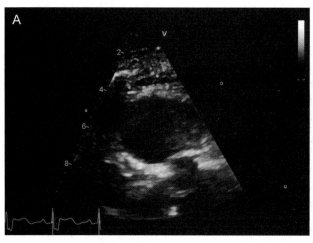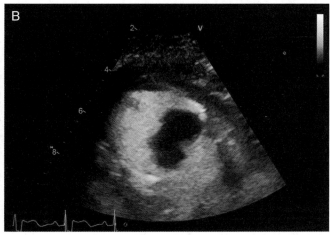

• **图6.3**　患有肉瘤的年轻女性。在超声心动图上，右心室底部可见一肿块。在回波对比度增强图像中很容易看到肿块（**A**），而相同角度的未增强图像无法清楚显示肿块（**B**）

肿瘤类型、生理学和治疗注意事项

现有文献中关于心脏肿瘤的大型病例系列报道鲜见。最大的报告之一来自本章作者所在研究所，连续12年跟踪报道表明，约1/4的心脏肿瘤为原发性，近3/4为继发性，呼吸困难是此类疾病诊断患者最常见症状[58]。原发性心脏肿瘤绝大多数（＞80%）为良性，以黏液瘤最常见[59-60]；其余20%为恶性原发性心脏肿瘤。在每一病例系列中，最常见的恶性原发肿瘤是肉瘤。在本章作者的病例系列中，紧随其后的是副神经节瘤和黏液瘤。其中大多数肉瘤为血管肉瘤，最常见位置为右心房。这与其他病例系列报道的研究结果非常相似[61]。在超声心动图上，血管肉瘤主要见于右侧心脏，而骨肉瘤和未分类肉瘤主要见于左侧心脏[62-63]。心包血管肉瘤罕见，重要的是约29%的心脏肉瘤在出现时伴有肿瘤转移[64]。

绝大多数继发性心脏肿瘤来源于肾细胞癌的转移。这些患者通常比被诊断为肉瘤的患者年龄大。同样，右心房通常是最常见部位，最常见症状是呼吸困难。在本章作者的研究中，大多数继发性心脏肿瘤为肾细胞癌转移，而在大多数其他研究中，肺癌转移似乎是最常见原因[58]。继发性肿瘤的第二常见部位是左心房，其次是右心室、右心房和右心室、左心房、二尖瓣、左心房/右心房/二尖瓣受累，也有心包内的病例。近一半患者（44%）在诊断后12个月内死亡，因此，通过影像技术早期及时识别至关重要。

仅有几项报道称黑色素瘤有向心脏转移的倾向[65-67]，而本章作者的研究也出现了少数典型病例病例[68]。肿瘤一旦转移到心脏，当识别到心脏病变时患者预后已被显著改变。Ⅳ期黑色素瘤与低生存率相关。据报道，这些病例的5年生存率为15%～20%[68]。值得注意的是，转移到心肌的肉瘤通常级别较高，进展迅速。心肌浸润、流出道梗阻和远处转移导致症状出现后数周至2年内死亡，中位生存期为6～12个月。不同病例系列的研究表明，患者出现症状时转移率为26%～43%，死亡时转移率为75%[62, 64, 69-77]。与更早的病例系列研究相比，1970年后癌症患者的心脏转移发生率显著增加[60]。这可能因为时代的进步和心脏影像技术带来了更多可用信息。

由于胸部恶性肿瘤的直接侵袭，心包最常受累。心肌或心外膜被认为是通过淋巴扩散和心内膜转移（通过血行扩散）最受影响的部位。

回顾既往报道，肺癌最常引起心脏转移，其次是血液系统恶性肿瘤。仅有几份报告显示了不同倾向[36, 78-90]。

最后，与之相反的是，横纹肌肉瘤是儿科人群中最常见的心脏肉瘤。其他观察到的心脏肉瘤包括平滑肌肉瘤、滑膜肉瘤、骨肉瘤、纤维肉瘤、黏液样肉瘤、脂肪肉瘤、间叶肉瘤、神经纤维肉瘤和恶性纤维组织细胞瘤[63-64]。最近一项系统性回顾报告称30 d累计死亡率为6.7%[91]。

心脏肿瘤治疗

出于治疗目标，将心脏肉瘤分为三类：右心肉瘤、左心肉瘤和肺动脉肉瘤[92]。右心和左心肉瘤的治疗方法是化疗和手术切除。应避免直接心脏放疗，因其可能导致心肌损伤。简言之，心脏肿瘤手术的历史可追溯到15世纪50年代末，当时首次描述了一例原发性心脏新生物切除术[93]。首次系列病例报道发表于1845年[94]，6例动脉肿瘤被认定为黏液瘤。86年后的1931年，Yater报告了9例心脏肿瘤的尸检结果，以及沿用至今的分类系统[95]。

心脏肿瘤的外科治疗始于20世纪30年代末，当时切除了延伸至右心室的心包内囊性畸胎瘤[96]。1953年引入体外循环后，手术发生根本性变化并取得进展[97]。在可控地进入心脏内腔下，大量成功切除心脏肿块的报道发表，其中大部分为黏液瘤[98-99]。然而，心脏肿瘤切除术仍面临着复杂而专业的切除技术和这些肿瘤相关的侵袭性生物学的挑战。面对这些挑战，手术切除术可提高生存率[100]。此外，心脏成像，特别是超声心动图的发展，是心脏肿瘤外科治疗的主要催化剂，心脏内外部可在无创下轻易实现可视化。随着时间推移，该领域的创新和新方法蓬勃发展，允许更完整的肿瘤切除术，例如自体心脏移植已取得成功[101-102]。

与其他肉瘤不同，心脏肉瘤的预后很差，诊断后的中位生存期为6～25个月[62-63]。肿瘤坏死和转移与不良预后相关[62, 64]。最近一项研究表明，14.8%的切除肿瘤为低级别，所有患者在随访时均存活[103]，提示肿瘤分级对术后患者生存的重要性。除血管肉瘤外，左心肉瘤和完全切除的肉瘤等预后较好[62, 64]，血管肉瘤生长快，浸润广，转移早，预后很差。

转移性心脏肿瘤通常采取保守治疗。不同研究表明，可进行完全切除的患者的中位生存期为17～24个月，不能进行完全切除的患者的中位生存期仅为6～10个月[64, 104]。对预后较好、仅有心脏转移且无播散性疾病的患者，建议进行术后化疗和（或）放疗以防止局部复发。在特定患者中，原位心脏移植是一种选择，可以提高生存率[105-106]。对患有播散性疾病、预期寿命有限和身体状态不佳的患者，放疗仍是一种选择。化疗推荐用于化疗敏感的肿瘤。在这些患者中，应讨论临终关怀，并应尽一切努力改善患者生活质量。

急性冠脉综合征

Rudolf Virchow推测血栓形成的三个特征，即血管壁、血液成分和血流异常。虽然Virchow最初指的是静脉血栓形成，但该概念也与动脉血栓的形成有关。许多癌症患者显示Virchow三联征各成分都存在异常，导致血栓前状态或高凝状态[107]。暴露于辐射和各种化疗药物易患心血管疾病[108]，辐射损伤内皮细胞，在相对年轻的患者群体中易出现血管疾病和缺血性心脏病[109-110]。在所有化疗药物中，氟尿嘧啶（及其类似物卡培他滨）尤其能引起缺血性心脏病[111-112]。除5-氟尿嘧啶外，其他药物如紫杉醇、多西紫杉醇、贝伐单抗、厄洛替尼和索拉非尼，也与缺血性心脏病的发展有关[112]。

在癌症患者中，除潜在冠状动脉粥样硬化外，还有多种其他病因和心血管异常的易感因素，包括心脏转移/冠状动脉压迫、肿瘤相关凝血障碍（尤其是白血病患者）、肿瘤或心内膜炎的冠状动脉栓塞、辐射和化疗（例如氟尿嘧啶）[113]。在病残率和总体预后方面，文献中提供的报告有限。然而，美国一个拥有600多万例患者的国家数据库最近一份报告显示，在2004年后的10年中，癌症患者急性心肌梗死患病率为9%[114]。最近对大量急性心肌梗死人群的分析显示，与无癌症患者相比，活动性癌症患者发生重大院内不良心脏事件的风险增加50%[115]。在2017年对48 000多例ST段抬高型心肌梗死患者进行的研究中，癌症患者住院死亡率和1年死亡率明显高于非癌症患者[116]。综上所述，我们对有无癌症和急性冠脉综合征患者的临床结果进行比较的观察性研究较少，目前主要为回顾性研究。这些分析一致称，癌症患者在住院期间和远期病残率及死亡率方面均高于非癌症患者。

临床表现和诊断

大多数癌症和急性心肌梗死患者通常伴有胸痛和呼吸困难。临床上，心肌梗死是指在急性心肌缺血证据的背景下，通过异常心脏生物标记物检测到急性心肌损伤的存在。癌症患者心肌梗死的诊断基于心肌梗死的通用定义[117]，心肌梗死进一步细分为各种类型。

1 型心肌梗死由动脉粥样硬化性血栓性冠状动脉疾病引起，通常由动脉粥样硬化斑块破裂（破裂或侵蚀）引起，而 2 型心肌梗死是由任何导致氧供需不平衡的情况引起，导致缺血性心肌损伤[118]。ICU 中的大多数病例是由 2 型心肌梗死引起。在这种情况下，经常出现一些导致氧供需不平衡及由此产生肌钙蛋白的常见情况，例如心动过速 / 心律失常、低血压 / 休克、呼吸衰竭、严重高血压和心力衰竭 / 心肌病。

治疗

癌症人群心肌梗死的治疗与普通人群相似，包括直接经皮介入治疗（在适当的患者中），使用抗血小板、他汀类药物和 β 受体阻滞剂。

由于缺乏良好的对照试验，缺乏关于癌症人群的大量数据。然而，现有证据表明阿司匹林和 β 受体阻滞剂可降低这些患者的死亡率[119]。首次经皮介入治疗应被视为再灌注方法，因 ST 段抬高型心肌梗死的癌症人群应用这种方法后的 1 年生存率为 83%[120]。

血小板减少症给治疗带来特殊问题，即便如此，也不应停止服用阿司匹林。针对该人群的一项研究表明，阿司匹林可降低死亡率，但出血量没有显著增加[121]。专家共识概述了癌症人群（包括血小板减少症患者）心肌梗死的处理[122]。

急性心包炎

急性心包炎是心包的急性炎症，可导致胸膜炎 / 体位性胸痛、心电图改变和心包摩擦音等临床综合征，伴或不伴有心包积液[123-124]。恶性肿瘤是癌症患者心包疾病的常见原因 . 一项对 100 例住院持续治疗急性心包炎患者的研究发现，7% 的患者患有恶性肿瘤，肺癌是最常见的原发肿瘤[125]。

急性心包炎表现为胸骨后胸痛，通常在吸气和仰卧位时加重，改变坐姿和身体前倾症状改善。在某些情况下，经由膈神经的刺激，疼痛可能辐射到肩部。体检中的典型发现是心包摩擦音。当患者身体前倾，在呼气末听到的摩擦声最清晰。这是一种高尖刺耳的声音，可有一个、两个或全部三个分量。大约 34% 的病例存在心包摩擦音[126]。

急性心包炎的临床诊断标准包括典型的胸痛、可听到的心包摩擦音、心电图上广泛的 ST 段抬高以及新发或恶化的心包积液[123, 127]。如果四个标准中至少有两条存在，则诊断为急性心包炎[123, 127]。

通过使用 CT 或心脏 MRI 等成像技术获得心包炎症存在的证据、炎症标记物升高，例如 C 反应蛋白、白细胞计数和红细胞沉降率是附加的支持性诊断[123]。12 导联心电图是最有用的诊断检查。典型的心电图表现为所有导联（除外 AvR）ST 段抬高和 PR 段压低，而 AvR 显示 PR 段抬高和 ST 段压低[128]。心电图变化分阶段改变。在第 1 阶段，心电图显示 ST 段抬高和 PR 段压低。在第 2 阶段，PR 和 ST 段正常。在第 3 阶段，T 波开始广泛倒置。在第 4 阶段，这些 T 波正常化[128]。

建议所有心包疾病患者行胸部 X 线检查[123]。胸片通常无异常，但心包积液患者可伴有肺炎或心影增大表现。超声心动图通常用于排除大量心包积液和心脏压塞[123]。约 60% 的患者存在少量心包积液，对药物治疗有反应[126]。当普通检查不足以达到诊断目的或存在心包炎相关并发症时，可使用 CT 和心脏 MRI[123, 129]。

治疗

主要治疗药物为口服非甾体抗炎药（NSAID）、阿司匹林和秋水仙碱[123, 128]。类固醇不应作为无并发症的急性特发性心包炎的主要治疗药物，因为当类固醇逐渐减量或停止使用时，其复发率很高[130-131]。类固醇仅应用于对阿司匹林 / 非甾体抗炎药和秋水仙碱联合用药难治和不耐受的患者，或有需要使用类固醇的潜在疾病患者。对首次发作的患者，阿司匹林剂量应为 750 ~ 1000 mg，每日 3 次，NSAID（如布洛芬）600 mg，每日 3 次，持续 1 ~ 2 周，体重 < 70 kg 或对高剂量不耐受者，秋水仙碱每日 2 次，每次 0.5 mg，持续 3 个月[128]。如果使用类固醇，则给予 0.25 ~ 0.5 mg/（kg·d）的泼尼松 1 ~ 2 周[128]。对复发病例，给予阿司匹林和 NSAID 2 ~ 4 周、秋水仙碱 6 ~ 12 个月、类固醇 2 ~ 4 周[128]。

心包积液和心脏压塞

一般来说，心包间隙含有 < 50 ml 液体。疾病

进展经常导致心包内积聚大量液体，这有可能与癌症或系统性疾病有关，也可能无关。症状和体征不仅与积液量有关，还与液体积聚速度有关。在一般人群中，恶性肿瘤是引起大量心包积液的最常见原因[132]。

心包积液的临床症状和体征取决于心包积液量、原因和积聚速度。例如，在恶性肿瘤患者中，大量但缓慢增长的积液可能导致较少的症状和不太严重的急性表现，而快速积聚的较少量心包液（例如射频消融或心脏活检的并发症）也可能导致急性心脏压塞。心包积液的常见症状包括劳力性呼吸困难、端坐呼吸、触诊、胸痛或胸闷。其他非特异性症状包括虚弱、疲劳和厌食。心脏压塞的典型临床表现包括低血压、颈静脉怒张和心音遥远，这被称为贝克三联征。1935 年，Claude S.Beck 将两种心脏压迫描述为：急性心脏压迫（低动脉压、高静脉压、心音遥远）和慢性心脏压迫（腹水、高静脉压、心音遥远）[133]。

二维超声心动图是诊断心包积液的最常用无创检查。它不但能提供心包内压增大的程度，还能明确部位。就一般人群而言，癌症患者的积液分为少量（≤ 1 cm）、中等（1 ～ 2 cm）和大量（＞ 2 cm）[134]。血流动力学受损和心脏压塞的征象包括右心房和右心室塌陷 / 受压、三尖瓣和二尖瓣流入速度随呼吸变化，通常与下腔静脉容量过多有关[134]。见图 6.4。

心脏压塞的心电图典型表现包括低电压 QRS、电交替和窦性心动过速。窦性心动过速、低电压 QRS 和电交替对恶性心包积液渗出引起的心脏压塞患者的诊断具有较高的特异性和阳性预测价值[134]。

治疗

如果血流动力学受损，应在影像学指导下进行紧急心包穿刺。在心包引流建立前，患者应开始静脉补液。应避免使用血管扩张剂和利尿剂。在癌症患者中，经皮途径被视为一线治疗。心包切开术用

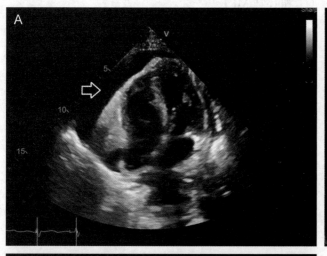

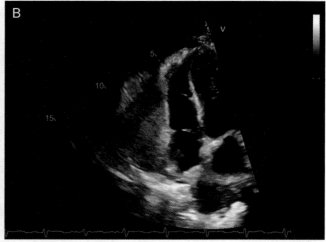

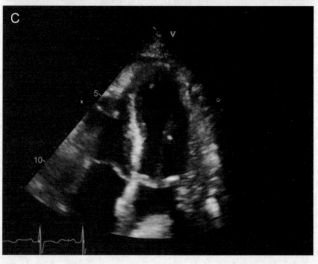

· 图 6.4　患者表现为大量心包积液。箭头表示右心室周围的心包间隙（A）。同一名患者，心包穿刺时获得的角度图像相同，通过针头进入心包，通过注射盐水确定正确的位置。因此，空间显示为"白色"（B）。（C）同一患者的胸腔积液完全排空

于复发性心包积液。在癌症人群中，经皮心包穿刺术在 99% 的病例中被证明是成功的，未出现手术相关的死亡，甚至可安全用于血小板减少症患者[135]。在一项研究中，总生存期的中位数为 143 d，高龄（即 > 65 岁）、肺癌、血小板计数 < 20 000/ml 和恶性心包积液是预后不良的独立危险因素[135]。

结论

　　癌症患者患心血管疾病的风险增加。如今，癌症和心脏病患者是一个不断增长的群体，应持续不断地进行临床研究。它们呈现出显著的复杂性，需要对治疗策略和效果进行进一步临床研究。需要肿瘤学专家、心脏病学专家、药剂师和辅助人员密切合作，以提供个性化的方案来改善每个患者的照护和结局。

参考文献

扫二维码见参考文献

第 7 章

癌症个体化治疗

Alexander G. Heriot

王森 译 朱雅琳 校

引言

癌症患者的管理随时代的发展呈指数级演变。19 世纪初，外科手术是治疗癌症的唯一方法，由于缺少麻醉加之脓毒症的风险，手术仅限于浅表肿瘤，如乳腺癌和皮肤癌。这使得手术成为一项危险任务，手术速度是首要目标。19 世纪初，随着 Lister 推行无菌术，全身麻醉应用越来越广泛，为更具侵入性的手术打开大门，欧洲各国和美国的许多外科医师，包括 Billroth、Kocher、Mayo 和 Crile，拓展了治疗恶性肿瘤的新手术。在手术方法上，精确性和彻底性都在逐步进展，以 William Halsted 的工作最具代表性，他或许可被视为"癌症手术之父"。Halsted 乳腺癌根治术的发展，旨在去除乳腺癌所有潜在扩散区域，使这一毁损性手术成为之后 75 年的治疗标准，尽管当时乳腺癌生存率在早期非根治性手术的情况下已趋于稳定。

虽然外科手术仍保持着癌症治疗的主体地位，但癌症管理的其他治疗方法的引入和发展改变了癌症治疗。Roentgen 和 Curie 发现了 X 线和镭，从 20 世纪初开始进行放射治疗，不同肿瘤的疗效也不同。在第一次世界大战中，有毒气体的使用促进了癌症治疗药物的发展，最初是白血病和淋巴瘤等"液态"肿瘤，随后是实体肿瘤。在过去 30 年中，由于分子生物学的进展和对癌症分子驱动因素的日益了解，针对肿瘤类型中特定分子靶点的靶向药物疗法得以发展。最近，癌症治疗的第四个"支柱"是过去 10 年来免疫疗法的发展。使用 CTLA-4 或 PD-1 受体靶向药物进行免疫治疗，减少肿瘤诱导的免疫抑制已显示出显著效果，主要用于免疫原性较高的肿瘤，如黑色素瘤、肾细胞癌和微卫星不稳定肿瘤。对微卫星稳定型肠癌等其他类型肿瘤的影响要有限得多，探索这些药物如何与标准化疗、放疗和手术相互作用的研究正在进行。

在确定个体患者的具体管理时，多模式治疗带来了挑战。现代癌症治疗的基本原则是利用所有相关模式为癌症患者提供最佳治疗和结果，并已通过多学科为患者提供治疗。另一原则是增加针对个体患者的"定制"治疗，而非针对特殊类型肿瘤的一刀切式治疗。这种癌症治疗的"个体化"可能是过去 20 年来癌症管理方面最重大的变化。本章探讨这种个体化治疗是如何发展和实现的。

多学科治疗

不同治疗模式之间的协作，为真正的多学科治疗带来了若干挑战。在过去，这种协作是通过把不同治疗阶段的患者从一名临床医师转诊给另一名临床医师进行的，没有统一方法。这种方法在不同的中心有所不同，而癌症中心有更为统一的方法，然而，缺乏统一性往往导致治疗效率低下和患者不满。1995 年，卡尔曼·海涅（Calman-Heine）报告发布后，多学科治疗的概念首次在英国成为主流[1]。该报告建议癌症治疗应特别将非手术肿瘤学纳入到医疗服务中，对癌症治疗有特殊兴趣的首席临床医师应组织和协调癌症科内提供的所有癌症服务。报告还建议召开多学科小组（multidisciplinary team，MDT）会议，以促进多学科治疗的开展，这将在稍后讨论。尽管这对癌症科而言很平常，但对其他部门来说这是根本性改变，该报告使此方法在英国各地得到广泛采用。在美国，MDT 的广泛采用时间较晚，并受其他因素驱动。例如，最近美国直肠癌管理肿瘤委员会采纳的意见是由直肠癌优化外科治疗（the Optimizing Surgical Treatment of Rectal

Cancer，OSTRiCh）集团推动的，该集团由 18 家医疗机构组成，其目的是改变美国直肠癌治疗方式[2]。这得到了美国外科医师学会支持，该学会在美国直肠癌多学科治疗方法中取得了重大进展。

多学科团队

MDT 是不同学科医疗保健专业人员的集合，每个人都提供特定服务，确保患者得到最佳治疗和管理。如今，虽然 MDT 在一系列临床领域都很常见，但正式的多学科会议（multidisciplinary meetings，MDM）最初是在前面讨论的卡尔曼·海涅报告之后以更普遍的方式建立的。个体患者的管理与所有必需专业的代表进行讨论。表 7.1 总结了结直肠癌潜在的 MDT 成员。

MDM 内的治疗协作有可能提高患者治疗质量。例如，一项研究评估了英国一家医院结直肠癌MDM 的启动情况。在 310 例患者中，176 在 MDT建立之前接受治疗，134 例在 MDT 建立后接受治疗[3]。在 MDT 开始后，淋巴结阳性患者的辅助化疗剂量显著增加，随后这些患者 3 年生存率从 58%增加到 66%。多学科管理也具有成本效益。Fader等报告了在密歇根州对 104 例黑色素瘤患者进行多学科管理的成本效益，与在密歇根社区治疗的 104例患者的连续样本比较，采用多学科管理的每位患者可节省 1600 美元[4]。

MDM 的本质是关注每一位患者。这有助于从针对大量患者的原型化管理计划转变为针对个体患者的更为量身定制的管理计划。影像形态学方面的进展是推动个体化治疗的初始催化剂。

成像技术

成像技术的发展是癌症治疗发展极其重要的推动力。实体瘤的治疗主要取决于肿瘤分期，包括局部范围和远处转移。国际癌症控制联盟（the Union for International Cancer Control，UICC）对每种肿瘤类型进行了详细分期分类，肿瘤分期分为 T（肿瘤）、N（淋巴结）和 M（转移）。每种肿瘤类型所需的特定成像会有所不同，然而，在干预治疗之前确定肿瘤分期至关重要。

表7.1 结直肠癌多学科团队成员

多学科团队可包括以下成员：

治疗协调员（由多学科团队成员确定）[a]

具有结直肠专业知识的胃肠病专家[a]

普通外科和（或）结直肠外科医师[a]

肿瘤内科医师[a]

护士（具有适当的专业知识）[a]

病理学专家[a]

放射肿瘤学专家[a]

具有 MRI 专业知识的放射科医师[a]

造口治疗护士

临床心理学专家

临床试验协调员

营养学专家

运动生理学专家

生育专家

全科医师

遗传学专家或遗传顾问

肝胆外科医师

介入放射科医师

具有 PET 专业知识的核医学科医师

作业治疗师

姑息治疗专家

药剂师

物理治疗师

精神科医师

社会工作者

精神 / 教牧治疗

胸外科医师

[a] 表示核心成员。多学科团队的核心成员将亲自或远程参加大多数多学科团队会议。MRI，磁共振成像；PET，正电子发射断层扫描

计算机断层扫描

1967 年，计算机断层扫描（CT）由英国 EMI实验室的 Geoffrey Hounsfield 爵士发明，1973 年，美国安装第一台 CT 扫描仪[5]。截至 1980 年，已经进行了 300 万次 CT 扫描，截至 2005 年，这一数字已经增长到每年进行 6800 万次 CT 扫描。扫描时间缩短

和矩阵尺寸增加是其主要进展，使得扫描仪具有更高的分辨率。1979 年，Hounsfield 和 McCormack 因计算机辅助断层扫描技术的发展获得诺贝尔医学奖。

CT 扫描断层成像是癌症分期的主要手段，也是癌症管理的组成部分。断层成像可使用实体瘤反应评估标准（the Response Evaluation Criteria in Solid Tumors，RECIST）来评估肿瘤反应。这一方法简单实用，可评估实体瘤中癌症新疗法的活性和疗效，使用有效且一致的标准来评估肿瘤量的变化。

磁共振成像

1977 年，Damadian 在诺丁汉为一名患者进行全球首次磁共振成像（MRI）。磁共振成像利用磁场而非辐射来检测质子在不同组织中释放的能量，这些组织已被产生的磁场校准，能量的释放由不同的组织类型决定。与 CT 扫描相比，它能以更高的软组织分辨率提供详细的断层成像。2003 年，Lauterber 和 Mansfield 因在核磁共振成像方面的工作获得诺贝尔医学奖。

正电子发射断层扫描

虽然 CT 和 MRI 能提供解剖断层成像，正电子发射断层扫描（PET）能够提供功能成像，并测量组织代谢活动。利用放射性核苷酸示踪剂和测量示踪剂分解产生的正电子发射，可以评估组织中的代谢活动。最常见的是氟脱氧葡萄糖（fluorodeoxyglucose，FDG），可被用作示踪剂，代谢越活跃的组织吸收的葡萄糖越多。使用不同的示踪剂可靶向特定组织，如 Gatate 示踪剂靶向的神经内分泌肿瘤（neuroendocrine tumors，NET）。PET 扫描通常与 CT 扫描相结合，以实现 PET 扫描的解剖分辨率。除肿瘤分期外，PET 扫描还可用于随访，通过测量代谢活动的变化评估患者对放疗或化疗等治疗的反应。实体瘤采用 PET 反应标准（PET Response Criteria in Solid Tumors，PERCIST）进行定量测量。

分子概念和个体化治疗

在过去 20 年里，癌症管理发生了一场革命，这场革命还在继续加速。管理决策以前由临床参数和变量决定，其细节已通过前面描述的成像技术的发展而得到改善。虽然这已使治疗变得更加个体化，但仍是一种相当单一的方法，即受肿瘤分期影响，而不考虑个体肿瘤之间的生物学变量。关于个体肿瘤生物学的信息现在已可获取，并开始影响和指导癌症管理的各个方面。这使得"个体化医疗"一词被应用于此方法。1999 年，《华尔街日报》发表一篇题为《个体化医疗的新时代——针对每个独特基因图谱的靶向药物》的报道，首次应用了该方法。该文描述了单核苷酸多态性分析在癌症药物开发中的应用，引起极大反响。在过去 20 年中，分子生物学的进一步发展和对癌症特征的理解已开始渗透并影响所有治疗方式的管理，甚至在过去 10 年中促进了免疫治疗中癌症管理的新方法。从生物学和分子肿瘤因素超越肿瘤分期等临床因素，还有很长的路要走，然而，前者肯定会对癌症管理产生越来越大的影响。个体肿瘤可获取的"组学"信息包括基因组学、转录组学和蛋白质组学数据，现在可通过现成的高通量测序仪快速获取，从而允许以预测和预后的方式使用分子标记。前者可以识别潜在的治疗靶点并确定可使用的治疗方法，后者提供预后生物标志物，可提供患者癌症总体预后的信息。个体化或"精确"治疗正在发展中，研究和兴趣程度反映在该主题出版物数量的增加上。个体化程度和性质因肿瘤类型和治疗方式而异。一些潜在例子及其对治疗的影响如图 7.1 所示。

治疗方式

外科手术

外科手术是癌症治疗的最初方法，必然以解剖学为基础。个体化治疗的原则也通过手术实现。1996 年，Blake Cady 博士在向新英格兰外科学会发表的主席报告中评论道："外科肿瘤学的艺术是将基本原则灵活应用于个体患者[6]。"这方面的一个例子就是对不同肿瘤的淋巴结切除术进行改进。通过前哨淋巴结取样，去除肿瘤（如乳腺癌或黑色素瘤）所有引流淋巴组织的大原则已得到修改，允许仅识别和切除主要引流淋巴结，只有前哨淋巴结受累时，才趋向于选择性淋巴结切除术，从而使手术过程个体化，降低发病率。

通过PubMed搜索的个体化医学出版物

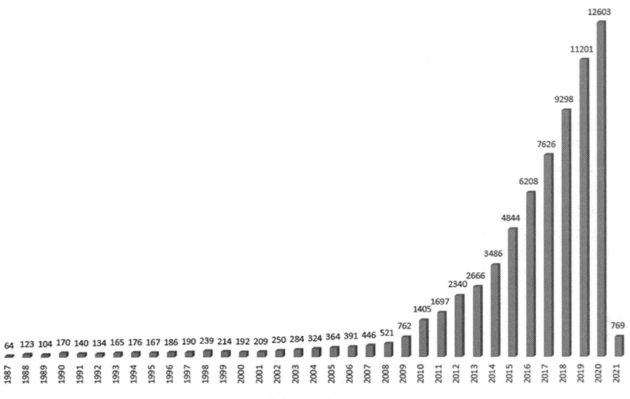

• **图 7.1** 个体化医学出版物（1987—2021）

"组学"数据的影响也可用于直接影响患者是否接受外科手术[7]。在多达 30% 的病例中，甲状腺结节的经皮活检无法诊断，需要手术切除才能做出诊断。从活检中获得的商用基因表达数据使用 Afirma（Veracyte 公司，美国）检测，可确认良性结节的灵敏度为 92%，阴性预测值为 93%，从而可以避免手术[8]。

胃肠道间质瘤（gastrointestinal stromal tumors, GIST）是通过多学科管理和分子发展促进个体化治疗管理模式发生巨大转变的领域，这些肿瘤的管理程序发生了戏剧性变化。在历史上，GIST 的唯一治疗选择是手术切除，相当一部分患者患有不可切除的肿瘤或发展为复发性疾病。c-KIT 作为 GIST 肿瘤的分子驱动因子的识别物，可以开发一种针对 KIT 蛋白酪氨酸激酶的小分子抑制剂。甲磺酸伊马替尼是第一个"靶向化疗"药物，在许多 GIST 中诱导了显著反应，其大小和生长稳定度显著降低。这使得靶向治疗成为交界性可切除疾病的一线治疗，随后进行手术切除。靶向治疗也可应用于转移性 GIST，并在肿瘤稳定治疗和预防肿瘤生长中产生几乎完全一致的反应。如果随后任何局部肿瘤区域出现生长，可能是肿瘤"克隆"逃避抑制的结果，选择性手术切除可用于任何局部肿瘤生长[9]。

放射疗法

放射疗法是多种肿瘤多学科管理的核心组分，对选择性肿瘤（如肛门癌），放射治疗是首要治疗方式。临床和技术因素是放射治疗个体化的主要促进因素，分子因素最近开始产生影响。断层成像和分辨率的进步有助于完善放射治疗计划，减少正常组织的照射数量，同时最大限度地增加对瘤体和边缘的照射剂量。这种解剖学和治疗计划的优化已发展到立体定向消融放射治疗（stereotactic ablative body radiotherapy，SABR）的应用。SABR 是一种尖端技术，可高度聚焦的辐射剂量传递到身体一个非常小的区域，与传统放射治疗相比，可将更高的剂量传递到一个小区域。这可以为小范围的疾病提供局部控制，例如小的肺转移，并且作为外科手术切除的替代方案正在试验中。

NET 是一组多种类肿瘤，可发生在多个部位，通常根据其起源部位如肺、胰腺或小肠进行分类。它们起源于神经内分泌细胞，可表现出一系列神经内分泌的分泌能力，在临床上可表现为类癌综合征，例如分泌型 NET 肝转移。然而，这种能力也可用于治疗，并针对这种能力进行个体化治疗。例如，奥曲肽等生长抑素类似物（Somatostatin analogs，SSA）可用于减轻内分泌症状，也可用于手术切除前降低类癌危象的风险。在生长抑素受体阳性的肿瘤中，可作为治疗靶点。SSA 可与放射性同位素（如 ^{177}Lu-Dotatate）交联，并通过直接与生长抑素受体结合，将放射性特异性传递至肿瘤部位。与单纯全身奥曲肽治疗转移性 NET 相比，肽受体放射性核素治疗（peptide receptor radionuclide therapy，PRRT）已证明可提高生存率，并于 2018 年获得美国 FDA 批准[10]。

化疗

化疗是个体化治疗发展非常显著的领域，且变化仍在持续。传统的细胞毒性化疗基于化疗直接影响细胞分裂的原理，以及这种作用对快速分裂的恶性细胞的不同影响，以及与正常组织相比，它们在细胞修复方面的局限性。正常组织仍可能受到影响，尽管程度较轻，但仍会引起毒性。靶向治疗的概念于 100 多年前由 Paul Erlich 提出的"魔弹"概念而来，但在当前，随着癌症分子生物学的发展，这一事实才开始被认识到。目前有三类靶向抗癌药物：小分子疗法、单核抗体和癌症疫苗。

小分子疗法已成为化疗的一个主要增长领域，并为特定癌症提供了量身定做的治疗机会。随着在肿瘤中发现新的靶点，这一领域正在迅速扩大，活性药物也随之开发出来。GIST 肿瘤和伊马替尼的影响已在前面讨论；然而，包括舒尼替尼在内的酪氨酸激酶抑制剂已被开发出来。随着转移性 GIST 患者对一线酪氨酸激酶抑制剂产生耐药性，且对增加剂量无效，可以改用二线抑制剂，如舒尼替尼。对治疗抵抗的孤立克隆疾病，如 PET 扫描显示出持续代谢摄取，可以通过手术切除，从而体现个体化治疗。

基因图谱是 MDM 可提供的基本信息，其在特定肿瘤常规管理中的应用正趋于主流。对黑色素瘤，B-raf 和 MEK 是公认靶点，已有可用的活性药物，如维莫非尼，它是一种 B-raf 抑制剂，已证明

对转移性疾病有效。其启动因素多样，靶点范围很广。达布非尼也是一种 B-raf 抑制剂，曲美替尼是一种 MEK 抑制剂。2014 年，美国 FDA 批准了这两种药物联合治疗转移性黑色素瘤的Ⅲ期试验，并将这一联合用药与单用维莫非尼进行比较。这种药物组合的应用不仅是转移性黑色素瘤的一种治疗策略，在 NeoCombi 试验中，也被用作可切除的ⅢB 期或ⅢC 期 B-rafV600 突变阳性黑色素瘤患者的新辅助治疗，该试验是一项单组、开放标签、单中心的Ⅱ期试验。根据实体瘤标准中的疗效评估标准（the Response Evaluation Criteria in Solid Tumors，RECIST），高比例的患者取得了完全疗效，40 例患者中约一半取得病理性完全疗效并改善预后，但患者后来复发。该研究的结论是，一半以上的患者外科手术更容易[11]。

单克隆抗体

单克隆抗体通过被动免疫疗法靶向存在于肿瘤细胞上的肿瘤相关抗原。最初的挑战是其半衰期短、组织渗透有限，以及未能在人体内诱导充分的免疫反应。其中的许多问题已通过人源化抗体的研制得到解决。因其对抗原结合位点具有高度特异性，耐受性好。ErbB2 就是一个例子。作为一种细胞表面受体，大约 30% 乳腺癌中其高水平表达，通常被描述为人类表皮生长因子受体阳性（HER-2）肿瘤。曲妥珠单抗（赫赛汀）是一种基因工程单克隆抗体，可抑制肿瘤进展。它被用于 HER2 乳腺癌的辅助治疗和转移性疾病的治疗，是最早用于实体瘤的单克隆抗体之一。HER2 受体已在包括胃癌在内的许多其他类型肿瘤中发现。

一种更为通用的方法是使用针对肿瘤微环境的单克隆抗体。贝伐珠单抗是一种抗血管内皮生长因子（VEGF）抗体，靶向 VEGF 受体，后者是肿瘤血管生成的关键介质。虽然它最初被批准用于转移性结直肠癌，但也用于转移性非小细胞肺癌、晚期肾细胞癌和恶性胶质瘤[12]。

个体化治疗也可用于决定是否进行化疗，而不是确定新的治疗药物。循环肿瘤 DNA 或 cDNA 已被证明由许多肿瘤释放，并已表现出作为"组学"生物标记物的潜在作用。一项研究纳入 250 例接受根治性手术的Ⅱ期结直肠癌患者[13]。定期检测患者血液 cDNA 序列并确定每个肿瘤中的单一特异性

突变。cDNA 水平较高的患者疾病复发风险较高，辅助化疗后 cDNA 的存在是生存率较低的预测因子。在出现复发的患者中，cDNA 的升高也早于放射学检测到的复发。这种使用 cDNA 作为癌症治疗生物标志物的生物反馈治疗很可能成为 cDNA 精准管理患者的开端。cDNA 甚至可能在可切除实体瘤的早期检测中发挥潜在作用[14]。

免疫疗法

免疫治疗是癌症管理的第四个"支柱"，与手术、放疗和化疗一起，已迅速成为癌症个体化治疗不可或缺的组成部分。相对较新的认识是，通过消除肿瘤引发的免疫抑制，即通过作用于 CTLA-4 和 PD-1 以及 PDL-1 受体，重新启动先天免疫系统对肿瘤的监视和杀伤能力。对上述受体予以靶向疗法，已彻底改变了癌症治疗。可用的免疫治疗药物越来越多，主要是单克隆抗体，如靶向 CTLA-4 的伊匹木单抗或靶向 PD-1 的帕博利珠单抗。然而，治疗方法的选择相对集中。目前，有相当多的肿瘤类型没有从免疫治疗中获益，包括大多数结直肠癌。高免疫原性肿瘤，如黑色素瘤和一些肺癌，已证明对免疫治疗的反应最大。除转移性疾病治疗之外的应用，例如手术前的新辅助治疗，正在探索之中。对肿瘤中 PD-1 受体水平的评估可能提供一些潜在疗效的指示。另一方面，无论其组织来源是什么，免疫疗法在所有微卫星不稳定肿瘤中的应用已得到批准，且似乎对这些肿瘤类型非常有效。

结论

癌症治疗正处于一种演变状态，在过去 40 年中一直在加速发展。多学科治疗和会议的出现简化了癌症治疗，包括了所有治疗医师，并纳入了不同的治疗模式。通过 MDM 设计的治疗计划在患者分期、促进患者分层和癌症治疗个体化方面发挥着重要作用。MRI 和 PET 等影像技术的发展一直是这种发展的核心促进因素，因为肿瘤分期仍是对病例进行分层时最重要的因素。对个别病例进行分层的能力允许进行个体化治疗，针对个别患者制订具体的管理计划，而不是一刀切地应用既定的治疗方案。除影像技术外，推动个体化治疗发展和应用的另一主要因素是个体肿瘤基因和分子数据的日益可用性。这提供了肿瘤行为的预测和预后信息，并促进了一系列新的治疗选择的发展，包括靶向化疗和免疫治疗。cDNA 的出现也可能在选择患者进行治疗和监测方面发挥越来越大的作用。癌症治疗个体化的时代已经来，这种量身定制的方法很可能会持续增加。分子生物学的进步和"组学"信息的可用性也显著影响了癌症的管理，既影响了治疗类型和治疗时机，也产生了新的治疗方法。这使得针对特定患者的管理日益精细化和治疗个体化。

参考文献

扫二维码见参考文献

第二部分

炎症免疫反应、围手术期和癌症结局

第 8 章　贫血、血栓形成、输血疗法和癌症结局

第 9 章　通过降低围手术期肾上腺素能炎症信号
　　　　通路改善癌症患者生存

第 10 章　局部麻醉药与癌症

第 11 章　吸入和静脉麻醉药与癌症

第 12 章　阿片类药物与癌症

第 13 章　区域麻醉和镇痛会影响癌症复发风险吗?

第 8 章

贫血、血栓形成、输血疗法和癌症结局

Lachlan F. Miles，Juan P. Cata，Kate L. Burbury
孙国林 译 范晓华 校

引言

随着外科和麻醉技术的发展，复杂癌症手术的围手术期死亡率显著降低。然而，并发症的发生仍是一个挑战，不仅决定手术恢复情况，而且影响患者功能恢复、诊疗完成和远期癌症结局。因此，重大癌症手术的优化和准备（预康复）应是一项高优先级的安全方案，也是围手术期医学的基本策略。在预期的应激出现前对功能状态进行适当的准备或优化，可减轻不良结局，从而带来重大的临床和经济影响。具有重大影响的关键策略包括血液管理优化（包括纠正缺铁和贫血）、适当使用血液制品和预防血栓栓塞并发症。

失血是复杂癌症手术中的固有风险。此外，贫血和缺铁也常见于术前，并且是术后不良结局和死亡的重要因素。同样，围手术期输注异体红细胞仍是纠正贫血的最常见策略，是术后并发症的一个独立预测因素，且与癌症复发风险增加和总生存期（overall survival，OS）降低相关。

10 余年来，预防血栓栓塞（thromboembolism，TE）一直是一项高优先级的安全推荐方案。尤其在术后阶段，血栓栓塞是癌症患者的常见并发症，是病残和致死的主要原因。然而，尤其在术后，仍然缺乏系统化的血栓栓塞预防方法。

本章回顾这些重要因素对癌症患者围手术期预后的影响。此外，本章将提出务实、专业且基于证据的策略，以被轻松且实时应用到患者诊疗中。

贫血

贫血是红细胞生成衰竭的一种表现，反映底物不足（尤其是铁）或红细胞丢失超过红细胞生成。这些过程在癌症患者中经常共存又统一，即使是非贫血患者，也可能存在缺铁，影响骨骼肌和呼吸链功能。准备接受大手术的癌症患者，需评估血红蛋白和铁储备，并在术前考虑适当优化。

癌症患者贫血和缺铁

缺铁和贫血是癌症引起的并发症，由失血（尤其是胃肠道肿瘤）及肿瘤和新辅助治疗引起的炎症反应所致。欧洲癌症调查强调了不同癌症类型其贫血的患病率，39% 的癌症患者在诊断时已出现贫血，68% 的癌症患者在开始治疗后 6 个月内出现贫血，这是多轮化疗和（或）手术导致的附加效应[1]。

新的证据表明，即使没有贫血，缺铁也应被视为一种需要干预的病理状态。作为一项独立的实验室异常指标，缺铁在结直肠癌人群中比例最高，在某些患者中为 50% ～ 60%，反映了慢性失血状态[2-3]。然而，即使在没有显著持续出血的患者中，多达 46% 的患者也存在缺铁[4]。

癌症患者贫血的病理生理

贫血原因可分为三类：

1. 失血。
2. 红细胞破坏增加。
3. 红细胞生成减少。

尽管某些肿瘤会导致慢性持续失血，但大多数癌症相关贫血是由红细胞生成减少引起，通常是由于缺铁（图 8.1）。广义上讲，缺铁可定义为：

- 慢性流失导致的储存铁不足（绝对铁缺乏），以及
- 无法获取储存的铁（功能性缺铁）。

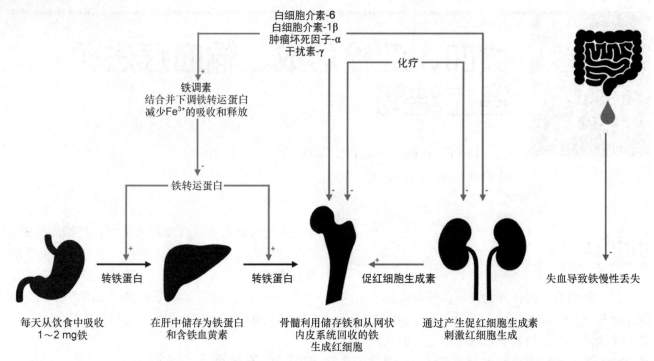

- **图 8.1** 肿瘤患者贫血的病理生理。不同过程造成了贫血，一些是恶性肿瘤本身导致，另一些是治疗引起，尽管由于绝对铁缺乏或功能性缺铁导致的缺铁性贫血很常见

功能性缺铁是炎症反应的结果[5]。导致相关"炎症性贫血"的一个关键因素是细胞因子白细胞介素 -6（interleukin-6，IL-6）的失调。在几乎所有类型的肿瘤中都发现，IL-6 的过度表达能促进肿瘤发生，抑制促红细胞生成素，并增加铁调素的表达。铁转运蛋白 -1（ferroportin-1）是一种跨膜蛋白，使铁能够跨细胞膜转运，铁调素能下调铁转运蛋白 -1 的表达。因此，铁不能从肠道吸收，骨髓无法获取储存的铁。这限制了红细胞生成，也限制了口服补铁的效果。此外，肿瘤坏死因子 - α（tumor necrosis factor-α，TNF-α）的过度表达抑制红系祖细胞的血红蛋白化，细胞毒性疗法损害造血功能，肾毒性疗法影响促红细胞生成素的产生。因此，接受新辅助治疗的患者围手术期风险增加[6]。

贫血和缺铁对癌症患者结局的影响

除围手术期外，贫血也与癌症患者的不良结局相关[7]，这是由于局部肿瘤控制不佳[8]和异体输血需求增加所致[9]。虽然部分研究者认为贫血是伴随合并症增加的标志，其本身不是一个独立危险因素[10]，但缺少重要的随机对照试验证据。大多数指南推荐，在进行大手术前应优化血红蛋白浓度[11]。

与贫血无关的围手术期缺铁正在引起关注。虽然临床医师经常认为两者是相同的，但在血红蛋白降至贫血阈值以下前，缺铁的生理效应可能会被观察到（尤其是疲劳和运动耐量降低）。这是因为，铁是细胞基本功能的关键参与者，在能量代谢、细胞信号、基因表达和细胞生长调节中发挥作用[12]。作为血红素生成的最后一步，大多数铁离子被插入原卟啉 IX 中，从而使氧与血红蛋白结合[13]。此外，铁是其他携氧分子的辅基，尤其是肌红蛋白、细胞色素和一氧化氮合酶[14]，并且对负责 DNA 合成和修复、通过呼吸链进行能量代谢和 ADP 产生的酶系统功能必不可少[15]。因此，缺铁会损害呼吸链和骨骼肌功能，导致疲劳以及影响从运动中恢复[16]。来自结直肠癌人群的早期回顾性研究数据强调，缺铁与术后不良结局之间可能存在关联[2,17]。因此，一些共识声明建议，对接受大手术的患者应纠正缺铁，无论开始时血红蛋白浓度如何[18]。这种做法的前瞻性证据尚有限。

癌症患者术前缺铁的诊断

作为术前优化的一部分，铁缺的鉴别诊断具有挑战性，因为铁蛋白（急性期反应物）可能因各种原因升高，可能反映细胞损伤和铁蛋白从储存部位转移到血液中[19]。事实上，当 C 反应蛋白浓度＞

5 mg/L 时，正常参考值范围内的血清铁蛋白对缺铁的敏感性仅为 39%[20]。另一项指标是转铁蛋白饱和度（transferrin saturation，TSAT）。TSAT 是血清铁除以转铁蛋白浓度的商，以百分比表示，它是反映对铁的生理需要更直接的测量指标（尽管它仍可能受炎症影响）。当 TSAT < 20%，表明存在缺铁（表 8.1）。对于手术患者，任何 TSAT 水平 + 血清铁蛋白低于 100 μg/L，和血清铁蛋白浓度 100 ~ 300 μg/L + TSAT 低于 20%，均应视为缺铁。

已经报道了更敏感的缺铁标志物，包括可溶性转铁蛋白受体、血清铁调素、网织红细胞血红蛋白浓度和低色素红细胞百分比。尽管这些指标在最佳实践指南中被越来越多地引用，但尚未得到广泛使用[21-22]。

围手术期缺铁和贫血的处理

应对所有接受癌症治疗的患者可逆转的贫血原因进行纠正。虽然一些肿瘤最新指南提倡治疗血红蛋白浓度低于 110 g/L 的患者[21]，但与大手术相关的指南通常建议女性血红蛋白浓度应高于 120 g/L，男性应高于 130 g/L[23]。新的证据和观点认为无论性别，所有患者血红蛋白浓度均应高于 130 g/L[24-26]。

表 8.1　标准铁研究中反映铁状态的指标

指标	正常值	评论
血清铁	> 14 μmol/L	对缺铁诊断几乎没有用处 炎症存在时无特异性
血清铁蛋白	10 ~ 300 μg/L	使铁以 3 价形式稳定储存 细胞内液渗漏时出现在血清中 急性期反应物——不能单独用来判定铁状态
转铁蛋白	2.0 ~ 3.5 g/L	很少单独使用，但通常与血清铁结合测定转铁蛋白饱和度（TSAT）
转铁蛋白饱和度	≥ 20%	测定铁结合能力 血清铁除以血清转铁蛋白

* 其他直接反映铁状态的指标包括低色素红细胞百分比（正常，< 5%）和网织红细胞血红蛋白浓度（> 28 pg）。平均红细胞血红蛋白（mean corpuscular hemoglobin，MCH）也可使用，标准的血液学实验室分析通常会常规报告，由于红细胞的循环寿命是 120 d，可能并不反映最近出现的缺铁

术前贫血患者的初步管理应包括确定体内铁的状况。有研究建议评估维生素 B$_{12}$ 和叶酸，但术前患者缺少这些底物的实际发生率很低。如果没有临床可疑症状（平均红细胞体积升高、血涂片呈巨幼细胞变化或有营养不良的证据），不应进行正式检测。

如果已确定缺铁（TSAT < 20%），或铁储备不足不利于术后红细胞生成（血清铁蛋白 < 100 μg/L），则应进行补铁治疗。需要注意的是，出于前文所述的原因，活动性恶性肿瘤患者可能无法通过肠壁吸收铁。首选静脉补铁，因新型铁制剂特别稳定，且不良反应发生率低[27]。目前共识认为，需要 3 周才能显示血红蛋白浓度有显著提升[28]。但来自骨科和心脏外科患者的研究表明，术前 24 h 干预也有益处[29-30]。PREVENTT 试验对接受腹部大手术的术前贫血患者常规静脉注射铁剂[138]。与接受安慰剂的患者相比，在术前（中位数为 14 d）接受静脉注射铁剂的患者中未观察到短期益处（术后 30 d 内）。但在 8 个月随访中，后期再入院率在统计学上显著降低，同时血红蛋白浓度增加。在主要结果为阴性的情况下，该次要结果无法确认。截至撰写本文时，该试验的结果尚未转化为最佳实践指南，在大手术前对缺铁性贫血患者进行常规静脉铁剂注射仍是标准做法。图 8.2 显示了术前铁剂治疗的流程图。

过去一直避免在活动性恶性肿瘤患者中使用外源性促红细胞生成素和其他促红细胞生成物质（erythropoiesis stimulating agents，ESA），认为促红细胞生成素会促进肿瘤进展。但是，随后的注册研究并未观察到这一现象，尤其是北美最新临床指南开始建议在化疗相关性贫血和铁充足的患者中使用 ESA[21, 31]。但欧洲围手术期指南还是不愿意推荐常规使用这些药物来提高术前血红蛋白浓度。尽管系统性综述表明，与单纯铁剂治疗相比，ESA 与铁剂治疗相结合有益[32]，但发生静脉血栓的风险毫无疑问增加，在存在恶性肿瘤时风险可能会放大。目前，美国食品药品监督管理局（FDA）建议在围手术期接受 ESA 治疗的患者同时进行抗凝治疗，尤其当血红蛋白浓度超过 120 g/L 时。使用这些药物的另一重要注意事项是达到疗效所需的时间，通常需要长达 4 个月疗程才能达到最大疗效。最后，关于 ESA 的正确剂量，文献存在相当大的异质性，这导致了其使用的不确定性。

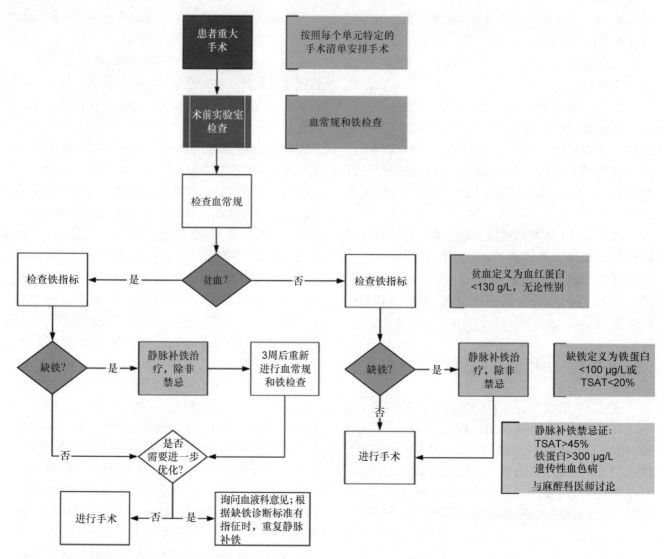

• **图 8.2**　术前铁剂治疗的流程图。注意：尽管已有很多研究和试验报道了促红细胞生成物质（ESA）在肿瘤领域的应用，但因对其（尤其是持续时间和方案）缺乏共识，未纳入该流程。TSAT，转铁蛋白饱和度

输血和癌症相关的结局

临床证据

　　围手术期红细胞输注（red blood cell transfusion，RBCT）仍是治疗癌症患者急性贫血的常用策略。对这类患者，围手术期 RBCT 使用率为 9.4% ～ 90%，取决于手术类型和患者风险因素，同时围手术期何时需要输血尚不明确[33-37]。癌症患者输血指征仍不明确，并且存在争议[38]。以前认为血红蛋白浓度为 70 ～ 100 g/L 时应该输血，然而，这并不能反映氧气输送到组织的情况。因此，医师仍根据定义不清的血红蛋白阈值或血流动力学不稳定和（或）器

官灌注不足的表现来决定是否输血。de Almeida 等最近试验发现，危重癌症患者中使用 70 g/L 的血红蛋白阈值进行输血，与相对宽松的阈值（90 g/L）相比，会对短期结果产生负面影响[38-39]。因此，此类患者的输血阈值为 80 g/L，对有器官灌注不足客观证据的患者也可适当调整[40]。

输血相关免疫调节与癌症结局

　　血液制品含有高浓度的白细胞介素（IL-1β、IL-6、IL-8）、趋化因子、前列腺素 E、血栓素、组胺、白细胞（尤其是非减白血液制品）、生长因子、非极性脂质、促炎性溶血磷脂酰胆碱、CD40 配体和微粒[41]。因此，血液制品的使用对输血相关免疫调

节（transfusion-related immunomodulation，TRIM）有着特别重要的影响。TRIM 的定义如下：

1. 供体特异性输血相关免疫抑制。

2. 非特异性（"generalized"）输血相关免疫抑制。

前者主要抑制获得性免疫；非特异性免疫抑制似乎由巨噬细胞和中性粒细胞介导，对先天免疫有显著的抑制作用。TRIM 改变自然杀伤细胞的功能，减少 T 和 B 淋巴细胞的增殖，增强调节性 T 细胞的活性，并损害树突状细胞的成熟和抗原递呈活性[42]。有研究者提出，感染和癌症复发是非特异性输血相关免疫抑制的结果，而不是供体特异性输血相关免疫抑制所引起[43]。输血时机也可能对炎症和免疫反应产生不同影响。因此，手术期间或术后立即使用血液制品时，输血延迟性炎症反应会进一步加剧所谓的全身炎症反应综合征，这也可能参与输血相关不良后果的发生机制[44]。

血液储存时间与癌症复发

从理论上讲，血液储存时间可能会影响围手术期结果[45]。虽然理论上存在这种生物学影响，但研究血液储存时间对癌症患者生存影响的试验有限。Cata 等报告，在非转移性前列腺癌患者中，使用"储存时间短"（"new"）异体或自体红细胞对无复发生存期或总生存期（overall survival，OS）均无有益影响[46]。一项混杂多种恶性肿瘤类型的 27 591 例患者的大型队列研究中，使用"储存时间长"（"old"）血液（定义为储存 28 d 或更久）也不会影响 OS 或癌症复发[46]。

输血对癌症患者结局的影响

在接受头颈部癌症手术的患者中，围手术期 RBCT 仍很常见。Azmy 等报告，在 3090 例接受颈部淋巴结清扫术的患者中，输血率为 11.2%，而在接受游离皮瓣手术的患者中，该数字可能会翻倍[47]。两项回顾性研究表明，头颈部癌症患者围手术期进行 RBCT 与 OS 降低和肿瘤复发增加相关[48-49]。然而，Goubran 等最近对 354 例患者研究后，对这种负相关性提出了质疑[50]。

肺癌患者围手术期 RBCT 的发生率约为 10%，是术后短期并发症的独立预测因素之一[51]。Luan 等进行了一项回顾性荟萃分析，纳入 3588 例因原发性肺癌接受手术的患者。他们评估了对癌症相关结局的影响，并报告了 RBCT 与无复发生存期和 OS 之间的负相关性[33]。一项最新的包括 5709 例患者的观察性研究证明了输血对癌症进展和 OS 的负面影响，且存在剂量依赖关系[52]。

目前，关于红细胞输注是否为食管癌和胃癌复发的独立危险因素的证据存在争议[53-57]。Boshier 等进行了一项荟萃分析表明，与同种异体输血或输注 > 3 个单位红细胞相比，自体红细胞输注和低输注量（< 1～2 个单位红细胞）患者的存活率更高[55]。然而，最近一项回顾性研究表明（在使用倾向评分匹配后），围手术期输血并不是降低 OS 的独立危险因素[58]。

来自 Amato 等的两项包括随机对照试验和观察性研究的荟萃分析证明，RBCT 对结直肠癌患者生存率有负面影响，无论输注时间（术前、术中或术后）、血制品类型（同种异体或自体）、白细胞减少状态和 RBCT 单位数量如何[37, 59-65]。在胰腺癌和肝细胞癌患者中，RBCT 也与围手术期负面结局相关，包括死亡、复发和围手术期并发症风险增加[66-69]。Tai 等报告了肝细胞癌切除术后 RBCT 的发生率为 42%，与未输血的患者相比，输血患者死亡（各种原因，包括癌症）风险几乎翻倍[70]。Shiba 等报道了胰腺导管腺癌术后输注新鲜冰冻血浆（fresh frozen plasma，FFP）的影响，输注 FFP 的患者 OS 显著缩短[71]。

结直肠转移性肝切除术后未观察到自体输血对癌症进展的负面影响[72]，但输注 FFP 却有影响。Nakaseko 等回顾了 127 例结直肠转移性肝切除患者的结果，输注 FFP 的患者（24%）死亡（癌症或任何原因）风险是未接受输血患者的两倍[73]。

Wang 等的一项荟萃分析发现，RBCT 对胆管癌患者 OS 有负面影响，而最近一项使用倾向评分匹配法的回顾性研究没有观察到负面的生存结果[74-76]。

多项研究表明，围手术期 RBCT 增加泌尿系统恶性肿瘤患者癌症复发率，降低生存率。在接受根治性膀胱切除术的膀胱癌患者中，两项荟萃分析表明两者之间存在关联[77-84]。Furrer 等研究了 885 例接受根治性膀胱切除术的患者只输注红细胞或联合 FFP 输注对肿瘤预后的影响。在只接受 RBCT 或联合 FFP 输注的患者中，死于任何原因的风险是相似的，接受联合输注的患者死于癌症的概率更高[85]。对肾癌患者的研究结果尚不明确[86-90]，尽管 RBCT 似乎对前列腺癌和肾上腺皮质癌患者有负面影响[36,91]。

对因宫颈癌或卵巢癌行根治性子宫切除术的患者，没有明确证据表明 RBCT 对癌症复发或生存率的影响[92-94]。尽管 De Oliveira 等发现在晚期卵巢癌患者中复发风险增加，但 Altman 等、Warner 等和 Manning-Geist 等的后续研究表明两者之间没有关联[95-98]。最近，Hunsicker 等还回顾了 529 例 I～IV 期卵巢癌患者接受异体输血的影响。在充分的倾向评分匹配后，研究没有发现输血与无进展生存期和 OS 减少之间存在任何关联[99]。

因此，对大多数恶性肿瘤而言，围手术期输血对癌症进展产生有害影响的证据仍然存在争议。尽管结直肠癌患者 RBCT 与肿瘤预后不良相关，但在其他恶性肿瘤患者，围手术期推荐或反对 RBCT 的证据较少。然而，贫血的存在和对 RBCT 的需求与癌症患者手术不良结局相关。

血栓形成

凝血功能障碍与癌症

癌症患者在其疾病过程中血栓栓塞和出血事件的风险都很高[100]。癌症和凝血系统之间的相互作用众所周知，但内容很复杂，涉及与癌症本身、患者因素和"抗癌疗法"（包括手术应激）相关的多种因素和病理生理机制。其临床表现多样，从肺栓塞（pulmonary embolus，PE）、深静脉血栓形成（deep vein thrombosis，DVT）和动脉血栓事件等大血管并发症，到弥散性血管内凝血和血栓性血小板减少性紫癜等微血管病变。所有这些影响贯穿围手术期，并对患者及其手术结局产生重要的临床后果。

凝血系统对维持手术期间血管完整性以及周围组织微环境至关重要，包括最基本的对血管损伤的即时反应和止血，以及复杂的血管微环境维护和细胞间相互作用的生物连续体、炎症反应、基质细胞募集和细胞修复[101]。

当手术期间血管系统和组织微环境被破坏时，需要的关键生理学事件包括：

- 血管收缩。
- 血小板聚集和黏附。

- 产生大量凝血酶，加速将可溶性纤维蛋白原转化为纤维蛋白聚合物，以稳定血小板对内皮细胞的堵塞。
- 激活蛋白酶抑制剂，仅在受损部位形成凝血块，同时阻止凝血蔓延。
- 当血管系统的结构完整性恢复时，激活纤维蛋白溶解，清除多余的血凝块。

凝血过程中的许多方面，在癌症患者群体、在癌症治疗期间，甚至在重大癌症手术之前持续受到干扰[101-102]。重要的是，凝血系统似乎是肿瘤监控障碍和细胞信号传导的一个系统靶点，由肿瘤细胞和肿瘤治疗共同作用[101,103]。此外，手术应激作为一种全身反应，包括细胞因子释放、缺血再灌注、交感神经激活、炎症反应和血流动力学变化，可能进一步加剧凝血功能障碍，以及肿瘤生长和转移[104]。了解这些病理生理过程可能有助于预防重要的血栓栓塞事件（thromboembolic events，TE）和出血事件，也会影响围手术期"创面"修复、患者康复和整体癌症预后[101,104]。

癌症手术患者预防血栓栓塞的重要性

凝血系统在围手术期尤为重要，可能会产生不良的临床和经济后果[105-110]。癌症患者术后发生 TE 占 TE 相关死亡的 1/3 以上。非致命事件仍很常见（在一些队列中高达 40%），包括出现并发症、生活质量受损、住院时间延长、复发率增加（2～3 倍）、抗凝治疗后出血并发症增加，以及 OS 的负预测因子[105-107]。重要的是，对癌症术后的患者而言，TE 的发生意味着重大的临床难题，不仅与 TE 的致残率和死亡率以及对高剂量抗凝治疗的需求有关，还会影响恢复以及可能需要停止正在进行的治疗。此外，尽管有安全、有效和成本效益高的血栓预防（thromboprophylaxis，TP）策略，TE 发生率仍然很高，超过 1/3 的事件发生在出院后（术后 30 d 内），而这段时间没有普遍采用 TP 策略[111-114]。

此外，就临床影响而言，这种后果被严重低估。人们关注临床上重要的大血管事件，如 DVT 和 PE，却忽略了微血管、手术区域和肿瘤生物学方面的凝血和内皮功能障碍，而这些和并发症、术后恢复、癌症进展、转移及死亡率相关。凝血功能障碍与肿瘤细胞存活、增殖和转移扩散之间的相互作用[115]，以及抗凝药物的抗血管生成和抗肿瘤特性[116-117]，意味着可能产生额外的治疗作用。关键是确定这种影响对哪些患者以及何时最大。

风险导向的癌症手术相关血栓栓塞预防策略

虽然所有癌症患者，尤其在围手术期，均应被视为发生 TE 的高风险人群，但风险存在异质性和动态性。并非所有患者人群或人群内的个体风险绝对值和持续时间都相等。随着患者因素（如年龄、体重指数、合并疾病）、癌症类型和分期以及治疗相关因素（如放化疗、生物治疗、住院治疗、是否有血管通道）不同而风险各异。在疾病过程中和不同干预阶段，尤其在围手术期，TE 和出血的风险异质性都被放大，意味着需要根据风险程度进行分层，而不是广泛应用预防策略。

在回顾性和前瞻性研究中，40 岁以上接受手术的癌症患者发生 TE 的风险增加，60 岁或以上的患者发生 TE 的风险增加 2 ～ 3 倍。此外，无论是否患有癌症，年龄增长都与其他风险因素相关，如合并疾病、运动和功能状态降低，以及活动能力下降，这些都在术后 TE 风险中发挥作用[110, 118]。

癌症相关因素很重要，包括组织学亚型、分级、部位、分期和治疗。TE 发生率最高的是产生黏蛋白的腺癌，以及胰腺、胃肠系统、肺、脑、子宫和肾的原发肿瘤。然而，癌症的发生率和是否手术同时决定 TE 的发生。据报道，女性患者乳腺癌、妇科癌症和肺癌，男性患者前列腺癌、结直肠癌和肺癌都会出现 TE 相关并发症。与局部病变接受切除的患者相比，局部和远处都有转移的晚期患者发生 TE 的风险明显更高。风险最高的时期是诊断后或复发后前 3 ～ 6 个月，尤其是手术切除前常常进行的化疗 / 放化疗期间[119]。手术切除前需要认识到 TE 风险增加，因为与非癌症患者进行类似手术相比，此类手术患者发生 TE 的风险高 2 ～ 3 倍[108, 120]。

目前，风险分层主要集中于原发肿瘤部位、分期和合并疾病情况，同时也要考虑麻醉和手术技术。这些因素缺乏效力，风险分层策略的实时临床应用一直具有挑战性。然而，通过预康复的系统方法，能够提早评估和识别 TE 风险，进行整合并作出最终决定，包括药物预防（pharmacologic prophylaxis，P-TP）结合神经阻滞、术中凝血和出

血风险实时评估。

肿瘤手术中的预防应用

P-TP 已被证明是安全的预防策略，能使癌症患者 TE 风险降低 80% 以上[121-126]。然而，TE 风险的异质性和对持续出血风险的担忧限制了"常规"P-TP 的应用，并导致实时临床应用的不确定性。荟萃分析显示，使用 Caprini 风险评估模型，在未接受术后 P-TP 的广大患者群体中，TE 风险的差异达到 14 倍。此外，Pannucci 等发现，尽管 P-TP 显著降低了术后 TE［优势比（odds ratio，OR）0.66，95% 置信区间（confidence interval，CI）0.52 ～ 0.85，$P = 0.001$］，但出血发生率增加（OR 1.69，95%CI 1.16 ～ 2.45，$P = 0.006$）[127]。重要的是，高 TE 风险的手术患者（Caprini 评分 ≥ 7）应用 P-TP 获益最大，而不会增加出血风险。

所有主要的临床指南都强调了术后 TE 的临床和经济重要性，因此基本明确了所有接受大手术的患者在没用禁忌时都应进行 P-TP（通常推荐低分子肝素）。应在术前或术后 6 h 开始，持续 7 ～ 10 d，腹部或盆腔大手术时应考虑延期（28 d）[100]。可将物理预防方法作为一个单独策略和 P-TP 联合，但不能替代 P-TP，除非有 P-TP 禁忌证，即活动性出血或出血风险高。对高 TE 风险患者，可考虑采用联合策略以提高疗效[100]。

尽管对基本 TE 预防策略的有效性达成了共识，并且写入国际临床实践指南，但很多外科（和内科）患者虽然有可识别的风险因素，但没有接受适当 TP 就紧急住院治疗[128-129]。原因是多方面的，但很大程度上反映了临床实践中的执行不力（或高度不统一），这是出于实时评估患者风险和根据该评估提供适当预防措施决策的复杂性和可行性[109, 130-131]。指南通常不能保证灵活性和适应性，无法明确引起风险变化的患者和手术因素或实时的细微差别。同样，也有研究者认为由于手术和麻醉技术的改进以及出院时间的提前，TE 发生率较低。因此，报道的 TE 术前预防指南遵守率低至 6%，术后为 36%，这并不奇怪。这表明缺乏循证医学证据以确保一致采用。

适当并且简单实用的 TE 风险分层对指导正确的 TP 从而实现最大临床收益至关重要。这种精准的医学方法虽被广泛提倡，但在 TE 预防方面几乎

没有实际应用。到目前为止，几乎没有支持其使用的前瞻性研究。允许实时评估血栓和出血风险并支持临床应用的决策支持工具正在被探讨。外科血栓栓塞预防流程（surgical thromboembolism prevention protocol，STEP）就是这样一个智能手机应用程序，使用风险评估模型，同时考虑手术和患者风险因素，从而确定整体 TE 风险。它还纳入了手术 "time out" 时的手术凝血信息，根据决策算法采用适当的 TP 策略，包括 P-TP（药物选择、开始时间、持续时间、剂量、注意事项和禁忌证）和 M-TP（策略、持续时间和注意事项）。该方案的实施已证明能做到术后持续、常规的 TE 预防（24 953 例入院手术患者，99% 的遵循率）。TE［相对风险降低（relative risk reduction，RRR）79%，95%CI 39% ～ 93%，$P = 0.02$］和出血事件（RRR 37%，95%CI 6.2% ～ 57.5%，$P = 0.02$，其中大出血 RRR 为 31%，非大出血 RRR 为 50%）显著减少。该项目由 Peter MacCallum 肿瘤中心的麻醉科医师牵头，可推广到医疗机构和所有癌症手术。这一策略能够克服这一临床领域最重要的长期挑战：在所有接受手术治疗的癌症患者中适当、实时地使用 TP 策略。

结论

在所有接受癌症手术的患者中，系统性识别和管理贫血、适当使用（甚至避免）血液制品和预防 TE 风险的临床和经济价值深远。尽管外科和麻醉技术取得了进步，但这些疾病仍然是术后并发症和死亡率的主要因素，同时是可以预防的。因此，常规血液管理和 TP 应是癌症患者的标准治疗。

在癌症患者中，贫血和围手术期血液制品输注都与术后生存率降低有关。贫血仍是癌症人群中最常见的血液系统异常，其患病率和严重程度因癌症类型、分期和治疗而异。回顾性和前瞻性研究报告表明，30% ～ 90% 的肿瘤患者在诊断时即存在贫血[132-135]。重要的是，潜在可避免和（或）可逆转的驱动因素导致了贫血[136-137]。早期识别可以优化、减少或避免围手术期不必要的异体输血。

凝血功能障碍，尤其是高凝状态，伴随着大血管和微血管事件，仍是一个重要现象，可在术后进一步加重。简单地说，TE 是重大癌症手术常见且可预防的并发症，对生存有不利影响。预测模型和决策算法可识别高危患者，推动系统性的预防策略，并对癌症患者的术后恢复、并发症的发生和死亡率产生积极影响。

参考文献

扫二维码见参考文献

第9章　通过降低围手术期肾上腺素能炎症信号通路改善癌症患者生存

Itay Ricon-Becker, Jonathan G. Hiller, Shamgar Ben-Eliyahu

王汇贤　译　卜岚　校

围手术期——一个可预防癌症转移灶形成但目前尚未被充分利用的"机会窗"

出现癌症转移灶是大多数癌症患者死亡的主要原因。越来越多的证据表明,围手术期(术前及术后数日至数周)是预防癌症转移灶形成的关键时期。在该时期内,多种因素对癌症转移灶的发生、发展和(或)消除具有影响,这为预防癌症转移灶的发生提供了一个重要时机[1-5]。接受手术是许多癌症患者改善生存率的主要治疗方式。但在相当一部分患者中,即使在手术成功后,也仍有微小残留病灶(minimal residual disease,MRD)存留于散发的单个肿瘤细胞和(或)微小转移灶中[6]。此外,现已证实或表明肿瘤手术的相关方面可促进癌症转移的发生[2],包括:①应激激素分泌增加[7-8];②局部以及全身性炎症反应发生[9-10];③肿瘤细胞脱落进入血液循环[11-12];④血液输注[13-14];⑤低体温[15];⑥特定麻醉及镇痛药物的使用[5, 16-17](例如,在结直肠癌和肺癌患者中,更推荐使用静脉注射利多卡因进行镇痛以及全凭静脉丙泊酚麻醉)[18-21]。具体而言,这些因素可直接作用于肿瘤细胞,提高肿瘤细胞存活、外渗、转移、种植、释放促血管生成因子及其他促生长与促转移因子的能力,同时抑制患者抗癌症转移的免疫反应[1-3]。若这些因素同时作用于原先存在的微小转移病灶和手术时散在的单个肿瘤细胞,便可加速癌症复发(通常癌症复发在术后数月或数年间无法察觉),当癌症转移灶达到可检测出的程度时,便意味着癌症复发。因此,对接受癌症切除术的患者而言,围手术期不仅易引起癌症复发,该时期还是有效干预癌症复发的重要时机。

临床病例表明,在围手术期内抑制肿瘤细胞的促转移过程可改善癌症患者远期预后,提示在该短时期内进行治疗便可对患者远期预后产生重大影响,即"短时间框内不成比例的高影响",尤其是:①在接受结直肠癌手术的患者中坚持运用ERAS方案[22-23];②在结直肠癌患者和胰腺癌患者中,术前短期使用IL-2治疗增强患者围手术期免疫力[24-25];③在乳腺癌患者中,使用围手术期激素(孕酮)疗法[26]。这些治疗措施都已被证实可改善癌症患者远期预后。这些临床试验表明,简洁且有针对性的围手术期治疗措施可抵消围手术期的促癌症转移过程,并最终改善其生存率。其他正在研究中的治疗措施包括抑制中性粒细胞胞外陷阱(neutrophil extracellular trap,NET)形成[27]以及使用椎管内麻醉降低手术应激[5, 28]。总之,现有证据表明,实施短期的围手术期干预措施(部分已成为最佳实践指南的一部分[22-23])可能会改善癌症患者术后远期生存率。

本章后续将提到,大量伴随手术产生的炎症因子及应激相关激素驱动围手术期多种转移效应的形成[29]。其中最显著的是前列腺素(prostaglandins,PG)和儿茶酚胺(catecholamines,CA;肾上腺素和去甲肾上腺素)[1-3]。现已在动物模型和临床试验中证明,前列腺素和儿茶酚胺皆可在围手术期对肿瘤细胞和免疫系统产生影响,继而促进癌症转移灶形成[2]。百余年前,人们便已关注到作为癌症一大特点的炎症反应[30]对癌症发展的影响[31]。在过去20年内,人们也已完整记录下儿茶酚胺对癌症发展所产生的有害效应[32-33]。近期,ERAS项目重点关注围手术期管理,旨在实现短期临床康复最大化,且已取得重大成功[34]。但对癌症患者而言,还应重视限制肾上腺素所引起的炎症反应,降低围手术期癌症转移灶发生的易感性,继而改善癌症患者远期生存率。

为降低术后癌症转移灶发生风险，本章探讨炎症反应和手术所致肾上腺素能应激反应的重要性并提供证据，进而讨论如何使用简单且易实现的临床治疗措施实现这一点。

围手术期炎症-应激反应：促癌转移形成之锋刃

在过去30年间，转化研究[9, 7, 35-39]和临床试验[2-3, 40-43]皆表明，在围手术期，因焦虑、组织损伤、疼痛及各种手术操作[3]所分泌的前列腺素和儿茶酚胺可通过对免疫系统及癌症微环境产生影响，直接作用于癌细胞[44-46]并可进一步促使癌症转移灶形成[36-37, 47-48]（参见Horowitz等撰写的综述[1]）。重要的是，前列腺素和儿茶酚胺相互增强彼此的合成与分泌，最终都对相同的细胞内分子信号通路产生影响，如cAMP-PKA，共同诱发由手术导致的炎症-应激反应（inflammatory-stress response，ISR）[1]。ISR促使肿瘤细胞发生上皮-间质转化（epithelial-to-mesenchymal transition，EMT）、迁移、移动、存活、入侵和血管再生以及抑制抗癌症转移的免疫反应[1-2]。这些由前列腺素和儿茶酚胺介导的ISR可将延长患者生存率的手术转变为一把双刃剑，即切除恶性组织的同时亦增加癌症复发风险。

ISR已于术前发生

在预知将要发生具有危险性的事件时（例如跳伞、公开演讲和手术时），机体都会诱发ISR[32, 49-51]。具体而言，在发生此类事件的同时，会伴有去甲肾上腺素、肾上腺素、皮质醇及促炎细胞因子（例如CRP、IL-6）水平升高[50-51]。同样，在术前1天，亦可观察到应激激素和炎症因子水平的升高[52-53]。因此，ISR水平已于术前升高，且其可促进癌症转移灶形成，抑制抗癌症转移的免疫反应，这表明术前就需对ISR进行治疗。

炎症反应和应激反应相互促进增强

尽管应激反应和炎症反应被分别诱发，但二者可相互促进增强，继而整合为ISR。应激反应和组织损伤可激活交感神经系统（sympathetic nervous system，SNS），继而释放儿茶酚胺，引起肾上腺素全身释放和去甲肾上腺素局部释放[32-33]。组织损伤亦可释放花生四烯酸，并且经环氧合酶（COX）代谢最终合成前列腺素。经肾上腺素能信号通路激活SNS，促进花生四烯酸代谢并促使前列腺素合成[33]。在体慢性应激暴露和离体接触肾上腺素，可上调癌细胞系和巨噬细胞COX2表达[39, 54]，增加PGE2[39]（含量最多的PG）和促炎细胞因子（例如IL-6）的产生[55]。重要的是，肾上腺素能信号通路亦可引起淋巴结构[39]和淋巴液流动[39, 56]的改变，并可从脾及骨髓中招募免疫细胞进入循环，以可能增强促炎反应的方式调控其活性[57]。前列腺素合成诱发外周免疫反应，在细胞因子介导下可通过血脑屏障，引起中枢神经系统神经炎症反应，该反应可增加并维持肾上腺素能信号通路的表达[57]。此外，促炎细胞因子（例如IL-6）能激活痛觉感受器，继而引起局部释放去甲肾上腺素，而持续性疼痛可引发焦虑，继而引起全身释放肾上腺素[58]。综上所述，炎症反应和肾上腺素能信号通路以一种自身连续不断且能增强炎症反应-肾上腺素能信号的循环方式相互促进（图9.1）。

前列腺素和儿茶酚胺作用于相同的细胞内分子信号通路

尽管前列腺素和儿茶酚胺分别结合至不同的细胞外受体系统，但其经常激活相同的细胞内分子信号通路，继而引起相似的促癌症转移效应。肾上腺素和去甲肾上腺素可结合至 α 和 β 肾上腺素能受体，其中结合至 β_2 肾上腺素能受体的这一过程已被不断证实可促进许多由肾上腺素能信号通路介导的促癌症转移效应[32-33]。但是，其他肾上腺素能受体（例如 β_3）亦被报道会对癌症转移产生有害影响[33]。上皮细胞、癌细胞和免疫细胞（例如巨噬细胞）通过组成型表达的COX1和组织损伤（例如手术）诱导的COX2，代谢花生四烯酸合成前列腺素。大多数免疫细胞和上皮细胞表达前列腺素和儿茶酚胺受体，且在许多癌细胞中过度表达[59-60]。前列腺素和儿茶酚胺皆会升高细胞内cAMP水平，随后激活各种各样的促癌症转移信号通路（例如，cAMP-PKA、cAMP-EPAC）[42, 59]。值得注意是，肾上腺素能受体和前列腺素能受体皆会影响类似的

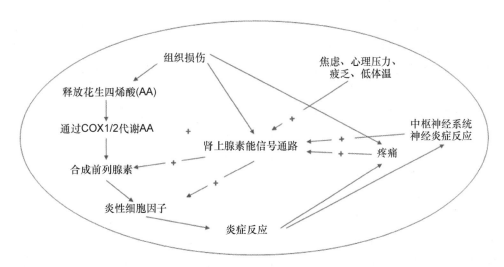

• **图 9.1** 炎症-应激反应的相互增强作用。炎症-应激反应增强循环。组织损伤可引起花生四烯酸（AA）释放并激活局部肾上腺素能信号通路。肾上腺素能信号通路增强 COX 酶代谢 AA 的过程，继而增强前列腺素合成。前列腺素诱导炎性细胞因子的分泌，并通过肾上腺素能信号通路增强炎性细胞的分泌，导致炎症反应增加，通过激活痛觉感受器可增强局部及全身肾上腺素能信号通路，也可通过诱导中枢神经系统神经炎症反应激活全身肾上腺素能信号通路。此外，在围手术期，焦虑、心理压力、疲乏及低体温亦可激活肾上腺素能信号通路。因此，炎症反应可使肾上腺素能反应增强，进而肾上腺素能反应亦使炎症反应增强

转录信号通路（例如，NF-κB、STAT-3、CREB、AP1、GATA1、ETS），继而表现出其对癌细胞和免疫细胞具有潜在的促癌症转移效应[32-33, 55, 59]。

总之，在围手术期，前列腺素和儿茶酚胺二者可通过多种机制分别被诱导产生，且于术前便已开始发挥作用，二者相互促进彼此的合成与释放，激活类似的细胞内促癌症转移信号通路。因此，术前联合抑制 β 肾上腺素能和 COX 可能有益。

在此，我们将讨论前列腺素和儿茶酚胺的具体促癌症转移机制，以及目前可用于阻滞围手术期前列腺素和儿茶酚胺的药物。

前列腺素和儿茶酚胺对癌细胞的直接作用

激活经前列腺素和儿茶酚胺介导的 cAMP 信号通路可诱导促癌症转移的转录活性。具体而言，NF-κB 激活 Snail、Slug 和 TWIST1 转录因子，诱导肿瘤细胞的促转移过程，而该过程对癌细胞存活和扩散是必要的。这包括启动 EMT 和上调 HIF-1α，从而增强缺氧适应能力，并促进具有建立转移潜力的循环肿瘤细胞的存活[61]。此外，激活 cAMP-PKA-NF-κB 可引起肿瘤细胞分泌促癌症转移和促炎细胞因子（例如 IL-6、IL-1、IL-8 和 TNFα）、血管内皮生长因子（VEGF）和细胞外基质降解酶

MMP2、MMP9[32-33, 61]。

重要的是，促炎细胞因子（例如由癌细胞分泌的 TNF）可激活 NF-κB，继而可在肿瘤微环境中建立一个维持炎症反应的自分泌正反馈回路。

NF-κB 作为重要的信号通路，参与儿茶酚胺和前列腺素的许多促癌症转移效应。近期有研究表明，NF-κB 受 NE 调控，且该信号通路具有细胞和环境特异性。例如，在一种环境中，全身 NE 和 EPI 水平升高后，可潜在抑制炎症反应，但在另一种环境中却激活炎症反应，使炎症反应升高[55]。因此，β 受体阻滞剂可能并不总是表现出抑制炎症反应和（或）促癌症转移过程。近期一项临床研究综述表明，β 受体阻滞剂的药效具有癌症和环境特异性[41]。β 受体阻滞剂的特性以及儿茶酚胺和前列腺素在围手术期同时升高[29, 62]的事实可能解释了在一些动物模型中，只有联合使用非甾体抗炎药（NSAID）和 β 受体阻滞剂才能有效降低术后癌症转移负荷[9, 35-36]。

ISR 与免疫反应

动物实验和人体试验都表明，前列腺素和儿茶酚胺可抑制免疫系统[1-2]。具体而言，儿茶酚胺招募免疫细胞进入循环[32, 52]，同时儿茶酚胺和前列腺素诱导肿瘤细胞分泌趋化因子[61, 63-64]，吸引

单核细胞进入恶性组织。此外，儿茶酚胺和前列腺素可直接促使肿瘤相关巨噬细胞（tumor-associated macrophage，TAM）极化转变为 M2 型促癌症转移巨噬细胞[65]。重要的是，M2 型 TAM 被证明可促进细胞外渗和转移，并抑制细胞介导的免疫反应[65-67]。此外，TAM 表达 COX2 并产生前列腺素[68]，其经肾上腺素能信号通路增强[39]。此外，巨噬细胞在脂多糖刺激下[69]（体外实验）或在低体温动物中可分泌去甲肾上腺素[70]。因此，肾上腺素能和前列腺素能信号通路可招募 TAM 进入肿瘤微环境，相应的 TAM 促使促炎促癌症转移环境形成，并以一种非 SNS 依赖的方式分泌前列腺素和去甲肾上腺素。从临床角度而言，这表明即使是术前或围手术期未表现出焦虑和（或）全身肾上腺素能反应的患者，使用药物抑制儿茶酚胺和前列腺素信号通路仍有益。

ISR 呈现出广泛的免疫抑制作用，因大多数免疫细胞可表达前列腺素和儿茶酚胺相对应的受体[33, 35, 71]。现已发现前列腺素和儿茶酚胺结合至这些受体的过程可在体外与体内实验中抑制 NK 细胞毒性[7, 47]并且降低 T 细胞毒性[54, 72]，将 Th2/Th1 平衡偏向 Th2 反应为主[73]（被认为具有促转移作用），减少可能留存循环肿瘤细胞的重要间隔中的淋巴细胞数量（例如肺浸泡池）[35]，以及抑制淋巴细胞浸润至肿瘤组织[32]。因此，儿茶酚胺和前列腺素的联合作用可抑制免疫应答，并以一种有利于癌症进展的方式改变全身和肿瘤免疫细胞环境[10, 36]。

ISR 与癌症微环境

儿茶酚胺和前列腺素能在癌症微环境中通过一系列机制促使发生促癌症转移改变。儿茶酚胺和前列腺素皆可使免疫细胞（例如，巨噬细胞、淋巴细胞）分泌 MMP2 和 MMP9，引起细胞外基质降解，从而促使肿瘤细胞内渗[55, 64]。值得注意的是，现已证明去甲肾上腺素可诱导癌细胞分泌抑制素 bA（INHBA），促使癌细胞表达一种癌症相关成纤维细胞（cancer-associated fibroblast，CAF）表型，该表型可显著增强肿瘤的生长、侵袭以及迁移[74]。经 COX 信号通路介导的炎症反应可诱导激活血小板并使其聚集，保护并隐藏血液循环中的肿瘤细胞，从而提高肿瘤细胞的迁移能力[75]。值得注意的是，肾上腺素亦可激活血小板并使其聚集。因此，在研

究血小板激活的体外实验中，通常使用肾上腺素进行研究[76-77]。动物模型及近期的人体试验已表明，肾上腺素能信号通路可增加淋巴管和淋巴液密度，从而进一步有助于肿瘤细胞的迁移[39, 56]。现已表明，发生于淋巴血管系统的这一改变同肿瘤细胞的淋巴管数量增加、受累淋巴结数量增加以及促使发生肺转移相关[39]。

鉴于围手术期可大量释放儿茶酚胺和前列腺素，预防 ISR 引起的多重促癌症转移效应极其重要。围手术期"双刃剑"一词意味着，尽管手术是治愈实体肿瘤的主要方法，但围手术期发生 ISR 可能促使肿瘤复发，但阻止儿茶酚胺和前列腺素发挥作用便可预防癌症复发。

消除围手术期炎症反应和肾上腺素能应激反应

基于临床前研究，我们及其他研究人员认为，在癌症转移发生发展的初始阶段，预防前列腺素能和肾上腺素能信号通路产生的促转移效应最有效[3-4, 28, 36, 46]。围手术期的特点为高水平的儿茶酚胺和前列腺素，在大多数患者中以散在的肿瘤细胞和微转移病灶形式的 MRD 为特点[2]。几项动物转化实验表明，在发生应激反应和（或）接受手术时，抑制炎症反应和（或）肾上腺素能信号通路可显著降低癌症转移负荷（例如，癌症转移灶的数量/重量）并提高患者生存率[9, 7, 35-37, 47]（图 9.2 和 9.3）。因前列腺素和儿茶酚胺作用于相同的分子信号通路，在许多动物模型中发现联合阻滞二者的效应显著；在部分动物模型中，联合使用依托度酸（半选择性 COX 抑制剂）和普萘洛尔（非选择性 β 受体阻滞剂）是唯一有效的方法[9, 35-37]。

有关 β 受体阻滞剂和（或）COX 抑制剂及其对癌症预后影响的临床研究，大多为回顾性队列研究和荟萃分析[41-42, 78-81]。研究结果虽令人兴奋，但又发现这些研究结果不一致[41-42]。但是，这些研究仅对临时或长期使用一类药物（例如，β 受体阻滞剂或 COX 抑制剂）进行研究，并未对联合使用两种药物进行研究。基于这些研究难以得出结论，因药物类型、治疗时机和治疗持续时间、癌症特点、并发症的不同以及人群选择偏倚等方面均具有高度异质性。总之，围手术期或长期使用 COX 抑制剂

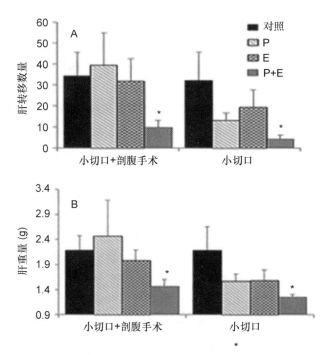

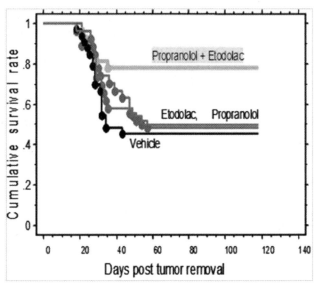

• 图 9.3 Spontaneous metastasis and long-term survival following excision of a primary melanoma (B16F10.9). The beneficial effect of propranolol, etodolac, and their combined administration on longterm survival. All animals underwent surgery for the removal of a primary tumor (n = 234). Only the combined treatment of propranolol and etodolac significantly increased survival rates (but not either drug alone). Methods: mice were injected with B16F10.9 melanoma cells into the footpad subcutaneous space. Once a developing tumor reached 100–150 μL in volume, mice received drug/vehicle treatment, the tumor was completely excised, and longterm survival rates were assessed. (From Glasner, A. et al. Improving survival rates in two models of spontaneous postoperative metastasis in mice by combined admin- istration of a beta-adrenergic antagonist and a cyclooxygenase-2 inhibitor. J Immunol. 2010; 184: 2449-2457. doi:10.4049/jimmunol.0903301)（由于授权限制，本图保留英文）

• 图 9.2 结肠癌（CT26）。分别使用普萘洛尔（P）和依托度酸（E）或联合使用，对改善肝表面癌症转移灶数量和肝重量有益（A 和 B）。对所有经脾注射肿瘤细胞的动物进行手术。共有 57 只小鼠（32 只雄性、25 只雌性），接受 CT26 肿瘤细胞注入脾处理，其中接受普萘洛尔注射的小鼠 13 只，接受依托度酸注射的小鼠 16 只，接受普萘洛尔和依托度酸两种药物的小鼠 14 只，对照组小鼠 14 只，于 30 min 后进行二选一的手术操作（小切口伴或不伴剖腹手术，这两种手术方式在 3 组中各占一半）。21 d 后，计数肝表面癌症转移灶数目，并称量肝重量。（A）仅有药物联合治疗显著减少肝表面转移灶的数量，而单独使用每种药物未能达到该效果，与未用药物治疗（安慰剂）相比，这一结果使用 * 显示，在两种手术过程中都成立（在所有比较中，PLSD $P < 0.05$）。（B）肝重量呈现完全相同的模式，没有肿瘤的肝重量约为 1 g。数据以均数＋标准误表示（From Sorski, L. et al. Reducing liver metastases of colon cancer in the context of extensive and minor surgeries through beta-adrenoceptors blockade and COX2 inhibition. Brain Behav Immun. 2016; 58: 91-98, doi: 10.1016/j.bbi.2016.05.017）

或 β 受体阻滞剂的最强有力的回顾性研究证据是基于结直肠癌与黑色素瘤患者得到的[41-42]。重要的是，美国政府咨询委员会推荐 NSAID 作为结直肠癌一线预防措施，这表明该类药物具有抗癌特点，该特点在"美国预防服务工作组"对 50 ～ 59 岁男性人群的研究中得到印证[82]。此外，回顾性研究揭示了降低肾上腺素能或前列腺素能信号通路的益处，表明使用非选择性 β 受体阻滞剂（例如，普萘洛尔）可能比使用选择性肾上腺素能受体阻滞剂更有效[83，85]。使用同时抑制 COX1 和 COX2 酶的

药物（例如，阿司匹林或依托度酸）可能比使用抑制任一种酶的药物更有效[86-87]。总之，来自动物实验的强有力证据和临床回顾性研究的综合结果表明，在围手术期抑制癌症患者的炎症反应和（或）肾上腺素能应激反应具有潜在益处。正如后面将讨论的，近期小型随机对照试验（RCT）表明围手术期分别和（或）联合使用 β 受体阻滞剂和 NSAID 的益处。

使用 RCT 研究围手术期使用 β 受体阻滞剂

近期临床试验为围手术期使用 β 受体阻滞剂能产生潜在的短期益处与可能的长期益处提供了证据。例如，在卵巢癌患者中，三项不同的 RCT 提供了预后良好的结果。在一项研究中，于手术前 2 d 口服普萘洛尔并在围手术期共维持 5 d，可降低术后 3

周血清 CA-125 水平（一种可表明癌症负荷的生物标志物）（$n = 22$）[88]。另一项 RCT 研究了低剂量（每日 2 次，一次 10～20 mg）普萘洛尔的效果，在患者接受卵巢癌手术前 2 d 开始口服药物或作为新辅助疗法进行治疗，发现可缓解患者焦虑、抑郁程度并提高生活质量（$n = 32$）[89]。第三项 RCT 研究了普萘洛尔的效果（每日 2 次，一次 40 mg），患者于术前 3 d 开始服用，并持续至化疗结束，结果显示在整个治疗过程的几个时间点中，该治疗措施可显著降低血清 VEGF、IL-6、MCP-1、IL-8 水平（$n = 84$）[90]。这些研究表明，普萘洛尔在降低肿瘤负荷标志物、缓解围手术期炎症反应及缓解焦虑和抑郁方面的有效性。

近期一项研究评估了肺癌患者术中静脉注射盐酸兰地洛尔（一种超短效 β_1 受体阻滞剂）的效果。研究结果显示，就延长患者 2 年无复发生存期趋势而言，使用兰地洛尔治疗的患者中有 89% 的患者无复发（95%CI 0.78～1.01），而安慰剂组患者仅 76% 的患者无复发（95%CI 0.6～0.91），尽管统计学无显著差异（$P = 0.1828$，$n = 57$）[91]。近期刚结束的一项三盲 RCT 研究（$n = 60$）评估患者在接受乳腺癌切除手术前 7 d，增加围手术期普萘洛尔给药剂量后的治疗效果。该试验关注于在进行活检（在药物治疗前）与肿瘤切除术之间的这段时间内，促癌症转移和促炎基因的表达变化。普萘洛尔下调间质基因表达（$P = 0.002$），下调瘤内炎症转录因子（Snail/Slug，NF-κB/Rel，AP-1），促进肿瘤组织 CD68+巨噬细胞和 CD8+T 细胞的浸润[92]。

综上所述，来自 RCT 的临床证据表明围手术期使用 β 受体阻滞剂在降低不同类型癌症的转移潜力方面具有潜在疗效。

癌症手术中有关 NSAID 的围手术期 RCT

有关围手术期使用 NSAID 对癌症预后影响的证据也日渐明朗。一项纳入 57 例甲状腺癌患者的临床试验中，术前静脉注射帕瑞昔布钠（一种高选择性 COX2 抑制剂）进行镇痛，可降低血浆去甲肾上腺素、皮质醇和血糖水平，该研究结果表明可通过阻断前列腺素合成降低由手术引起的应激反应[93]。值得关注的是，该临床证据表明，抑制 COX2 本身即可能会下调局部肾上腺素能信号通路。分别的独立试验发现，在宫颈癌和胃癌患者中，围手术期使用帕瑞考昔[94]和氟比洛芬[95]（非选择性 COX 抑制剂）可增强抗肿瘤免疫反应，恢复 Th1/Th2/Treg 平衡[94]，并缓解术后对细胞毒性 T 细胞（CTL）和 NK 细胞活性的抑制[95]。在结直肠癌患者中（$n = 28$），于术前 3 d 使用 NSAID 进行治疗（非选择性 COX 抑制剂吲哚美辛或选择性 COX2 抑制剂塞来昔布），可增加 CTL 浸润至肿瘤基质[96]。在前列腺癌患者中（$n = 45$），于活检后开始、术前 4 周使用塞来昔布进行治疗，可降低血管增殖和生成的组织学标志物，并可使肿瘤凋亡增强[97]。值得注意的是，在癌症手术中，标准剂量的塞来昔布仅微弱降低围手术期前列腺素合成[98]，且事后分析发现，新辅助治疗使塞来昔布降低前列腺素合成的能力受损。因此，我们可假设，在某些情况下使用半选择性 COX 抑制剂可能有益。此外，术中静脉注射或术前口服 β 受体阻滞剂有助于有效减少围手术期炎症反应。

围手术期联合阻滞炎症-应激反应

评估围手术期联合阻滞儿茶酚胺和前列腺素信号通路的临床试验的理论依据在于，可影响癌症发生发展的儿茶酚胺和前列腺素合成信号通路的相互协调增强，围手术期同时增加儿茶酚胺和前列腺素，以及有表明联合阻滞儿茶酚胺和前列腺素具有优势的临床前研究。

近期一项回顾性研究评估了卵巢癌患者围手术期单独或联合使用 NSAID 和（或）β 受体阻滞剂的效果，该文以摘要形式发表[99]。该研究发现，使用这两类药物与改善患者总生存期有关。重要的是，从更大范围来看，与分别单独使用这两种药物相比，联合使用普萘洛尔与依托度酸与肿瘤结节数目更少有关，这表明联合使用这两种药物更能抑制癌症转移。

在近期刚完成的 RCT 中，对于乳腺癌[10, 52]（$n = 38$）与结直肠癌[100]（$n = 34$）患者，使用 2 种治疗措施，分别为联合使用依托度酸与缓释普萘洛尔（表 9.1 和 9.2）以及使用安慰剂。于术前 5 d 开始进行治疗，持续至术后 5 d（乳腺癌）或 14 d（结直肠癌）。在整个干预过程中，依托度酸以每日 2 次、一次 400 mg 的剂量给药。缓释普萘洛尔以每日 2 次、一次 20 mg 的起始剂量给药，于手术当日

表 9.1　乳腺癌研究中药物 / 安慰剂使用情况

	术前 5 d 至术前 1 d	手术当日	术后 1 ～ 7 d
口服缓释普萘洛尔，每日 2 次	20 mg	80 mg	20 mg
口服依托度酸，每日 2 次	400 mg	400 mg	400 mg

该表描述的是在 Shaashua 等（2017 年）的研究中[52]，围手术期联合用药策略。口服缓释普萘洛尔的策略如下：①术前 5 d 20 mg 每日 2 次。②手术当日 80 mg 每日 2 次。（3）术后 7 d 20 mg 每日 2 次。半选择性 COX2 抑制剂依托度酸 400 mg 每日 2 次。Data from Shaashua, L. et al. 在第 II 阶段随机试验中发现，围手术期使用 COX-2 和 β 受体阻滞剂改善乳腺癌患者的转移生物标志物。Clin Cancer Res 23，4651-4661，doi：10.1158/1078-0432.CCR-17-0152（2017）.

表 9.2　结直肠癌研究中药物 / 安慰剂使用情况

	术前 5 d 至术前 1 d	手术当天	术后 1 ～ 7 d	术后 8 ～ 14 d
口服缓释普萘洛尔，每日 2 次	20 mg	80 mg	40 mg	20 mg
口服依托度酸，每日 2 次	400 mg	400 mg	400 mg	400 mg

该表描述的是在 Haldar 等对结直肠癌患者（2017 年）的研究中[100]，围手术期联合用药策略。口服缓释普萘洛尔治疗策略的方式如下：（1）术前 5 d 20 mg 每日 2 次。（2）手术当日 80 mg 每日 2 次。（3）术后 7 d 20 mg 每日 2 次。半选择性 COX2 抑制剂依托度酸 400 mg 每日 2 次

增加至每日 2 次、一次 80 mg，于术后再降至 40 mg（仅在结直肠癌）与 20 mg。重要的是，未发现与药物相关的不良事件。在手术提取的结直肠癌和乳腺癌肿瘤组织样本中，发现于术前 5 d 联合使用依托度酸与缓释普萘洛尔可减少 EMT 发生，并可在恶性组织中下调促炎和促恶化的转录通路，包括 NF-κB、STAT-3、CREB 和 GATA 家族（图 9.4）。该治疗措施可减少肿瘤组织中单核细胞数目，在乳腺癌患者中降低肿瘤增殖标志物 Ki67，在结直肠癌患者的肿瘤组织中增加 NK 细胞的浸润。对仅从乳腺癌患者中收集得到的血液样本进行分析，结果表明围手术期的治疗措施可降低血清 IL-6 和 CRP 水平，改善 NK 细胞的细胞毒性标志物，增强诱导产生 IL-12 和 IFN-γ，但不影响血清抗炎细胞因子 IL-10 和皮质醇水平。最后，该治疗措施完全抵消了术后第 1 d 血液单核细胞数量的增加。值得注意的是，在结直肠癌患者的研究中，意向治疗分析发现，术后 3 年癌症复发率在已治疗患者中是 1/15，在安慰剂组是 5/19（图 9.5）（$P = 0.23$），而按照符合方案分析，术后 3 年癌症复发率分别为 0/11 和 5/17（$P = 0.054$）。综上所述，近期临床研究表明，联合用药的方法可改善围手术期患者的免疫功能，减少促癌症转移过程。纳入结直肠癌（NCT03919461）和胰腺癌（NCT03838029）患者的两项随机对照试验目前正在努力研究这些结果的长期意义。

安全性

现已对围手术期 NSAID 或 β 受体阻滞剂的使用情况进行广泛研究。β 受体阻滞剂最早旨在减少术后心血管事件的发生，故推荐使用[101]。在 POISE1 研究进行后，不推荐使用 β 受体阻滞剂[102]，该研究评估了手术当日直至术后 30 d 使用选择性 $β_1$ 受体阻滞剂美托洛尔的作用。使用 $β_1$ 受体阻滞剂虽然可减少术后心肌梗死的发生（HR 0.73，95%CI 0.6 ～ 0.89，$P = 0.0017$），但增加术后与低血压和卒中相关的死亡风险（HR 1.33，95%CI 1.03 ～ 1.74，$P = 0.0317$）。研究者指出，在未进行滴定的情况下，以中至高剂量给药，以及于手术当日开始给药可导致治疗相关死亡率增加。随后进行的一项队列研究评估了住院期间患者接受 β 受体阻滞剂治疗对术后脑卒中发生的影响。在 44 092 例连续纳入的患者中，在接受 β 受体阻滞剂治疗的 10 756 例患者中，其中 0.2%（88 例）的患者于术后 7 d 发生脑卒中[103]。值得注意的是，该研究观察到，与其他 β 受体阻滞剂相比，脑卒中风险增加是美托洛尔所特有的[103]。重要的是，普萘洛尔（一种非选择性 β 受体阻滞剂）并未纳入 POISE 试验或后续试验，而研究肿瘤病情的临床研究报道了使用普萘洛尔具有安全性的结果（见前文）。目前指南认为，围手术期使用 β 受体阻滞剂具有患者个体差异性[101]。鉴于 POISE 试验中得出的结果，接受中至高风险癌

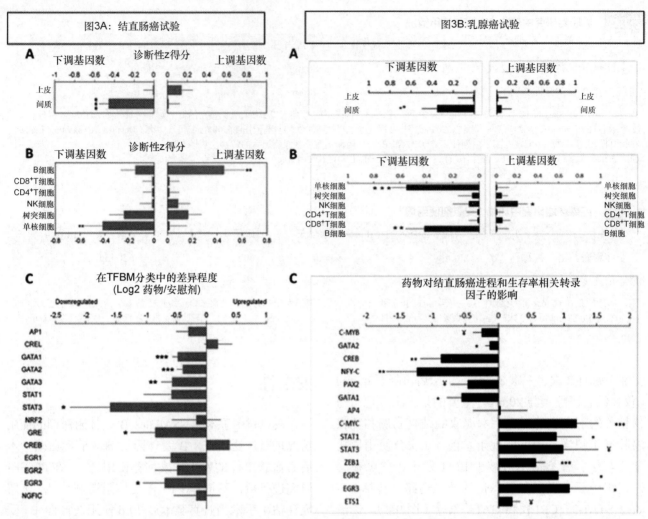

• **图 9.4**　在结直肠癌以及乳腺癌中，围手术期联合使用阻滞剂对转录活性的影响。在结直肠癌[100]和乳腺癌[10, 52]癌症患者中，于术前 5 d 使用非选择性 β 受体阻滞剂普萘洛尔以及半选择性 COX2 抑制剂依托度酸，观察该给药方法对转录活性的影响。对肿瘤样本（来自 FFPE 组块）进行全基因组 mRNA 质谱分析。在这两种肿瘤类型中：（**A**）减少 EMT；（**B**）减少单核细胞浸润；（**C**）促转移 / 促炎转录因子活性。在乳腺癌肿瘤样本中，NK 细胞浸润数量增加显著。* $P < 0.05$，** $P < 0.001$，*** $P < 0.0001$，γ 边界显著。EMT，上皮-间质转化

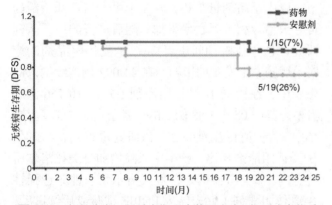

• **图 9.5**　意向治疗。围手术期联合使用炎症-肾上腺素能受体阻滞剂后的无疾病生存期（DFS）：围手术期联合使用普萘洛尔与依托度酸后随访 3 年，发现在接受药物治疗的 15 位患者中有 1 位患者（7%）癌症复发，在接受安慰剂治疗的 19 位患者中有 5 位患者（26%）癌症复发。$P = 0.23$。以 DFS 曲线呈现数据

症手术且存在高风险脑血管事件的患者并非是接受中至高剂量 β 受体阻滞剂（尤其是美托洛尔）的良好人群，尤其在术前未增加剂量的情况下。美国心脏协会（AHA）、美国心脏病学会（ACC）和欧洲心脏病学会（ESC）建议，在符合条件的情况下，于术前便开始启动围手术期 β 受体阻滞剂的治疗措施[104-105]。

长期使用 NSAID 与一些不良反应事件的发生有关，包括增加胃肠道出血和血栓发生风险。但是，考虑到相对短暂的围手术期，当前 ERAS 指南推荐使用 NSAID，目的是在心血管事件低风险患者中降低阿片类药物用量和阿片类药物相关的不良反应[106]。此外，在一些评估围手术期 COX2 抑制剂安全性的系列研究中，并未发现血栓形成、肾或心

脏风险增加的证据[107-109]。重要的是，对心血管并发症风险较高的患者，使用 NSAID 的时间应缩短并减少给药剂量[110]。

在我们两项已结束的临床试验中[52,100]（表 9.1 和 9.2），试验方法为在围手术期短暂应用滴定方法使用普萘洛尔和中等剂量的依托度酸，于术前 5 d 开始给药（见前文）。治疗组和安慰剂组患者之间的治疗耐受性良好，不良事件发生率相当，极少数接受治疗的患者发生短暂的非持续性无症状性心动过缓。在先前所描述的所有研究中，分别使用 NSAID 和 β 受体阻滞剂，治疗耐受性也较好。

结论

有证据表明，患者在围手术期极易暴露于引发癌症转移的危险因素，阻滞 ISR 有助于抑制促癌症转移过程。使用 COX 抑制剂依托度酸和非选择性 β 受体阻滞剂普萘洛尔为预防癌症转移提供了一种安全、可行的方法，同时也减少患者疼痛，使不良反应发生率降低。临床试验提供了良好的安全性和有效性的结果，更大规模的评估癌症远期预后的

临床试验正在进行。此外，由于许多癌症治疗措施可诱发炎症反应和应激反应（包括辅助和新辅助化疗、放疗和免疫疗法），联合使用 β 受体阻滞剂和 COX2 抑制剂可被视为此类治疗措施的辅助疗法。

围手术期临床医师在研究癌症手术中的抗前列腺素和抗儿茶酚胺治疗时，从中所获得的见解应传递给肿瘤医师。普萘洛尔和 COX 抑制剂易获取，在围手术期对无禁忌证的患者通常可常规且安全使用。前文所提及的两项 RCT 中有关联合用药的方案和禁忌证列表可根据要求提供。

参考文献

扫二维码见参考文献

第 10 章 局部麻醉药与癌症

Tim G. Hales，Daniel T. Baptista-Hon

代元强 译 陶天柱 校

围手术期对癌症预后至关重要

手术是许多实体肿瘤的主要治疗方法，通常也最有效。然而，即使成功的手术也可能造成肿瘤细胞传播，增加复发和转移风险。术后循环中癌细胞的数量是无病生存期的负面预后指标[1]。

围手术期存在许多促进肿瘤转移的因素[2]。例如，对组织的直接损伤会导致局部炎症和伤口愈合反应，其特征是细胞增殖和血管生成因子释放增多，从而促进残留或扩散癌细胞的生存能力。炎症还会导致水肿，增加局部引流（通过淋巴系统）压力，促进播散的肿瘤细胞离开手术部位。手术创伤还会引起普遍的应激反应，其特征是全身儿茶酚胺和炎症介质增多，进而导致免疫抑制和自然杀伤（NK）细胞的细胞毒性效应降低。上述因素都可能改变免疫系统的平衡，使术前被抑制的微转移得以活跃[3-4]。

围手术期使用的麻醉药和镇痛药也可能加剧转移的发生。麻醉药和（或）镇痛药类型可能影响癌症复发，这是一个值得关注的问题。许多回顾性临床研究表明，使用局部麻醉药进行区域麻醉可提高乳腺癌和前列腺癌手术后的无病生存期[5]。本章将探讨在肿瘤切除的围手术期使用局部麻醉药对随后的疾病进展和（或）复发的潜在益处及潜在机制。

麻醉药和阿片类镇痛药的潜在不利影响

阿片类镇痛药能有效治疗剧烈疼痛，但会引起呼吸抑制、便秘、痛觉过敏、耐受和依赖等不良反应[6]。围手术期需特别关注部分阿片类药物可能导致的免疫抑制。例如，芬太尼和吗啡可能激活 NK 细胞上的 μ 阿片受体，从而减弱其细胞毒性效应[7-8]。此外，芬太尼和吗啡还可能通过刺激下丘脑-垂体轴提高糖皮质激素水平，间接导致免疫抑制[9]。部分肿瘤细胞（尤其是非小细胞肺癌）上存在 μ 阿片受体，表明阿片类药物也可能直接影响癌细胞的功能。第 12 章将详细讨论阿片类药物对癌症的影响。

七氟烷等挥发性全身麻醉药也可能抑制免疫反应[10]。吸入七氟烷可降低小鼠血液中白细胞和淋巴细胞数量[11]。在七氟烷麻醉的乳腺癌患者组织活检中发现，NK 细胞和 T 辅助细胞的浸润也有所减少[12]。此外，使用七氟烷麻醉的乳腺癌患者血清可抑制体外培养的 NK 细胞的细胞毒性效应[13]。挥发性全身麻醉药也可能有直接的促癌作用。例如，从接受七氟烷麻醉的乳腺癌或结肠癌患者中提取的血清，可分别削弱体外培养的乳腺癌或结肠癌细胞的凋亡[14-15]。七氟烷还可能增强卵巢癌和胶质母细胞瘤的转移和侵袭[15-19]。挥发性麻醉药对癌症的影响将在第 11 章进一步讨论。

围手术期局部麻醉药的间接益处

在平衡的多模式麻醉中，局部麻醉药常用于围手术期镇痛。其可减少对挥发性麻醉药和阿片类镇痛药的需求，并可能有益于癌症预后[20-21]。此外，局部麻醉药可能减弱应激反应及围手术期免疫抑制的程度[22-23]。

最近一项大规模前瞻性多中心临床研究比较了乳腺癌手术患者接受吸入麻醉或吸入麻醉联合罗哌卡因或左布比卡因椎旁神经阻滞，结果显示两组患者无病生存期没有明显差异[24]。因此，椎旁阻滞所带来的阿片类药物和挥发性麻醉药节约效应并不能解释局部麻醉药对乳腺癌手术患者预后的潜在益处。目前，正在进行多项临床研究探讨麻醉技术对癌症患者预后的影响。大多数研究者认为，局部麻醉药的潜在益处是通过其麻醉药节约效应间接产生的（表 10.1）。

然而，越来越多的证据表明，局部麻醉药可能在围手术期发挥直接的有益作用——抗炎效应[25-27]。这可能很重要，因为围手术期使用抗炎药有可能提高乳腺癌切除后的无病生存期[28-29]。此外，一些癌细胞表达局部麻醉药的膜蛋白靶点，包括电压激活钠离子通道（voltage-activated sodium ion channel，VASC），但在非恶性肿瘤细胞中未见其表达。因此，局部麻醉药如利多卡因、罗哌卡因和左布比卡因可能通过抑制这些蛋白的功能而发挥直接的有益作用。

局部麻醉药对癌细胞的直接作用

VASC 是局部麻醉药的典型靶点。体外实验表明，毒蕈碱乙酰胆碱受体（mAChR）和 Src 激酶也是局部麻醉药抑制的靶点[30-31]。这些蛋白可能在癌细胞肿瘤生理学中发挥重要作用，它们的存在提示局部麻醉药在全身麻醉药和阿片类镇痛药节约效应之外可能产生额外益处。最新的研究证据表明，利多卡因可以刺激 NK 细胞功能[32]，抑制肿瘤血管生成[33]，并使耐药癌细胞对多种细胞毒性药物（如顺铂、吡柔比星和氟尿嘧啶）的作用更敏感[34]。

若如上所述，发挥局部麻醉药益处的更有效方法可能是将其直接注射到肿瘤或全身使用。事实上，1b 类抗心律失常药利多卡因可安全用于静脉注射，也可作为静脉镇痛药使用[35]，在控制疼痛方面可能比硬膜外麻醉更有益[36]。目前，一些正在进行的临床试验将研究在乳腺癌、结肠癌和卵巢癌患者肿瘤切除前，采用局部麻醉药瘤体内、静脉或腹腔注射的方式干预，观察能否延长患者的无病生存期（NCT01916317、NCT02786329 和 NCT04065009；表 10.1）。

电压激活钠离子通道的肿瘤通道病

VASC 因在可兴奋细胞中介导产生动作电位而备受关注。涉及可兴奋细胞 VASC 的疾病被称为 Na^+ 通道病[37]。典型的 Na^+ 通道病如 $Na_v1.5$（心脏 VASC）相关的先天性长 QT3（Romano-Ward）和 Brugada 综合征、热惊厥（$Na_v1.1$ 和 $Na_v1.2$）、疼痛遗传性神经病变（$Na_v1.7$）。这些典型的离子通道病是由 VASC 突变引起的功能障碍。在癌症发生过程中，致癌转化有许多特征[38]。术语"肿瘤通道病"是指特定离子通道的表达或功能异常导致一个或多个癌症特征[39]。尽管在乳腺癌和结肠癌细胞中观察到 VASC 基因突变，但尚无潜在突变提示肿瘤通道病的发生[40]。

VASC 肿瘤通道病涉及许多不同类型的癌症[41-43]。$Na_v1.5$ 是结肠癌[44-45]和乳腺癌[46-48]等转移性肿瘤中研究最多的一种。$Na_v1.5$ 也存在于前列腺癌、肺癌（小细胞和非小细胞）和卵巢癌[41]。在乳腺癌

表 10.1　局部麻醉药对癌症患者围手术期影响的临床试验研究

ClinicalTrials.gov 识别号	研究开始日期	切除部位	局部麻醉实施	单纯全麻对比全麻联合局麻	局麻的直接益处
NCT00418457	01 月 07 日	乳房	NB	✓	
NCT00938171	06 月 08 日	乳房	NB	✓	
NCT01204242	08 月 09 日	乳房	IV	✓	
NCT01916317	12 月 11 日	乳房	IT		✓
NCT02089178	02 月 14 日	乳房	IV	✓	
NCT02786329	06 月 16 日	结直肠	IV		✓
NCT02839668	08 月 16 日	乳房	IV	✓	
NCT04065009	01 月 20 日	卵巢	IP		✓

上述临床试验比较了单纯全身麻醉（全麻）与全麻联合局部麻醉（局麻），或局部麻醉药经静脉注射（IV）、腹腔内注射（IP）、局部神经阻滞（NB）及瘤体内（IT）给药的潜在有益作用

和结肠癌细胞中表达的 $Na_V1.5$ 具有功能性，使用膜片钳技术可从结肠癌和乳腺癌细胞中记录 $Na_V1.5$ 介导的离子电流[44, 47-49]。与 SW480 腺癌细胞相比，转移性 SW620 结肠癌细胞具有更高的 $Na_V1.5$ 电流[44]。利用河豚毒素或局部麻醉药抑制 $Na_V1.5$，可抑制结肠癌和乳腺癌细胞的增殖、迁移和侵袭行为，同时 $Na_V1.5$ 的表达也会减少[44-45, 47-48, 50-52]。相反，使用藜芦碱促进经 $Na_V1.5$ 的 Na^+ 流动可增强结肠癌细胞的侵袭能力[45, 49]。这表明 $Na_V1.5$ 在启动癌细胞侵袭所必需的信号转导中发挥重要作用，也意味着在围手术期使用局部麻醉药靶向作用于 $Na_V1.5$ 具有可行性，开展临床试验研究局部麻醉药的直接作用具有重要意义（表 10.1）。

针对 VASC 在肿瘤生理学中作用的研究揭示了一个独特而复杂的细胞内信号转导和离子稳态系统，而局部麻醉药可靶向作用于该系统（图 10.1）。结肠癌细胞 $Na_V1.5$ 的活性可通过丝裂原活化蛋白激酶（MAPK）依赖的方式影响许多侵袭相关基因的表达[49]。这可能是通过 $Na_V1.5$ 活性提高 $[Na^+]_i$ 介导。细胞常利用 Na^+ 梯度驱动其他分子的运输，

例如关键的第二信使 Ca^{2+}。$Na_V1.5$ 活化导致部分基因表达的变化，可能由 $[Ca^{2+}]_i$ 改变介导。局部麻醉药其他靶点（如 mAChR）也可能通过调节 $[Ca^{2+}]_i$ 发挥作用。$Na_V1.5$ 蛋白也可能直接影响其他转运体功能，如通过直接反式激活钠-质子交换器（NHE1）[53-54]。NHE1 介导细胞外酸化，这是基质金属蛋白酶降解细胞外基质所必需的。因此，在癌症肿瘤生理学中，$Na_V1.5$ 处于促进肿瘤增殖、侵袭等复杂信号通路的中心，这也提示靶向 $Na_V1.5$ 在癌细胞中的潜在作用。本章后续将讨论 $Na_V1.5$ VASC 结构和功能的最新进展，并为在癌症中使用局部麻醉药阻断相关机制提供新思路。

$Na_V1.5$ 的结构和功能

$Na_V1.5$ 由位于 3p21 染色体上的 SCN5A 基因编码。SCN5A 编码的 α 亚基足以形成功能性离子通道。四个辅助 β 亚基由其他基因（SCN1B 到 SCN4B）编码，可增强部分 VASC 的功能。VASC β 亚基也可能

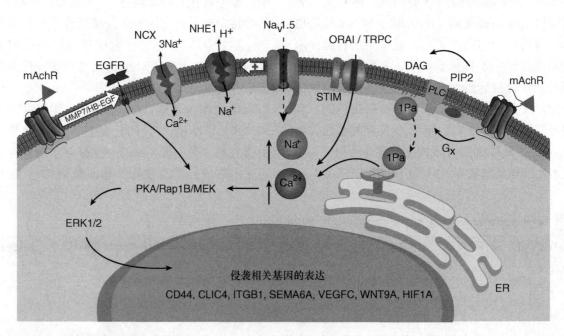

• 图 10.1　$Na_V1.5$ 和毒蕈碱乙酰胆碱受体（mAChR）在癌症转移中的作用。本图总结了癌细胞中 $Na_V1.5$ 和 mAChR 信号转导的研究结果。通过 $Na_V1.5$ 持续 Na^+ 内流可增加 $[Na^+]_i$，并通过反向 Na^+/Ca^{2+} 交换器（NCX）增强 Ca^{2+} 进入。周围环境中乙酰胆碱对 mAChR 的激活也可通过三磷酸肌醇（IP3）的产生和 IP3 受体的激活增加 $[Ca^{2+}]_i$。内质网（ER）Ca^{2+} 的消耗通过 ORAI/TRPC 离子通道激活存储的 Ca^{2+} 进入胞质，进一步提高 $[Ca^{2+}]_i$。Ca^{2+} 是一种第二信使，可以引起转移级联相关基因的转录。这可能通过 MEK/PKA/ERK 通路介导，而该通路可被持续的 $Na_V1.5$ 活性所增强[49]。MEK/PKA/ERK 通路也可通过表皮生长因子受体（EGFR）信号转导激活。mAChR 的激活可导致无活性的 pro-HB-EGF 通过金属蛋白酶 7（MMP7）裂解为活性形式，并激活 EGFR[84]。最后，$Na_V1.5$ 可直接反式激活钠-质子交换器（NHE1），导致细胞外酸化，这是基质金属蛋白酶降解细胞外基质所必需的[53]

在表达 $Na_v1.5$ 的乳腺癌中发挥作用[55]。

　　$Na_v1.5$ 的成孔 α 亚基是一个大分子蛋白（> 200 kDa），含有超过 2000 个氨基酸，包含多种药物（包括局部麻醉药）、β 亚基和钙调蛋白的结合位点，也包含磷酸化和泛素化调节位点。早期针对细菌和昆虫 VASC 结构的研究为揭示哺乳动物中该受体结构和功能的关系奠定了基础[56-57]。最近，哺乳动物 $Na_v1.5$ 和 $Na_v1.7$ 的蛋白结构得到解析[58-59]。$Na_v1.5$ α 亚基排列在 4 个同源结构域（D I ~ DⅣ）中，每个结构域有 6 个跨膜片段（S1 ~ S6）（图 10.2A）。每个结构域又分为电压感知模块（VM）和孔模块（PM）。从细胞膜外看，离子孔被四个 PM 包围，VM 排列在 PM 外表面（图 10.2B）。失活门是由连接 DⅢ 和 DⅣ 的短胞内环中的 IFM 基序形成（图 10.2C）。SCN5A 的选择性 mRNA 剪接产生至少 13 个 $Na_v1.5$ 变异体[60]。值得注意的是新生儿 $Na_v1.5e$ 剪接变异体，其在乳腺癌和结肠癌细胞中都有发现[45, 48]。新生儿剪接变异体来自外显子 6 的替代使用，该外显子编码了 VM 的一部分。

　　$Na_v1.5$ 和其他 VASC 的门控涉及三个关键步骤：电压依赖性激活，Na^+ 选择性离子通道孔的快速开放以及电压依赖性失活。在结构上，关闭、激活和失活都涉及向离散构象的转变（图 10.3）。激活是由 S4 沿其长轴并垂直于膜向外的电压依赖性运动引起[61-62]。这种运动打开了由 PM 排列的 Na^+ 选择性孔。Na^+ 的选择性由一组保守的四个氨基酸（DEKA）控制（图 10.2A）。包括 $Na_v1.5$ 在内的 VASC 在激活后 1 ~ 2 ms 内失活，这是由于含有 IFM 基序的失活门（有时也称为 h 门）折叠进入细胞内孔的开口，阻断了离子渗透[63-64]。

　　$Na_v1.5$ 通道（和其他 VASC）主要存在于可兴奋细胞，如心肌细胞和神经元，在动作电位过程中，介导膜的快速去极化（图 10.4）。这些细胞中 VASC 的表达以及维持超极化静息膜电位（RMP）（负值大于 − 60 mV）的能力是产生动作电位的关键[65]。虽然 $Na_v1.5$ 在癌细胞中起作用，但由于相对去极化的 RMP 约为 − 40 mV[45]，它们不具有激发动作电位的能力（图 10.4）。

　　$Na_v1.5$ 功能的特点是激活和失活依赖于电压。如图 10.5A（左图）所示，激活程度和电压之间的关系为 S 型，可用数学函数拟合，并可确定 50% 激活

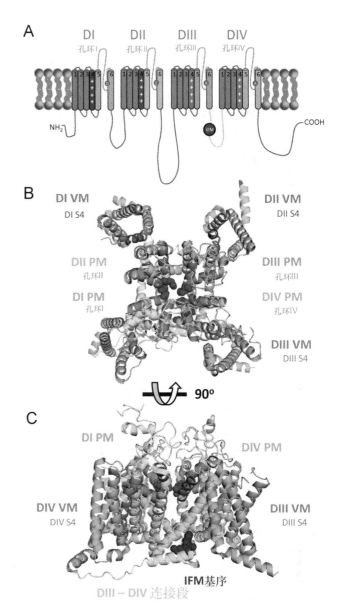

• 图 10.2　$Na_v1.5$ VASC 的结构。（A）$Na_v1.5$ 的拓扑结构。四个同源结构域分别标记为 D I 到 DⅣ，跨膜片段标记为 1 到 6。每个域的第 4 片段中的电压传感器用一系列 "＋" 突出显示。连同由第 1 片段到第 3 片段组成的剩余部分，每个电压感知模块都标记为浅蓝色。孔模块（第 5 和第 6 片段）在每个域中以不同的颜色突出显示。每个孔环用灰色表示，形成选择性过滤器（DEKA）的关键残基在每个孔环上用红色表示。连接 DⅢ 和 DⅣ 的环（包含失活门）以黄色突出显示，而稳定失活状态所需的关键 IFM 基序标记为紫色。（B）$Na_v1.5$ 通道结构的自上而下（从细胞外）视图（蛋白质数据库条目 6UZ3）。该结构以带状形式呈现，以突出跨膜的 α 螺旋位置。根据（A）中的拓扑图对关键结构进行颜色编码和标记。（C）侧视图（从 D I 和 DⅣ）突出了失活门，DⅢ VM、DⅣ VM、D1 PM 和 DⅣ PM 面向前方。DⅢ-DⅣ 连接段为黄色，IFM 基序为紫色，对应于（A）中的拓扑图（见彩图）

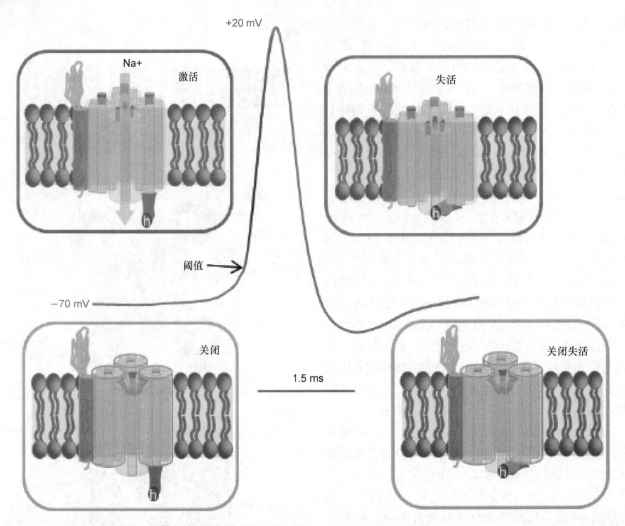

• **图 10.3** 状态依赖性电压激活钠离子通道（VASC）的功能。VASC 活性的关键状态示意图。VASC 功能大致可分为传导（激活）和不传导（关闭和失活）两种状态。在可兴奋细胞中，离子传导和不传导状态之间的循环与动作电位的不同阶段有关。在癌细胞中，静息膜电位是相对去极化的，这样的循环活性是不可能的，且大多数 VASC 可能处于失活状态（注意 h 门的位置）。大量的 VASC 处于这种平衡状态，使得局部麻醉药可能产生状态依赖性抑制

或失活（V_{50}）发生时的电压。激活和失活的 V_{50} 是研究 $Na_v1.5$ 的重要参数，局部麻醉药阻断 $Na_v1.5$ 高度依赖于状态，并能改变 V_{50} 参数[45, 66]。实验发现，局部麻醉药对 $Na_v1.5$ 的状态依赖性抑制表现为：①去极化引起的电流绝对量减少；②电压依赖性失活的曲线向左移动（图 10.5B）。

从图 10.5A（中间图）可明显看出，在结肠癌细胞的 RMP（约－40 mV）处，大多数 $Na_v1.5$ 都不能被激活，即处于失活状态。尽管如此，在平衡状态下，少部分通道在－40 mV 时仍处于激活状态，从而导致小的强直电流。发生强直（或持续）Na^+电流（称为窗口电流）的电压范围在激活和失活曲线界定的中间区域表示（图 10.5A，右图）。这种持续性 Na^+ 内流可能解释了 $Na_v1.5$ 促进肿瘤细胞侵袭的

效应[45, 49]。

VASC 可被多种药物阻断，包括局部麻醉药、抗心律失常药和抗癫痫药（表 10.2）[45, 66]。局部麻醉药对失活状态的 $Na_v1.5$ 通道具有高度选择性，这可能为靶向癌细胞而避免心脏影响提供了一种策略[66-71]。血液中局部麻醉药浓度在低至中微摩尔范围内是安全的[72-73]。在这种浓度下，局部麻醉药对低于－80 mV 膜电位的 $Na_v1.5$ 通道活性的影响可忽略不计。人心肌细胞 RMP 约为－90 mV[74]，抑制 $Na_v1.5$ 通道需要毫摩尔浓度的局部麻醉药[66]。相比之下，由于 RMP 存在去极化，结肠癌细胞普遍处于失活状态[45]。因此，持续的 Na^+ 内流可能是 $Na_v1.5$ 功能的基础，即表现为窗口电流。事实上，局部麻醉药减少了这个窗口电流的大小，从而

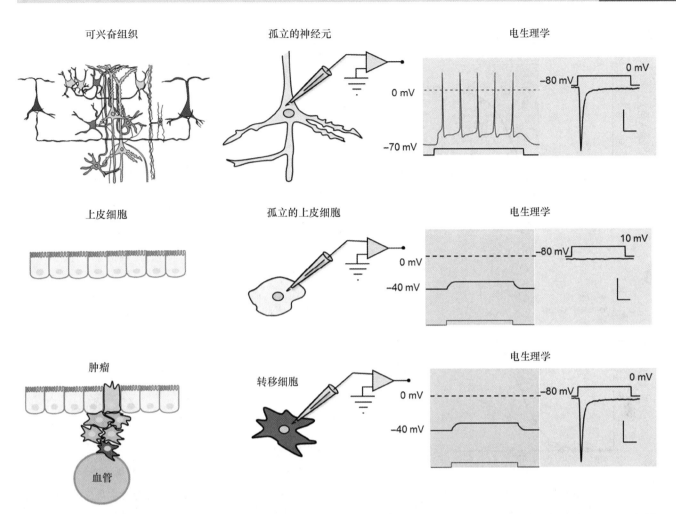

• **图 10.4** 电压激活钠离子通道（VASC）在可兴奋组织和肿瘤细胞中发挥不同的作用（上图）。可兴奋组织中，如中枢神经系统和心脏，细胞的电活动可通过膜片钳记录直接确定。该图显示了在记录膜电位的同时注入电流如何引起动作电位。在电压钳记录下，使用阶跃去极化脉冲可诱发稳健的 VASC（和 Ca^{2+}、K^+）电流。（**中图**）上皮细胞仅表达少量电压激活离子通道。示意图解释了去极化不能激活动作电位的原因。（**下图**）上皮来源的癌细胞通常表现出 VASC 的表达上调。对结肠癌和乳腺癌，有证据表明 $Na_v1.5$ 的上调与癌症分期相关，转移细胞表达更高水平的 $Na_v1.5$。和起源的上皮细胞一样，这些癌细胞具有去极化的静息膜电位。该图表明，尽管表达 VASC 的癌细胞不能激发动作电位，但当电压钳位在 − 80 mV 时，细胞去极化会产生强大的 VASC 介导的电流

减少了 Na^+ 持续内流[45]。图 10.5B（右图）着重显示了普遍的失活状态，靶向干预癌细胞状态依赖性 $Na_v1.5$ 通道的同时可不影响心脏组织。如表 10.2 所示，具有高度状态依赖性的局部麻醉药和其他 VASC 抑制剂的药物治疗指数较高，特别是利多卡因，可安全用于全身给药[35]。

1C 类抗心律失常药氟卡尼与利多卡因结构相似，具有阻断 $Na_v1.5$ 通道的共同分子决定簇[75]。最近的一个结构模型揭示了氟卡尼抑制 $Na_v1.5$ 的分子机制[59]，氟卡尼可结合细胞内的选择性过滤器，后者由来自 DⅢ 的 PM 中的 Phe1420、Lys1421 和 Phe1461 以及来自 DⅣ 的 PM 中的 Phe1762 排列组成（图 10.6A）。Phe1762 是一个已知的局麻药与 VASC 相互作用的

残基[76]。在 DⅣ-S6 失活过程中，该残基的活动可能增强氟卡尼和局部麻醉药的相互作用，为状态依赖性抑制提供了可能机制[57]。一些 VASC 抑制剂从细胞质进入结合位点需要激活门开放[77]。这与使用依赖性阻滞（use-dependent block）类似，是许多局部麻醉药和抗心律失常药抑制 VASC 的特征。然而，$Na_v1.5$ 通道中间空隙被四个开窗穿透，在相邻的 PM 之间形成，每个表面有一个[59]。这些开窗足够大，可让疏水抑制剂（如利多卡因）穿透并通过脂质双分子层进入结合袋[78]（图 10.6B）。这为抑制癌细胞 $Na_v1.5$ 通道提供了一种可能机制，癌细胞中绝大多数通道将处于失活状态，但由于 RMP 的去极化，极少通道处于开放状态。

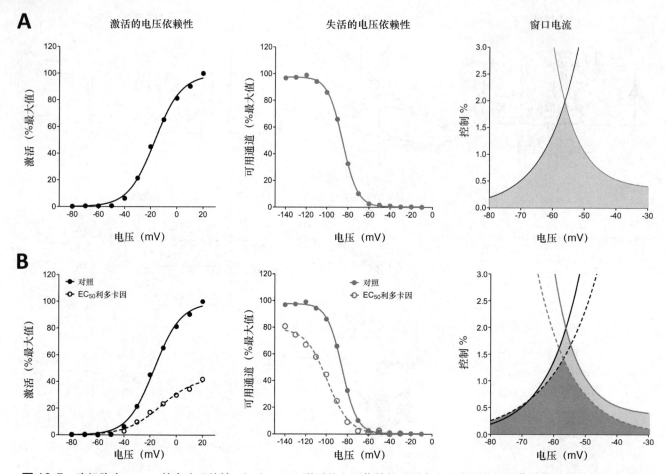

• **图 10.5**　**癌细胞中 $Na_v1.5$ 的电生理特性。**（**A**）$Na_v1.5$ 激活的电压依赖性（黑色）和失活的电压依赖性（灰色）的典型图。将 S 型玻尔兹曼关系拟合到数据中，可计算出激活和失活的 V_{50}。本例中激活的 V_{50} 为 -17 mv，失活的 V_{50} 为 -85 mv。这些数据是从 SW620 结肠癌细胞的电压钳中记录获得。第三幅图显示了窗口电流由激活和失活的电压依赖性曲线下面积所形成，即灰色阴影部分。（**B**）利多卡因对 $Na_v1.5$ 电生理特性的影响。空心圆圈和虚线显示的代表图是在 EC_{50} 浓度的利多卡因存在时，$Na_v1.5$ 激活和失活的电压依赖性及其相关的玻尔兹曼关系。在本例中，利多卡因激活和失活的 V_{50} 值分别为 -12 mV 和 -99 mV。注意失活的 V_{50} 中有很大的超极化（负值更大）漂移，这是利多卡因稳定 / 有利于失活状态的特征。利多卡因对窗口电流的影响如下图右 3 所示，窗口电流有所减小，这可能表现为 Na^+ 在转移性结肠癌细胞中持续内流减少

毒蕈碱乙酰胆碱受体

　　局部麻醉药对其典型靶点并非完全选择性的。例如，局部麻醉药可抑制 M1 和 M3 型 mAChR[79-80]。在通常的药物治疗时，这可能是一个缺点，但对癌症患者而言可能有利，因为多种蛋白质的异常上调是复杂的肿瘤病理学的基础。事实上，mAChR 表达升高与许多癌症有关，如脑癌、乳腺癌、胰腺癌、卵巢癌、胃癌和结肠癌[81]。mAChR 是 G 蛋白偶联受体，广泛表达于中枢和外周组织，介导腺体分泌、血管扩张和平滑肌收缩等生物学功能[82]。利多卡因通过抑制 G_q 蛋白调节 M3 mAChR 信号，而不直接作用于该受体[83]。激活 mAChR 可直接激活细胞膜上的表皮生长因子受体（EGFR）[84]。此

外，G_q 蛋白介导的磷脂酶 C（PLC）激活提高了细胞内肌醇三磷酸（IP3），导致 $[Ca^{2+}]_i$ 增加。其与 EGFR 信号协同，通过 MAPK 信号调控增殖和侵袭相关基因的转录（图 10.1）。

　　在化学诱导的结肠癌模型中，M3 mAChR 基因缺陷小鼠表现出细胞增殖减慢和肿瘤体积减小[85]。使用毒蕈碱激动剂可直接刺激细胞增殖，也印证了 mAChRs 在癌症中的活性作用[86]。在胃癌中，使用药物阻断 M3 mAChR 可抑制肿瘤的发生[87-88]。此外，迷走神经离断术后，去神经支配抑制了小鼠胃癌模型中的肿瘤发生，提示乙酰胆碱信号在肿瘤发生中的重要性[87, 89]。在乳腺癌中，激活 M3 mAChR 受体可促进癌细胞的增殖[90-92]。利多卡因对 M3 mAChR 介导的促癌作用的影响仍有待阐明。

表 10.2	具有抗癌药物潜力的 VASC 抑制剂
药物	**主要作用**
抗抑郁药	
氟西汀、舍曲林、帕罗西汀	选择性 5- 羟色胺再摄取抑制剂
阿米替林、去甲替林、氯米帕明、丙米嗪、地昔帕明	三环类抗抑郁药
马普替林、尼索西汀、瑞波西汀	去甲肾上腺素再摄取抑制剂
米安色林、米氮平	去甲肾上腺素能和特异性 5-羟色胺能抗抑郁药
安非他酮、文拉法辛	去甲肾上腺素−多巴胺再摄取抑制剂
奈法唑酮	5- 羟色胺−去甲肾上腺素再摄取抑制剂
曲唑酮	5- 羟色胺拮抗剂和再摄取抑制剂
抗精神病药	
氟哌啶醇、氯丙嗪、氯普噻吨、氯氮平	D2 拮抗剂
抗癫痫药	
卡马西平、拉莫三嗪、苯妥英、托吡酯、丙戊酸酯	VASC 抑制剂
抗心律失常药	
美西律、氟卡尼、普鲁卡因胺、普罗帕酮、雷诺嗪	VASC 抑制剂
维拉帕米	VASC 抑制剂
其他药物	
美金刚	NMDA 受体拮抗剂
双氯芬酸	非甾体抗炎药
利坦色林	5-HT2A 拮抗剂
安溴索、利法利嗪、利鲁唑、托哌酮	VASC 抑制剂
氟桂利嗪	VASC 抑制剂

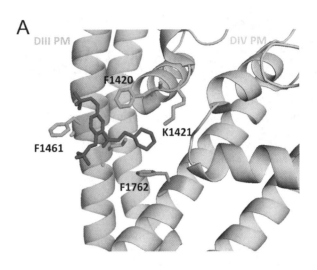

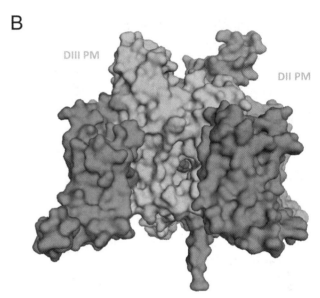

· 图 10.6　$Na_v1.5$ 与氟卡尼的相互作用。(A) D Ⅲ（绿色）和 DⅣ（棕色）的带状染色，氟卡尼以红色棒状染色（蛋白质数据库条目 6UZ0）。促进氟卡尼结合的残基在 DⅢ 中标记为绿色，在 DⅣ 中标记为橙色。(B) 从侧面看 $Na_v1.5$ 的空间填充渲染，突出显示在 D Ⅱ（粉红色）和 D Ⅲ（绿色）的孔域之间形成的开窗。通过开窗可以看到其结合袋中的氟卡尼（红色空间填充物）（见彩图）

结论

局部麻醉药对多种与肿瘤病理学相关的关键靶点具有抑制作用，凸显了其在治疗癌症方面的潜在价值。癌症患者在围手术期最易发生微转移，这可能是使用局部麻醉药的好时机。VASC 和 mAChR（以及其他蛋白质）在肿瘤病理学中作用的研究正在揭示一个独特而复杂的细胞内信号和离子稳态系统，这可能是局部麻醉药的作用靶点。进一步研究这些蛋白在不同癌症患者中的表达可能有助于疾病分层，并使个体化治疗成为可能。

参考文献

扫二维码见参考文献

第 11 章

吸入和静脉麻醉药与癌症

Julia A. Dubowitz，Sanketh Rampes，Mats Enlund，Daqing Ma

朴智胜 译 赵珍珍 校

概述：麻醉与癌症进展

手术仍是实体癌患者的主要治疗方式，60% 以上的癌症患者需要手术切除，80% 以上的癌症患者在治疗过程中需要接受手术[1-2]。随着人口的快速增长和老龄化，2030 年将有 1730 万癌症患者需要手术治疗[3]。

伴随手术干预的是围手术期应激反应，其特征是炎性介质的全身性释放，先天性和获得性免疫系统细胞激活，以及血栓前反应[4]。在进化上，尽管这有助于手术后组织损伤的愈合，但其过度和长期上调会导致术后免疫抑制时间延长，并有可能改变肿瘤细胞的生物学环境。因此，围手术期手术反应与恶性疾病的进展有关。

手术干预需要麻醉，麻醉药在调节围手术期应激反应、癌细胞生物学甚至癌症远期预后方面的作用正在显现。本章旨在全面概述当前支持麻醉药影响癌症进展的证据。

癌症的发生和发展机制

肿瘤细胞具有在宿主体内生长、增殖和扩散的能力[5]。为促进肿瘤发展，当肿瘤大小仅 1 mm 时，肿瘤血管生成。因此，肿瘤在适合手术切除之前已发展出转移潜力。此外，在对肿瘤进行手术操作时，癌细胞被释放到循环中并可定植在远处部位，发展为明显的转移疾病[6]。然而，并非所有接受手术的患者最终都死于严重的转移疾病，这表明并非所有肿瘤细胞都具有扩散到血流中或在远处部位转移定植的倾向。

免疫编辑的概念描述了免疫系统在肿瘤疾病的抑制和增殖中的作用[7]，认识到肿瘤细胞及其环境之间的复杂相互作用，这种作用产生了恶性细胞的清除（消除）、疾病的控制（平衡），也包括恶性疾病不必要的进展（逃逸）[8-9]。在这种认识下，支持抗肿瘤免疫状态的重要性变得日益显著，特别是在外科手术等生理扰动时[10]。巨噬细胞、自然杀伤细胞和 T 淋巴细胞与肿瘤细胞在其宿主内的存活、增殖和侵袭中起重要作用[9]。重大手术损伤后，其数量和功能受到抑制[4]。因此，重大手术诱导的免疫抑制环境似乎可促进潜在致命疾病的生长和传播。

麻醉药和癌症的分子作用

虽然全身麻醉药的完整作用机制仍不清楚，但吸入麻醉药和丙泊酚都通过对抑制性神经递质 γ-氨基丁酸（GABA）的正向调节发挥其催眠和遗忘作用，主要通过激活脑和脊髓中的 γ-氨基丁酸 A 型受体（GABA$_A$）作用[11-12]。麻醉药在其他受体上的活性已被证实，包括钾（K$^+$）通道和 N-甲基-D-天冬氨酸（NMDA）受体，并且可能负责麻醉药的次级效应，例如它们对肿瘤和免疫细胞的作用。

这些受体相互作用可解释常用麻醉药的非麻醉（心血管、呼吸、肝和肾）副作用，但也已观察到，对这些受体的亲和力同样揭示了麻醉药对免疫系统细胞和肿瘤细胞的潜在直接作用[13-14]。

癌症和麻醉药的临床前体外和体内研究

有研究观察了不同麻醉药对多种不同肿瘤细胞

系的体外和体内肿瘤细胞生物学的影响（表 11.1 和 11.2）。除吸入麻醉药和丙泊酚外，对最常见静脉注射药物的研究还涵盖了其他镇痛和催眠药物的作用，包括 NMDA 受体拮抗剂氯胺酮、α_2 肾上腺素受体激动剂右美托咪定和苯二氮䓬类药物咪达唑仑（表 11.3）。

表 11.1　麻醉药对癌细胞生物学的影响

机制	麻醉药物的作用	癌症类型（参考文献）
增殖	↓丙泊酚	乳腺癌[17] 子宫内膜癌[29] 前列腺癌[30] 骨肉瘤[31] 食管 SCC[32] 卵巢癌[28]
	↑吸入麻醉药	肝细胞癌[22]
细胞凋亡	↑丙泊酚	非小细胞肺癌[33] 子宫内膜癌[29] 骨肉瘤[31] 肺癌[34] 食管 SCC[32] 胶质母细胞瘤[35] 乳腺癌[36]
NK 细胞介导的细胞凋亡	↑丙泊酚-椎旁治疗患者血清	乳腺癌[110]
	↓吸入麻醉药治疗患者血清	乳腺癌[110]
细胞活力	↓丙泊酚	宫颈癌[37] 子宫内膜癌[29] 肺癌[40] 胶质瘤[38] 肺癌[34] 胃癌[39]
代谢	↓丙泊酚	结直肠癌[44] 胶质瘤[38]
EMT	↓丙泊酚	前列腺癌[47]
侵袭和迁移	↓丙泊酚	子宫内膜癌[29] 肺癌[40] 胶质瘤[38] 乳腺癌[36] 骨肉瘤[31] 肺癌[41]
	↑丙泊酚（在食管 SCC 中）	食管 SCC[32]
	↑吸入麻醉药	卵巢癌[28]

EMT，上皮-间充质转化；SCC，鳞状细胞癌

表 11.2　麻醉药调节肿瘤细胞生长的机制

机制	麻醉药物作用	参考文献
PD-L1	↓丙泊酚	乳腺癌[17]
ERK1/2	↓丙泊酚	非小细胞肺癌[33] 结直肠癌[44]
PUMA	↑丙泊酚	非小细胞肺癌[33]
AMPK/mTOR	↑丙泊酚	宫颈癌[37]
HIF-1α	↓丙泊酚	结直肠癌[44] 前列腺癌[47] 前列腺癌[27] 鳞状细胞癌[49]
	↑吸入麻醉药	前列腺癌[27] 肾癌[25]
N- 钙黏蛋白、波形蛋白和蜗牛蛋白表达（上皮间质转化）	↓丙泊酚	肺癌[40]
Akt/mTOR	↓丙泊酚	慢性髓细胞性白血病[43]
NF-κB 信号通路	↓丙泊酚	胶质肉瘤[19]
炎性细胞因子	↓丙泊酚	胶质肉瘤[19]
CPAR- 系统 -xc	↓丙泊酚	胶质瘤[38]
受体靶基因	↓丙泊酚	前列腺癌[30]
Caspase-3	↑丙泊酚	肺癌[34]
mIR-486 mIR-218 mIR-21	↑丙泊酚	胶质肉瘤[19] 肺癌[34] 胰腺癌[111]
依赖于 Slug 的 PUMA 和 E- 钙黏蛋白	↓丙泊酚	胰腺癌[111]
VEGF	↑吸入麻醉药	卵巢癌[24] 肾癌[25] 卵巢癌[28]
MMP-11	↑吸入麻醉药	卵巢癌[24]
MMP-13	↓丙泊酚	骨肉瘤[45]
MMP-2、7、9[113]	↓丙泊酚	胶质瘤[46] 肺癌[41]
MMP-2、9	↑吸入麻醉药	卵巢癌[28]
修复相关基因	↓丙泊酚	白血病[112]
mTOR	↓丙泊酚	宫颈癌[51]

Akt-mTOR，蛋白激酶 B- 哺乳动物雷帕霉素靶蛋白；AMPK/mTOR，腺苷一磷酸活化蛋白激酶；EMT，上皮-间充质转化；ERK 1/2，胞外信号调节激酶 1/2；HIF-1α，缺氧诱导因子 1α；MMP，基质金属蛋白酶；PD-L1，程序性死亡配体 -1；VEGF，血管内皮生长因子

表 11.3	镇静催眠类麻醉药的作用	
机制	**麻醉药的作用**	**癌症类型（参考文献）**
增殖	↑右美托咪定	乳腺癌[57, 61-62]
		结直肠癌[57]
		肺癌[57]
	↓咪达唑仑	头颈部[67-68]
		白血病[69]
		结直肠癌[69]
	↓氯胺酮	胰腺癌[80]
	↑氯胺酮	乳腺癌[84]
细胞凋亡	↓右美托咪定	肺癌[33, 56]
	↑右美托咪定	神经胶质瘤[56]
		骨癌[63]
	↑咪达唑仑	肺癌[56]
		神经胶质瘤[56]
		白血病[69]
		结直肠癌[69]
		睾丸癌[70]
	↑氯胺酮	肺癌[81]
		胰腺癌[80]
		脑癌[82]
坏死	↑咪达唑仑	口腔鳞状细胞癌[71]
		淋巴瘤[72]
		神经母细胞瘤[72]
侵袭和迁移	↑右美托咪定	乳腺癌[58]
	↓右美托咪定	肺癌[56]
		神经胶质瘤[56]
		骨肉瘤[63]
	↓氯胺酮	乳腺癌[84]

吸入麻醉药

吸入麻醉药是全球麻醉使用的主要麻醉药，也是最常用的麻醉维持药[15-16]。临床前数据已证实吸入麻醉药对多种细胞系的直接致癌作用[17-19]。

此外，吸入麻醉药可激活免疫细胞上的受体，在体外可调节免疫细胞功能[13-14]。体外研究实验表明，直接暴露于吸入麻醉药后，中性粒细胞、巨噬细胞和 NK 细胞的募集和活性受损[13-14]。相反，暴露于丙泊酚可保护免疫细胞的功能[20-21]。探索性研究开始质询这些发现的临床意义，尤其是确定外科手术的麻醉方式是否与术后免疫调节有关，并评估其对术后结局的影响。相关数据将在本章的其他部分介绍。

七氟烷

七氟烷是一种应用广泛的氟化甲基异丙醚类麻醉药。已在肝细胞癌、乳腺癌、肾细胞癌和卵巢癌细胞系中研究了其对体外肿瘤细胞力学的影响，结果一致。

与对照组相比，用七氟烷处理的肝细胞癌细胞的增殖增加[22]。与接受七氟烷全身麻醉相比，丙泊酚联合椎旁麻醉下行乳腺癌手术患者的血清中 HCC1500 乳腺癌细胞凋亡增加[23]。

卵巢癌细胞暴露于吸入麻醉药七氟烷、异氟烷和地氟烷会增加血管内皮生长因子（vascular endothelial growth factor，VEGF）和基质金属蛋白酶（matrix metalloproteinases，MMP）的表达[24-25]，这些因子支持血管生成和上皮–间充质转化，这些过程对恶性细胞的生长和扩散至关重要[26]。

异氟烷

缺氧诱导因子（hypoxia-inducible factor，HIF）-1α 的诱导与肿瘤细胞增殖增加有关。在暴露于异氟烷后，前列腺癌[27]和肾细胞癌[25]细胞通过上调 PI-3K-Akt[27]来上调 HIF-1α，卵巢癌细胞中 VEGF-A 和 MMP-11 的侵袭和表达增加[28]。

地氟烷

仅有 1 项卵巢癌研究检验了地氟烷对肿瘤细胞动力学的影响。与七氟烷和异氟烷相比，暴露于地氟烷的肿瘤细胞中血管内皮生长因子 A（VEGF-A）、基质金属蛋白酶 11（MMP-11）、C-X-C 基序趋化因子受体 2（CXCR2）和肿瘤生长因子 β（TGF-β）表达最高[24]。

静脉麻醉药

研究显示，丙泊酚能够减少乳腺癌、子宫内膜癌、前列腺癌、骨肉瘤、鳞状细胞癌、肺癌和胶质母细胞瘤的细胞增殖[17, 28-32]，增加癌细胞凋亡[29, 31-36]，减少癌细胞活力[29, 34, 37-39]，抑制癌细胞迁移和侵袭[29, 31-32, 36, 38, 40-41]。只有 1 项研究显示丙泊酚增加乳腺癌细胞的生长速度和迁移这一与前述研究矛盾的结果[42]。

为进一步理解麻醉药调节肿瘤细胞生物学的机制，体外数据已涉及关键靶点途径。研究显示，丙泊酚可通过抑制胞外信号调节激酶 1/2（extracellular signal-related kinase 1/2，ERK 1/2，)[17]、蛋白激酶 B-哺乳动物雷帕霉素靶蛋白（protein kinase B-mammalian target of rapamycin，Akt-mTOR）[43]、腺苷一磷酸活化蛋白激酶（adenosine monophosphate activated protein kinase，AMPK）/mTOR[44]途径以及程序性死亡配体 -1（programmed death ligand-1，PD-L1）[17]，增加细胞凋亡并抑制肿瘤细胞存活、上皮-间充质转化（EMT）、侵袭和迁移。研究表明，丙泊酚能够诱导细胞内 EMT 和侵袭所需蛋白（MMP[45-46]、VEGF[24-25, 28]、上皮钙黏素、波形蛋白、Snail 蛋白）的表达。同样，在体外结直肠癌[44]和前列腺癌[47-48]中以及在头颈部鳞状细胞癌的离体研究中，丙泊酚减少了对肿瘤细胞血管生成至关重要的 HIF-1α 的诱导作用[49]。

少数体内研究检验了在不同实验模型上麻醉药对肿瘤生长和转移的影响（表 11.4）。在乳腺癌小鼠模型中，接受吸入麻醉增加肺转移[50]，而在乳腺癌[50]、慢性髓细胞性白血病[43]、宫颈癌[51]、胶质母细胞瘤[19]和结直肠癌[44]模型中，使用丙泊酚一致地减少了原发性肿瘤生长、肺转移，改善了对化疗的应答并提高总生存时间。

右美托咪定

右美托咪定是一类相对较新的药物，可供麻醉科医师和重症监护科医师使用。右美托咪定是一种具有镇静、镇痛和抗焦虑特性的高选择性 α₂ 肾上腺素受体激动剂[52]。它通过刺激蓝斑中的 α₂ 肾上腺素受体发挥镇静作用，减弱中枢神经系统的兴奋[52]。

表 11.4　体内研究

机制	麻醉药物的作用	癌症类型（参考文献）
肺转移计数	↓丙泊酚	乳腺癌[50] 骨肉瘤[113]
	↑吸入麻醉药	黑色素瘤[114] 乳腺癌[50]
肿瘤大小	↓丙泊酚	宫颈癌[51] CML[43] 胶质肉瘤[19]
肿瘤生长	↓丙泊酚（处理细胞）	结直肠癌[44]
存活期	↑丙泊酚	胶质肉瘤[19]
肺肿瘤滞留	↓丙泊酚	乳腺癌[18]
	↑吸入麻醉药	乳腺癌[18]

CML，慢性髓细胞性白血病

右美托咪定的益处据称还包括减少手术应激反应[53]，同时减少镇痛药[54]和吸入麻醉药用量。

实验室证据表明，右美托咪定通过刺激癌细胞的增殖[55-58]和侵袭[56, 58]来刺激转移。然而，大型回顾性研究已证明其对癌症复发无影响[59-60]。有研究显示，右美托咪定可通过刺激 α₂ 肾上腺素受体来刺激人乳腺癌细胞系的增殖[61]。一项小鼠体内研究证实了这一发现[62]。研究表明，α₂ 肾上腺素受体激酶（ERK）信号通路体外和体内均可促进人乳腺癌细胞的增殖、迁移和侵袭[58]。自分泌和旁分泌催乳素信号也有助于 α₂ 肾上腺素受体刺激乳腺癌细胞增殖[55]。右美托咪定也能刺激抗凋亡蛋白 Bcl-2 和 Bcl-xL 的上调[56]。一项涉及人骨肉瘤细胞系 MG63 的研究发现，右美托咪定抑制细胞增殖和迁移，并通过上调 miR-520a-3p 促进凋亡，miR-520a-3p 直接靶向作用于 AKT1 并抑制 Akt/ERK 途径[63]。这些相互矛盾的结果可能是由所研究的肿瘤类型不同造成的。需要进一步研究来阐明这种差异。乳腺癌、肺癌和结肠癌的啮齿动物体内模型显示，短期使用临床相关剂量的右美托咪定可促进转移[57]。

右美托咪定也可能通过免疫调节影响肿瘤的发生。转移性小鼠模型体内研究显示，右美托咪定可在术后扩增单核细胞骨髓源性抑制细胞（M-MDSC）[64]。M-MDSC 能够通过增加促血管生成因子 VEGF 的产生促进转移[64]。这些发现已在开胸术后接受右美托咪定治疗的肺癌患者中得到证实[64]。亚催眠剂量的右美托咪定可能通过减少抗原呈递细胞产生白细胞介素 -12（IL-12）来下调抗肿瘤免疫，从而导致 Th2 移位和细胞毒性 T 淋巴细胞活性增加[65]。

咪达唑仑

咪达唑仑是苯二氮䓬类镇静药。相较于其他苯二氮䓬类药物，其起效快且作用时间短，因此在术中使用。它还通过调节中枢神经系统 GABAₐ 受体产生显著的抗惊厥、遗忘、抗焦虑和催眠作用[66]。一些研究已证明咪达唑仑的抗肿瘤特性。然而，确定咪达唑仑对癌症复发作用的临床试验尚未开展。

体外和体内研究表明，咪达唑仑可抑制癌细胞的细胞增殖[67-69]，诱导其凋亡[63, 69-70]和坏死[71-72]。咪达唑仑的抗肿瘤生成特性是通过外周 GABAₐ 受体部分介导的[73]。咪达唑仑通过下调 EP300 基因的表达部分抑制 FaDu 细胞（人咽鳞状细胞癌细胞）中的细胞增殖，EP300 基因控制全身许多基因的表达并阻止肿瘤生长[64, 74-75]。咪达唑仑通过抑制瞬时受体电位 melatatin7（transient receptor potential melastatin7，TRPM7）在 FaDu 细胞中发挥其抗增殖作用[68]。在 T-98-MG 恶性胶质母细胞瘤细胞中也有类似结果[76]。

咪达唑仑以浓度依赖性方式诱导人淋巴瘤和神经母细胞瘤细胞系以及肺癌细胞系的凋亡[56, 72]。咪达唑仑对胱天蛋白酶 -3、胱天蛋白酶 -9 和 PARP 的激活表明对内在线粒体凋亡途径的诱导[69]。咪达唑仑还抑制 pERK1/2 信号通路，引起促凋亡蛋白 Bid 激活以及抗凋亡蛋白 Bcl-XL 和 XIAP 的下调。咪达唑仑不诱导口腔鳞状细胞癌细胞产生凋亡标记物，但诱导线粒体肿胀、空泡和质膜破裂[77]。另一项研究表明，在高浓度咪达唑仑作用下，细胞凋亡转变为坏死[72]。

氯胺酮

氯胺酮可用于全身麻醉诱导和维持以及疼痛治疗。其主要作用机制是抑制与中枢敏化相关的 NMDA 受体[78]。氯胺酮还减少谷氨酸的突触前释放，并与阿片受体相互作用[79]。体外和体内实验均证实，氯胺酮可通过抑制细胞增殖[80]和诱导凋亡[80-82]发挥抗肿瘤作用。

研究显示，氯胺酮以浓度依赖性方式通过上调 CD69 表达，诱导肺腺癌细胞系凋亡[81]。CD69 下调阻断了氯胺酮诱导凋亡的功能[81]。另一项对人胚胎干细胞的体外研究显示，氯胺酮通过线粒体途径激活胱天蛋白酶 -3 活性、损失线粒体膜电位和释放细胞色素 c 诱导神经元凋亡[82]。氯胺酮通过激活 Bax- 线粒体 -Caspase 蛋白酶途径诱导人肝癌 HepG2 细胞凋亡。胱天蛋白酶 -6 抑制剂 Z-VEID-FMK 可阻止氯胺酮诱导的细胞凋亡[83]。一项研究发现，氯胺酮通过增加抗凋亡蛋白 Bcl-2 的表达促进乳腺癌细胞系 MDA-MB-231 的增殖和侵袭[84]。研究表明，氯胺酮可通过阻断 NMDA 受体来抑制结直肠癌细胞的恶性潜能。NMDA 阻断导致 AKT、ERK 和 Ca^{2+} / 钙调蛋白依赖性蛋白激酶 II（CaMK II）磷酸化减少，HIF-1α 表达减少，细胞内 Ca^{2+} 水平下降[85]。这导致 VEGF 表达减少和结直肠癌细胞迁移[85]。

此外，氯胺酮被认为通过免疫调节影响肿瘤的发育。氯胺酮抑制 NK 细胞活性[86]。氯胺酮通过线粒体途径诱导人淋巴细胞凋亡，并抑制其树突细胞成熟[87-88]。氯胺酮还减少促炎细胞因子的产生，包括肿瘤坏死因子 κB（NF-κB）和 IL-6。动物模型提示氯胺酮会增加肺和肝转移，一项大鼠模型研究显示，氯胺酮通过抑制 NK 细胞增加肺转移[18, 89]。

临床研究

吸入和全凭静脉麻醉麻醉药

已有大量文献研究不同人群中麻醉药选择与癌症复发之间的关系（表 11.5）。然而，这些主要是小规模和回顾性研究，限制了其描述确切关联的能力。最大型的两项回顾性研究[90-91]均显示，与吸入麻醉相比，丙泊酚可使多种癌症的总生存率提高 5% ~ 10% 个单位。值得注意的是，Wigmore 等[91]发现全凭静脉麻醉（total intravenous anesthesia，TIVA）的生存获益主要是由于其对胃肠道和泌尿系统癌症的作用，而 Enlund 等[90]将大部分报告的生存获益归因于结直肠癌队列，这表明存在依赖于癌症生物学的不同效应。较小的回顾性研究显示，乳腺癌[92]患者使用 TIVA 后可改善无复发生存期，食管癌[93]、神经胶质瘤[94]、胃癌[95]和结直肠癌[96]患者总生存期有所提高。

仅有两项小型前瞻性随机对照试验分别纳入 120 例非小细胞肺癌[97]和 80 例乳腺癌[98]患者，均未发现丙泊酚 TIVA 与吸入麻醉之间的生存率差异。但值得注意的是，这两项研究都明显不足以检测出差异，缺乏显著发现并不排除产生真正临床效应的可能性。最近发表的一项前瞻性试验（NCT00418457）研究了区域麻醉-镇痛（椎旁阻滞和丙泊酚）和全身麻醉（七氟烷和阿片类药物镇痛）对乳腺癌复发的影响，对接受七氟烷（$n = 1203$）和不接受七氟烷治疗的患者（$n = 901$）的术后分析未发现具有统计学意义的差异（log rank $P = 0.78$），该试验未能检测出这两组患者之间的差异[99]。

还有许多其他研究，如恶性细胞瘤[100]、乳腺癌[101-102]、非小细胞肺癌[103]、胃癌[104]和阑尾癌[105]，显示麻醉药的选择对癌症结局均无差异（表 11.4）。由于癌症患者群体之间的显著异质性和

表 11.5 麻醉技术对癌症预后影响的临床研究

研究	癌症类型	研究类型	吸入麻醉（例）	静脉麻醉（例）	中位随访（月）	结局指标	结果	所报告结果/事件发生率的 HR	95% 置信区间
Enlund 等[115] 2014 瑞典	乳腺癌、结直肠癌	回顾性	1935	903	60	总生存期	TIVA 较优	有利于 TIVA 的差异为 5%	0.03～0.06
Wigmore 等[91] 2016 英国	混合癌	回顾性	3316	3714	32	总生存期	吸入麻醉较劣	1.46	1.29～1.66
Lee 等[92] 2016 韩国	乳腺癌	回顾性	173	152	60	无复发生存期	TIVA 较优	0.55	0.311～0.973
Xu 等[97] 2017 中国	非小细胞肺癌	前瞻性	60	60	36	无瘤生存期	没有区别	26.78 个月（TIVA），27.12 个月（VOLA）	$P = 0.877$
						累积生存期	没有区别	78.33 个月（TIVA），80.00 个月（VOLA）	$P > 0.05$
Cata 等[115] 2017 美国	胶质母细胞瘤	回顾性	170	208	—	总生存期	没有区别	1.13	0.86～1.48
						无进展生存期	没有区别	1.07	0.85～1.37
Jun 等[93] 2017	食管癌	回顾性	731	191	37.9	总生存期	吸入麻醉较劣	1.58	1.24～2.01
Kim 等[101] 2017	乳腺癌	回顾性	2589	56	70.1	无复发生存期	没有区别	1.14	0.49～2.60
Zheng 等[95] 2018	胃癌	回顾性	897	897	39.7	总生存期	TIVA 较优	0.65	0.64～1.26
Oh 等[103] 2018 韩国	非小细胞肺癌	回顾性	181	181	60	无复发生存期	没有区别	0.9	0.64～1.26
						总生存期	没有区别	1.31	0.84～2.04
Wu 等[96] 2018 中国	结肠癌	回顾性	579	579	44.4（TIVA）38.4（VOLA）	总生存期	TIVA 较优	0.27	0.22～0.35
Yan 等[98] 2018 中国	乳腺癌	前瞻性	40	40	28	无复发生存期	没有区别	事件发生率：78%（VOLA），95%（TIVA）	$P = 0.221$
Dong 等[94] 2019 中国	胶质瘤	回顾性	140	154	12	总死亡率	吸入麻醉较劣	1.66	1.08～2.57
Yoo 等[102] 2019 韩国	乳腺癌	回顾性	1776	1776	67（TIVA）53（VOLA）	无复发生存期	没有区别	0.96	0.69～1.32
						总生存期	没有区别	0.96	0.69～1.33
Oh 等[104] 2019 韩国	胃癌	回顾性	769	769	12	总死亡率	没有区别	0.92	0.50～1.67
						癌症相关死亡率	没有区别	0.91	0.50～1.67
Cata 等[105] 2019 美国	阑尾癌	回顾性	263	110	—	无进展生存期	没有区别	1.45	0.94～2.22
						总生存期	没有区别	1.66	0.86～3.20

HR，危险比；TIVA，全凭静脉麻醉；VOLA，吸入麻醉

其他围手术期干预的混杂，这些回顾性研究限制了其得出麻醉和癌症结局的因果效应结论的能力。

Yap 等[106] 最近的一项荟萃分析发现，吸入麻醉与更差的无病生存期（HR 0.79，95% CI 0.62 ~ 1.0，$P = 0.05$）和总生存期（HR 0.76，95% CI 0.63 ~ 0.92，$P < 0.01$）相关，分析中包含乳腺癌、食管癌、结直肠癌、肺癌和混合癌类型。现有文献中存在显著异质性和偏倚，意味着需要谨慎解读该荟萃分析的结果。

为直接解决这个问题，需要进行高质量、大规模的前瞻性临床试验。在 ClinicalTrials.gov 注册了多项研究（NCT03034096、NCT02786329、NCT03447691、NCT02660411），其中最大规模的研究是开始于 2020年联合了另一项国际随机对照试验（VAPOR-C 试验）的 NCT01975064。这是一项比较七氟烷和丙泊酚对癌症手术后远期预后的试验，该试验已完成患者招募[107]，但结果尚未公布。

右美托咪定、氯胺酮和咪达唑仑

尽管越来越多的实验室证据表明右美托咪定对癌症手术有不利影响，但有限的临床证据表明右美托咪定对癌症结局和复发的影响微不足道。一项对93 例因腹膜癌接受细胞减灭术联合腹腔热化疗的小儿患者的回顾性单中心研究发现，术中或术后早期给予右美托咪定与无进展生存或总生存期的改变无关[59]。另一项回顾性单中心研究纳入了 250 例因非小细胞肺癌接受手术的患者，结果发现，术中使用右美托咪定与无复发生存期的改变之间没有关联。然而，他们发现术中使用右美托咪定与总生存期下降之间存在显著关联。可乐定是另一种在外科手术中广泛使用的 α_2 肾上腺素受体激动剂。一项纳入 657 例接受肺癌或乳腺癌手术患者的回顾性研究发现，低剂量可乐定与无复发生存期或总生存期之间没有关联[108]。目前正在进行的一项纳入 460例患者的随机对照试验（NCT03109990）研究了右美托咪定对乳腺癌术后复发的影响。预计主要完成时间为 2021 年 4 月，结果令人翘首以待。仍需进行进一步的前瞻性试验，以明确右美托咪定对术后癌症复发的影响。

迄今为止，对 90 例接受经皮微波消融治疗的肝恶性肿瘤患者进行的一项单中心回顾性试验发现，与丙泊酚和全身麻醉相比，咪达唑仑与较低的局部肿瘤无进展生存期（local tumor progression-free survival，LTPFS）相关[109]。应进行进一步回顾性研究和前瞻性研究，以明确咪达唑仑在术后癌症复发中的作用。

尚无回顾性或前瞻性研究分析氯胺酮对癌症复发的影响。体内模型有相关内在缺陷，但对形成假说有用。需要进行前瞻性研究，以明确氯胺酮对术后癌症复发的影响。

正在进行的临床试验

要明确癌症患者术中麻醉药选择是否影响癌症远期预后，需要高质量证据。如前所述，目前一些前瞻性随机对照试验尚在进行。这些试验的结果有望帮助阐明麻醉药对癌症手术切除患者预后的因果关系（如果有）。但需要注意的是，麻醉药的使用并非孤立，可能与手术本身大小有关；其他伴随的免疫调节干预包括给予类固醇、阿片类药物和其他镇痛药、非甾体抗炎药、β 受体阻滞剂、输血、体温调节；此外，术后并发症发生率和严重程度（其本身可产生显著的免疫炎症反应）都具有影响癌症远期预后的潜力。这使得描述麻醉药孤立效应的任务变得困难和艰巨，但它也帮助我们记住，围手术期作为一个整体是一个主要的医源性干预，会引起显著的生理紊乱，并有可能显著影响肿瘤微环境，进而影响患者的癌症进展。

启示与结论

新出现的临床前和临床证据支持：不同麻醉药对手术切除患者的癌细胞生物学和癌症远期预后有不同影响（图 11.1）。然而，目前可获得文献的局限性意味着它们不足以支持临床实践的改变。这些对吸入麻醉的促肿瘤效应和 TIVA 的潜在抗肿瘤效应的研究涉及了很多机制。似乎只有在大手术麻醉上选择丙泊酚 TIVA 才会获益。对确定其他催眠剂在调节癌症生物学和癌症远期预后方面的影响，仍缺乏足够的数据。目前，由于可获得的证据大多基于回顾性研究，具有局限性，力量有限，存在分析无法调整的显著混杂因素，以及矛盾的生物学机制（无论是体外还是体内研究）。因此，麻醉药在调节癌症进展中的确切作用及其涉及的确切机制尚不清楚。

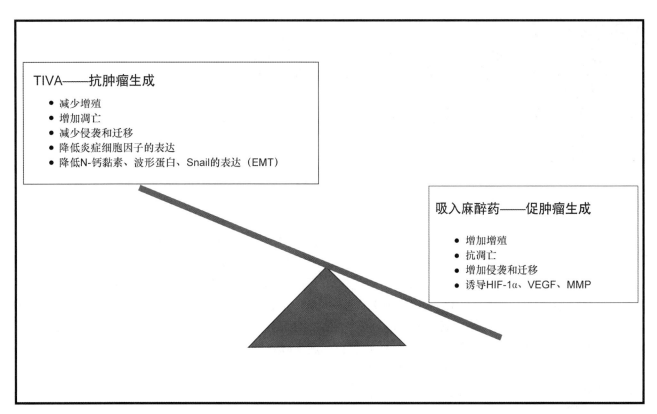

TIVA——抗肿瘤生成

- 减少增殖
- 增加凋亡
- 减少侵袭和迁移
- 降低炎症细胞因子的表达
- 降低N-钙黏素、波形蛋白、Snail的表达（EMT）

吸入麻醉药——促肿瘤生成

- 增加增殖
- 抗凋亡
- 增加侵袭和迁移
- 诱导HIF-1α、VEGF、MMP

• **图 11.1** 机制概述：麻醉药和癌症进展。EMT，上皮–间充质转化；HIF-1α、缺氧诱导因子 -1α；MMP，基质金属蛋白酶；VEGF，血管内皮生长因子

鉴于麻醉技术与癌症远期预后之间的联系仍不明确，目前可获得的文献也缺乏明确答案，需要进行前瞻性临床试验，以进一步阐明麻醉的作用以及改变临床实践以改善患者结局的潜在方式。如果改变临床实践的方案是得到验证的，又是简单、廉价和易于实施的，就应被迅速执行以改善围手术期癌症患者的照护并改善癌症远期预后。鉴于 60% 以上的癌症可接受手术切除，且预计 2030 年全球将有2160 万例新发癌症患者[3]，研究有可能对全球数百万癌症患者的预后产生重大影响。

参考文献

扫二维码见参考文献

第 12 章

阿片类药物与癌症

Iqira Saeed，Adam La Caze，Paul N. Shaw，Marie-Odile Parat

谢芳 译 周懿 校

引言

癌症是全球第二大死因，2018 年约有 960 万人死于癌症[1]。癌症疾病负担的影响显著，且仍在继续上升，2010 年的年度费用约为 1.16 万亿美元[2]。当前，癌症治疗和病因诊断方面已取得重要研究。尽管有 500 余种药物可用于各种癌症的治疗[3]，外科手术仍是癌症治疗的重要组成部分。

实体瘤切除后的复发风险众所周知。围手术期影响癌症进展风险的因素很多，包括：①肿瘤细胞可能释放到体循环；②手术过程影响癌细胞增殖、侵袭、黏附、凋亡和血管生成；③手术技术的侵袭性（开腹与腹腔镜术相比）；④麻醉药和围手术期镇痛的选择；⑤手术应激及所致疼痛程度[4]。

众所周知，疼痛诱导的免疫抑制在促进肿瘤复发中起关键作用[5]。手术等疼痛刺激会诱发神经内分泌反应，并集中激活下丘脑-垂体-肾上腺（HPA）轴，从而刺激免疫抑制性糖皮质激素的释放，进而降低抗癌免疫力[6]。因此，完善围手术期疼痛治疗至关重要。

阿片类药物被广泛用于治疗恶性疼痛和外科疼痛。然而，越来越多的证据表明，阿片类药物可能改变癌症进程，特别是在围手术期使用时。阿片类药物通过对肿瘤细胞生长和凋亡的直接作用，以及对免疫、炎症和血管生成的间接作用调节肿瘤微环境。虽然阿片类药物对癌症预后影响的总体方向尚不清楚，但当前研究的重点已转向使用阿片类药物节俭（opioid-sparing）技术，如区域镇痛 / 麻醉（regional analgesia/anesthesia，RAA）、非甾体抗炎药（NSAID）、局部麻醉药（local anesthetics，LA）和丙泊酚，并阐明是否会影响围手术期预后。

本章回顾分析阿片类药物与癌症之间的联系，包括阿片类药物影响肿瘤微环境的机制，阿片类药物节俭技术对癌症预后的影响，阿片类药物在临床不同患者群体中的作用，以及在细胞、动物和人类水平上评估阿片类药物使用和癌症风险的复杂性。本章部分主题已被文献深入报道，故将重点介绍最新文献进展。

机制

肿瘤增殖与细胞凋亡

阿片类药物在围手术期和非手术环境中调节肿瘤生长的能力一直是科学家和临床医师感兴趣的问题。阿片类药物调节肿瘤细胞生长的机制复杂。在临床实践中，癌症患者经常接受大剂量阿片类药物，明确剂量大小与肿瘤增殖的关系具有重要的临床意义。现有文献报道了常规用于治疗癌症疼痛的阿片类药物的血浆药物浓度（表 12.1）。

阿片类药物对恶性和非恶性细胞都有作用，能影响细胞增殖和凋亡途径，从而调节肿瘤生长[15]。吗啡在体外和体内对肿瘤生长的影响已被广泛报道[15-17]，但结果并不一致。细胞类型和阿片类药物

表 12.1 癌症患者循环阿片类药物浓度示例

阿片类药物	血浆浓度范围（μmol/L）
吗啡[7-8]	$0.035 \sim 0.9$
羟考酮[7, 9]	$0.06 \sim 0.9$
芬太尼[10]	$2.97 \times 10^{-4} \sim 0.03$
美沙酮[11]	$0.1 \sim 0.37$
曲马多[12]	$0.05 \sim 6$
瑞芬太尼[13-14]	$5 \times 10^{-3} \sim 1.3 \times 10^{-2}$

使用浓度的差异是研究结果存在差异的部分原因。

· 阿片类药物对肿瘤细胞既有促增殖作用[18-19]，又有抗增殖作用[20-21]。既往体外研究报道了不同阿片类药物对癌细胞存活和（或）增殖的影响[22]。有研究认为，在较高阿片类药物浓度下，肿瘤细胞生长受到抑制，而在较低浓度下则相反[23]。文献进一步表明各种阿片受体潜在参与肿瘤细胞的生长（表12.2）。据报道，刺激 κ 阿片受体通过磷脂酶 C 介导的途径诱导 CNE2 上皮肿瘤细胞凋亡[24]。多年来，一些研究表明，μ 阿片受体（μ-opioid receptor，MOR）存在于各种类型的癌症中，并研究了其在促进细胞增殖、黏附、迁移和肿瘤形成中的作用[25-28]。最近一项研究发现，MOR 的表达与肝癌进展成正相关，并且 MOR 的沉默在体外和体内降低了肝癌的成瘤性，显著延长携带肿瘤小鼠的生存时间[29]。用吗啡和纳洛酮治疗的三阴性乳腺癌小鼠模型显示，当治疗超过 30 d，纳洛酮能阻止吗啡诱导的肿瘤体积增加[30]。

有研究认为，阿片类生长因子受体（opioid growth factor receptor，OGFR）可能参与控制肿瘤增殖，而 MOR 不参与。研究表明，外源性吗啡通过高表达 OGFR 抑制 H1975 人肺腺癌细胞的生长，而不通过 MOR[37]。吗啡的抗增殖作用可被 OGFR 敲减所减弱，提示吗啡 -OGFR 的潜在结合机制[37]。目前，该领域的研究发现，甲硫氨酸脑啡肽上调 OGFR 表达，显著抑制人胃癌细胞系（SG7901 和 HGC27）生长[38]。其能诱导 G0/G1 细胞周期停滞和胱天蛋白酶依赖的细胞凋亡，表明甲硫氨酸脑啡肽可作为一种潜在抗癌药物应用于胃癌治疗[38]。

肿瘤细胞的侵袭、迁移和转移

肿瘤从原发部位扩散到远处器官，约占所有癌症相关死亡病例的 90%[39]。在转移过程中，细胞基质的破坏和细胞间黏附是最重要的[40]。上皮-间充质转化是将癌细胞转化为具有系统性转移能力的迁移群体的关键步骤[40]。许多因素参与癌细胞转移，包括尿激酶型纤溶酶原激活物的分泌，基质金属蛋白酶（matrix metalloproteinase，MMP）的分泌，基底膜和细胞外基质的侵袭 / 外渗，以及血管基底膜通透性的增加。

各种研究表明，吗啡可增加[25-26]和减少[41-42]癌细胞通过血管基底膜的侵袭力。吗啡还会增加血管通透性（即降低内皮屏障功能）[43-45]。最近一项研究发现，吗啡促进各种肝癌细胞系和小鼠模型的迁移和侵袭，而纳洛酮和纳美芬（MOR 拮抗剂）则抑制其迁移和侵袭[28]。据报道，吗啡还可增加[46-47]或减少[48]癌细胞尿激酶型纤溶酶原激活物的分泌。

早期研究表明，吗啡可抑制结肠癌 26-L5 细胞向细胞外基质的黏附和迁移，以及对基底膜基质的侵袭，抑制 MMP-2 和 MMP-9 的产生[49]。纳洛酮不能减弱吗啡对肿瘤细胞产生 MMP 的抑制作用，提示吗啡可能通过非阿片受体机制抑制细胞黏附和细胞外基质的降解[49]。

现已提出几种机制来解释吗啡对 MMP 生成的抑制作用。有研究提出一种依赖于一氧化氮合酶而不依赖 MOR 的机制[50]。研究表明，吗啡可降低内皮型一氧化氮合酶 mRNA 表达和 MCF-7 细胞一氧化氮的分泌[51]。在乳腺癌细胞和巨噬细胞或内皮细胞的共同培养中，吗啡降低 MMP-9 水平，同时增加其内源性抑制物 TIMP-1 水平，但在单独生长的细胞培养中没有观察到这种现象[48]。有研究表明，吗啡可能通过调节癌细胞与非癌细胞间的旁分泌通路而发挥抗癌作用[48]。吗啡通过阿片受体介导的机制，抑制巨噬细胞向 M2 型转化，从而阻止 IL-4 诱导的

表12.2	目前提出参与调节肿瘤细胞增殖的受体类型		
受体	类型	配体（内源性或合成）	细胞
经典阿片受体（GPCR）[28, 31-32]	μ、κ、δ	脑啡肽 内吗啡 β 内啡肽 生物碱 半合成和合成阿片类激动剂和拮抗剂	免疫细胞、癌细胞
非经典阿片受体（GPCR）[33-36]	痛敏素 / 孤儿肽 FQ 受体（ORL-1，NOP）	痛敏素 / 孤儿肽 FQ（N/OFQ）	淋巴细胞、单核细胞、外周血单核细胞、星形胶质细胞、T 细胞、B 细胞和癌细胞

MMP-9 增加[42]。最近一项研究发现，与对照组用生理盐水处理的血清相比，吗啡（10 mg/kg，连续3 d）处理小鼠的血清可减少乳腺癌血管内皮细胞的趋化性，导致癌细胞侵袭减少[52]。这也与 MMP-9 降低、TIMP-1 和 TIMP3/4 水平升高有关。抑制 MMP-9 可抑制趋化吸引力的降低，表明吗啡处理小鼠血清中MMP-9 的减少可能可以介导趋化吸引力的降低[52]。

在非癌症模型中可进一步观察到阿片类药物对迁移的影响，现已证明瑞芬太尼使 C2C12 细胞（小鼠多能间充质细胞系）的迁移增加，显著增加成骨细胞的分化[53]。既往已有研究表明，吗啡可通过依赖 PI3K/Akt 通路激活的 MOR 和离子型P2X4 嘌呤能受体之间的相互作用诱导小胶质细胞迁移[54]。这发生在离体使用低浓度（100 nmol/L）吗啡时，并认为是吗啡诱导的副作用，如药物耐受或痛觉过敏[54]。

免疫抑制

免疫系统在抵御癌症方面起至关重要的作用。据报道，外源性阿片类药物影响免疫系统的关键方面，包括淋巴细胞增殖、自然杀伤细胞和吞噬细胞活性、重要细胞因子的表达及抗体产生[4]。阿片类药物对免疫系统的抑制作用引起了研究者和临床医师的极大兴趣，特别是可能对术后结局产生影响。手术过程常伴随疼痛和手术应激。众所周知，疼痛和手术应激是肥大细胞、中性粒细胞、巨噬细胞、嗜酸性粒细胞、单核细胞及最重要的 NK 细胞释放的诱因。现已证实阿片类药物通过两种主要机制影响这一级联反应，即外周和中枢[6]。阿片类药物可通过 MOR 直接作用于免疫细胞（如 B 和 T 淋巴细胞）抑制 NK 细胞迁移，或间接通过非阿片受体（如 Toll 样受体 4）作用于免疫细胞[6]。在中枢，急性注射吗啡激活中脑导水管周围灰质，进而激活中枢神经系统，诱导淋巴器官（脾）释放生物胺，抑制脾 NK 细胞活性和淋巴细胞的增殖[6]。术后，部分患者长期服用阿片类药物，会刺激 HPA 轴产生糖皮质激素，从而降低 NK 细胞的活性[6]。

阿片类药物可直接作用于免疫细胞，已有研究报道阿片类药物对巨噬细胞产生一系列影响。吗啡减少巨噬细胞前体细胞的增殖和募集、Fcγ 受体介导的吞噬作用及一氧化氮的释放[17]。最近的文献表明，吗啡可能通过调节非恶性细胞和癌细胞之间的旁分泌通路，在肿瘤微环境中发挥抗癌作用[48]，并通过影响肿瘤微环境 M2 极化和巨噬细胞蛋白酶的产生来调节肿瘤的侵袭性[42]。来自同一实验室的结果进一步表明，吗啡可阻止肿瘤微环境中巨噬细胞和乳腺癌细胞之间促血管生成的相互作用[55]。

重要的是，要把这些机制放在癌症治疗的背景下去认识：①在疼痛背景下，阿片类药物本身具有免疫抑制作用，但其所提供的镇痛作用具有保护作用；②在手术应激下，可触发机体释放内源性阿片类物质；③不同的阿片类药物的免疫抑制水平可能有很大差异（表 12.3）。

与芬太尼相比，术中使用的阿片类镇痛药瑞芬太尼在体外可显著减少中性粒细胞迁移和细胞黏附分子的表达[62]。瑞芬太尼抑制脂多糖诱导的人中性粒细胞活化，并降低各种促炎因子表达。然而，与瑞芬太尼结构相关的阿片类药物，包括舒芬太尼、阿芬太尼、芬太尼、δ 或 κ 受体拮抗剂，却无影响[63]。最近在 40 例妇科开腹患者中进行的一项研究发现，与羟考酮或非阿片类镇痛药相比，吗啡显著下调切皮 2 h 后 CD4+、CD8+ 和 NK 细胞多种基因表达，增加 IL-6 浓度，抑制 NK 细胞活性[64]。多项研究发现，阿片类药物与离体胃癌或癌症患者血液共培养时，芬太尼增加调节性 T 细胞数量[65-66]。

然而，在大鼠开腹手术前后给予曲马多（20 mg/kg和 40 mg/kg）可阻止手术诱导的 NK 细胞抑制[61]。羟考酮可增加小鼠巨噬细胞产生活性氧中间体和一氧化氮，同时增加 IL-6、TNF-α 和 TNF-β 释放[67]。在这项研究中，羟考酮不影响体液免疫反应，吗啡抑制 B 细胞激活，丁丙诺啡增强 B 细胞激活[67]。丁丙诺啡可降低皮质酮水平，对免疫指标如 CD4+和 CD8+[68] 或 NK 细胞活性无影响[69]。研究发现，在手术诱导免疫抑制的情况下，与芬太尼或吗啡相比，丁丙诺啡改善手术对大鼠 HPA 轴、NK 细胞活性和转移定植的影响[70]。

表 12.3	阿片类药物及其推荐的免疫调节水平
当前文献提出的免疫调节水平	阿片类药物
高度免疫抑制	吗啡[56]、芬太尼[57]、瑞芬太尼[58]、美沙酮[59]、二醋吗啡（海洛因）
弱免疫抑制	可待因[56-57]
非免疫抑制	丁丙诺啡[56]、羟考酮[57]、氢吗啡酮[59]
免疫保护	曲马多[59-61]

围手术期通常使用阿片类药物，其免疫抑制以及对癌症预后的影响具有重要临床意义。目前认为，吗啡、瑞芬太尼、芬太尼和美沙酮等阿片类药物具有高度的免疫抑制作用，而丁丙诺啡和曲马多分别具有非免疫抑制和免疫保护作用。

炎症

炎症反应在肿瘤发生、发展、侵袭和转移的各个阶段都起着关键作用[71]。已证明，阿片类药物通过调节关键的细胞炎症因子及其受体表达[72]，并介导炎症部位免疫细胞释放内源性阿片类物质（即 β - 内啡肽）来调节炎症反应[73]。在转基因镰状细胞贫血小鼠模型中，吗啡显著促进肥大细胞释放神经肽 P 物质[74]。同样，在乳腺癌小鼠模型中，吗啡被证明可促进肥大细胞的激活和脱颗粒[75]，同时增加炎性细胞因子的表达和神经肽 P 物质的释放[76]。最近一项研究表明，吗啡增加体内损伤部位 CD11b$^+$ 细胞和小胶质细胞，加剧炎症反应；米诺环素（一种具有抗炎特性的抗生素）预处理可降低这种作用，有助于功能恢复[77]。

相比之下，一些研究表明阿片类药物对关键炎症标志物的产生有抑制作用。吗啡可减少炎症诱导的血管生成，抑制吞噬细胞对炎症信号的早期募集，单核细胞趋化蛋白 -1 显著减少[78]。吗啡还可减轻慢性抗原诱导关节炎大鼠模型的外周炎症[79]。而阿片受体的相反作用已有报道，其中 κ 阿片受体的激活诱导抗炎反应，而 MOR 的激活则诱导促炎反应[42, 72]。

血管生成

新血管的形成在肿瘤发生发展中起着不可或缺的作用。血管生成是原发性肿瘤或转移瘤生长超过临界大小所必需的。局部肿瘤生长通常以缺氧为特征，缺氧可上调缺氧诱导因子的表达，并刺激血管内皮生长因子（vascular endothelial growth factor，VEGF）的分泌，VEGF 是促进肿瘤生长的新血管形成的关键因素。目前文献表明，吗啡对血管生成既有刺激作用[19, 80-82]，也有抑制作用[83, 85]。

在临床相关（镇痛）浓度下，吗啡能显著降低 Lewis 肺癌小鼠模型的血管生成和肿瘤生长[83]。这种抑制作用通过缺氧诱导的 p38 MAPK 途径介导[83]。

一个简单的绒毛尿囊膜模型评估了可待因、吗啡和曲马多在 3 种不同浓度下对血管生成的影响，结论认为，吗啡在 1 μmol/L 和 10 μmol/L 时具有抗血管生成作用，而曲马多和可待因仅在高浓度下抑制血管生成[84]。吗啡显著抑制低氧诱导的大鼠心肌细胞 VEGF 表达，以及巨噬细胞和癌细胞共培养诱导的 VEGF 生成，纳洛酮显著逆转这一作用，表明阿片类受体可能参与其中[55, 85]。

相比之下，吗啡在体内增加 MCF-7 人乳腺癌细胞的肿瘤新生血管，诱导人内皮细胞的体外增殖，并刺激血管生成[80]。临床在考虑该项研究结果时需谨慎，小鼠与人类对吗啡的代谢不同，人类的 mg/kg 剂量不一定适用于小鼠模型。在乳腺癌小鼠模型中，慢性吗啡治疗刺激血管生成，增加前列腺素 E2（prostaglandin E2，PGE2）和环氧合酶（cyclooxygenase，COX）-2，但联合服用塞来昔布（一种选择性 COX-2 抑制剂）可抑制这一作用[81]。最近一项研究表明，刺激乳腺癌细胞 δ 阿片受体可能导致 COX-2 表达和 HIF-1α 的 PI3K/Akt 依赖性激活，后者通过旁分泌激活 PGE2 受体刺激内皮细胞生长[86]。尽管文献存在分歧，但阿片类药物显然可能会影响围手术期血管生成过程。

阿片类药物与非阿片类药物用于癌症手术的镇痛 / 麻醉

手术切除原发肿瘤是癌症治疗的重要手段。然而，手术过程本身也会引发肿瘤的转移。已证实，癌症手术后循环中癌细胞的存在与各种癌症类型的肿瘤复发风险升高和无病生存期降低独立相关[87-89]。最重要的是，目前研究表明，有三个围手术期相关因素会损害细胞免疫：①肿瘤切除导致的手术应激和组织损伤，可能通过释放血管生成因子和抑制 NK 细胞影响肿瘤转移的风险[90]；②全身麻醉已证实会损害各种免疫功能；③阿片类药物镇痛，已证实会损害人体的细胞免疫和体液免疫[91]。

在外科领域，当前研究重点已转向使用阿片类药物节俭技术，如 RAA、NSAID、局部麻醉药和丙泊酚，并阐明是否影响围手术期结局。现有前瞻性临床研究主要比较阿片类药物不同程度的影响，但主要目的并非研究阿片类药物对癌症预后的影响。许多回顾性研究分析了阿片类药物节俭技术对肿瘤预后的影响，而阿片类药物是干预措施的一部分[15, 92-93]，只有少数体外、体内和临床研究（阿片类药物作为方案的一部分）对癌症预后的影响进行了比较（表 12.4）。

区域麻醉和镇痛

区域麻醉和镇痛（RAA）通过抑制手术引起的神经内分泌应激反应，减弱阿片类药物和全身麻醉

（general anesthesia，GA）的免疫抑制和潜在的促肿瘤作用[106]。RAA 和 GA 联合使用减少术中 GA 使用量和术后阿片类镇痛药需要量，在提供足够镇痛的同时，消除随后的免疫相关效应[107]。研究表明，硬膜外麻醉（epidural anesthesia，EA）可减轻应激反应，但不能减轻炎症反应[108-109]。

几项回顾性研究比较了 PVA/EA ＋ GA 和 GA ＋阿片类镇痛药的效果。结果表明，在癌症手术后，

表 12.4　比较阿片类药物节俭技术与阿片类药物（阿片类药物仅限一组）＋全身麻醉对肿瘤预后影响的具体研究

研究类型	外科手术	干预处理	对癌症的影响
离体实验	乳房切除术（乳腺癌）	PVA ＋ GA（n ＝ 15） 阿片类药物＋ GA（n ＝ 15）	PVA 可减轻手术应激反应，但对 PGE2 或 VEGF 无影响[94]
回顾性研究	前列腺癌根治术	EA ＋ GA（n ＝ 102） 阿片类药物＋ GA（n ＝ 123）	EA 降低 BCR 风险[95]
回顾性研究	结肠癌切除术	EA ＋ GA（n ＝ 85） IV 阿片类药物＋ GA（n ＝ 92）	在转移前的前 1.46 年，EA 可提高生存率，对转移后无影响[96]
前列腺癌根治术患者的二次分析	前列腺癌根治术	EA ＋ GA（n ＝ 49） IV 吗啡＋ GA（n ＝ 50）	术后 4.5 年的无病生存率无差别[97]
回顾性研究	前列腺癌根治术	EA ＋ GA（n ＝ 105） IV 阿片类药物 /NSAID ＋ GA（n ＝ 158）	EA 改进 RFS，但 OS、CSS 或 BCR 无差别[98]
前瞻性 RCT	腹部大手术	EA ＋ GA（n ＝ 230） IV 阿片类药物＋ GA（n ＝ 216）	癌症复发、RFS 或死亡率无差别[99]
回顾性研究	开放前列腺根治术	EA ＋ GA（n ＝ 67） IV 阿片类药物 /NSAID ＋ GA（n ＝ 81）	OS、RFS 或 BCR 无差别[100]
体外实验（来源于随机前瞻性研究）	原发乳腺癌手术	PVA ＋丙泊酚（n ＝ 5） 阿片类药物＋七氟烷 GA（n ＝ 5）	PVA 提高血清 NK 细胞体外杀伤活性[101]
体外试验	乳腺癌手术	PVA/ 丙泊酚（n ＝ 11） 阿片类药物＋七氟烷 GA（n ＝ 11）	PVA/ 丙泊酚对乳腺癌细胞的增殖抑制作用更强，但对迁移无影响[102]
体外实验	乳腺癌手术	PVA/ 丙泊酚（n ＝ 15） 阿片类药物＋ GA（n ＝ 17）	PVA/ 丙泊酚改变细胞因子，影响围手术期癌症免疫[103]
体外实验	乳腺癌手术	PVA/ 丙泊酚（n ＝ 20） 吗啡＋ GA（n ＝ 20）	GA 提高乳腺癌患者血清 VEGF C 水平，降低血清 TGF-β 浓度[104]
在体试验	浸润性 SCK 乳腺癌模型	按下述分组： 生理盐水＋甲基纤维素 SC 吗啡＋甲基纤维素 塞来昔布＋甲基纤维素 吗啡＋塞来昔布（通过灌胃）	与单独使用吗啡相比，联合应用吗啡＋塞来昔布可提高生存率，显著影响肿瘤微环境的关键成分[81]
体外实验	胰腺癌和结肠癌	单独使用罗哌卡因或布比卡因或舒芬太尼 罗哌卡因＋芬太尼	抗增殖作用仅在高浓度时可见，对细胞周期和细胞凋亡无影响[105]

BCR，生化复发；CSS，癌症特异性生存期；EA，硬膜外镇痛；GA，全身麻醉；IV，静脉注射；NSAID，非甾体类抗炎药；OS，总生存期；PGE2，前列腺素 E2；PVA，椎旁麻醉；RCT，随机对照试验；RFS，无复发生存期；SC，皮下；TGF，转化生长因子；VEGF，血管内皮生长因子

与 GA ＋阿片类镇痛药相比，PVA/EA ＋ GA 可降低癌症复发风险[110] 或增加总生存期（over-all survival, OS）[111]。然而，目前尚不清楚这种有益作用是否源于围手术期阿片类药物需求量的减少。众所周知，RAA 可减轻疼痛，但在评估围手术期 RAA 与 GA ＋阿片类药物镇痛对癌症预后的影响方面，系统综述和荟萃分析的结果报告是对 OS 有益，但不影响无复发生存期（recurrence-free survival, RFS）[112-113]。美国区域麻醉和疼痛医学会（ASRA）、欧洲区域麻醉和疼痛治疗学会（ESRA）最近一篇文章认为，目前没有足够证据表明使用区域麻醉和镇痛可减少转移或癌症复发[114]。来自一篇 Cochrane 综述的结果进一步得出结论，目前没有足够证据支持区域麻醉技术对肿瘤复发的益处[115]。最近完成的一项大型随机对照试验比较了阿片类药物（吗啡）＋ GA 和丙泊酚＋胸段硬膜外或椎旁麻醉 / 镇痛用于乳腺癌手术，结果表明，尽管 RAA 组使用的阿片类药物用量是 GA 组的一半，但两组在癌症特异性生存期或总体生活质量方面没有差异[116]。这项研究是专门为评估麻醉和镇痛技术是否影响乳腺癌手术远期结局而专门设计的首项多中心前瞻性随机对照试验[107]。重要的是，我们应认识到，该研究并未单独将 RAA 与阿片类药物进行比较。因此，该研究不是为了确定阿片类药物的作用。

非甾体抗炎药

炎症在肿瘤发展中起关键作用。一项体内研究发现，前列腺素（PGE2）通过多种机制促进小鼠肝转移的形成[117]。已证实，NSAID 对癌症的影响可能是由于 COX 抑制导致 PGE2 合成减少。在小鼠乳腺癌模型中，已证明 COX-2 抑制剂塞来昔布可阻止吗啡诱导的肿瘤细胞生长、血管生成、转移、PGE2 和 COX-2 的刺激[81]。几项研究报告称，与单独使用阿片类药物相比，NSAID 和阿片类药物联合使用能更好地在体外维持免疫功能[36]，在体使用能提高生存率[81]。在临床研究中，许多研究将 NSAID 的使用与肿瘤术后 RFS 改善相关联[118-119]。

局部麻醉药

静脉注射局部麻醉药，如利多卡因、布比卡因和罗哌卡因，通常作为多模式镇痛的一部分，具有抗炎特性[120]。据报道，局部麻醉药在体外对各种癌细胞具有一定的抗肿瘤作用，例如抑制表皮生长因子受体和 EGF 诱导的人舌癌细胞的增殖[121]，减少乳腺癌的转移进展[122] 和乳腺癌细胞 DNA 去甲基化[123]，同时减少肿瘤细胞增殖、活力及前列腺癌、卵巢癌细胞[124] 和乳腺癌细胞的迁移[125]。研究进一步证明，体内注射利多卡因可抑制人肝癌 HepG2 移植瘤的生长[124]。ASRA/ESRA 的一篇专题文章的结果显示，有强有力的证据表明，局部麻醉药对癌症复发具有保护作用，数据来源于体外研究。然而，目前还缺乏临床前和临床研究来表明其在癌症手术中的有益作用。局部麻醉药有助于减轻疼痛，若比较阿片类药物和局部麻醉药对癌症手术的远期肿瘤学影响，则需通过前瞻性临床研究进行验证。

丙泊酚

丙泊酚是一种静脉麻醉药，常用于癌症手术，已证明其通过多种机制影响恶性肿瘤细胞[126-128]。大量研究表明，丙泊酚对免疫指标有刺激作用[101, 129]，体外具有抗炎作用[130]。在一项体外研究中，与阿片类药物＋ GA 相比，PVA ＋丙泊酚应用于乳腺癌手术患者时，可改变循环中的细胞因子表达，表明其可能对围手术期癌症免疫有影响[103]。几项回顾性临床研究表明，丙泊酚麻醉可改善结肠癌和胃癌手术后 OS[41, 131]，其他回顾性临床研究则表明使用丙泊酚与乳腺癌和食管癌术后癌症复发率降低相关[132-133]。丙泊酚的远期肿瘤学效应尚未得到很好的证实。

阿片类药物与替代技术的临床试验

截至 2019 年，有一项正在进行的前瞻性随机对照试验（RCT）（已在 Clinicaltrials.gov 注册）研究阿片类药物节俭技术与阿片类药物＋ GA 对癌症复发和生存率的影响（表 12.5）。

根据上述证据，阿片类药物节俭技术是否有助于改善术后癌症结局，目前显然尚未达成共识。其问题在于，缺乏主要用于确定阿片类药物对远期癌症预后影响的前瞻性临床试验。阿片类药物节俭技术具有独立于阿片类药物节俭本身的保护作用，也从未有完全不使用阿片类药作为镇痛方案的临床研

表 12.5	正在进行的前瞻性临床试验探讨阿片类药物节俭技术与阿片类药物＋GA对癌症复发和生存率的影响			
试验 ID	研究题目	试验设计与处理	主要结果
NCT02840227	全身/区域联合麻醉对肺癌切除术后肿瘤复发的影响	RCT（$n = 2000$）GA＋EA vs. GA＋术后阿片类药物患者自控镇痛	无病生存期（癌症）

GA，其中阿片类药物的使用仅限于一组。
EA，硬膜外镇痛/麻醉；GA，全身麻醉；RCT，随机对照试究。

究。阿片类药物广泛用于癌症手术期间和术后的围手术期镇痛，出于伦理考虑，很难剥夺患者使用阿片类药物的权利。

阿片类药物在临床不同患者中的作用

非癌症患者的阿片类药物使用

慢性阿片类药物滥用和依赖与病残率和死亡率显著相关，包括与癌症相关的结果，但这很可能与阿片类药物直接作用以外的因素相关。

澳大利亚研究者进行的一项回顾性队列研究表明，阿片类药物使用与某些特定部位癌症的死亡风险有关[134]。肝癌（6.9，95% CI 4.3～10.5）、肺癌（3.6，95% CI 2.8～4.6）和肛门生殖器癌（2.8，95% CI 1.3～5.3）的标准死亡率比（the standard mortality ratio，SMR）显著升高，而乳腺癌（0.4，95% CI 0.1～0.9）的标准死亡率比显著降低[134]。但在这项研究中，癌症风险改变的可能原因与阿片类药物或混杂药物的间接影响有关，而非阿片类药物的直接影响。总体而言，美国阿片类药物依赖者死于癌症的风险是普通患者的 1.7 倍（95% CI 1.4～1.9）[134]。这项研究的作者指出，癌症死亡率的上升可能反映了阿片类药物使用者中癌症发病率的上升[134]。一项类似的回顾性纵向随访研究显示，美沙酮、丁丙诺啡和纳曲酮植入剂组的癌症发病率没有差异[135]。与使用非阿片类药物的对照组相比，阿片类药物使用者的生存率较低［危险比（HR）2.68，CI 1.03～6.97，$P = 0.04$］[135]。与对照组相比，美沙酮组患者的死亡率显著增高，但纳曲酮和丁丙诺啡组没有显著差异[135]。该研究还发现，呼吸系统和女性生殖系统癌症的发病率增加，但所得结论是阿片类药物依赖患者的生存率较低可能由于该队列中癌症相关死亡率较高[135]。

阿片类药物依赖患者组中，各种类型癌症的标准发病率比（the standard incidence ratio，SIR）与普通患者没有区别[136]。同样，肝癌（6.8，95% CI 1.76～11.83）、喉癌（3.62，95% CI 1.11～6.13）、肺癌（1.97，95% CI 1.13～2.82）和子宫颈癌（2.41，95% CI 0.99～3.84）的发病风险升高，而乳腺癌的发病风险降低（0.36，95% CI 0.00～0.71）[134-136]。所得结论是，癌症死亡率的升高可能表明，阿片类药物依赖患者罹患生存率较低的肿瘤类型（如肺癌）或晚期肿瘤的概率更高[136]。

目前，有关阿片类药物对非癌症患者影响的文献表明，某些特定部位癌症的发生风险改变，然而，大多数研究不足以将癌症风险作为主要观察指标进行评估，且可能受到其他混杂变量的影响（图 12.1）。

癌症手术中阿片类药物的使用

一项纳入 268 例口腔癌患者术中阿片类药物使用和术后生存率的研究表明，接受芬太尼中位数剂量（1081.63 μg）的患者 OS 和 RFS 分别降低 77% 和 27%[137]。研究显示，队列中有 86% 的晚期恶性肿瘤患者（身体状况评估 ASA Ⅲ 或 Ⅳ），与早期癌症相比，晚期恶性肿瘤患者服用更大剂量的阿片类药物（1.5 mg vs. 0.8 mg）[137]。因此，观察到的 OS 减少可能是由队列中的潜在差异导致。

最近一项回顾性研究调查了 1679 例 Ⅰ～Ⅲ 期结直肠癌患者术中芬太尼使用及其对结直肠肿瘤根治性切除术后生存或复发的影响。结果表明，芬太尼用量与 RFS 或 OS 没有剂量依赖关系[138]。最近一项关于围手术期阿片类药物使用和结直肠癌复发的系统综述表明，7 项（共 13 项）研究将 OS 作为主要终点进行研究，其中 4 项研究报道了 OS 减少，而 3 项研究的结果没有统计学意义[139]。综述没有发现确凿证据表明结直肠癌患者围手术期应终止使用阿片类药物[139]。

回顾性分析结果表明，食管鳞癌患者术中芬太尼剂量＞710 μg 与较长 OS 和 RFS 显著相关，而在腺癌患者中未发现相关关系[140]。另一项纳入 901 例非小细胞肺癌（non-small cell lung cancer，NSCLC）

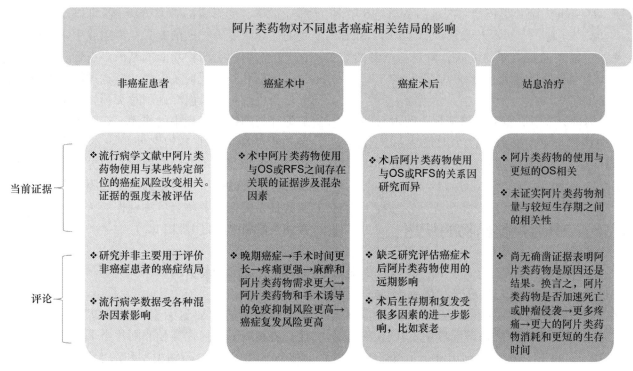

阿片类药物对不同患者癌症相关结局的影响

| 非癌症患者 | 癌症术中 | 癌症术后 | 姑息治疗 |

当前证据

❖ 流行病学文献中阿片类药物使用与某些特定部位的癌症风险改变相关。证据的强度未被评估

❖ 术中阿片类药物使用与OS或RFS之间存在关联的证据涉及混杂因素

❖ 术后阿片类药物使用与OS或RFS的关系因研究而异

❖ 阿片类药物的使用与更短的OS相关

❖ 未证实阿片类药物剂量与较短生存期之间的相关性

评论

❖ 研究并非主要用于评价非癌症患者的癌症结局

❖ 流行病学数据受各种混杂因素影响

❖ 晚期癌症→手术时间更长→疼痛更强→麻醉和阿片类药物需求更大→阿片类药物和手术诱导的免疫抑制风险更高→癌症复发风险更高

❖ 缺乏研究评估癌症术后阿片类药物使用的远期影响

❖ 术后生存期和复发受很多因素的进一步影响，比如衰老

❖ 尚无确凿证据表明阿片类药物是原因还是结果。换言之，阿片类药物是否加速死亡或肿瘤侵袭→更多疼痛→更大的阿片类药物消耗和更短的生存时间

· **图 12.1** 阿片类药物对不同患者癌症相关结局的影响

手术患者的回顾性研究发现，术中阿片类药物的使用（芬太尼中位数剂量为 10.15 μg/kg）仅与Ⅰ期患者的 OS 和 RFS 减少有关，而与Ⅱ和Ⅲ期患者无关[141]。总体而言，目前研究表明，术中阿片类药物与 OS 或 RFS 改变之间的关系受各种因素影响，包括手术时间、其他麻醉药或镇痛药的使用，以及手术引起的应激和免疫抑制。

癌症手术后阿片类药物的使用

术后使用阿片类药物对患者生存和癌症复发影响的研究表明，阿片类药物对 OS 或 RFS 没有影响，对 OS 有中度影响，但对 RFS 无影响，或很少情况下对癌症患者的整体生存期和 RFS 均有影响。

Nelson 等（2019 年）对 2884 例Ⅰ期 NSCLC 患者行肺叶切除术后阿片类药物使用和生存率进行研究，结果表明持续使用阿片类药物（至少 3 ～ 6 个月）与 OS 恶化独立相关（$P < 0.001$），与非阿片类药物使用者相比，患者术后 5 年生存率降低 11.2%[142]。这种关联仅在大剂量口服吗啡当量（oral morphine equivalent，OME）（≥ 300 OME）的患者中观察到，OME ≤ 300 与非阿片类药物使用者相比，在 OS 方面没有差异[142]。研究证明药物遗传因素也会影响预后。在一项纳入 2039 例乳

腺癌患者的队列研究中，A118G MOR 基因多态性导致对阿片类药物的受体反应降低，与乳腺癌存活率增加相关[143]。众所周知，携带这种基因突变的患者需要更大的阿片类药物剂量才能达到镇痛效果[144]，但这项研究未分析这一队列中阿片类药物的使用情况[143]。

在乳腺癌存活者中，与非长期使用阿片类药物相比，长期使用阿片类药物（定义为 90 d 窗口期内使用阿片类药物 75 d 以上）与继发乳腺癌事件（a secondary breast cancer event，SBCE）（HR 1.20，95% CI 0.85 ～ 1.70）或癌症复发（HR 1.14，95% CI 0.76 ～ 2.70）风险增加没有显著相关性[17]。一项类似的回顾性队列研究，评估了 121 例食管癌手术患者术后 8 d 阿片类药物使用和术后并发症，发现阿片类药物使用与 OS（$P = 0.520$）和 RFS（$P = 0.818$）无显著关联[145]。一项纳入 34 188 例原发性乳腺癌患者的前瞻性队列研究发现，阿片类药物的累积剂量、消耗类型、使用强度或使用时间（> 6 个月）与乳腺癌复发（粗略 HR 0.98，95% CI 0.90 ～ 1.1）之间均无关联[146]。

一项类似研究纳入 99 例Ⅰ期或Ⅱ期 NSCLC 患者，在接受电视胸腔镜下肺叶切除术后，26% 的患者在 5 年内复发[147]。无癌组的阿片类药物总剂量为 124 mg OME，复发组为 232 mg OME（$P = 0.02$），

表明术后 96 h 内阿片类药物总剂量的增加与 5 年内 RFS 的减少有关[147]。尽管未发现年龄与 I 期 NSCLC 患者癌症复发风险之间的关联，但老年患者的 OS 减少。这可能是年龄增长的结果，即年龄与其他术后并发症有关[148]。

根据现有文献，没有足够证据表明术后阿片类药物的使用与 OS 或 RFS 存在因果关系，目前也缺乏评估术后阿片类药物使用和远期肿瘤学结果的研究。

姑息治疗中阿片类药物的使用

阿片类药物广泛应用于姑息治疗，以减少晚期恶性疾病造成的疼痛。最近一项研究探讨了姑息治疗中使用阿片类药物是否影响生存或加速死亡。一项评估阿片类药物在姑息治疗中使用的系统综述发现，在 11 项癌症临终研究中，4 项研究表明阿片类药物的使用与生存率增加有关，3 项研究显示生存率下降，4 项研究发现癌症患者的生存率没有变化[58]。

一项前瞻性队列研究显示，在 150 例晚期 NSCLC 患者中，与无阿片类药物相比，阿片类药物使用与较短的 OS 相关（中位 OS 627 d *vs.* 242 d），接受小或大剂量阿片类药物（小于或大于 60 mg OME）的患者其 OS 没有差异[149]。一项类似研究的结果也表明，阿片类药物剂量与生存期缩短无关[150]。相反，在新诊断的 IV 期非血液系统恶性肿瘤中，与小剂量阿片类药物（每天 < 5 mg OME）（5.5 个月）相比，大剂量阿片类药物（每天 > 5 mg OME）患者的中位生存时间（12.4 个月）较短[151]。在这些研究中，一个重要的考虑因素是，更具侵袭性的肿瘤可能引起更多的疼痛，故与更大的吗啡摄入量有关。一项纳入 566 例不能切除的胰腺癌患者（其中 75% 是 IV 期）的回顾性队列研究表明，晚期癌症患者的阿片类药物初始剂量、剂量增加率都与生存时间呈负相关[145]。

阿片类药物使用与癌症风险的复杂性

估计阿片类药物对癌症结局的影响是复杂的。导致这种复杂性的一些因素包括研究设计（体外、离体、体内和人体）、使用的实验模型、给药方案、癌症类型、受影响的肿瘤分级 / 器官以及阿片类药物的循环浓度等方面的差异。疼痛或手术应激的存在、影响阿片类药物功能的基因多态性、阿片类药物的中枢和外周效应（疼痛、痛觉过敏）以及炎症部位免疫细胞释放内源性阿片类药物，都进一步影响阿片类药物在癌症中的作用。在手术方面，阿片类药物使用量并非各组之间唯一不同的因素，无法控制各种围手术期因素而存在差异。但更重要的是，已发表数据所得结论的可变性源于潜在生物机制的复杂性，以及整合各种证据流（体外、体内和人体）机制的能力（图 12.2）。

细胞水平（体外）

体外培养的细胞无法模拟肿瘤微环境的复杂性。各种受体（阿片类和非阿片类）的参与和信号通路、所用阿片类药物类型和浓度的临床相关性、浓度反应、慢性暴露、涉及的细胞类型（如癌症、免疫或内皮细胞）、随后释放的细胞因子及其对肿瘤微环境的影响，使细胞水平的研究存在差异。

动物水平（体内）

评估阿片类药物应用是否影响肿瘤发生的动物研究数量有限。一项利用自发发展成转移性乳腺癌的转基因小鼠的研究表明，与对照组（缓冲治疗）相比，在肿瘤生长开始前即注射吗啡对肿瘤的重量或数量没有显著影响[75]。

人体水平

评估阿片类药物对人类患癌风险影响的复杂性源于许多因素。目前，关于阿片类药物使用和癌症风险的流行病学文献大多是回顾性的，往往侧重于特定的人群类型（例如，阿片类药物依赖者）。流行病学研究的主要结果大多限于与阿片类药物相关的死亡率和特定原因的病残率或死亡率，且此类研究往往并非为了调查与癌症相关的结果（即癌症发病率）。多种机制 / 因素可独立于阿片类药物的使用而影响癌症的发病率或严重程度。其中一些因素可能包括阿片类药物使用产生的固有不良反应（便秘、尿潴留、胃食管反流、免疫抑制和性腺功能减退）、队列人群的生活方式（吸烟、饮酒、首次怀

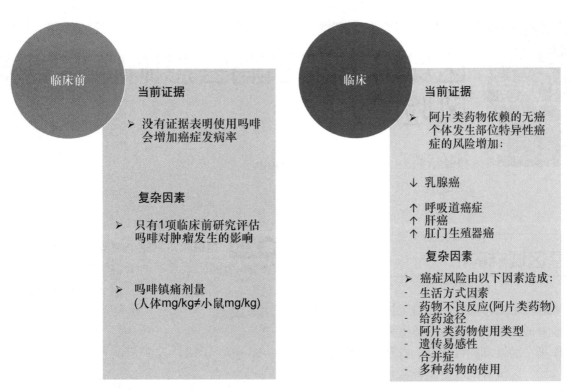

·图 12.2 临床前和临床研究中影响阿片类药物使用和癌症风险的因素

孕年龄、BMI 和免疫相关感染），增加患癌风险的合并症、遗传易感性及同时使用的非法物质。流行病学研究进一步表明，麻醉药使用可能是癌症一个新的危险因素。然而，尚不清楚致癌风险源于麻醉药中的生物碱成分（例如吗啡、非生物碱基的附加成分），还是源于给药途径（即吸入/吸食麻醉药热解产生的致癌化合物）[152-153]。

展望与结论

　　阿片类药物是癌症患者镇痛的重要组成部分，尤其是在围手术期。目前研究阿片类药物对肿瘤生长影响的文献仍存在争议，即阿片类药物对细胞增殖、凋亡、侵袭、迁移、炎症和血管生成兼有促肿瘤和抗肿瘤作用。鉴于各种混杂因素的存在，评估阿片类药物使用对癌症预后的影响（尤其在人类中）显然变得更加复杂。未来的前瞻性临床研究可能能够评估阿片类药物使用对 OS 和 RFS 的远期影响，尤其是与其他麻醉模式或镇痛模式相比。

参考文献

扫二维码见参考文献

第 13 章

区域麻醉和镇痛会影响癌症复发风险吗？

Dylan Finnerty，Donal J. Buggy

赵芝佳 译 许涛 校

什么是区域麻醉？

区域麻醉是指将局麻药注射至神经干及其周围或神经穿过的解剖平面，使受其支配的远端区域产生麻醉作用。区域麻醉可联合全身麻醉，也可单独使用。因此，区域麻醉可使患者在术中保持完全清醒而不感到任何疼痛。

区域麻醉的益处

区域麻醉给外科癌症患者带来的潜在益处总结如下：

- 减少术中和术后全身镇痛需求[1]。
- 缩短住院时间[2]。
- 抑制手术的应激反应[3]。
- 减少术后恶心呕吐的发生[4]。
- 减少术后肺部并发症的发生[5]。

区域麻醉对癌症的影响

2006 年的一项针对乳腺癌手术患者的回顾性分析发现，与接受吸入麻醉和阿片类镇痛药物相比，接受椎旁神经阻滞和镇痛的患者在乳房切除术后，其无瘤生存期显著延长[6]。尽管该研究存在回顾性设计的局限性，但仍引发全球学者关注，即在根治性手术中，区域麻醉或镇痛是否可降低术后癌症复发或转移风险。

看似合理的生物学机制解释了区域麻醉在降低癌症复发方面可能发挥的作用（表 13.1），包括以下内容。

表 13.1　区域麻醉降低癌症复发的机制概述

所提出的机制	后续效应
减轻手术的应激反应	NK 细胞和 CD8[+] T 细胞↑ Treg 和 Th2 细胞↓ 皮质醇和儿茶酚胺分泌↓ MMP、VEGF、IL-6↓
阿片类药物节俭效应减少了其可能产生的负面作用	NK 细胞的抑制减弱 不激活复制表达阿片类受体的癌细胞
避免或减少吸入麻醉药用量	促进血管生成的 HIF 表达↓
改善术后镇痛	交感神经系统和 HPA 轴刺激↓ β-内啡肽↓ NK 细胞活性的抑制↓
局麻药作用	肿瘤细胞凋亡↑ VGSC 对肿瘤转移途径的抑制作用 Src 激活↓ EGFR↓ 癌细胞 DNA 去甲基化
减少术中失血量	输血需求减少（输血本身与癌症复发相关）

EGFR，表皮生长因子受体；HIF，缺氧诱导因子；HPA，下丘脑-垂体-肾上腺；IL-6，白介素-6；MMP，基质金属蛋白酶；Th2，辅助性 T 细胞 2 型；Treg，调节性 T 细胞；VEGF，血管内皮生长因子；VGSC，电压门控钠离子通道

区域麻醉可抑制与手术相关的应激反应[6]。手术应激反应可对 NK 细胞和 T 细胞产生抑制，这两种细胞对消除术中微小残留癌变或循环肿瘤细胞（circulating tumor cell，CTC）发挥重要作用[8]。同时，手术应激反应可刺激具有促肿瘤效应的免疫细胞，如调节性 T 细胞（regulatory T cell，Treg）和辅助性 T 细胞 2 型（type 2 helper T cell，Th2）：

1. 手术应激反应可激活下丘脑-垂体-肾上腺（hypothalamic-pituitary-adrenal，HPA）轴，分泌皮质醇和儿茶酚胺。许多癌细胞含有肾上腺素受

体，当被儿茶酚胺激活时，癌细胞会分泌白介素 -6（interleukin 6，IL-6）、血管内皮生长因子（vascular endothelial growth factor，VEGF）和基质金属蛋白酶（matrix metalloproteinase，MMP）等，均可增强肿瘤细胞的侵袭性和增殖性[9]。

2. 区域麻醉提供的良好镇痛，可减少阿片类药物的使用，甚至完全不用。尽管存在争议，但部分实验和回顾性研究表明，围手术期使用阿片类药物可能与癌症复发相关[3, 10]。吗啡通过降低 NK 细胞活性来发挥免疫抑制作用，NK 细胞在抑制肿瘤生长方面具有重要作用[10]。吗啡可能通过免疫细胞上的阿片或非阿片受体直接抑制 NK 细胞，如 Toll 样受体 4（Toll-like receptor 4，TLR-4）[11]，还可间接作用于脑干导水管周围灰质和交感神经系统，释放抑制 NK 细胞毒性的化学信使[12]。癌细胞也可表达阿片受体，当其被激活时可触发肿瘤源性级联反应，导致转移[13]。此外，临床回顾性研究表明，过度表达阿片受体的前列腺癌和食管鳞癌预后结局较差[14-15]。在某动物模型中，术后疼痛控制不佳本身可促进癌症复发[16]。与肠外阿片类药物相比，有效的区域麻醉可改善癌症患者术后疼痛评分[4]，并提供更好的镇痛效果[17]。疼痛本身可通过刺激交感神经系统和 HPA 轴而具有免疫抑制作用，从而减弱机体抵御恶性细胞入侵的防御系统。疼痛刺激还可升高循环 β - 内啡肽水平，后者可通过降低 NK 细胞毒性作用而具有免疫抑制作用[18]。某实验性癌症模型表明，有效镇痛可降低癌症转移发生率和数量[19]。

3. 同样，吸入麻醉也与癌症复发相关[20]。有效的区域麻醉可减少吸入麻醉药用量，或在某些情况下可不使用吸入麻醉，让手术完全在区域麻醉下进行，患者在手术过程中保持清醒或轻度镇静。研究表明，吸入麻醉药可上调缺氧诱导因子（hypoxia inducible factor，HIF）表达，该因子可促进血管生成，并促进癌症复发[22]。然而，相关研究结果并不一致。一些研究表明，七氟烷可能对非小细胞肺癌（non-small cell lung carcinoma，NSCLC）细胞具有抗增殖作用[23]。虽然在癌症手术中使用吸入麻醉药的利弊仍存争议，但如仅单独使用区域麻醉，则可完全不考虑该问题。也可联合使用区域麻醉与全身麻醉，可能会减少吸入麻醉药用量。

4. 近期证据表明在体外和动物模型中，酰胺类局麻药可减轻肿瘤转移性负荷[24]。许多潜在机制可解释这种抗肿瘤作用。应用酰胺类局麻药主要通过阻断电压门控钠通道（voltage-gated sodium channel，VGSC）的作用，阻断感觉神经传导来减轻疼痛。许多癌细胞膜上也存在上述通道，且表现为组成性激活状态。抑制这些通道的 α 亚单位可阻断癌细胞的转移潜能[25]。虽然支持该理论的证据很薄弱，但其他对 VGSC 有效的药物（如苯妥英钠），可抑制乳腺癌细胞的转移潜能[26]。

非 VGSC 依赖的肿瘤抑制机制也已证实。利多卡因可降低表皮生长因子受体（epidermal growth factor receptor，EGFR）的酪氨酸激酶活性，从而抑制人舌鳞癌细胞复制。这是在临床常规浓度下发现的[27]。同一研究还表明，利多卡因对癌细胞有直接的细胞毒性作用，但其浓度远高于体内安全药物浓度。

酰胺类局麻药（利多卡因、罗哌卡因）已被证实可直接抑制 Src 癌基因[28]，Src 途径参与促进上皮细胞向间质细胞转变，使癌细胞具有侵袭力[29]。近年来，Src 酪氨酸激酶一直是重要研究热点，已经研发特定"靶向疗法"（如纽约 BristolMyers Squibb 研发的达沙替尼）[30]来抑制其作用。虽然酰胺类局麻药对该途径有抑制作用，但酯类局麻药（氯普鲁卡因）却没有该作用[28]。

除可能增强常规化疗药物疗效外[31]，局麻药在体外实验中还可使乳腺癌细胞的 DNA 去甲基化[32]，该作用可通过上调抑癌基因来抑制肿瘤进展[33]。在硬膜外输注过程中使用正常浓度的局麻药即可出现该作用。上述所有局麻药的抗肿瘤作用一定程度上解释了，与全身麻醉相比，区域麻醉下进行黑色素瘤切除术有助于抑制癌症复发[34-35]。一项研究发现，利多卡因和布比卡因可诱发人乳腺癌细胞凋亡[36]，作者认为在乳腺癌切除术中使用这些药物浸润组织可能有益。在体证据表明，静脉注射利多卡因也可能产生抗转移作用[37]。

一些研究表明，与全身麻醉相比，区域麻醉可减少术中出血量[2]（观察性试验，证据质量等级为低级）。鉴于围手术期输血也可能与癌症复发相关[38]，这可能是区域麻醉降低癌症复发的间接原因。

癌症手术中区域麻醉的有利证据

在体数据

在乳腺癌大鼠模型中，与接受全身麻醉（异氟烷）的大鼠相比，接受蛛网膜下腔阻滞麻醉的大鼠术后肿瘤负荷率更低[39]，这可能是其减弱了手术过程中神经内分泌应激反应。这种应激反应具有免疫抑制作用，特别是在降低 NK 细胞活性方面。这些淋巴细胞是机体对抗肿瘤细胞免疫反应的重要组成部分。上述研究表明，区域麻醉可保持 NK 细胞的数量和活性。在非区域麻醉组大鼠 NK 细胞活性受到抑制，这可能是该组癌症复发和转移率较高的原因。

2007 年的一项小鼠研究也表明，当联合应用蛛网膜下腔阻滞与全身麻醉时，也可减少术后肝转移瘤数量[40]。同样，蛛网膜下腔阻滞保留了 NK 细胞对入侵癌细胞的防御能力。

这些动物研究为癌症手术患者区域麻醉的潜在有利性提供了适度证据。不幸的是，来自动物研究的满意结果在人类研究中往往没有显示出同样效果。实际上，大约只有 1/3 的动物实验结果与人类随机对照试验结果一致，并且绝大数动物研究（大约 90%）未在人类受试者进行重复[41]。因此，应该谨慎将这些实验结果应用到临床实践中。关于动物模型如何完全复制人类生理学，特别是癌症复发这一复杂领域，仍存在许多悬而未决的问题。

转化研究

转化研究是实验室研究和临床研究之间架起的桥梁，有"床边到长凳"的研究之称。最近一些转化研究表明，区域麻醉对癌症患者具有潜在益处。在一项初步研究中，随机将 32 例接受乳腺癌手术的女性患者分成两组，即丙泊酚全身麻醉联合椎旁区域麻醉组和七氟烷全身麻醉复合阿片类药物镇痛组[42]。该研究检测了 14 种与肿瘤生物学相关的细胞因子，其中 10 种在两组之间没有差异。然而，术后丙泊酚/椎旁区域麻醉组的 MMP3 和 MMP9降低。MMP 是一种能够降解细胞外基质蛋白的酶，在肿瘤细胞侵袭、血管生成和转移中发挥重要作用[43]。MMP 在许多癌症中表达上调，并与晚期疾病和高死亡率相关[44]。这项研究表明，区域麻醉（使用丙泊酚）降低 MMP，对手术时癌症复发具有保护作用。

另一项转化研究将 40 例接受乳腺癌手术的女性患者随机分为两组，一组接受全身麻醉联合椎旁

麻醉镇痛，另一组接受吸入麻醉和阿片类药物镇痛。作者发现，单用全身麻醉的患者血管内皮生长因子 C（endothelial growth factor C，VEGF-C）升高，另一组患者则几乎没有变化。VEGF-C 刺激血管生成，这是癌细胞从宿主产生血液供应的程序。随着肿瘤体积增大，血管生成是肿瘤发展和转移的重要步骤。已有研究表明，直径 > 2 mm 的肿瘤组织没有自身血液供应无法生存[45]。生成新血管和淋巴管的过程，也促进了癌细胞向体循环的扩散，从而促进转移发生。观察到接受椎旁阻滞的患者术后 VEGF-C 水平低于未接受椎旁阻滞的患者，表明椎旁阻滞可能创造了一个不利于肿瘤生长和转移扩散的微环境。

来自转化研究的证据也表明，区域麻醉可能保留了 NK 细胞的抗肿瘤作用。研究评估了癌症术后女性患者血清对健康捐赠者 NK 细胞功能和细胞毒性的影响[46]。接受区域麻醉的患者，其 NK 细胞功能和细胞毒性得到保留。如上所述，NK 细胞主要功能是识别和破坏病毒感染细胞和癌细胞，使其成为抵御癌细胞的防御前线之一。NK 细胞活性的降低通过位于这些细胞表面的 β 肾上腺素受体介导，通过激活 β 肾上腺素受体激发 cAMP 和蛋白激酶 A 的增加，从而降低 NK 细胞活性。区域麻醉可能通过减弱与手术相关应激反应来改善这种儿茶酚胺引起的 NK 细胞抑制。

癌细胞可表达 μ 阿片受体（μ-opioid receptor，MOR），其表达增加与胃癌[47]、前列腺癌[14]、非小细胞肺癌[48]的较高转移率相关。另一研究表明，麻醉方法可影响 MOR 表达[49]。在一项纳入 20 例乳腺癌患者的研究中，与接受丙泊酚-椎旁麻醉的患者相比，接受吸入麻醉和阿片类药物镇痛的患者术中活检标本的 MOR 表达水平更高。这项研究再次表明，区域麻醉在癌症手术中具有潜在益处。

回顾性分析

区域麻醉对癌症患者有益的假设，最初来自回顾性研究（表 13.2）。在接受前列腺根治性切除术的患者中，相较于使用全身麻醉复合阿片类药物，使用全身麻醉联合硬膜外镇痛的患者癌症复发率降低 57%（95%CI 17% ~ 78%）[50]。这项研究中癌症复发的定义是与术后前列腺特异性抗原

表 13.2 区域麻醉与癌症相关结局的部分研究

研究作者	年份	试验设计	手术类型	方法比较	显著结果
Exadaktylos 等	2006	RETR	乳腺癌行乳房切除术＋/－腋窝淋巴结清扫术	GA ＋ PVB（$n = 50$）vs. GA ＋阿片类药物（$n = 79$）	PVB 组 3 年后无复发生存率增加（88% vs. 77%，$P = 0.012$）
Bar-Yosef 等	2001	乳腺癌转移的动物模型	剖腹手术和接种同源的 MADB106 腺癌细胞	蛛网膜下腔麻醉 vs. 静脉注射吗啡	蛛网膜下腔麻醉将肺转移瘤数量从 37.2±24.4 减少至 10.5±4.7（$P = 0.0043$）
Wada 等	2007	肝转移癌小鼠模型	接种 EL4 肿瘤细胞	蛛网膜下腔麻醉＋ GA vs. 单独 GA	蛛网膜下腔麻醉将肝转移瘤数量从 33.7±8.9 减少至 19.8±9.1（$P < 0.05$），并保留 NK 细胞活性
Deegan 等	2010	试验性 RCT	乳腺癌手术	丙泊酚 /PVB（$n = 15$）vs. 七氟烷 / 阿片类药物（$n = 17$）	丙泊酚 /PVB 组 升高的 MMP-3 和 MMP-9 显著降低
Looney 等	2010	RCT	乳腺癌	丙泊酚 /PVB（$n = 20$）vs. GA（$n = 20$）	PVB 组术后升高的 VEGF-C 降低
Buckley 等	2014	体外转化研究	乳腺癌	丙泊酚 /PVB（$n = 5$）vs. 七氟烷 / 阿片类药物（$n = 5$）	PVB 组 NK 细胞毒性更强
Biki 等	2008	RETR	前列腺癌	GA ＋硬膜外麻醉 vs. GA ＋阿片类药物	硬膜外组癌症复发率降低 57%（95% CI 17% ～ 78%）
Tsui 等	2010	RCT-PHA	前列腺癌	GA ＋硬膜外麻醉（$n = 49$）vs. GA（$n = 50$）	无病生存率没有差异
Tseng 等	2014	RETR	前列腺癌	蛛网膜下腔麻醉＋镇静（$n = 1166$）vs. GA（$n = 798$）	生化复发没有差异
Cata 等	2016	RETR	乳腺癌	PVB（$n = 198$）vs. 基于阿片类药物的镇静（$n = 594$）	PVB 与无复发生存期或总生存期的显著变化无关
Merquiol 等	2013	RETR	喉癌和下咽癌	GA ＋颈段硬膜外麻醉（$n = 111$）vs. GA ＋阿片类药物（$n = 160$）	硬膜外组的 5 年无癌生存率升高
Doiron 等	2016	RETR	膀胱癌切除术	胸段硬膜外麻醉＋ GA（$n = 887$）vs. GA（$n = 741$）	胸段硬膜外麻醉与癌症特异性生存率无关
Koumpan 等	2018	RETR	TURBT 治疗膀胱癌	蛛网膜下腔麻醉（$n = 135$）vs. GA（$n = 96$）	蛛网膜下腔组的癌症复发率更低
Holler 等	2013	RETR	结直肠癌	硬膜外麻醉＋ GA（$n = 442$）vs. GA（$n = 307$）	硬膜外组 5 年生存率（62% vs. 54%，$P < 0.02$）升高
Day 等	2012	RETR	腹腔镜下结直肠癌切除术	GA ＋硬膜外麻醉（$n = 107$）vs. GA ＋椎管内麻醉（$n = 144$）vs. GA ＋阿片类药物（$n = 173$）	总生存率或 5 年无病生存率无差异
Oliveira 等	2011	RETR	卵巢癌减瘤术	GA ＋硬膜外麻醉（$n = 55$）vs. GA（$n = 127$）	术中使用硬膜外麻醉与降低复发风险相关（HR 0.37）
Capmas 等	2012	RETR	卵巢癌	GA ＋硬膜外麻醉（$n = 47$）vs. GA（$n = 47$）	硬膜外麻醉对癌症复发没有明显影响
Chipollini 等	2018	RETR	膀胱癌	GA ＋硬膜外麻醉（$n = 215$）vs. GA（$n = 215$）	硬膜外组的无复发生存率（HR 1.67）和癌症特异性生存率（HR 1.53）降低，硬膜外组接受了更高剂量的吗啡当量

（续表）

研究作者	年份	试验设计	手术类型	方法比较	显著结果
Xu 等	2014	随机试验	结肠癌	丙泊酚＋硬膜外麻醉（$n＝20$）vs. GA（$n＝20$）	与 GA 组相比，硬膜外组术后 24 h VEGF-C 和 IL-6 降低
Myles 等	2011	RCT-PHA	腹部癌症手术	GA ＋硬膜外麻醉（$n＝230$）vs. GA（$n＝16$）	两组之间的总生存期或无复发生存期没有差异
Cata 等	2018	RETR	颅内恶性肿瘤开颅手术	头皮神经阻滞＋ GA vs. GA	头皮神经阻滞与更长的无进展生存期或更长的总生存期无关
Lee 等	2015	荟萃分析	前列腺癌手术	硬膜外 / 蛛网膜下腔麻醉 vs. GA	局部麻醉提高了总生存率（HR 0.81，95% CI 0.68 ～ 0.96，$P＝0.016$）
Weng 等	2016	荟萃分析	21 项研究，包括乳腺癌、前列腺癌、结直肠癌、喉癌、肝细胞癌、宫颈癌和卵巢癌	椎管内麻醉 vs. GA	局部麻醉提高了总生存率（HR 0.853，95% CI 0.741 ～ 0.981，$P＝0.026$）
Grandhi 等	2017	荟萃分析	多种癌症类型的手术 67 577 名患者 28 项研究	RA vs. GA	癌症手术中 RA 无明显益处
Sessler 等	2019	前瞻性多中心 RCT	原发性乳腺癌手术	PVB ＋丙泊酚 vs. 七氟烷＋阿片类药物	PVB 和丙泊酚不改善癌症复发（中位随访 36 个月）

GA，全身麻醉；HR，风险比；IL-6，白介素 -6；MMP，基质金属蛋白酶；PVB，椎旁神经阻滞；RA，局部麻醉；RCT，随机对照试验；RCT-PHA，随机对照试验-事后分析；RETR，回顾性研究；VEG-F，血管内皮生长因子；TURBT，经尿道膀胱肿瘤电切术

（postoperative prostate-specific antigen，PSA）的最低值相比，PSA 值升高所对应的辅助治疗。随后的回顾性研究表明，接受椎管内麻醉的前列腺根治性切除术患者在无病生存期[51]和生化复发[52]方面并无明显优势。

回顾性分析同样表明，对接受乳腺癌手术的患者，区域麻醉似乎也有益处。在采用椎旁镇痛时，椎旁镇痛组和 GA 组患者的术后转移和无复发生存率分别为 94%（95%CI 87% ～ 100%）和 77%（95%CI 68% ～ 87%）（$P＝0.012$）[6]。与前列腺癌的研究相似，最近越来越多针对乳腺癌患者的回顾性分析表明，椎旁麻醉可能与术后更长的生存期无关[53]。

对喉癌和下咽癌手术，颈椎硬膜外麻醉可提高患者生存率。在一项单中心回顾性研究中，对 100 多例患者进行了 4.5 年随访后发现，与单独 GA 组相比，GA 联合颈椎硬膜外麻醉组患者无癌生存率明显提高[54]。

其他回顾性分析研究了区域麻醉对膀胱癌[55-56]、结肠癌[57-58]和卵巢癌[59-60]结局的潜在益处，也表现出了不同的研究结果。

某些研究甚至表明，接受区域麻醉患者的肿瘤结局更差。一项纳入 430 例接受膀胱根治性切除术患者的倾向性匹配队列研究中，相较于 GA 组，接受 GA 联合硬膜外麻醉组患者 2 年后复发风险更高。在多变量分析中，硬膜外麻醉是较差无复发生存率（调整后 HR 1.67，95% CI 1.14 ～ 2.45，$P＝0.009$）和癌症特异性存活率（HR 1.53，95% CI 1.04 ～ 2.25，$P＝0.030$）的显著预测因素。有趣的是，区域麻醉组通过硬膜外注射舒芬太尼，其静脉注射吗啡当量（intravenous morphine equivalents，ivMEQ）中位数比 GA 组更高［75 ivMEQ（11 ～ 235）vs. 50 ivMEQ（7 ～ 277），$P＜0.0001$］[61]。

所有探讨区域麻醉与癌症复发潜在联系的回顾性研究都存在类似局限性。有严重合并症的患者更可能接受区域麻醉，因此队列中引入了选择偏倚。尽管多变量分析试图控制混杂因素，但当时没有记录或考虑的风险因素往往存在，这种设计易存在回

忆偏倚，且很难评估时间关系。归根结底，这种研究设计的最大局限性是其只能证明区域麻醉和癌症复发之间存在关联，但无法证明因果关系。然而，这些早期回顾性研究提出了假设（这是目的），并为该领域的未来研究奠定了基础。

另一项研究观察了硬膜外麻醉对接受结直肠癌手术患者的影响[62]。这项研究分为 GA 联合硬膜外麻醉组和单独 GA 组，24 h 后观察到硬膜外麻醉患者癌症复发和转移相关标志物（即 VEGF-C 和 IL-6）水平较低，而 IL-10 水平较高，后者可抑制促炎细胞因子并增强 NK 细胞清除肿瘤细胞的能力。然而，这项研究的人数相对较少，每组只有 20 例患者，且仅收集术后 24 h 数据。手术免疫抑制作用在术后 30 d 都可被观察到[63-64]。

目前为止，与区域麻醉和癌症复发相关的大部分证据都来自回顾性研究。一些旨在观察不同结果的随机对照试验（randomised controlled trial，RCT）使用事后分析法探讨区域麻醉和癌症复发之间的潜在联系。Tsui 等的研究表明，在全身麻醉下接受前列腺根治术患者的无病生存率没有差异[51]。同样，Myles 等研究表明，硬膜外镇痛对接受腹部手术的各类癌症患者具有生存益处[65]。值得注意的是，这项试验完全可检测出大约 30% 的治疗效果，但更低发生率的任何具有重要临床意义的效果无法被检测。

前瞻性证据

最近一篇关于原发癌手术期间麻醉、镇痛药和围手术期干预措施对远期肿瘤学结局潜在影响的综述预测，正在进行的前瞻性 RCT 在发表后将阐明麻醉方法和肿瘤结局之间是否存在因果关系[3]。

第一次也是最大规模的 RCT（NCT00418457）在全球 9 个中心 2100 例接受初次乳腺癌手术的女性患者中进行，评估了丙泊酚静脉麻醉联合区域麻醉和七氟烷吸入麻醉复合阿片类药物镇痛的效果。主要结局为局部或转移性乳腺癌复发，次要结局包括术后 6 个月、12 个月的慢性持续性切口疼痛。主要分析以意向治疗为基础。

这项研究超过预先计划的无效边界后停止，即发生 213 例癌症复发事件（最大所需复发次数的 61%）。中位随访时间（25% ~ 75%）为 36 个月（24 ~ 49）。在 1043 例接受椎旁麻醉的女性患者

有 102 例复发（9.8%），而在 1056 例接受七氟烷麻醉的女性患者中有 111 例复发（10.4%）。与 GA 相比，椎旁麻醉癌症复发的 HR 大约为 0.97（95% CI 0.74 ~ 1.3，$P = 0.84$）。两组患者 6 个月、12 个月的慢性神经性疼痛发生率分别为 10% 和 7%，差异无统计学意义。

研究结论认为，与七氟烷-阿片类药物麻醉方法相比，丙泊酚-椎旁麻醉既不改善乳腺癌复发，也不改善术后持续性乳房切口疼痛的发生率和严重程度[66]。

然而，这并不意味着该领域的研究就此结束。自该研究发表以来，新的数据显示了全身性应用酰胺类局麻药抑制癌细胞生物学的多种机制，提出了在肿瘤切除手术中全身性应用利用利多卡因可能减缓癌细胞进展的假设[67]。与区域麻醉吸收相比，全身给药的利多卡因可显著提高其血浆浓度。此外，不同类型的肿瘤可能对麻醉方法有不同反应。因此，尽管目前数据表明区域麻醉不太可能影响乳腺癌的预后，但我们仍在等待尚在进行和新出现的 RCT 结果，以评估其他麻醉方法和不同类型的肿瘤。

周围神经阻滞与癌症复发

许多骨科癌症手术都适合采用区域麻醉方法[68]。对上肢切除术，在不同部位注射局麻药可浸润臂丛神经，为术中和术后提供非常有效的麻醉和镇痛。值得注意的是，外科医师术中也可在神经丛部位放置输液导管，从而提供良好的术后镇痛。当癌症患者接受手术时，其可能对阿片类药物已产生耐受性，区域麻醉可提供非常有效的镇痛。

同样，下肢手术除可采取椎管内麻醉（硬膜外和脊麻），还可采用一系列神经阻滞，如坐骨神经阻滞、股神经阻滞、腰丛神经阻滞或腘神经阻滞。遗憾的是，对骨科肿瘤患者，目前还没有麻醉影响肿瘤学结局的证据。对这一主题的文献进行系统回顾后，没有发现符合条件的研究[69]。原因在于，普通人群中骨肿瘤的总体发病率相当低（骨肉瘤是最常见的恶性骨肿瘤，发病率为每百万人中 4.6 人），旨在探究区域麻醉和骨肿瘤手术之间关系的设计完善的 RCT 可能很难执行[68]。

对接受肌肉骨骼切除术的患者而言，术后疼痛是一个重要问题。在门诊就诊的患者中，骨科患者

的疼痛发生率最高[70]。周围神经阻滞可减少阿片类药物的使用，理论上可能抑制癌症复发。回顾性分析发现，对使用阿片类药物治疗癌性疼痛后引发便秘的癌症患者，外周阿片受体拮抗剂甲基纳曲酮与晚期癌症患者的生存率增加相关[71-72]。

对头皮神经阻滞在脑肿瘤切除术中的应用也进行了研究。有证据表明，头皮神经阻滞具有阿片类药物节俭作用，还可抑制接受开颅手术患者的应激反应[73-74]。根据这些研究结果，研究人员推测头皮神经阻滞可能对接受恶性胶质瘤切除术的患者也有益处。一项对 808 例接受开颅手术的恶性胶质瘤患者的回顾性研究表明，接受或不接受头皮神经阻滞的患者，无进展生存期和总生存期方面没有差异[73]。

系统综述与荟萃分析

鉴于回顾性研究的结果都不尽相同，关于区域麻醉和癌症复发的系统综述显示出不同结果也不足为奇。一项对前列腺癌手术回顾性研究的系统综述表明，区域麻醉与更长的无生化复发生存期无关，但与改善总生存期相关（HR 0.81，95% CI 0.68 ~ 0.96，$P = 0.016$）[75]。

对包含不同类型癌症（包括前列腺癌、卵巢癌、结直肠癌和乳腺癌）的 21 项回顾性研究进行荟萃分析发现，椎管内麻醉与总生存率的提高存在正相关，HR 为 0.853，95%CI 为 0.741 ~ 0.981（$P = 0.026$）（特别是结直肠癌手术：HR 0.653，95% CI 0.430 ~ 0.991，$P = 0.045$）[76]。然而，最近一项纳入 28 项回顾性研究的 Meta 分析表明，区域麻醉与总体生存期或无复发生存期改善无关[77]。

2014 年一篇 Cochrane 综述表明，没有充分证据支持区域麻醉可对接受癌症手术患者的预后产生积极影响的理论[78]。这项综述包括 4 项研究，共有 746 例患者在硬膜外或非硬膜外麻醉下接受腹部癌症手术，这 4 项研究是对既往 RCT 的事后分析，意味着这些研究最初均非为观察区域麻醉与癌症复发率的相关性而设计。所有参与者在首次手术后至少随访 7.8 年。

结论

手术应激反应会诱发炎症环境，癌细胞在该环境中会大量繁殖。手术应激反应和可能使用的一些麻醉技术会短暂破环免疫系统。在可预见的未来，手术可能仍是治疗实体器官肿瘤的主要方式。因此，麻醉仍是这些手术患者的先决条件。外科手术希望给患者带来更好预后，同时麻醉科医师也必须探讨麻醉方法和药物如何影响术后癌症的复发。该领域的许多 RCT 最初都不是为了研究癌症结局而设计，所得任何结论都具有事后分析的固有局限性。

关于这一主题发表的首次前瞻性 RCT 表明，在原发性乳腺癌手术中，椎旁镇痛形式的区域麻醉似乎不影响肿瘤复发[66]。然而，这并不意味着此重大研究课题的结束。来自转化研究的新证据表明，全身性应用利多卡因可能对癌症手术后肿瘤复发具有积极影响[24]。肿瘤麻醉领域还需要进一步研究，以评估麻醉方法的选择如何影响癌症手术患者的结局。

因此，在选择是否对癌症患者使用区域麻醉和镇痛技术时，应着眼于其他以患者为中心的结局，例如改善康复质量，而不是专门降低癌症复发的发生率。虽然存在生物学上可信的理论，但到目前为止尚无发表的确凿证据来建议或劝阻在接受癌症手术的患者中使用特定的麻醉方法来降低癌症复发的可能性。

参考文献

扫二维码见参考文献

第三部分

癌症患者的围手术/操作期管理

第 14 章　癌症患者的术前评估和医学优化

第 15 章　功能评估和术前预康复训练

第 16 章　重新设计围手术期诊疗路径

第 17 章　特殊情况下的气道管理

第 18 章　成年癌症患者的手术室外麻醉

第 19 章　中枢神经系统癌症手术的麻醉管理

第 20 章　脊柱癌症手术的麻醉管理

第 21 章　头颈部癌症手术的麻醉管理

第 22 章　心脏、肺和纵隔癌症手术的麻醉管理

第 23 章　乳腺癌手术的麻醉管理

第 24 章　上消化道癌手术的麻醉管理

第 25 章　结直肠癌的麻醉管理

第 26 章　泌尿生殖系统癌症手术的麻醉管理

第 27 章　妇科癌症手术的麻醉管理

第 28 章　内分泌系统癌症手术的麻醉管理

第 29 章　肿瘤细胞减灭术联合腹腔内热灌注化疗的麻醉与手术

第 30 章　肉瘤和黑色素瘤手术的麻醉管理

第 31 章　骨骼和软组织癌症手术的麻醉管理

第 32 章　重建外科的麻醉管理

第 33 章　癌症急诊手术的麻醉管理

第 34 章　癌症患者的姑息性手术

第 35 章　癌症患者的围手术期虚弱

第 36 章　为接受癌症手术的老年患者提供围手术期照护

第 14 章　癌症患者的术前评估和医学优化

Kimberly D. Craven, Sunil K. Sahai

刘坤　译　赵珍珍　校

引言

尽管许多术前评估和优化的目标对癌症或非癌症患者是相同的，但癌症患者面临着一系列独特挑战，围手术期医师必须加以熟悉。术前评估的目标是了解患者，识别未诊断或治疗不足的情况，并确认患者和手术相关的风险因素，以便为患者手术做好最佳准备。全面的术前评估为外科患者的高质量诊疗奠定基础。此外，对癌症患者进行全面的术前评估，有助于医师深入了解术后可能发生的潜在风险和并发症。

病史和体格检查

对所有患者，术前评估应包括病史采集、病史回顾、实验室诊断和重点体格检查。回顾患者目前服用的所有药物并与患者确认。应详细询问所有疾病的病史以了解相关疾病的控制水平，并确定是否需要额外处理或优化治疗。体格检查应根据病史回顾中的发现，有重点地进行检查。

详细记录癌症患者的病史尤其重要，包括最初发病症状及诊断方法。应完整回顾癌症病史和既往相关治疗史。癌症治疗往往是多学科的，尤为重要的是要注意当前新辅助治疗。也必须回顾最近的癌症治疗方案，包括化疗和放疗，因其可能产生与围手术期管理相关的系统性影响（在本书其他章节讨论）。还需回顾最近的影像学检查，了解可能影响围手术期治疗的实体瘤和其他器官受累情况。例如，头颈部肿瘤可影响气道。体格检查应涵盖与肿瘤受累区域相关的发现，并仔细记录。例如，肝癌中的肝大。

术前检查

一般而言，不应进行常规术前检查[1]。要避免强制所有患者进行全面检测的医疗政策。只有在患者自身原因以及预期结果会影响或改善治疗的情况下，才应进行实验室检查和其他诊断实验[2]。这通常也适用于癌症患者。考虑到癌症和癌症治疗的系统性影响，许多癌症患者可能会根据重点病史和体检结果进行部分术前检查（如果还未进行这些检查的话）。对胃肠道恶性肿瘤和体重减轻的患者，应谨慎检查实验室营养指标。同样，有颈部放射治疗史的患者可能需要检查甲状腺功能，如存在颈动脉杂音，可能需要进行血管检查[3-4]。此外，如患者因近期治疗而出现副作用或并发症，则应注意实验室检查是否存在异常。例如，化疗后和手术前出现恶心和呕吐的患者，可能存在电解质紊乱，需要进行纠正。

术前评估形式多样。一些医疗机构可能依靠患者的初级保健医师来提供术前评估，而许多大型学术机构已开设术前评估门诊，由受过围手术期医学培训和经验的从业者组成[5-7]。此类门诊通常是协调围手术期治疗和术前路径登记的关键组成部分（在本书其他章节讨论）。有大量报告表明，专门的术前评估门诊和跨学科协调具有潜在益处。一些研究指出，患者满意度提高，不必要的检查和咨询减少，手术延迟和取消减少，住院时间缩短，术后并发症减少，甚至住院死亡率降低[5, 8-10]。尽管术前评估是手术的必要条件，但更好实现这一点的路径尚未达成共识，最终取决于手术机构的资源和优先级。

对癌症患者而言，必须牢记的一个主要原则是，癌症手术并非真正的择期手术。癌症手术的时间敏感性意味着，要避免不必要地延误手术治疗的术前管理计划。为更好地控制病情，进行额外检查或推迟手术的益处必须与癌症进展的风险及在此期间可能出现的潜在并发症进行权衡[11]。在这种情况下，肿瘤科医师、外科医师、麻醉科医师、初级保健医师和其他专科医师之间的合作，对确定手术最佳时间尤为重要。在评估癌症患者时，一个有用概念是多重打击假说（图 14.1）[12]。围手术期医师应确定既往治疗方案、增龄性肌肉减少、医学共病、久坐生活方式和癌症疲劳等领域的潜在问题。

心血管风险评估

与所有手术患者的术前评估一样，癌症患者的择期手术应进行心血管事件风险评估。一般来说，可参考 2014 年 ACC/AHA 指南中非心脏手术患者围手术期心血管评估和管理方法[13]。对择期非急诊手术的癌症患者，第一步是评估主要心脏不良事件（major adverse cardiac events，MACE）的风险，以及综合临床 / 手术风险。2014 年 ACC/AHA 指南建议，使用改良心脏风险指数（Revised Cardiac Risk Index，RCRI）或美国外科医师协会国家外科质量改进计划（National Surgical Quality Improvement Program，NSQIP）计算风险高低。如果风险较低（＜ 1%），则无需进一步检查。如果风险增加，则应评估功能状态。如患者可达到 4 个代谢当量（metabolic

equivalents，MET）或更高，则不需要进一步检查。如患者无法达到 4 个 MET，或者功能状态未知，则只有在检查结果会改变治疗时（如推迟血管重建手术，选择替代治疗策略，或决定不进行手术），才考虑额外的心脏检查。

既往研究表明，对运动耐受性进行主观评估可预测心血管并发症[14]，这是确定患者在术前是否需要进一步心脏检查的常用方法。随着多中心、国际性、前瞻性队列 METS 研究结果的公布，运动耐受性主观评估的可靠性现已受到质疑。与运动耐受性的主观评估相比，杜克活动状态指数（Duke Activity Status Index，DASI）可以预测术后 90 d 内死亡或心肌梗死[15]。由于研究结果缺乏预测能力，不再使用运动耐力的主观评估。尚不明确这一发现如何应用于未来治疗。

肺部风险评估

对出现呼吸困难和（或）胸痛的患者进行围手术期评估时，获得患者近期治疗细节尤为重要。许多治疗都会影响心肺系统功能，重要的是确定症状在治疗前已存在还是在治疗期间出现[12]。已有症状的患者可能存在已知或未诊断的心血管疾病，应进行针对性检查。对在新辅助治疗期间出现呼吸困难和（或）疲劳的患者，要关注治疗本身是否有心

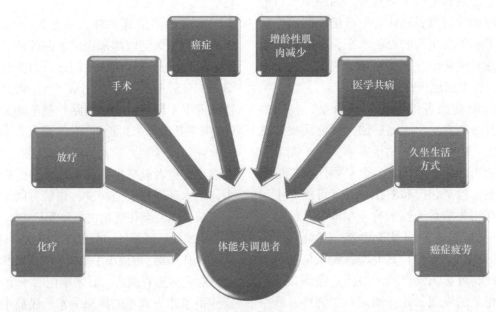

• **图 14.1** 癌症体能失调的多重打击假说（Reprinted with permission from Sahai SK，Ismail H. Perioperative implications of neoadjuvant therapies and optimization strategies for cancer surgery. Curr Anesthesiol Rep. 2015；5（3）：305-317.）

脏毒性或肺毒性。如果既往体健且运动耐量正常的患者出现这些症状，并且没有接受可能影响心肺系统的治疗，那么可认为癌症治疗相关疲劳是体能失调的原因，患者可能会继续手术。

老年患者

2012 年，美国外科医师学会和美国老年医学会发布了老年患者术前评估最佳实践指南，其中包括虚弱、认知障碍和营养筛查[16]。所有考虑手术的癌症患者都应进行营养状况筛查。计划进行大手术的老年癌症患者也应进行虚弱和认知障碍筛查。与实际年龄相比，虚弱是老年患者手术死亡率、并发症和住院时间延长的预测因素[17]。尽管有建议明确对这些风险因素进行筛查，但一旦对患者进行筛查，就开始采取干预措施，许多医院尚不具备提供可能有益的额外资源的能力。确诊虚弱并拟行重大手术的患者，应由老年医学专家进行全面的老年医学评估。对身体虚弱的患者，社会工作者和老年医学专家早期参与多学科协作管理团队可能获得额外益处[10, 17-19]。多模式康复计划也可能使具有这些风险因素的患者受益（在本书其他章节讨论）。

某些类型的癌症和癌症治疗需在术前特别注意，以协调术中和术后管理（癌症治疗和围手术期影响本书其他章节讨论）。这对术中可能导致气道损伤或血流动力学紊乱的癌症患者尤为重要。

癌症相关问题

头颈部癌症患者需要进行详细的气道检查，最好由有气道管理经验的医师进行。应仔细记录患者病史，包括可能提示气道受累的症状，如呼吸困难、喘鸣和嗓音改变。术前还应仔细检查影像学。正常的解剖标志可能会模糊，应进行术前检查，以记录任何可能提示气道管理困难的异常情况（在本

书其他章节讨论）[20]。

对累及大血管或气道的实体瘤患者，术前必须仔细评估影像学检查。尤其是前纵隔和其他胸腔内巨大肿块，如果发生严重的血流动力学或气道功能紊乱，外科医师和麻醉科医师必须在术前进行仔细的沟通和协调，以确认术中管理计划[21]。

在麻醉管理期间，恶性腹水或胸腔积液可能导致严重的血流动力学和呼吸功能障碍。如果有术中引流腹水的计划，需小心处理。术前引流益处更大，可防止术中液体大量转移或术中通气困难。

癌症患者术前常出现贫血。贫血原因通常是多因素的，可能与失血、溶血、潜在的遗传病、肾功能不全、营养缺乏、慢性病、癌症治疗或这些因素的组合有关。癌症患者应尽早进行贫血筛查，并尽快开始治疗，尽可能避免输血[22]（在本书其他章节进行讨论）。

结论

如前所述，应关注癌症患者的合并症及癌症治疗相关的副作用，评估围手术期管理问题。术前访视也应注意了解与较差结果相关的生活方式，如吸烟和久坐[23]。围手术期咨询还应强调医疗管理问题，如抗凝和设备管理，包括但不限于起搏器、除颤器和胰岛素泵。总之，对癌症患者进行周密而简明的围手术期评估时，应预见到癌症本身、既往治疗以及合并症相关的潜在并发症。

参考文献

扫二维码见参考文献

第 15 章

功能评估和术前预康复训练

Hilmy Ismail，Gabriele Baldini，Celena Scheede Bergdahl，Franco Carli

吴昱 译 王恒 校

引言

未来几十年，随着手术数量和复杂程度的增加，预计需要手术的患者年龄和合并症也会增加[1]。越来越多的研究者发现，降低癌症患者的术前应激反应可减少术后并发症，并开展了相关研究。

在术前准备阶段，高龄、虚弱和基础疾病对癌症患者的身体机能、代谢水平及心理状态产生负面影响，进而加大手术难度。虚弱是一种影响患者认知、心理健康并引起机体平稳紊乱和活动能力下降的多器官衰退综合征，而癌症更加重这些合并症对虚弱的影响[2-4]。超过一半的老年癌症患者合并虚弱，导致患者手术或相关辅助治疗后恢复减慢，耐受力下降，更易出现术后并发症[5]。

癌症患者往往高龄且缺乏运动，等待手术时其瘦体重（lean body mass，LBM）减少，但体内脂肪并不减少甚至可能增加。出现瘦体重降低和体重指数反而增加的现象称为肌肉减少性肥胖（sarcopenic obesity，SO），这是一项预测术后不良结局的有力指标。癌症相关性恶病质是另一种多因素综合征，其特征为骨骼肌含量持续丢失（伴或不伴脂肪含量丢失），进而导致进行性功能障碍。尽管目前对这些术语的定义、评估方法和判断阈值暂无统一标准，但患者器官功能降低和活动量减少是普遍存在的现实，也是这些现象形成的基础[6]。

对准备手术的癌症患者，虚弱、多种合并症、久坐的生活方式和新辅助治疗会对氧级联[7]和心血管储备能力（cardiovascular reserve capacity，CVRC）[8]形成"多重冲击"，进而导致患者机体功能的进行性降低。

癌症需要手术治疗时会明显降低患者生活质量，特别是精神状态和心理健康方面[9]。癌症患者的常见情绪反应中，恐惧、焦虑和担忧会影响其对治疗方法的选择。这些情绪可能有利于患者的治疗决策，但也可能阻碍其做出一些可行性选择，比如预康复治疗[10]。

手术损伤与患者应激准备的重要性

与活动量增加和剧烈运动类似，手术和术后应激会导致耗氧量（$\dot{V}O_2$）增加，特别是在急性炎症[11]或脓毒症[12]状态下。不管是锻炼中还是术后，机体氧供和氧耗增加的失衡与无氧代谢相关，且不可持续[13]。这种"应激"时氧耗持续增加的现象是发生术后并发症的潜在机制[14-15]。一项对超过 3632 例成人癌症患者的荟萃分析显示，与缺乏运动相比，适量运动能有效增加峰值耗氧量（$\dot{V}O_{2peak}$）[16]。

多项临床研究［包括最近的手术前运动耐量测量（measurement of exercise tolerance before surgery，METS）研究[17]和 Barberan-Garcia 等[18]的研究］证明，携氧机制在预测和优化患者术后并发症和癌症大手术后长期无瘤生存方面的重要性。

ERAS 项目已明确了手术应激会导致血糖升高和蛋白质分解。随着对应激反应和胰岛素抵抗的病理生理学认识的加深，研究者发现微创手术、多模式镇痛、口服碳水化合物饮料、早期活动和早期营养等 ERAS 要素的实施能促进术后恢复[19]。

最近的多模式预康复治疗联合 ERAS 项目能加速术后功能恢复并提高无瘤生存率[20-22]。

氧级联在各个时点上的变化，如心排血量优化、通气能力改善、肺通气与血流比匹配、携氧能力增加、抗炎作用的改善及末端器官毛细血管和线粒体密度的增加，可以成为优化围手术期预后的突破口。

功能评估与风险分层

术前风险评估通常基于是否存在内科合并症、外科手术的侵袭性以及临床情况（择期或急诊手术）。因此，医师常使用全身或器官特异评分系统对术前风险进行分层，该系统包含各种医疗状况和 / 或手术因素[23]。

尽管很多证据表明，术前储备功能差会延长住院时间、增加病残率和死亡率、降低生活质量和自理能力，但术前功能测量的重要性仍常被低估，且测量常不一致或不完全[17, 24-26]。美国外科医师学会国家外科质量改善计划（American college of surgeons national surgical quality improvement program，ACSNSQIP）手术风险计算器纳入了功能依赖程度和老年基础评估指标，不仅可预测并发症，还可预测功能下降、术后谵妄、辅助设备使用及出院至护理或康复机构的概率（https://riskcalculator.facs.org/RiskCalculator/）。

衰老、合并症、身体健康水平、营养和心理状态是术前功能的主要影响因素。肿瘤患者术前功能减弱常由以下几个因素导致：基础疾病相关因素，如营养不良、恶病质、肌少症、虚弱、抑郁、焦虑和贫血；肿瘤治疗相关因素，如化疗、放疗和（或）手术。

由于术前功能判断非常复杂，其评估不能依赖于单一的术前检查。患者由于身体限制（如肌肉骨骼或神经系统疾病、肥胖或疼痛）而无法进行日常活动时，使用多种工具测量术前功能尤为重要。有几种检测可评估患者术前功能（表 15.1）[27]。

（1）心肺运动试验（cardiopulmonary exercise test，CPET）是测量心肺容量的金标准。CPET 是一种测量患者心肺功能储备的无创应激试验，是心肺功能和肌肉骨骼功能的客观评价指标。其允许通过分析逐个呼吸产生的通气量、耗氧量和二氧化碳，来确定无氧阈下的耗氧量（$\dot{V}O_{2AT}$）和 $\dot{V}O_{2peak}$[28]。围手术期医师通过这些变量来判断患者是否有能力耐受手术引起的代谢需求增加。$\dot{V}O_{2AT}$、$\dot{V}O_{2peak}$ 和无氧阈时 CO_2 通气当量（$\dot{V}E/\dot{V}CO_2$）是 CPET 衍生的测量指标，以这些指标评估不同的手术人群，当发现当测量结果提示功能较差时，术后不良结局相应增多。通常情况下，$\dot{V}O_{2AT} < 10 \sim 11 \, ml/(kg \cdot min)$ 和 $\dot{V}O_{2peak} < 15 \, ml/(kg \cdot h)$ 作为高危患者的预测值。$\dot{V}O_2$ 随年龄增长而下降，$\dot{V}O_{2AT}$ 和 $\dot{V}O_{2peak}$ 应表示为年龄预测 $\dot{V}O_{2max}$ 的百分比。这些变量不仅能预测手术风险，还能指导医师适当提高围手术期监护（高级监护、重症监护、高度依赖管理病房或外科病房），并制定针对性的术前干预措施，改善机体功能，从而降低手术风险[18, 28]。当然，鉴于 CPET 稀缺和昂贵，故对每个患者进行 CPET 并不现实。此外，对其结果的解读也需专门训练，因为 $\dot{V}O_{2AT}$ 可能受几个因素影响，易产生错误结果，加大临床处置难度[29]。

我们常通过估算代谢当量（metabolic equivalent，MET）来测量术前机体功能，这种方法被一些术前风险评估的国际指南所推荐。对 METs 的评估是决定患者是否需进一步术前评估和是否"适合"手术的关键因素。MET < 4（即患者在无症状情况下爬 $1 \sim 2$ 层楼梯的能力）与并发症的增加有关[30]。然而，最近的研究证据强烈反对继续主观地评估术前功能。一项包含 1401 例患者（METS 试验）的国际前瞻性队列研究的结果明确表明，术前主观的功能评估（通过询问患者日常活动的问题来估计 MET）不足以预测重大择期非心脏手术患者术后 30 d 死亡率或并发症[17]。对术前功能差（< 4 MET）的主观评估在识别 $\dot{V}O_{2peak} < 14 \, ml/(kg \cdot min)$（相当于 < 4 MET）的患者时，敏感性为 19.2%（95% CI 14.2 ~ 25.0），特异性为 94.7%（95% CI，93.2 ~ 95.9）。这些重要发现提示医师术前应正确识别健康状况不佳的患者（阳性似然比 3.8）。然而，那些被医师判断有足够运动耐量的患者中，有 84% 会忽视较差的心肺功能（阴性似然比 0.85）[17]。这说明术前没有客观和更敏感的身体健康指标参考时，一些术前功能差但可优化的高危患者可能会被拒绝施行手术。对 522

表 15.1	术前心肺运动试验（CPET）	
		推荐等级
评估围手术期病残率和死亡率的可能性，有助于术前风险评估		B
为多学科共同决策和干预提供信息		C
指导临床决定最合适的围手术期监护水平（病房 vs. 重症监护）		C
指导术前会诊 / 干预来优化合并症		C
鉴定意料外的病理分型		B
评价包括放化疗在内的癌症新辅助治疗的效果		B
指导术前预康复训练		B
指导术中麻醉实践		D

例非手术患者进行的全国性健康和营养调查的结果也证实了上述结论[32]。

（2）动态测试，如 6 min 和 2 min 步行实验、穿梭步行实验、定时行走（timed up and go，TUG）和步态速度，用于测量术前功能，预测手术风险和术后恢复[27]。6 min 和 2 min 步行实验能尽可能地维持患者生理状态，通过测量 6 min 或 2 min 步行距离判断患者心肺功能。这项测试容易实施，可作为筛查工具识别功能减退的高危患者，并对其进行更完善和准确的评估（如 CPET）。此外，对高危患者，6 min 步行实验（6-minute walk test，6MWT）距离与 1 年无残疾生存率[Spearman 相关系数（ρ）= − 0.23，$P < 0.0005$]和 30 d 15 项恢复质量（ρ = 0.14，$P < 0.001$）呈弱相关性[33]。当患者步行距离小于 370 m 时，其敏感性和特异性显著提高[33]。

（3）杜克活动状态指数（duke activity status index，DASI）是一份自我管理问卷，最初用于测量非心血管手术患者的术前功能并预测 $\dot{V}O_{2peak}$。该问卷与 $\dot{V}O_{2peak}$（ρ = 0.58，$P < 0.001$）有相关性[34]。6MWT 或 CPET 对功能容量的评估取决于患者在测试期间的表现，而 DASI 包括了一段时间内的身体和情绪健康测量，从而能更好地反映患者整体功能。最近的研究表明，DASI 可预测择期非心脏大手术后 30 d 死亡或心肌梗死[校正比值比（AOR）0.91，95%CI 0.83 ～ 0.99，$P = 0.03$]。而 $\dot{V}O_{2peak}$ 或利钠肽前体（NT-proBNP）则无此预测能力[17]。DASI 还能预测 30 d 死亡或心肌损伤（AOR 0.96，95%CI 0.92 ～ 0.99，$P = 0.05$）[17]。一项针对 METS 试验的二次分析中，DASI 能预测术后 1 年的无残疾生存率（AOR 1.06，$P < 0.0005$），优于 6MWT（AUC 0.63，95% CI 0.57 ～ 0.70）和 $\dot{V}O_{2peak}$（AUC 0.60，95% CI 0.53 ～ 0.67）[33]，进一步证实了该多维评估工具的临床效果。

一项对 50 例接受腹部大手术的老年患者进行的观察性研究对患者术前功能进行了测量，提出将 DASI 评分 ≥ 46 分作为预测高危患者的阈值[$\dot{V}O_{2AT} \leqslant 11$ ml/（kg·min），$\dot{V}O_{2peak} \leqslant 15$ ml/（kg·min）；阳性预测值 1.00][35]，但却低估近 2/3 低风险患者的术前功能（阴性预测值 0.40）[35]。结果表明，DASI 评分 < 46 分不应作为识别高危患者的单一指标。尚需更大规模的研究来确认该阈值及其与临床结果的关系。

（4）血浆脑利钠肽（brain natriuretic peptide，BNP）或 NT-proBNP 被认为是评估心血管风险[36]和术前功能[17]的生物标志物。BNP 主要由心室和心房舒张（机械改变）时的心肌细胞产生，但炎症和缺氧等因素也可诱发其释放。血浆 BNP 和 NT-proBNP 浓度升高常见于各种急慢性心脏病患者，如心室肥厚、舒张功能不全和充血性心力衰竭[37]。在这一临床背景下，血浆 BNP 的预后价值已被证实。同样，血浆 BNP/NT-proBNP 的预后价值也在接受非心脏大手术外科患者中得到证实[38]。术前 BNP/NT-proBNP 浓度高的患者更有可能在术后 30 d 内出现心脏并发症，包括死亡、心血管并发症和心肌梗死（OR 44.2，95%CI 7.6 ～ 257）[38]。近来对 NT-pro BNP 估计功能容量的能力进行了评估，METS 试验结果显示 NT-proBNP 与 $\dot{V}O_{2peak}$ 呈负相关（Spearman ρ = − 0.21，$P < 0.0001$），与 DASI 呈正相关（Spearman ρ = 0.43，$P < 0.0001$）。然而，它可预测 30 d 死亡或心肌损伤风险（AOR 1.78，95%CI 1.21 ～ 2.62，$P = 0.003$）和 1 年死亡（AOR 2.91，95%CI 1.54 ～ 5.49，$P = 0.001$），但无法预测无瘤生存期（AUC 0.56，95% CI 0.49 ～ 0.63，$P = 0.08$）或中重度并发症（AUC 1.10，95%CI 0.77 ～ 1.57，$P = 0.61$）[17, 33]。对有身体障碍的患者或在人员及资源有限的条件下，通过测量术前 BNPs 来评估术前功能或许有用。然而，还需进一步研究来了解血浆 BNP 水平升高的原因，并验证这些生物学标志物是否可作为功能容量的精确测量指标。

术前预康复

术前预康复是指在手术前开始的一种增强患者术前功能以应对预期手术应激的手段。其由 Topp 提出，与术后康复干预相呼应[39]。

Sliver 提出的抗肿瘤康复治疗的范畴更广：在癌症诊断和治疗开始之间，给予连续的癌症照护，通过身体和心理评估建立一个基线水平，明确损伤并提供促进身心健康的干预措施，以减少未来损害的发生率和（或）严重程度[40]。

对"术前预康复"的一种理解如下：在术前实施旨在提高术前功能的干预计划，使患者整个手术期间保持较高水平的功能储备。这意味着术后恢复将比手术住院期间不采取干预措施的患者更快（图

15.1）[41]。

虽然癌症相关的文献将运动作为一种单一的康复干预方式，但最近的研究也强调了其他方式的重要性，如营养或与运动结合或单独作为康复计划的一部分[41]。对患癌症的抑郁症患者，将心理和其他两个因素合并在一起，三种因素联合模型对增强术前功能具有重要作用[42]。该模型代表了一种更全面的方法，因为身体机能、营养状态和情绪健康密切相关且相辅相成。

此外，更广泛的康复治疗认识到，与将运动作为单一方式相比，非运动干预也可能对特定人群有益。这说明术前康复训练并非一个"一刀切"项目，而是由专家团队提供的具体、个体化评估和结构化干预措施。

手术成功取决于许多因素——麻醉、手术、外科照护，最重要的是患者能恢复至生理和心理健康状态的程度。快通道和 ERAS 方案已被证明可缩短住院时间，但更重要的是需考虑患者术前的身体、营养和精神状况，以便在出院后促进其恢复。已发表的证据表明，低心肺储备不仅限制接受手术和其他治疗的机会，还导致患者术后并发症风险和死亡率很高[43]。问题在于，外科医师是愿意为身体虚弱的老年患者做手术，还是愿意冒延误手术导致癌症扩散的风险。一个普遍的观点是，对接受高风险手术的患者应先进行 4～6 周术前预康复治疗。

最近的研究表明，延长确诊和手术之间的时间间隔并不影响择期结直肠癌切除术患者的近期和远期预后。这意味着，优化患者健康状况对那些术后并发症风险高的患者是合理的[44-45]。

因为化疗、放疗和其他治疗都对术前功能有负面影响，术前预康复不仅能使癌症患者为手术做好准备，在最佳综合照护和后续癌症治疗中也发挥重要作用。这也适用于术后接受新辅助治疗的患者。事实上，较差的身体和营养状况是新辅助治疗依从性差和反应性较低的重要原因。此外，由于身体状况不佳而推迟辅助治疗与较高的死亡率有关。

因此，作为癌症治疗连续性一部分，康复治疗愈发受到关注，它可预防和（或）减少由治疗引起的并发症，改善治疗手段使患者更易坚持治疗。

原则上，所有癌症择期手术患者都可参加术前预康复治疗，但仍有必要对个别患者进行评估，并确定在诊断和手术之间的时间间隔内，一些情况是否可得到改善。对不同类型的癌症、患者年龄、合并症和可进行康复治疗的部位来说尤该如此。一些合并症和患者因素不能改善，但吸烟、久坐、营养不良和高度焦虑等因素是可改变的，这需要跨学科小组在共同平台上采取协同措施。当实施多模式预康复干预时，在结直肠癌手术前至少 4 周，体质弱、低健康水平和低功能储备的患者可开始改善其术前功能[46]。当营养不良时（癌症患者中很常见），建议至少进行 7～10 天的肠内或肠外营养[47]。

通过从身体、营养和心理角度对患者健康状况进行初步评估，决定是否有必要对多种危险因素采取干预措施，目的是使这些措施产生协同作用。这需要考虑到患者合并症和获得治疗的机会。这些潜在的危险因素（久坐、营养不良、焦虑、抑郁）在癌症发病机制中起重要作用。因此，有必要确定如何调整这些因素，以抵消其对患者结局的负面影响。针对他们的多模式干预措施需与其他干预措施相结合，例如优化病残率、戒烟、戒酒以及在 ERAS 路径内改变外科照护方式等。

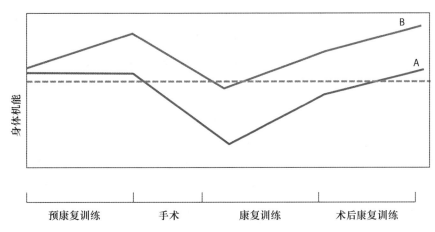

• **图 15.1** （A）患者围手术期身体机能；（B）实施多模式预康复、康复和对照组患者围手术期身体机能水平[42]

癌症手术患者的锻炼和体力活动

传统观念认为患者在术前准备期间需要休息，目前的新观点认为应寻求更积极主动的方法，以在术前准备的时间框架内优化患者功能状态。身体不活动和卧床休息可能会出现胰岛素和蛋白质抵抗，两者共同导致全身性炎症增加和肌肉量减少[48]。也可能进一步加剧已存在的与年龄相关的合并症，如心血管功能紊乱、肌肉减少症和胰岛素抵抗、糖尿病等。这些因素不仅阻碍癌症患者接受如手术、化疗或放疗等干预的机会，还影响患者康复，延误后续相关治疗[49]。

改善患者身体状况的常规方法，侧重于术后患者的康复。尽管术后干预有明显益处，但术后开始并坚持重大行为改变可能具有挑战性，例如当患者处于精神和身体应激以及在恢复的早期阶段开始锻炼计划[49]。如图 15.1 所示，当患者在治疗前就因久坐导致功能状态下降时，术后康复的实施就很困难。术前预康复治疗领域的最新进展认为，治疗前阶段是一个重要时期，在该阶段可使患者的身体和精神都得到优化，从而减轻功能状态的下降并加速康复过程[42]。

体力活动是由骨骼肌产生并消耗能量的所有身体运动。锻炼是一系列有计划、有组织且重复的身体活动，旨在改善或维持身体素质。身体素质描述并量化了一组与健康或技能相关的属性，该属性可通过特定的测试或评估进行测量[50]。这些测试或评估不仅能确立患者的基线水平，也能了解每个人对运动刺激的反应。为优化患者的功能状态并鼓励患者坚持治疗方案，需要综合体力活动和锻炼两个部分。还需定期评估训练效果，以确保患者训练的有效性。这种组合作为术前干预的核心，也为术后恢复提供重要支撑。

根据不同患者的具体需求和能力，有组织的锻炼计划包括以下几项：心血管、阻力、柔韧性、神经运动（平衡能力）和呼吸（表 15.2）。每个运动阶段还包括热身和舒缓放松，帮助患者在运动前后

表 15.2	**术前运动、身体活动和营养的目标、指南、细节和策略**		
目标	**指南**	**细节**	**策略**
提高心血管耐受	每周累计 150 min 中等至剧烈运动	150 min 可分为每周多次（如每次 30 min，每周 5 次）。强度在 Borg 量表上应为 5 ～ 8/10	游泳、慢跑、快走、健美操或其他可安全进行和享受的持续活动
改善骨骼肌健康	锻炼所有的主要肌肉群，至少一组 8 ～ 12 次重复。患者应感觉最后一次重复具有挑战性	进行力量练习，每隔一天做一次，以保证足够训练。如果患者发现很容易完成 12 次重复，则应增加阻力。确保运动是受控的，并且同心和偏心相位的速度相等	阻力带、哑铃、杠铃、健身器材。注意防止关节拉伤
增加每周的体力活动	每天至少进行 30 min 的体育锻炼	在 Borg 量表上，轻微活动为 3 ～ 4/10，可以几天内分次实施	患者应进行体育活动，包括园艺、步行、骑自行车、跳舞、打扫卫生
改善平衡	如有必要，应进行平衡练习	进行包括单腿平衡或敏捷性测试的锻炼。活动将取决于患者能力	可进行瑜伽、太极和其他特定的运动
提高柔韧性	柔韧性练习	拉伸至少 20 s，达到紧绷的程度，但不要感到疼痛。活动将取决于患者的能力	可以做弓步，尝试触碰足趾（站着或坐着），尝试抓背
减少久坐时间	提供打破久坐时间的策略	静止不动或站立不应超过 30 min	每隔 30 min，应移动或站立
目标	**策略**		
确定术前是否需要营养干预	对患者饮食习惯进行详细分析，并在基线时进行相关检查		
如果患者营养不良或营养不良风险高，则进行干预	提供营养咨询或补充，并随访以确保患者改善		
确定一天中摄入蛋白质的时间	与患者一起计划每日饮食，每餐包括蛋白质（约 25 ～ 35 g）		
利用"合成代谢窗口"调整运动后摄入蛋白质的时间	运动后 90 min 内摄取易消化的蛋白质（如乳清蛋白）		

进行生理过渡。

运动方案则基于 FITT 原则，并规定运动频率（每周几次）、强度（运动强度）、时间（每次运动时长）和类型（何种运动）。运动方案提供了目标、指南、细节和策略，这有助于患者了解训练内容，也有助于了解训练时机及训练的持续强度[49]。如果个人的训练强度是平常耐受的，甚至低于其功能能力，就会导致训练进入平台期（即没有进一步改善）或停训。使用如 Brog 量表等自我调节量表（图 15.2），患者不仅可轻松通过各种训练模式评估自己，还可提高训练的效果。在适应运动后，可加大活动量，通过自我调节节律来保持等强度的心率波动范围[51]。如果患者正在服用正性或负性肌力药物，则不能通过心率变异来监测强度。

为最大化训练效果，防止疲劳和身体低适应性，必须在两次运动之间适当休息。Jones 等的综述提出一个特殊癌症人群的综合运动方法并指出了依据[52]。在重复训练之间、运动间歇之间和疗程之间休息，是综合运动疗法的重要组成部分。

目前建议，普通人群每周进行 150 min 中等强度体育活动或 75 min 高强度体育活动，癌症患者术前准备阶段也能耐受这一锻炼量[53]。为达到干预目的，通常建议分解为至少隔天进行一次强度适中的有氧训练，每次大约 30 ～ 45 min（年龄预测的最大心率的 50% ～ 75% 或 Brog 量表的 13 ～ 16 分）。选择何种锻炼方式（骑自行车、散步、慢跑、划船机、游泳、椭圆机），取决于患者身边设备、

喜好和能力。最近，为兼顾两种训练方式和训练时间，一种有效且耐受性良好的高强度间歇训练运动干预手段已应用于患者术前预康复训练中[54]。此训练每周至少进行两次针对所有核心肌肉的耐力训练，每次重复 8 ～ 12 次，训练多次直至患者最后需非常费力地完成。强度可以通过 Brog 量表评估，也可使用最大重复次数百分比、训练绷带颜色、体重百分比或时间（持有重量或在特定时间内重复某一动作的次数）来评估。如前所述，根据患者需求和喜好，还可包含一些柔韧性、平衡力及呼吸训练[55-56]。

在术前宣教中应强调身体活动的重要性，它可减少久坐行为。建议可晚饭后散步、娱乐活动（运动、游戏或跳舞）、徒步旅行、骑自行车或园艺等。缩短坐姿时间是预防心血管和代谢并发症的重要方法，其与运动量关系不大[57]。

锻炼作为预康复治疗的一个重要组成部分，需要考虑患者潜能和坚持锻炼的意愿。如果不锻炼或不进行任何体育活动，无论是因为不能还是不愿意，都会影响康复计划。此外，为保障患者安全，需考虑在家中还是医院进行锻炼，因为不同地点可能影响运动强度和方式。还须考虑可能出现的情况，特别是可能影响患者安全有效参与治疗的意外状况。同时需要制定明确目标，并评估是否与周围资源相匹配[57]。最后，为使患者最大程度地坚持治疗，必须与患者沟通使其明白，在术前成功实施康复训练以改变行为和提高储备能力对他们有重要意义[58]。

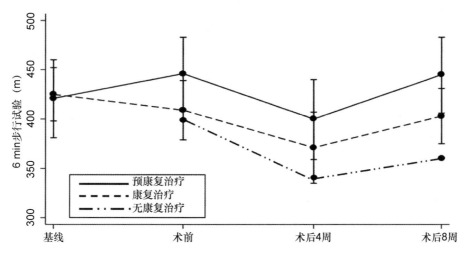

• **图 15.2** 改进后的 Borg 量表。该量表允许患者在整个训练期间进行自我监测，并对强度进行自我调整，以适应因训练而改善（更高的强度以保持相同的目标分值）或因疾病、治疗而疲劳（较低的强度以保持相同的目标分值）的时期。患者或医疗卫生专业人员可指出或参考一个数字（20 分量表）来反映强度

营养与蛋白质对结直肠癌患者的重要性

营养是保障多模式预康复治疗疗效的关键因素之一，营养不良的癌症患者手术、化疗和康复状态均不理想。营养不良与不良结局相关，是预测生存率的独立危险因素[59]。全世界大约50%的癌症死亡患者合并营养不良，如胰腺癌、食管癌、胃癌、肺癌、肝癌和结直肠癌。临床上确定哪些患者合并营养不良比较困难，许多超重或肥胖人群并不属于低体重所定义的"危险"范畴，但仍需要干预[60]。标准化营养照护方式的建立较复杂，取决于每个患者个人需求和可用的照护资源。为保证其有效性，在癌症患者的整个照护过程中，需在各种情况下解决营养问题[61]。

营养预康复治疗侧重于评估患者是否存在营养不良或营养不良风险。详细分析患者的饮食习惯及相关实验室检查，确定术前是否需采取营养干预措施[62]。营养指南建议早期筛查（即诊断后立即进行），在确定风险后进行更全面评估。营养师可根据患者静息能量消耗、生活方式、习惯性食物摄入和喜好、疾病状态和症状提供个性化咨询。患者因疾病导致营养需求改变，有效的饮食咨询需对患者进行教育并鼓励其改变饮食习惯[63]。

癌症及其治疗可诱发应激和组织损伤，此时机体需更多蛋白质来弥补急性期炎症反应所消耗的能量以及促进免疫功能恢复和伤口愈合[63-64]。此外，蛋白质对维持或改善术前功能所必需的肌肉质量也很重要。营养不良时缺乏合成代谢所需的底物，会对机体功能产生负面影响[42]。尽管这类患者所需具体蛋白质量尚无统一标准，欧洲临床营养与代谢学会根据已知的数据计算后，建议最少每天摄入1 g/kg蛋白质，最好能达到每天1.5 g/kg。摄入范围从每天最低1 g/kg到1.2～2 g/kg，缺乏机体活动和全身炎症反应时，蛋白质摄入量越多越好[59]。

决定瘦体重的两个最重要因素是摄食量和肌收缩，这突出了营养和运动/体力活动之间的重要相互作用[65]。运动会引起氨基酸介导的小分子蛋白合成的刺激信号增加，从而增强合成代谢[66-67]。运动介导的血流量增加也促进氨基酸输送到骨骼肌[68]。两者的相互作用是术前预康复治疗的重要基础[59]，因此应加以协调以获得最佳收益。

心理支持

在接受足以改变生活的重大手术患者中，焦虑和抑郁很常见，且对术后镇痛、入院、再入院和运动依从性差导致的功能障碍有负面影响[69-70]。癌症患者中焦虑症和抑郁症的患病率在10%～60%，主要是由于不同人群、疾病阶段、研究方法、抑郁症临界值及不同人群中抑郁症的流行程度不同[71-72]。有许多复杂程度不等的仪器能用来测量抑郁症状。预康复相关文献中常用的测量方法是，医院焦虑和抑郁量表（hospital anxiety and depression scale，HADS）[73]、埃德蒙顿症状评估系统（edmonton symptom assessment system，EASA）[74]和NCCN心理痛苦温度计[75]。一项对800多例结直肠癌患者的术前研究提示，低水平的自我效能感和社会支持以及高水平的焦虑和抑郁对术后恢复质量有不良影响。值得注意的是，年龄越大，术后幸福感越高[69]。其他与术后不良预后相关的心理因素有：焦虑体质、焦虑、抑郁、婚姻不幸、愤怒和心理困扰。相反，较高的自我效能感、较轻的疼痛、外部给予的帮助、乐观、虔诚和情绪控制能够改善预后[70]。研究人员可根据这些发现进一步了解接受康复治疗患者的心理，给予针对性干预策略。

许多对肿瘤患者的干预研究得出了不同结论，这些研究包括个人和团体的放松疗法、心理疏导、行为和认知咨询、教育、非行为咨询、社会支持和音乐治疗。对合并抑郁症的癌症患者使用药物治疗的效果好坏参半，使用米安色林、帕西汀和甲泼尼松治疗后观察到抑郁评分有所改善[71]。一项总结了7项研究的综述表明，癌症手术前给予心理干预对传统手术结果（如住院时间、并发症、镇痛药使用或死亡率）没有影响，但对患者免疫功能有积极影响，可能对患者自测的结果有影响，包括心理状态、生活质量和躯体症状[76]。作为多模式康复的一个组成部分，心理干预疗效显著且可改善术前功能、调节情绪和减少术后并发症[77]。行为改变需要临床医师和患者共同参与，激励策略包括来自家庭或同龄人的支持，结合术前学校[78]和术前呼吸宣教[79]等对患者进行教育，可减少术后并发症的发生。在多模式康复治疗项目中，实施心理干预可能实现缓解焦虑和抑郁、促进行为改变（运动）和促进共同决策的多重目标。

优化医疗：控制血糖、改善贫血

识别并优化术前高危患者的危险因素相当重要，有助于降低患者手术风险。部分患者存在合并症和可优化的危险因素，如血糖控制不佳、贫血和不良行为（如吸烟），都与围手术期不良事件有关。优化上述因素需要时间，应尽快启动优化过程。医师术前及时的干预是必要的，大多数这些问题是患者和（或）诊疗医师或外科医师所熟知的，应于术前及时干预。这将避免在术前评估肿瘤患者时，陷入推迟手术或将患者暴露于可预防风险的困境。

对接受心脏和非心脏手术的糖尿病和非糖尿病患者，围手术期血糖控制不佳表现为血糖水平或糖化血红蛋白（HbA1c）水平升高，此类患者存活率降低，总病残率增加，且手术部位感染和伤口愈合并发症高发[80-82]。数据表明，旨在降低血糖水平和提高胰岛素敏感性的术前干预可能减少术后并发症。尚无研究表明术前优化血糖能改善预后，但高HbA1c 可能会导致潜在疾病患者的病残率和死亡率增加，患者长期高血糖且控制差比单纯围手术期高血糖的风险更大。目前，仍缺乏术前血糖优化的最佳术前 HbA1c 值，主流观点是根据手术类型不同，HbA1c 水平控制在 6% ~ 8%[80-82]。

术前贫血很常见[83]，在肿瘤患者中患病率高达 90%[84]。贫血的发病机制是多因素的（铁缺乏症、慢性炎症性贫血、肾功能不全、骨髓抑制），同一患者可能同时存在多种因素。贫血和同种异体输血可能导致器官损伤及大手术后病残率和死亡率增加[85-87]。然而，最近对 METS 试验的进一步分析证实，即使在调整诸如 $\dot{V}O_{2peak}$（血红蛋白浓度每增加 10 g/L，OR 0.86；95%CI 0.77 ~ 0.96；$P = 0.007$）或 $\dot{V}O_{2AT}$（血红蛋白浓度每增加 10 g/L，OR 0.86；95%CI 0.77 ~ 0.97；$P = 0.01$）后，血红蛋白浓度与中或重度并发症仍密切相关[88]。血红蛋白浓度增加 10 g/L，$\dot{V}O_{2peak}$ 和 $\dot{V}O_{2AT}$ 分别增加 0.71 ml/（kg·min）和 0.32 ml/（kg·min）[88]。这给医师尝试改善患者贫血时提供了重要的参考价值。初步证据表明，同种异体输血与较差的肿瘤学结局相关[86]。在整个手术过程中都存在贫血风险，术前优化贫血的干预措施是围手术期多模式和多学科血液管理的重要部分，该措施包括减少术中出血和输血的替代方案[89-90]。此类干预已证实可减少同种异体输血和术后并发症，

如急性肾衰竭[91]。多数贫血患者合并缺铁性贫血和 / 或慢性炎症性贫血，故术前可静脉输注铁剂。术前时间充裕时（从诊断到手术超过 6 周），可口服补铁[85]。对肾小球滤过率降低的患者，建议肾内科会诊[85, 89]。

预康复治疗和对预后影响的文献

目前，有关术前预康复治疗的文献主要有 7 篇系统综述和荟萃分析、大量系统性和叙述性综述以及 40 多项随机对照试验（图 15.3）。

过去 10 年间，相关文献大量增加表明术前预康复治疗得到广泛关注。但是，其中存在许多低至中等质量的研究，在患者选择、研究方法、测量和结果方面都存在明显异质性。

多数随机对照试验和队列研究的证据，都支持预康复治疗策略（多模式和单模式）是安全可行的，能够提高行动能力、术前功能和身体健康水平。大多数此类研究仅把术后并发症作为次要结果进行探讨[92-99]。

其中两项关于癌症的随机对照试验探索了术前预康复治疗对术后并发症的影响，得出非常相似的结果。Barberan-Garcia 等[100-101]采用随机对照试验设计对拟接受腹部大手术的高危患者评估时发现，个体化的 6 周术前预康复训练能够减少术后并发症。将 124 例老年（> 70 岁）、高危（ASA 3 ~ 4 级）患者随机分为多模式预康复治疗组和标准照护组，预康复治疗组患者接受鼓励性宣教、增加活动量和在监督下进行有计划的有氧训练。与标准照护相比，这些干预措施将有氧代谢能力提高 135%［ΔET（持久时间）135%，标准差（SD）218，$P < 0.001$］，出现术后并发症的患者人数减少 51%［相对风险（RR）0.5，95%CI 0.3 ~ 0.8，$P = 0.001$］，所有并发症发生率降低 64%［1.4%（SD 1.6）vs. 0.5%（SD 1.0），$P = 0.001$］。研究还显示，每名患者的心血管并发症平均数量降低（RR 0.1，95%CI 0.1 ~ 1.0，$P = 0.033$）。与对照组相比，干预组患者 ICU 住院天数明显减少［$n = 44$，3（SD 2）vs. 12（SD 20），$P = 0.046$］。

对术前预康复训练的成本分析显示，其能够降低术后 6 个月的围手术期并发症（RR 0.5，95%CI 0.3 ~ 0.8）而并不增加直接医疗成本[102]。

LIPPSMAck-POP 的随机对照试验研究[79]尝

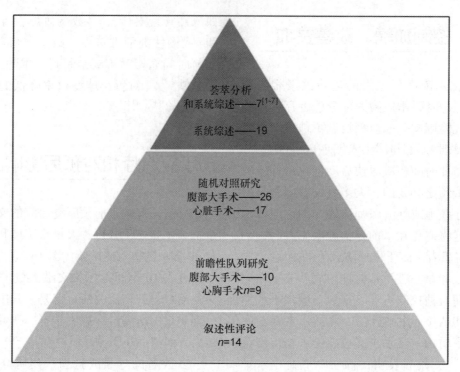

• **图 15.3**　当前文献中关于癌症手术术前预康复治疗的证据，文献还在不断增加。通过 EMBASE 搜索（1974 年至 2019 年 10 月 11 日）文献（不包括会议摘要）

试验证术前呼吸宣教和训练是否能预防腹部手术后肺部并发症。对干预组进行 30 min 的健康宣教和探讨预防术后肺部并发症的策略，对照组则接受传统教育。结果显示，干预措施能使术后 14 d 内肺部并发症减少 50%。调整后的风险比为 0.48（95% CI 0.30 ~ 0.75，$P = 0.001$），绝对风险降低为 15%（95% CI 7% ~ 22%），需要治疗的人数仅为 7 人（95% CI 5 ~ 14）。然而，与类似研究[103]结果的对比强调，将这些结果应用于接受不同类型手术和肺部并发症基线发生率较低的人群时需要谨慎。

未来的研究需要改善当前研究设计中的固有变异性，采用更标准化的风险分层方法，定义预康复策略（剂量、持续时间和方式）和结果（临床和操作），以提高证据等级，促进该策略在临床的更大规模实施。

我们期待几项大型研究的结果，为实施预康复策略的有效性和疗效提供进一步证据支持。这些研究包括：

1. 实施协作式自我管理促进体力活动（NEXT-CARE-PA）[104]。这是一项平行分配的、非随机化的研究，涉及 2300 例参与者，其中包括接受腹部手术的高危患者，研究增加他们体力活动的成本效益。这项研究计划于 2020 年 6 月完成。

2. Wessex FIT-4 癌症手术试验。这是一项探究结构化反应性运动训练计划（structured responsive exercise training program，SRETP）疗效，并观察 1560 例参与者进行心理干预后术后结局的试验，预计于 2022 年 3 月完成[105]。

3. PREPARE-ABC 试验。这项多中心试验将比较接受以家庭或医院为背景的锻炼计划和接受标准照护的结直肠癌手术患者的结局，计划在 2020 年 8 月前招募 1146 例患者[106]。

4. 国际多中心随机对照试验。目前在荷兰招募结直肠癌手术的患者。研究把 714 例患者随机分为 4 周的多模式预康复组和对照组。该试验将在 ERAS 框架内运行并进行成本分析。这是首次综合多模式干预的试验，包括间歇运动训练、使用乳清蛋白的营养干预、补充维生素和微量营养素、戒烟支持和心理支持。本试验的主要结局是使用综合并发症指数（Comprehensive Complication Index，CCI）对术后并发症进行评分，以及术后 4 周时 6MWT 与基线水平相比的变化[107]。

本研究结果将为癌症手术患者在围手术期实施多模式康复治疗提供依据。总之，将术前预康复治疗纳入 ERAS 可改善临床和患者预后，减少医保支出。

预康复治疗作为强制性策略：成功和挑战

如今需要手术治疗的肿瘤患者越来越多，新的挑战不断出现，如高龄、体弱、身体状况差、肌肉减少、合并症多以及受 COVID-19 疫情影响而延误了肿瘤新辅助治疗等。虽然术中和术后实施的 ERAS 策略提供了更好的照护干预，明显改善预后，但术前干预也是围手术期管理的重要一环，不容忽视。

良好的身体条件和充足的营养支持为优化患者医疗结局提供了良好基础。在疾病确诊时即开始术前预康复治疗是一个非常有前景的方案，患者能得到帮助来面对未来挑战，并逐步克服治疗相关的障碍。

多学科团队可在康复中心与患者充分沟通并建立合作，患者在康复中心可参与自我照护，并在癌症照护的各阶段得到指导。由于多数癌症治疗需要手术干预，患者也可做好准备迎接手术。多学科团队可以提供建议，使患者在身体、营养和心理上变得更强健，并使患者相信他们可以通过目前和随后的干预措施达到治疗目的。

很多证据表明，预康复治疗在功能预后方面有许多益处，特别是在结直肠癌和肺癌手术患者中。目前，对其他方面的直接影响尚不太清楚，需要进一步研究[105]。其对临床医师和医保基金很关注

的术后并发症和二次住院率等临床结果的改善尤为明显。

ERAS 对临床结局的促进作用显而易见，但当术前预康复训练仅作为围手术期策略中可有可无的部分时，ERAS 效果大打折扣。术前预康复治疗对肿瘤患者远期预后的影响越来越值得关注，它还可能带来其他治疗效果。最近两项研究证实，术前预康复治疗对肿瘤消退和 5 年无瘤生存率都有积极作用[20, 22]。

虽然预康复策略的重点是优化短期结局，但当前越来越多的文献发现了一些可能影响肿瘤远期结局的其他因素，故目前的预康复策略可能需要修改和扩展。目前面临的挑战主要是如何设计和进行足够样本量的临床试验，来证明单一或联合干预措施的价值。

参考文献

扫二维码见参考文献

第 16 章

重新设计围手术期诊疗路径

Michael P.W. Grocott, Denny Z.H. Levett

陈玉获 译　金培培 校

引言

癌症患者从最初出现症状或筛查，通过检查并诊断为癌症，到开始接受初步及后续治疗，都会经历一定的时间过程。"生存"和"与癌症共存并超越癌症[1]"的概念概括了这一过程的不断变化，并强调了癌症患者现在所经历的漫长过程。愈发有效的癌症治疗方法，有助于延长癌症患者的生存期或治愈癌症[2]。这些变化也带来了愈加复杂的临床路径，因每位患者在治疗方法、肿瘤反应和恢复力等错综复杂的环境中，经历其独特旅程。

手术是实体肿瘤最常见的首选治疗方法，但许多患者在治疗期间也会接受系统的抗癌治疗（例如，化疗药物靶向治疗或激素治疗）和（或）放射治疗[3]。随着癌症治疗后生存率的不断提高，接受多种连续的不同治疗方法的可能性也随之增加。对癌症患者而言，疾病过程并非一套简单的线性路径，但医务人员为了概念化患者的病程，往往专注于这种线性路径的设计，并将其与以"竖井效应"为重点的方法进行对比，而"竖井"这种方法历来对每个路径的不同组成部分如何相互作用的关注有限。

基于路径的思维受到许多因素的推动，包括政策、经济（资助机制）和患者对医疗服务的参与。由于现实和财政原因，整合医疗即基层和二级医疗单位之间的无缝衔接，越来越被认为比其他方法有更高的效率和效益。修改激励医疗服务提供方式的基础筹资机制，可能是应对不断增加的医疗成本这一挑战最经济的方法。比如，从通过捆绑支付的按服务收费，到某些情况下按人数付费机制的转变就是一个例证，有助于推动改善医疗服务的整合。最后，信息灵通的患者对由医务人员而非患者便利所驱动的诊疗服务这一局限缺乏耐心。这些因素都促使医务工作者关注临床路径，而不是竖井式诊疗。

本章将探讨以路径为基础的诊疗模式的驱动因素、实现路径重组的过程，以及其对围手术期诊疗的总体影响和诊疗中具体内容相关的影响。

路径式诊疗的驱动因素

患者视角与医务人员视角

医务人员通常根据所处环境确定自己的诊疗行为。其思维和行动通常基于目前自身的直接反应及与外在机构的互动。例如，外科医师和麻醉科医师通常主要关注手术室环境和邻近区域（术前病房、术后恢复室）。此外，医院内部的业务预算通常按科室划分，外科、麻醉科和内科是分开的。在按服务收费的情况下，这种划分差异会因特定个人或科室收取费用而放大。这种情况被定义为"竖井式诊疗"[4]，其中，专业竖井之间的界限阻碍了诊疗提供的效率和效益。这些界限可以是有形的，例如诊疗场所或是组织机构（如科室或预算的安排方式）。这些问题尤其与选择性/计划性的二级诊疗路径相关。在这些路径中，医院多个部门的有效综合职能，与基层/社区诊疗的协同工作，对重大干预措施（如大手术）的充分准备和患者恢复至关重要。

目前，"患者和医务人员之间互动的时间、地点和方式往往取决于医务人员决定的优先顺序，而非患者意愿"，"路径的控制权几乎完全掌握在医务人员而非患者手中"[5]。诊疗服务的安排往往优先考虑医务人员的方便。患者通常在工作时间来就医，且是在方便医师而非患者的场所就诊[5]。迄今为止，在为大多数患者提供远程会诊方面所做的努力有限，而且在这一领域的发展往往出于经济效益的考虑，而非为了方便患者。

有许多方法可便捷提供更多以患者为中心的诊疗，并克服医疗服务"竖井"带来的一些挑战。技术的发展包括通过远程医疗促进远程会诊和诊断[6]，使用便携式设备[7]进行筛查诊断和监测生理信号，以及使用移动设备收集健康数据和传输健康信息（即移动医疗）[8]。随着这些创新在二级医疗单位中被广泛采用，患者与医务人员面对面交流的需求可能会减少。这些改变使患者能够自己选择方便与医务人员交流的时间和地点，而不用迁就对方。此外，与传统的面对面交流相比，这可能使医患双方以更及时有效的方式进行重要沟通，如癌症的诊断。然而，并非所有患者都会被这种交流方式所吸引，有些人仍倾向面对面的临床互动。这些方法为许多医务人员和患者提供了更好和有效互动的可能性。

目前，患者越来越多地参与到医疗服务的发展中。基于经验的协同设计（experienced-based codesign，EBCD）[9]正变得越来越普遍，并将非医疗专业人员（患者和公众）的"生存经验"纳入一级[10]和二级诊疗[11]的服务设计中。这方面的实例包含癌症照护[9]、姑息治疗和临终关怀路径[12]。

早期证据认为这种临床路径能使患者更好地参与诊疗。

卫生政策的发展

美国卫生保健改进研究所（Institute for Health care Improvement，IHI）提出的"三重目标"概括了改善个体患者的诊疗体验（包括质量和满意度）、人群健康和医疗费用[13-14]。当前与此相关的两个政策是个性化诊疗和整合医疗。

个性化诊疗是将两个不同概念联系在一起。首先，用于参照做出医疗决策的数据越来越多，例如与各种"组学"技术（基因组学、代谢组学等）有关的数据，有潜力为指导个体层面的诊疗提供信息[15]。其次，随着家长式医疗模式的减少，患者希望对自身健康有更多控制权。改善患者控制权的一个例子是"个人健康预算"的概念，即在公共资助的医疗保健系统中的患者可以掌握一些可用资源来资助他们的诊疗，并根据最佳信息和建议进行分配[16]。这与围绕共同决策（shared decision-making，SDM）倡议有关，如国际上的"明智选择"行动[17]，以及提供更好和更清晰的数据以告知患者选择，例如通过英国国家医疗服务系统选择网站[18]。这些发展体现了从传统的家长式医疗模式（由医师决定患者诊疗），向"以患者为中心的诊疗"模式（由医师和患者共同做出决定）[16]的演变。在某些情况下，患者可作为独立的消费者，几乎不用参考医务人员的意见，特别是在诊断服务方面，如"筛查扫描"和非处方基因检测信息[19]。

整合医疗组织（Integrated Care Organization，ICO）由基层、二级和社会医疗单位相关的医务人员组成联盟，在规定地域内提供诊疗服务[20]。ICO的发展一定程度上是对下一节所述的经济挑战和对现代医疗服务价值的追求的回应。有观点认为，为应对当前的资金挑战，需从根本上改变诊疗服务提供的方法（例如，路径的重新设计），而通过逐步节约成本和改进服务并不能解决问题。ICO与市场驱动的地方卫生经济概念形成鲜明对比，在英国ICO代表了对地方医疗市场失败的回应，体现了"购买者–提供者"的分离[21]。ICO的一个重要方面是，资金是在地理上确定的人口水平上进行分配，从而形成所谓的"按人数付费"机制（见下文）。与传统的按服务收费或近期的"捆绑支付"机制相比，这种按人数付费的机制可能是一种更有效的实现价值的手段，其定义是每个单位成本改善的结果[22]，前两者往往激励行动，而不是改善结果。

卫生经济

在高收入国家，与卫生经济相关的根本挑战来自于近乎无限的需求，使卫生保健成本不断上升。美国用于医疗保健的费用接近国内生产总值的1/5，许多高收入国家甚至超过10%，因此控制医疗成本已成为一项政治要务[23]。

成本上升的关键驱动因素是医疗创新和人口结构变化。医疗创新可能是主要驱动力，从膝关节置换术到复杂的癌症手术和新型生物抗癌药物的干预，对我们的治疗体系而言都是新内容，每一项创新都会对有限的可用医疗资源造成新的消耗。但是，这些创新中的每一项都有助于改善其所惠及患者的数量和（或）生活质量。反过来，这种益处又是造成高收入国家正在发生的人口结构变化的原因之一，这些国家的人口预期寿命与多种疾病合并症患者的寿命正在同时延长。随着人口老龄化，健康状态良好的人口预期寿命增长较慢，而健康状况不佳的人口寿命日渐增加，因此相关的医疗保健费用随之增加[24]。

控制医疗费用的一种方式是修改卫生保健系统内的筹资机制，因为不同筹资机制产生的激励作用被认为是卫生系统内的关键驱动因素。例如，"按服务收费"模式促使医师增加可收费的检查和操作，从而增加医务人员的收入[25]。在这种资助模式下，可能会认为医师和患者的利益不一致，可能导致不正当的激励作用：患者住院的时间越长、情况越复杂，医师获得的报酬越多。在这种情况下，很少会出于经济原因来做出反对手术的决定，因为手术过程和任何不良后果都会为医务人员带来收入。相比之下，所谓的按人数付费，是指向特定的地理或功能区域的患者群体提供资金，以满足他们所有的卫生保健需求[26]。在这样的系统中，医务人员的动力是最大限度地实现积极的健康结果，并最大限度地减少医疗保健系统的负担，从而为最多的患者提供最大利益。所谓的"捆绑支付"模式处于这两种方式的中间地带[27]。捆绑支付为有特定问题的特定类别患者的所有治疗提供资金。例如，择期髋关节手术可能设置一个特定价目表，对所有患者都固定。在这样的系统中，那些提供优质高效、不良后果少的医疗服务的医院，将通过产生经营盈余来获得回报。效率较低、预后较差的机构将会亏损，从而可能退出市场，资金从而用于改进流程，或将更多的注意力集中在对哪些患者进行手术的决策上。

每个经济体系都偏向于与活动组织有关的特定类型的思维。按服务付费模式会将机构推入医疗竖井，通过服务获得报酬的医师（例如外科医师）支持这种模式，并倾向于通过增加医疗行为来增加收入。捆绑支付模式往往推动机构层面的行为，这可能导致机构拒绝高危患者，因此类患者会增加机构的财务风险。按人数付费的模式往往推动整个医疗保健系统的思维方式，以最大限度地实现积极结果，同时最小化成本。与竖井模式不同，捆绑支付和按人数付费模式都会增加人们对路径的关注。如果只在一个竖井里省钱，但体系其他部分的成本增加，这对一个机构或医疗保健系统而言几乎没有益处。朝着按人口筹资机制的方向发展，是上述ICO的一个重要组成部分。

路径重建

业务流程重组（business process reengineering，BPRE）囊括了一种可应对以竖井为基础的医疗模式挑战的方法，并朝着以路径为重点的方向发展[28-29]。BPRE是一种从企业管理文献中借鉴的方法，它基于对工作流程和步骤的分析，以促进从根本上重新设计更高效和更有效的医疗保健系统。BPRE的目标是改善"客户体验"和效率，从而降低成本。在医疗保健的背景下，"客户体验"可被重新定义为"患者恢复结果和满意度"，而临床路径在提供患者结果方面的有效性和对成本控制的重视，均是重要的价值驱动因素。不言而喻，这些想法与卫生保健系统公认的目标及前面讨论的IHI提出的三重目标一致[13-14]。

在卫生保健环境中，实施BPRE需要仔细绘制相关的临床路径，注意不同决策点的患者流动时间和规模，然后根据患者关注度、临床效果和价值成本的目标进行解构/重建。与路径重塑相关的快速康复路径的引入经验告诉我们，实现这种重建只有在多学科背景下才可能取得成功[30]。

在围手术期背景下，重建的一个关键因素是将围手术期专科医师和患者之间的互动转移到路径的早期阶段。例如，术前评估通常在手术前几天进行，这种时间点的安排导致术前干预和决策的机会变得非常有限。另一种方法是重组路径，确保专科医师和患者的沟通在"考虑手术的瞬间"——考虑手术可能性的第一时间尽快进行。这样的变化能够改善与后续治疗有关的决策，并为改善患者在即将发生的改变生理状态的治疗（例如手术、化疗）后的恢复力提供机会。图16.1列举了传统路径和重塑的路径[29]。然而，这些变化需要密切的跨学科合作，专注于患者最佳临床结果，而非医务人员的便利性。

路径式诊疗的意义

手术前

重新设计患者的手术路径有助于改善关于治疗选择的决策（SDM），并通过预康复和合并症治疗

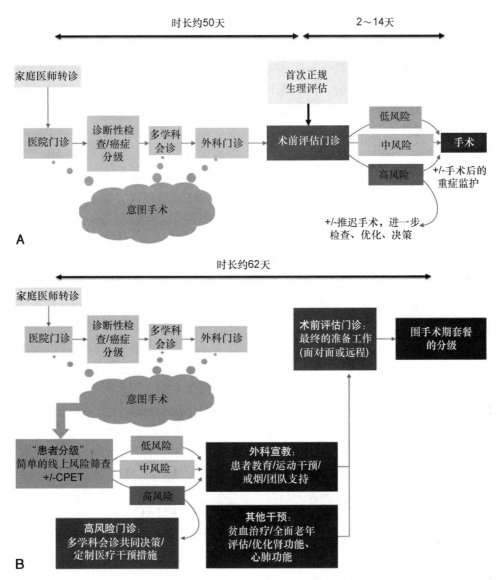

·**图 16.1** 传统路径和重塑路径的示例

完善手术准备。

共同决策

随着医患沟通从传统的家长式互动演变为一种更具协作与平衡的关系，SDM 的概念变得愈发重要[31]。对许多患者而言，医师"为他们做决定"的想法是不可接受的，患者作为消费者的观念越来越普遍，特别当患者是医疗服务的直接购买者时。然而，对其他患者而言，医师依旧被视为不容质疑的医疗决策者。显然，SDM 很可能会在一系列互动中发挥作用[32]。

SDM 可简单表达为"没有我，就没有关于我的决定"。作为一项进展，SDM 得到了患者群体、政策制定者、医务人员及部分医疗卫生从业人员的拥护。对患者而言，在自主性和自决权方面的好处

显而易见。政策制定者和医务人员支持卫生经济学的论点，即一般而言，那些具有最大不良后果风险的患者最有可能拒绝接受特定治疗，并且由于不良后果（如术后并发症和住院时间延长）发生的可能性，有可能给医疗体系带来财务负担。

虽然医疗从业人员也认可这些观点，但有研究表明，医疗专业人员对 SDM 的态度不一[33-34]。有趣的是，当提出医疗干预措施的决定时，患者和医师对诊疗目标的看法并不一致[34]。医疗专业人员对自己想要的治疗方式的看法可能与他们给患者建议的治疗并不相同（给患者的建议相对保守），包括在癌症诊断方面[35-36]。这一惊人的观察结果表明，医师对主要干预措施（如手术或化疗）产生的不良后果的范围和程度有更深刻的认识，因此当其他条件相同时，倾向于不实施这些干预。

SDM 乍看似乎与癌症患者并不特别相关，因癌症患者的许多治疗都是"挽救生命"的。但事实上，在许多情况下，现实存在细微差别。在这方面，潜在癌症的疾病性质显然至关重要，快速生长和侵袭性肿瘤与惰性肿瘤形成鲜明对比，前者短期和中期预后不佳（如胰腺肿瘤），而惰性肿瘤患者可能与瘤共存（如前列腺癌）直至死亡。

举例来说，目前已知对前列腺癌患者而言，观察随访、手术治疗或放射疗法之间并没有显著的生存差异[37]。然而，各种并发症的可能性上存在实质性差异。因此，在不同疗法的决策上，更多是选择不同类型的生活质量，而非生存时间的长短。在这种情况下，SDM 具有非常明显和有价值的作用。即使对侵袭性更强的肿瘤，SDM 也可能具有很强的实用性。SDM 将在第 55 章进行更详细讨论。

预康复

预康复涉及增强个体的机体功能，使其能够耐受生理压力事件，例如大多数抗癌治疗（包括手术和化疗）带来的生理挑战[38]。最近公布的关于癌症患者管理和支持的预康复原则和指南，摘引如下："预康复通过促进健康行为，最大限度地提高治疗的适应能力并改善远期健康，使癌症患者为治疗做好准备。预康复使癌症患者能够增强自己的身心健康，从而支持他们尽可能充实地生活[39]。"预康复治疗包括运动、营养和心理干预，以及戒酒和戒烟，通常辅以特殊的行为改变技术[39-40]。预康复是患者在医疗卫生专业人员支持下所做的事情，并以患者行为的改变为中心。这与通常涉及药物或操作干预的慢性疾病的医疗管理形成对比[40]。实际上，预康复根据相关干预措施的评估和计划进行筛选以确定需求。这一领域的试验表明，术前对基于医院的干预措施的依从性很高，而基于家庭的干预措施的依从性似乎低得多[38]。随机研究也显示患者满意度的提高，早期数据表明，部分医疗中心可观察到并发症发生率大幅降低[38]。目前，许多大型试验正在进行以评估癌症手术前的预康复情况。第 15 章对预康复予以更详细讨论。

合并症管理

合并症的患病率随年龄增长而增加：50 岁以上人群中超过 50% 的患有至少一种合并症[24]。因此，多病症（定义为在单个个体中存在多种疾病）变得愈发普遍[41]。50 岁以上的癌症患者常伴随合并症，许多癌症的风险因素（缺乏运动、肥胖、不良饮食）也是其他各种慢性疾病的易感因素，这些诱因主要影响多种癌症干预措施的风险。对这些慢性疾病或合并症（如糖尿病、心脏病）的管理是术前准备的重要组成部分，以最大限度地提高对外科手术生理挑战的适应能力。同样，如果有更多时间安排干预措施并收获成效，这些管理措施可能更加有效。路径重建以实现合并症管理的早期筛查和转诊，能最大限度提高这类合并症得到最佳治疗的可能性[29]。针对合并症的术前门诊正成为有效术前路径不可或缺的组成部分。贫血门诊可能最常见[42]，糖尿病、心脏病、呼吸系统和其他专科领域也在提供服务。尽管有些门诊可能是现场评估，但实际上许多门诊都为大多数常见问题配置了既定标准操作程序，并且仅在遇到疑难杂症的情况下才需专家参与。合并症的管理在第 14 章有更详细介绍。

手术过程中

两个基本概念与围手术期的路径思维有关：最小化生理损伤和提供标准化诊疗。

最小化生理损伤

第一个概念是外科医师和麻醉科医师术中操作的核心要素之一：最小化生理损伤。这与快速康复的原则一致[43]，即倡导微创手术，这也是对预康复和合并症管理原则的重要补充。耐受力、反应性和损伤恢复的概念模型（图 16.2）可用于这方面。预康复和合并症管理有助于最大限度提高对即将进行外科手术的生理适应力。手术损伤程度取决于患者术前恢复能力和对损伤刺激的个体反应。显然，对手术和非手术创伤的反应表现出个体间显著异质性，控制这种反应是未来一个重要治疗目标。然而，通过优化手术或麻醉技术来限制生理干扰，将伤害性刺激降至最低，这是我们现在可以利用的手段。

规范围手术期个体化诊疗

获取的大规模描述围手术期诊疗的"大数据"揭示了与围手术期诊疗某些方面的决定因素有关的重大发现。例如，在美国两家机构进行的一项 30 000 例患者接受液体治疗的研究发现，决定输液的首要因素并未涉及任何患者因素（如手术时长、失血量、

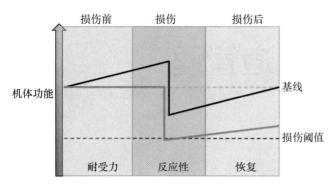

• 图 16.2　耐受力–反应性–损伤恢复模型（黑色轨迹表示经预康复管理的患者正在进行康复治疗；相反，灰色轨迹表示未做预康复管理的患者。在黑色轨迹中，机体功能不会达到损伤阈值。在灰色轨迹中，机体功能触及损伤阈值，可能无法恢复到基线以上。损伤反应是不同的，由于耐受力差，未充分准备的患者更易出现慢性损伤。损伤阈值表示患者可能经历不良后果的水平，例如死亡、并发症或新的诊疗依赖）

手术类型），而是由参与治疗的麻醉科医师决定（第二决定因素是参与治疗的外科医师）[44]。显然，并非所有的麻醉科医师都能给予"最佳"液体量，大多数上述操作并不一定有证据支持。这些观察结果在其他医疗操作（例如输血）中也反复出现，这种不合理的变化应引起所有麻醉从业人员的反思。

手术后

以路径为中心的治疗方法有助于患者术后恢复阶段的进展。多种因素与术后患者路径相关，包括有效实施快速康复原则、最小化医疗干预的副作用（特别是药物治疗）、及时有效地从医院向社区转移以及康复干预。

可以说，促进快速康复的最重要因素是能在术后尽早进食、饮水和活动。这种所谓的"梦想（DrEaMing）"三联征（饮水、进食和活动）[45]，不仅意味着患者迅速恢复正常生理功能，还提供了一种关于诊疗措施有效性的检验方法，使患者能尽早出院，从而促进有限医疗资源的有效利用[45]。重要的是，术后疼痛的有效管理一直都是患者快速康复的核心要素，可能有助于早期"DrEaMing"，这最好通过充分、适量的镇痛来实现，充分控制疼痛症状，使胃肠功能恢复正常，同时也应避免过度镇痛带来的危害[46]。对阿片类药物过量使用在短期（院内不良反应）和长期（社区阿片类药物滥用）后果的担忧，使医务人员对无阿片类药物和最小量阿片类药物镇痛产生兴趣[47]。一般来说，减药指

的是对被认为不合适个人的药物进行停药或减少剂量的过程[48]，特别是在出院前后，这在最大限度地减少长期多药联用方面发挥着重要作用。

尽早活动，尽早经口进食以及有效的疼痛治疗，有助于患者早日出院。医院与社区医疗机构和社会医疗保健工作者之间的可靠有效沟通，是促进患者安全高效出院的关键部分[49]。入院和出院的诊疗过渡是患者治疗过程中至关重要的一部分，这些过程的失败可能严重影响患者病情恢复以及对医疗服务的满意度。临床路径旨在使患者能尽快回归正常生活与工作，提高患者满意度并尽量减少医疗系统内的资源使用。将康复干预纳入这些途径将促进患者康复并帮助患者快速恢复正常生活。

结论

随着新疗法的出现，治疗方案的选择越来越多，癌症患者正经历越来越复杂的医疗旅程。当将肿瘤治疗的可能益处与副作用（包括已知的不良反应和身体机能退化）一起考虑时，每种治疗方法的相对危害和益处越来越细微。术前阶段为应对这些挑战提供了一个特别机会，通过完善决策和（或）干预措施来减少与治疗有关的损伤风险。

通过 SDM 流程对治疗进行仔细、共同知情的决策，可能有助于改善患者体验（更高的满意度、更少的遗憾）和资源的合理分配。预康复和合并症管理通过提高患者对治疗的生理适应力，从而为治疗（手术、系统抗癌治疗、放射治疗）做好充分准备，使患者的潜在癌症得到更有效的治疗。

执行这些策略的基础是重建术前路径，以实现早期的 SDM、预康复和合并症管理。这可以通过"业务流程重组"等过程来实现，包括路径绘制、解构和重建，从而改善患者体验、临床结果和价值成本。

参考文献

扫二维码见参考文献

第 17 章 特殊情况下的气道管理

Gang Zheng

韩烨 译 孙莉 校

肿瘤气道管理的特殊情况包括非预计困难气管插管、气道出血及困难拔管，这些特殊情况是肿瘤气道管理面临的主要挑战。虽然大多数气道事件都能得到妥善处理，但气道管理失败的事件时有发生。尽管使用了各种气道管理技术，最终仍出现致命性后果。这些事件强调了患者状况的认知、意外困难气道的准备、适当的工作环境以及团队合作的重要性。

非预计困难气道的处理

由于上呼吸道消化道恶性肿瘤的快速进展和局部侵犯、先前手术导致的气道解剖结构的复杂变化、头颈部放疗导致的组织改变等，接受头颈部肿瘤切除手术的患者较气道解剖结构正常的患者更易发生非预计困难气道。这些病例通常带来特别挑战。然而，无论潜在病理变化如何，通气和（或）插管路径的阻塞是肿瘤气道管理的主要问题；因此，在这些病例中，气道管理的原则与其他气道管理并无不同。提前应对各种突发情况的系统方法和策略，以及丰富的临床经验，将发挥至关重要的作用。

肿瘤气道的评估

了解基本条件和潜在气道机制，对制定气道管理的实践策略非常重要。对接受头颈部肿瘤手术的患者进行全面的围手术期评估，应包括与呼吸系统症状相关的病史、缺氧耐受问题、抗癌治疗史（包括手术和放疗）以及既往气道管理记录。传统气道评估工具侧重于患者因素来评估以下潜在问题：①患者配合度；②面罩通气困难；③声门上气道装置置入困难；④喉镜置入困难；⑤插管困难；⑥外科气道

困难[1]。一般情况下，床边气道评估工具的敏感性较低，变异性较高[2]。对肿瘤气道，也应仔细询问和评估以下信息：

- **原发与复发性肿瘤**：对原发性疾病，肿瘤生长引起的相应解剖改变是主要评估内容。而对复发性疾病，在气道评估中必须包括先前的肿瘤治疗方案（包括手术和放疗）所引起的组织改变对气道产生的影响。

- **肿瘤分期和部位**：上呼吸道肿瘤的临床分期系统（TNM），包括原发肿瘤大小（T）、区域淋巴结转移（N）和远处转移（M）。肿瘤病理分期和部位对气道管理有重要影响。"T"是气道管理的首要考虑因素。口腔或口咽部肿瘤很少引起插管路径的明显阻塞，位于下咽或喉部的肿瘤更易引起通气和插管路径阻塞。晚期癌症（3～4期）侵袭软骨会明显阻塞插管路径，阻挡气管导管通过肿瘤部位。值得注意的是，强行气管插管可能立即导致气道阻塞，甚至致命性后果。

- **头颈部放疗**：放射毒性可引起显著的组织学改变和器官功能障碍。影响气道管理的问题包括急性气道水肿（早期改变）、淋巴水肿和（或）弥漫性组织增厚，以及组织纤维化（晚期改变）。严重的喉头水肿比较罕见，一旦发生可能需进行气管切开维持气道通畅。有研究表明，进行足量头颈部放射治疗的患者中有超过50%患者出现急性喉头水肿。组织纤维化、淋巴水肿和（或）弥漫性组织增厚是晚期肿瘤的常见问题[3]。一项研究（$n = 81$）显示，75%的患者会出现淋巴水肿，而仅30%的患者会出现气道水肿。因此，面部水肿通常并不总是与气道内变化相关，不应作为气道水肿的预测因素[4]。持续多年的淋巴水肿，会对患者气道

管理产生显著不良影响。组织纤维化导致顺应性降低，声门暴露困难，增加喉镜暴露的失败率。组织纤维化导致的颈部活动范围受限和牙关紧闭，进一步增加气管插管难度，而使用肌松药并不能解决这些问题。

- **既往手术导致的解剖变化**：虽然既往上呼吸道消化道手术可能引起局部解剖结构的变化，但临床实践表明，愈合良好的手术部位不太影响面罩通气和气管插管。一项对 472 例口腔和口咽肿瘤患者气道的研究表明，采用先进技术处理的气道中，考虑由先前手术造成的气道解剖扭曲只占 7.4%，而该人群中气道管理失败的发生率很低[5]。

- **手术后不能立即支撑气道**：手术后失去气道支撑在游离组织（游离皮瓣）移植重建术中并不罕见。在抢救过程中，气道操作和游离皮瓣包扎压力可能造成严重的皮瓣损伤或移植失败。在这些情况下，必须预先仔细评估拔管的潜在风险。

影像诊断学在肿瘤气道评估中的局限性

各种影像诊断学的主要目标是肿瘤进展评估，而非气道评估。应充分认识到影像学检查在气道评估中的局限性。常用的肿瘤影像学评估包括 MRI、增强 CT 和超声。影像诊断学用于评估肿瘤边界及解剖位置。然而，气道管径因呼吸运动的不同而不同。深吸气时气道管径增加，呼气时则减少。MRI或 CT 扫描无法识别气道管径的动态变化。除非应用特殊技术，如在深吸气末屏住呼吸一秒钟，否则无法确定肿瘤部位的气道最大管径，也无法确定合适的气管导管型号（图 17.1）。因此，影像诊断学必须与临床相结合。虽然高分辨率超声可用来评估声带运动和气道最大管径，但空间分辨率不足仍是准确测量气道管径的重要问题。

困难气道管理的指南和共识

在全球范围内，所有主要的麻醉学会或气道管理学会都颁布了应对各种情况气道管理指南[1, 6]。这些指南包括日常气道管理的基本要素，也应常规用于肿瘤气道管理。此外，恰当设计的认知辅助是非预计困难气道管理的的重要工具，应常规纳入肿

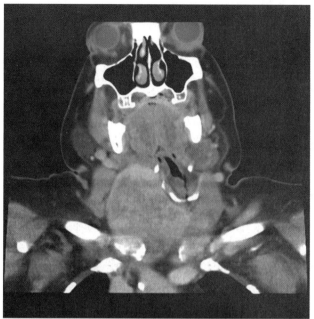

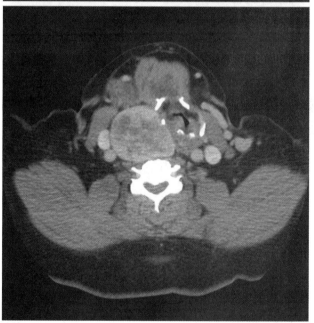

• **图 17.1** 巨大甲状腺肿块冠状面（上）和横切面（下）CT 扫描图像。CT 影像表现为甲状腺占位导致喉和气管明显左移与受压。然而，临床评估表明患者在呼吸状态方面无症状。随后的纤维支气管镜插管显示气道受压不明显，提示 CT 表现与临床表现不匹配

瘤气道管理策略。一项研究表明，认知辅助如能合理实施，可有效改善团队沟通和对突发情况的警觉性[7]。一项荟萃分析结果显示，手术安全检查表使团队合作和沟通效果提高 1.2 倍[8]。核查表的有效实施需要整个团队的参与，并得到资深人员的支持，通过适当教育和培训，扫清实施核查表的障碍。实施安全核查表表应考虑患者群体、实施过程和实践环境的需求。

肿瘤气道管理的培训和教育

因使用高级工具的技能缺乏而导致气管插管困难或失败的情况并不少见。技能不足限制了管理意外气道事件的能力。培训应强调肿瘤气道管理的关键技能，如纤维支气管镜（纤支镜）引导插管（清醒或非清醒），以及不作为常规麻醉操作的抢救技能，如环甲膜切开术（穿刺或切开）。一项对147名美国或加拿大麻醉科在培住院医师的调查显示，据统计约1/3住院医师在培训期间进行过25次清醒纤支镜引导气管插管[9]。在住院医师培训期结束后，如未将其常规用于临床实践，清醒纤支镜气管插管技术水平将迅速下降。环甲膜切开术是一项救命技术。正确识别环甲膜不仅是成功实施环甲膜切开的关键，也能大大降低主要并发症的风险。无法识别环甲膜是麻醉科医师和外科医师的共同问题。一项研究表明，只有不到50%的麻醉科医师和创伤外科医师能在颈部充分伸展的非肥胖女性中确定环甲膜位置。以往的紧急外科气道经验并未提高环甲膜切开的成功率[10]，这强调了定期培训的重要性。此外，临床数据显示，相较于择期气道管理，紧急气道管理的并发症发生率和死亡率明显增高，这表明培训不应只侧重于操作技能，而应在不同环境和情况下进行模拟训练。

气道管理中的人为因素

英国第4次国家审计项目（NAP4）对英国气道管理主要并发症的研究表明，通过流程改进、充分准备和良好沟通[11]，可以避免大部分紧急气道管理的主要并发症，提示人为因素对患者预后有显著影响。NAP4还显示，我们无法利用现有知识进行有效管理的情况，"……绝大多数报告所涉及的事件已为麻醉界所熟知，但我们似乎未从过去吸取教训……"[12]。承认人的局限性，并在培训和教育课程中纳入人为因素，有助于增强团队合作、沟通及做出正确决策。

非预计肿瘤困难气道的处理原则和策略

自1993年美国麻醉医师协会（ASA）发布首个气道管理指南，所有主要的麻醉或气道管理协会都发布了相应指南。这些指南提供了临床各类困难气道的管理流程。ASA《困难气道管理实践指南（2013）》提出了困难气道管理的基本准备措施，包括：

- 一个便携式设备箱，其中装有用于困难气道管理的专用设备。
- 告知患者或家属即将进行的困难气道管理的危险性和操作过程。
- 确保至少有一名助手随时提供帮助。
- 麻醉诱导前用面罩充分预给氧。
- 在处理困难气道的整个过程中，积极争取给氧机会。

困难气道协会（Difficult Airway Society，DAS）的《成人非预计困难气道管理指南（2015）》提出了一种简化的单一流程，包括四种管理策略：

- 第一步是面罩通气和气管插管（A计划）。
- 首次气管插管失败后，置入声门上气道装置（supraglottic airway device，SAD）维持氧合（B计划）。
- 最后的面罩通气尝试，为无创通气做最后一搏（C计划）。
- 紧急颈前气道（front of neck access，FONA）（D计划）。

这些建议和流程是各种临床实际工作中困难气道管理的基本组成框架。

肿瘤困难气道的管理工具和技术

肺的通气和氧合是判断紧急气道事件管理的首要决定因素。面罩和SAD是达到有效肺通气和氧合的常用工具。近年来，一种加温加湿的高流量供氧装置，如Optiflow（Fisher & Paykel，Healthcare Ltd.，新西兰）在气道管理方面的应用日益增多，据报道可增强供氧，平衡呼气末正压并提高通气效率[13]。一项早期研究显示，25例患者在氧流量为70 L/min时，氧饱和度维持在90%以上的平均呼吸暂停时间为14 min（5～65 min）[14]。另一项针对21名健康志愿者的研究表明，Optiflow能进行快速氧合。氧流量70 L/min时，患者呼气末氧浓度（end-tidal oxygen concentration，ETO_2）在30 s内达到72%，在150 s内达到峰值88%[15]。使用鼻导管吸氧可增加患者人机转换预给氧过程中的耐受性和依从性，特别是有幽闭恐惧症的患者。目前研究倾向于将其用于气道管理，但其对肿瘤气道管理的优势还需进一步研究。

　　气管插管失败会导致气道出血风险显著增加，首次插管方案应根据麻醉科医师自身经验进行选择。一般来说，可视喉镜是非阻塞性气道的首选工具，而不全梗阻气道多选择纤支镜。多项随机对照试验比较了直接喉镜和可视喉镜在气管插管中的应用。在已预计困难气道患者（C-MAC；Karl Storz，德国）[16]、颈部活动受限患者（Pentax-AWS；Pentax Corporation，日本东京）[17] 或模拟困难气道患者（GlideScope，Bothell，美国）[18]，可视喉镜气管插管的首次成功率更高。

　　与可视喉镜相比，纤支镜在处理不同程度的阻塞气道时仍是不可替代的工具。然而，灵活应用纤支镜进行气管插管需要丰富的经验，培养该技能需耗费大量时间。此外，在时间分外敏感的气道事件中，纤支镜的应用受限。在气管插管过程中，常因各种原因导致不能充分维持氧合，导致纤支镜气管插管失败。在纤支镜引导气管插管时，因喉部结构阻塞导致插管困难或失败也是一个常见问题[19]。在气管导管经过肿瘤所致部分气道阻塞时，该问题尤其显著。肿瘤气道在软镜引导气管插管时，选择合适型号的气管导管非常重要。一项对 80 例患者进行的 RCT 研究，对纤支镜引导经口气管插管使用 Parker 柔性尖端气管导管（Parker Medical，美国）（图 17.2）和普通气管导管进行比较，发现前者进入气管时的阻力降低 2/3[20]。另一纳入 40 例经鼻纤支镜气管插管患者的随机对照研究显示，与普通气管导管相比，使用 Parker 柔性尖端气管导管可显著降低外伤性鼻出血的发生率[21]。

　　插管技术的联合应用可提高气管插管的成功率。例如，喉或下咽部肿瘤患者可联合使用可视喉镜和纤支镜引导气管插管，可视喉镜使纤支镜更易通过舌根，并增加纤支镜视野，而纤支镜吸引头可及时清理气道内分泌物和积血。但是，插管技术的联合使用需两人相互协作，增加了操作的复杂性。经插管型喉罩（intubation laryngeal mask airway，iLMA）气管插管技术已被用于常规气管插管或紧急情况。该技术不仅在气管插管过程中不间断提供氧合，还可引导纤支镜绕过舌根部位直达声门开口。插管技术和工具的选择应基于麻醉前评估、潜在气道问题和个人经验。

　　处理紧急气道的最后机会是成功建立有创气道。在所有气道管理指南中，处理 CICO（不能插管、

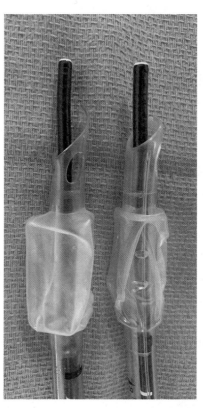

• 图 17.2　内径 7.0 mm 的 Parker 柔性尖端气管导管（左）和内径 7.0 mm 的普通气管导管（右），套在直径 3.8 mm 纤支镜上。前者的尖端减少了气管插管时周围组织结构对导管阻挡的概率。普通气管导管厚而不柔软的尖端在气管插管时更易被周围组织阻挡

不能给氧）的最终共同途径是紧急建立有创气道。但是，有创气道建立时机的延误仍是一个大问题。在 NAP4 报告中，在接受紧急有创气道的 58 例患者中，6 例死亡，其中 3 例因紧急建立气道失败而导致死亡。Peterson 等一份封闭索赔分析（2005）研究显示，尝试进行有创气道手术的患者中死亡或持续脑损伤的比例为 84%[22]。临床证据表明，不愿意实施有创气道和训练不充分是导致建立有创气道延误和失败的主要原因。在实践中，有三种通过环甲膜建立有创气道的策略，包括小口径套管、大口径套管和外科气道，环甲膜切开建立紧急气道方案（FONA）是 DAS 推荐的首选方案。尽管 ASA 指南没有推荐特殊的环甲膜切开技术，但使用熟悉的技术和及时决策是建立有创气道的基本原则。在实践中，不能正确识别环甲膜也被公认为阻碍成功实施环甲膜切开术的关键问题。研究表明，触诊识别环甲膜的成功率不足 50%。麻醉科医师和创伤外科医师的表现没有显著差异（95% CI － 23 ～ 3，$P =$ 0.15）。此外，临床经验和既往紧急外科气道经验在

鉴别环甲膜的成功率上没有显著差异[10]。

困难气道的拔管

在 NAP4 报告中，发生在麻醉苏醒或恢复期的主要气道事件通常分为两类：气道梗阻和误吸。头颈部病例占所有病例的 1/3，据报道，70% 的头颈部病例合并气道梗阻。这些案例中涉及的问题包括不适当的评估和计划、不合规的工作环境、技术选择和实施错误等[11]。在这些致命事件中，人为因素占多数。

在肿瘤气道管理中，拔管失败的总体情况尚不清楚。影响这些患者气管拔管的因素很多。因担心出现血肿而过早拔管，上呼吸道消化道手术后局部水肿，因手术部位疼痛拔管后无法立即支撑气道，以及首次气管插管失败导致气道出血的情况并不少见，显著增加气道管理的难度。上述情况通常伴有技术上的操作失败。因此，肿瘤气道管理需制定有效的困难拔管策略。由主要的麻醉学或气道管理协会（包括 ASA 和 DAS）发布的现有指南，为管理这些具有挑战性的情况提供了系统方法。

目前关于气管拔管失败或高危拔管的指南

ASA 困难气道管理实践指南（2013）指出，气管拔管策略被认为是气管插管策略的逻辑延伸，应评估清醒气管拔管与深麻醉下气管拔管的优势，评估风险并建立气管拔管后不能通气的管理策略，并在必要时再次迅速实施气管插管。

DAS 气管拔管指南/共识（2015）根据患者特点，将气管拔管患者分为低危和高危两种情况。与 ASA 指南（2013）相比，DAS 高危气管拔管指南涵盖的范围更广。高危气管拔管状态一般是指患者气管拔管时间不确定，已预计的再次气管插管困难或出现如下情况：无法保护气道和各种严重的系统功能紊乱。高危气管拔管的管理分为四个步骤，包括计划拔管、准备拔管、执行拔管和拔管后处理。气管拔管前需考虑的关键因素包括氧合功能、困难气道再插管的可能性、一般危险因素，并改善患者的系统功能紊乱和内环境以便于进行气道管理。

认识导致气管拔管失败的风险因素

虽然气管拔管失败的原因很多，但以气道阻塞最常见[11, 23]，肥胖或阻塞性睡眠呼吸暂停是导致气道梗阻的最常见原因[11, 24]。

头颈部肿瘤手术的范围比较广泛，手术导致困难气道的风险各不相同。虽然缺乏研究资料，但临床观察表明手术方式、部位和时间对术后气道管理有显著影响。例如，与早期口腔肿瘤的激光切除术相比，下咽癌切除手术（如机器人手术切除舌根）后发生气道阻塞的风险更高。一般情况下，下咽和喉癌手术患者术后气道梗阻和气管拔管失败的风险，高于相应的口腔或口咽部手术。与激光手术相比，冷刀手术的术后出血风险更高。与短小手术相比，气道水肿在长时间手术中更常见。

困难气道拔管的一般策略

改善患者状况和医师工作环境，对困难气道的拔管至关重要。管理困难气道的不利因素主要包括：不充分的准备、不良的工作环境、团队合作意识的缺乏。多种技术有助于困难气道的拔管，例如通过辅助设备拔管，包括纤支镜、弹性探条、交换导管等。根据临床情况，对某些病例采用深麻醉下气管拔管会更有效。

清醒拔管与深麻醉拔管

清醒状态、呼吸节律正常和足够的分钟通气量（5~7 L/min），是清醒气管拔管的基本条件。清醒气管拔管的优点包括，自主呼吸和气道保护已经恢复，能够听从命令，发生呼吸困难时可及时反馈。清醒气管拔管的主要缺点在于增加潜在风险。与呼吸机对抗会导致胸腔内压力升高，增加手术部位出血和（或）血肿风险。在极端情况下，患者可能变得烦躁且无法控制。这种困境可能导致在自主呼吸完全恢复之前过早气管拔管，增加喉痉挛和气管拔管后通气不足的风险。

与清醒气管拔管相反，深麻醉下气管拔管是指在一定麻醉深度下气管拔管的技术。深麻醉下气管拔管时，患者必须有规律的呼吸节律和适当的每分通气量。气道手术后最常见的深麻醉下气管拔管指征，是为了避免出现如前所述的困境。成功的深麻醉下气管拔管可使麻醉过程更顺利平稳。然而，深麻醉下气管拔管需要更好的管理气道的经验。深麻醉下气管拔管后最可怕的情况是未发现的气道梗阻，这是由深麻醉下气道肌张力下降所致。由于气道阻塞导致通气停止或减少，吸入麻醉药无法及时排出，从而导致苏醒延迟。众所周知，在睡眠状态下，上气道（骨骼肌）和下气道（平滑肌）的气道肌张力都会降低，导致呼吸阻力增加[25-26]。多项研究表明，深麻醉下气管拔管增加了手术室内、麻醉恢复期间呼吸相关并发症[27-28]。在肿瘤气道管理中，由于肿块或手术造成通气受阻的额外风险使深麻醉下气管拔管成为高风险操作。因此，在做决定之前必须仔细评估深麻醉下气管拔管的收益与风险。研究表明，高龄、过度镇静、使用肌松药、头颈部手术和手术时间（＞3 h）是麻醉恢复初期再次气管插管的危险因素。此外，心脏、呼吸或肾功能不良的患者，气管拔管失败的风险增加。因此，在气管拔管前必须仔细评估上述危险因素[29]。

困难气道拔管的策略

值得一提的是，在肿瘤气道管理中，并非所有的气管插管困难的拔管都是困难的。例如，术前困难气道可能在手术切除气道病变后使气管插管比较容易，反之亦然。麻醉诱导时出现呛咳和对抗会导致手术部位出血，使之前的容易气道变得困难。不断考虑气道状况的变化，是成功处理这些病例的基本条件。许多学会的气道管理指南对气管拔管困难气道的处理原则和策略都有描述，并应在日常实践中遵循。例如，ASA 临床指南和多项临床报告描述了通过气道交换导管（airway exchange catheter，AEC）处理气管拔管困难的气道。气管拔管后在气道内留置 AEC，为可能需要重新气管插管的患者额外提供了一种安全保障。一项对 51 例 ICU 患者的研究显示，留置 AEC 后 92% 的患者成功进行了再次气管插管，再次气管插管的首次成功率高达87%[30]。根据 AEC 类型的不同，可通过喷射通气或吹入的方式供氧，并可在必要时引导再次气管插管[31-32]。然而，气道手术后在气道内保留 AEC 亦有风险。对那些不耐受 AEC 的患者，剧烈咳嗽及气道内 AEC 摩擦会导致创面出血。因此，使用时需仔细评估 AEC 辅助气管拔管的利弊。使用 AEC 的其他风险包括，气压伤、呼吸道穿孔和气道失控[33-34]。拔

除气管导管后用喉罩通气是促进顺利麻醉苏醒的另一处理方式。有经验的医师在气管拔管后置入 SAD 可减轻气道反应。该技术在甲状腺切除术、甲状旁腺切除术和颈淋巴清扫术毕气管拔管中尤其适用。

在某些情况下，拔除气管尤其具有挑战性，例如，口腔前部或下面部肿瘤切除术后的游离皮瓣重建手术。这些病例的手术时间长且复杂，平均手术时间为 8～12 h，液体负荷 4～5 L。由于这些病例中皮瓣的位置，气道辅助工具的使用会增加皮瓣损伤的风险。仔细评估患者气道状况和呼吸状态，确保在完全清醒的情况下顺利拔除气管导管至关重要。

上气道出血的处理

肿瘤导致上气道出血的机制可分为三种：肿瘤自发性出血、气管插管损伤导致的出血、手术部位出血。处理气道出血的策略应基于潜在病因和病情紧急情况。一般来说，气道内血液导致无法维持氧合是这种情况的主要挑战。先进的气管插管工具，如可视喉镜或带有大屏幕的纤支镜应作为首选。联合技术，如可视喉镜联合纤支镜或经插管型喉罩纤支镜气管插管也可考虑。气管插管人员应具有相应插管工具的丰富使用经验。

气道肿瘤的大量自发性出血在临床上比较少见。目前，这种情况下气道出血的发生和转归尚不清楚。大量上气道出血通常引起窒息，并迅速导致死亡。对在气道出血初期幸存的患者应迅速建立外科气道。尽量避免气管插管，因其可能损伤出血部位，导致危及生命的情况。相反，气管插管往往有利于手术操作。在这些病例中，对氧合和血流动力学条件相对稳定的患者，首选纤支镜引导的清醒气管插管。可视喉镜的使用应非常谨慎，因为将喉镜片置入气道可能进一步损伤出血部位。肿瘤疾病的轻微出血可伴有痰中带血或咳血。这些病例通常仅需严密观察，无需立即手术干预，因此，这些病例不需要控制气道。

插管损伤是气道出血的最常见原因。临床研究表明，非直视下将喉镜片置入肿瘤气道，特别是大弧度镜片，如 C-MAC 可视喉镜的"D"镜片，可能出现肿瘤破裂，导致出血。在任何情况下均应在直视下将镜片置入气道。尽管存在上述缺点，可视

喉镜仍是肿瘤气道患者的首选气管插管工具。与纤支镜相比，可视喉镜具有以下优点：视野更清晰，能够评估出血情况，能够引导较粗的吸引装置清理气道，因此首次成功率较高。

　　手术部位的气道出血是外科急症。手术后大量出血或咳血是手术干预的指征。然而，出血被吞咽或软组织内出血，尤其是缝合伤口内的出血，往往难以被及时发现。活动性出血和（或）大血肿导致视野模糊、插管路径狭窄，使气管插管更具挑战。拆除伤口缝线可能有助于血肿减压（图 17.3）。除

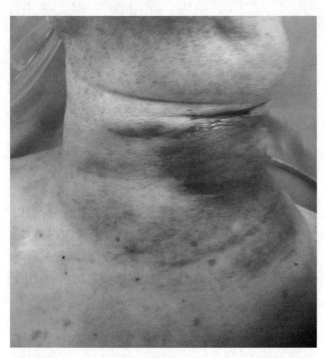

• **图 17.3**　1 例行机器人舌部分切除术及单侧颈淋巴清扫术的患者，舌根部及颈淋巴清扫部位多个手术部位出血。颈部血肿导致气道从中线偏移，淋巴回流受阻导致明显的组织水肿

非发生危及生命的紧急情况，气道管理一般应在手术室内进行，并有外科医师在场。保留自主呼吸的气管插管是首选方案。尽管因视野受到影响导致操作难度增加，保留有效自主呼吸的纤支镜引导气管插管仍是首选方案，因其能在狭窄空间内灵活操作。临床经验表明，轻度或中度气道出血的患者通常可在表面麻醉下耐受气道操作。在这些病例中，气管插管时应尽量减少镇定药物的使用。同时应特别注意，气道操作过程中可能出现大量呕血。

结论

　　在气管插管和拔管期间出现非预计困难气道和气道出血，是肿瘤气道管理面临的主要和紧急挑战。这些情况并不总是可以被预见。鉴于这些病例的死亡率很高，情况的紧迫性和紧急性均不允许作出错误决策。对这些具有挑战性的问题，依然没有完美的解决方案。不管使用何种气道管理技术，确定优选方案，完善团队协作、良好的工作环境以及充分准备，都是成功管理肿瘤气道的关键。

参考文献

扫二维码见参考文献

第 18 章

成年癌症患者的手术室外麻醉

Alan Kotin，Jennifer Mascarenhas

尹天泽　译　薄禄龙　校

引言

癌症患者通常需在手术室外进行复杂的诊断、治疗和姑息治疗，使手术室以外诊疗区域对麻醉的需求逐步增加。需要麻醉的医学检查也越来越多，例如内镜检查、放射诊断、放射肿瘤学、介入放射、核医学、骨髓穿刺活检等。随着医疗技术的进步和微创手术的发展，已经将部分曾在手术室进行的操作转移到手术室外。以前，手术室外患者在标准化指南下由注册护士给予药物实施清醒镇静。麻醉实施者和操作者之间的关系可能很复杂，具有挑战性，需要各专业互相熟悉。手术室外操作者和人员必须熟悉麻醉标准和麻醉指南，最大程度保护患者安全，麻醉科医师也应清楚手术、治疗、检查的具体过程、技术和潜在并发症。癌症患者在复杂诊断、治疗和姑息手术中对麻醉的需求日益增加，由此产生了对手术室外麻醉专业知识的需求。本章讨论手术室外镇静镇痛的原则，以及麻醉科医师面对诸如内镜诊疗、介入放射治疗等不同的手术室外麻醉（non-operating room anesthesia，NORA）可能遇到的挑战。

实践指南

美国麻醉科医师协会（American Society of Anesthesiologists，ASA）长久以来一直强调患者安全的重要性。尽管麻醉科医师可能不会直接参与手术室外所有接受镇静镇痛下操作的管理，但很可能参与制订、修改或组织全院镇静服务的规章制度。某些医学亚专科，如美国放射学院，就 NORA 的镇静镇痛的安全管理和实施制定了指南[1]。这些指南具体指明了镇静和麻醉的内容，为实施镇静

和镇痛的医师提供指导，同时要求医师必须接受相应学习和培训，以便在实施镇静前对患者进行全面评估，确保安全镇静，当患者镇静过度时可及时处理。镇静是一个持续过程，无法全面预测个体反应，实施镇静的医师要有足够资历，在患者麻醉过深时能及时恢复并抢救患者。拟实施适度镇静的从业人员，必须具备处理受损气道、不充分氧合和通气的能力。拟实施深度镇静的从业人员，必须具备救治全身麻醉患者的能力，并能处理不稳定心血管系统、受损气道、不充分氧合和通气的情况[2]。

术前检查

对所有接受麻醉的患者，都应根据 ASA 分级对其进行术前评估[2-5]。根据不同科室拟行的检查和治疗，决定进行哪些术前检查评估。具体来说，针对中度和深度镇静的指南包括：

- 预先评估。
- 选择合适患者。
- 镇静前再次评估。
- 术后 PACU 观察，评估出室条件。
- 与参与的医护人员沟通术中镇静计划。
- 知情同意。
- ASA 分级。
- 收集结局指标，改善患者预后[2]。

许多癌症患者有 NORA 的需求。部分患者可能没有其他合并症，部分患者可能有精神或疼痛综合征，从而无法耐受特殊的检查体位和治疗，部分癌症患者存在多种合并症，可能需要姑息治疗。尽管癌症患者也可能到手术室接受外科手术，但病情危重时可能先行其他治疗，而非首选外科手术。危重患者通常需先进行紧急微创手术，如脓肿引流、支

架置入、中心静脉导管置入和消融治疗。手术室外进行的手术通常为时间短、出血可能性小的择期手术，但时机很重要，且因患者情况紧急程度存在不确定性。接受此类手术的癌症危重患者通常病情复杂，从麻醉角度看极具挑战。

有几种常用方法可评估筛选拟行 NORA 的患者，主要包括麻醉术前访视、操作前专科医师访视、电话访谈形式的健康调查、术晨健康筛查[3-9]。每种方法各有优缺点，根据联合委员会（the Joint Commission, TJC）的要求，医师应按照流程选择其中一种评估访视[10]。与外科医师一样，部分操作医师可能在手术日前在门诊接受患者咨询，操作前评估会回顾病史、用药情况、过敏反应和禁食指南，并确定是否需要麻醉科医师。在传统的手术室内，麻醉科医师全程参与，根据患者合并症和外科医师要求选择麻醉访视。手术室外操作的不同之处在于，操作医师和肿瘤科医师应知晓需要麻醉实施者并请求保障。对需要深度镇静或全身麻醉的操作而言，术前评估非常必要，然而，影响麻醉实施者判断是否需要实施轻中度镇静的患者因素尚未完全明确。

ASA 下属的非麻醉科医师提供镇静和镇痛的工作组已制定指南，协助操作医师识别高危患者，包括存在主要合并症、异常或困难气道，以及对镇痛药耐受，从而可能需麻醉实施者到场[2]。其他可能需要麻醉服务的情况包括儿科患者以及明确或怀疑困难气道、重度肥胖、睡眠呼吸暂停综合征、俯卧位、幽闭恐惧症、疼痛综合征、有麻醉困难家族史及曾在接受护士提供镇静时出现困难的患者。上述指南应转换为临床流程图，并纳入操作前评估程序，以确定操作是否需要麻醉科医师。

工作安排

麻醉科医师、肿瘤科医师和操作医师之间的工作协调也是一项难题。麻醉科通常配备一名协理医师，负责日常工作安排和人员调动。介入治疗、胃肠镜诊疗、介入放射和放射科也如此。麻醉科协理医师通常会安排好一日工作，以便麻醉科医师更高效运转。并非所有手术都需要麻醉，最好将需麻醉的操作安排在前面。操作医师通常将门诊手术操作安排在住院患者操作前。虽然需要麻醉的门诊操作越来越多，但可能并非所有操作都需要麻醉保障。

这便需要专科协理医师与麻醉科协理医师相互协调，以保证工作正常开展。在我们医院，每名操作医师都配有相应的 NORA 诊疗单元，是否需要麻醉保障取决于该诊疗单元是否有至少一位需麻醉的患者。如有，麻醉团队将负责该诊疗单元所有患者的诊疗安全。这可使麻醉人员的工作更加集中高效，而接受轻中度镇静但不需要麻醉保障的患者可安排至其他诊疗单元[11]。

麻醉前评估

尽管有时很难顾及，但麻醉科医师的术前访视与评估非常有必要。除可减轻患者对手术和麻醉的焦虑外，麻醉科医师还能发现患者的潜在疾病，采取适当的处理措施，最大程度减少任何可能导致手术延误的并发症。对 NORA 而言，麻醉科医师往往是最直接参与患者医疗照护的人员，必须确保在术前对患者进行适当评估、筛选并获得知情同意。NORA 中的麻醉科医师与患者的关系常呈现为初级照护的特点。

麻醉前评估的重要组成部分之一是根据 ASA 分级评估患者基本情况（表 18.1）。一台操作的麻醉风险主要取决于患者术前状态。如存在可能影响预后或增加术后死亡风险的合并症，术前应完善相关检查、积极治疗并优化病情。对重要脏器评估的重点是，术前采取何种治疗措施，再结合已用药物、麻醉方法和监测指标，以提供最佳照护。

基于传统手术和门诊手术的文献推断，患者全身性疾病如已得到很好控制，且术前已优化患者全身情况，老年和高危患者（ASA Ⅲ级和Ⅳ级）可接受 NORA 手术[3-6, 11]。一般而言，许多患者有其他合并症，影像学引导下操作的风险效益比高于传统手术。麻醉科医师必须告知患者或授权委托人可能存在的风险，讨论有关发生并发症和死亡风险增加的问题。必要时麻醉科医师应与患者诊疗团队的其他成员讨论，以确定是否在操作前行相应治疗，尽量将麻醉风险降至最低。偶有病危患者需接受姑息治疗的操作，也需麻醉科医师保障。对旨在改善患者生活质量的操作，麻醉科医师应根据个体情况灵活调整术中管理。除极少数病例外，患者是否适合 NORA 由操作类型、麻醉技术、风险效益比等多种因素决定。

表18.1	ASA Physical Status Classification System*	
ASA Physical Status Classification	**Definition**	**Adult Examples, Including But Not Limited to:**
ASA I	A normal healthy patient	Healthy, nonsmoking, no or minimal alcohol use
ASA II	A patient with mild systemic disease	Mild diseases only without substantive functional limitations. Current smoker, social alcohol drinker, pregnancy, obesity (30<BMI<40), well-controlled DM/HTN, mild lung disease
ASA III	A patient with severe systemic disease	Substantive functional limitations; One or more moderate to severe diseases. Poorly controlled DM or HTN, COPD, morbid obesity (BMI ≥40), active hepatitis, alcohol dependence or abuse, implanted pacemaker, moderate reduction of ejection fraction, ESRD undergoing regularly scheduled dialysis, history (>3 months) of MI, CVA, TIA, or CAD/stents
ASA IV	A patient with severe systemic disease that is a constant threat to life	Recent (<3 months) MI, CVA, TIA or CAD/stents, ongoing cardiac ischemia or severe valve dysfunction, severe reduction of ejection fraction, shock, sepsis, DIC, ARD or ESRD not undergoing regularly scheduled dialysis
ASA V	A moribund patient who is not expected to survive without the operation	Ruptured abdominal/thoracic aneurysm, massive trauma, intracranial bleed with mass effect, ischemic bowel in the face of significant cardiac pathology or multiple organ/system dysfunction
ASA VI	A declared brain-dead patient whose organs are being removed for donor purposes	

ARD, Acute renal disease; *ASA*, American Society of Anesthesiologists; *BMI*, body mass index (kg/m²); *CAD*, coronary artery disease; *COPD*, chronic obstructive pulmonary disease; *CVA*, cerebrovascular accident; *DIC*, disseminated intravascular coagulation; *DM*, diabetes mellitus; *ESRD*, end-stage renal disease; *HTN*, hypertension; *MI*, myocardial infarction; *PCA*, postconceptional age; *TIA*, transient ischemic attack.

ASA Physical Status Classification System, 2020 is reprinted with permission of the American Society of Anesthesiologists, 1061 American Lane, Schaumburg, *Illinois* 60173–4973.

* 由于授权限制，本表保留英文

手术室外麻醉

麻醉科医师在手术室外实施麻醉时，必须采取新的思维方式。麻醉科医护人员与操作科室人员往往互不熟悉，操作地点、设备、房间安排与手术室不同，操作类型、安排也有所差别。在我们医院，操作医师会事先安排好当日操作，却经常需临时为紧急或急诊操作"加台"，可能占当日操作数量的一半。这些"加台"患者近期可能接受过手术和（或）姑息治疗，常存在许多合并症。对此类操作，常没有时间优化患者操作前准备，而拟行操作可能为此类严重虚弱患者提供一种治疗方法。在手术室外对此类特殊患者实施麻醉时，麻醉科医师要遵循临床实践指南来制订详细安全的麻醉方案。

如不需麻醉科医师，操作间的医护人员通常为操作医师、注册巡回护士和设备管理员。如无麻醉保障，通常在操作医师指导下按照所在机构的镇静常规实施。巡回护士负责镇静和患者监测，技师协助操作和体位摆放，共同协作以优化操作进程[11]。

由麻醉科医师与麻醉注册护士或麻醉科住院医师组成的麻醉团队改变了这一传统模式。麻醉团队的学习培训和经验均基于手术室内和手术操作。NORA 的各种设备和多样的手术类型对麻醉团队而言往往是陌生的。离开熟悉的手术室环境，麻醉科医师通常不太熟悉手术室外诊疗单元，但仍需在 NORA 保持专业水准。NORA 诊疗单元须配备麻醉设备、吸引设备、氧气、常用药物和麻醉呼吸机，以保障正常业务开展[12-13]。更为齐全的麻醉设备和药耗准备可能给 NORA 带来空间和物品管理方面的问题。因此，沟通显得至关重要。操作医师应向麻醉团队说明操作过程，潜在并发症和所需麻醉深度，麻醉团队也要告知监护麻醉和全身麻醉的区别、适应证和风险。团队应就患者病史、合并症和体位充分讨论。

在临床诊疗过程中出现的意外称为不良事件，可能对患者造成暂时或永久的身体或精神损害，增加社会医疗负担。2008 年，WHO 提出"安全手术拯救生命"，制订"手术安全核查表"（图 18.1）[14]。NORA 的操作类型多样，患者周转快，合并症较

手术安全核查表

Patient Safety
A World Alliance for Safer Health Care

麻醉实施前

（至少护士和麻醉科医师在场）

患者是否已确认身份、手术部位、操作和知情同意？
☐ 是

手术部位是否标识
☐ 是
☐ 不适用

麻醉设备和药物检查是否完成？
☐ 是

血氧监测是否建立并完好？
☐ 是

患者是否有：

已知过敏物？
☐ 否
☐ 是

困难气道或误吸风险？
☐ 否
☐ 是，设备及辅助可及

是否有失血>500 ml风险（儿童失血量>7 ml/kg）？
☐ 否
☐ 是，已准备两路静脉/中心静脉置管并输液

外科切皮前

（护士、麻醉科医师和外科医师在场）

☐ 确认所有团队成员已介绍各自姓名及角色

☐ 确认患者姓名、操作和切口部位

是否已在前60 min内给予预防性抗生素？
☐ 是
☐ 不适用

预计关键事件

外科医师：
☐ 关键及非常规步骤是什么？
☐ 手术时间多长？
☐ 预计失血量多少？

麻醉科医师：
☐ 是否有特殊关注点？

护理团队：
☐ 消毒是否确认（包括指示卡结果）？
☐ 有无仪器问题或关注点？

是否显示了关键影像？
☐ 是
☐ 不适用

患者离开手术室前

（护士、麻醉科医师和外科医师在场）

护士口头确认：
☐ 操作名称
☐ 手术用物（器械、纱布、针）清点正确
☐ 标本标签（大声念出标本标签，包括患者姓名）
☐ 医疗设备是否需要维修

外科医师、麻醉科医师及护士：
☐ 是否有患者恢复及处置上的注意事项？

© WHO, 2009

该检查表可能并不全面，建议根据所在机构常规增补或调整。 修订1/2009

· **图18.1** WHO手术安全核查表

多，也能受益于手术安全核查表制度。TJC 提出三个重要安全目标：提高患者核对的准确性，改善医护人员之间的沟通，避免出现患者、操作部位和操作方式的错误[10]。

许多医疗机构都根据要求开始实施"手术安全核查表"流程，并在麻醉前、手术开始前进行"TIME OUT"。在"TIME OUT"时，NORA 诊疗单元的所有成员按照一张检查表口头核对相关信息：

- 患者姓名等身份信息。
- 确认操作部位。
- 确认操作方式。
- 是否签署知情同意书，患者有无过敏原，是否需要使用抗生素，预计关键事件、麻醉关注点和各方均认为重要和必需的其他相关信息。

"TIME OUT"为医护人员提供了一个沟通机会，就患者安全的关注点进行充分沟通。

在传统的手术室设计中，麻醉机通常置于患者右侧，麻醉科医师位于手术台头端。麻醉科医师左手将面罩扣在患者面部，右手挤压储气囊为患者通气，左手持喉镜暴露声门，右手置入气管导管。监护仪通常至于麻醉机上，各类导线、管路位于患者右侧。通常使用遥控器调整手术床改变患者体位，根据手术需求摆出平卧位、俯卧位、侧卧位、坐位等体位，以及向各个方向倾斜、伸展、屈曲，将患者手臂收拢固定在身体两侧，或以小于 90° 的角度放置在手臂支架上。

NORA 诊疗单元在设计时通常不会以麻醉为主。ASA 发布了一份关于 NORA 诊疗单元的声明，阐述了麻醉科从业人员在传统手术室外参与操作的麻醉照护准则[2]。每个 NORA 诊疗单元应有可靠的氧气和吸引装置，至少能提供 90% 氧气浓度的正压通气装置和符合 ASA "基本监测标准"的监护设备。此外，每个 NORA 诊疗单元都应配备并标明麻醉机和监护仪的电源插座、备用紧急电源插座、电池充足的照明设备、备有除颤仪和抢救药物的麻醉车。除呼吸机、监护仪和麻醉车外，还须配备纤维支气管镜、视频喉镜、候罩等紧急气道工具，安排专业的工程师定期检查并维护上述抢救设备[13]。另外，如实施吸入麻醉，应配备良好维护的麻醉机且应有麻醉废气排除系统。

然而，许多 NORA 诊疗单元的操作床位置固定，灵活性较差，而且还有体积较大的透视、放射设备，使麻醉团队难以适应。固定的操作床使患者体位摆放存在困难，如未充分顾及，可能导致体位相关损伤。麻醉团队应尽可能按照手术室习惯调整布局，但因不能一直位于患者头端，需通过延长静脉注射管路、呼吸回路、监测导线等来解决。NORA 诊疗单元在设计时有墙壁氧气接口，但一般没有氧化亚氮和空气接口。为确保操作环境的安全，操作医师、麻醉科医师、巡回注册护士和技师之间的沟通非常重要，还应为麻醉科医师提供铅衣、面屏、甲状腺防护围领等保护设施。

麻醉实施者从手术室药房拿取药物，手术室使用的 Omnicell 和 Pyxis 等智能药车系统可进行药物备货、分配。但在 NORA 诊疗单元，麻醉科医师和药师可能需要合作，组装便捷式药箱来提供所需药物。

NORA 诊疗单元的通讯也需重点关注。必须建立良好的通信方案，以应对可能出现的设备故障和紧急情况。麻醉实施者和其他医护人员都应熟悉 NORA 诊疗单元结构，电话、传呼机等通信设备必须可及，并保证有工程师定期维护检修。

基础麻醉监测

ASA 发布了的基本麻醉监测标准[15]。

标准 I：在实施全身麻醉、区域麻醉和监护麻醉的整个过程中，麻醉科医师必须在场。

标准 II：在患者麻醉期间，应持续监测患者脉搏氧饱和度、血压、通气和体温。

这些标准适用于所有麻醉方式。ASA 认为，在某些"罕见"或"特殊情况"下，部分监测方法可能在临床工作中不切实际，或麻醉科医师可能被迫需短暂离开操作间。例如，在放射性设备透视时，仍需保持患者监测。麻醉科医师应能观察到患者及监测指标，一旦发生紧急情况，麻醉科医师能第一时间接触到患者并进行处理。

所有的 NORA 操作均需保证安全稳定的通气，通过观察胸廓起伏、风箱动度，听诊呼吸音是否对称来确认通气。除非没有条件或有明确禁忌，否则均应连续监测呼气末二氧化碳。麻醉期间应全程保持连续心电图监测，至少间隔每 5 min 测量一次无创血压，持续测量脉搏血氧饱和度，通过其特殊音调和末梢脉搏测量，能大致评估循环状态。应维持患者体温，如预计术中体温发生较大改变，则应持续监测体温。

术中麻醉管理

操作医师可实施择期、限期或紧急的诊断、治疗和姑息性治疗。患者人群包含从 ASA Ⅰ级的健康患者到生命受到威胁、合并严重全身性疾病的 ASA Ⅴ级患者。麻醉科医师必须与主诊医师沟通协调，充分考虑所有危险因素再制订具体的麻醉方案，可选择全身麻醉、监护麻醉和区域麻醉。表 18.2 展示了不同程度的镇静与全身麻醉之间的区别。

全身麻醉是由麻醉药物引起的意识丧失，同时伴随吞咽、咳嗽反射消失，无法被疼痛刺激唤醒。全身麻醉使用的肌松药和其他药物抑制患者自主呼吸，通常选择插入气管导管或放置喉罩维持气道通畅，使用呼吸机正压通气。全身麻醉分为诱导、维持和苏醒三个阶段，静脉麻醉药通常用于麻醉诱导阶段，例如苯二氮䓬类药物、镇静药、镇痛药和肌松药，维持阶段一般使用吸入麻醉药。苏醒期停止吸入麻醉，将患者体内药物浓度降至零，给予肌松拮抗药使患者恢复肌力，随即拔除气管导管。术中可通过纳肛给予镇痛药，减轻患者苏醒期不适。循环系统在麻醉期间可能受影响，需使用血管活性药物调整心率、血压，如循环呼吸在手术结束后仍不稳定，则应让患者保持插管状态转入 PACU 继续观察治疗。

监护麻醉（monitored anesthesia care，MAC）是一个宽泛概念，包括轻度、中度和深度镇静，通过调节麻醉药物用量提供不同程度的镇静、镇痛、抗焦虑。麻醉科医师要不断评估患者意识水平，保证足够的镇静镇痛，做好随时改为全身麻醉的准备[18]。

表 18.3 展示了麻醉科医师的常用药物及其用法用量。

镇静镇痛的目标是在保持血流动力学稳定的同时，给患者提供更高的痛觉阈值、抗焦虑和顺行性遗忘。要随时调整镇静深度，以便必要时使患者可对触觉刺激和言语指令做出适当回应。麻醉科医师要确保患者气道通畅，并警惕气道保护性气反射丧失的可能。镇静深度有时会出现变化，麻醉科医师应随时做好准备以实施全身麻醉[5]。麻醉方法可能受主诊医师操作方式的影响。有些疼痛刺激很强或会影响患者自主呼吸的操作应选择全身麻醉，而有些施行监护麻醉即可满足手术需求。麻醉科医师和主诊医师的沟通对制订合适的麻醉方案至关重要。

表 18.2	深度镇静的连续谱：全身麻醉的定义和镇静／镇痛级别[16]			
	轻度镇静（抗焦虑）	中度镇静／镇痛（清醒镇静）	深度镇静／镇痛	全身麻醉
反应	呼之能应	对特定的言语或触觉有反应	反复或疼痛刺激可有反应	无反应
气道	无影响	无需干预	／	需要干预
自主呼吸	无影响	可代偿	／	被抑制
循环功能	无影响	通常可代偿	／	可能有损害

表 18.3	介入放射诊疗单元内最小至最大程度镇静的常用麻醉药物							
静脉药物	分类	起效时间（min）	持续时间（min）	诱导	维持	重复给药／滴定		拮抗
咪达唑仑	苯二氮䓬类	1～3	30～80	0.08 mg/kg	NA	可每 3～5 min 一次（最大剂量 0.2 mg/kg）		氟马西尼
右美托咪定	α₂ 受体激动剂	15（从滴定开始）	60～120	NA	0.6～0.7 μg/（kg·h）	0.2～1.5 μg/（kg·h）		NA
芬太尼	阿片类药物	1～2	30～60	0.5～1 μg/kg	1～2 μg/（kg·h）	每 10～30 min 一次		纳洛酮
瑞芬太尼	阿片类药物	1～1.5	3～10	负荷剂量：0.5 μg/kg	0.025 μg/（kg·min）	每 5～10 min 按需增加 0.025 μg/（kg·min），最大为 0.2 μg/（kg·min）		停止输液
丙泊酚	镇静催眠药	1	5～10	0.5～1 mg/kg	5～10 μg/（kg·min）	常用范围 5～50 μg/（kg·min）		—
氯胺酮	分离麻醉药	0.5	5～10	1～2 mg/kg	NA	每 10 min 0.2～0.5 mg/kg		—

体位

为确保患者身体任何部位都得到固定和支撑，需对体位保持高度警觉和频繁检查。如上文所述，NORA 操作台表面坚硬、位置固定，患者可仰卧、俯卧和侧卧。在全身麻醉和深度镇静期间，患者无法对令其感到痛苦的体位做出反馈。在麻醉术前评估时，必须评估患者四肢关节的活动范围是否受限，是否存在人工置换关节。对全身麻醉的患者，应将气管导管位置固定牢固，充分衬垫以保护头部、眼睛、鼻和其他面部器官，保持颈部处于中立位，防止颈椎损伤。俯卧位时应在身下放置胸垫、腹垫减少对通气的影响，下肢略弯曲，膝关节处放置护垫，使下肢肌肉放松，避免压力相关损伤。头部使用特制的头托以保护眼睛等器官。上肢放置在躯干中间避免损伤臂丛神经（图 18.2、18.3），移动患者时应小心以免擦伤皮肤[17]。轻中度镇静的优点是，当患者因手术刺激或体位等因素出现疼痛等不适时，可及时告知医护人员。

呼吸问题

基于 ASA 终审索赔案数据库的数据显示，NORA 诊疗单元的麻醉相关危害事件更多，发生呼吸问题的概率约是传统手术室内的两倍，最常见原因是氧供不足[19-20]。30% 的 NORA 呼吸问题是绝对或相对过量的镇静、催眠或镇痛药剂量导致的呼

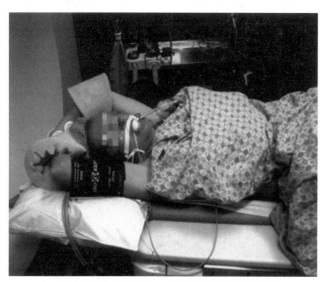

·图 18.2　错误体位，有臂丛神经损伤风险

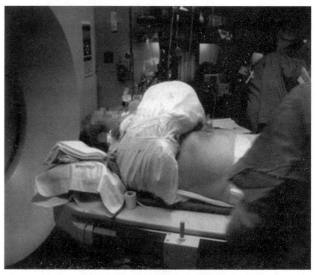

·图 18.3　正确的上肢体位示例

吸抑制。放射科手术发生的不良事件中，约 70% 因过度镇静引起，其他原因还有气管插管误入食管、困难气道和反流误吸。这些不良事件均可通过更完善的监测进行预防[19]。

麻醉团队在准备手术室外操作的麻醉时，必须准备好两种以上的气道工具、监护仪、麻醉药物和抢救药物，以及方便获取的紧急气道工具和抢救车[22]。

术后恢复

麻醉结束后，患者常规转入 PACU 继续监护，直至满足出室标准。ASA 发布的 PACU 标准如下[21]：

标准 I

所有全身麻醉、区域麻醉和监护麻醉的患者，术后均需麻醉监护。

标准 II

转入 PACU 的患者应由一名了解患者病情的麻醉照护团队成员陪护，并在转运过程中持续监测患者生命体征。

标准 III

转入 PACU 后重新评估患者基本情况，由陪同

155

转运的人员负责向 PACU 护士进行交接。

标准 IV

患者在 PACU 期间需要间断评估其基本状况。

标准 V

由一名麻醉科医师陪同患者从 PACU 转出。

操作医师应与麻醉科医师一起陪同患者转入 PACU，与 PACU 护士交接班，阐述相关手术信息。患者在 PACU 时可能发生的术后并发症包括但不限于：手术切口疼痛、气胸、血胸、尿脓毒血症、肠穿孔、椎管内穿刺后头痛、过敏反应。

结论

麻醉科医师、操作医师和肿瘤科医师应共同合作，为越来越多需要诊断、治疗和姑息治疗的癌症患者提供一个安全的 NORA 环境。优化癌症患者合并症，熟悉 NORA 操作流程，建立专门的麻醉工作区域，是降低麻醉风险的必要措施。随着越来越多的癌症患者需要在手术室外接受操作和治疗，麻醉科医师必须适应这一具有挑战的工作环境，正确处理复杂病例，选择合适的麻醉方法，保障操作的顺利进行。

参考文献

扫二维码见参考文献

第 19 章 中枢神经系统癌症手术的麻醉管理

Anh Quynh Dang，Sally Radelat Raty

张清荣 译 余喜亚 校

引言

中枢神经系统癌症是美国第十大死因。2019 年，23 820 例成人和 3720 例 15 岁以下儿童被诊断原发性脑部或脊柱肿瘤[1]。肺部、乳房、肾和膀胱的原发性肿瘤以及黑色素瘤、白血病和淋巴瘤常可转移至脑，形成继发性肿瘤[1]。原发性和继发性脑肿瘤的治疗包括化学疗法、放射疗法以及手术治疗。

脑肿瘤患者接受颅内肿瘤切除术给麻醉带来的挑战主要取决于肿瘤大小、所在部位、术前可能合并的运动或感觉神经功能障碍以及控制欠佳的癫痫。术中需严格控制血压和维持血流动力学平稳，优化术野暴露和最大限度减少出血。术后能快速平稳苏醒，降低颅内出血风险的同时能即刻对其神经功能进行评估。合理应用镇痛药，充分镇痛的同时尽可能减少相关副作用，因其可能掩盖或导致假性手术相关并发症的症状和体征。

术前评估

择期开颅手术患者的术前评估应包括完整的病史和体格检查，详细记录目前神经功能状况，评估是否存在颅内压（intracranial pressure，ICP）增高。准确记录患者术前神经功能状况，作为评估术后神经功能状态的基线。多数患者合并神经系统表现，包括癫痫发作、视力改变、局灶性感觉或运动障碍、言语困难、平衡障碍、思维混乱、记忆减退及头痛。肿瘤累及垂体部位可出现内分泌功能紊乱，包括肌肉无力、畏寒、多汗、易激惹、闭经、性功能障碍、多尿、不明原因的体重变化、高血压、高血糖、易发生瘀伤、皮纹、情绪改变、满月

脸、面容粗化、杵状指（趾）和体毛增多。详细记录癫痫病史，包括癫痫发作类型、相关症状、发作频率、最近一次发作时间、所用药物、有效用药和最近服用的抗癫痫药，有助于临床医师诊断和治疗围手术期癫痫发作。单侧瞳孔散大、复视或视物模糊、畏光、动眼神经或展神经麻痹、头痛、精神状态改变、恶心或呕吐，或者视盘水肿，则应高度怀疑 ICP 增高。严重颅内高压患者可表现为嗜睡和不规则呼吸。出现高血压、心动过缓和不规则呼吸的库欣三联征则提示即将发生脑疝和死亡（图 19.1、表 19.1）。脑肿瘤患者中恶心、呕吐（发生频率较恶心小）症状多见，很多患者术前即服用止吐药。即使术前不存在症状，手术本身也是术后恶心呕吐（postoperative nausea and vomiting，PONV）的高危因素，因此，所有接受开颅手术患者均应多模式用药预防 PONV（详见下文）。

重点记录患者既往癌症诊疗史，包括手术、化

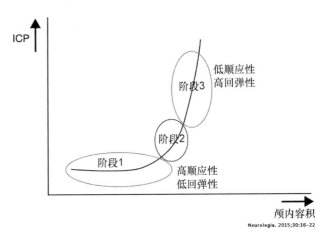

Neurologia. 2015;30:16-22

• 图 19.1 颅内压（ICP）与颅内容积的关系。ICP 分期与颅内容积变化：①初始阶段（阶段 1）的特点是高顺应性和低 ICP，此时容积增加不影响 ICP。②过渡阶段（阶段 2）特点是低顺应性和低 ICP，此时容积增加可使 ICP 轻度增加。③上升阶段（阶段 3）的特点是低顺应性和高 ICP，此时轻微的容积改变即可导致 ICP 发生显著变化[90]

表19.1	颅内压增高的症状和体征[92]		
症状	小脑幕裂孔疝（外侧型）	小脑幕裂孔疝（中央型）	枕骨大孔疝
头痛	动眼神经麻痹	向上凝视麻痹	颈强直
呕吐	假性定位征	意识水平降低	血压升高
视力障碍	同侧偏瘫（Kernohan 切迹现象）	尿崩症	脉搏减慢
复视	意识障碍		一过性视力丧失
库欣三联征：	同侧偏盲		视网膜静脉搏动
收缩压增高			视盘水肿
脉压增大			单侧瞳孔散大
心动过缓			Kernohan 切迹综合征
呼吸不规则			
意识障碍			

疗及放疗史。原发性脑肿瘤患者，尤其是近期有开颅手术史者，不宜行头皮神经阻滞（详见下文）。黑色素瘤或原发性肾细胞癌继发性颅内肿瘤，术中失血量可能显著增加。放疗可致颈部软组织纤维化及瘢痕形成，使面罩通气和直接喉镜暴露异常困难，甚至失败。胸部放疗可损伤心肺功能。放疗药物可损害心、肺、造血干细胞、肾、肝功能。全面了解患者既往放疗方案对评估器官功能至关重要。患者常用抗癫痫药、止吐药、类固醇以及降血糖药。围手术期应继续使用抗癫痫药，且通常需在术中早期给予额外剂量。建议采取多模式措施预防PONV，通常包括至少三种不同类别的药物：类固醇、5-HT$_3$ 受体拮抗剂、NK-1 受体拮抗剂、抗组胺药、吩噻嗪类和 5-HT$_4$ 受体激动剂。我们机构最常用的组合是类固醇、5-HT$_3$ 受体拮抗剂和 NK-1 受体拮抗剂。此类患者常合并高血糖症（继发于类固醇给药或原有糖尿病），可通过皮下注射或静脉注射胰岛素控制血糖水平。NK-1 抑制剂可影响口服避孕药效果，建议最后一次用药后 30 d 内采用其他替代方式进行避孕。

最好通过 CT 或 MRI 对脑肿瘤及其周围水肿所致占位效应进行量化评估。脑回变平、脑沟变窄或脑室受压提示 ICP 增高。实验室检查结果常显示存在贫血（化疗所致）和高血糖（使用类固醇所致）。所有开颅手术患者均应进行血型和抗体筛查，遵循围手术期血糖管理方案，血糖超过 180 mg/dl 时需进行治疗。

术中管理计划

麻醉科医师在制订术中管理计划时，应综合

考虑肿瘤位置、手术体位、神经电生理监测计划和出血风险。根据肿瘤位于小脑幕以上或以下，将其分为幕上肿瘤和幕下肿瘤。成年患者以幕上肿瘤多见，可累及脑重要功能区（语言、理解或者躯体运动）。儿科患者中幕下肿瘤更常见，可累及小脑、第四脑室、桥小脑角和脑干。肿瘤部位不同，其临床表现也不尽相同。

手术体位应综合考虑最佳视野暴露和患者实际生理耐受度。开颅手术患者常见体位为仰卧位、侧卧位、俯卧位，可同时头抬高 10° ～ 30°。半坐位或半斜坡卧位有利于颅后窝肿瘤暴露，但会增加静脉空气栓塞（vascular air embolism，VAE）风险。对每一位接受开颅手术的患者，无论何种体位与手术，麻醉科医师与外科医师均应重视 VAE 发生风险，并制订相关诊疗计划。经食管超声心动图是诊断 VAE 的最灵敏方法，但受限于其费用、侵入性操作以及分析图像需具备特殊专业知识，开颅术中很少应用。经胸多普勒超声是诊断 VAE 最敏感的非侵入性方法，超声探头可置于胸骨左缘或右缘第二、第三或第四肋间，俯卧位患者可放于右肩胛骨和脊柱之间。肺动脉导管和经颅多普勒超声在诊断 VAE 方面敏感度也很高，但在开颅手术中也不常用[2]。应熟练掌握开颅术中 VAE 治疗方法，包括应用骨蜡密封颅骨切面进气点，生理盐水冲洗手术区域，将患者体位转为反 Trendelenburg 体位，应用呼气末正压，手动压迫颈静脉。尤其关注患者眼部保护，避免皮肤消毒液以及工作人员和器械意外压迫所致眼球损伤。充分给予无菌眼药膏后再覆以护垫和密封防水眼贴膜，有助于保护眼角膜，但操作过程中应警惕并避免对眼球造成压迫性损害。

术中神经电生理监测方法包括躯体感觉诱发电

位（somatosensory evoked potentials，SSEP）、运动诱发电位（motor evoked potentials，MEP）、脑电图（electroencephalography，EEG）、肌电图（electromyography，EMG）、脑干听觉诱发电位（auditory brainstem response，ABR）、霍夫曼反射（Hoffmann's reflex，H反射）监测和脑神经监测（以面神经监测最常见）。具体选择哪种监测方法取决于术中可能损伤哪一条神经通路。本章不对神经电生理监测进行详细介绍。开颅手术中最常用的神经电生理监测是SSEP和MEP。SSEP测量电信号从外周神经经过背根神经节沿脊髓背角到达大脑的速度和振幅，从而监测外周到大脑感觉神经通路的完整性。MEP测量电信号从运动皮层经由皮质脊髓束通过前角到达外周肌肉的速度和振幅，从而监测大脑到外周运动神经通路的完整性。SSEP和MEP也常用于后入路脊柱手术、幕上开颅手术、神经血管外科手术以及颅底手术。

全身麻醉下开颅手术

吸入麻醉药和静脉麻醉药可单独或联合使用于气管内插管全身麻醉下外科开颅手术。尽管吸入麻醉药简单易行，可最大限度减少多种麻醉药导致的副作用，同时提供足够麻醉深度，但对中枢神经系统有不利影响。所有吸入麻醉药都可不同程度地增加脑血流量（cerebral blood flow，CBF），降低脑代谢率（cerebral metabolic rate，CMR），抑制甚至消除脑自动调节功能。CMR-CBF失偶联所致脑血管扩张可使闭合颅腔ICP增高，或影响开颅手术术野暴露。在正常情况下血管扩张所致ICP反应可通过低碳酸血症来减轻甚至逆转，但当患者存在颅内病变时，这种反应则可能无法被消除[3-4]。吸入麻醉药呈浓度梯度地延长皮层电位潜伏期和降低皮层电位振幅，可影响SSEP、视觉诱发电位（visual evoked potentials，VEP）和MEP等术中神经电生理监测。吸入麻醉药对脑干诱发电位影响最小。因此，脑干听觉诱发电位监测期间可使用吸入麻醉药。

临床上某些特定开颅手术宜选择全凭静脉麻醉（total intravenous anesthesia，TIVA）。MEP对吸入麻醉药极为敏感，当应用MEP进行神经电生理监测时，应选用TIVA。另外，由于吸入麻醉药可对ICP造成不利影响，尤其ICP升高时应选择TIVA。

吸入麻醉药所致血管扩张作用可影响开颅手术术野暴露，故当术野暴露欠佳时应考虑TIVA。

吸入麻醉药和静脉麻醉药的复合全身麻醉具有显著优势。虽然吸入麻醉药所致血管扩张作用可对ICP、术野暴露和神经电生理监测产生不利影响，但这些影响常呈浓度依赖性。对多数开颅手术，应用0.5MAC或更低浓度吸入麻醉药，同时辅以静脉麻醉药的麻醉方式是可以接受的。

静脉麻醉药及辅助用药在开颅手术的应用中各有优缺点。丙泊酚是复合全身麻醉最常用的静脉麻醉药，也是TIVA的主要麻醉药。与吸入麻醉药不同，丙泊酚在降低CBF和CMR的同时不会导致脑血管扩张，可以使ICP降低。但丙泊酚可降低平均动脉压（mean arterial pressure，MAP），对脑灌注压（cerebral perfusion pressure，CPP）造成潜在影响，增加开颅术中缺血性脑损伤风险。有研究表明，与七氟烷-氧化亚氮或异氟烷-氧化亚氮麻醉相比，丙泊酚无论剂量大小，均可使颈静脉球部血氧饱和度降低[5-7]。丙泊酚术中给药不当也可延长苏醒时间和术后镇静状态。

静脉注射阿片类药物常用于开颅手术。阿片类药物用于术中和术后镇痛有利于平稳苏醒，但也可导致苏醒延迟、术后呈镇静状态，不利于及时、准确的神经系统评估。为避免长效阿片类药物的副作用，在开颅手术中应用超短效阿片类药瑞芬太尼更有优势。瑞芬太尼无法提供术后镇痛，并可能引起术后痛觉过敏。一篇包含21项术中使用瑞芬太尼与术后急性或慢性疼痛相关性研究的综述显示，不到一半的研究发现使用瑞芬太尼的患者术后对镇痛药物需求量更高；仅4项研究显示瑞芬太尼与术后慢行疼痛存在潜在相关性；与瑞芬太尼在TIVA或静吸复合麻醉中的应用相比，吸入麻醉药联合使用瑞芬太尼的术后疼痛程度增加[8]。术中使用瑞芬太尼所致痛觉过敏的发生率可能与剂量相关，输注速度更快、累计剂量更多，则痛觉过敏风险更大[9]。

利多卡因注射剂作为辅助用药已被证实有助于促进康复。利多卡因可以阻断钠离子内流（缺血级联反应第一步），并通过阻断特异性细胞凋亡途径减少坏死后损伤。因此，利多卡因具有潜在神经保护作用。但局麻药毒性反应可诱发癫痫发作，成为使用利多卡因的一项潜在风险；同时，利多卡因的镇静作用可使苏醒延迟，影响术后及时的神经系统评估[10]。

右美托咪定是选择性 α_2 肾上腺素受体激动剂，具有麻醉和镇痛作用。右美托咪定的镇静效应是通过降低去甲肾上腺素能神经元活性间接上调 γ 氨基丁酸（gamma-aminobutyric acid，GABA）活性而产生，而其镇痛作用的位点在脊髓或脊髓上水平。与其他大多数镇静药和阿片类药物不同，右美托咪定不会引起呼吸抑制，也不降低术中神经电生理监测信号的潜伏期和振幅。右美托咪定能与多种麻醉药产生协同作用，同时具备上述优点，可作为全身麻醉常规辅助用药，使其他麻醉药和镇痛药需求量降低，减少对术中神经电生理监测的不利影响[11]。右美托咪定的副作用包括低血压和心动过缓，故不宜用于合并严重心脏病或血流动力学不稳定的患者。

氯胺酮属于 N- 甲基 -D- 天冬氨酸（N-methyl-D-aspartate，NMDA）受体拮抗剂，可有效减轻术中及术后疼痛[12-14]。氯胺酮可通过增加神经电生理监测的电位振幅（而非潜伏期）增强 SSEP，有数据表明氯胺酮对 MEP 影响最小。氯胺酮可激活脑特定皮质区，增加 EEG 频率，使脑电双频指数（bispectral index，BIS）监测的读数偏高。氯胺酮可诱发癫痫患者皮层下癫痫活动[15]。此外，氯胺酮可使 CBF 和 CMR 增加，对 ICP 产生不利影响，并可能影响术野暴露。综上所述，癫痫未控制患者或 ICP 增高患者应避免使用氯胺酮。虽然氯胺酮存在不良精神反应的风险，但亚麻醉剂量氯胺酮可在减轻此类风险的同时仍能提供有效的术后镇痛作用。

唤醒麻醉开颅手术

引言

颅内肿瘤切除术需要在肿瘤完全切除与保留脑功能之间进行利弊权衡。术前功能性 MRI 技术、神经导航技术、荧光染色技术、术中磁共振成像（intraoperative MRI，iMRI）技术以及术中刺激定位（intraoperative stimulation mapping，ISM）技术的应用有助于大脑功能区肿瘤定位。在清醒开颅手术中，肿瘤切除过程中需要患者参与进行 ISM 和神经心理测试。一些医学中心会联合应用 iMRI 和 ISM，旨在提高肿瘤切除率的同时使脑功能损害降至最小。

适应证

大脑重要功能区附近肿瘤切除的金标准为术中唤醒[17-18]。大脑重要功能区受损可导致运动、感觉、视觉、听觉、言语和语言处理能力受损。解剖学上，大脑重要功能区包括初级运动皮层（中央前回）、初级感觉皮层（中央后回）、初级视觉皮层、初级听觉皮层、左额下回后部（Broca 区）和左颞上回后部（Wernicke 区）。靠近或位于初级运动皮层、初级感觉皮层或语言功能区的肿瘤常需患者在清醒状态下进行切除。肿瘤位置是选择唤醒麻醉的主要驱动因素。在唤醒麻醉的清醒期，患者会参与神经认知功能测试，协助外科医师定位大脑功能区，有助于更完整地切除肿瘤，同时保留大脑功能。一项纳入 90 篇关于神经胶质瘤切除（有或没有应用 ISM）已发表研究的荟萃分析表明，应用 ISM 辅助神经胶质瘤切除与后期严重神经功能损伤较少和肿瘤切除更完全相关，并且这些病例中肿瘤累及大脑重要功能区的比例更大[19]。

麻醉科医师应至少提前 1 天完成此类择期手术患者的术前访视。强烈建议麻醉科主诊医师对患者进行全面的术前评估，并与患者深入沟通，取得患者信任和理解，记录原有神经功能损害，协助患者做好手术准备，并适当调整患者期望值。沟通内容必须包括预计的手术体位；可能存在的不愉快感觉（如臀部或肩膀疼痛、口干、切除过程中头痛、恶心、手术设备发出的陌生声音）；由于手术铺巾，患者视野可呈隧道状；为尽量使患者保持舒适状态所采取的策略；患者安全受到威胁时可能放弃术中唤醒。对计划接受唤醒手术的患者，麻醉科医师还需评估患者能动性、性格特征、交流及配合的能力和原有合并症。有幽闭恐惧症、严重焦虑症或确诊精神疾病的患者，可能无法在唤醒麻醉手术清醒期保持冷静和配合。严重语言功能受损或运动性失语患者在术前测试时可能无法提供稳定的基线值，导致术中测试的可信度降低。合并困难气道或睡眠呼吸暂停的患者，在维持充足氧合和通气方面存在巨大挑战。

麻醉方案

唤醒麻醉开颅手术麻醉方案有两种：睡眠-清醒-睡眠方案和监测麻醉管理方案。两种方案的主要区别在于术中神经心理测试前的麻醉管理。睡眠-清醒-睡眠方案包括麻醉诱导，放置声门上气道装置，打开颅骨和硬脑膜期间实施控制通气，唤醒并拔除声门上气道装置，然后进行神经心理测试。睡眠-清醒-睡眠方案的优势在于，患者在清醒测试及肿瘤切除前处于睡眠状态，控制通气可避免通气不足和脑膨出，手术期间可有效控制疼痛。监测麻醉管理方案则是患者从手术开始前即维持轻度镇静状态，优点是避免了从完全麻醉到完全清醒这中间突发的但可能平稳的过渡期。监测麻醉管理方案中患者须保留自主呼吸，可能导致通气不足、CBF 增加和脑膨出。第三种为清醒-清醒-清醒方案，依靠催眠来避免所有镇静药[20]。

术前用药

术前用药应侧重于预防恶心、降低误吸风险和提供镇痛。常选择口服对乙酰氨基酚和阿瑞匹坦，静脉注射法莫替丁。东莨菪碱透皮贴可有效镇吐，但有瞳孔散大、视物模糊、口干等副作用，不宜用于唤醒麻醉开颅手术患者。为减少唤醒延迟和谵妄发生的可能性，应避免使用苯二氮䓬类药物。如果实施监测麻醉管理方案，可使用咪达唑仑。

诱导前期

清醒患者体位摆放对唤醒麻醉开颅手术的成功至关重要，外科医师应将患者置于手术所需体位。诱导前重点关注头、颈以及侧卧位时下侧肩、髋等特殊部位，应尽力确保患者处于手术所需体位的同时获得最大的舒适度。开颅手术中 Mayfield 头架（一种三钉头部固定装置）的应用很普遍。虽然三钉固定头部一般在诱导后进行，但诱导前应模拟手术体位进行头颈体位摆放。头部位置摆放主要取决于手术暴露所需，患者所注视的方向必须有空间，便于患者参与神经心理测试。颈部位置摆放必须可以进行有效面罩通气、声门上气道装置置入和视频辅助气管镜下紧急气道控制。减轻卧位下侧肩、髋的压力有助于提高患者舒适度、忍耐力及测试的参与程度。通常联合应用凝胶带、枕头和泡沫垫将患者置于舒适的"醉汉"体位。

麻醉诱导

睡眠-清醒-睡眠方案常规诱导用药：芬太尼 0.5 ~ 1 μg/kg、利多卡因 1.5 mg/kg 和丙泊酚 1.5 ~ 2 mg/kg，确保头颈在手术所需体位下可成功进行面罩通气后，可选择性给予罗库溴铵 0.6 mg/kg，诱导完成后即予丙泊酚 25 ~ 100 μg/（kg·min）和瑞芬太尼 0.01 ~ 0.1 μg/（kg·min）静脉输注。年轻或严重焦虑患者可另外给予右美托咪定 0.1 ~ 0.5 μg/（kg·h）。若使用吸入麻醉药，应将其呼气末浓度控制在 0.5MAC 以下。置入声门上气道装置（带有允许胃管置入的通道），并检验是否能提供足够的每分通气量。若吸气峰压 < 20 cmH$_2$O 状态下无法保持密合或提供 4 ~ 6 ml/kg 潮气量，则说明所用声门上气道装置不适和（或）位置不当，将可能造成通气不足，在手术开始前必须设法解决此问题。有口服术前用药的患者，可在唤醒前再行胃管吸引，胃管置入深度以胃腔深度为准。成功置入声门上气道装置后，用胶带确保眼睛完全闭合，以保护眼球。为使者保持清楚视野以便进行 ISM，不宜使用眼部润滑剂。

监测麻醉管理方案镇静用药：瑞芬太尼 0.01 ~ 0.1 μg/（kg·min），丙泊酚 25 ~ 100 μg/（kg·min）或者右美托咪定 0.1 ~ 0.5 μg/（kg·h）。利多卡因喷雾喷鼻，经患者通畅侧鼻孔置入涂有利多卡因乳膏的鼻咽通气道，并与麻醉回路相连接[21]。

无论采用哪种麻醉方案，均需行双侧头皮神经阻滞（0.5% 罗哌卡因＋1：200 000 肾上腺素），包括滑车上神经、眶上神经、颧颞神经、耳颞神经、枕小神经和枕大神经。头皮神经阻滞可为 Mayfield 头架放置及头皮切开提供镇痛。部分外科医师会沿手术切口加用局麻药和肾上腺素。

头部固定

Mayfield 三钉头部固定装置广泛应用于开颅手术。Shen 等介绍了石溪大学使用的一种唤醒麻醉开颅手术方案，他们放弃了三钉严格头部固定的方法，使用一种无框架的 Brainlab（颅骨接缝匹配技术）系统进行立体定向神经导航[22]，用泡沫软枕代替硬性头架，具有提高患者舒适度以及使麻醉科医师更易控制患者气道等优点。

通路建立与监测

建立两路外周静脉通路并动脉置管，放置导尿管，建议行 BIS 监测。静脉通路和动脉置管应建立在手术同侧上肢，以免对对侧肢体感觉和运动测试造成影响。

术中管理

建立好外周动静脉后，外科医师完成神经导航，对手术区域进行消毒铺巾。固定手术铺巾，确保患者视野足够与麻醉科医师及神经心理测试团队进行交流。选用含透明面板的手术铺巾，允许手术室光线透过面板照亮患者面部。在患者嘴角放置一个小麦克风，以便患者与外科医师进行交流。

硬脑膜剪开后，外科医师将要求患者保持清醒状态。给予昂丹司琼静脉注射，并且可考虑给予一次剂量对乙酰氨基酚静脉注射。停用所有静脉及吸入麻醉药。如有 BIS 监测，可依据 BIS 值估算患者清醒时间。如果使用了罗库溴铵，还应监测四个成串刺激（train of four，TOF）比值，TOF 比值 < 1 提示需进行肌松逆转[23]。可将患者呼吸模式设为压力支持模式，激发自主呼吸恢复。麻醉科医师视线水平应与患者保持一致，并牢牢握住患者双手。在客观证据证明患者已经清醒之前，麻醉科医师即应开始与患者讲话。用一种令人安心的、重复的短语帮助患者认清自己所在地点，如"您现在在手术室；手术进展很顺利；继续保持不要动；像之前我们谈论过的，是时候醒过来了；睁开眼睛；握紧我的手"。在患者恢复足够每分通气量的自主呼吸，并能遵嘱后，拔除声门上气道装置。通常情况下，拔除气道装置后患者需要再过渡 5 ～ 10 min 方能进行测试。这期间可能会出现血压升高，需用药物维持收缩压（systolic blood pressure，SBP）< 140 mmHg。当患者主诉不舒服时，应及时通过微调体位、按摩或静脉输注小剂量瑞芬太尼来缓解患者不适。多数病例在静脉输注小剂量右美托咪定后可缓解焦虑。小碎冰针对患者口干十分有效，患者会对此"治疗"心存感激。待患者完全清醒后开始测试，包括物体命名、句子完成、动作命名、简单的数学问题、运动任务和感觉识别。手术室应有神经心理学团队协助进行神经心理测试。拥有这样一个团队具有很多优势，包括量化测量指标、精准识别异常（如语法

错误、迟疑、失语），可缩短手术时长，提高肿瘤全切除概率[24-25]。神经心理学团队进行测试时，麻醉团队应关注患者身体和精神状态。随着唤醒时间延长，患者往往感到疲劳，且越来越关注体位带来的不适感。长时间保持清醒对患者忍耐力的挑战不容忽视。整个唤醒麻醉开颅手术清醒期，麻醉科医师需要关注患者的需求，提供安慰，解决疼痛问题，并与手术团队就患者继续保持清醒状态的能力进行沟通。肿瘤切除完成后，外科医师会通知麻醉科医师，可以让患者"重新入睡"。麻醉科医师可根据情况决定行全麻诱导，重新置入声门上气道装置行控制通气或使患者镇静并保留自主呼吸。影响麻醉科医师决定的因素包括，患者自主气道能否满足通气、血流动力学状态、预计关颅时长以及对其他术中影像学检查的需求。

术中管理面临的挑战

制订术中管理计划时应将几项常见事件考虑其中，术中癫痫发作是唤醒麻醉开颅手术中的紧急事件，需立即处理。癫痫发作使大脑氧需求量增加，可引起不受控制的运动，导致患者受伤；癫痫发作时头部不受控制的运动可使头钉处头皮撕裂或使头颅从头架里脱出。癫痫发作期间外科医师可用冰盐水冲洗术野，常可使癫痫发作停止，如果上述方法不奏效，可给予丙泊酚，通常会有效。但需注意丙泊酚可抑制呼吸，导致患者呼吸暂停。术中可能需要面罩通气或紧急置入声门上气道装置，因此术前体位摆放很重要，需确保在手术体位下能对患者进行面罩通气。

多数接受唤醒麻醉开颅手术的患者均存在一定程度的焦虑，部分患者会在唤醒麻醉清醒期发展成严重焦虑，以至根本无法满足清醒期手术的要求。小剂量右美托咪定在控制焦虑方面非常有效。如果治疗无效，且患者的焦虑使测试无法完成，应将患者恢复至麻醉状态。每一位计划接受唤醒麻醉开颅手术的患者在术前均应被告知这一可能情况。

很多医学中心开颅手术中应用 iMRI 技术。iMRI 的应用通常包括切皮前 iMRI 检查、唤醒状态下进行定位和肿瘤切除、肿瘤切除后行 iMRI 检查进行对比、根据 iMRI 检查继续切除肿瘤或者关颅。行 iMRI 检查时应避免使用 BIS 监测和带有体温探头的导尿管。肿瘤切除后行 iMRI 检查时，患者保持

镇静状态，保留自主呼吸，可视情况置入声门上气道装置，也可不放置人工气道。若患者在镇静且未放置声门上气道装置状态下接受 iMRI 检查，则麻醉科医师与患者之间的安全距离应缩小。气道梗阻、呼吸抑制和镇静深度不足所致运动或焦虑都将会给患者带来危险，因此我们通常选择重新置入喉罩（laryngeal mask airway，LMA），使患者在控制通气状态下行肿瘤切除后 iMRI 检查。

术中注意事项及处理

麻醉诱导应注意充分面罩通气，避免高碳酸血症和氧饱和度下降。按滴定法给予诱导药物，避免插管期间血压出现大幅波动，对 ICP 和 CPP 产生不利影响。琥珀胆碱有使 ICP 增高的潜在风险，应避免使用。如果临床上需要使用琥珀胆碱，应预先给予去肌纤维收缩剂量的非去极化肌松药，可减弱琥珀胆碱的 ICP 效应。

血管通路与监测

开颅手术患者血管通路的开放取决于手术预计失血量。对大多数手术而言，只需开放两路外周静脉，其中最好有一路大口径静脉通路。计划采用半坐位、预计出血量很大或外周静脉通路开放困难的患者，建议放置中心静脉导管（central venous catheter，CVC），否则无需放置 CVC。如果需要放置 CVC，首选锁骨下静脉而非颈内静脉和股静脉，因为颈内静脉置管可能影响颅内静脉回流，而股静脉置管易导致感染发生。

术中常规留置动脉导管监测血压。术中或术后需要进行实验室检查时，也可通过动脉导管轻松获得血液标本。精准的血压控制和稳定的血流动力学可减少 CBF 波动，从而避免 ICP 变化和脑缺血发生，最终使患者受益[26]。避免低血压和控制高血压同样重要。低血压指 SBP < 90 mmHg 或 MAP < 70 mmHg[27]，可使脑灌注减少，增加脑缺血性脑损伤风险。高血压指 SBP > 140 mmHg 或 MAP > 110 mmHg，可增加手术出血风险，增加 CBF 而可能造成脑组织膨胀。开颅手术期间手术刺激波动大，应选用短效的升血压药和降血压药治疗血压异常。开颅手术中，切开和缝合头皮、去除和重新放置骨瓣以及剪开和缝合

脑膜期间的伤害性刺激大，而切除肿瘤期间刺激最小。但如肿瘤邻近血管或脑膜，切除时可引起血压升高、心率加快。基于上述特点，短效血管活性药更有利于麻醉科医师根据患者变化所需及时调整治疗剂量。手术期间可能发生心律紊乱，需要密切监测。尤其是手术刺激迷走神经和三叉神经反射性引起心搏骤停和心动过缓（已见文献报道），治疗方法是停止手术刺激[27-29]。如果使用局麻药，其毒性反应也可能导致心律紊乱和血流动力学不稳定。局麻药毒性反应的治疗措施为给予脂肪乳剂和支持治疗，直至心律和血压恢复至基础水平[27]。

进行 TIVA 时，可考虑使用 BIS 等无创监测手段监测麻醉深度。在前额放置 BIS 电极传感器时应注意避开手术区域。

脑损伤或脑损伤高危患者体温增高与其不良预后和高死亡率呈正相关[30-32]。另外，无论严重程度及持续时间如何，高热均可导致神经和认知功能受损，这种损伤在体温恢复正常后仍可能持续存在[33]。高热会对神经元细胞结构和功能产生负面影响，还可通过缺血等途径加重神经损伤[34-35]。术中体温增高常是患者过度保温所致，可密切监测核心体温，必要时停止主动加温和（或）移除被子和铺巾[36]。开颅手术患者理想核心温度应维持在 36 ~ 37℃。

头部固定和手术体位

头皮神经阻滞（详见下文）或头钉处行局部浸润麻醉可明显减轻上头架导致的血流动力学波动。如果无法辅以局麻，则应提前给予丙泊酚、阿片类药物、尼卡地平和（或）艾司洛尔，以控制上头架期间的血压和心率波动。无论选用哪一类药物来控制上头架导致的反应，短效药物都可以在提供足够麻醉深度的同时不加重低血压。

开颅手术特有的外科体位问题包括优化术野暴露的头部体位以及半坐位的应用。水平体位（无论仰卧还是侧卧）患者应注意限制其头部旋转幅度，以免影响患者气道通畅或使颅内静脉回流受阻。如前所述，半坐位常用于颅后窝肿瘤和颈部肿瘤手术，除更充分暴露肿瘤，还有利于促进颅内静脉及脑脊液（cerebral spinal fluid，CBF）回流，从而优化术野暴露，尤其是深部肿瘤[37]。半坐位在麻醉方面的优势包括更易接近患者气道、更好地进行神

经监测以及在发生心肺不良事件时更易进行胸外按压[37-39]。半坐位主要风险包括术中 VAE、反常空气栓塞和低血压。

皮肤切开到硬膜打开之间最易发生 VAE。从外科手术角度，VAE 的预防措施包括掀开骨瓣时沿颅骨切缘涂抹骨蜡，间断冲洗手术区域，避免硬脑膜回缩[37]。VAE 症状包括多普勒听诊磨轮样杂音，呼气末二氧化碳下降，血压下降。如怀疑 VAE，应立即阻止空气进一步进入，识别空气来源，维持血流动力学稳定，封闭开放的血管。将手术床调成 Trendelenburg 位，给予呼气末正压，手动压迫颈静脉增加颅内静脉压力，防止空气进一步进入。如果有 CVC，可通过 CVC 将可能存在的空气气泡抽出。如果发生血流动力学功能受损，应给予液体及正性肌力药等支持治疗[37]。

脑松弛和优化术野暴露

术中脑松弛是指颅骨打开状态下脑组织容量与颅内空间的相对关系，是术野暴露和整体手术条件的重要决定因素[40]。采取多策略联合实现脑松弛，即脑内组织柔软，无肿胀，脑组织容量与颅内容积比值最优化状态[40]。这些策略包括过度通气，合理使用高渗溶液治疗，反 Trendelenburg 体位，给予类固醇，尽量减少或不用吸入麻醉药[40]。

过度通气主要通过低碳酸血症使脑血管收缩，降低脑血容量（cerebral blood volume，CBV），减轻脑组织肿胀[40]。CBV 的降低与 CBF 降低相关，过度通气可能增加缺血性脑损伤风险。目前建议过度通气作为一项暂时性措施，仅在临床出现脑膨胀现象时使用[40-41]。过度通气的其他副作用包括呼吸性碱中毒和潜在低钾血症。因此，过度通气时应监测动脉血气（arterial blood gas，ABG），监测二氧化碳分压（partial pressure of carbon dioxide，PCO_2）、pH 值和血钾水平。如需要过度通气，推荐动脉血 $PaCO_2$ 下限为 30 mmHg，低于这一下限，过度通气风险可能超过其益处。

高渗溶液（如甘露醇或高渗盐水）同样有利于脑松弛。高渗形成渗透压梯度，使脑组织水分转移入血管内，可有效减轻脑组织肿胀[40]。但在颅内高压情况下，给予高渗溶液治疗可使正常脑组织收缩，加剧中线移位或形成脑疝[40]。甘露醇其他副作用包括严重利尿、肾损伤、电解质紊乱，以及心

脏前后负荷和心排血量发生一过性变化[42-45]。对心功能和肾功能正常的患者，这些副作用具有自限性[46]。但对血脑屏障受到破坏的患者，甘露醇可加重脑水肿，应避免使用[47]。高渗盐水潜在副作用包括高钠血症、低钾血症、脑桥中央脱髓鞘和肺水肿[44, 48-49]。除使用高渗溶液治疗外，限制低渗溶液的使用也有助于减轻脑肿胀。虽然传统上呋塞米可用于促进脑松弛，但最近研究并未证实呋塞米单独或与高渗溶液联合使用具有减轻脑水肿的效果[50-51]。

反 Trendelenburg 体位也可促进脑松弛。头高位状态，在重力作用下促使脑脊液从颅内向颅外蛛网膜下腔转移，并促进颅内静脉回流，有效降低 CBV，使脑内组织容量降低[40]。反 Trendelenburg 体位相关副作用包括低血压、脑灌注不足、VAE 和颅腔积气[40, 52-53]。限制头高角度不超过 30°，可使 ICP 降低、脑水肿减轻的同时不影响脑灌注[40, 54-55]。

颅内肿瘤切除患者使用糖皮质激素已成为减少肿瘤相关血脑屏障破坏所引起的血管源性水肿的标准做法，主要影响脑白质[40]。尽管确切机制不明，但糖皮质激素在促进脑松弛方面的效果已得到充分证实[56-58]。类固醇治疗的副作用包括血糖升高和潜在免疫抑制，可能对患者手术和肿瘤预后产生不良影响[56, 59-60]。

综上所述，与吸入麻醉药相比，TIVA 可通过影响 CBF 和 CBV 而使 ICP 降低。开颅手术期间颅腔开放状态下，ICP 降低可表现为脑松弛得到改善。尽管临床普遍接受 TIVA 可改善脑膨胀，但麻醉方法及脑松弛的临床研究结果并未证实任何一种麻醉药较其他麻醉药具有明显优势[40, 61-64]。由于吸入麻醉药的脑血管扩张作用具有浓度依赖性，应将吸入麻醉控制在 < 0.5MAC。静脉麻醉药作为辅助用药。

麻醉苏醒

麻醉苏醒过程中发生颅内出血风险较大。患者在苏醒期间容易发生高血压和心动过速，为降低颅内出血风险，严格控制血压波动十分关键。尽管这一时期血流动力学紊乱持续时间可能很短，但经常严重到需要立即治疗。以剂量递增的方式使用短效降压药（如尼卡地平）和短效 β 受体阻滞剂（如艾司洛尔），可在快速治疗高血压和心动过速的同时最大限度降低持续低血压的风险。对难治性严重

高血压患者，可能需要持续输注尼卡地平（滴定法调节剂量）。拔除气管插管后仍存在持续性高血压的患者，应给予长效降压药治疗。根据患者术前基础血压、合并症和手术要求决定需要处理的血压、心率的上限值。

苏醒期气管导管的刺激可引发呛咳、干呕，使 ICP 增高，也可导致颅内出血。气道高敏感性患者（如吸烟和哮喘患者）或手术出血风险高的患者，应考虑深麻醉下拔管或 LMA 置换。深麻醉下拔管可减少呛咳、干呕和支气管痉挛的风险，但也有其自身风险。如需要面罩正压通气，深麻醉下拔管的禁忌证还包括已知高误吸风险、可疑或已知面罩通气或插管困难、颅内积气。深麻醉下拔管时气道反射尚未完全恢复，存在一定误吸风险。深麻醉下拔管后喉痉挛也较常见，患者可能需要接受二次麻醉。如术中补液引发气道水肿，也不宜深麻醉下拔管。

深麻醉下拔管的替代方法是 LMA 置换，有利于平稳苏醒。与深麻醉下拔管类似，要求在患者深麻醉状态下拔除气管导管后置入 LMA，麻醉苏醒期间需要机械通气，待患者达到拔管标准后再拔除 LMA。与气管内插管相比，LMA 刺激更小，可减轻呛咳和干呕症状，患者更容易耐受。与深麻醉下拔管相比，LMA 置换方案的主要优势是使患者气道处于安全状态。必须意识到，此方案仍需拔除气管插管，因此仍然存在深麻醉下拔管的风险——误吸、喉痉挛和缺氧。另外，还存在 LMA 位置不佳、通气不足，需要重新进行气管插管的风险。

除了平稳苏醒，我们还希望开颅手术患者快速苏醒。术中应按滴定法给予麻醉药和镇痛药，确保患者拔管后足够清醒，能够配合完成神经功能评估。患者持续处于麻醉镇静状态可能掩盖手术并发症的症状和体征，神经外科并发症治疗的延迟可能会危及生命。

头皮神经阻滞

如上所述，开颅手术麻醉管理具有其特有挑战，需要严格调控血压和心率，使患者能够快速且平稳苏醒。为应对这些挑战，可在麻醉管理中加入区域阻滞麻醉，即头皮神经阻滞，并作为开颅手术患者围手术期多模式镇痛的一部分。头皮神经阻滞是选择性阻滞支配前额及整个头皮的 12 条感觉神经（每侧 6 条），包括眶上神经、滑车上神经、颧颞神经、耳颞神经、枕大神经和枕小神经[65]（图 19.2）。

这一区域麻醉技术操作简单、风险极小且几乎没有禁忌证[65]。局麻药过敏和颅骨完整性受损（存在局麻药进入硬膜下间隙的潜在风险）患者禁用。另外，既往多次开颅手术史患者的解剖结构和神经分布可能发生改变，头皮神经阻滞效果不确切。

手术开始前行头皮神经阻滞的主要优点有，减轻手术刺激（上头架和切皮）所引起的血流动力学反应，使手术期间血流动力学更稳定。头皮神经阻滞还能潜在减少麻醉药和静脉用镇痛药，术后快速苏醒[65-67]。头皮神经阻滞技术的使用对术中唤醒开

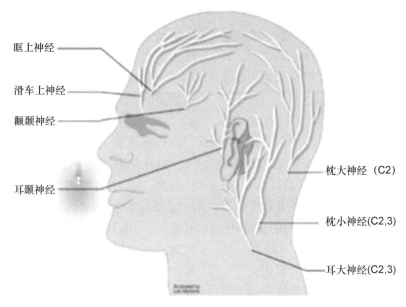

眶上神经
滑车上神经
颧颞神经
耳颞神经

枕大神经（C2）
枕小神经（C2,3）
耳大神经（C2,3）

• **图 19.2** 支配头皮的神经[91]

颅手术患者具有重要意义，可减轻疼痛，减少麻醉药用量，有利于进行术中神经功能评估。头皮神经阻滞的益处可持续至术后，如镇痛、减少阿片类药物消耗以及避免因疼痛控制不佳引起的 CBF 增加和 ICP 增高[68-71]。

头皮神经阻滞最常用的局麻药为布比卡因和罗哌卡因。罗哌卡因因心脏毒性风险更低，优于布比卡因。建议在局麻药液中添加肾上腺素，不仅可延长头皮神经阻滞作用时效，而且可在意外血管内注射时起到提示作用。

术后管理和镇痛

开颅手术患者术后管理要点为降低颅内出血风险，充分镇痛，减轻恶心呕吐发生率或严重程度。术中或术后早期急性血压升高可使开颅手术患者术后颅内出血风险增加约 5 倍[72]。苏醒期确保血流动力学稳定，防止颅内高压，可减少出血风险。既往有高血压患者，如血压控制效果差，应按滴定法给予抗高血压药治疗。

如果因疼痛导致血压升高，应额外给予镇痛药治疗。应采用多模式镇痛，最大限度减轻阿片类药物用量及其副作用。除头皮神经阻滞外，还可辅用对乙酰氨基酚和 COX-2 抑制剂。应避免使用使癫痫发作阈值降低、镇静或出血风险增加的镇痛药。阿片类药物用量减少可降低高碳酸血症、潜在 ICP 升高、恶心呕吐、术后镇静以及认知功能障碍的风险[65]。

PONV 可能是多因素协同作用的结果，包括患者基础情况、麻醉用药以及手术因素。据报道，开颅手术 PONV 发生率高达 70%[73]。高危因素包括女性、PONV 或晕动症病史以及无吸烟史[74]。在成年患者中，年龄不是 PONV 的危险因素；但在儿科患者中，3 岁及以上儿童患者 PONV 发生率更高[74]。麻醉相关危险因素包括吸入麻醉药、氧化亚氮和阿片类药物[74]。手术相关危险因素主要是肿瘤位置，幕下肿瘤且累及脑室者较幕上肿瘤患者更高发。虽然 PONV 是任何手术患者都不希望遇到的副作用，但在开颅手术中，PONV 因可导致 ICP 增高、颅内出血可能以及脑灌注降低等风险，危害更大[75]。神经外科手术患者应采用多模式预防措施防治术后呕吐。

最常用的止吐药为 5-HT$_3$ 受体拮抗剂昂丹司琼、多拉司琼、格拉司琼和帕洛诺司琼，主要通过抑制 5- 羟色胺对呕吐中枢的作用来预防恶心[74]。神经外科手术患者使用这类药物的主要优点是没有镇静作用，但需注意其最常见的副作用是头痛，而神经外科手术并发症也可能表现为头痛症状[74, 76]。除帕洛诺司琼外，所有 5-HT$_3$ 受体拮抗剂均可导致或使 QTc 间期延长加重，并与心律失常有关[77-80]。因此，心脏传导异常患者应首选帕洛诺司琼。其他围手术期止吐辅助药物包括阿瑞匹坦、东莨菪碱、异丙嗪和地塞米松。

阿瑞匹坦属于 NK-1 受体拮抗剂，可阻断大脑神经激肽作用，用于预防而非治疗恶心[81]。因此，应在术前或者术中，即 PONV 发生之前使用。与 5-HT$_3$ 受体拮抗剂相似，阿瑞匹坦也没有镇静作用[74]。阿瑞匹坦常见副作用为疲劳和呃逆[81]。阿瑞匹坦会影响口服避孕药的效果，故应口头或以书面方式告知女性患者服用阿瑞匹坦后 28 d 内需选用其他替代避孕措施。

东莨菪碱属于抗胆碱能药物，可通过抑制中枢毒蕈碱受体达到预防 PONV 的作用[82]。东莨菪碱半衰期短，可通过透皮贴形式持续给药，提供长达 72 h 止吐作用[74]。据文献报道，东莨菪碱有口干、汗液分泌减少、胃肠道功能减弱、嗜睡和心率增快等副作用[83-85]，但其最常见的副作用为瞳孔散大所致视物模糊。

异丙嗪是吩噻嗪类抗组胺药，也具有抗胆碱能作用。可通过阻断呕吐中枢和前庭系统组胺 H$_1$ 受体达到预防恶心的作用[86]。由于异丙嗪具有镇静作用，在手术结束时使用可能会致苏醒延迟，不适用于老年患者和（或）嗜睡患者[87]。分两次给药可减少其镇静风险。异丙嗪禁用于 6 岁以下儿童，6 ～ 12 岁儿童慎用。

地塞米松是皮质类固醇，常用于开颅手术患者，以预防脑水肿和炎症。地塞米松同时也是一种止吐药，其作用机制尚不清楚，有动物实验表明地塞米松对 PONV 的作用是通过抑制中枢孤束核所致[88]。推荐麻醉诱导时给予 4 ～ 5 mg 地塞米松预防 PONV[89]。地塞米松可引起血糖升高，故须密切监测和治疗术中与术后血糖，尤其是合并有糖尿病的患者。

结论

颅内肿瘤切除手术患者麻醉存在很多挑战。为减少并发症并降低死亡率，对这类患者应充分术前评估，制订详细的术中麻醉计划和管理，实施严密的术后管理。术前需评估并识别脑肿瘤相关的症状和体征以及原有神经功能损害情况。术中麻醉计划和管理的重点是麻醉方案的选择，不仅要考虑患者特点，同时要关注手术需求和挑战；按照滴定法给予麻醉和镇痛药，维持血流动力学稳定和促进患者快速苏醒。术后管理策略的重点则为严格控制血压，预防或及时治疗 PONV。

参考文献

扫二维码见参考文献

脊柱癌症手术的麻醉管理

第 20 章

Aisling Ní Eochagáin，Lauren Adrienne Leddy，Joseph Butler，Cara Connolly

蔡倩 译 马宇 校

引言

脊柱癌症主要为转移瘤，90% 以上来源于其他部位[1-2]。骨转移是癌症第三种常见转移方式，30% ～ 70% 的癌症患者发生脊柱转移[2]。许多原发性肿瘤好发于老年人，超过 60% 的癌症患者大于 65 岁。因此，整体治疗方案应建立在考虑并发症、治疗程度（根治和姑息）及患者个人意愿基础上。

脊柱转移瘤的手术

适应证包括脊柱不稳、神经压迫、使人衰弱的疼痛和切除局部病变以使用其他疗法。大多数患者预期寿命小于 1 ～ 2 年，需权衡手术获益及风险[3]。普遍认为，对预期寿命大于 3 个月的患者，可考虑手术来改善生活质量[2-3]。

分期和评分系统

不同的分类系统有助于不同阶段的手术决策。全球脊柱肿瘤研究协会（GSTSG）推荐 Tomita 和 Tokuhashi 评分系统。Tomita 评分包含原发性肿瘤的生长速度、骨转移和内脏转移的数量[3]。Tokuhashi 评分包括患者全身情况、癌症原发部位及瘫痪和转移情况（表 20.1）。脊柱不稳定性肿瘤评分（Spinal Instability Neoplastic Score，SINS）有助于临床诊断与癌症相关的脊柱不稳定（表 20.2）。脊柱不稳定是外科干预的指征[4]。6 个参数包括部位、疼痛、力线、骨质溶解、椎体塌陷和后侧附件受累情况，13 ～ 18 分提示需要手术稳定。此外，GSTSG

表 20.1　Tokuhashi 评分	
特征	评分
全身情况	
差（PS 10% ～ 40%）	0
中等（PS 50% ～ 70%）	1
良好（PS 80% ～ 100%）	2
脊椎外转移灶数目	
≥ 3	0
1 ～ 2	1
0	2
受累脊椎数目	
≥ 3	0
2	1
1	2
其他脏器转移	
无法切除	0
可以切除	1
无转移	2
癌症原发部位	
肺、骨肉瘤、胃、膀胱、食管、胰腺	0
肝、胆囊、原发灶不明	1
其他	3
肾、子宫	4
甲状腺、乳腺、前列腺、类癌	5
瘫痪情况	
完全瘫（Frankel A. B）	0
不全瘫（Frankel B，C）	1
无瘫痪（Franks D）	2
总分	**月**
0 ～ 8	＞ 6
9 ～ 11	≥ 6
12 ～ 15	≥ 12

推荐使用生活质量评分，如欧洲生命质量学会（Euroquol）的 EQ5D。评分系统有助于管理计划。

表20.2 脊柱不稳定性肿瘤评分	
参数	评分
部位	
结合部位（枕骨至C2，C7～T2，T11～L1，L5～S1）	3
	2
移动椎（C3～C6，L2～L4）	1
半固定椎（T3～T10）	0
固定椎（S2～S5）	
疼痛	
有	3
偶发疼痛，但非机械性疼痛	1
无	0
骨病损	
溶骨型	2
混合型（溶骨/成骨）	1
成骨型	0
脊柱力线的放射学	
半脱位/存在平移	4
新生畸形（脊柱后凸/侧弯）	2
正常	0
椎体塌陷	
＞50%塌陷	3
＜50%塌陷	2
无塌陷，50%的椎体侵犯	1
以上均无	0
脊柱后外侧受累	
双侧	3
单侧	1
以上均无	0
总分	
稳定	0～6
不明确	7～12
不稳定	13～18

如果椎管无明显侵犯且脊柱稳定，则无需手术干预[1]。

血液系统恶性肿瘤

骨髓瘤、浆细胞瘤和淋巴瘤的治疗模式正在从手术发生转变。骨髓瘤主要治疗方法是全身化疗、双膦酸盐和控制疼痛。脊柱受累可使用支具和骨水泥强化、放疗或手术等方法[5]。患者可快速进展为溶骨性病变导致脊柱不稳，但内固定治疗可能因

骨质不良和感染失败[6]。支具可缓解疼痛和处理骨折。曾有病例报告中使用胸腰椎、骶骨支架3个月，成功治疗无神经功能缺损的不稳定骨髓瘤性椎体骨折[6]，胸椎和颈椎骨折伴或不伴神经功能缺损也得到了有效的保守治疗。这些方法可恢复脊柱稳定性，且无手术风险。患有多发性骨髓瘤伴背部疼痛或早期脊柱畸形的患者，仍需立即筛查脊柱病变。

大多数孤立性骨浆细胞瘤（solitary bone plasmacytoma，SBP）患者进展为多发性骨髓瘤。脊柱是SBP主要部位，可选择根治性放疗[7]。多发性孤立性浆细胞瘤不合并系统性疾病时采用放疗。广泛性病变或早期复发的患者可能受益于全身系统性治疗和（或）自体干细胞移植。不推荐手术干预作为一线治疗[7]。

关于淋巴瘤，英国国家健康与临床优化研究所（National Institute for Health and Care Excellence，NICE）推荐的管理策略包括放疗、免疫治疗、化疗、免疫化疗和干细胞移植，但不主张手术[8]。类似于浆细胞瘤和多发性骨髓瘤等恶性肿瘤应保守治疗，手术适用于保守治疗无效和进行性神经压迫的患者。

骨水泥强化、椎体后凸成形术、椎体成形术

使用球囊椎体后凸成形术（balloon kyphoplasty，BKP）和经皮椎体成形术（percutaneous vertebroplasty，PV）进行骨水泥强化，有助于减轻疼痛和恢复肌力[6]。其适用于不能行走、无法进行物理治疗及不能耐受镇痛副作用的患者[9]。其优势包括缩短手术时间和住院时间，减少失血量和术后疼痛[10]。PV和BKP需在透视引导下注射骨水泥[6]。骨水泥能固定骨折部位并保持稳定性。其部分罕见并发症包括骨水泥栓塞和神经功能障碍。骨水泥渗漏到椎间盘并不少见，可能导致其他椎体骨折[6]。BKP也采用类似方法，但首先要充球囊来恢复椎体高度[10]。BKP骨水泥泄漏报告较少[6]，适用于骨质疏松性骨折，也可作为病理性骨折的治疗方式[10]。结合SINS评分，对患者进行仔细的临床评估、MRI和CT检查。如怀疑骨折，骨水泥强化可用于骨折后减少疼痛和增强稳定性，也可预防性使用。

立体定向放射治疗和调强适形放射治疗

立体定向放射治疗（stereotactic radiosurgery，SRS）和调强适形放射治疗（intensity-modulated Radiotherapy，IMRT）精确靶向肿瘤放疗，以减少对正常组织的损伤，可进行非侵入性、特异性和有效的治疗[11]。SRS 以相同强度的多个辐射束靶向治疗部位。IMRT 能改变每一光束强度，可单独使用或辅助手术以减少大面积切除的必要[11]。由于病例较少且随访期有限，这些方法的证据很少。它已被证明是一种安全的干预措施，但尚未与现有技术进行比较。目前用于复发无法手术的患者，且仅在具备相应技术和专业的中心提供[10]。

分离手术

脊柱手术旨在实现脊髓环形减压。分离手术包括后外侧入路经腹外侧治疗神经根、后纵韧带和腹侧硬脊膜病[12]，适用于快速减压、保持稳定性和术后继续治疗的需要[13]。其目标是保障术后 SRS 治疗的安全，在肿瘤和脊髓之间创造一个空间[13]，对晚期不能放疗的硬膜外疾病患者有效。这种联合治疗方法也被称为"混合疗法"[13]。

减压和稳定手术

脊髓压迫提示需要紧急减压，一般采用椎板切除术[14]。最常见为后入路，可使多节段椎体减压，从而有效缓解症状[14]。但相关并发症也很明显，包括加剧脊柱不稳和伤口并发症。前入路更常见于颈椎[14]。无论什么入路，通常需保持后路脊柱固定以避免脊柱不稳[14]。受累椎体上下至少两个节段的内固定才能达到足够的稳定性。

整体切除

整体切除是治疗局限于椎体的孤立性脊柱转移瘤的金标准[15]。然而，脊柱转移患者通常发现较晚而失去机会。这类手术因激进的手术方式易引起严重并发症，往往不作为首选治疗方式[10]。并发症分为外科（伤口感染、脑脊液漏）、内固定相关（断裂、移位）、内科（肺炎）和神经系统（新的损伤）并发症。作为姑息性手术治疗方案的对立面，其应作为一个有效的治疗方式而有所保留，但不作为首选[15]。

预后

原发癌是预测生存率的关键决定因素。乳腺癌和肾癌的中位生存期最高，前列腺癌和肺癌最低[16]。此外，一些因素如有多发性转移、颈椎转移和病理性骨折，对生存率无显著影响。有证据支持手术可提高患者生活质量，可用于一线治疗以减少疼痛，保留神经功能，预防病理性骨折和纠正脊柱不稳定[16]。

麻醉注意事项

对接受脊柱肿瘤手术（spinal tumor sugery，STS）的癌症患者，麻醉具有挑战性。如上所述，该群体大多数为老年人（60% 年龄大于 65 岁）。术前评估可发现因转移、合并症、代谢紊乱及放化疗所致免疫抑制造成的多器官损伤。此外，手术范围较广，涉及特殊体位，存在大出血可能。当需要快速苏醒进行神经功能检查时，气管插管和拔管均可使气道管理遇到困难。术后预防血栓和镇痛方面也存在挑战。

术前评估

术前评估必须全面，还需考虑到患者合并症和疾病负担以及手术急迫性。患者可能表现为脊柱不稳或神经系统症状，术前评估应作为重点。

气道评估至关重要。脊柱手术患者的气管插管可能具有挑战性，特别是涉及上胸段或颈椎的手术。患者因素包括气道结构扭曲或放疗后下颌或颈部活动度减少[17]。患者也可能有颈椎不稳，气道检查应结合术前颈椎、胸椎、气道影像学进行全面评估，并与手术团队讨论不稳定的程度，以指导围手术期气道管理。

术前评估患者的呼吸功能很重要，复杂胸椎手术可能需要单肺通气。脊柱不稳患者术前可能已预防性卧床，这对患者呼吸功能会产生负面影响[18]。仔细评估胸片、胸部 CT 及动脉血气有助于全面的呼吸系统检查。联系物理治疗师评估患者咳嗽、FEV1（第 1 秒用力呼气量）和肺活量亦有帮助。对复杂的择期胸外科手术，规范的肺功能测试也可能是有益的。仰卧位进行这些检查是有意义的，因为可以更准确地反映患者围手术期呼吸生理状态[18]。

完备的心血管检查可能具有挑战性，由于此类患者中很多人的活动能力下降，更难评估运动耐受性。尽管如此，仍应该寻找完整的病史，特别注意充血性心力衰竭和肺动脉高压，这两种疾病已被证明与脊柱手术后围手术期不良事件相关[19]。心血管评估的检查包括 12 导联心电图和超声心动图。只有在未进行脊柱手术的情况下才可进行负荷试验。目前尚无证据表明进一步诊断性评估能改善手术效果。

如上所述，STS 患者可能有脊柱不稳或神经压迫症状，因此，术前评估和记录神经功能可帮助术后准确监测和诊断新发损伤。

除上述建议的特殊检查外，患者应在术前进行全面的血液检验，包括全血细胞计数、尿素、电解质、血钙、血型及交叉配型。全血细胞计数可有效评估化疗患者贫血、白细胞减少或血小板减少情况。血清钙水平有重要参考价值，可在恶性疾病时升高。血液交叉配型取决于手术范围、患者失血以及凝血功能障碍的风险，该患者群体的大量出血风险较高，可能需要输血。

麻醉技术

脊柱手术患者采用全身麻醉的标准监测，包括脉搏氧饱和度、心电图、呼气末二氧化碳、血压和温度。STS 可能导致大量失血，从而需要快速输液。应开放两路大口径静脉通路并连接到液体加热装置上。以下情况可开放中心静脉通路：①患者外周静脉穿刺困难；②预测需使用血管活性药物；③术中减少吸入性麻醉，选择全凭静脉麻醉（total intravenous anesthesia，TIVA）时。建议使用有创动脉血压监测，有助于术中采血和快速测量血压，尤

其在出血情况下。导尿和尿量监测可准确评估术中液体平衡。对接受 TIVA 的患者，推荐监测电脑分析处理后的肌电图[20]。

如脊髓有任何风险，都应考虑术中脊髓监测[21]。多模式术中神经监测（intraoperative neuromonitoring，IONM）常用于脊髓或脊柱手术中监测脊髓功能，其中包括运动诱发电位（motor evoked potential，MEP）、体感诱发电位（somatosensory evoked potential，SSEP）和肌电图。神经损伤可导致记录电位的变化，但也受其他因素干扰，如吸入麻醉药的使用、低温、缺氧、低血压、贫血和已存在的神经损伤。吸入麻醉药如七氟烷、异氟烷和氧化亚氮可完全抑制 MEP，降低 SSEP 波幅，延长潜伏期。神经肌肉阻滞剂（neuromuscular blocking agent，NMBA）也可终止 MEP，在监测时不能使用。尽管丙泊酚深麻醉下可能产生剂量依赖性效应[22]，但静脉麻醉药如丙泊酚、巴比妥类和阿片类药物对监测的影响仍较小。因此，TIVA 可用于神经功能监测的患者。舌和唇咬伤是 MEP 监测中最常见的并发症（发生率为 0.2% ～ 0.63%）[23]。MEP 监测时发生舌损伤的危险因素包括 C3 ～ 4 刺激直接激活颞肌和俯卧位易导致舌肿胀[23]。

气道管理

此类患者的气道管理可能具有挑战，特别是颈椎不稳定患者。推荐采用气道管理决策流程，参见图 20.1。接受重大脊柱手术的患者最常使用加强气管导管。大多患者可使用单腔气管导管，胸椎外侧入路可能需双腔气管导管进行肺隔离。使用双腔气管导管时，如术后机械通气，可能需要替换为单腔气管导管。气道水肿可能是气管拔管会遇到的难题。据报道，颈椎前路术后需要再插管的气道损伤发生率高达 1.9%[24]。其危险因素包括多节段手术、失血量 > 300 ml、手术时间 > 5 h、前后联合入路、既往颈椎手术史[22]。因静脉和淋巴阻塞引起的血肿或声门上水肿，可能导致气道损伤[25]，通常在术后 6 ～ 36 h 内出现，症状包括颈部肿胀、声音变化、躁动和呼吸窘迫。气管可能发生偏移，颈动脉窦受压可导致心动过缓和低血压。高危患者应在重症监护室进行监测，并考虑使用气管交换导管进行分期拔管。

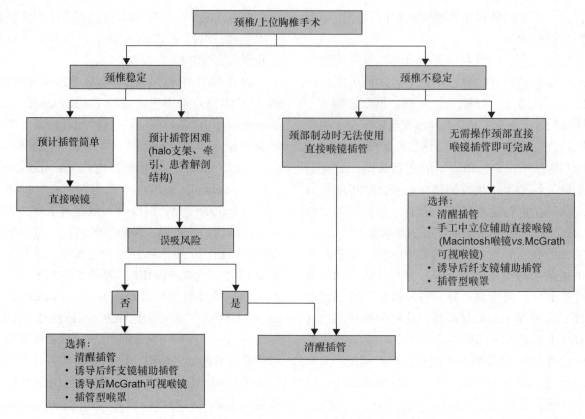

· **图 20.1** 颈椎和上位胸椎手术的气道管理推荐

体位

脊柱手术患者的体位取决于手术入路和脊柱节段水平。患者术中可能需变换体位，以配合多个手术入路。适当的体位旨在避免损伤，并在手术部位维持低静脉压。

颈椎手术涉及前、后两种入路。前入路时头部仰卧在软垫头枕上。后入路经常使用带有颅骨钉的Mayfield牵引装置。放置颅骨钉时可能需要快速镇痛（如瑞芬太尼、芬太尼）。气管导管固定时应避开术野，眼睛应用胶带粘贴好且垫衬保护[22]。手臂应置于两侧，确保没有受压区域，特别是尺神经沟。

胸椎前路手术需要开胸，患者处于侧卧位。手术暴露需要单肺通气。胸椎后路手术采用俯卧位。头部固定在泡沫或硅胶头枕上，也可固定在Mayfield装置的"U"形头托上。根据手术节段的不同，手臂应夹在两侧或呈"投降姿势"，手臂外展小于90°。

腰椎前路手术需要进入腹腔，患者仰卧，头部固定在软垫头枕上。腰椎后路手术采用俯卧位。翻俯卧位（适用于所有脊柱手术）需要外科医师、麻醉科医师和其他手术室人员有效的团队合作。患者仰卧时，如头部被放置在泡沫头枕上，应确保没有受压区域，特别是眼眶周围。翻好俯卧位后以及术中，应经常对鼻、口和眼睛进行评估，以确保不受压，检查并确保气管导管无移动或扭结，特别是在重新翻转体位或颈部屈曲时。一旦翻好俯卧位，须确保患者颈部处于中立位，立即确认通气情况、双侧呼吸音和血压。手臂应夹在两侧或呈"投降姿势"，手臂外展小于90°。臀部和膝盖应轻微弯曲，用枕头和软垫支撑。髂嵴、腓骨头、乳房和生殖器处应塞软垫以避免受压。导尿管最好自由悬挂，以避免牵拉生殖器。Jackson手术床可旋转患者，从仰卧位转为俯卧位来帮助翻转体位。

俯卧位与多种潜在并发症相关，包括周围神经病变、术后视力受损、直接受压影响（产生骨筋膜室综合征）、心血管不稳定和出血风险增加，以及部分实际难题（如气管导管扭结或脱出）（表20.3）[26]。

表 20.3 脊柱大手术的并发症

	神经损伤	眼部并发症	气道并发症	心血管并发症
表现	尺神经（最常见） 臂丛 股神经 腓神经	脊柱手术俯卧位视力损伤 1:30 000[23] 后部缺血性视神经病变最常见	气管导管移位或支气管内插管的风险 静脉充血引起气道和面部水肿	血流动力学不稳定 低血压 高血压（以及失血量增加的风险） 下肢血栓的风险增加
风险因素	术中低血压、低血容量、低温 手臂"投降"体位而非两侧 患者因素 男性 极端体型 高血压 周围血管病变 吸烟	男性 肥胖 使用 Wilson 框架 长时间手术（＞6 h） 大出血 替代非血液性体液的胶体占比低	长时间手术（＞6 h）→气道水肿 气管导管固定太紧→静脉充血→气道水肿 头部位置低于心脏→静脉充血→气道水肿	术前低血容量 术前高血压控制不佳 俯卧位丙泊酚药代动力学改变→加剧 TIVA 相关心血管系统不稳定性（↓ TIVA 的心指数 25.9% vs. 吸入麻醉的心指数 12.9%）
管理	小心摆放体位 避免术中低血压、低血容量、低温 SSEP 监测新发的神经损伤	使用软垫保护眼睛时，确保没有压到眼球，避免视网膜中央动脉闭塞 加强风险因素的管理	术前核查时讨论气管导管脱出的应对方案 糖皮质激素可减少气道水肿 尽量避免头部位置低于心脏	减轻腹内压 调整手术床使腹部悬空 导尿 使用吸入麻醉复合 TIVA 下肢血栓的风险： 心源性猝死 血栓弹力袜

SSEP，体感诱发电位；TIVA，全凭静脉麻醉

出血

脊柱大手术可致大量失血。失血量严重程度取决于许多因素，包括肿瘤血供、年龄 ＞ 50 岁、肥胖、俯卧位和经椎弓根截骨术的顺利程度[27]。一项荟萃分析发现，STS 平均预计失血量为 2180 ml[28]。

减少术中失血量的方法包括细致的手术技术和谨慎摆放体位，以避免手术部位的静脉充血。使用抗纤溶药物如氨甲环酸和氨基己酸，已被证明可减少失血量和术中输血，而不增加病残率或血栓栓塞事件的发生率[29-30]。考虑到脊柱转移瘤（特别是肾癌或甲状腺癌）的血管供应，术前肿瘤栓塞有助于减少围手术期失血量[31]。同种异体血液稀释在某些情况下可能有用，比如耶和华见证会的患者。如果血液保存在闭合回路系统中，此类患者可能同意该技术。对可能出现终末器官缺血的脊柱手术患者，不再推荐控制性降压[32]。

多种因素决定是否输血，包括患者合并症和失血比例。同种异体输血的研究显示，与输血相关的术后感染和肿瘤进展风险增加，考虑继发于相关的免疫抑制[33]。建议对大多数血流动力学稳定的患者采用限制性输血策略，在血红蛋白 7 ～ 8 g/dl 时考虑输血。

其他尽量减少输血的技术包括术前自体血液储存和围手术期血液回收。术前自体血液储存的患者尽管失血量相似，但围手术期贫血和输血发生率较高。自体输血也与输血相关免疫调节和无病生存期的减少有关[34]。STS 中使用围手术期血液回收引起关注，其理论上存在可能诱发转移的风险，但被证明与同种异体输血导致免疫调节的风险降低所抵消。因此，许多临床医师为接受重大癌症手术的患者提供联合白细胞过滤器的血液回收。最新建议指出，术前应与患者讨论风险和益处，并获得明确同意[35]。

术后注意事项

复杂的脊柱手术涉及扩大的手术伤口，对可能有持续癌痛的患者，围手术期镇痛可能具有挑战。患者可能采用复合镇痛方案，围手术期应继续使用。阿片类药物主要经患者自控镇痛（PCA）或静脉注射的方式使用。使用多模式方法可减少阿片类药物

总消耗量，并降低阿片类药物副作用的发生率。

对乙酰氨基酚作为多模式镇痛方案之一可能有益。一项纳入随机对照试验的荟萃分析发现，大手术后除吗啡外使用对乙酰氨基酚可小幅减少术后吗啡总需求，差异有统计学意义[36]。围手术期给予非甾体抗炎药（NSAID）已被证明可减少术后阿片类药物用量和副作用[37]。关于 NSAID 对骨愈合的影响，其并未显著增加骨折不愈合的风险[38]。使用NSAID 时建议与外科医师协商，在患者特定基础上考虑预计失血量。

氯胺酮亚麻醉剂量已被证明可减少术后阿片类药物需求，并显著减少阿片类药物耐受患者接受STS 时的疼痛。氯胺酮可在术中快速推注，也可术中或术后静脉滴注。对接受脊柱手术的阿片类药物耐受的患者，氯胺酮效果很好[39]。

术前使用加巴喷丁类药物辅助镇痛，可减少术后疼痛和阿片类药物用量，但增加镇静、呼吸抑制风险和阿片类药物引起呼吸抑制的副作用。一般而言，我们不常规使用加巴喷丁类作为脊柱大手术患者的标准镇痛方案，然而，对长期服用加巴喷丁类药物的患者，我们建议其继续使用常规药物[40]。

可考虑在 STS 术中和术后镇痛中使用神经轴索麻醉。术中鞘内滴注吗啡已被证明可改善脊柱手术后的疼痛视觉模拟评分（VAS），减少阿片类药物使用，多达 0.4 mg 的推注也没有呼吸抑制的副作用。硬膜外镇痛已被证明可减少脊柱大手术后对阿片类药物的需求。然而，硬膜外予以局麻药可引起运动阻滞，影响术后神经系统评估，从而只能减小输注速度或停止输注[41]。竖脊肌平面（erector spinae plane，ESP）阻滞麻痹支配椎旁肌和骨性椎体的脊神经背支。双侧 ESP 阻滞和 ESP 置管可降低胸腰椎手术患者的疼痛评分，一些接受 ESP 阻滞的患者术后甚至不需要阿片类药物镇痛[42-43]。

静脉血栓

所有新诊断的静脉血栓栓塞（venous thromboembolisms，VTE）中，有 20% 是恶性肿瘤患者，相关死亡率较高。一项纳入超过 230 例脊柱转移瘤手术患者的研究中，10% 的患者发现深静脉血栓形成（deep venous thrombosis，DVT），在非门诊患者中占比为 24%[44]。降低 VTE 风险的措施包括血栓弹力袜、间歇性气动小腿压缩装置和药物治疗［如低分子肝素（low-molecular-weight heparin，LMWH）］。特定 VTE 预防措施的使用和引入时间取决于患者和手术因素带来的风险，平衡 VTE 个体风险和手术部位出血的潜在严重并发症。预防性 LMWH 不能在术前 12 h 给予，至少应保留到术后 48 h，必须考虑VTE 较术后出血的风险[45]。对 LMWH 给予时机的多学科意见十分重要。

结论

转移性脊柱疾病目前尚无有效治疗方法，目标是控制疼痛和保留功能[15]。临床医师应注意针对患者的风险受益分析进行个体化管理。脊柱肿瘤手术的时间和复杂性各不相同，必须考虑到大量失血和血流动力学不稳定的可能性。术后疼痛控制可能具有挑战，通常需多模式策略。区域麻醉技术的进步有望减少对阿片类药物的依赖及相关副作用。实验室和回顾性临床研究发现，某些麻醉技术可减少围手术期转移扩散，包括 TIVA、区域麻醉技术（避免使用阿片类药物）、静脉注射利多卡因和避免输血。但是，目前缺少可靠的前瞻性临床数据，没有评估麻醉技术和脊柱肿瘤手术后转移相关性的试验。这些原则已在本书其他部分得到更广泛讨论。面对这些复杂患者的管理，完善的围手术期计划和多学科团队的有效沟通是确保患者最理想结局的关键。

参考文献

扫二维码见参考文献

第 21 章

头颈部癌症手术的麻醉管理

Sheila Nainan Myatra，Sushan Gupta

刘卫卫　译　范晓华　校

引言

　　头颈部恶性肿瘤是一组从上呼吸道消化道一直延伸到喉部包含多种类型的恶性肿瘤，还包括甲状腺、唾液腺和鼻窦。全球有超过 650 000 例病例。考虑到当前头颈部恶性肿瘤治疗和生存率的提高，大多数麻醉科医师将面临为这类患者提供肿瘤和非肿瘤手术的麻醉。困难气道管理、术中共用气道、手术持续时间延长以及术后气道管理是麻醉科医师最关心的问题。头颈部癌症患者的管理随着手术类型、重建和新辅助疗法的变化而不断发展。因此，我们必须了解与头颈部癌症及其治疗相关的解剖和生理变化。本章将探讨头颈部癌症手术中的各种麻醉问题和其他注意事项。这些建议应补充到接受大手术患者的常规评估和管理中。

癌症诊疗

　　手术依然是头颈部癌症治疗的主要手段。根据手术范围和肿瘤分期，也可进行放疗或基于顺铂/西妥昔单抗的化疗[1]。姑息手术可用来缓解症状和开放气道[2]。癌症手术的主要目标是切除病灶及边缘。因此，与非肿瘤手术不同，癌症手术切除范围通常是广泛的，并伴有淋巴结清扫，常需要重建手术。

颈清扫术

　　癌症最常见的扩散部位是颈部淋巴结，在头颈部癌症手术中通常会切除。患者可能会接受局部/选择性、改良或根治性颈淋巴结清扫术，同时切除周围的肌肉、神经和静脉。

重建手术

　　整形皮瓣重建通常用于美容，并有助于恢复咀嚼和吞咽功能。这种皮瓣可能是保留原始血供结构的带蒂皮瓣，也可能是需要微血管吻合的游离皮瓣。

应用解剖

　　头颈部癌症手术后，麻醉科医师最关心的问题之一是手术切除后气道通畅的维持。因此，了解各种结构对维持稳定通畅气道的作用非常重要。下颌骨、上颌骨和舌构成气道的外部边界。下颌骨上方的颏结节与颏舌肌和颏舌骨肌相连，保持气道通畅。这些结构的任何缺失都可能导致气道塌陷，与快速眼动睡眠时肌肉张力下降的情况类似[3-4]。

　　咽肌对确保食物团安全进入食管至关重要。该过程伴随着会厌同时向前运动以关闭喉入口。上括约肌闭合软腭，中、下括约肌收缩将食物推入食管。此外，咽肌还起到括约肌的作用，防止食物从食管反流[5]。

术前评估和优化

　　除大手术前的常规评估和优化外，头颈部癌症患者还有一些特殊情况。

气道评估

　　询问气道相关症状和体征的详细病史至关重

要。仰卧时出现进行性吞咽困难、声音嘶哑或呼吸困难 / 不适，可能是气道受损的信号。喉癌可能表现为喘鸣和呼吸困难。当症状紧急时，可能需要立即进行气管切开术。

除了常规气道检查，如 Malampatti 分级、甲颏间距等，在头颈部癌症患者的气道评估中，有一些特殊因素需要仔细评估。

原发肿瘤

气道通路中口腔内增生性病变可能增加面罩通气和喉镜检查的难度。这些肿瘤在喉镜操作过程中会出血，尤其是累及舌根和咽腔的肿瘤。应对口腔进行彻底检查，以明确口腔肿瘤的大小、位置和范围。除了检查牙齿，还要检查口腔中是否存在纤维带和任何其他状况。通过影像学检查可以评估气道下方的病变。

面部缺陷

既往手术史、肿瘤向外扩散、放疗等可能导致面罩不合适 / 不能密封，使面罩通气困难，有时甚至会因操作导致出血。

张口受限

原发肿瘤进行放疗导致颞下颌关节纤维化，咀嚼烟草引起黏膜下纤维化等原因，可能造成张口受限（图 21.1）。与炎症继发性张口困难不同，这种情况在全身麻醉诱导后可能不会缓解，无法经口气管插管和置入声门上气道设备。张口受限可分为以下等级：齿间开口 ≥ 35 mm（M1）、25 ~ 35 mm（M2）、15 ~ 25 mm（M3）和 < 15 mm（M4）[6]。

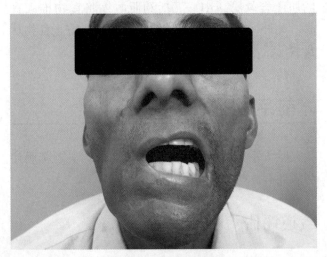

· 图 21.1 张口受限患者

舌运动受限

肿瘤侵犯舌根时，会导致伸舌障碍。由于舌运动受限，在直接喉镜检查（direct laryngoscopy，DL）时，舌可能无法侧向移位，从而导致声门视野暴露不佳和插管失败[7]。

牙齿

肿瘤、放疗、咀嚼烟草等都可能导致牙齿松动、弱化和破坏。对于无牙患者，面罩通气和喉镜检查可能都会出现困难[7]。

经鼻气管插管的选择

临床和影像学检查（CT 或前 / 后鼻内镜检查）均应排除鼻内异常，如鼻刺、鼻中隔偏曲、鼻息肉、泡状鼻甲和鼻甲增生，以选择更合适的鼻孔，使气管导管顺利从鼻腔通过[8]。应进行病史和临床检查，以评估呼吸时的舒适度，并在使用鼻血管收缩剂后，在交替阻塞鼻孔时，感觉冲击到手背上的气流大小。这也有助于预防经鼻插管时的创伤。在同样通畅的情况下，应选择手术对侧的鼻腔，尤其是在拟行硬腭切除的上颌骨切除术中。此外，如果没有手术偏好，应优先选择右侧鼻孔，因为右侧鼻孔的斜面朝向鼻中隔，能够降低鼻甲被损伤的风险[8-10]。

气管软化

长期存在的巨大甲状腺肿块可能会弱化气管软骨和纵向纤维弹性。在这种情况下，气管变得柔软，容易塌陷。当后壁狭窄 > 50% 时需注意，此类患者在麻醉下可能出现气道完全塌陷，可能需要气管切开术或术中主气管 / 支气管固定术来维持术后气道通畅[11]。患者常表现为连续或间歇性哮喘样症状。症状包括呼吸困难、喘息或咳嗽。应进行全面的临床检查和肺功能测试，以排除呼吸系统疾病。支气管镜、荧光镜、多层螺旋 CT 成像或 MRI 可用于术前明确诊断。

气道影像学检查

病史和临床检查应辅以气道影像学评估。大多数头颈部癌症患者已行气道影像学检查以评估疾病。

X 线有助于确定肿块位置和大小，以及是否存在气道受压或偏移，尤其是在比较正位和侧位影像时。可能需要进一步检查以确认检查结果。

CT 扫描有助于评估疾病和气道损害程度。CT 扫描还可用于评估鼻腔的通畅性和是否存在异常鼻刺，这些可能会在经鼻气管插管时导致气管套囊破损。

术前行颈部超声检查，尤其对于困难气道患者，有助于识别环甲膜及其解剖结构和任何相关的异常血管。这可能对需要行紧急环甲膜切开术的患者非常有用。

虚拟内镜检查是通过放射性检查模拟从口咽一直延伸到隆嵴的气道解剖。之前的 CT 扫描图像被重建以形成气道解剖的视频（3D "飞越"）。这进一步提高对 2D CT 扫描图像的理解，并有助于更好地识别困难气道，以制订适当的气道管理计划[12]。

气道诊断流程

患者在进行大手术前通常需要进行诊断，如在门诊进行间接喉镜检查（indirect laryngoscopy，IDL）或清醒纤维喉镜检查（fiberoptic laryngoscopy，FOL），或在全身麻醉下进行短小的诊断操作，如直接喉镜或显微喉镜探查，以评估疾病的严重程度并明确诊断。其对描述疾病并决定进一步的治疗是非常重要的流程。诊断结果有助于麻醉科医师制订气道管理计划。

贫血

营养不良、吞咽困难、慢性炎症和化疗可能导致此类患者贫血。贫血与术后不良预后相关，尤其是恢复延迟、入住 ICU、再次入院和术后并发症，术后并发症主要是手术部位感染和皮瓣重建失败（与血红蛋白 < 10 g/dl 或血细胞比容 < 30% 相关）[13-14]。根据手术前的准备时间，应在手术前纠正贫血。

营养

来自上呼吸道消化道的肿瘤、吞咽困难、放射性黏膜炎、溃疡、化疗和癌症恶病质，加剧了头颈部癌症患者的营养不佳状态。从伤口愈合、感染率和术后并发症方面，术前改善营养与更好的预后相关。营养不良的定义是体重指数 < 18.5 和（或）体重减轻超过体重的 5% ~ 10%[15]。术前应对所有患者进行营养评估，高危患者应咨询营养师进行早期干预。有严重营养隐患的患者应在大手术前接受 10 ~ 14 d 的营养支持。所有患者应在手术前至少 5 d 摄入营养均衡的饮食[16]。

癌症治疗史

手术史

对既往接受过手术的患者，应仔细评估气道。皮瓣、下颌骨切除术、气管切开术病史、气道缺损等的存在可能使面罩通气和气管插管都具有挑战。对这类患者，通常需要清醒气管插管（awake tracheal intubation，ATI）。

放疗

放疗使气道发生显著改变，引起气道管理困难。放疗可使颞下颌关节纤维化，导致张口受限。它还会影响牙齿，引起牙齿脱落。继发于放疗的水肿会影响舌（舌肿大、舌炎）、声门和会厌。Kheterpal 等发现，颈部放疗是面罩通气困难患者的一个独立危险因素[17]。口咽部放疗导致的纤维化使组织非常僵硬且无弹性，表现为颏下区顺应性差（图 21.2）。

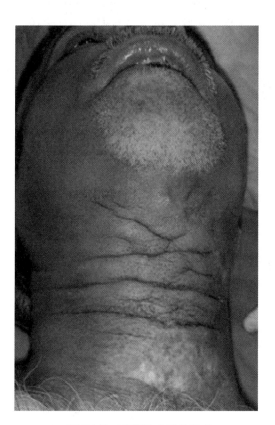

• **图 21.2** 颈部放疗后的患者

对这类患者，可能很难满意地暴露声门。接受头颈部放疗的患者颈部也会出现活动受限。此外，考虑到可能出现的喉水肿和出血风险增加，麻醉科医师应更倾向于在此类患者中使用较小型号的气管导管（endotracheal tube，ETT）[17-18]。

颈部放疗可能导致动脉粥样硬化和颈动脉狭窄，增加此类患者的卒中风险。此外，颈部放疗可能影响甲状腺滤泡，导致甲状腺功能减退。它还可能导致压力感受器受损，从而引起手术过程中血流动力学极度不稳定[19]。放疗的这些影响可能并不总是如此明显，因此，麻醉科医师在管理此类患者时应警惕这些改变。

化疗

头颈部癌症最常用的两种化疗药物是顺铂和西妥昔单抗[20]。其他药物包括紫杉烷类药物（紫杉醇、多西紫杉醇）、氟尿嘧啶和甲氨蝶呤。含铂的化疗药物，尤其是顺铂，可对肾功能产生不利影响，而奥沙利铂等较新药物的风险较低。使用含铂的化疗药物应评估患者肾功能和电解质失衡，如果出现严重损害，应请肾内科医师会诊。应对所有头颈部癌症患者进行血常规检查，以明确贫血和骨髓抑制。中性粒细胞减少（计数 < 1500/mm^3）会增加术后感染的风险，血小板减少会增加术中出血风险，应在手术前纠正。

老年问题

头颈部癌症患者的平均发病年龄为 50 ~ 70 岁。因此，此类患者的手术评估过程需考虑其老年因素。除心脏和其他与年龄相关的器官功能障碍外，还应评估老年患者与癌症和化疗相关的认知功能障碍。

吸烟的影响

呼吸系统疾病。慢性阻塞性肺疾病（chronic obstructive pulmonary disease，COPD）在这类继发于慢性吸烟的患者中很常见。手术前应优化这类疾病的可医治部分，以降低术后肺部并发症的发生风险。同时合并的肺部感染也应予以治疗。虽然最好能在手术前 8 周戒烟，但这并不总能实现，至少 12 h 的

戒烟就足以降低一氧化碳血红蛋白水平。更长时间戒烟会改善黏液纤毛清除率并降低气道反应性[21]。

心血管疾病。吸烟是缺血性心脏病、高血压和动脉粥样硬化的高危因素。除增加血液中白细胞和血小板的数量以及纤维蛋白原水平外，它还增加了继发于缺氧诱导的红细胞增多症的血液黏度[21]。对这类患者进行心血管评估至关重要。

术前疼痛评估和管理

头颈部癌症患者可能出现继发于癌症本身或治疗引起的术前疼痛。癌细胞生长在一个狭小空间内，且该区域神经分布丰富，因此疼痛程度更高。事实上，25% ~ 60% 的头颈部癌症患者也患有神经病理性疼痛[22]。舌咽神经和迷走神经受压会导致耳痛、耳鸣和牙痛。可使用加巴喷丁和普瑞巴林等抗癫痫药物以及阿米替林和去甲替林等抗抑郁药来治疗神经源性疼痛。阿片类等全身性镇痛药可减轻疼痛的严重程度，然而，应考虑采用最小剂量，以降低不良反应的风险。化疗/放疗后继发的口腔黏膜炎也会加重急性疼痛。相关的肌肉骨骼疼痛对非甾体抗炎药（全身和局部）和解痉药反应良好[23]。此外，近 30% 的头颈部癌症患者患有慢性疼痛，这与疾病发展到晚期以及相关治疗有关。由于颌骨纤维化，患者甚至可能会经历长期的肌肉骨骼疼痛[23-24]。

这类患者对麻醉药和镇痛药的需求要高很多。术前疼痛和阿片类药物的使用是术后滥用阿片类药物的危险因素。应确定阿片类药物成瘾的症状。在围手术期，应关注并密切监测这类患者。此外，还应进行适当调查，以排除长期使用药物引起的并发症，如对使用非甾体抗炎药的患者进行肾功能检测。关于识别、预防和治疗阿片类药物滥用和过量，应该培训临床医师从麻醉前开始。

患者教育和咨询

患者教育和咨询应覆盖整个围手术期，包括有关手术、麻醉和恢复过程的咨询。这将提高患者对治疗的满意度和依从性。此外，应尽量培训患者术后和出院后阿片类药物的使用、安全处置方法和药品返还政策。

术中管理

监测

美国麻醉科医师协会（American Society of Anesthesiologists，ASA）建议在麻醉诱导前对所有患者进行监测。包括连续心电图、脉搏血氧饱和度和无创血压监测。建议进行 BIS 监测，尤其是在全凭静脉麻醉（total intravenous anesthesia，TIVA）计划滴定麻醉剂量的情况下。外周神经刺激（peripheral nerve stimulation，PNS）也被推荐用于滴定肌肉松弛药的剂量和恢复。对合并心脏病或预期大量失血的患者，应选择更多有创监测，如动脉置管和中心静脉置管。

心排血量监测

虽然心排血量监测在其他癌症手术中显示有益，但头颈部癌症患者的数据相对较少。研究表明，目标导向液体疗法（goal-directed fluid therapy，GDFT）在头颈部癌症患者的微血管游离皮瓣手术中具有优势。虽然靠近手术区，经食管多普勒的使用可能受限，但脉冲轮廓分析设备如 LiDCO 或 FloTrac，可用于动态心排血量监测和评估液体反应性[25-26]。

体温监测

头颈部癌症手术，尤其是游离皮瓣重建，是一种持续时间较长的手术，可能会导致大量失血，而且可能出现体温波动。此外，手术过程中只暴露头部，因此存在体温升高风险。因为在手术过程中监测设备可能会移位，鼻咽或食管监测应用受限。

围气管插管期氧合

预给氧

头颈部癌症患者是可预计的困难气道，因此预给氧至关重要。可使用面罩预吸氧，或在某些情况下，由于面部缺陷不适合使用面罩，可采取其他预给氧方法，如经鼻导管高流量吸氧（high-flow nasal cannula oxygen，HFNCO）。

呼吸暂停氧合

呼吸暂停氧合是一种在呼吸暂停期间不断补充氧气的技术。这有助于延长安全的呼吸暂停时间，在此期间可以有效控制气道。呼吸暂停氧合可以通过一种高流量的经鼻氧合技术来实现，这种技术被称为经鼻湿化快速充气交换通气（Transnasal Humidified Rapid-Insufflation Ventilatory Exchange，THRIVE）[27]，或通过声门上喷射氧合和通气（supraglottic jet oxygenation and ventilation，SJOV）来实现[28]。

常用气管导管

RAE（Ring-Adair-Elwyn）导管

North Pole 气管导管由乳白色材料制成，远端弯曲能远离手术区域，是头颈部癌症手术中最常使用的经鼻插管气管导管[29]。这种气管导管比常规的聚氯乙烯（poly vinyl chloride，PVC）管柔软得多，在使用过程中造成的创伤更小。然而，这种导管不透明并且不易发现管道堵塞，由于弯度已经预成型，很难通过 ETT 吸痰。此外，长度、狭窄的管腔和预成型曲线增加了自主呼吸时的阻力。因此，建议沿着预先标记的黑色标记切割导管，以减少气道阻力，并在术后促进吸痰[30]。由于预成型曲度，很难经纤维支气管镜插入 North Pole ETT。需要手动拉直，才能将 North Pole 导管装到支气管镜上。由于上述限制，虽然 PVC 管更硬，但仍常被用来进行气管插管。

柔性导管

柔性 ETT 的优点是不扭曲，创伤较小。由于这类导管较软，置管会出现困难。这种导管适用于喉切除手术中行气管造口时，可以远离手术区域。

肌电监测导管

术中神经监测（intraoperative nerve monitoring，IONM）正越来越多地用于识别神经。常见的适应证包括甲状腺手术、喉部分切除术、颈淋巴结清扫术、颈动脉内膜切除术等。这类导管是带有导电银墨电极的标准 PVC 管。在肌电图（electromyographic，EMG）监测导管放置时，通过一个深黑色交叉带进行引导。这类导管的最小外径为 8.8 mm，因此优先选择经口插管[31]。

气道管理计划——清醒与睡眠状态

麻醉诱导前制订气道管理计划非常必要。在

清醒还是睡眠状态下建立气道的决定至关重要。该计划应包括详细获取病史，通过气道影像学检查评估气道，并与外科医师讨论。如果气道管理计划在全身麻醉下进行，则应制订在无法进行气管插管的情况下进行抢救性通气的备用计划，包括在完全通气失败的情况下进行紧急环甲膜切开术的设备和准备。口腔内手术的患者通常需要经鼻 ETT。颅底骨折和出血性疾病（有鼻出血的风险）是相对禁忌证。

局麻下气管切开术

对拟行气管切开的患者，例如声门开口严重缩小的喉切除术或术后气道通畅性可能受到影响的根治手术患者，可于全身麻醉前在局部麻醉下行气管切开。

清醒气管插管

清醒气管插管（awake tracheal intubation，ATI）是处理预计困难气道患者的金标准。应从各种可用的技术中谨慎地选择熟悉的一种。最新的成人 ATI 指南有助于从业者更好地计划、执行和解决与其相关的并发症。镇静、局部镇痛、操作过程中维持氧合以及正确操作是成功的关键[32]。

术前用药

为降低经鼻插管时出血的风险，可使用局部血管收缩剂，如纯 α 激动剂（羟甲唑啉、赛洛唑啉）。静脉注射止涎剂（如格隆溴铵）可减少分泌物，并确保在操作过程中保持干燥的视野。此外，其还能防止局部麻醉药被分泌物稀释，有助于更好吸收。这些药物应在手术前至少 15 min 给予，以便有足够时间发挥作用[33]。

镇静

头颈部恶性肿瘤患者建立气道可能存在困难，因此麻醉科医师应慎重使用镇静药。然而，轻度镇静有助于患者耐受清醒插管，并提高插管成功率。用于清醒气管插管的首选镇静药包括静脉输注右美托咪定或瑞芬太尼，这主要是因为药物作用持续时间较短，易于给药，且安全阈值增加。手术前适当的患者咨询至关重要，可提高患者耐受性，通常不需要镇静。

气道麻醉

鼻内 2% 利多卡因凝胶、黏性利多卡因漱口液（浓度为 2%）、含有 10% 利多卡因的加压瓶和雾化器可用于麻醉部分气道，以便进行清醒插管。通过"随动喷雾（SprAY as you GO，SAYGO）"技术可以进一步麻醉气道。然而，这种技术适用于纤维支气管镜检查时。局部麻醉药可通过注射器从检查内镜的抽吸口注入，或从气管镜尖端穿过抽吸口的硬膜外导管注入。其用于麻醉检查内镜远端的气道。其他有创性技术包括经喉注射利多卡因和区域神经阻滞，如舌咽神经阻滞、喉上神经阻滞，也可用于清醒插管前麻醉气道。然而，当表面麻醉效果完善时，这些有创性技术不是常规推荐或要求的。

氧合

在行清醒气管插管期间，应在整个过程中持续经鼻腔给氧。使用 HFNCO，尤其是在应用镇静药时，可以提高安全性。

清醒气管插管的类型

1. 纤维支气管镜引导下插管。 大多数头颈部癌症患者，尤其是患有口腔疾病的患者，需要经鼻 ETT。纤维支气管镜（flexible bronchoscope，FB）可用于这类患者的经鼻插管。也可使用经磨牙后插管技术。在充分润滑后，将 ETT 置于内镜上，经鼻插管时，沿着鼻腔底部置入；经磨牙后插管时，沿着磨牙和脸颊之间进入，并引导内镜通过声门。这个过程需要时间以及熟练的操作人员。ETT 在内镜引导下通过声门的过程不是直视下完成的。将该技术与视频喉镜（video laryngoscopy，VL）或 DL 相结合可克服该局限。分泌物过多、出血或在肿瘤周围难以熟练操作内镜会使该技术具有挑战性。

2. 清醒视频喉镜引导插管。 作为清醒 FB 引导插管的替代技术，清醒 VL 引导插管越来越受欢迎，因其更易操作，花费时间更少。一项荟萃分析比较了使用 VL 和 FB 引导的清醒插管，发现清醒 VL 引导插管时间更短[34]。在首次尝试成功率、并发症发生率和患者满意度方面，两种技术之间没有差异。然而，这项荟萃分析中的大多数研究并不包括唇腭裂或口腔内癌症患者，VL 在这类患者中的使用可能受限，FB 引导气管插管仍是金标准[35]。

3. 逆行引导插管。 该技术包括使用硬膜外针或静脉针套管（16/18 G）经气管穿刺，使引导物（硬膜外导管/导丝）以逆行方式通过环甲膜/经气管穿刺进入鼻腔或口腔，从而引导 ETT。该方法需要患者的配合和至少 0.5 cm 的张口度来找到逆行引导物。尽管这种插管完全盲探，但成功率高于经鼻盲探插管，因为 ETT 由气管中的引导物进行引导。其并发症包括声带损伤、继发于甲状腺上动脉异常血管的出血以及甲状腺损伤[36-37]。

4. 经鼻盲插。这是一种 ETT 从鼻腔进入喉部的盲探方法。ETT 通过患者自主呼吸期间的呼吸声或呼气末二氧化碳波形进行引导。该方法需要一定的技巧和经验，成功率很低。其并发症包括口腔、咽部和喉部结构的创伤，因为导管通过盲探方式进入气管。

在 VL 和 FB 引导下气管插管是目前主流，不应鼓励盲探技术，从而避免并发症，并提高插管成功率。

全身麻醉后气管插管

根据气道管理的计划，全身麻醉诱导方式可能会有所不同。较常用技术包括 TIVA 或使用吸入和静脉麻醉药、阿片类镇痛药和苯二氮䓬类镇静药组合的平衡麻醉。麻醉诱导时应使用肌肉松弛药，以改善 DL 引导下的声门视野。由于头颈部手术是浅表手术，在后续手术过程中不需要深度肌松。

液体管理

大直径静脉置管是必要的，在需要时能迅速补充损失的容量。目前研究表明，目标导向液体治疗（goal directed fluid therapy，GDFT）通过液体复苏的动态标志，如每搏量变异度（stroke volume variation，SVV）和脉压变异度（pulse pressure variation，PPV），有助于减少术中补液量、术后并发症和住院时间，尤其是在游离皮瓣手术中[38]。最常用的液体包括复方电解质溶液和乳酸林格液。

输血

术中是否输血取决于术前血红蛋白水平和术中失血量。输血与皮瓣失败的发生率增加有关。尽管 Stahel 等的一项研究发现，将血细胞比容保持在 25% 以上，不会增加皮瓣相关并发症的风险[39]，但仍存在争论。Kim 等最近的一项研究在多变量分析中发现，围手术期最低血红蛋白浓度与皮瓣失败独立相关，而血液本身与皮瓣失败率增加无关。通常情况下，病情稳定患者的输血阈值为 7 g/dl[40]。

血管升压药的使用

对大多数切除术来说，尽管进行了充分的液体复苏，但仍无法维持正常血压是使用血管升压药的指征。随着血压逐渐正常，血管升压药会慢慢减少。使用血管升压药会引起游离皮瓣手术中血管痉挛，最终导致皮瓣失败。从生理学上看，灌注不足会减少整个器官的氧气输送，也会增加皮瓣失败的风险。然而，Fagin 和 Petrisor 最近的一项研究发现，85% 接受游离皮瓣手术的患者需要使用血管升压药，术中使用血管升压药与皮瓣失败或游离蒂损伤率的增加无关[41-42]。

镇痛

阿片类药物是这类患者术中镇痛的主要手段。此类药物还能提高气管导管的耐受性。其他辅助用药，如非甾体抗炎药、对乙酰氨基酚等可用于多模式镇痛。随着现在倾向无阿片类药物麻醉，N-甲基-d-天冬氨酸（N-methyl-d-aspartate，NMDA）拮抗剂（如氯胺酮）和 α_2 激动剂（如右美托咪定、加巴喷丁、普瑞巴林和利多卡因）的使用正在增加，以减少围手术期阿片类药物的需求。

神经阻滞[43-44]

下颌手术可在术中进行下牙槽神经阻滞。此外，上颌和下颌神经阻滞有各种口内和口外技术用于颌面外科手术。颈浅丛神经阻滞可用于颈部淋巴结清扫术。然而，这些技术很少被应用。

术后恶心呕吐的预防

根据术后恶心呕吐（postoperative nausea and vomiting，PONV）的危险因素，应采取预防措施。使用 TIVA 进行麻醉管理可降低 PONV 风险。5-HT$_3$ 受体拮抗剂、糖皮质激素、东莨菪碱和 NK-1 受体拮抗剂也可用于降低 PONV 发生率。

术后气道管理计划：气管切开与气管插管

传统上行头颈部癌症手术的患者，气管切开被认为是一种更安全的气道管理技术。术后水肿、气道口径减小、解剖结构改变和术后出血是建议气管切开的主要原因（图 21.3）。然而，气管切开术患者的气道并发症发生率较高。气管切开术的替代方法是在选定患者中采用延迟拔管策略，保留 ETT 过夜，待水肿消退，次日早上拔管（图 21.4）。

与气管切开相比，延迟拔管策略的并发症更少，恢复更快。然而，对不合适的患者，拔管后存在发生气道并发症的风险。Myatra 等最近对 722 例患者进行的一项前瞻性研究表明，口腔癌大手术后延迟拔管策略是一种安全有效的气道管理选择。与气管切开相比，能更快恢复说话和经口进食。肿瘤分期为 T1 和 T2、没有扩大切除、一期闭合或使用筋膜皮瓣重建、没有术前放疗、单侧或不做颈淋巴结清扫术的患者与决定采用延迟拔管策略的安全管理独立相关[45]。患者在转移到 PACU 前，应确认

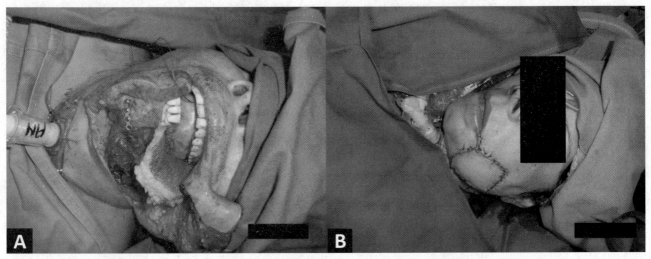

• **图 21.3** （A）1 例接受下颌骨扩大切除术并进行大块皮瓣重建的患者。（B）采用气管切开对这例患者进行术后气道管理（见彩图）

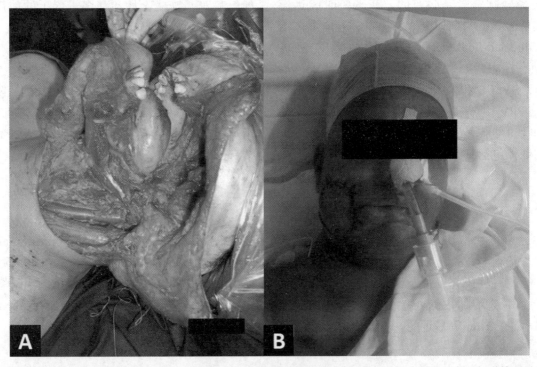

• **图 21.4** （A）接受下颌边缘切除并重建的患者。（B）采用保留气管导管过夜对这例患者进行术后气道管理（见彩图）

已移除喉部填塞物。

术后处理

监护

应在 PACU 中密切监护此类患者。所有患者术后必须进行心电图、脉搏血氧饱和度和血压监测。患者应保持半卧位。对任何气道阻塞、ETT 移位、气道是否通畅、肺换气不足或由镇静或阿片类药物导致的呼吸暂停和出血，都需重点监测。对游离皮瓣手术应密切监测皮瓣，确保血压和体温正常。

气道管理

到达 PACU 后，护士应确保导管位置正确，无分泌物，并妥善固定。根据情况，患者可以通过 T 形管或使用呼吸机压力支持（pressure support，PS）通气模式进行自主呼吸过夜。加湿是确保导管耐受的必要条件。干燥的氧气可能会刺激气道，导致咳嗽、黏膜脱落、分泌物增厚和滞留，同时黏液纤毛清除受损，增加导管堵塞的风险[46]。可使用热湿交换（heat and moisture exchanger，HME）过滤器被动提供加湿，也可使用雾化器主动提供加湿[47]。

镇静

术后可能需要镇静才能耐受人工气道。与气管切开相比，保留 ETT 需要更深的镇静。利多卡因雾化吸入、阿片类药物（例如吗啡）、右美托咪定和瑞芬太尼输注可用于镇静和耐受插管。术后需要密切监测，尤其是在未接受机械通气的患者中，使用阿片类药物用于镇静，可能会因残余麻醉作用而加重。

疼痛管理

头颈部癌症手术患者的疼痛管理通常不理想[48]。疼痛程度由手术范围、持续时间以及术前是否合并疼痛[49]等多因素决定，手术当天疼痛最严重，随后疼痛逐步减轻[50]。术后应使用多模式镇痛，重点是减少疼痛管理所需的阿片类药物用量。最近的法国指南提倡在术后疼痛管理中使用多模式镇痛和使用吗啡患者自控镇痛（patient controlled analgesia，PCA）。此外，术后进行气管切开导管更换和鼻胃管插入等操作时，应充分镇痛[51]。

拔管

除术前存在困难气道，手术操作导致的咽喉水肿、大块皮瓣置入口腔以及术后出血的风险可能会使拔管后重新建立气道变得极其困难。因此，此类患者气管拔管风险很高[52]。对这类患者，气管拔管是一种选择性操作，应仔细计划。气道水肿可通过喉镜或气囊漏气试验检查。在进入恢复病房时，可使用糖皮质激素来减轻气道水肿[53-54]。一些中心提倡在拔管前 4 h 使用激素。如果使用，应至少持续到拔管后 12 h[55]。肾上腺素雾化也可用于减少继发于水肿的气道阻塞。

拔管时应制订计划，以便在拔管失败的情况下重新建立气道，最好在白天和人员足够的情况下进行。对手术部位有出血或严重水肿的患者，应延迟拔管。一旦患者完全清醒且气道反射完整，应尝试拔管。拔管前应先通过气管导管吸痰，然后口咽部吸痰。

对拔管失败可能性很高的患者，必要时拔管期间外科医师应在场进行气管切开[52]。对这类患者，可通过气道交换导管（airway exchange catheter，AEC）或支气管镜进行拔管。应注意将 AEC 保持在隆嵴上方，并且不应通过该导管进行通气。AEC 到位后，可通过面罩或鼻导管给患者供氧。只要没有气道通畅性的问题，就应尽快移除 AEC。

再次确认在拔管前已取出咽部填塞物。拔管后，应通过简单的鼻导管给予患者吸氧，并监测气道情况。如果可行，应鼓励患者深呼吸并积极进行肺活量测定。

术后营养

术后由于解剖结构的改变，此类患者的吞咽功能可能严重受损。因此，在患者移出手术室前，放置 Ryles 导管（Ryles tube，RT）非常重要。术后解剖结构的改变以及手术缝线断开的风险可能导致以后难以插入 RT。经管道营养应在手术后 24 h 内开始[16]。对一期喉切除手术患者，应考虑经口进食。以 30 kcal/（kg·d）的能量摄入和 1.2 g/（kg·d）的蛋白质摄入为目标，尤其是在营养不良或患者超过 7 d 无法进食的情况下。

加速康复外科

这是一种涉及多学科、改善手术预后的方法。对麻醉科医师而言，它包括营养优化，限制术前禁食时间，术前给予碳水化合物，对于清洁污染手术围手术期抗生素的使用，使用皮质类固醇和止吐药物，尽量减少使用抗焦虑药或长效镇静药，血栓预防，使用 TIVA 技术，尽量减少围手术期阿片类药物的使用，GDFT 以及适当的血糖和体温控制。还包括尽可能避免进行气管切开。术后治疗重点是个体化疼痛管理方案、早期进食和早期活动。许多研究发现，采用加速康复外科（Enhanced Recovery After Surgery，ERAS）方案治疗头颈部癌症的患者，其恢复更快，术后并发症更少，住院时间更短[25,56-58]。

术后并发症

气道并发症

气管切开拔除套管或气管导管拔管后，应密切监测气道通畅情况。大多数头颈部癌症手术中进行的气管切开都是临时性的。另一方面，喉气管造口术对喉切除术而言是永久性的。气管切开的气道并发症包括气管导管阻塞、移位、气管切开部位感染和下呼吸道感染[59]。长期并发症包括气管皮肤瘘、气管狭窄和导管堵塞[60]。延迟拔管的患者中，继发于呼吸道分泌物或血液的气管阻塞和拔管后无法维持气道通畅是两个最重要的并发症。然而，气道并发症的发生率在气管切开中更为常见[61]。

手术并发症

术后立即观察出血情况，认真监测外科皮瓣。伤口愈合延迟、皮瓣坏死和感染并发症可能在恢复过程中发生，应仔细监测。颈动脉或颈部大血管破裂后可能发生危及生命的出血，通常由感染造成。

头颈部癌症手术中的肌钙蛋白

一项研究报告，15% 接受头颈部癌症切除大手术的患者肌钙蛋白 I 水平升高，其中 20% 在术后发生心肌梗死[61]。重要的是，继发于手术和癌症的高凝状态会增加头颈部癌症患者围手术期心脏并发症的发生风险。

气管切开患者的护理

暂时性气管造口护理包括湿化、安全固定和定期清洁内套管，对分泌物较多的患者间隔时间为 4 h，夜间和机械通气患者的间隔为 8 h。应在床边放置一套单独的套管，以便在需要时快速更换。整个套管应每隔 30 d 更换。如果怀疑导管堵塞，应通过吸引导管处理，如果吸引导管无法通过，表明可能发生导管堵塞或错位。在更换导管时，需要有确认导管位置的方法，如二氧化碳描记图。每个气管切开患者所在的病房都应配备护理气管切开经验丰富的护理人员，在换班时进行日常检查，并在紧急情况下具有清晰的处理流程。

在导管堵塞的情况下，必须记住球囊面罩通气并不可行，对喉切除患者更换导管或进行吸引通常会缓解阻塞。更换部分移位的导管总比尝试重新定位效果好。为争取时间，可以将套囊放气，让患者通过导管周围空隙呼吸[62-63]。喉切除患者只能通过"颈部造口"进行呼吸，应当设置常规提醒、患者识别带或在患者护理区域内设置标识，以避免这类患者在气道紧急情况下给予面罩通气或经口插管。

术后康复

手术后，头颈部癌症患者需要接受发声和吞咽方面的训练，以提高生活质量。康复计划还包括通过下颌拉伸进行张口练习，尤其是对张口受限的患者。与气管切开相比，延迟拔管的患者恢复日常活动的速度更快[59,64]。

特殊手术的特殊考虑

喉切除术

全喉切除术是指切除整个喉部结构，包括会厌、舌骨和气管的病变部分，并建立永久性气管造口用于呼吸。

术前注意事项

气道评估应重点关注与声音变化、吞咽困难、喘鸣和睡眠困难相关的临床体征，这提示困难气道和麻醉后气道阻塞的可能性。出现喘鸣的患者需要紧急行气管切开术。由于担心在切开部位造成种植，有选择时通常避免气管切开。使用肾上腺素雾化、氦氧混合气体和糖皮质激素有助于在制订气道计划时争取时间。

术中注意事项

气管插管通常较容易，然而，由于疾病导致气道狭窄，需要较小型号的 ETT。FB 引导插管可能不是一个合适选择，因其可能堵塞已经狭窄的气道，导致狭窄的喉部发生严重堵塞。当切除喉部（末端气管造口）时，应移出口腔内 ETT，并在喉气管造口处放置一根可弯曲 ETT 以继续全身麻醉（图21.5）。ETT 应用缝线固定在适当位置，在气管造口处可见气管导管套囊，以避免支气管内插管和漏气。

术后注意事项

应在喉气管造口处放置儿童面罩或气管造口面罩进行给氧。患者身边应始终备有气管切开套管，以备在紧急情况下进行通气和给氧。其他注意事项详见气管切开护理部分。

喉内声带手术

喉内声带手术是通过激光或显微喉镜进行的。适应证包括声带结节、息肉、白斑等。就手术而言，这不是一种复杂的手术，但由于共用气道，对麻醉科医师来说极具挑战性。当使用激光技术进行手术时，还需要考虑气道着火的问题。

气道管理和通气

可使用直径较小的 ETT 持续进行机械通气，例

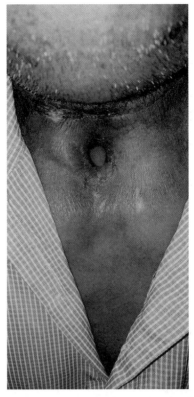

· **图 21.5**　喉切除造口患者（见彩图）

如直径较小、长度较长的显微喉镜导管，其套囊位置靠近远端，以避免手术器械造成破裂。这对声带前部的手术有益，因为后部区域被导管遮挡。抗激光导管也可用于激光手术，使气道着火风险降至最低。其他用于通气的技术包括通过喷射导管或普通喉镜侧口实施间歇喷射通气，或间歇气管插管和通气等。最近一种被描述为无管手术的氧合方法是使用 HFNCO 技术进行呼吸暂停通气，称为 THRIVE。这项技术的优点是手术中不进行气管插管，也不会中断通气。但对激光手术而言，应由有激光手术经验的人员使用 THRIVE，因为他们了解着火三角关系。除导管类型外，在手术室内还应严格遵守关于手术室人员和患者安全以及防止激光火灾的建议。

甲状腺手术

甲状腺手术的麻醉包括术前评估气道损伤和甲状腺功能，对胸骨后甲状腺患者应制订详细的气道管理计划，以及甲状腺功能和血钙的术后管理，此外还应了解双侧声带麻痹和双侧血肿相关并发症的处理。虽然术中神经监测的使用显著减少了喉返神经损伤，但由于电极放置不当或监测时肌松拮抗不

足，仍可能发生损伤。

气道评估

气管软化的评估对长期存在的和较大的甲状腺肿块非常重要。此外，术前需要评估甲状腺功能。在神经监测的情况下，ETT 电极的正确放置对保护声带至关重要。视频喉镜特别有助于更好地显示声带和明确 ETT 的位置。对气管软化或胸骨后甲状腺肿瘤患者，气道可能会塌陷，最好保持患者的自主呼吸，直到建立安全的气道。首选加强钢丝管以防止 ETT 因外部压力而受到挤压。FB可用于确保 ETT 通过受到外部压迫的部位。对于气管外部受压的患者，可以使用正常型号的导管。然而，当肿瘤侵犯气管时，可能存在固定畸形，需要较小型号的导管。在一份关于气管软化管理的专家共识中，对气道塌陷患者应始终使用硬质支气管镜[65]。

术后注意事项

甲状腺手术的 PONV 发生率很高，建议高危患者使用两种以上的干预措施。因为已分泌的甲状腺激素存在半衰期（T3 为 1 d，T4 为 5 ～ 7 d），1 周内不会出现甲状腺功能减退，当出现甲状腺功能减退时，需要药物替代。对甲状腺切除患者，也可能因外伤或甲状旁腺切除或继发于腺体血管离断的缺血而发展为甲状旁腺功能减退。这类患者将可能出现低钙血症（20% ～ 30%）以及相关症状，如 Chvostek 和 Trousseau 等相关体征。需要静脉注射葡萄糖酸钙来迅速缓解急性低钙血症的症状。此外，需要补充维生素 D 和钙，用于长期治疗低钙血症（至少 10 d）。喉返神经麻痹包括暂时性和永久性。

大多数喉返神经麻痹患者能够康复，除非患者出现喘鸣，否则不需要进行干预。出现喘鸣时可能需要进行气管切开。对双侧颈部血肿致气道损伤的患者，可在 PACU 中拆除颈部缝线，以减轻气道压迫，同时准备手术止血[66]。

微血管手术

皮瓣移植失败与患者高龄、吸烟、相关医疗条件、术前血红蛋白水平低以及围手术期液体管理不良有关。

术前注意事项

糖尿病、甲状腺功能减退、营养不良和贫血（血红蛋白＜ 10 g/dl）等基础疾病可对皮瓣移植预后产生不利影响，需要术前纠正。

术中注意事项

由于缺乏淋巴引流或重新吸收组织间液的能力，发生水肿的风险增加，游离皮瓣对过量的液体摄入很敏感。虽然液体过多与皮瓣移植失败有关，但液体负平衡和血液稀释有可能导致皮瓣血栓形成。使用晶体液或胶体液没有区别。液体过多与皮瓣预后不良独立相关。低体温可能与血管收缩和皮瓣预后不良有关。七氟烷已被证明能改善内皮细胞祖细胞功能，并可能改善血管愈合[14, 41, 67-68]。维持血压应优先使用血管升压药而不是液体超负荷。

术后注意事项

Zhong 等发现，术后第 1 天最佳补液量为 3.5 ～ 6 ml/（kg·h）[69]。血管升压药，尤其是用于术后维持正常血压的去甲肾上腺素，已被证明可改善皮瓣预后[42]。研究表明，由于黏度增加和免疫抑制，输血与皮瓣预后不良有关[70]。一些医学中心实行等容血液稀释。术后早期经口进食显著缩短住院时间，不会增加皮瓣相关并发症。然而，外科医师可能担心重新经口饮食，理论上可能有伤口裂开和瘘管形成的风险。

需要神经肌肉监测的手术

头颈部癌症最常见的两种需要神经监测的手术是用于识别喉返神经的甲状腺手术和用于识别面神经分支的腮腺手术。

甲状腺手术

即使是最有经验的外科医师，喉返神经损伤的发生率也有 0.3% ～ 18.9%。术中神经电生理监测有助于神经识别和解剖，不会造成神经损伤。对麻醉科医师来说，麻醉诱导应使用中效或短效肌松药，以便在术中监测时肌松药的作用能完全消失。使用带有导电银墨电极的特殊 ETT，在声带位置有一个深黑色交叉标记。在解剖和刺激喉返神经期间，患者不应受任何肌松药的影响。肌松药能降低诱发反

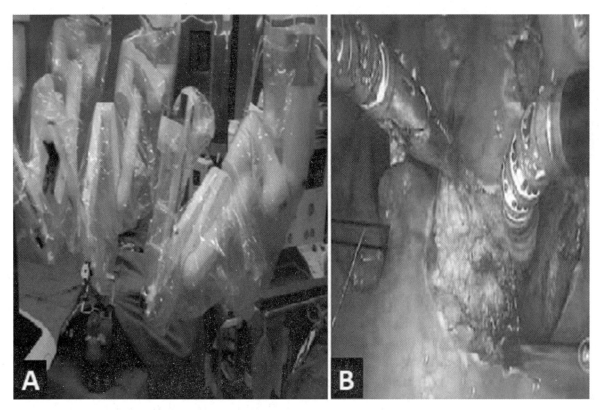

· **图 21.6** （A）正在接受机器人扁桃体切除术的患者，麻醉机位于患者脚侧。（B）机器人扁桃体切除术（见彩图）

应的振幅，使术中神经电生理监测预防喉返神经损伤的敏感性下降。可以通过持续静脉输注丙泊酚、右美托咪定、瑞芬太尼、利多卡因等麻醉药维持麻醉。在高剂量下，丙泊酚可能抑制复合肌肉动作电位。辅助用药有助于减少丙泊酚维持麻醉的剂量。使用空气和氧气可维持通气。如果使用吸入麻醉药，其肺泡最低有效浓度应低于 1。应使用神经肌肉监测仪检查拇内收肌的活动。

腮腺手术

腮腺手术通过术中神经监测（Intra-Operative Neuro Monitoring，IONM）能够避免损伤与腮腺密切相关的面神经分支。根据面神经分布放置电极。基本生理学和麻醉管理与甲状腺手术非常相似。

经口机器人手术（transoral robotic surgery，TORS）

口咽肿瘤可以通过微创机器人进行手术。达芬奇机器人由坐在控制台上的外科医师远程控制，一

只机械臂控制相机（内镜），另两只机械臂控制左右手的器械。手术时，麻醉机位于患者脚侧，机器人移动到位，机械臂位于患者胸部上方（图 21.6）。手术只限于接触患者的面部、颈部和胸部。麻醉方案与之前描述的类似。首选经鼻 RAE 导管，需要更长的麻醉回路。面部应垫好软垫，用眼镜保护眼睛，并提供足够的肌松，以避免机械臂造成损伤。如果怀疑广泛的气道水肿，可以延迟拔管或气管切开。

参考文献

扫二维码见参考文献

第 22 章

心脏、肺和纵隔癌症手术的麻醉管理

Alexandra L. Lewis，Anahita Da bo–Trubelja

郭玉 译 包睿 校

本章由三部分组成，每部分阐述了行开胸手术的癌症患者围手术期管理的不同方面。在过去 10 年，胸科领域在多个方面取得进步，如微创手术的兴起、免疫治疗药物的引入以及通过加速康复方案实现管理标准化的趋势。随着这些进步，本章旨在为麻醉科医师提供建议，以优化其胸科手术的知识基础。

癌症患者胸科手术的麻醉管理

肺癌仍是美国癌症相关性死亡的首要原因。据最近的癌症数据估计，美国每年有 239 320 例新发肺癌病例，2010 年有 161 250 人死于肺癌[1-3]。影响肺癌发展的最常见可改变因素包括吸烟、职业暴露（即石棉、砷、铍硅化物和柴油烟雾）、饮食和电离辐射[4]。虽然肺癌有多种危险因素，但吸烟与 90% 的肺癌死亡有关[5-6]。公共卫生运动和医师干预仍是促进戒烟最有效的策略。近年来，越来越多的努力致力于鼓励高危患者进行早期筛查。2013 年美国全国肺筛查试验（National Lung Screening Trial，NLST）表明，低剂量 CT（low-dose computed tomographic，LDCT）筛查可使死亡率降低 20%，指南建议高危患者每年进行 LDCT 筛查[7-8]。随着越来越多的患者接受筛查，预计检出率会更高，手术干预需求也会增加。

在过去 10 年，外科技术的进步以及新型免疫治疗药物的开发既延长了患者生存期，又改善了术后结果。这些进步给围手术期管理带来了新的挑战。在本章中，我们将讨论术前评估的重要性，并关注肺癌诊断及肺癌的新兴疗法；为开胸或微创胸科手术的术中管理提供建议；最后，对肺切除术后如何降低病残率和死亡率的管理加以讨论总结。

肺癌的肿瘤学管理

明确肺癌的临床特征、分期和治疗对优化肺癌围手术期管理非常重要。肺癌分为两大类：非小细胞肺癌（non-small cell lung cancer，NSCLC）和小细胞肺癌（small cell lung cancer，SCLC）。NSCLC 和 SCLC 分别占肺癌的 85% 和 15%。NSCLC 主要有三种亚型，包括腺癌、鳞状细胞癌和大细胞癌。在所有肺癌中，腺癌仍是最常见的肺癌类型，发病率为 40%[9]。

确诊后，肿瘤科医师根据 TNM 分期系统（图 22.1）制订合适的治疗计划。

对麻醉科医师而言，熟悉肿瘤科医师治疗 NSCLC 和 SCLC 的化疗药物及新兴疗法至关重要。

目前，化疗和手术仍是肺癌的主要治疗方法。基于铂类的卡铂或顺铂化疗是治疗 NSCLC 和 SCLC 药物的中流砥柱。基于铂类的化疗已与其他类型的化疗药物联合使用，以实现针对癌细胞的持久免疫反应。然而，许多化疗药物的缺点是无法区分正常细胞和癌细胞，从而导致严重的全身毒性（表 22.1）。

癌症免疫疗法已成为一种新疗法，这些药物引导免疫系统专门针对肿瘤细胞，从而最大限度地减少全身化疗的有害影响。肺癌的免疫治疗由一大类广泛的药物组成，包括：

- 免疫检查点抑制剂。
- 嵌合抗原受体 T 细胞（CAR-T）。
- 单克隆抗体。
- 非特异性免疫疗法。
- 癌症疫苗。

每类药物都有特定的机制以调控免疫系统对抗肿瘤细胞及其作用机制，详见表 22.2。

分类

原发肿瘤(T)的分类

TX 未发现原发肿瘤，或通过痰细胞学或支气管灌洗液发现癌细胞，但影像学及支气管镜检无法发现

T0 无原发肿瘤的证据

Tis 原位癌

T1 肿瘤最大径≤3 cm，周围包绕肺组织或脏胸膜；支气管镜检未见肿瘤侵及叶支气管及更近端

T1a 肿瘤最大径≤2 cm

T1b 肿瘤最大径>2 cm但<3 cm

T2 肿瘤最大径>3 cm但<7 cm，或具有以下任一特征：侵犯主支气管，距离隆嵴≥2 cm；侵犯脏胸膜(PL1或PL2)；肺不张或阻塞性肺炎波及肺门区域，但未累及一侧全肺

T2a 肿瘤最大径>3 cm但≤5 cm

T2b 肿瘤最大径>5 cm但<7 cm

T3 肿瘤最大径>7 cm或直接侵及壁胸膜(PL3)、胸壁(含肺上沟瘤)、膈肌、膈神经、纵隔胸膜、壁层心包；或肿瘤位于主支气管内距隆嵴<2 cm，但未侵及隆嵴；或相关肺不张或阻塞性肺炎波及一侧全肺，或分开的肿瘤病灶位于同一肺叶

T4 任何大小的肿瘤侵犯下列结构：纵隔、心脏、大血管、气管、喉返神经、食管、椎体、隆嵴或分开的肿瘤病灶位于原发肿瘤同侧的不同肺叶

远处转移(M)的分类

M0 无远处转移

M1 远处转移

M1a 分开的肿瘤病灶位于对侧肺叶内，肿瘤伴有胸膜结节或出现恶性胸腔积液或心包积液

M1b 远处转移(胸腔外脏器)

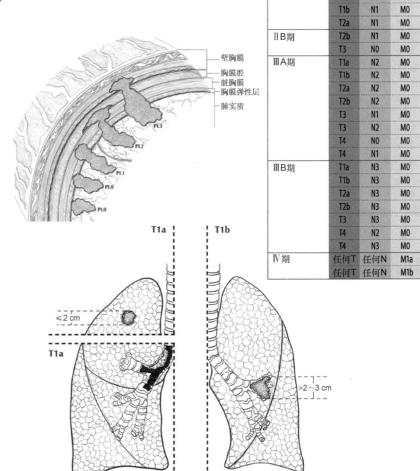

解剖分期/预后分组		
隐匿癌	TX	N0	M0
0期	Tis	N0	M0
IA期	T1a	N0	M0
	T1b	N0	M0
IB期	T2a	N0	M0
IIA期	T2b	N0	M0
	T1a	N1	M0
	T1b	N1	M0
	T2a	N1	M0
IIB期	T2b	N1	M0
	T3	N0	M0
IIIA期	T1a	N2	M0
	T1b	N2	M0
	T2a	N2	M0
	T2b	N2	M0
	T3	N1	M0
	T3	N2	M0
	T4	N0	M0
	T4	N1	M0
IIIB期	T1a	N3	M0
	T1b	N3	M0
	T2a	N3	M0
	T2b	N3	M0
	T3	N3	M0
	T4	N2	M0
	T4	N3	M0
IV期	任何T	任何N	M1a
	任何T	任何N	M1b

壁胸膜
胸膜腔
脏胸膜
胸膜弹性层
肺实质

PL3　PL2　PL1　PL0　PL0

T1a　T1b

≤2 cm

T1a

>2~3 cm

· 图 22.1 美国癌症联合委员会：肺癌分期第 7 版

（译者注：2017 年 1 月 1 日正式开始实施第 8 版，对第 7 版 T 分期、N 分期、M 分期进行了相应的改动）

表 22.1　非小细胞肺癌和小细胞肺癌的化疗

化疗	药物	常见副作用
烷化剂（铂类）	卡铂 顺铂	恶心、呕吐、贫血、中性粒细胞减少、神经毒性、肾毒性
紫杉烷类	紫杉醇 多西他赛	心室功能障碍、心律失常、肺炎、周围神经病变、液体潴留、皮肤毒性
蒽环类	多柔比星 注射用盐酸多柔比星	心脏毒性（心包炎、左心室功能不全、心力衰竭）
长春碱类	长春新碱 长春碱 长春瑞滨	骨髓抑制、周围神经病变、肌痛，偶见虚弱

表 22.2 肺癌的免疫疗法

免疫疗法	作用机制	药物举例
免疫检查点抑制剂	单克隆抗体靶向 T 细胞上特定的受体-配体通路	纳武单抗（Nivolumab） 德瓦鲁单抗（Durvalumab） 派姆单抗（Pembrolizumab） 阿特珠单抗（Atezolizumab）
CAR-T 细胞	提取患者体内的 T 细胞，经过基因修饰后表达特异性嵌合抗原受体。经过修饰的细胞被克隆后，再将其回输至患者体内，以引起免疫反应	PD-L1 CAR-T 细胞（目前正在研究中）[a]
单克隆抗体	针对特定抗原（生长因子）的抗体	西妥昔单抗（EGF） 贝伐珠单抗（VEGF） 厄洛替尼（VEGF） 吉非替尼（EGFR）
非特异性免疫疗法	没有具体的目标。使用细胞因子来增强免疫系统或减缓血管生成	IL-2 干扰素 α 和 β
癌症疫苗	接触肿瘤抗原，激活记忆 T 细胞和 B 细胞	CIMAvax 表皮生长因子疫苗[a]

CAR-T 细胞，嵌合抗原受体 T 细胞；EGF，表皮生长因子；EGFR，表皮生长因子受体；IL，白介素；PD-L1，程序性死亡配体 -1；VEGF，血管表皮生长因子。

[a] 未获美国 FDA 批准

术前评估

胸科患者通常病史复杂，需全面评估以明确相关病史。胸科患者的术前评估应分为三个主要部分：①肺功能评估；②合并症和主要危险因素的评估；③优化策略的制订。

肺功能的术前评估应包括全面的体格检查以及相关检测和影像学检查，以评估呼吸力学、气体交换和心肺交互作用。体格检查时，对一般外观、肌肉萎缩、颈围、杵状指、发绀、呼吸频率和模式、谈话时的呼吸困难及运动情况的评估可提供关于患者肺部状况的重要信息[10]。咳嗽（包括频率）、咳痰、有无活动时呼吸困难以及近期肺部感染的症状可提示肺部疾病的严重程度。

肺功能检查（pulmonary function tests，PFT）提供有关呼吸力学和气体交换的有用信息。PFT 的具体测量结果与术后不良结局相关。开胸术后呼吸并发症最有效的检测是预测术后 FEV_1[11]。FEV_1 是指 1 秒内从肺部呼出的气体量。预测术后 FEV_1（$ppoFEV_1$）是通过确定肺切除术后剩余的有功能肺组织量来计算的。术后 FEV_1 的简单计算方法是使用以下公式[12]：

$ppoFEV_1\%$ ＝术前 $FEV_1\%×$（1 －功能性肺组织切除百分比）。

$ppoFEV_1$ 主要用于风险分层。$ppoFEV_1 < 40\%$ 与呼吸并发症风险增加相关。一氧化碳扩散容量（diffusing capacity for carbon monoxide，D_{LCO}）是另一项可以预测术后结果的肺功能检查。D_{LCO} 代表肺泡-毛细血管膜气体交换的能力。与 FEV_1 相似，预测术后 D_{LCO}（$ppoD_{LCO}$）计算方法如下：

$ppoD_{LCO}\%$ ＝术前 $D_{LCO}\%×$（1 －功能性肺组织切除百分比）。

Brunelli 等证实 D_{LCO} 和 ppo D_{LCO} 可预测术后病残率和呼吸系统并发症，即使在正常气流时也如此[13-14]。这些参数中，低 D_{LCO} 是术后肺部并发症的最强预测因子之一，而 FEV_1 根本不是一个独立预测因子[15]。一些研究认为，无论 FEV_1 如何，都应使用 D_{LCO} 参数。

PFT 的另一优点是能够提示反应性气道疾病的存在，使用支气管扩张剂可改善这种情况。PFT 中，对支气管扩张剂反应良好的患者使用支气管扩张剂是合理的。心肺运动试验（cardiopulmonary exercise test，CPET）可评估氧摄取和心肺储备，与静息心肺运动试验相比，CPET 明显是一个更好的预测术后肺部并发症的指标[16]。最大耗氧量（Vo_{2max}）< 10 ml/（kg·min）与胸科手术后 4% 的死亡率相关，因此强烈推荐肺切除术的临界值为 20 ml/（kg·min）[17]。

大型肺切除术（双叶切除术和全肺切除术）建议行特殊的影像学检查。通气 / 灌注肺扫描（V/Q 扫描）可提供双肺灌注分布的详细信息。扫描是通过吸入放射性氙以及注入锝标记的大聚集体来实现的，每侧肺吸收的放射性百分比与该肺对整体功能的贡献相关[18]。FEV_1 也可以通过 V/Q 扫描获得，且可据此计算预测术后 FEV_1 值。

影像学在支气管内侵袭以及血管结构受累的术前评估中起着重要作用。胸片通常作为首选成像检查方式，可以评估肺实质的不规则性、胸腔积液和纵隔移位。CT 扫描可提供肺实质（如大泡的存在）、气道压迫和（或）支气管内病变的详细信息。对多种影像学方法的回顾有助于制订稳妥的麻醉计划。

术前评估的主要内容是根据患者的合并症和危险因素制订降低风险的策略，以预防术后并发症。除肺部评估外，还应进行心脏病史评估。围手术期心血管危险因素应根据需要通过进一步检测进行评估。活动能力良好（＞4 MET）的患者无需进一步检测。活动能力差（＜4 MET）和（或）已知有缺血性心脏病或心力衰竭病史的患者应行药物负荷试验。负荷试验的结果将决定是否需要进行冠状血管重建术。

与围手术期风险增加相关的病理状况，包括贫血、营养不良、虚弱、慢性阻塞性肺疾病、饮酒和主动吸烟，可在手术等待期得到治疗和改善[19-20]。贫血和营养不良在癌症患者中很常见，纠正这些病理状况可显著改善临床结局。应调查贫血的根本原因并进行治疗。口服铁补充剂和使用促红细胞生成素可能对特定人群有益，但并非没有风险。多数情况下，如果早期开始，增强免疫的营养补充剂可能足以解决贫血和营养不良的问题。此外，鼓励术前戒烟和吸气肌训练以优化术前肺功能。术前应对可改善和不可改善的风险因素进行全面审查，以优化围手术期计划。

术中管理

肺癌患者的术中管理也为麻醉科医师带来一系列独特挑战。保护性通气策略、镇痛和审慎的液体管理对术后快速康复至关重要。本节将讨论术中管理，特别关注气道管理、通气策略、镇痛和液体管理。

术中监测

胸科手术需要在麻醉诱导前使用标准的 ASA 监护指标和足够口径的静脉通路。大口径静脉通路是必需的，外周通路较差的患者强烈推荐使用中心静脉导管，以保证充分的液体复苏。有创监测的使用取决于肺切除的范围以及是否存在明显的合并症。动脉监测适用于大型解剖性肺切除术（即肺叶切除术、双叶切除术和全肺切除术）。无论肺切除的范围如何，强烈推荐有明显心脏或肺部疾病病史（即心肌缺血或充血性心力衰竭病史）的患者行动脉监测。动脉置管监测允许测量动态指数以评估液体反应性。在胸科手术中，动态指标的读数可能会随开放式胸腔以及胸腔充气时胸内压的变化而改变。经食管超声心动图（transesophageal echocardiography，TEE）是一种有价值的成像方式，可与来自动脉的动态指标相结合，为患有严重冠状动脉疾病和（或）低射血分数的患者提供有关液体状态和心室功能的额外信息。

气道管理

胸科手术的气道管理需要在麻醉诱导前做好充分计划。全面的病史和体格检查可预测气道管理的困难程度。头颈部癌症病史在肺癌患者中很常见。先前的头颈部手术和放疗会扭曲气道解剖结构，给气道管理带来挑战。气管切开术或预先存在的造口可能会阻碍特定气道装置的使用。

双腔气管导管是胸科单肺通气（one-lung ventilation，OLV）的首选气道设备。左侧和右侧双腔管皆可用，但首选左侧双腔气管导管，因其可保持右上叶支气管开口通畅。右侧双腔气管导管提供了一个额外的孔口来为右上叶通气，但如果不直接定位，其可能会无意中阻塞右上叶。右上叶支气管的解剖变异导致右侧双腔气管导管难以定位。虽然双腔气管导管的使用很常见，但有一些临床情况会阻碍其使用。对于以下情况，双腔气管导管相对禁忌[21]：

- 困难气道。
- 气管切开后已存在造口。
- 气管狭窄。
- 因气道阻塞造成解剖畸形。
- 张口受限。

上述临床情况下应考虑支气管封堵器作为双腔气管导管的替代品。支气管封堵器与单腔气管导管

191

一起使用，根据气管内管的大小，可由气管内或气管外放置。支气管封堵器在以下临床病例中具有明显的优势：

- 儿童患者（小气道）。
- 困难气道（如头颈部放疗、颈椎损伤）。
- 存在术后通气风险的长时间手术（如食管切除术），最大限度地减少因更换气道设备导致的气道失去保护风险。
- 无法忍受长时间呼吸暂停的患者（如 ICU 通气患者）。

支气管封堵器的缺点是放置困难、有移位风险、封堵肺塌陷缓慢以及手术肺吸痰困难。两种气道装置皆有优缺点。与支气管封堵器相比，双腔气管导管的选择取决于多种因素，麻醉诱导前麻醉科医师应与外科医师讨论具体气道装置的使用。

诱导与维持

应选择减轻手术应激并利于快速康复的药物进行诱导及维持。胸科手术中使用吸入麻醉药而非静脉麻醉药仍是一个有争议的问题。已知单肺通气开始后通气肺中的炎性标志物会增加，但关于选择吸入或静脉药物是否导致胸科手术期间炎症的证据仍不清楚。Schilling 等将七氟烷、地氟烷与丙泊酚对 OLV 患者的效果进行了比较，发现与接受丙泊酚的患者相比，接受地氟烷或七氟烷的患者支气管肺泡灌洗液样本中炎症标志物水平较低[22-23]。地氟烷和七氟烷的使用可抑制局部肺泡的炎症反应，但不能抑制 OLV 引起的全身炎症反应。基于这些发现，从临床角度来看，并没有哪一方有明显的优势，使用静脉还是吸入药物应由麻醉科医师判断。

疼痛管理

胸科手术后的疼痛是最严重的术后疼痛类型之一。疼痛缓解不足会导致行动不便、呼吸无效和分泌物清除不良，从而增加术后肺不张、肺炎和肺栓塞的发生率[24]。有效的镇痛可改善呼吸力学并提高术后拔管的成功率。区域麻醉和阿片类药物以及非阿片类药物的使用为疼痛控制提供了多种选择。硬膜外镇痛长期以来一直被确立为胸科手术期间疼痛管理的金标准，且具有多种益处。胸段硬膜外镇痛（thoracic epidural analgesia，TEA）的主要优点是减少手术中全身性阿片类药物的使用，从而降低

其所致呼吸抑制的风险。呼吸抑制会抑制咳嗽反射并因分泌物滞留而增加肺部感染的风险。留置硬膜外导管时，呼吸抑制的风险很低。硬膜外镇痛可有效缓解疼痛并增加患者对控制咳嗽的参与。TEA 的潜在并发症包括血肿或脓肿形成，故应在术后期间仔细监测。

尽管放置硬膜外导管仍是肺部手术疼痛控制的金标准，但周围神经阻滞在疼痛管理中的应用越来越受欢迎，包括椎旁神经阻滞（paravertebral nerve blocks，PVB）、前锯肌平面（serratus anterior plane，SAP）阻滞、竖脊肌平面（erector spinae plane，ESP）阻滞、横突-胸膜中点（midtransverse process to pleura，MTP）阻滞和肋间神经阻滞（intercostal blocks，ICB）。周围神经阻滞的好处是能够以最小的出血风险进行单侧阻滞。在上述神经阻滞中，PVB 已在文献中得到充分研究。比较 PVB 和 TEA 下患者静息以及咳嗽时的疼痛程度，结果表明，在开胸术后 72 h 内两组有显著差异且 PVB 更优[25]。研究一致表明，PVB 是治疗开胸术后疼痛有效的硬膜外镇痛替代方法，而其副作用方面更有优势[26-27]。2016 年的一项系统综述证实，PVB 比 TEA 的轻微并发症更少，包括低血压（8 项研究，445 例参与者，RR 0.16，95%CI 0.07 ～ 0.38，$P < 0.0001$）、恶心呕吐（6 项研究，345 例参与者，RR 0.48，95%CI 0.30 ～ 0.75，$P = 0.001$）、皮肤瘙痒（5 项研究，249 例参与者，RR 0.29，95%CI 0.14 ～ 0.59，$P = 0.0005$），以及尿潴留（5 项研究，258 例参与者，RR 0.22，95%CI 0.1 ～ 0.46，$P < 0.0001$）[28]。PVB 也被用于微创胸科手术的疼痛管理。然而，前锯肌平面阻滞和竖脊肌平面阻滞正逐渐成为微创胸科手术的合适选择，因为这些阻滞具有明显标志，安全且易于操作。在胸腔镜辅助胸科手术（video assisted thoracic surgery，VATS）肺叶切除术患者中，有研究证实，超声引导前锯肌平面阻滞比单纯全麻能显著减少术中阿片类药物的消耗和苏醒时间[29]。胸科手术竖脊肌平面阻滞的相关文献有限，需要更多研究。肋间神经阻滞在术前并不常见，但在开胸手术情况下外科医师可直视下进行，也可用于椎管内麻醉禁忌的患者行微创手术。最后，当微创手术转为开胸手术时，这些较新的筋膜阻滞可以作为拯救性阻滞，直至手术结束后安全放置硬膜外导管。

除区域麻醉外，非阿片类药物也可进一步减少阿片类药物的使用。右美托咪定和氯胺酮注射液的

添加可增强镇痛效果。右美托咪定已被证明可减少微创和开胸手术后患者阿片类药物的消耗。Lee 等显示，VATS 术中使用右美托咪定后疼痛评分、阿片类药物消耗、术后恶心呕吐发生率以及躁动均显著降低[30]。最近的一项随机对照研究证实，右美托咪定联合胸段硬膜外麻醉可增强开胸术后镇痛效果，表现为疼痛评分和总镇痛剂量降低[31]。如果肾和肝无异常，常规静注对乙酰氨基酚和酮咯酸可以减少阿片类药物的使用。总之，胸科患者疼痛管理需要多模式的方法，联合使用阿片类药物、非阿片类药物辅助剂和区域麻醉，以确保最佳的疼痛控制。

通气策略

肺部并发症一直是胸科手术后病残率和死亡率的主要原因[32]。肺部并发症包括肺不张、肺炎、脓胸、肺栓塞、支气管胸膜瘘和急性呼吸衰竭。这些并发症随着预防性抗生素的使用、镇痛改善、保护性通气策略的实施和术后胸部物理治疗而减少。肺部并发症中，急性肺损伤（acute lung injury, ALI）的发生率仍然很高，一项大型队列研究报道其发生率为 2% ～ 7%[33-35]。据报道，与肺损伤相关的死亡率高达 50%[36]。ALI 原因通常是多因素的，手术创伤、呼吸机引发的损伤和液体超负荷被确定为致病因素。

机械通气被公认为是围手术期 ALI 的重要危险因素。肺过度充气、缺氧 / 高氧伴氧化应激以及机械通气引起的再灌注损伤会增加促炎介质的释放，从而导致肺泡损伤[37-39]。保护性通气的实施对降低胸科手术后并发症的风险至关重要。小潮气量、肺复张策略和呼气末正压（positive end expiratory pressure，PEEP）的应用已被广泛认可是保护性双肺通气的核心要素。肺保护性通气策略可减少非胸科手术中肺部并发症早已得到证实。OLV 肺保护策略的研究一直滞后，但在过去 10 年中取得了重大进展。

保护性通气策略的基本原则是，尽量减少与 OLV 相关的气压伤、肺不张和炎性损伤。Licker 等评估肺保护策略的影响，探讨使用潮气量 < 8 ml/kg（理想体重）、吸气平台压 < 35 cmH$_2$O、PEEP 为 4 ～ 10 cmH$_2$O，以及复张手法对临床结局的影响。该研究发现，保护性通气组 ALI 的发生率低于常规通气组（0.9% vs. 3.7%，P < 0.01）[40]。这些结果为进

一步研究 OLV 奠定了基础。Blank 等表明同时应用小潮气量和足够 PEEP 可防止过度膨胀、肺不张和萎陷以保护肺免受医源性损伤[41]。在这项研究中，作者还探讨了驱动压和呼吸结果之间的关系。

驱动压是动态肺应力的替代指标，可定义为吸气末气道平台压与 PEEP 之间的差值[42-43]。或者，驱动压可计算为 ΔP ＝潮气量 / 呼吸系统或肺的顺应性。Blank 等证实，每增加一个单位（1 cmH$_2$O）驱动压，主要发病风险增加 3.4%。据报道，在胸科手术期间，驱动压导向通气患者的术后肺部并发症发生率为 5.5%，而常规保护性通气患者的这一发生率为 12.2%[44]。这些研究结果将改变目前对保护性肺通气的建议，并鼓励麻醉科医师使用驱动压导向通气。

应特别注意特定人群的呼吸机设置。既往暴露于博来霉素的癌症患者在 OLV 期间有肺损伤的风险。OLV 期间通常需要较高的 FiO$_2$ 以预防低氧血症，麻醉科医师在给使用博来霉素的患者进行操作时，可能需要容忍较低的 SpO$_2$ 和 FiO$_2$ 水平。限制性肺病患者可能需要增加 PEEP 以减少 OLV 期间的肺不张和肺内分流。相反，慢性阻塞性肺疾病患者在 OLV 期间可能出现自发性 PEEP，从而增加过度充气和分流增加的风险[45]。肺大泡的存在可能需要避免氧化亚氮，推荐低气道压和小潮气量通气、延长呼气时间以及允许性碳酸血症[46]。此类患者对允许性高碳酸血症的耐受性一般较好，麻醉科医师应避免调整呼吸机设置以使呼气末 CO$_2$ 正常。Wei 等证实，OLV 期间治疗性高碳酸血症不仅能改善呼吸功能，还能减轻肺切除术患者 OLV 相关的局部和全身炎症[47]。高碳酸血症对特定人群可能并不安全。高碳酸血症增加心动过速、心脏收缩性和收缩压，并降低全身血管阻力，这可能对有明显心脏病史的患者不利。因此，在 OLV 过程中应谨慎实施保护性肺通气策略，以减少有严重合并症患者的并发症。

体液管理

虽然通气策略会影响术后结果，但在胸科手术期间适当的液体管理同样重要。胸科手术期间的液体管理仍然是麻醉科医师面临的挑战。体液超负荷和组织水肿的风险必须与低血容量和终末器官缺血的风险相平衡[48]。限制液体可以预防胸科手术后

的肺部并发症，但会增加急性肾损伤的潜在风险。Wu 等进行了一项回顾性研究，以检查以下液体方案对术后结局的影响：限制性（Q1）≤ 9.4 ml/（kg·h）；9.4 ml/（kg·h）＜中等（Q2）＜ 11.8 ml/（kg·h）；11.8 ml/（kg·h）≤中等自由（Q3）≤ 14.2 ml/（kg·h）；自由（Q4）＞ 14.2 ml/（kg·h）[49]。研究发现，限制性和自由补液方案与不良预后相关，中等补液速度［9.4 ～ 11.8 ml/（kg·h）］组患者术后肺炎及术后肺部并发症的发生率最低。

晶体和胶体在胸科的应用仍有争议。Ishikawa 等表明，胶体增加了术后急性肾损伤，导致肺部并发症发生率增加和住院时间延长[50-51]。相较而言，Wu 等证实，术中以＞ 3.8 ml/（kg·h）的速度输注羟乙基淀粉与较低的术后肺部并发症发生率相关，且不增加术后急性肾损伤的风险。关于液体管理的研究没有提供明确的证据支持单独使用晶体或胶体。最好的方法是在手术中保持胶体和晶体的平衡使用。

人们越来越关注目标导向液体疗法，以评估液体状态和减少液体超负荷的风险。可采用静态和动态指标（每搏量、心输出量、脉压变异度和每搏量变异度）评估液体状态。胸科手术期间应谨慎解读这些动态指标，因为开胸、胸腔充气、潮气量大小和 PEEP 的存在会影响心肺相互作用，而心肺相互作用是这些指标的主要决定因素。

特殊考量

微创 / 机器人辅助胸科手术

随着微创手术规模的增加，麻醉管理值得特别关注。在微创手术和机器人手术中，胸腔会被注入二氧化碳，形成人工气胸。二氧化碳的注入会损害通气并增加胸腔内压力，给通气带来挑战。为达到合适的潮气量，可能需要更高的吸气压力。因此，建议实施保护性通气策略。某些情况下，经胸腔吸收二氧化碳会导致明显的高碳酸血症，因此需要增加每分通气量。二氧化碳气胸引起的生理变化使心动过速加重。如果高碳酸血症没有随着通气频率的增加而减少，麻醉科医师应告知外科医师并考虑立即排气，以减少二氧化碳的蓄积。

围手术期输液应维持在最低限度。如果出现低血压，麻醉科医师应首先评估手术视野，排除手术操作对心脏结构的机械压迫，这可能会导致突然的

低血压和心律失常。在这些情况下，晶体和胶体的使用应谨慎，但如果实现了充分的液体复苏，则应开始使用血管活性药。

微创手术的主要优点是手术切口小，因而疼痛较轻。硬膜外镇痛在这些手术中的应用有所减少，而新的区域麻醉技术的使用正在增加。

术后管理

在进入 PACU 之前，患者应符合气管拔管标准。在气管拔管之前，患者需要支气管镜检查以吸引和冲洗过多分泌物。沙丁胺醇和异丙托溴铵联合雾化吸入治疗，可能对拔管后患者有益。谨慎输注液体以进一步降低 ALI 的风险。合理使用血管加压药，以免过多的液体输注。胸科术后短期内可出现一系列并发症，包括出血、肺叶扭转、肺水肿、缺血、心脏疝和心力衰竭。这些并发症的表现各不相同，需要在术后保持警惕。胸科手术后最常见的并发症是心律失常，20% 的患者发展为心房颤动（房颤）[52-53]。房颤发生于术后第 3 天，通常为短暂性房颤。对血流动力学不稳定的患者，一般推荐电复律。否则应采用药物治疗，目标是使用 β 受体阻滞剂以及钙通道阻滞剂控制心率。持续性房颤可能需要胺碘酮或氟卡尼化学复律。

术后应继续采用区域麻醉和非阿片类药物（加巴喷丁、对乙酰氨基酚和布洛芬）的多模式镇痛。静脉使用阿片类药物自控镇痛是治疗爆发性疼痛的一种选择，但阿片类药物应谨慎使用，以避免过度镇静和呼吸并发症。除有效镇痛外，胸部物理治疗和早期活动对降低肺不张、肺炎和深静脉血栓形成（deep vein thrombosis，DVT）的风险也很重要。术后应在安全的情况下尽快皮下注射肝素预防深静脉血栓。

纵隔肿物

概述

化疗、放疗和其他治疗方式的进步促进了癌症患者在围手术期的管理改善。许多以前被认为无法治愈的纵隔肿瘤预后良好。因此，在手术或非手术

环境中遇到需行纵隔肿物诊断性或分期性手术的患者并不少见。麻醉科医师面临许多挑战，尤其是气道损害和心血管衰竭，可能导致致命结果。了解解剖学、病理生理学、麻醉影响和潜在并发症是纵隔肿物患者围手术期成功管理的关键。

正常解剖与病理学

纵隔是胸腔的两个胸膜囊之间的宽阔空间，从胸廓入口延伸到横膈。它分为上纵隔和下纵隔，下纵隔包括前纵隔、中纵隔和后纵隔（图 22.2）。

上纵隔上界为胸骨切迹处的胸椎入口，外界为肺纵隔胸膜，前界为胸骨柄，后界为胸椎，下界为胸骨柄关节处的第 4 胸椎水平。它包含大血管、气管、食管、胸导管、胸腺、喉返神经和膈神经以及淋巴结。

前纵隔是胸骨为前壁、部分壁层心包为后壁和横膈为下壁所形成的空间。它包含淋巴结、残留的胸腺组织和甲状腺。

中纵隔包含心脏、大血管起始部和膈神经。

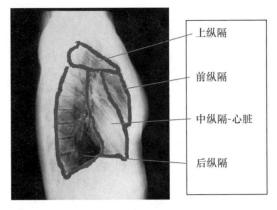

• **图 22.2**　纵隔腔（美国癌症联合委员会：肺癌分期第 7 版）

后纵隔以心包、下横膈为前壁，第 4 ～ 12 胸椎为后壁，两侧纵隔胸膜为侧壁包绕形成。它包含胸降主动脉、奇静脉、气管分叉和主支气管、食管、胸导管和淋巴结[54-60]。

发生率和位置

纵隔肿物的发生率和按纵隔划分的位置如图 22.3 所示[61-63]。

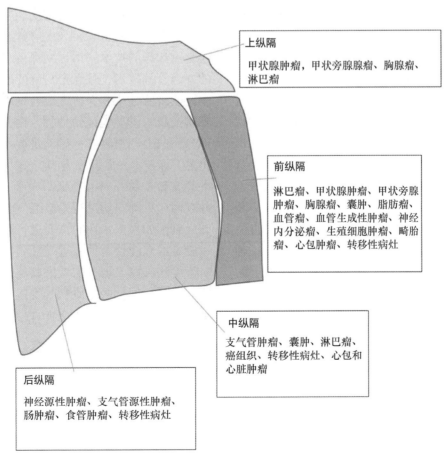

• **图 22.3**　纵隔肿物：发生率及按纵隔划分的位置

临床表现

纵隔肿物的临床表现可以从无症状到威胁生命。最常见症状是胸痛、呼吸困难、咳嗽和发热。心血管损伤取决于肿物位置。右心和肺动脉受压可表现为急性右心衰竭、低血压、心律失常、呼吸困难和晕厥[64]。肿物压迫的左心表现为血流动力学不稳定[65]。上腔静脉综合征是由静脉引流阻塞引起的严重并发症，可导致头痛、视力改变、急性面部肿胀、呼吸困难和咳嗽等症状。支气管压迫可导致呼吸窘迫，症状随体位的变动而改变，仰卧时加重[66]。

纵隔肿物如重症肌无力或甲状腺疾病可能有全身表现。较少见表现包括食管受压、吞咽困难、交感神经受压引起的 Horner 综合征或脊髓受压引起的一系列神经系统症状。如果累及喉返神经，则可能表现为声带麻痹伴声音改变[67-68]。

术前评估

通过胸片进行上述症状的初步评估。一旦怀疑有纵隔肿物，CT 扫描最适宜评估肿物大小、位置、压迫情况、范围和侵袭性，并能评估与支气管、血管结构和心腔的相关性。如果患者存在 CT 扫描造影剂禁忌证，可以使用 MRI。如果在 CT 扫描中发现心包积液或侵犯心脏结构，应进行经胸超声心动图来评估心脏功能。肺功能检查可区分胸外和胸内阻塞，然而，对纵隔肿物患者，这些研究与气道阻塞程度的相关性较差，且不影响麻醉管理[69-74]。

诊断技术与麻醉实施

组织诊断对指导治疗至关重要。对有症状的前纵隔肿物患者，局麻下经皮 CT 引导活检是一种相对安全且有效的方法[75]。其他局麻下获得组织诊断方面的手术，如前纵隔切开术、支气管内超声引导下经支气管针吸术同样有效，但可能更具侵入性。偶尔需要全身麻醉下手术切开进行活检，在这种情况下，麻醉注意事项和心肺危险因素与纵隔镜检查相同。纵隔肿物较大时，心肺衰竭的风险很大[76]。对这类患者，可考虑放射治疗或类固醇预处理以减少对心肺系统的占位效应。然而，研究表明，获得组织诊断前执行这些预处理会影响开始治疗之前的组织学准确性。必须权衡诊断过程中全

身麻醉下心肺衰竭的风险与治疗前组织学诊断不准确的风险。

麻醉管理

麻醉管理首先要详细评估肿物对心肺系统的影响，如可以，应行 PFT，如怀疑有心脏受累，应行超声心动图检查。所有合并症皆要评估。麻醉科医师与外科医师应讨论肿瘤类型、心肺损害程度、手术方法、麻醉技术、中心静脉导管的置入以及其他选择。其指导原则是全身麻醉可减少肺容量，神经肌肉阻滞剂导致支气管平滑肌松弛，使气道更容易受肿块压迫。肌松药对膈肌的麻痹因保持气道开放的正常经胸膜压力降低，从而导致气道直径减小。因此，气道更容易因肿块的外在压迫而塌陷[77-79]。在可能出现血流动力学不稳定的情况下，诱导前应预先动脉置管行有创血压监测。诱导应选择对患者最舒适的体位，最好是轻微的头部抬高。诱导和插管技术应考虑呼吸损害的程度，以及保持右心室充盈和心脏收缩力[80]。如果患者无症状，可行常规静脉诱导与直接喉镜下气管插管。氯胺酮是一个很好的选择，因其可维持心脏功能并充当支气管扩张剂。对有症状的患者，吸入麻醉或清醒下纤支镜插管是可选择的技术。诱导期保持自主通气是最安全的气道管理技术，且无全身麻醉的不利影响。通过维持正常跨肺压和保持气道通畅以避免完全的气道阻塞。吸入诱导应谨慎使用，因其可能引发全部或部分声门上气道阻塞，启动足够大的负压导致气管塌陷。该技术在肥胖患者中应用可能受限[81]。清醒下纤支镜插管可评估气道、气管支气管受压程度，并在因严重肺损伤进行抢救通气时识别受压最小的支气管。如果手术期间需要进行肺隔离，则可使用单腔管或双腔管对梗阻远端插管实现足够通气。有时该策略难以实现，需考虑其他措施。由经验丰富的外科医师进行的硬质支气管镜检查和喷射通气应随时待命，以保证通畅气道的支架植入术的可能。严重呼吸系统损害的情况下，可以选择通过喉罩气道维持自主通气行支气管镜引导插管。插管后可能出现气道阻塞、低氧血症和血流动力学不稳定，恢复自主通气和（或）改变患者体位可缓解症状。有时此措施不成功，在这种情况下，外科医师可能需要行紧急胸骨切开术并将肿块提起，解除气道和心脏压迫以缓解症状。如果成功气管插管存在不确定

性，那么维持自主通气怎么强调都不为过。如可以耐受自主通气，应尝试逐渐手动过度通气。如果耐受性良好，可以给予肌松药和正压通气。如果不能耐受，应继续进行自主通气，偶尔辅助通气[82-84]。

特殊考量

纵隔镜检查的麻醉

颈部纵隔镜术和前侧纵隔镜术是进入前纵隔以获取组织进行纵隔肿块组织学诊断的两种外科手术。前侧纵隔镜术是通过左侧胸骨外侧第二肋间隙一个小切口进行的，可以在局麻或全麻下进行。颈部纵隔镜术在胸骨上切迹处开一个切口，纵隔镜插入胸骨柄下。纵隔镜在主要血管、气管和神经附近插入，可能引起严重并发症。应采用标准监测和单腔气管插管进行全身麻醉。无创血压袖带应放在左臂，以便在无名动脉受压的情况下触诊右侧桡动脉，如发现不及时，可能导致脑血管事件。因此，应使用脉搏血氧仪或动脉置管行有创血压监测以监测右臂灌注。如有潜在出血风险，应在下肢放置大口径静脉或中心静脉通路，并进行有创血压监测，提供输血准备。虽然大出血的发生率很低，但可能危及生命。最常见损伤的血管是奇静脉、无名动脉和肺动脉。大出血的情况下，可能需要紧急胸骨切开术或开胸术。外科医师的压迫止血可初步控制出血，同时需进行大量输血方案和复苏工作。如有必要，可通过气管导管置入支气管封堵器实现肺隔离，尤其适用于困难气道的患者，因在紧急情况下更换双腔气管导管可能不是最佳选择[85-86]。

纵隔镜检查的其他并发症包括气管受压、主动脉受压导致反射性心动过缓、喉返神经损伤、气胸、食管损伤和空气栓塞。简单的纵隔镜检查手术后可气管拔管，常规胸片检查排除气胸，符合出院标准后患者可在当日出院回家。

上腔静脉综合征

上腔静脉综合征被定义为头颈部和上肢静脉血流受阻，流入上腔静脉的静脉充血。静脉压力增加导致流入右心房的流量减少，增加静脉血栓发生率。麻醉影响因患者症状而异。咳嗽和呼吸困难是常见的呼吸道症状。围手术期应考虑以下几点[66, 87-91]：

- 仔细评估气道。考虑术前放疗以减少头颈部和气道水肿。
- 头部抬高诱导，因为仰卧位时患者气道损伤的风险增加。
- 优先选择下肢血管通路。避免选择引流入上腔静脉的上肢血管。建议对除轻度上腔静脉综合征外的所有病例进行桡动脉监测。
- 麻醉诱导可能导致静脉回流减少和心脏功能受损。考虑将氯胺酮作为诱导药物，并准备好血管活性药。
- 可供输注的血液。
- 避免诱导和苏醒期时出现咳嗽和力竭，因其会增加静脉压力，导致心肺损伤。

重症肌无力

重症肌无力患者与各种纵隔肿物患者的围手术期注意事项相同。与重症肌无力相关的特定神经系统考虑将在其他章节详细阐述。

围手术期注意事项

围手术期可能因气道阻塞而复杂化，诱导时、术中和术后均可随时发生。纵隔肿物对气道和心脏结构的压迫作用会导致严重的缺氧和低血压。患者症状越多，围手术期并发症发生率越高。术后上气道水肿和喘鸣是最重要的危险因素，尤其是合并上腔静脉综合征的患者。气管拔管应在患者完全清醒、服从指令并且肌松完全恢复的情况下进行。据报道，出血、需要再次插管和支持的呼吸障碍等术后风险高达10.5%。纵隔肿物患者围手术期并发症危险因素的预测一直不一致。然而，呼吸系统症状，尤其是术前喘鸣，与气道损伤和全身麻醉的风险增加相关。术前CT扫描显示气管受压超过50%，结合PFT提示阻塞性和限制性通气是术后呼吸道并发症的重要危险因素。术前有症状的患者可受益于术后的重症监护监测[91-94]。

总结

纵隔肿物的麻醉仍是麻醉科医师面临的一个挑战。与患者、外科医师及麻醉科医师就围手术期计划进行全面的讨论对最大限度降低围手术期风险至关重要。针对纵隔肿物患者的麻醉注意事项总结如图22.4所示[77, 95-97]。

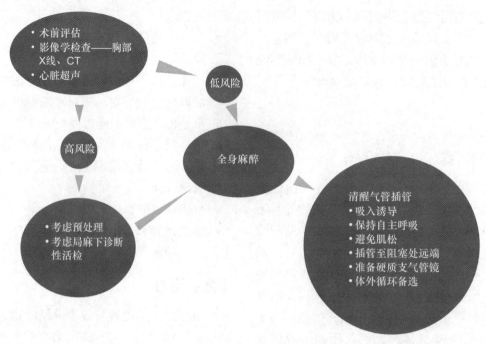

・**图 22.4**　纵隔肿物的麻醉考虑

参考文献

扫二维码见参考文献

第 23 章

乳腺癌手术的麻醉管理

Thais O. Polanco，Tracy-Ann Moo，Jonas A. Nelson，Hanae K. Tokita
席鹏 译 盛颖 校

背景

乳腺癌是美国女性最常见的恶性肿瘤，每年新增病例超过 260 000 例。居住在美国的女性一生中被诊断出乳腺癌的风险为 12%。尽管死亡率持续下降，乳腺癌仍是女性第二大常见死因，导致超过 40 000 人死亡[1]。

危险因素

乳腺癌的发展与多种危险因素有关。雌激素暴露增加与患乳腺癌风险升高有关，而减少暴露被认为具有保护作用[2-4]。相应地，月经周期次数增加的因素，如初潮早、未产、首次怀孕年龄较大和绝经时间较晚，都与风险增加有关。此外，肥胖与长期暴露于雌激素有关[5-7]。非激素危险因素包括年龄较大、有家族史、遗传易感性和辐射暴露（尤其是青春期接受斗篷野放疗）。75% 的乳腺癌患者年龄大于 50 岁。与无乳腺癌家族史的女性相比，有一名亲属（尤其是一级亲属）患乳腺癌，则本人罹患乳腺癌的风险增加 2 倍；一名以上亲属患病，则风险高达 4 倍。

5% ～ 10% 的乳腺癌是由 BRCA-1 和 BRCA-2 等基因的种系突变遗传引起[8-10]。与一般人群中的女性相比，BRCA-1 和 BRCA-2 突变携带者 80 岁时患乳腺癌的风险预计高达 70%。其他与乳腺癌风险增加相关的遗传疾病包括 Li-Fraumeni 综合征和 Cowden 综合征[8, 11]。小叶原位癌（lobular carcinoma in situ，LCIS）的特征是在终末导管小叶单位内异常细胞生长扩大。患 LCIS 的女性患浸润性癌的风险是非 LCIS 患者的 7 ～ 12 倍，其中导管起源占 65%[12]。因此，LCIS 通常不被认为是侵袭性癌症的前兆，却是风险增加的重要标志。

筛查

美国癌症协会（American Cancer Society，ACS）对乳腺癌早期检测的建议因女性年龄和潜在危险因素而异[13]。筛查方式包括针对高危女性的乳腺 X 线和 MRI。对罹患乳腺癌风险一般的女性，ACS 建议 40 ～ 44 岁女性可选择开始每年一次的乳腺 X 线筛查，45 ～ 54 岁的女性应该接受每年一次的乳腺 X 线筛查，55 岁及以上女性可过渡到 2 年一次或继续选择每年一次乳腺 X 线筛查。此外，女性只要整体健康状况良好且预计寿命为 10 年及以上，应继续行乳腺癌筛查。对终生患乳腺癌风险高（＞ 20% ～ 25%）的女性，建议从 30 岁开始除乳腺 X 线外，还应每年进行一次 MRI 筛查。

分期

所有被诊断为乳腺癌的患者都应根据乳腺和（或）区域淋巴结的受累情况进行临床分期。分期可以有效地识别 / 指导局部和全身治疗方案，并为患者和治疗者提供基线预后信息。TNM 分期是国际公认用于确定疾病阶段的肿瘤分期系统。根据肿瘤大小和局部扩散（T）、扩散到附近淋巴结的程度（N）、有无远处转移（M）及其他生物学因素信息进行 TNM 分期[14-15]。乳腺癌可分为 0 ～ Ⅳ 期，涵盖局部病变到晚期疾病。

乳腺癌类型

根据癌细胞是否侵入基底膜，乳腺癌被分为原位癌和浸润性癌。导管原位癌（ductal carcinoma in

situ，DCIS）的特征是排列在乳腺导管内的上皮细胞的异常增殖。在美国，约 20% 的乳腺癌为 DCIS。DCIS 女性患浸润性乳腺癌的风险极大（近 5 倍）。通常在同侧乳房中观察到浸润性癌，这表明 DCIS 是更具浸润性疾病的解剖学前兆。

虽然浸润性乳腺癌通常被称为单一疾病，但有几种不同的组织学亚型[16]和至少 4 种不同的分子亚型，在风险因素、表现、对治疗的反应和结局方面有所不同[17-18]。浸润性导管癌约占浸润性病变的 70% ～ 80%。在多达 25% 的筛查病例和 60% 的有症状病例中，这种类型的癌症伴有肉眼或显微镜下可见的腋窝淋巴结转移。浸润性小叶癌约占所有乳腺癌的 8%。这种癌症的组织病理学特征包括小细胞以单行排列模式浸润乳腺间质和脂肪组织。混合组织学，包括导管和小叶特征，发生在大约 7% 的浸润性癌症中。其他组织学亚型包括混合型、髓样型、乳头状、管状和黏液型，占浸润性乳腺癌的不到 5%。

基因分析常规鉴定是否存在特定激素或生长因子受体。在浸润性癌症中常发现激素（雌激素或黄体酮）受体、过量表达的人类表皮生长因子受体 -2（human epidermal growth factor receptor 2，HER-2）和（或）HER-2 基因（HER2 ＋ /HER2 －）的额外拷贝，主要类型包括 luminal 型、HER-2（＋）型和 Basal-like 型[18]。

预后

患者预后取决于确诊时的肿瘤分期。影响因素包括肿瘤大小、组织学分级、腋窝淋巴结状态和激素受体状态。大多数乳腺癌复发发生在诊断后前 5 年内，尤其是激素受体阴性者[19]。局部病变患者的 5 年相对生存率为 99%，区域病灶患者为 85%，远处转移患者为 27%[20]。

乳腺癌治疗的未来目标

在美国，多达 50% 的女性会在生命某个阶段就乳房疾病咨询外科医师。大约 25% 的女性乳房活检诊断异常，12% 的女性会患上某种乳腺癌。通过整合手术、放疗和全身治疗，已经在控制局部疾病、提高生存率和改善乳腺癌存活者的生活质量（quality of life，QoL）方面取得巨大进步[21]。乳腺癌进一步研究和改进的潜在领域包括：①增加患者接受乳腺癌有关治疗方案教育的机会，以改善决策；②健康相关生活质量（health-related quality of life，HR-QoL）结果的研究；③及时传播和采用新的治疗方案；④控制患者医疗保健费用上涨的策略[22-23]。

下一节将概述乳腺癌患者的内科和外科治疗。

乳腺癌患者的管理

乳腺癌的非手术治疗

全身治疗

全身治疗是指在根治性局部治疗之前或之后，给予乳腺癌患者内分泌、化学和（或）生物的药物治疗。为明确复发风险和全身治疗的有效性，必须评估年龄、预期寿命、合并症、乳房和腋窝病理结果以及肿瘤生物学行为等因素[24]。可根据原发肿瘤特征提供全身治疗，例如肿瘤大小、分级、受累淋巴结数量、雌激素和黄体酮受体状态以及 HER-2 受体的表达。

新辅助化疗

新辅助化疗用于局部晚期和不能手术的乳腺癌病例，使病灶易于切除。不能手术的临床标准包括炎性癌症、固定在骨性胸壁（如肋骨和胸骨）上的肿瘤、广泛的皮肤受累伴有溃疡或卫星结节、固定或融合的腋窝淋巴结、腋窝神经血管结构受累或同侧手臂淋巴水肿。在这些病例中，全身治疗可作为初始治疗来减少肿瘤负荷，将可手术率提高到 80%[25]。新辅助化疗也用于可手术的癌症病例，以降低乳房和腋窝病灶分期。这可能有助于实施保乳手术以改善外观，并在某些情况下避免腋窝淋巴结清扫术（axillary lymph node dissection，ALND）及相关并发症[26-28]。最后，新辅助疗法可用于暂时有手术禁忌证的女性，如孕期被诊断出乳腺癌。

化疗仍是大多数患者的标准新辅助疗法，包括激素受体阳性病灶的患者，然而，内分泌治疗可用于这些患者的某种亚类。对 HER-2 阳性乳腺癌患者，除化疗方案外，通常还会使用 HER-2 靶向药物（即曲妥珠单抗联合或不联合帕妥珠单抗）。但对激素受体阴性和 HER-2 阴性的患者，新辅助疗法仅采用化疗。总体而言，与接受初次手术后再行全身辅助治疗的患者相比，选定患者中新辅助疗法降低了腋窝淋巴结转移率，提高了保乳率，并具有相当的长期无病生存率和总生存率[29-30]。

辅助化疗

通常，对三阴性乳腺癌且肿瘤大小 > 0.5 cm 或病理性淋巴结受累（无论肿瘤大小）的患者，都需进行辅助化疗。HER-2 阴性患者的常用方案以蒽环类药物为基础，例如多柔比星和环磷酰胺。通常进行 4 个周期的剂量密集治疗（每 2 周一次），然后是紫杉醇每周一次持续 12 周，或每 2 周一次持续 4 个周期。与不治疗相比，使用含蒽环类药物的方案可将乳腺癌复发风险从 47% 降至 39%，死亡率从 36% 降至 29%，总死亡率从 40% 降至 35%[31]。

荟萃分析已证明辅助化疗在降低乳腺癌复发和死亡率方面的益处。激素受体阴性患者相对风险降低 21% ～ 25%，与激素受体阳性患者（8% ～ 12%）相比获益更大[31-32]。Oncotype DX 检测可预测激素受体阳性和淋巴结阴性的乳腺癌患者是否能从化疗中获益[33]。Oncotype 复发指数高（≥ 31）的患者化疗后复发风险大大降低，而复发指数低的患者从化疗中获得的益处微乎其微。该类患者蒽环类药物和非蒽环类药物的化疗方案均可采用。由于 Oncotype 复发指数低的患者预后良好，内分泌治疗 5 年总生存率为 98%，故仅采用内分泌治疗即可[33]。

HER-2 靶向治疗

约 20% 的早期乳腺癌患者的肿瘤表现出 HER-2 受体或癌基因过表达、扩增或这些特征的组合。目前，辅助 HER-2 靶向治疗［曲妥珠单抗和（或）帕妥珠单抗］是该类患者的标准治疗方案。几项大型试验[34-36]证实，此类早期乳腺癌患者化疗后使用曲妥珠单抗辅助治疗 1 年，可降低复发率（约 50%）并增加 10 年无病生存率（9%）[37]。

内分泌治疗

全球绝大多数乳腺癌患者是激素受体阳性，约 60% ～ 75% 的浸润性乳腺癌女性为雌激素阳性，65% 为黄体酮阳性[38]。对大多数激素阳性患者，建议进行内分泌治疗。患者可能会接受 5 ～ 10 年甚至更长时间的内分泌治疗，因为更长的治疗时间可能带来额外益处。如果女性处于绝经前或围绝经期，或绝经状态未知，则应连续 10 年给予他莫昔芬。芳香化酶抑制剂（阿那曲唑、来曲唑和依西美坦）用于绝经后妇女，也可与他莫昔芬一起使用。他莫昔芬辅助治疗降低 4 年内复发风险近 50%，5 ～ 9 年复发风险继续降低 30% 以上[39-40]。此外，使用他莫昔芬 5 年后，再使用芳香化酶抑制剂 5 年可使复发相对风险降低 40%[41]。

乳腺癌的手术治疗

保乳治疗

成功的保乳治疗（breast-conserving therapy，BCT）需要完整、美观地切除肿瘤（阴性切缘的定义为墨染切缘处无肿瘤），然后进行放疗以根除所有残留的病灶。在可手术的乳腺癌女性中，随机试验表明乳房切除术和 BCT 之间的无病生存率和总生存率相当[42-46]。新辅助治疗、手术和放疗技术以及肿瘤病理学评估的进步，使这种方法适用于更多患者[47]。不能获得足够的手术切缘或患者对辅助放疗不耐受的患者不适合 BCT。其他禁忌证包括炎性乳腺癌、多中心病灶、乳房 X 线检查显示弥漫性恶性微钙化、胸部放疗史、妊娠和结缔组织疾病（如硬皮病或红斑狼疮）[48-49]。

保乳治疗中的放疗

接受 BCT 的患者，术前需确定是否适合辅助放疗。对大多数接受乳房肿瘤切除术治疗的女性，包括接受新辅助治疗且对治疗有完全反应的患者，建议进行全乳放疗（whole-breast radiation therapy，WBRT）。

BCT 后的 WBRT 可降低局部区域复发率和乳腺癌死亡风险。早期乳腺癌临床试验协作组（Early Breast Cancer Trialists Collaborative Group，EBCTCG）的一项纳入 17 项试验共 10 000 多例女性（无论病理淋巴结阴性或阳性）的荟萃分析证明了这些益处[50]。与单纯乳房肿瘤切除术相比，乳房肿瘤切除术后接受 WBRT 使患者 10 年内首次复发风险降低近 50%，15 年内死亡风险减少 3.8%[50]。标准 WBRT 方案为分割放疗，每天 1.8 ～ 2 Gy，持续至少 5 ～ 7 周，总剂量为 45 ～ 50 Gy，大部分患者需要 10 ～ 14 Gy 的追加剂量。一种更新、更受患者喜欢的方案是大分割 WBRT。每次放疗剂量较大，但总体治疗时间较短，无论有无追加剂量，都在约 3 ～ 5 周内给予 40 ～ 42.5 Gy。与传统 WBRT 相比，这种新方法具有相同的肿瘤控制效果、更少的毒性、类似的总存活率，并改善了外观[51-53]。

加速部分乳腺照射（accelerated partial breast irradiation，APBI）指的是以肿瘤腔为中心的聚焦放疗。APBI方式包括近距离治疗、术中放疗或外照射。与WBRT相比，APBI在较短时间（即5 d）内每天放疗剂量更高，并可减少乳房症状和后期皮肤副作用。这种方法可能适用于50岁以上、肿块<2 cm且淋巴结阴性的乳腺癌患者。然而，初步试验尚未表明APBI在局部控制、生存率和外观方面是否与传统或低剂量分次全乳房放疗一样有效[54-55]。

最后，在接受内分泌治疗、65岁以上、淋巴结阴性、早期、激素受体阳性的乳腺癌患者中，由于乳房内复发风险很低，根据患者意愿不进行放疗可能是个合理选择[56-57]。

乳房切除术

乳房切除术是有BCT禁忌证的乳腺癌患者的一种选择，同时也是降低高危女性患乳腺癌风险的预防措施。在过去几十年里，美国的乳房切除率持续上升，因为患者可能会选择接受乳房切除术，而非BCT。这由各种原因造成，包括对复发的恐惧、希望避免术后放射或活检[58]。乳房切除术包括乳房改良根治术、乳房全切除术（单纯乳房切除术）、保留皮肤的乳房切除术和保留乳头乳晕的乳房切除术（nipple-areolar-sparing mastectomy，NSM）。乳房改良根治术包括完全切除乳房和胸大肌筋膜，同时切除Ⅰ、Ⅱ级腋窝淋巴结。随着前哨淋巴结活检术（sentinel lymph node biopsy，SLNB）用于腋窝淋巴结临床阴性患者的腋窝病灶分期，乳房改良根治术的实施频率降低。乳房全切除术切除了大部分覆盖的皮肤和整个乳房实质，保留了胸肌和腋窝内组织。乳房全切除术常见于不立即接受乳房重建的患者。

对保留皮肤的乳房切除术，大部分天然的乳房皮肤包膜得以保留，这有助于即刻行重建手术，而乳房下皱襞为重建的乳房提供了更自然的形状和轮廓[59-61]。多项研究已证明，这类手术具有肿瘤学安全性，局部复发率与乳房全切除术（0～7%）相当[62-65]。NSM保留了乳头乳晕复合体和皮肤包膜，切除了乳头腔内的主要导管[66]。该方法最初用于预防性乳房切除并即刻重建的患者，但也越来越多地应用于肿瘤患者治疗中。目前，尚无NSM与其他乳房切除术比较的随机试验，长期随访的临床数据也很有限，报告的局部复发率为2%～5%，随访时长中位数为2～5年[66-69]。因此，接受治疗性乳房切除术的患者应谨慎选择保留乳头的手术。NSM在浸润性癌患者中的适应证因机构而异。在一家大型三级癌症研究所，目前标准包括肿瘤<3 cm、距离乳头至少1 cm且不伴广泛钙化的患者[70]。

乳房切除术后放疗的作用

乳房切除术后放疗（postmastectomy radiotherapy，PMRT）已被证明可降低局部复发率，并提高某些患者群体的长期肿瘤特异性生存率和总体生存率[71-72]。PMRT适应证包括有4个及以上淋巴结受累且肿瘤大于5 cm的患者[24]。对有1～3个阳性淋巴结和T1～T2期乳腺癌的女性采用PMRT仍存有争议[71, 73-75]。此类患者应由多学科讨论决定是否实施PMRT。

腋窝分期

腋窝淋巴结状况是最重要的预后因素之一，因其通常为转移的起始部位。根据腋窝淋巴结的术前评估，将患者分为两类：临床阳性和阴性患者。在腋窝淋巴结临床阴性患者中，SLNB已取代ALND用于腋窝淋巴结的初步评估[76-77]。ALND适用于大部分通过细针抽吸或SLNB诊断同侧腋窝淋巴结临床阳性的患者。根据SLNB病理结果，符合以下所有标准的患者不需要进一步的腋窝病灶治疗：评估为临床淋巴结阴性，T1或T2期（≤5 cm）原发乳腺癌，转移性前哨淋巴结（sentinel lymph nodes，SLN）少于3个，计划乳房肿瘤切除术后进行WBRT。完全性ALND适用于SLNB有3个及以上转移淋巴结、术中发现淋巴结、或有1或2个转移性SLN但不希望进行WBRT的患者[78-79]。

下一节将描述乳腺癌手术的整形外科重建方法。

整形和重建手术

乳房切除后乳房重建术

随着乳房切除手术比例的增加[58,80]，越来越多的女性正接受乳房切除后重建术（postmastectomy reconstruction，PMR）[81-82]。乳房切除术的一个严重后果是身体和美观畸形产生的心理效应，导致焦虑、抑郁，以及对形体和性功能的负面影响[83-85]。因此，PMR 的目标是在不影响预后或癌症复发检查的情况下恢复乳房丘状结构并保证生活质量[86]。

女性在乳房切除术后的选择主要有 3 种：①不进行重建；②使用组织扩张器或植入物的假体乳房重建；③使用患者自身组织的自体乳房重建。植入物或皮瓣乳房重建术适用于大多数女性。重建技术类型的选择取决于多种因素，包括天然乳房的大小和形状、癌症的位置和类型、乳房和供区组织的可获得性、患者的年龄和合并症、新辅助或辅助治疗以及个人选择。

通常，乳房重建可在乳房切除时（即刻）或切除后某个时间点的后续手术中（延迟）进行。许多接受乳房切除术的患者都适合即刻重建。这其中包括预防性乳房切除术和因浸润性或原位癌而行乳房切除术的患者。而对某些患者，如炎性乳腺癌或因合并症导致不良结局风险增加的患者，则首选延迟重建。外科医师和患者偏好也决定了重建时机。延迟重建的缺点包括需要多次手术和身体残缺一段时间造成的负面心理影响[85]。

乳房重建模式的类型

假体乳房重建术

基于植入物的重建术是目前最常见的 PMR 类型[80]。当前基于植入物的重建种类包括使用标准或可调整的植入物（一期植入物）即刻重建，使用组织扩张器随后使用植入物的两阶段重建，或者联合植入物和自体组织的重建。该术式的理想人选是接受双侧乳房切除术的偏瘦女性，或健侧乳房没有下垂或轻微下垂的接受单侧乳房切除术的偏瘦女性，此类患者更易获得对称的外观[87]。缺乏无张力覆盖的可用皮肤包膜是组织扩张器 / 植入物重建的绝对禁忌证。吸烟、肥胖、高血压和放疗年龄不是绝对禁忌证，但与植入物重建术后的并发症有关[88]。

即刻一期植入物重建

即刻一期乳房重建术可在肿瘤切除时塑造明确的乳房丘状结构。一般来说，一期植入物重建术适用于乳房较小、无下垂的女性，其乳房切除手术保留了足够的皮肤包膜和胸肌。植入物在乳房切除时置入。可在适当位置保留隐蔽、可拆卸的端口，以允许后续增大体积。后期移除端口，留下初始植入物在原位作为成品。一期重建术的另一方法是使用脱细胞真皮基质（acellular dermal matrix，ADM）植入物[89-90]。ADM 可提供额外支架和软组织覆盖，以促进愈合。一期重建方法的缺点包括美学效果较二期重建术差，且在多数情况下需要再次修正手术。因此，尽管这种方法在特定患者中可能有效，但大多数植入物重建术并不采用该方法[90]。

即刻或延迟二期植入物重建

植入物乳房重建技术最常采用二期重建。传统采用全肌肉下假体置入覆盖重建，将组织扩张器放置在胸肌内侧下方平面，外侧被部分前锯肌覆盖。虽然美容效果很好，但全肌肉下重建可引起严重术后疼痛、乳房动态畸形、乳房侧偏和下极丰满度不足[91-92]。为减少胸肌的操作和相关并发症，部分胸肌下或部分 ADM 重建得到普及。这种双平面重建是在肌肉下部和内下部放入组织扩张器，组织扩张器的下部由 ADM 支撑。这样避免了前锯肌的抬高，可减少随后的扩张痛，并被证明与全肌肉下假体置入覆盖重建具有类似的美容效果与安全性、更好的早期充填容积以及更少的术后疼痛[91-93]。

在适当患者中，可将组织扩张器放置在胸肌前位置。这种方法避免了因植入物引起肌肉抬高和肌肉变形而导致的并发症，在过去 10 年中越来越普及。此外，由于避免了胸肌断裂，可能会减轻患者疼痛、最小化胸肌收缩导致的乳房动态畸形，并保持自然的乳房轮廓[94-95]。胸肌前重建和全肌肉下假体置入覆盖重建的比较研究显示，在感染、浅表皮肤坏死和血肿并发症方面有相似性。胸肌前重建对减少包膜挛缩率也有潜在益处[96-97]。胸前组织扩张器可能为改进目前的重建方法提供了机会，然而，目前可用的研究是回顾性研究，队列规模有限且缺乏对患者的长期随访。因此，相关风险尚未得到充分评估，需要进行大型多中心前瞻性试验，以提供更好的指导。

植入物联合自体重建

许多接受植入物重建患者的皮肤-肌肉包膜不足以扩张。其原因包括乳房切除时大量皮肤被切除伴有或不伴多处瘢痕，皮肤或肌肉的放射损伤，导致囊袋不能扩张[98]。在这种情况下，可能需要增加自体组织（以背阔肌肌皮瓣最常见）以充分覆盖扩张器和植入物。在植入物重建术中添加自体组织增加了手术时长和复杂性，并增加了供体部位（即背部）潜在并发症风险[99]。因此，联合两种重建方式通常用于特定患者。

组织扩张器

大约在术后 2 周开始进行组织扩张。根据患者耐受程度，每周或每 2 周将生理盐水注入扩张器的集成端口，直到扩张器达到最终容量（通常 6～8 周后）。皮肤扩张术的主要缺点是频繁的门诊就诊以逐渐填充扩张器，需要额外手术（即永久植入物或皮瓣手术需要取出扩张器），以及相对较高的并发症发生率，包括感染、包膜挛缩和皮肤穿孔[100]。在门诊行组织扩张器更换最终植入物手术，不应早于最后一次扩张术或辅助治疗完成后 4～6 周。

植入物的类型

植入物选择应基于空间规划和患者意见。在决定植入物类型时，应考虑患者皮肤松弛程度、所需形状及高度、宽度和投影细节等。在美国，硅胶外壳内填充生理盐水或填充硅胶的乳房植入物占主导地位。植入物之间的主要区别是填充材料，以及后续监测破裂的必要性。如果生理盐水植入物破裂，植入物出现萎缩，体检即可诊断。然而硅胶植入物如果发生破裂，大部分情况下仍能保持形状，需要放射成像（通常是 MRI）检测才能发现。硅胶植入物通常提供更自然的感觉和外观，而生理盐水植入物往往更坚固，乳房上部充盈感较不自然，更有可能导致可见的波动感。总体而言，与生理盐水植入物相比，患者更满意使用硅胶植入物进行重建[101]。此外，乳房植入物的表面形貌有光滑或带纹理之分。无论选择哪种植入物，置换通常需要切除囊膜以获得足够的对称性和美观性。

自体乳房重建

虽然自体移植的方法不如假体重建常见，但使用患者自体组织有明显优势。自体乳房重建术的好处是"以形补形"，可使乳房通过一次手术变得更柔软、更下垂、看起来更自然。此外，使用腹部供体组织的方法还伴随腹部成形术的额外好处，这对许多患者极具吸引力。

供体部位的丰富组织是自体重建术成功的必要条件。既往植入物重建失败史、既往腹部手术史，以及瘦弱体态可能会使自体重建具有挑战性。已有多种供体部位用于乳房重建，包括腹部、背部、臀部和大腿。皮肤、脂肪和肌肉既可作为有自身血管供应的带蒂皮瓣转移，也可作为需要血管微血管再植的游离皮瓣转移。对希望进行自体重建但供区组织缺乏的患者可考虑叠加皮瓣技术，即用两个皮瓣再造一个乳房[102-103]。

自体重建可即刻进行，也可延迟进行。即刻重建的优点包括仅需一次手术，外科医师更易预估乳房切除的皮瓣包膜范围。在移植前，可在腹部精确规划皮岛位置，从而提高手术的效率和精度。延迟重建需要重新抬高皮瓣，这可能会留下瘢痕，皮瓣顺应性较差，通常需要更换皮肤形成看起来自然下垂的乳房。

技术

在过去几十年里，自体乳房重建技术已经达到较低病残率和出众的美学效果。腹部是最常用供体的金标准。使用腹部组织的好处是可获得足够组织重建乳房，同时通过腹部成形术美化腹部轮廓。目前术式包括带蒂横行腹直肌肌皮瓣（pedicled transverse rectus abdominis myocutaneous flap，pTRAM flap）、游离 TRAM 皮瓣、腹壁下深动脉穿支（deep inferior epigastric artery perforator，DIEP）皮瓣和腹壁浅动脉（superficial inferior epigastric artery，SIEA）皮瓣。

最常见的带蒂肌皮瓣是 pTRAM 皮瓣[104]。该皮瓣包括切除脐下区域腹直肌表面多余的皮肤和软组织，连同腹直肌及其腹壁上的营养血管[105]。然而，这种手术有显著缺点，包括组织血供比高、修复时间延长、可引起无力、膨出和切口疝等腹壁并发症。为克服 pTRAM 皮瓣的缺点和相关并发症，改进并发展了包括 DIEP 和 SIEA 在内的技术。与 pTRAM 皮瓣相比，游离 TRAM 皮瓣技术[106]需要切取的腹直肌范围更小，更大的尾侧蒂（腹壁下深动脉代替腹壁上深动脉）的灌注量增加使移植更安全，头侧蒂无隧道使乳房内侧轮廓改善[107-108]。DIEP 皮瓣基于穿孔血管，这些穿孔血管通过腹直肌从腹壁下血管进入脂肪和皮肤[109]。DIEP 皮瓣已成为自体乳房重建的金标准，因它在不牺牲腹直肌的情况下最大限度增加组织转移量。此外，与传统的 TRAM 皮瓣相比，供区并发症发生率低，美容效果好[110-113]。

其他优点包括减轻疼痛、加快恢复、保留腹壁功能、降低疝发生率、缩短住院时间和降低费用[114]。

鉴于并非所有女性都适合使用腹部皮肤和脂肪进行乳房重建，为了最佳的个性化乳房重建，最近提出多个获取最佳微血管皮瓣的供体部位。这些皮瓣包括臀区的臀上动脉穿支皮瓣[115]和臀下动脉穿支皮瓣[116]，臀下区的臀下筋膜皮瓣和股深动脉穿支皮瓣[117]，股内侧区的横行股薄肌肌皮瓣[118]。背阔肌肌皮瓣也可用于自体乳房重建。由于其缺乏合适体积，通常不用于初始重建，但可用作修复皮瓣或联合假体植入。

乳头重建术

乳房重建完成后，女性可选择乳头乳晕重建。乳头乳晕重建术的目的是使乳头乳晕复合体与对侧位置对称、外观和颜色相似。创造乳头和乳晕的技术有多种。手术方法包括局部组织重排手术或皮肤移植，而其他方法则使用邻近的供体部位。乳头凸出在不同的技术中有所不同，但大多能达到满意效果。手术重建乳头的另一方法是三维文身。在手术产生的乳头上文身，包括在乳头上文身和创造一个带有色素的新乳晕[119-120]。

医疗模式的利与弊

植入物重建具有侵入性小、技术简单、不需要任何特殊设备、可由大多数整形外科医师实施的优点。该手术本身时间短，避免了供区严重并发症和额外瘢痕形成，恢复时间短。植入物重建的主要缺点包括乳房丘状成形时间长，需要多次就诊膨胀扩张器。组织扩张器植入后早期并发症包括感染、血肿和植入物脱出[100]。最终植入物植入后可能出现晚期并发症，包括包膜挛缩（植入物周围的瘢痕和肌挛缩导致畸形）、渗漏或破裂以及感染。上述情况都可能导致植入物取出或更换[99-100]。有放疗病史的患者和乳房切除术后接受放疗的患者，其并发症发生率显著增加[121-122]。对大多数此类患者，自体组织可能是更好的重建选择。

利用自体组织重建乳房的优点包括，在单次手术中形成更柔软、下垂和外观更自然的乳房丘状结构。缺点包括麻醉时间较长（5～10 h）、失血量增多、恢复期较长、部分被转移的脂肪和皮肤有坏死

风险，以及供体部位的问题，包括宽大而难看的瘢痕、腹部无力以及腹部膨出或疝气[99, 122]。老年、肥胖以及吸烟和糖尿病等血管微循环受损的患者，并发症风险往往更高[123-125]。

所有乳房重建手术的并发症发生率都高于单纯乳房切除术。每种手术都有利弊，患者和医师必须进行权衡做出适当的决定。有关评估总体并发症和再手术并发症的多项研究中，自体重建技术较假体重建技术的并发症发生率更高[122, 126-127]。但是，这两种手术的失败率都很低。因此，虽然乳房重建可能有较高的并发症风险，但大多患者仍能成功实施。

特别注意事项
放疗

放疗是乳腺癌治疗的重要组成部分，但往往会对乳房重建产生不利影响。对于乳房切除术后需放疗的女性，重建术是一个挑战。放疗会导致纤维化，破坏皮肤和皮下组织的特性，导致重建过程中并发症发生率增加，最终可能产生不太美观的结果。在重建前接受放疗的患者，假体损失率增加。乳房切除术后放疗也可能导致假体脱出、包膜挛缩和较高感染率。虽然自体重建可更好抵御辐射损伤，但患者术中微血管问题的发生率仍然很高[121, 128]，相关并发症，包括脂肪坏死、皮瓣收缩和轮廓畸形的发生率也很高，但成功率不受影响[128-130]。

根据患者报告结果测量（patient-reported outcome measures，PROM）的研究，与未接受放疗的患者相比，接受放疗的患者 HR-QoL 较低。然而，重建方式之间或重建方式内部无显著差异，自体重建患者的 PROM 较高。目前为止，放疗与何种重建方式组合是最佳方案仍存在争议[128, 131]。

乳房植入相关间变性大细胞淋巴瘤

在过去 20 年，美国和国际上乳房植入物的使用有所增加，乳房植入相关间变性大细胞淋巴瘤（Breast Implant-Associated Anaplastic Large Cell Lymphoma，BIA-ALCL）成为一个重要的公共卫生问题。据估计，截至 2015 年，美国已有 300 多万带纹理的植入物用于患者。患 BIA-ALCL 的风险似乎与长期接触带纹理植入物有关，大多数病例系列记录的暴露时间中位数为 6.4～15.5 年，也有 0.4～2 年的报道[132-135]。但最近一项研究估计，目

前发病率为每 1000 名患者中有 1.79 人，每 1000 例植入物中有 1.15 例，高于以往的认知[136-138]。美国 FDA 最近召回某些带纹理的乳房植入物[139]。对带纹理植入物感兴趣的患者，应在手术前告知其相关风险。

美国 FDA 目前不建议已经做过乳房假体手术的无症状女性摘除该类假体。此次召回不包括使用生理盐水或硅胶作为填充材料表面光滑的植入物。对置入带纹理植入物的患者，处置方案包括继续植入物监测、更换表面光滑的植入物或转换为自体组织重建。尽管有理由相信移除植入囊可显著降低风险，但目前尚不清楚移除带纹理的植入物对未来发生 BIA-ALCL 的可能性的影响。

患者报告结局

乳房重建术显著提高了许多乳房切除术患者的生活质量。PMR 是乳腺癌和乳房切除术后治疗过程中的重要组成部分。与单纯乳房切除术相比，PMR 通过改善女性的性意识、身体形象和自尊来提高术后生活质量[82, 84-85]。这两种方式在手术结果、并发症和费用方面的差异已得到很好研究，但这些都不影响患者对治疗效果的看法[122, 126]。几项研究评估了乳房重建患者的患者报告结局，表明重建模式的类型可影响术后满意度[140-141]。最近一项使用 BREAST-Q 的患者报告结局研究表明，自体乳房重建者较植入物乳房重建者的长期满意度更高。但这项研究也发现，接受植入物重建患者的满意度得分在长期内保持稳定[142]。随着对健康结局研究的日益关注和向价值医学的转变，患者和外科医师现在不仅必须评估植入重建和自体重建技术之间的临床差异，还必须对各种方法的 PROM 有更深层次的理解。

患者应在了解、讨论和考虑可能的选择后，再决定是否进行乳房重建。患者的医疗提供者包括乳腺肿瘤外科医师、内科肿瘤学专家、放射肿瘤学专家和整形外科医师，应在患者决策过程中给予帮助。研究报告称，当患者获得充分信息且参与决定的程度与自身愿望和预期一致时，患者对重建的决定满意度最高[143-144]。

最后一节将概述乳腺癌手术围手术期麻醉注意事项。

乳房手术的麻醉

乳腺癌手术围手术期的麻醉注意事项

麻醉与乳腺癌手术类型

术前评估应考虑：①患者合并症及其在术前是否得到医学优化；②手术类型，了解切口位置、解剖范围和组织损伤程度，以及预计术后疼痛。如前几节所述，乳腺癌手术包括多种手术类型，从保乳手术伴或不伴前哨淋巴结切除和（或）ALND，到乳房切除术伴或不伴重建术。乳房重建可能需放置临时组织扩张器、永久性植入物或自体皮瓣重建。

对门诊微创手术，如乳房部分切除术或肿块切除术，可采用丙泊酚持续输注联合外科医师局部浸润麻醉的监护麻醉。ALND 涉及深部组织，通常需要使用喉罩进行全身麻醉。由于臂丛及其分支邻近腋窝，乳房外科医师通常倾向于避免使用肌肉松弛药，以便在解剖过程中监测神经反应。应考虑将静脉导管和血压计袖带放置在非手术侧的手臂上。

乳房切除后可能需即刻或延迟行重建术。当计划在乳房切除术后立即重建时，一般首选气管内全身麻醉，特别是当组织扩张器放置在胸肌下时，肌肉松弛有助于组织扩张器的放置。与自体皮瓣相比，组织扩张器重建是术后疼痛加重的危险因素[206]，因此应设计最佳的多模式镇痛方案。永久性植入物替换组织扩张器通常在初次放置后至少 3 个月，但决不应早于 6 周进行。外科医师为评估双侧乳房的对称性，需要频繁使患者从平卧位变为直立位，这限制了麻醉科医师对气道的管理，所以该手术通常采用气管内全身麻醉。

气管内全身麻醉是自体皮瓣重建术的标准麻醉方法。由于这类手术时间长，麻醉团队应注意无创血压（noninvasive blood pressure，NIBP）袖带造成压力损伤，可考虑在两个独立的位置间交替测量 NIBP、使用有创血压监测或连续 NIBP 监测技术。在整个手术过程中，还应定期检查头部和四肢受压部位。

新辅助化疗

在术前评估中，了解新辅助化疗对心脏的影响非常重要。化疗相关心功能不全分为 I 型和 II 型[145]。

Ⅰ型心功能不全与蒽环类药物（如多柔比星）有关，可能导致病残率和死亡率较高的心肌病[146]。在排除其他原因后，患者使用蒽环类药物后新出现的心力衰竭症状或左心室射血分数显著下降可诊断为蒽环类药物引起的心脏毒性。风险因素包括极端年龄、既往心血管疾病、高血压、吸烟、高脂血症、肥胖、糖尿病和蒽环类药物高蓄积[147-148]。其他风险因素包括联合放疗和曲妥珠单抗治疗。对发生多柔比星心力衰竭的患者，除支持性措施外，尚无被证实的治疗方法[147]。

Ⅱ型心功能不全通常与针对 HER-2 的药物曲妥珠单抗有关。对 15% ～ 20% 的肿瘤过度表达 HER-2 的乳腺癌患者来说，曲妥珠单抗在疾病早期和晚期治疗中都很重要。然而，使用曲妥珠单抗可能会使患者处于心脏毒性的中等风险，典型表现为无症状的左心室射血分数下降，较少出现明显的心力衰竭[149-151]。与蒽环类药物的心脏毒性不同，曲妥珠单抗相关的心脏毒性似乎与累积剂量无关。随着治疗停止，病情往往可逆，且康复后可再次给予。发生曲妥珠单抗相关心脏毒性的高危因素包括年龄较大、既往或同时使用蒽环类药物[151]。

可用于指导评估和监测接受蒽环类药物和曲妥珠单抗治疗的患者的数据有限。建议在开始蒽环类药物化疗前获得全面的临床病史、心电图和心脏检查结果。在治疗期间，患者应至少每 3 个月进行一次评估。对出现心力衰竭症状或体征的患者，应复查超声心动图。完成蒽环类药物治疗后应每年进行监测。对高危患者应提高对心脏毒性体征和症状的警惕。辅助治疗过程中，建议每 3 个月监测一次心功能基础评估。

接受新辅助化疗患者的术前评估应包括对临床状态的评估、重点检查、心电图、超声心动图和任何其他相关数据的复查，以评估心力衰竭的体征或症状。功能减退伴有新出现的心电图改变或左心室射血分数急剧下降，需要在手术前进一步研究。

乳房手术加速康复外科

在日益重视优化质量和患者体验的医疗环境中，临床上越来越多地将加速康复外科（enhanced recovery after surgery，ERAS）作为围手术期管理的质量改进措施。ERAS 是一种针外科患者的多学科、循证和协议驱动的管理方法[152-153]。主要原则包括术前优化患者、避免长时间禁食、规范多模式镇痛和麻醉方案、及早恢复饮食、术后早期活动。虽然 ERAS 不是一个新概念，但它在乳房外科手术中还未得到广泛应用。乳房手术的建议要素包括院前咨询、缓解焦虑、最佳疼痛管理（包括可行的区域麻醉）、预防术后恶心呕吐、术后早期活动和术后手臂锻炼的物理治疗[154]。在针对乳房手术的试验中，尚需更多研究来确定包括镇痛药在内的每项干预措施的临床效果。

虽然 ERAS 尚不是乳腺癌手术的管理标准，但有越来越多的证据表明其好处。与传统模式相比，ERAS 已被证实可减少微血管乳房重建患者的病残率、住院时间和阿片类药物用量[155-158]。ERAS 可改善接受乳房切除后即刻重建术患者单次短期住院的术后恶心呕吐和疼痛[159]。尽管这些发现有意义，ERAS 具有优化围手术期管理的潜力，但教育和执行存在差距，这需要对实施情况进行研究。在一项评估乳房重建患者 ERAS 途径的荟萃分析中，纳入的 9 项研究观察到 ERAS 计划的所有要素都实施得不一致且不完整[158]。

疼痛、区域麻醉和乳房手术

术后疼痛是接受复杂乳腺癌手术和重建手术患者面临的重大挑战。疼痛治疗效果不佳可导致住院时间延长、资源使用增加、HR-QoL 降低[160-161]。此外，约有 50% 接受乳房切除和乳房重建的患者，术后会出现慢性疼痛综合征[160]。术后急性疼痛控制不佳已被证明是导致乳房手术患者慢性疼痛综合征和残疾的最主要因素之一[160, 162-165]。虽然阿片类药物是围手术期疼痛管理的传统方法，但在此类患者中有多个缺点。阿片类药物可导致这一高危患者群体发生术后恶心呕吐，且美国目前阿片类药物危机问题受到持续关注。对接受复杂乳腺癌手术的患者，应考虑将区域麻醉作为多模式最低阿片类药物疼痛管理方案的一部分。

椎旁阻滞

已有多种区域麻醉技术用于乳房手术，包括胸段硬膜外麻醉、肋间阻滞和胸椎旁阻滞。椎旁阻滞被认为是乳房手术区域麻醉技术的金标准，已被证明可减少术后疼痛、术后恶心呕吐和住院时间[166-167, 207]。

该技术在椎旁间隙局部麻醉注射以阻滞从椎间孔处穿出的胸神经[168]。乳房切除手术，尤其计划行腋窝淋巴结清扫术时，涉及 T1 ～ T6（图 23.1）水平的胸廓皮区范围。使用超声引导方法识别适当的胸椎水平的棘突。探头以横向或旁矢状面放置，向外侧移动以识别横突、胸膜和肋横突韧带（图 23.2）。将阻滞针穿刺到肋横突韧带下方，局部麻醉药注入椎旁间隙时观察到胸膜凹陷证实穿刺成功。麻醉科医师可选择进行单次注射、多节段注射或在椎旁间隙留置导管。虽然气胸很少见，但仍是麻醉科医师最关心的问题[169]。

"新型"平面阻滞

近年来，新的平面阻滞，包括胸壁筋膜间平面阻滞[208]、前锯肌[170]、竖脊肌[171]阻滞已成为椎旁阻滞的潜在替代方法。PECS Ⅰ阻滞的目标是胸内侧神经（C8 ～ T1）和胸外侧神经（C5 ～ C7），而 PECS Ⅱ阻滞的目标增加了肋间臂神经、胸长神经（C5 ～ C7）、胸背神经（C6 ～ C8）和肋间上神经（T2 ～ T6）（图 23.1）。PECS Ⅱ阻滞经腋中线第 3 和第 4 肋骨处进针，至胸小肌和前锯肌之间以及胸大肌和胸小肌之间（PECS Ⅰ阻滞）注药（图 23.3）。前锯肌阻滞将局部麻醉药注射在前锯肌上方和（或）下方，阻滞胸部肋间神经的外侧皮支，为侧胸壁和前胸壁提供镇痛（图 23.4）[170]。竖脊肌阻滞最初是用于治疗胸部神经病理性疼痛的区域麻醉技术[171]，在竖脊肌下方的横突处注射，其可能机制是局部麻醉药扩散至椎旁间隙（图 23.5）。

虽然人们对这些较新的筋膜平面阻滞有很大热情，但仍需要高质量随机试验来评估各种技术的临床疗效。最近一项针对全麻下接受乳腺癌手术患者的荟萃分析发现，PECS Ⅱ在减少术后疼痛和阿片类药物用量方面优于药物镇痛，不劣于椎旁阻滞[172]。随着区域麻醉方法的发展，也必须考虑筋膜平面阻滞的外科问题。在前锯肌上方注射局部麻醉药可能会阻滞胸长神经和胸背神经，而外科医师在遇到解剖困难时需要监测这些神经的反射。PECS Ⅱ阻滞时

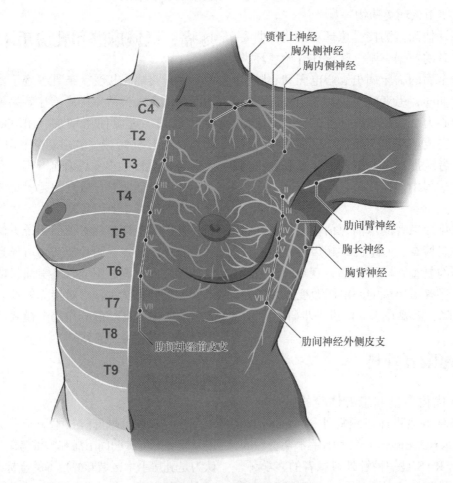

· 图 23.1　胸壁神经支配

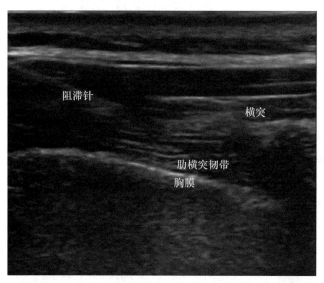

• 图 23.2　椎旁阻滞，横向定位（横突、胸膜、穿刺针）

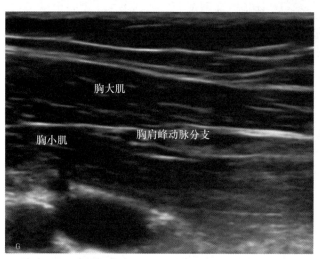

• 图 23.3　PECS Ⅰ 的解剖（胸大肌和胸小肌，胸肩峰动脉分支）

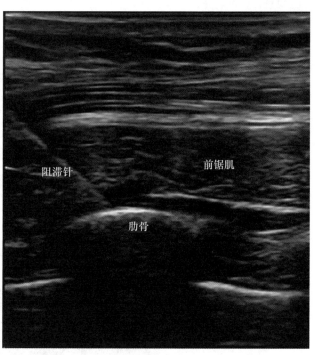

• 图 23.4　前锯肌阻滞（前锯肌、肋骨、胸膜）

疹、一过性低血压、需要血管活性药物治疗的低血压和严重过敏反应。回顾性研究发现，预防性使用类固醇、苯海拉明和法莫替丁并未改变异硫蓝的不良反应发生率，但降低了反应严重程度[174]。然而，在许多实践中并不常规采取预防措施。就过敏反应风险而言，亚甲蓝可能是一种潜在更安全的替代品[175]。其副作用包括注射部位疼痛、皮肤坏死或硬结和红斑。据报道，使用 5- 羟色胺能药物的患者可出现肺水肿和 5- 羟色胺综合征[176-177]。此外，亚甲蓝会对脉搏氧饱和度造成短暂干扰，并可能导致皮肤蓝染。用生理盐水稀释亚甲蓝可最大限度减少皮肤和全身副作用[178]。

麻醉团队应能识别并及时治疗蓝色染料反应以防止乳房手术患者产生不良结局。应随时可获得适当工作人员的帮助、复苏设备和包括肾上腺素在内的急救药物。

将局部麻醉药注射在胸小肌和前锯肌之间，理论上会改变腋窝解剖，导致肿瘤种植，降低电凝效果。患者相关因素，如病态肥胖、凝血功能障碍或脊柱内固定棒，也可能影响区域麻醉方法的选择。为明确最佳的区域麻醉技术，麻醉科医师应评估患者，与手术团队沟通并了解拟行手术方法。

蓝色染料反应

SLN 定位于 20 世纪 90 年代首次被提出，显著降低了需接受创伤更大的 ALND 的女性比例和该术式相关并发症发生率。然而，使用蓝色染料并非没有风险。异硫蓝的不良反应发生率为 0.3% ～ 0.9%[173-174]。已有 3 种类型的过敏反应被报道，包括荨麻疹和皮

麻醉与乳腺癌复发

麻醉是否影响癌症复发仍是一个正在探索的研究领域。手术应激被认为是一种促炎状态，在降低宿主细胞免疫功能的同时促进癌细胞生长[179-181]。有假设认为某些麻醉药可能促进或抑制癌症复发[182]。尽管很多文献热衷于这一方面的研究，但支持这些理论的许多证据都来自体外和动物研究，以及少量的

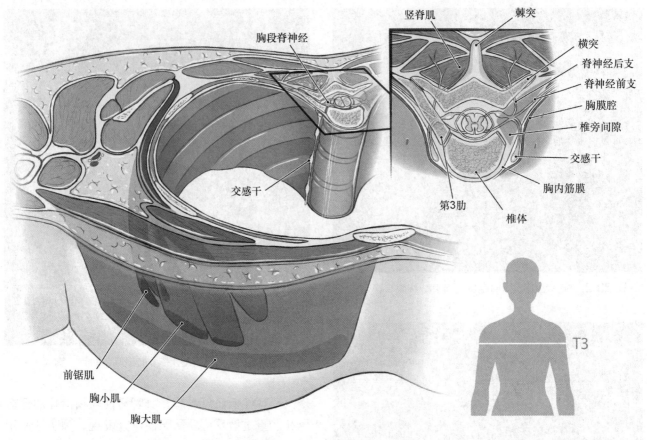

竖脊肌　　　　棘突

胸段脊神经

横突

脊神经后支

脊神经前支

胸膜腔

椎旁间隙

交感干

交感干

胸内筋膜

第3肋　　　椎体

前锯肌

胸小肌

胸大肌

T3

· **图 23.5**　乳房手术区域麻醉的解剖

回顾性临床试验。

阿片类药物尤其被认为是癌症复发的危险因素。阿片类药物抑制 NK 细胞功能，并可能通过促进血管生成来刺激癌细胞增殖[181, 183-184]。在乳腺癌的小鼠模型中，吗啡导致 P 物质和细胞因子浓度增加，并刺激肥大细胞活化，这可能导致癌症进展[184]。然而，目前阿片类药物和乳腺癌的证据仍然有限[179, 184-186]。

另一方面，NSAID 的使用被认为在癌症手术中具有保护作用。几项回顾性研究表明，术中应用 NSAID 可能会减少癌症复发，提高生存率。一项单机构回顾性研究纳入 720 例接受乳房肿块切除联合或不联合 ALND 的女性，发现术中应用酮咯酸或双氯芬酸与较长的无病生存期和总生存期有关[187]。与之类似，一项纳入 327 例接受乳房切除术后 ALND 的女性的回顾性研究报告，术前接受酮咯酸治疗的患者癌症复发率较低[187-188]。尽管有这些发现，专家建议在这一领域仍需进行前瞻性随机试验[189]。

挥发性麻醉药被认为是免疫抑制剂，可能增加癌症复发风险。其机制是促炎作用和上调保护癌细胞的缺氧诱导因子[190-191]。相反，在实验室研究中，丙泊酚表现出抗炎和抗氧化特性，并保护 NK 细胞功能，从而显示出免疫保护作用[179, 185, 192-193]。在对乳腺癌细胞系的研究中，丙泊酚可降低神经上皮细胞转化基因 1 的表达[194]，该基因与促进腺癌的体外迁移和增加细胞凋亡有关[195]。

比较使用丙泊酚 TIVA 和吸入麻醉的临床研究结果不一致，部分研究显示 TIVA 的有益效果，部分则与吸入麻醉相比无有益效果[196-198]。2019 年一项纳入 7800 例癌症手术患者、涉及 6 项研究（5 项回顾性研究、1 项小型随机对照试验）的荟萃分析发现，与吸入麻醉相比，TIVA 增加无复发生存率[199]。然而，由于手术范围、癌症类型、患者特征等方面的异质性以及与多数为回顾性研究的自身局限性，对这些结果的解读有限。与之相反，一项大型回顾性倾向性匹配的队列研究将接受乳腺癌手术（BCT 或全乳房切除术）的患者根据实施 TIVA 或吸入麻醉进行分组，发现两组之间的癌症复发率没有差异[200]。这些矛盾的发现表明，麻醉对接受更复杂和侵入性手术的患者的癌症复发可能有更大影响。

　　区域麻醉对癌症复发的影响尚不清楚。区域麻醉通过几种可能机制减少癌症复发：减轻手术应激反应（通过疼痛控制和交感神经阻滞），减少对阿片类药物和吸入麻醉药物的需求，以及（或）吸收局部麻醉药的直接作用[201-202]。2014 年一项对 3000 多例患者数据的荟萃分析发现，接受全身麻醉联合硬膜外麻醉的患者与仅接受全身麻醉的患者在癌症复发或生存率方面没有差异[203]。一项对 129 例接受乳房切除术伴或不伴腋窝清扫术的患者的回顾性研究比较了椎旁阻滞联合全身麻醉与全身麻醉联合术后吗啡患者自控镇痛，发现接受椎旁阻滞的患者在 2.5 ～ 4 年随访期间，癌症复发时间更长（$P = 0.013$），总体复发率更低（$P = 0.012$）[204]。最近，Sessler 等发表了一项大型多中心试验结果，他们将患者随机分配到椎旁阻滞联合丙泊酚组或七氟烷全身麻醉联合阿片类镇痛药组。主要结果是局部或转移性复发，次要结果是 6 个月和 12 个月的疼痛评分。结果表明，两组之间的乳腺癌复发率或慢性疼痛结果没有差异[205]。目前，没有证据表明有一种更优的麻醉方法可减少乳腺癌复发。然而，优化包括术后恶心呕吐、术后急性疼痛和康复质量在内的短期结果，仍应是围手术期团队关注的重要内容。

总结

- 为优化乳腺癌患者的管理和预后，需要一个经验丰富的多学科癌症团队。
- 应事先与患者讨论对治疗和手术的期望，以便根据手术风险和潜在美学结果做出明智决定。
- 保乳治疗和乳房切除术是治疗早期浸润性乳腺癌较为成熟的局部治疗方法，二者生存率和复发率相似。
- 新辅助化疗越来越多地用于降低乳房和腋窝病灶分期。
- 乳房手术后进行辅助内科治疗，以根除临床和放射学上隐匿的微转移病灶。
- 为治疗或预防乳腺癌而选择乳房切除术的女性，可进行乳房重建术。
- 乳房重建术的目标是在不影响预后或癌症复发检查的情况下，恢复乳房丘状结构并保持生活质量。
- 乳房重建包括假体植入和自体组织两种方法。
- 术前评估应考虑拟行乳腺癌手术的类型、预期的术后疼痛和患者的合并症。
- 临床医师应该了解新辅助化疗对心脏的影响。
- ERAS 尚未广泛用于乳房手术，但这些方案可能会使患者受益，并优化管理。
- 在乳房手术中，区域麻醉可提供良好的术后镇痛。
- 术中蓝色染料反应的严重程度不一，围手术期团队应及时识别和处理。
- 麻醉技术和乳腺癌复发之间的关系仍存在争议。

参考文献

扫二维码见参考文献

上消化道癌手术的麻醉管理

第 24 章

Alessandro R. De Camilli, Daniela Molena

孙青宇 译 许涛 校

引言

上消化道包括口腔、食管、胃和十二指肠。上消化道癌的发病率越来越高，新辅助化疗使手术安全性和成功率提高，肿瘤根治性切除的患者数量日益增多。上消化道肿瘤切除的术中风险较高，由于共用解剖结构，麻醉科医师和外科医师需密切配合。术中管理目标包括优化液体管理、适当的多模式镇痛、减少术后肺部并发症及优化内环境以促进吻合口愈合。

化疗毒性

接受新辅助化疗的食管上段癌患者，化疗毒性可能损害健康，需引起外科团队注意。化疗药物可引起心律失常（蒽环类、派姆单抗）、心肌炎（环磷酰胺、白消安）、扩张型心肌病（多柔比星）和 QT 间期延长（奥沙利铂、他莫昔芬、蒽环类、氟尿嘧啶、紫杉醇）。接受上述药物治疗的患者，可能有心包积液、限制性心肌病和充血性心力衰竭。所有接受化疗药物且表现出劳力性呼吸困难症状的患者，术前均应接受超声心动图以筛查心肌病。

食管癌

流行病学

美国的食管癌发病率在男性中为 0.7%，在女性中为 0.2%，在最常见癌症类型中居第 18 位，在死亡风险中居第 11 位[1]。95% 的食管癌是鳞状细胞癌和腺癌。腺癌曾被认为相当罕见，现已占食管癌的 60% 以上，主要由 Barrett 食管发病率的增加引起。在非洲南部、东部和东亚，食管癌发病率要高得多，主要为鳞状细胞癌。小细胞癌、平滑肌肉瘤、平滑肌瘤和胃肠道间质瘤仅占食管癌很小一部分。由于治疗方式的改进，患者 5 年生存率从 20 世纪 60 年代的 5% 提高到当前的 20%。

食管鳞状细胞癌的行为危险因素包括吸烟和饮酒。饮食因素包括食用红肉、低纤维饮食、饮用热饮、锌缺乏和硒缺乏。贲门失弛缓症或腐蚀性损伤史也是诱发因素[2]。人乳头瘤病毒（human papilloma virus，HPV）与食管癌没有明确关联[3]。腺癌患病率的增加与肥胖、胃食管反流病以及饮食中水果和蔬菜的摄入量低有关。有 Barrett 食管病史的人患食管癌的风险会增加 30 倍[4]。腺癌在白种人中更为普遍，男性发病率是女性的 6 倍。

食管鳞状细胞癌最常见位置为食管中部，由小病损引起，内镜检查时容易遗漏。由于淋巴结靠近食管固有层，局部淋巴结浸润较早发生，最终发展到侵犯邻近器官，包括腹主动脉和主动脉，可表现为上消化道大出血。

腺癌最常见于胃食管交界处，最常扩散至腹腔和肝周淋巴结。

诊断和分期

早期食管癌通常无症状，仅在内镜检查或 Barrett 食管监测期间才能被检测到。癌症晚期症状通常为吞咽困难（通常在早期表现为硬食物的"黏滞"）、体重减轻和缺铁性贫血。严重晚期病例可进展为气管支气管瘘。少数情况下，喉返神经受损会导致声音嘶哑。需要通过内镜活检来确诊。

在就诊时，22% 的食管癌局限于食管部位。局部浸润占 30%，其余则为晚期疾病[5]。

通过超声内镜（endoscopic ultrasound，EUS；可诊断局部淋巴结转移和肝转移）、支气管镜和全身正电子发射断层扫描（positron emission tomography，PET）来评估肿瘤浸润范围和晚期肿瘤扩散分期，有时也可通过腹腔镜诊断。腹腔镜检查仅适用于对化疗有反应且适合手术但疾病程度未知或影像学无法确定腹膜疾病程度的患者。肿瘤浸润胃部超过 5 cm 被认为不可切除。

治疗

局限于黏膜或黏膜下层直径 < 2 cm 且不累及整个食管周长的疾病，可采用手术或内镜治疗。对已侵入食管壁或淋巴结转移阳性的癌症患者，治疗方式包括化疗和手术。

超声内镜

超声内镜的使用正成为诊断、活检和治疗小的局限性食管肿瘤的标准手段。深度镇静可能适用于就诊时无症状的一小部分患者；因存在误吸风险，气道保护下的全身麻醉是一种方法。

手术治疗和术中注意事项

患者选择

T4b 期病变累及主动脉、气管或脊柱，被认为不可切除，气管食管瘘的患者亦如此。此类患者可进行放疗和化疗，并在表现出适当反应后重新评估其是否可进行手术。

对早期食管癌，不论是否接受新辅助化疗和放疗，手术都是主要治疗方法。对食管全层受累或局部结构侵犯可轻易切除的患者，术前应考虑化疗和（或）放疗。接受治疗后应重新进行放射学分期以评估手术可切除性，并在 4 ~ 6 周后进行手术。严重心肺合并症和高龄是手术相对禁忌证。慢性阻塞性肺疾病预示患者术后肺部并发症的发生风险更高，但已有部分康复指南来降低其风险[6]。营养不良会抑制免疫并对生存有不利影响，因此患者术前营养优化至关重要[7]。

相关解剖结构

食管由四层组成：黏膜、黏膜下层、固有肌层和外膜。动脉供应包括甲状腺动脉、胃左动脉、膈下动脉和主动脉。淋巴引流至颈部、气管支气管、胃、腹腔和纵隔淋巴结[8]。

手术类型

累及超过 2/3 食管或食管近端部分的食管癌患者，通常需要切除整个食管。远端肿瘤或胃食管交界处肿瘤可通过部分切除进行治疗，通过术中病理送检确保边缘不包含肿瘤或 Barrett 食管变化。

胃是最常用的食管重建器官，也可使用结肠或空肠段。与胃相比，后者是次优选择，因其需多次吻合，涉及更复杂的手术切除。此外，通过肠系膜动脉的血液供应限制了相应部分的移动距离。常用方法有以下三种。

Ivor Lewis 食管切除术（Ivor Lewis esophagectomy，ILE）首先进行开腹手术以游离胃部结构并建立管道。随后进行右侧开胸以进行食管游离、切除和胸内吻合术。这种方法适用于下 1/3 的食管癌患者，并允许胸段食管全视野暴露和全胸段淋巴结清扫。对累及胃食管交界处（gastroesophageal junction，GEJ）的肿瘤，可以采用胸腹联合入路，整个手术过程通过左胸切口进行。这限制了近端食管的视野暴露。

三孔入路（也称为 McKeown 方法）包括腹部切口、胸部切口和颈部切口。这种方法是通过颈部切口进行食管吻合。如应用此方法，左颈部不建议行深静脉穿刺等操作，以便为颈部手术操作留出空间。

经裂孔食管切除术（transhiatal esophagectomy，THE）使用中线上开腹切口来游离胃和食管，并使用颈部切口将胃拉起。该术式不需开胸，而是经颈部解剖来游离食管。这项技术不能在胸部进行广泛的淋巴结清扫，对食管中段癌症患者而言并不理想。该术式不需开胸手术操作，有利于严重肺部疾病患者。

上述手术技术的预后大致相似，在高流量医疗中心的术后死亡率约为 3%[9]。这些入路可部分或完全使用腹腔镜或视频辅助胸腔镜（video-assisted thoracoscopic，VATS）方法进行。腹腔镜和胸腔镜食管切除术被称为微创食管切除术（minimally invasive esophagectomy，MIE）。将 MIE 与开放式方法进行比较的研究表明，MIE 方法降低了肺部感染的发生率[10]、ICU 入住时长，改善生活质量评分、身体功能，镇痛效果更佳并减少液体需求。TIME 试验（传统开放食管切除术 *vs.* 微创食管切除术）显示，与开放食管切除术相比，MIE 患者术后结局更好，但两组患者 3 年内随访癌症复发情况相似[11-12]。此外，两组患者的肿瘤切除质量和淋巴结切除数量相当。类似研究已证明其可改善术后预后，或无不良结果，3 年生存率相当[13]。目前，MIE 被认为是食管癌的一种安全且理想选择，可减少食管手术的生理影响。然而，数据还不足以推荐 MIE 完全替代开放食管切除术。

淋巴结清扫是所有食管切除术的标准方法，但该做法的实施程度尚存争议。淋巴结清扫通常在纵隔、上腹部进行，偶尔在颈部淋巴结进行（对胸段食管癌而言）。常清扫气管旁和主动脉旁的淋巴结。

在化疗和放疗期间，为达到营养支持的目的，需放置空肠营养管。

颈部食管癌（在咽后部和食管上 1/3 之间）通常采用放疗和化疗治疗，放化疗失败者可选择手术切除。手术切除非常复杂，涉及双侧颈部解剖结构、潜在气管造口术（如果需要喉切除术）以及胸部和腹部切口，也可能需要切除咽部、喉部和甲状腺。

术中注意事项

诱导和气道管理

食管癌患者经常有反流和吞咽困难症状，但在择期手术时并不常见。然而，胃食管交界处肿瘤引起的胃出口梗阻可导致胃残余容量增加。此外，Barrett 食管患者平躺时反流症状可能更明显。因此，气管插管时应将床头抬高 30°，面罩通气压力不应超过 20 mmHg。有明显上消化道症状的患者，应考虑进行快速顺序气管插管。

禁忌在食管切除术后即刻行面罩通气或通过面罩进行无创正压通气（noninvasive positive pressure ventilation，NIPPV），因存在空气进入新吻合食管的风险。食管切除术后发生食管瘘或吻合口并发症的患者，需手术时应谨慎对待。在围手术期任何时刻，甚至是出院后，留置食管导管的患者均被认为具有很高的误吸风险。

对食管中的任何异物，麻醉科医师和外科医师必须始终进行清晰沟通。外科医师可能在病例开始

时要求经口置入胃管，可通过内镜引导置入。在腹部外科操作期间拔除胃管时要小心，不应在抽吸下拔除，以免擦伤食管。胸段鼻胃管的放置应在手术指导下缓慢进行，以防止食管破裂。必须避免在口咽或食管中使用任何其他监测设备（温度探头、压力监测器等）。针对口胃管和鼻胃管放置和时机的沟通，可能是食管切除术最关键的要素（图24.1）。

单肺通气对手术的胸腔操作部分是必要的，最好通过放置双腔气管导管实现。在大多数情况下，在病例开始时即放置双腔气管导管是可取的。在部分合适的患者中，腹腔操作部分可使用单腔气管导管，而胸腔部分可使用双腔气管导管。

麻醉维持

关于癌症切除术的理想麻醉方式，吸入麻醉药和静脉麻醉药的选择仍存争议。有证据表明，吸入麻醉药可能减弱中性粒细胞功能和 T 细胞活性[14]。其他研究显示，无癌生存率的改善与使用静脉麻醉药相关[15]。在单肺通气过程中，吸入麻醉药或静脉麻醉药对氧合的影响没有临床意义。食管切除术

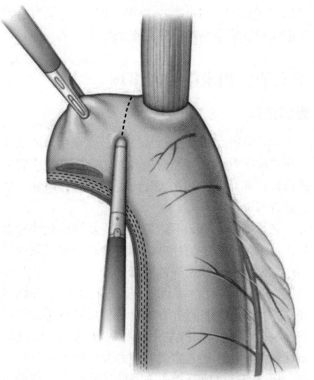

© 2011 medicalartstudio.com

• **图 24.1**　在微创食管切除术中，将胃和食管使用吻合器连接到一起，应准确放置胃管，且维持通畅至关重要。鼻胃管的放置可能使吻合处穿孔

的所有操作部分都需要完全的肌肉松弛。

静脉通路

大口径静脉通路和桡动脉监测是必要的。如无法获得足够的外周大口径静脉通路，或患者心脏合并症使血管升压药物的使用可能性更大，则建议置入中心静脉导管。尚未证明中心静脉压（central venous pressure，CVP）测量可准确评估容量状态，开放胸腔、单肺通气和偶尔的下腔静脉手术操作，可能影响 CVP 准确性。

液体

手术切除累及较大体腔时常伴有大量体液转移。上消化道癌症患者可能经历长时间经口摄入不足，晚期癌症患者可能出现营养不良。吻合口瘘和肺部感染等并发症可能导致血管舒张状态和血管内血容量相对不足。手术应激与血管升压素、醛固酮、儿茶酚胺和引起促炎状态的急性期反应介质的释放有关。心动过速、低血压和少尿会使手术相关炎症和真正的低血容量难以区分。

开胸食管切除术与使用适当的液体复苏来补偿腹部蒸发损失存在分歧。循证实践表明减少液体入量是总体趋势[16-17]，然而，何谓"节省"或"开放"的液体输注策略，现有研究尚存很大差异[18]。对于食管手术，有证据表明趋向于限制性液体管理方法，仅在有低血容量征象时输注，而不通过预先计算来确定"液体不足"[19]。避免容量超负荷与感染并发症的减少、伤口愈合的改善、拔管时间的缩短以及支气管镜下分泌物的减少显著相关。

中心静脉导管和 Swan-Ganz 导管等有创压力测量带来的风险显然远高于益处（且存在误判风险），因此建议使用更新的、创伤性较小的方法。收缩压变化、FloTrac 和经胸超声心动图已被证明可用于术中液体管理，但在开胸、开腹和存在胸腔引流管时，其益处可能受限。食管多普勒测量心排血量在涉及食管手术中也是明显禁忌。

食管切除术的第一阶段，特别是在使用腹腔镜微创技术期间，通常需极限头高脚低位。随着时间推移，血液在下肢淤积会导致体位性低血压，长时间可导致代谢性酸中毒。有必要谨慎使用液体和血管升压药，可频繁测量动脉血气，以防止该情况的发生。

血管升压药的使用

去氧肾上腺素和去甲肾上腺素因其选择性 α_1 受体的激动作用，通常在术中用作血管收缩剂来对抗麻醉诱导所致的血管舒张。在血容量正常患者中，血管升压药仅用于维持外周血管床的灌注。但在低血容量时，血管升压药可损害微血管灌注[20]。对出血或容量欠缺的患者，在开始给予血管升压药治疗前应努力恢复血管内容量。使用液体限制方案时应谨慎滴定，以避免因使用血管升压药物而"掩盖"低血容量。

年老、体弱或患有严重心血管疾病的患者，对麻醉血管舒张作用的敏感性可能增加。此外有证据表明，患者术中血压与基础血压的偏差超过 20% 与围手术期死亡率增加有关[21]。容量状态优化后，宜使用血管升压药维持适当的灌注压。

疼痛管理

在开放食管切除术中置入胸段硬膜外导管被认为是标准措施，其益处体现为改善疼痛控制、缩短拔管时间和 ICU 入住时长，并可能因局麻药介导的血管舒张作用而改善吻合口血流[22-23]。还有证据表明，椎管内麻醉（无论是否复合全身麻醉）与接受癌症切除术的患者生存期延长相关[24]。胸段硬膜外导管通常置于 $T_{7 \sim 8}$ 水平，以充分覆盖腹部和胸部切口范围。

术中硬膜外给药旨在尽量减少阿片类药物的使用，并确保适当的局麻药扩散，以便在气管拔管时产生有效的阻滞效果。建议在硬膜外溶液中加入阿片类药物，以降低局麻药剂量，防止硬膜外介导的过度交感神经阻滞。谨慎做法是延迟硬膜外输注，直到手术结束时启用，以减少低血压的发生。急性疼痛治疗团队应与外科和麻醉术后恢复室团队协作，密切监测硬膜外镇痛。应通过稀释或停止硬膜外输注来减轻硬膜外介导的交感神经阻滞导致的不良低血压，不应选择持续输液。

对有椎管内麻醉禁忌证或尝试椎管内麻醉失败的患者，其他区域阻滞技术包括椎旁、竖脊肌、前锯肌和肋间阻滞。一项研究表明，在减少肺部并发症方面，腹横筋膜平面（transversus abdominus plane，TAP）阻滞对开腹手术切口的镇痛效果与硬膜外阻滞相当[25]。前锯肌阻滞在减少开胸术后阿片类药物消耗方面与椎管内麻醉相当。因此，对不适合椎管内麻醉的患者而言，前锯肌阻滞与 TAP 阻滞相结合是一种理想的备用选择[26]。

微创手术技术允许切口更小、疼痛更轻。使用对乙酰氨基酚、加巴喷丁、肋间神经阻滞和静脉注射阿片类药物的多模式麻醉技术是合适的。

苏醒

如无明显酸中毒并且符合常规气管拔管标准，应尽量在手术室内拔管。大多数食管切除术患者可实现这一点。早期气管拔管对预防肺部感染、早期下床活动和排痰至关重要。

术中并发症

气胸常见于食管切除术的腹部操作部分（图24.2）。食管两侧被胸膜覆盖，肿物可黏附其上。气胸通常最先由外科医师发现，随后表现为气道压力增加。低血压和心动过速预示进展为张力性气胸，在腹腔镜手术中更为常见，因 CO_2 充气会增加腹内压力。在检测到张力性气胸时，吸入氧浓度应增至100%，将手术床摇平，降低充气压力，并使用血管

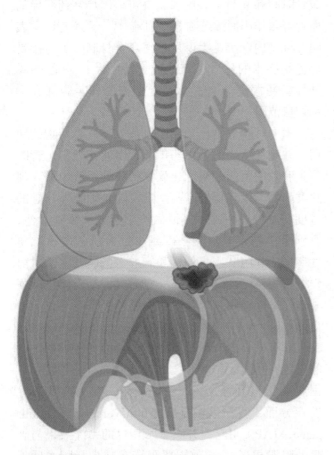

• **图 24.2**　气胸可发生在腹部操作阶段，特别是当肿瘤与膈膜粘连时。使用纯氧、将手术床摇平和血管升压药治疗，并降低充气压力（如果使用腹腔镜）

升压药维持血流动力学的稳定。

食管切除术后大约10%～15%的患者发生喉返神经损伤，其可以无症状，也可为一过性。喉返神经损伤会造成较高的肺部感染率、呼吸衰竭并延长住院时间。因在左颈部创建吻合口，喉返神经损伤最常见于三孔食管切除术。在气管旁淋巴结清扫过程中，因喉返神经走行路径环绕气管，热损伤、拉伸或压迫可能对左侧或右侧喉返神经造成损伤（图24.3）。

出血是腹部操作阶段的并发症，尤其是胃短动脉出血。在胸段，由于下肺静脉、奇静脉（沿胸椎走行）或主动脉的食管分支损伤，可能发生大出血（图24.4）。除开放大口径静脉通路并行动脉置管血压监测外，应知晓患者血型并备血。

预防肺部并发症

大约1/3的食管切除术患者会发生肺部并发症[27]，以肺炎、急性呼吸窘迫综合征（acute respiratory distress syndrome，ARDS）和急性肺损伤（acute lung injury，ALI）最为常见。肺部并发症的危险因素包括高龄、肺活量降低、肌酐升高、身体功能低下、吸烟、手术失血量大和开放手术[28]。可改变的危险因素包括营养优化、早期肠内营养、充分控制疼痛、限制液体摄入、肺保护性通气、术前肺部理疗和可行的微创手术。

长期以来，"肺保护性通气"方案一直被认为对ARDS有益。传统方法是双肺通气采用6～8 ml/kg潮气量，单肺通气采用4～6 ml/kg潮气量，予以呼气末正压（positive end-expiratory pressure，PEEP），避免平台压大于30 mmHg。目前尚无明确证据表明在手术室中使用肺保护性通气可减少大手术患者的肺部并发症[29]。但证据表明，与大潮气量方案相比，潮气量的减少可使气压性损伤程度和急性期反应介质的释放水平降低[30]，且这种方案不太可能造成损伤。

加速康复外科

加速康复外科（enhanced recovery after surgery，ERAS）方案已被证明是简化围手术期监护和改善患者预后的有效方案（图24.5）。

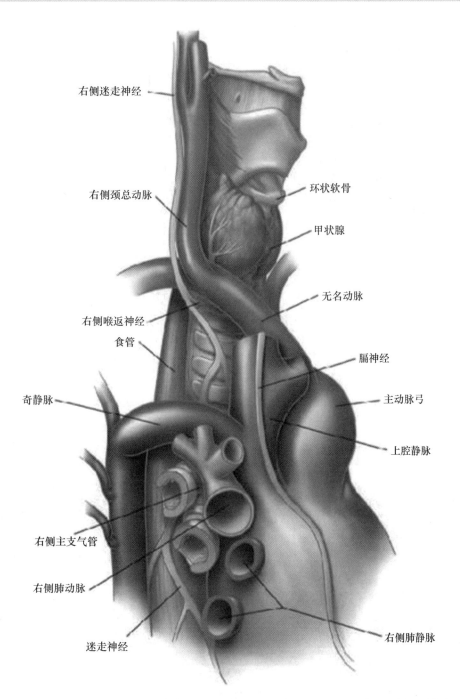

右侧迷走神经

右侧颈总动脉

右侧喉返神经

食管

奇静脉

右侧主支气管

右侧肺动脉

迷走神经

环状软骨

甲状腺

无名动脉

膈神经

主动脉弓

上腔静脉

右侧肺静脉

• **图 24.3**　食管与奇静脉、肺静脉和喉返神经非常接近，这使得胸腔操作部分需要进行精细解剖，可能发生快速出血和膈神经损伤

预防心房颤动

食管切除术后房性心律失常的发生率约为 15%，其危险因素包括年龄较大、术前 CO_2 弥散能力恶化等[31]。心房颤动常预示肺部并发症发生率更高、ICU 入住时长更长、住院时间延长和总死亡率升高[32]。研究最佳预防药物的临床试验正在进行，但迄今为止的证据表明，在术后立即静脉注射胺碘酮或美托洛尔是减少该风险的谨慎做法[33]。

气管食管瘘修补术

气管食管瘘是食管癌切除术后的罕见并发症，或称为食管癌后遗症。患者常表现为咳嗽、复发性肺炎或化脓性支气管炎。其理想治疗策略是放置气管和（或）食管支架，具体取决于病变位置。气管支架置入需全身麻醉和硬质支气管镜及喷射通气。

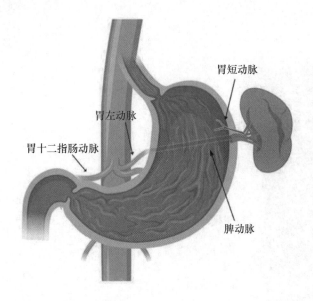

• **图 24.4**　在腹部手术阶段对胃进行操作 / 牵拉时可能损伤胃短动脉

肌肉松弛是降低呼吸顺应性和促进硬质支气管镜检查的理想选择。对没有活动性上消化道症状的患者，可在非气管插管深度镇静下进行食管支架置入。

胃癌

　　直到 20 世纪末，胃癌一直是世界范围内癌症死亡的主要原因。据推测，幽门螺杆菌的治疗、食品卫生的改善以及水果蔬菜种类的增加，改善了消化系统中的致癌环境。美国每年大约有 20 000 例病例[34]。在美国，胃癌危险因素包括男性、非白人种族和高龄。然而，尽管总体发病率有所下降，但因预期寿命延长，病例数正在增加。胃癌的死亡率很高，因其通常在晚期才被诊断出来，而早期胃癌通常无症状。

　　腹痛和无意间的体重减轻是胃癌最常见的症状，上消化道内镜检查对胃癌的诊断高度敏感。通过 PET 扫描和 EUS 进行分期。大多数高级别肿瘤患者因影像学检测腹膜疾病的不敏感性而需要进行腹腔镜检查。转移扩散最常见于左侧锁骨上淋巴结、卵巢、肝和腹膜。腹水细胞学阳性提示预后更差，且通常无法进行胃切除术。

　　胃食管交界处肿瘤浸润胃内 2 cm 以内被归类为食管癌，浸润胃内 2 cm 以上为胃癌。

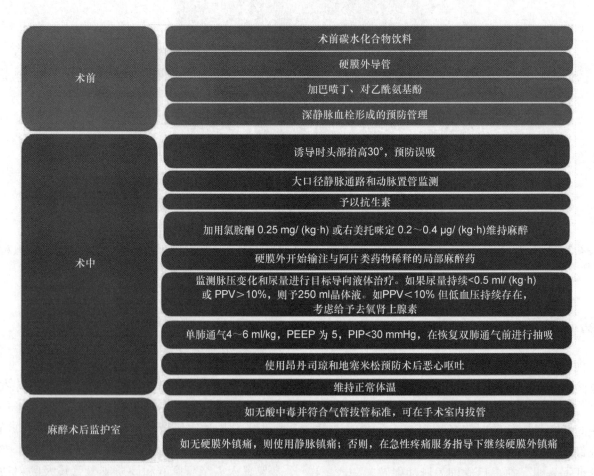

术前	术前碳水化合物饮料
	硬膜外导管
	加巴喷丁、对乙酰氨基酚
	深静脉血栓形成的预防管理
术中	诱导时头部抬高30°，预防误吸
	大口径静脉通路和动脉置管监测
	予以抗生素
	加用氯胺酮 0.25 mg/ (kg·h) 或右美托咪定 0.2～0.4 μg/ (kg·h)维持麻醉
	硬膜外开始输注与阿片类药物稀释的局部麻醉药
	监测脉压变化和尿量进行目标导向液体治疗。如果尿量持续<0.5 ml/ (kg·h) 或 PPV＞10%，则予250 ml晶体液。如PPV＜10% 但低血压持续存在，考虑给予去氧肾上腺素
	单肺通气4～6 ml/kg，PEEP 为 5，PIP<30 mmHg，在恢复双肺通气前进行抽吸
	使用昂丹司琼和地塞米松预防术后恶心呕吐
	维持正常体温
麻醉术后监护室	如无酸中毒并符合气管拔管标准，可在手术室内拔管
	如无硬膜外镇痛，则使用静脉镇痛；否则，在急性疼痛服务指导下继续硬膜外镇痛

• **图 24.5**　食管胃切除术患者加速康复外科方案。PEEP，呼气末正压；PPV，正压通气；PIP，气道峰压

能够进行胃癌切除手术的患者应没有远处转移、腹膜及广泛的淋巴结转移或主要血管结构（不包括胃和脾血管系统）受累。皮革胃是胃癌的一种组织学亚型，侵袭胃壁并使胃壁增厚。诊断时兼有侵袭性和晚期性质，通常不能进行手术。

胃的血管供应来自胃动脉、脾动脉和胃网膜动脉，均为腹腔干分支。

累及近端胃的胃恶性肿瘤通常需进行全胃切除术。累及胃下 2/3 部位的病变可行部分胃切除术，可采用楔形或袖状切除。腹腔镜胃癌切除术已被证明在短期预后和长期生存方面与开腹手术效果相当[35]。

术中管理

由于胃排空障碍和肿瘤累及食管下括约肌，胃部肿瘤累及胃食管交界处的患者应被视为有误吸风险。胃切除术后患者应接受手术治疗，因为胃不再能长时间地紧张性收缩以防止反流。

胸段硬膜外麻醉是胃切除术后镇痛的标准方法。与基于阿片类药物的静脉麻醉方案相比，传统的胃肠道手术硬膜外麻醉已被证明可提供良好的疼痛控制，同时降低呼吸系统并发症的发生率[36]。TAP 阻滞和腹直肌鞘区域阻滞是备选方案。腹腔镜下胃切除术可通过术后患者自控阿片类药物输送装置的多模式镇痛进行管理。所有胃肿瘤切除术都需要开放大口径静脉通路，动脉和中心静脉通路的建立取决于患者合并症。

十二指肠癌

单独的十二指肠癌很少见，占所有胃肠道肿瘤的 0.3%。其更常见于具有结肠癌遗传易感性的患者，如家族性腺瘤性息肉病、Gardner 综合征、Lynch 综合征及慢性炎性肠病患者。十二指肠癌的最常见类型是腺癌，其次是淋巴瘤、类癌、胃肠道间质瘤和平滑肌肉瘤。

患者就诊时，尽管大多数没有远处转移，但约一半的十二指肠癌已扩散到局部淋巴结。胰十二指肠切除术通常适用于十二指肠近端 1/3 肿瘤，而对十二指肠远端肿瘤可进行节段切除并进行局部区域淋巴结清扫。

十二指肠的节段性切除可通过腹腔镜进行，且通常不需有创通路。胰十二指肠切除术最常涉及胰头和十二指肠的开放性切除。该手术涉及大量的液体转移和大动脉周围的操作，需要开放大口径静脉通路，予以动脉导管监测和胸段硬膜外麻醉。

口咽癌

与其他消化道癌相比，鳞状细胞癌是最常见的口咽癌类型，其相当罕见。最常见的风险因素是 HPV 感染、饮酒和吸烟。最晚期的口咽癌在术前应接受新辅助化疗和放疗。

口咽癌的手术选择包括经口机器人手术和激光显微手术，以及更具创伤操作的下颌骨切除术。

由于放射诱发的颈部软组织纤维化，接受辐照的口咽癌患者出现气管插管困难的风险很高。对后口咽部肿瘤，即使轻微的气道操作也可能导致脆弱黏膜的出血。直接喉镜检查可诱发肿瘤出血。患者术前将接受软式鼻咽喉镜和 CT 检查。这需对气道规划有额外的洞察力。任何在声门周围区域的肿瘤都需要清醒插管，因镇静有导致完全气道阻塞的风险。气道局部麻醉是必要的，但肿瘤过于阻塞时则很困难，会阻挡向声带喷洒局麻药。经鼻气管插管通常是为便于经口进入口咽进行手术。气管插管时应谨慎，可保留自主通气，同时手边应配备外科气道设备。清醒气管插管应同时使用格隆溴铵等止涎剂。存在困难气道的危险预测因素包括吞咽困难、吞咽痛、声音嘶哑和端坐呼吸。

谨慎诱导和固定气道后，应维持麻醉，努力避免血压过高，并尽量减少拔管时呛咳。气道手术的刺激很大。丙泊酚和瑞芬太尼提供了易于泵注、预期更平稳的苏醒，以及在气道操作或气管切开操作过程中避免吸入麻醉药泄漏的附加优势。机器人口腔手术需要仔细定位机器人和患者头部，以避免操作臂压迫患者面部。术中吸入氧浓度不应超过 30%，以降低气道着火风险。为获得最佳手术视野，需要深度麻醉。喉返神经损伤可引起拔管后喘鸣，清醒、自主呼吸充分的患者在拔管时应小心。应提醒取出喉部填塞物。

对侵犯下颌骨的肿瘤，单纯放疗不足以减少肿瘤浸润，长期放疗可引起放射性骨坏死。对这种情况，需进行下颌骨切除术。下颌骨切除术较复杂，涉及颈部解剖结构，且具有快速失血的高风险。术前气道检查应评估是否有牙关紧闭和张口困难。吞咽困难患者可能长期经口摄入不良，并表现为血管内容量欠缺。开放大口径静脉通路和动脉监测是必要的。可减少手术失血量的操作包括降低静脉压（适当仰卧位），防止动脉压超过患者基础血压，以及用含肾上腺素的溶液局部浸润。某些情况下，可能需在诱导后停止肌松，以确定面神经所涉区域的神经支配情况。进行气管切开术及更换气管导管时须非常谨慎，以纯氧行几分钟预充氧将有助延长降至去饱和的时间。气管切开术后气道压力升高和没有呼气末 CO_2 表明置入了假通道。因此，气管插管设备应持续可用，以防需要重新插管。

　　与其他上消化道肿瘤切除术一样，口咽肿瘤切除术已被证明受益于 ERAS，包括多模式镇痛、早期下床活动和液体限制。术后镇痛常用对乙酰氨基酚、加巴喷丁、非甾体抗炎药（nonsteroidal anti-inflammatory drugs，NSAID）和阿片类药物[37]。

其他上消化道肿瘤

　　累及卡哈尔间质细胞的胃肠道肿瘤被称为胃肠道间质瘤（gastrointestinal stromal tumors，GIST）。这些恶性肿瘤最常扩散到局部淋巴结、肝、大网膜和腹膜。胃肠道间质瘤可能阻塞和压迫其他结构，但很少产生侵犯，因此较腺癌更适宜手术切除。

　　大约一半的神经内分泌肿瘤（neuroendocrine tumors，NET）出现在胃肠道，通常位于回肠远端，部分可能出现在胃或近端小肠。这些肿瘤来自肠嗜铬细胞，其特征为低级别或高级别。类癌的典型症状（面部潮红、腹泻、低血压）仅在肿瘤发生转移时才会出现，且激素并不首先通过肝代谢。NET 患者出现面部潮红、喘息、心悸或头晕时应怀疑发生了转移。为在术中抑制上述症状的发生，应进行适当的抗焦虑治疗，并防止血压过高。发生危象时，应使用奥曲肽（一种生长抑素类似物）、昂丹司琼和血管升压药。应避免使用依托咪酯、肾上腺素和释放组胺的药物。

结论

　　上消化道癌患者的病残率和死亡率较高，新辅助疗法后手术切除可治疗疾病。术中管理目标为保护气道和降低肺部并发症风险，为吻合口提供充分氧供，预防心脏并发症，降低神经损伤风险，提供充分的术后镇痛以促进早期下床活动。与外科团队的清晰沟通和基于循证路径的应用是提供优质监护的必要条件。

参考文献

扫二维码见参考文献

第 25 章

结直肠癌的麻醉管理

Tom Wall，Ronan Cahill，Donal J. Buggy

胡红丽 译 查燕萍 校

引言

结直肠癌是全球发病率第三的癌症，2018 年约有 180 万新增病例，但其死亡率排名第二（仅次于肺癌），每年约有 88.1 万例相关死亡[1]。大约 50% 的结直肠癌患者死于转移性疾病，约 20% 的患者在就诊时已有转移[2]。发达国家的结直肠癌发病率较高，有证据表明，发达国家普遍存在的生活方式因素，如加工食品、红肉和酒精的过量食用以及肥胖，都会增加结直肠癌患病风险[3]。得益于公共卫生计划、筛查、早期诊断和治疗的改进，近年来发达国家的病残率和死亡率持续下降[4]。但令人担忧的是，50 岁以下人群的结直肠癌发病率正在上升，尤其是直肠癌，而该群体的癌症更有可能在晚期才被发现[5]。

症状、诊断和治疗

患者可能出现一系列症状，如便血、腹痛、排便习惯改变和症状性贫血，而部分患者则没有明显症状，需通过筛查发现[6]。有时癌症晚期患者会出现外科急症，包括肠梗阻、穿孔或大量出血。一般通过内镜检查和病变组织活检来明确诊断，而局部和远处转移程度则需要通过 CT、MRI 和（或）PET 成像等放射学检查来确定。病理分期是决定患者预后的最重要因素，通常采用 TNM（肿瘤、淋巴结受累、远处转移）系统[7]。T 分期取决于肿瘤侵犯肠壁深度，N 分期取决于区域淋巴结受累情况，M 分期取决于是否有远处转移（图 25.1）。除 TNM 分期外，其他影响预后的因素包括组织学低分化、神经系统或淋巴血管浸润、非整倍体 DNA 染色体模式

和血清癌胚抗原（CEA）升高[8]。在 20% 并发转移的患者中，最常见受累部位是肝、肺和腹膜[9]。而 80% 新诊断的结直肠癌局限于结肠和（或）局部淋巴结[10]。

局限性结直肠癌适合采取手术切除治疗，其目的是切除附着在血管蒂上的病变肠段和相关的淋巴引流系统（图 25.2）。对直肠癌而言，全直肠系膜切除术可将整段直肠连同直肠血液供应和淋巴管的直肠系膜一起完整切除，从而降低复发率[11]。一般简单的择期手术可采用一期吻合以保留肠道连续性，而一些紧急、复杂病例或低位直肠（距肛管 < 8 cm）切除的病例，则需近端结肠或回肠造口。侵犯或附着于邻近结构或器官的病变，往往需要多专科参与来进行更复杂的手术切除。患有转移性疾病的患者通常需要化疗，如转移仅限于肝或肺部的孤立病灶，则可考虑转移病灶切除术，可显著提高生存率。放疗较少应用于结肠癌的治疗，但在直肠癌新辅助或辅助治疗中发挥重要作用，其已被证实可减少 III 期肿瘤的局部复发[12]。新辅助放疗常与小剂量化疗同时进行，往往导致肠道和膀胱功能障碍、直肠出血、皮炎，并增加手术吻合口瘘的风险[13]。尽管精确的选择标准还未确定，部分患者仍考虑保留直肠（即避免手术）和"观察等待"，而这种治疗可能会带来一系列病理反应。

新辅助化疗的围手术期管理

如果术前已使用新辅助化疗，除患者一般生理状态、预先存在的并发症以及癌症过程的病理效应外，围手术期医师还需考虑新辅助化疗对各系统的影响。术前应评估患者是否有全身中毒的症状和体征，特别是心脏、呼吸、血液和免疫系统。氟尿嘧

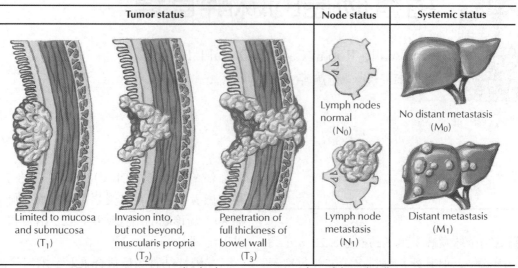

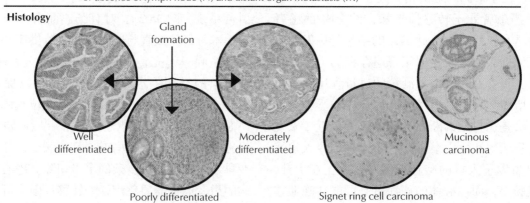

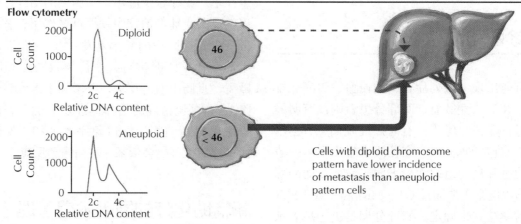

· 图 25.1　Prognostic indicators in colorectal cancer.（From NetterImages.com Image ID: 5851, Reg ID: C0495.）（由于授权限制，本图保留英文）

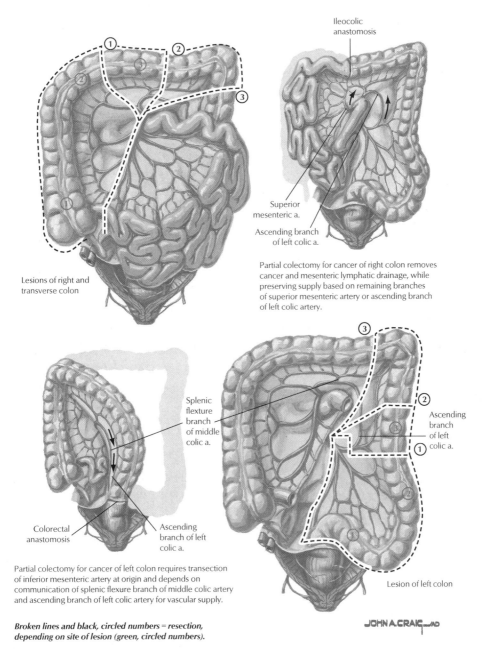

• **图 25.2**　Surgical resection of colon cancer.（From NetterImages.com Image ID: 10179, Reg ID: C0497.）（由于授权限制，本图保留英文）

啶（5-Fluorouracil，5-FU）几十年来一直是治疗转移性结直肠癌的主要化疗药物，并在多种治疗方案中与其他药物联合使用。最常见方案是 FOLFOX（氟尿嘧啶、奥沙利铂、亚叶酸）；FOLFIRI 方案由 5-FU 和细胞毒性生物碱伊立替康组成，在此基础上增加亚叶酸和奥沙利铂就构成 FOLFIRINOX 方案；5-FU 的前体药卡培他滨替代 5-FU 联合奥沙利铂组成 CAPOX 方案[14]。

奥沙利铂是第三代铂类药物，偶与肾毒性相关，已报道有急性肾小管坏死、肾小管酸中毒、溶血性贫血和急性肾损伤的病例[15]。患者可能因此发生高血压。一系列肾功能检查显示，在奥沙利铂治疗期间或治疗后可能出现肾功能恶化趋势。围手术期医师在处理与奥沙利铂相关的肾损伤时，应特别注意预防低血压和低血容量，避免同时使用肾毒性药物（如 NSAID），以避免围手术期肾功能进一步恶化。

5-FU 是一种嘧啶类似物，与心脏和骨髓常见不良反应有关。骨髓抑制通常发生在治疗开始后 7 d 内，14 d 时达到最低点，20 d 时恢复。在此期间，因临床放宽了启用抗生素治疗的指征，需对潜在感染保持高度警惕。与 5-FU 相关的贫血和血小板减

223

少可能在患者接受手术前并未完全恢复。5-FU 在所有化疗药物中导致心脏毒性的发生率排名第二（蒽环类药物的发生率最高）。用药过程中出现心电图改变、心绞痛和心肌梗死可能使 5-FU 治疗复杂化，其潜在原因可能是诱发了冠状动脉痉挛[16]。5-FU 引起的心脏毒性通常在治疗停止后自行消退，尽管急性期患者可能需要钙通道阻滞剂或硝酸盐类药物对症治疗[17]。然而，围手术期医师对患者出现的心脏症状应高度警惕，并酌情进一步检查明确（酌情通过心脏科转诊进行心电图、运动负荷测试、心脏灌注成像、冠状动脉造影等检查）。虽然患者可能在手术前已完成 5-FU 治疗，但如其接受 5-FU 治疗过程中需行急诊手术，应注意有几种药物与 5-FU 相互作用从而诱发心脏毒性，包括（但不限于）甲硝唑、西咪替丁、苯妥英钠、磷苯妥英钠和氢氯噻嗪。

卡培他滨是一种口服 5-FU 的前体药，主要在癌细胞内选择性转化为 5-FU。与静脉注射 5-FU 相比，它在骨髓毒性方面的副作用更小[18]。然而，它引起心脏毒性的发生率与 5-FU 一样高，与奥沙利铂联合应用时甚至可能更高[19]。既往处理方法是停止使用卡培他滨并对症治疗。

伊立替康是一种喜树碱衍生物，一般作为 5-FU 耐药患者的二线药物。通常引起中性粒细胞减少，并有明显的胃肠道副作用，经常导致呕吐、腹泻和腹痛[20]。还有部分罕见并发症，如可能导致肺、肝或皮肤中毒。

贫血和围手术期输血

大多数结直肠癌患者在发病时都伴随缺铁，相当一部分患者出现明显贫血。症状性贫血是一种常见主诉，如疲劳、昏睡或呼吸困难。60% 的结直肠癌患者出现缺铁，40% 的患者符合缺铁性贫血的诊断标准（根据 WHO 定义，女性血红蛋白低于 12 g/dl，男性血红蛋白低于 13 g/dl），缺铁性贫血在右半结肠癌中尤为常见，发病率高达 80%[21-22]。虽然消化道出血是贫血的最主要原因，但营养不良、慢性疾病贫血、新辅助化疗引起的骨髓抑制也可能导致贫血[23]。

有证据表明，术前贫血的严重程度与围手术期病残率和死亡率独立相关[24-25]。同种异体输血有其自身风险，已被证实对临床预后有不良影响（包

括增加术后感染、手术干预和死亡风险）[26]。同种异体输血也被怀疑对结直肠癌的复发有不利影响，一项 2006 年的 Cochrane 荟萃分析研究了同种异体输血对结直肠癌患者手术预后的影响，结果显示，癌症复发的总体优势比（OR）为 1.42（95%CI 1.20 ~ 1.67），尽管作者指出研究异质性和低质量的外科技术数据阻碍因果关系的确立[27]。鉴于同种异体输血的相关风险，不应将其视为手术当天纠正贫血的"速效药"，应尽一切努力在术前通过更安全的方式恢复血红蛋白水平。

近年来，围手术期血液管理的概念不断发展，其旨在术前纠正缺铁性贫血，从而显著降低结直肠癌患者临床风险。考虑到手术切除原发肿瘤的紧迫性，利用围手术期血液管理方案在术前治疗缺铁性贫血的时间有限。最近一项试验将结直肠癌患者随机分为两组，术前口服铁剂或静脉注射铁剂至少 2 周。静脉注射组平均血红蛋白升高（1.55 g/dl），显著高于口服组（0.50 g/dl，P < 0.001），但两组患者输血需求无显著差异[28]。

在补充铁储备和恢复血红蛋白浓度方面，静脉注射铁剂具有良好的风险效益，对输液产生严重过敏反应的风险极低。考虑到与同种异体输血相关的风险，即使术前允许的时间很短，通过静脉纠正缺铁从而使患者对输血的需求降至最低（也包括成本效益）也似乎是明智的。

术前锻炼和康复

术前锻炼计划被愈发广泛地应用于即将接受择期结直肠癌手术的患者。此类计划可以医院或社区为基础，前者通常使用心肺运动测试作为评估工具。一般来说，可在 2 周内完成 6 次锻炼，患者依从性和完成率很高，运动能力在客观上也有所改善。术前锻炼预计可改善患者术后预后，但尚未得到证实[29]。目前，有更多扩展项目为即将接受手术的患者提供营养和心理支持。

ERAS 方案

ERAS 方案是经循证医学证实的、多学科的围手术期干预措施的组合，其应用于患者管理旨在改

善患者预后并加快恢复，降低医疗费用。ERAS 是 20 世纪 90 年代由丹麦外科医师 Henrik Kehlet 针对结直肠外科手术提出的概念，他假设导致严重术后并发症（如心脏、肺部并发症、感染）的一个关键因素是生理应激反应的有害影响[30]。Henrik Kehlet 建议通过多个方面抑制这种代谢应激反应，以降低术后并发症发生率，改善患者病残率和死亡率，缩短住院时间，降低相关医疗费用。该方案的实施需要高度组织化、规范化的治疗，以及手术、麻醉、护理、理疗及涉及围手术期患者治疗的多学科合作。

ERAS 协会成立于 2010 年，旨在指导 ERAS 理念的教育和研究。该指南最初于 2012 年发布，旨在促进结肠切除术患者的康复，随后不久又发布直肠切除术指南。ERAS 协会在 2018 年发布第 4 版结直肠手术指南[31]。该指南列出 24 个 ERAS 要素，根据证据基础的性质和质量，每个要素被赋予从弱到强的推荐等级（表 25.1）。在随机对照试验和国际多中心登记数据的汇总数据中，遵循 ERAS 方案已被证明显著降低术后非手术并发症发生率，并缩短初次住院时间[32-33]。

表 25.1　2018 年择期结直肠手术围手术期护理指南：ERAS 协会建议

序号	ERAS 建议	目标	备注
	入院前		
1	戒烟限酒	减少并发症	戒烟可明显改善预后
2	术前营养筛查、评估和支持	减少并发症	有营养不良风险的患者应在术前接受至少 7 ～ 10 d 的口服营养治疗
3	慢性病医学优化	减少并发症	术前医疗优化直观来看很重要，但如果运用特定的风险评估工具，其临床准确性的证据很低
	术前		
4	术前宣教	减少焦虑，让患者参与，提高依从性	患者应定期接受专门的术前咨询
5	术前营养支持治疗	减少胰岛素抵抗，改善健康，可能加快恢复	择期手术患者应该允许缩短禁食时间到 6 h，并可在手术前 2 h 摄入清饮料
6	术前预防血栓	减少血栓栓塞并发症	接受结直肠大手术的患者应：在出院前一直穿着弹力袜和（或）间歇性气动加压进行机械性血栓预防，术后 28 d 内每天使用低分子肝素进行药物预防
7	术前预防感染	降低感染率	应在切皮前 60 min 内预防性静脉滴注抗生素
8	预防恶心呕吐	减少术后恶心呕吐	有 1 ～ 2 个危险因素的患者应使用两种药物预防，大于 2 个危险因素的患者应使用 2 ～ 3 种止吐药
	术中		
9	微创外科技术	减少并发症，加速康复，减少疼痛	高质量证据表明微创外科改善预后
10	规范麻醉，避免长效阿片类药物	避免或减少术后肠梗阻	避免常规镇静
11	保持液体平衡以避免过度或不足，使用血管升压药调整血压	减少并发症，减少术后肠梗阻	避免术前长时间禁食，避免常规肠道准备。强烈建议目标导向液体治疗
12	开放手术采用胸段硬膜外镇痛	减少应激反应和胰岛素抵抗，减少并发症	开放性结直肠手术的胸段硬膜外镇痛建议使用小剂量的局部麻醉药和阿片类药物，以减少应激反应并提供术后镇痛
13	限制使用盆腔和腹腔引流	尽早活动，减少疼痛和不适，尚无引流获益的证据	引流对预后无影响，不应常规使用
14	麻醉恢复前拔除鼻胃管	降低肺炎风险，便于经口进食固体食物	术后不宜常规使用鼻胃管，如在手术中插入，应在麻醉恢复前拔除

（续表）

序号	ERAS 建议	目标	备注
15	使用加温毯和液体加温设备来调节体温	减少并发症	即使轻微低体温，也会增加出血和输血风险
	术后		
16	早期活动（手术当天）	便于恢复正常活动	长时间制动会导致各种不良反应
17	早期经口进食液体和固体食物（手术当天提供）	保证能量和蛋白质供应，减少饥饿引起的胰岛素抵抗	大多数患者可以并且应从手术当天起就得到食物和口服营养补充
18	尽早拔除导尿管和静脉输液（术后第一天早晨）	便于移动和下床活动	尿潴留风险低的患者应在术后第 1 天拔除导尿管，而中高风险的患者则需要长达 3 d 的导尿
19	咀嚼口香糖、使用泻药和外周阿片类药物阻断剂（使用阿片类药物时）	促进肠功能恢复	外周作用的 μ 阿片受体拮抗剂、口香糖、比沙可啶、氧化镁和咖啡，都可改善肠梗阻
20	摄入蛋白质和富含能量的营养补充剂	除正常食物，增加能量和蛋白质摄入量	营养不良患者围手术期加强免疫营养对结直肠癌手术有益
21	避免阿片类药物的多模式镇痛方案	镇痛减少胰岛素抵抗，便于活动	避免使用阿片类药物，必要时应用多模式镇痛联合腰麻/硬膜外镇痛或筋膜平面阻滞
22	多模式控制恶心呕吐	减少术后恶心呕吐，便于摄入能量和蛋白质	根据症状使用一种或多种止吐药
23	尽早出院	避免不必要的出院延迟	设定出院标准和日常目标至关重要
24	多专业、多学科的团队定期审核预后和过程	控制实践（改善预后的关键）	应定期随访评估预后（30 d 内并发症和死亡率）和过程，执行并持续改进 ERAS 方案

并非所有 ERAS 方案都包含全部 24 项建议，有些方案还可能包含 ERAS 指南中未涵盖的其他内容。目前，尚不清楚哪些要素对临床预后的影响最大，以及减少 ERAS 方案的要素是否可得到基本上相同的效果。然而，无论开腹还是腹腔镜手术，遵循 70% 或更高比例的 ERAS 要素似乎能最大限度改善预后[34-36]。总之，作为从经常更新的临床证据中得出的基于共识的方案，ERAS 指南为优化结直肠癌患者的围手术期治疗提供了宝贵参照。

手术风险评估

除标准的术前分类外，还存在部分针对特定专科的风险评分，旨在根据出现术后并发症的可能性对患者进行分层。其中一个评分是 CR-POSSUM（POSSUM 评分的专科改良版），它纳入六种生理学指标和四种手术因素[37]。大不列颠及爱尔兰肛肠协会制定了一个包括四个指标（年龄、ASA 分级、癌症分期和手术紧急程度）的评分标准以预测术后死亡率[38]。由于不同中心之间存在差异，这两种量表都需结合各中心自身实际情况。对一般和特殊的术后并发症，也有一些在线评分系统可指导实践（如 ACS NSQIP 手术风险计算器、结肠漏液评分和吻合口瘘评分），但仍需要各中心先验证再使用[39-41]。

手术方式——开腹手术、腹腔镜辅助手术或机器人辅助下腹腔镜手术

腹腔镜手术技术的出现改变了过去 30 年的结直肠癌手术格局。尽管技术上更具挑战，需要更长和更艰难的学习才能让学员掌握，但在随机对照试验中，腹腔镜结直肠癌手术在改善短期预后方面优于开腹手术，包括术后疼痛、阿片类药物需求、出血、肠功能恢复和住院时间[42]。较小的切口从概念上降低了手术应激反应严重程度，这是推行 ERAS 方案的关键目标，腹腔镜手术因此成为 ERAS 方案的关

键推荐[30]。腹腔镜手术的一个显著缺点是手术时间较长，可能对手术工作量产生负面影响[43]。虽然部分研究人员报告的试验数据表明，腹腔镜辅助结肠切除术（laparoscopic-assisted colectomy，LAC）与改善远期预后（包括死亡率和癌症复发）有关，但 2008 年 Cochrane 的一篇综述发现，尚无确凿证据表明 LAC 手术的远期预后（包括癌症复发）比开放性结肠切除术更好[44]。

近年来，随着机器人手术系统的普及，机器人辅助结直肠手术（robotic-assisted colorectal surgery，RACS）越来越受欢迎。在 2011 年至 2015 年期间，RACS 手术在美国所有结直肠手术中的占比从 2.6% 增加到 6.6%[45]。RACS 的总体并发症发生率与腹腔镜结肠切除术相似，但机器人手术的医源性并发症风险更高，相关费用更高，手术时间更长，导致一些人质疑其优势[46-47]。

直肠癌可通过开腹、腹腔镜、机器人辅助腹腔镜或经肛门手术切除。从迄今为止积累的证据来看，这些技术在围手术期病残率和总生存率方面几乎没有差异，但开腹和经肛门入路在肿瘤切除方面似乎更有优势，而腹腔镜和机器人入路的术后患者恢复更好[48]。腹腔镜直肠切除术在技术上要求更高，转开腹手术的概率也比 LAC 高，这并不令人惊讶，其原因是直肠癌有限的解剖空间和直肠癌盆腔剥离术的低误差范围[49]。机器人辅助技术似乎非常适合在骨盆狭窄空间内工作，并为外科医师提供更大的可操作性和可视性。与传统的腹腔镜直肠切除术相比，机器人辅助的腹腔镜直肠切除术尚处于初级阶段。然而，对迄今为止完成的少量相关试验的荟萃分析表明，这两种技术的围手术期并发症和死亡率相似，机器人辅助手术转为开腹手术的风险更低，手术时间更长[50]。机器人技术无疑将进一步改进，未来试验证据可能最终证明 RACS 在临床疗效方面优于腹腔镜手术。

麻醉和镇痛选择及对临床预后的影响

丙泊酚 *vs.* 吸入麻醉

2018 年的 ERAS 指南建议避免使用苯二氮䓬类药物，应使用短效全麻药物和阿片类药物，从而

"以最小的残留效应实现快速复苏"，以促进 ERAS 路径的更快恢复和进展[31]。该指南作者承认在短期临床预后方面，尚没有明确证据表明一种麻醉方法优于其他麻醉方法。与丙泊酚麻醉相比，以七氟烷为基础的腹腔镜手术麻醉（65 岁以上患者）可能有更快的麻醉苏醒、气管拔管和肠功能恢复[51]。与此相反，一项来自国际多中心 ERAS 注册中心的 2000 多例患者的数据分析显示，丙泊酚全凭静脉麻醉可缩短住院时间[32]。

丙泊酚可能具有有益的抗炎和免疫激活特性，而挥发性麻醉药疑似具有有害的促炎和促血管生成作用，但体内外证据相互矛盾，对临床预后的影响也尚不清楚[52-53]。来自回顾性研究的证据表明，与吸入麻醉相比，基于丙泊酚的全凭静脉麻醉在提高包括结直肠癌在内的各类癌症手术的总体生存率方面，具有有益效果[54-56]。一项回顾性队列研究比较了丙泊酚静脉麻醉和地氟烷吸入麻醉用于结肠癌手术，发现丙泊酚组患者的生存率更高，风险系数为 0.27（95% CI 0.22 ～ 0.35，$P < 0.001$）[57]。这种生存率的显著提高尚未在其他研究中得到验证。无论如何，麻醉药物和生存率之间的任何联系尚未在一个适当有效的随机对照试验中得到最终证实。

硬膜外镇痛

胸段硬膜外镇痛（thoracic epidural analgesia，TEA）一直被认为是开放结直肠手术术后镇痛的金标准。从生理学角度看，TEA 通过阻断疼痛刺激减少儿茶酚胺激活与释放来抑制手术应激反应，减少患者吸入麻醉和阿片类药物使用。因此，TEA 在支持 ERAS 方面的作用显而易见。针对试验数据的荟萃分析表明，TEA 与降低术后静脉血栓栓塞、呼吸抑制和肺炎的风险以及改善肠道功能恢复有关[58-59]。然而，所有这些获益尚未在其他荟萃分析中得到最终证明。TEA 尽管有"金标准"这一标签，仍与显著的失败率、瘙痒和低血压相关，并且可能只产生比静脉患者自控镇痛（PCA）稍好的疼痛评分[60]。从开放手术向微创手术的转变降低了 TEA 的必要性，鉴于 TEA 相关的罕见但严重的并发症（包括椎管内血肿、硬膜外脓肿和脊髓缺血），硬膜外技术通常不再被认为是一种在腹腔镜手术后必要的有效镇痛方法[61-62]。

筋膜平面区域阻滞麻醉

开放性结直肠手术中,如果 TEA 不成功或存在禁忌,或腹腔镜手术后需要镇痛,常采用局部麻醉技术来阻滞支配前腹壁的肋间神经支。各种筋膜平面阻滞中,以腹横肌平面(transversus abdominis plane,TAP)和腹直肌鞘阻滞最常见。虽然 TAP 阻滞操作简单且相对安全,但针对迄今为止试验证据的荟萃分析显示,TAP 阻滞仅能少量减少开放性或腹腔镜腹部手术后阿片类药物的需求,尽管研究设计的异质性使分析复杂化[63]。通常可在超声引导下进行单次腹直肌鞘阻滞或将可用于连续阻滞的导管放置在双侧腹直肌和竖脊肌平面,而外科医师可在直视下放置腹直肌鞘导管。虽然尚需更严格的试验分析验证,但这些技术镇痛效果的初步证据是客观的[64-67]。无论选择哪种技术,腹壁阻滞都不可能提供与 TEA 强度相当的术后镇痛,应被视为更广泛的多模式镇痛方案的一个组成部分[68]。

多模式镇痛

所有结直肠手术患者在术后过程中都需全身镇痛,即使是效果良好的 TEA,一般也需在术后 5 d 内移除。阿片类药物的镇痛效果显著,通常用于中重度术后疼痛,但其伴随巨大风险,包括恶心、呕吐、肠梗阻、谵妄与无法及早下床活动[69]。ERAS 的一些建议(包括推广微创外科手术和使用椎管内镇痛/区域镇痛)旨在尽量减少阿片类药物的需要量。多模式镇痛也发挥着重要作用,旨在多点调节疼痛信号的传导和传递,从而使用比单用任何药物所需的更低剂量来提供有效镇痛,以减少产生副作用的风险[70]。扑热息痛(对乙酰氨基酚)对绝大多数 ERAS 患者的镇痛有重要作用,在剂量适当时具有显著的镇痛效果且副作用最小。其他可考虑用于多模式镇痛的药物包括 NSAID、COX-2 抑制剂、加巴喷丁类、氯胺酮、α_2 受体激动剂(可乐定或右美托咪定)、硫酸镁和静脉注射利多卡因[71]。

神经肌肉阻滞剂

一项纳入 12 项研究的荟萃分析表明,在腹腔镜或机器人辅助手术中使用神经肌肉阻滞剂产生"深度"神经肌肉阻滞,可改善手术空间条件,降

低气腹压力,并降低术后疼痛评分[72]。然而,这种"深度"阻滞应谨慎使用,因为较高的神经肌肉阻滞剂累积剂量会增加术后肺部并发症风险,尽管使用适当的神经肌肉传导监测来指导逆转剂(如新斯的明或舒更葡糖)的使用可减少这种风险[73]。

地塞米松

使用地塞米松预防术后恶心呕吐是世界各地许多中心麻醉实践的常规组成部分。糖皮质激素对结直肠癌手术的预后,特别是对癌症复发的影响目前尚未明确。迄今为止,唯一的前瞻性数据来自一项小型($n = 60$)研究,研究对象为结直肠癌患者,术前随机接受地塞米松或安慰剂治疗,结果显示地塞米松可增加癌症转移风险[74]。希冀未来的临床随机对照研究证据明确围手术期地塞米松是否影响癌症复发。

静脉注射利多卡因

围手术期静脉注射利多卡因不仅可提供镇痛,还可促进术后肠功能恢复,被认为有益。2015 年一项 Cochrane 最新综述表明,有低至中等程度的证据显示静脉输注利多卡因可改善术后早期疼痛评分及恶心,但有益于术后肠道功能恢复的证据较为有限[75]。利多卡因输注的最佳剂量和持续时间尚不清楚。利多卡因价格低廉,在临床上应用广泛,但也存在心律失常和癫痫发作的风险,需在输注过程中对患者进行持续监测。

NSAID

部分观察性和随机对照研究表明,常规使用 NSAID 可降低结直肠癌发病率,提高术后无复发生存率[76]。然而,一些研究者认为围手术期 NSAID 也会增加吻合口瘘风险[77]。最新研究未能发现其与吻合口瘘的关联[78]。一项对截至 2017 年发表的关于围手术期 NSAID 使用的 16 项研究的综述表明,鉴于证据的异质性太大或质量较差,无法进行荟萃分析,作者得出结论,目前仍无明确证据支持围手术期 NSAID 使用与癌症复发或吻合口瘘之间存在联系[79]。

麻醉和镇痛药对癌症复发的影响

近年来，人们逐渐认识到，围手术期事件（包括手术创伤、低体温和输血）可能在术后癌症复发风险方面发挥重要作用[80]。这些因素主要在实验室研究中疑似对免疫系统、炎症或癌细胞本身有积极或消极影响，而所有这些因素都在决定残留癌细胞是否发展为临床相关转移性疾病方面发挥关键作用。麻醉和镇痛药也被怀疑影响癌症复发[81]。实验室和大量回顾性临床研究的总体证据提示，吸入性麻醉药和阿片类药物可能具有有害的、促进转移的作用，而区域／椎管内麻醉、丙泊酚和 NSAID 可能具有有益的、抗转移的作用[82]。但迄今为止，唯一适当有效的探讨麻醉对癌症复发影响的临床随机对照研究比较了乳腺癌手术中丙泊酚–椎旁神经阻滞技术和吸入–阿片类药物技术，发现两组患者的癌症复发没有差异[83]。鉴于不同类型癌症的病理生理学差异很大，目前尚不清楚该研究结果是否适用于结直肠癌患者，未来几年有望完成更多临床随机对照研究。现有共识意见仍是，目前尚无证据表明麻醉方法的更改可改变术后癌症复发风险[84]。

参考文献

扫二维码见参考文献

第 26 章

泌尿生殖系统癌症手术的麻醉管理

Jo–Lynn Tan，Ellen O'Connor，Samantha Koschel，Niranjan Sathianathen，
Nathan Lawrentschuk，Declan G. Murphy

王家强 译 刘毅 校

引言

一项好的围手术期计划应从患者确定手术开始并持续到出院后术后恢复阶段，这对泌尿外科癌症患者术后获得良好预后至关重要。外科手段和技术的改进以及加速康复和围手术期优化方案的实施，都能降低泌尿外科患者大手术后并发症发生率和死亡率[1-2]。

表 26.1 列举了泌尿系统常见恶性肿瘤和外科手术的选择方案。膀胱癌需频繁的内镜手术治疗，但因此类患者主要是老年人，围手术期并发症发生率常被高估。麻醉和手术并发症风险可通过预测工具进行评价，例如 Charlson 合并症指数（Charlson

Comorbidity Index，CCI）、患者 ECOG（Eastern Cooperative Oncology Group）活动状态和 ASA 分级[3]。早期识别常见问题，如抗凝、糖尿病控制和疼痛管理，可更好地充分准备，以便出现情况时更好处理。

在过去 15 年中，泌尿外科癌症手术实践发生了巨大变化，微创手术比例显著增加[4-5]。这导致泌尿外科癌症大型手术并发症的本质发生了变化。根治性前列腺切除术（radical prostatectomy，RP）以往被认为是并发症高发生率的高风险手术，现在大多数医院实施机器人辅助根治性前列腺切除术（robotic-assisted radical prostatectomy，RARP），患者只需术后过夜即可出院。此外，根治性膀胱切除术（radical cystectomy，RC）目前已超过 RP，成为手术并发症

表 26.1 常见泌尿系统恶性肿瘤和外科治疗		
泌尿外科恶性肿瘤	手术管理	患者人口统计学[8]
肾	开放、腹腔镜、机器人辅助根治性肾切除术 开放、腹腔镜、机器人辅助肾部分切除术 下腔静脉血栓切除术	1.5：1，男性占优势 发病高峰期为 60 ～ 70 岁 危险因素：吸烟、肥胖、高血压
尿路上皮来源	膀胱切除术（和尿流改道） 内镜手术 经尿道膀胱肿瘤切除术 硬性膀胱镜检查和透热疗法 内镜下激光消融 输尿管切除术	4：1，男性占优势 危险因素：吸烟、职业暴露、放射治疗
前列腺	开放、腹腔镜、机器人辅助根治性前列腺切除术 盆腔淋巴结清扫术	男性中第二常见的癌症 患病率 59%（年龄＞ 79 岁）
睾丸	睾丸切除术 睾丸部分切除术 腹膜后淋巴结清扫术	20 ～ 40 岁男性最常见恶性实体瘤 危险因素：睾丸未降、家族史
阴茎	根治性阴茎切除术 阴茎部分切除术 淋巴结清扫术	发病高峰在 60 ～ 70 岁 危险因素：人乳头瘤病毒

发生率最高的手术。因此，ERAS 方案在 RC 手术中的研究越来越多[6-7]。

围手术期评估和优化

决定手术治疗恶性肿瘤时，围手术期评估就应开始。泌尿科医师或其他治疗肿瘤的临床医师与患者会面后应开始评估，之后更大规模的多学科团队可能迅速参与评估。判断患者是否适合手术是一个复杂过程，且受多种因素影响，在一些情况下短时间内就能做出判断，但其他情况下可能需要数月。对前一种情况，详细了解患者完整的现病史、既往病史、药物治疗及体格检查情况至关重要[3]。

在行泌尿外科大手术前，患者需进行心肺功能评估。肺功能检查有助于确定慢性阻塞性肺疾病（COPD）患者术前基础肺功能或发现未被确诊的COPD 患者，然而，仅行肺量计测定不能确定患者的术后风险[3]。应特别关注接受博来霉素、依托泊苷和顺铂新辅助化疗的生殖细胞肿瘤患者。肺纤维化是博来霉素有据可循的副作用之一。因此，对拟行腹膜后淋巴结清扫术（retroperitoneal lymph node dissection，RPLND）的患者，麻醉前应进行行术前肺功能检查[9]。许多接受泌尿外科癌症手术的患者，术前已存在心血管疾病的危险因素。此外，由于患者术中和术后出血风险较高，可能还需在术前停用预防性抗血小板和抗凝药物。指南强调临床医师需针对不同个体权衡潜在风险[10]。抗凝桥接治疗应用于围手术期栓塞风险特别高的患者。

多个围手术期风险评分系统已得到验证，并广泛用于各种外科手术前评估，指导手术计划、围手术期监护干预，以及作为辅助手段帮助患者做出决策（框 26.1）。某些泌尿系统疾病存在一些非手术治疗方案，如常用于治疗前列腺癌和膀胱癌的放疗，以及用

框 26.1	经验证的围手术期风险评分系统

评估工具

美国麻醉科医师协会（ASA）分级[12]

Charlson 合并症指数（CCI）[13]

功能状态[3]

Fred 虚弱量表[14]

手术风险计算器[15]

于肾癌的消融疗法。围手术期与患者讨论有利于制订最佳治疗方案。多学科会诊（multi-disciplinary team meeting，MDTM）被公认为是管理癌症患者的金标准。MDTM 为患者治疗提供了跨学科论坛，包括外科医师、内科肿瘤医师、放射肿瘤医师、病理医师、放射科医师、肿瘤科专业护士等。然而，如果缺乏对患者特殊病情信息或意愿的了解，MDTM 决策可能受重大影响[11]。

目前，通用的"手术适应性"（surgical fitness）评估方法是基于器官系统的传统术前评估方法的一个分支。这种方法在老年患者中特别适用，且已有该方法用于 RC 患者的研究[16-17]。患者器官功能状态和虚弱都与术后并发症发生率和死亡率增加有关[14]。虚弱是一种与合并症不同的特殊综合征和失能状态，其导致机体生理储备功能和抗应激能力下降。两者一起导致患者机体脆弱性增加和预后不佳。虚弱已被证明是患者行 RC 后发生并发症的独立预测因素[16-17]。

加速康复和术后管理

加速康复外科（ERAS）方案在泌尿外科手术患者术后管理中已较成熟[2]。该方案是标准的、基于证据的方案，旨在加快术后恢复时间，改善预后并降低医疗成本。广义上讲，ERAS 方案是多模式的，整合了术前、术中和术后能最大程度减少手术应激反应的管理办法，进而优化患者术后康复[18-20]。ERAS 方案既吸取多学科团队经验，同时也为相关临床团队提供术后管理的明确指导。它涵盖术后管理的多个方面，如患者开始进食的时间点及进展情况、液体管理、早期下地活动和导尿管管理。

有大量研究探讨 ERAS 方案在 RC[6-7, 21-22] 和RP[2, 23] 手术中的作用。在泌尿外科手术中，ERAS方案已被证明可缩短患者住院时间达 30%，且不增加患者术后并发症或再入院率[6, 18]。ERAS 方案早期已在 RP 和肾部分切除术（partial nephrectomy，PN）患者管理中取得成功。泌尿外科引入了以循证医学为基础的围手术期管理路径，旨在缩短患者住院时间。RP 曾被认为是一种并发症发生风险高的手术，以往平均住院时间需要 6 d。如今，机器人辅助下的 RP患者通常只需术后过夜即可出院。在此以后，ERAS 方案在 PN、根治性肾切除术（radical nephrectomy，

RN）和 RC 中进行研究并得到应用[7, 24-27]。这些研究证明了 ERAS 方案在缩短医院大型泌尿外科手术患者住院时间方面的可行性。此外，无论采用何种手术方式，ERAS 方案的实施都不会增加再入院率和并发症发生率[22, 28-29]。表 26.2 总结了泌尿外科手术有关的 ERAS 方案。

推行 ERAS 方案与术后转入 ICU 之间关系的研究很少[31-32]。目前缺乏证明哪类患者 RC 后需计划内转入 ICU 的研究证据。Cheng 等[31] 研究了实施 ERAS 方案的 RC 患者转入 ICU 的因素。尽管 RC 后计划外转入 ICU 的比例很低，但研究发现高龄和 CCI ≥ 3 与 RC 后计划外转入 ICU 显著相关。在队列研究中，计划外转入 ICU 患者既往患心肌梗死、充血性心力衰竭的比例显著升高。这强调了在术前评估中识别和优化患者心脏疾病的重要性，尤其对于老年患者。目前文献中没有确定具体的年龄界限。

目前研究数据证实了 ERAS 方案在泌尿外科癌症大手术中的益处和价值。不足之处在于缺乏针对特定手术的 ERAS 指南[33]。进一步研究将聚焦于现有泌尿外科 ERAS 方案的改进，特别是术前优化治疗，围手术期营养管理，尿引流管理（如回肠代膀胱中输尿管支架移除时间，RARP 后早期拔除导尿管），以及其他麻醉方法的应用（如腰麻、硬膜外麻醉），这些将可能进一步改善预后，降低 ICU 入住率，缩短整个住院时间。

常见并发症和患者再入院原因

住院时间和计划外再入院率是医疗花费的重要指标，同时也是患者预后的重要指标。据报道，大

表 26.2　泌尿外科相关的 ERAS 要素

	ERAS 要素	泌尿外科的特别应用
术前	患者教育和咨询	对尿流改道和期望的详细咨询
	患者选择和优化	大多数膀胱切除术患者都有一定程度的营养不良
	口服肠道准备	膀胱切除术患者口服肠道准备药物没有获益 前列腺切除术患者未发现高级别证据
	术前禁食和碳水化合物	无
	阿维莫泮的使用	膀胱切除术患者的首次排便更早、住院时间更短、肠梗阻发生率更低
	麻醉前用药	术前可以考虑使用加巴喷丁或奥昔布宁来减轻导尿管相关的膀胱疼痛
	抗生素建议	清洁污染操作，推荐二代或三代头孢
术中	麻醉建议	无
	手术入路	机器人较开放手术减少住院时间
	围手术期液体管理	RC 患者的目标导向液体治疗显示肠梗阻和术后恶心呕吐的发生率降低
	术中低温预防	无
	切除部位引流	接受 RARP 甚至扩大腹腔淋巴结清扫术的患者术后无需腹腔引流
	鼻胃管	RC 手术后常规拔除鼻胃管
术后	尿液引流	在 RP 患者中，必须在拔管前考虑是否需要膀胱造影，或在尿道吻合口漏风险高的患者中延长导尿管留置时间 与经尿道导尿相比，耻骨上造瘘导尿短期获益，长期两者无差别 新膀胱：建议经常冲洗新膀胱。术中或术后导尿管留置没有官方建议，但是大多数推荐至少留置 2 周
	早期下地活动	早期下地行走可降低患者术后血栓栓塞、肺部并发症和肠梗阻风险
	早期饮食	泌尿外科手术中无特别研究
	术后疼痛管理	减少阿片类药物方案已被证明可减少 RC 患者住院时间 考虑应用抗毒蕈碱药或加巴喷丁类药物治疗导尿管引起的膀胱疼痛

型泌尿外科手术患者再入院率为 5.5%（泌尿外科癌症手术平均水平）～ 25%（RC）[34-35]。大多数患者再入院发生在出院后 2 周内。就 RC 而言，几乎 1/4 的患者在出院后 30 d 内再入院[34-36]。

产生并发症和患者再入院的常见原因包括血栓栓塞、伤口裂开、出血和血肿，以及泌尿生殖系统或胃肠道的感染或脓毒症[34, 37-38]。Schmid 等[34]按手术类型进一步对这些并发症进行分类。数据表明，RC 并发症发生率和再入院率最高，其次是 RP 和 RN，然后是 PN（表 26.3）。其他研究结果与之相似，且与手术方式无关[39-44]。此外，与微创手术相比，开放手术下行 RP 或 PN 会增加患者再入院率。

Berger 等[29]研究了出院后并发症和术后 30 d 内再入院的相关因素。研究发现，肥胖、COPD、糖尿病、应用类固醇药物、依赖的功能状态、可控尿流改道和较长手术时间都是患者再入院或术后并发症的显著独立相关因素[29]。RC 患者术前血清白蛋白低于正常值被认为是导致术后并发症和术后 90 d 死亡率增加的危险因素[45]。所有这些危险因素的共同点是，患者生理调节功能和储备能力降低以及免疫功能损害。这一点具有重要的临床相关性，因为它强调了早期识别和术前优化高危患者的价值。处于糖尿病前期的患者可得到及早控制，围手术期可制订明确的医疗计划并逐步减少类固醇的使用。在

营养师、物理治疗师或运动生理学专家的参与下，患者功能状态、高或低 BMI 可得到优化。戒烟计划，尤其在 COPD 患者中，可在术前尽早实施。尽管目前缺乏接受新辅助化疗患者的数据信息，但从逻辑上讲，新辅助化疗可能对患者围手术期恢复阶段的免疫状态构成威胁。

护理随访，如家庭医院和及时门诊术后随访，通过及早识别和治疗潜在问题可能有助于降低患者的再入院率。初级保健医师早期发现和处理术后问题也具有重要作用，任何潜在问题都应沟通，以确保早期随访。

血栓预防

静脉血栓栓塞（venous thromboembolism，VTE）是泌尿外科癌症手术后再入院的最常见原因[34]。由于手术期间患者血液处于高凝状态以及恶性肿瘤的影响，肺栓塞（pulmonary embolism，PE）和深静脉血栓（deep vein thrombosis，DVT）都是严重并发症。泌尿外科癌症手术后血栓预防的开始时间和持续时间应与出血风险相权衡。风险收益比取决于患者和手术因素[46-47]。当前指南中仍缺乏高质量证据对该领域临床实践进行指导。然而，对所有接受泌尿外科癌症手术的患者进行 VTE 血栓预防非常必要[46-50]。

泌尿外科癌症大手术后患者发生 VTE 的风险可根据详细记载的 VTE 风险因素进行分层。Tikkinen 等[51]在泌尿外科、普通外科和妇科手术背景下制订了一个简单的 VTE 风险模型（表 26.4）。由于缺乏一个通用标准来定义出血风险，以及目前文献报道的结局异质性，出血风险难以量化。然而，PN 和扩大淋巴结清扫的 RP 术后出血风险仍最高[51]。患者

表 26.3 接受不同类型泌尿外科手术的患者再入院主要原因[34]

手术类型	患者再入院主要原因
开放或微创根治性膀胱切除术	肾 / 泌尿生殖系统（15.5%）
	伤口（14.8%）
	脓毒症 / 感染（14.1%）
	胃肠道（11.1%）
	一般症状，如恶心、疼痛、低血压（9.2%）
	血栓栓塞（8.5%）
开放或微创根治性前列腺切除术	血栓栓塞（13.6%）
	伤口（12.2%）
	肾 / 泌尿生殖系统（12.2%）
	胃肠道（11.8%）
	脓毒症 / 感染（8.6%）
开放或微创根治性肾切除术	伤口（12.9%）
	胃肠道（12.9%）
开放或微创肾部分切除术	肾 / 泌尿生殖系统（19.6%）
	心血管（9.8%）
	出血 / 血肿（9.8%）
	伤口（7.8%）

表 26.4 泌尿外科大手术 VTE 风险分层[51]

泌尿外科大手术 VTE 风险分层		
低风险	无危险因素	1 倍
中风险	以下任何一项： - 年龄 > 75 岁 - 体重指数 > 35 kg/m² - 一级亲属 VTE（父母、兄弟姐妹或孩子）	2 倍
高风险	VTE 个人史 具有任意两个或多个风险因素	4 倍

大出血风险在术后首个 24 h 内最高，发生在术后 4 d 内的大出血概率 > 90%[52]。相比之下，VTE 发生风险在术后 4 周内基本保持不变。

VTE 发生率因手术类型不同而异，RP、RC 和 RPLND 的发生风险最高，而肾手术的风险较低[34, 48]。行 RP 外加盆腔淋巴结清扫术的患者发生 VTE 的风险比单纯行 RP 的风险增加 1 倍[51]。与未接受化疗的患者相比，RC 术前接受新辅助化疗的患者发生 VTE 风险可能增加[53]。手术方法、患者体位（截石位 vs. 仰卧位）及下地活动时间都会影响 VTE 风险。机械性（渐进式弹力袜和间歇性充气加压）和药物性（低剂量普通肝素和低分子量肝素）疗法可显著降低 VTE 风险，这些方法应考虑用于所有患者[49, 51]。

延长血栓栓塞预防（extended thromboembolism prophylaxis，ETP）是指患者出院后继续进行药物治疗，持续至术后 28 d。欧洲泌尿外科协会（EAU）和英国国家健康与临床优化研究所（NICE）建议，对所有泌尿外科癌症手术患者权衡出血风险后行 ETP 分层治疗[48, 54]。指南强烈建议对行 RC 及盆腔淋巴结清扫的开放式 RP 患者在术后进行 ETP 治疗（表 26.5）。尽管有临床指南，但仍缺乏高质量的泌尿科专科证据帮助临床医师进行管理[48]。最近发表的文献综述强调，目前文献缺乏随机对照等相关研究[51, 55]。因此，目前最佳实践依赖于临床医师在特定手术条件下结合患者情况，权衡出血和 VTE 的已知风险。

有限的证据为 ETP 药物选择提供了指导，药物包括低分子量肝素、低剂量普通肝素和直接作用的口服抗凝剂[49, 54]。对肾功能不全者，应特别考虑并调整剂量。

总体来说，泌尿外科癌症大手术后是否进行 ETP，需要综合考虑手术因素、VTE 风险、出血风险和死亡风险。对已经抗凝的患者，是否进行桥接治疗通常需评估患者因素和手术风险，并根据具体病例做出决定。医师在提出建议时，必须考虑患者个体差异和泌尿外科手术方式的影响。

减少阿片类药物手术

随着泌尿外科癌症手术微创化，以及 ERAS

表 26.5　基于低危患者特定手术的 ETP 指南[48]

手术类型	出血风险（1000 例患者）	VTE 风险（1000 例患者）	ETP 建议
根治性膀胱切除术			
开放式	3.0	29	强-支持
机器人	3.0	26	弱-支持
根治性前列腺切除术			
开放式（有/无 PLND）	1.0 ~ 2.0	10 ~ 20	弱-支持
开放式扩大 PLND	2.0	39	强-支持
机器人（有/无 PLND）	4.0 ~ 8.0	2.0 ~ 9.0	强-反对
腹腔镜（有/无 PLND）	7.0 ~ 10	4.0 ~ 8.0	强-反对
根治性肾切除术			
开放式	0.5	11	弱-支持
腹腔镜	5.0	7.0	弱-反对
同时行血栓切除术	20	29	弱-支持
肾部分切除术			
开放式	1.0	10	弱-支持
腹腔镜/机器人	5.0 ~ 17	10 ~ 11	弱-反对
原发性腹膜后淋巴结清扫术	2.0	23	弱-支持

方案更加完善，曾经被认为并发症发生风险高的 RP 等手术现在只需术后夜间住院。目前，前列腺切除术患者需要夜间住院的主要原因是术后疼痛管理。

研究表明，多模式镇痛可使 RP 患者对阿片类药物镇痛的需求降到最低[56-57]。有效的疼痛管理始于术前评估门诊，此时麻醉科医师就简单镇痛药物（如对乙酰氨基酚、非甾体抗炎药）的使用对患者开展早期教育和辅导，这可强化患者自我管理策略并降低患者对术后疼痛的焦虑。此外，术前评估还可及早识别术后疼痛控制不良的患者，如先前接触过阿片类药物或患有慢性疼痛综合征的患者，并为此类患者制订相应的管理计划。

最近的研究强调多模式镇痛的益处，目前"适度或减少阿片类药物使用"正成为 RP 患者疼痛管理的趋势[58-59]。RARP 术后患者不适主要来源于腹部切口、阴茎、导尿管和膀胱痉挛。大多数患者会出现轻至中度的腹部不适，并在数日内逐渐减轻。研究发现，RP 手术方式与较高的阿片类药物用量没有相关性，因此开放或微创 RP 患者的术后镇痛需求相似[59]。用于改善 RP 特异性疼痛的其他镇痛方法包括阴茎阻滞以提高对导尿管的耐受性[60]；也可膀胱内注射罗哌卡因，但该方法并未被证实改善疼痛控制[61]；抗毒蕈碱药物，如奥昔布宁和托特立定，已被证明可改善导尿管引起的膀胱不适[62]；加巴喷丁类药物（术前单次剂量900 mg）已被证明可改善疼痛，但不会减少阿片类药物的需求量[63]。

阿片类药物过度使用带来的问题和并发症已很明确，但跨学科开具的处方并未反映出对这些风险的认识[64-65]。相关并发症包括呼吸抑制、嗜睡引起的术后早期活动减少、便秘、术后肠梗阻、恶心和谵妄，老年患者尤应注意。值得注意的是，围手术期单次给予阿片类药物也会导致阿片类药物的依赖和滥用，因此，医师谨慎开具阿片类药物处方至关重要。

目前，诸多学者正在研究 RP 患者的多模式疼痛管理方案（图 26.1）[64]。手术操作特定的疼痛管理可促进术后康复，也是对 ERAS 方案的补充。一些泌尿外科癌症大手术还需要更多评估疼痛管理方案的研究以及专家共识和指南。

结论

与所有其他外科专科一样，接受泌尿外科癌症大手术患者的围手术期管理也需要进行多学科会诊。患者评估和优化可在术前评估门诊进行，由麻醉科医师、泌尿外科医师、护士、药剂师和其他专职医疗人员共同完成。对已接受抗凝治疗的患者，评估必须考虑周全，并为其制订明确的围手术期诊疗计划。术前应评估肾功能基线水平，尤其是接受部分或根治性肾切除术的患者。术前应识别计划外转入 ICU 高风险的患者，可使用经验证的评估工具对患者进行风险分层。术前多学科评估会诊也是让

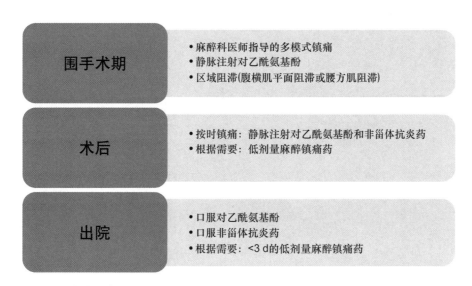

围手术期
- 麻醉科医师指导的多模式镇痛
- 静脉注射对乙酰氨基酚
- 区域阻滞(腹横肌平面阻滞或腰方肌阻滞)

术后
- 按时镇痛：静脉注射对乙酰氨基酚和非甾体抗炎药
- 根据需要：低剂量麻醉镇痛药

出院
- 口服对乙酰氨基酚
- 口服非甾体抗炎药
- 根据需要：<3 d 的低剂量麻醉镇痛药

• 图 26.1　一种限制麻醉镇痛药需求的围手术期疼痛管理推荐路径（From Theisen KM, et al. Excessive opioid prescribing after major urologic procedures. Urology. 2019；123：101-107.）

患者接受有关戒烟、饮食和营养以及糖尿病管理教育的理想机会。阻碍患者及时出院的因素应及早标记。此外，应讨论术后疼痛管理问题，从而使术后阿片类药物使用合理化。应对患有慢性疼痛的患者加以识别，以便早期实施疼痛管理策略。最后，ERAS 方案已常规用于泌尿外科手术患者管理，患者在术后早期阶段就应接受术后恢复的相关指导教育。

参考文献

扫二维码见参考文献

第 27 章

妇科癌症手术的麻醉管理

Pérez–González Oscar Rafael

尹光敏 译 樊玉花 校

引言

根据美国癌症协会数据，到 2020 年，美国女性将新增 90 万以上全因癌症病例，其中约 1/3 将因此死亡[1]。女性最常见妇科癌症为卵巢癌、子宫内膜癌、宫颈癌和外阴癌[2]。癌症的治疗愈发复杂，外科手术仍是治疗实体肿瘤的基石[3]。如同大多数 ERAS 方案所述，围手术期被认为是癌症患者最脆弱的时期[4]。

卵巢癌

据估计，2020 年美国新增了约 23 000 例卵巢癌，大多数（90%）为上皮性卵巢癌，其中最常见的是浆液性癌（52%）[5]。在过去 50 年中，65 岁以下女性卵巢癌发病率每年下降约 1%，而自 20 世纪 90 年代初以来，老年女性的卵巢癌发病率才下降。2020 年有 14 000 例患者死于卵巢癌，占女性癌症死亡人数的 5%，比任何其他妇科癌症的死亡人数都多[5]。

除年龄外，患卵巢癌最重要的危险因素是有乳腺癌或卵巢癌家族史。BRCA1 或 BRCA2 等癌症易感基因的遗传突变检测阳性的女性，患卵巢癌的风险会增加。其次，可调控的危险因素包括超重、更年期使用激素治疗（雌激素单独或与黄体酮联合）和吸烟。低风险因素包括怀孕、输卵管结扎或切除以及口服避孕药[5]。

75% 的卵巢癌患者在首诊时，即发现有腹腔或肝转移，相当于 3 期癌症（根据国际妇产科协会）。手术目的是最大限度缩小肿瘤体积。这一目标的实现程度与生存率相关[6]，因此，手术范围应尽可能广泛。手术通常伴随 3 ～ 6 个周期的新辅助铂类化疗[7]。复发性肿瘤或最初无法实现最佳肿瘤切除术时，可能需要进行二次剖腹手术（或"间隔减瘤"）。卵巢癌患者的生存率取决于疾病严重程度，但目前 3 期卵巢癌患者 5 年生存率可能只有 30% ～ 35%。因此，越来越多易患卵巢癌女性（如 BRCA 基因突变携带者）接受预防性输卵管–卵巢切除术[8]。

卵巢癌的手术入路通常为正中切口开腹手术。为达到最佳的细胞减灭效果，通常需要较长手术时间。标准手术需要切除子宫、卵巢和附件，同时行大网膜切除、腹膜及淋巴结取样。转移更为广泛的卵巢癌可能还需行肠切除和（或）脾切除术，并可能伴切除困难[9]。

宫颈癌

据估计，2020 年美国诊断出 13 500 例浸润性宫颈癌，死亡人数约为 4250 人。几乎所有宫颈癌都由某种特定类型的人乳头瘤病毒（HPV）持续感染引起。已知有几个因素会增加 HPV 持续感染和发展为宫颈癌的风险，包括免疫系统缺陷、多次分娩和吸烟[5]。长期使用口服避孕药也会增加该风险，但停药后该风险会逐渐降低。宫颈癌癌前病变可采用宫颈电圈环切术（loop electrosurgical excision procedure，LEEP）治疗，该手术采用电流加热的金属丝环切除异常组织。癌前病变也可通过冷冻疗法（极冷破坏细胞）、激光消融（使用激光束破坏组织）或锥切术（切除含有异常组织的锥形组织）进行手术治疗。浸润性宫颈癌通常通过手术或放疗加化疗进行治疗。单纯化疗常用于治疗晚期疾病[5]。

子宫内膜癌

据估计，2020 年美国诊断出 62 000 例子宫体癌。子宫体癌通常被称为子宫内膜癌，因为 90% 以上发生在子宫内膜。这些肿瘤中有许多与超重和活动量不足有关[5]。

肥胖及雌激素暴露均是子宫内膜癌的主要危险因素，包括绝经后雌激素的使用、绝经晚期、未产妇和多囊卵巢综合征病史。他莫昔芬通常用于治疗乳腺癌，可轻度增加子宫内膜癌的风险，因其对子宫有雌激素样作用。此外，Lynch 综合征和 2 型糖尿病也会增加患者患子宫内膜癌的风险[5]。

手术范围从单纯子宫全切加卵巢切除术和淋巴结取样到根治性子宫切除术。辅助性盆腔放疗和近距离放疗通常用于残留癌症或不适合手术的患者[10]。

外阴癌

外阴癌约占妇科癌症的 6%，占女性所有癌症的不到 1%。据估计，1 年内有 1300 人死于外阴癌。外阴癌患者的 5 年生存率为 71%。生存率取决于外阴癌类型和诊断时疾病分期。外阴癌高发于年龄大于 65 岁的患者，同时年龄越大，分期越晚。手术策略包括激光治疗及广泛局部切除和根治性外阴切除术伴腹股沟淋巴结切除[11]。

围手术期注意事项

术前

术前评估包括患者病理学情况，特别关注其危险因素，包括肥胖、高龄和吸烟。还应评估癌症分期，对患者整体情况有不同影响的特定治疗方案[12]。

需特别关注患者的心脏和肺功能，因化疗药物可能产生毒性。表 27.1 总结了常见化疗药物的毒性反应[13-18]。

妇科癌症可能出现副肿瘤综合征，如小脑变性、肾病综合征、视网膜病变和马尾综合征，最有可能出现在卵巢癌患者中。另一方面，高钙血症、视网膜病变、周围神经病变、脑炎、脊髓炎和皮肌炎偶见于子宫内膜癌患者[13]。

术前检查应常规包括血常规、凝血筛查、肝肾功能和电解质分析、血型和交叉配血、胸部 X 线和心电图。然而，如果怀疑有特定的心脏、肺或肾毒性，则应行进一步检查，以准确评估化疗或放疗引起的器官功能障碍风险[12]。

术前评估对制订手术和麻醉方案及术后康复计划相关信息非常重要。这可以减少患者焦虑，提高患者满意度，从而促进早期出院[19-21]。

放疗

妇科癌症的放疗与短期毒性反应和远期预后有关。短期不良反应通常发生在治疗期间或治疗后 3 个月内。短期或急性毒性（如黏膜炎）通常在几周

表 27.1 常见化疗毒性

器官系统	化疗药物	常见问题
肺毒性[7]	长春花生物碱、抗肿瘤抗生素、烷化剂、抗代谢剂、生物反应调节剂	肺炎、急性呼吸窘迫综合征（ARDS）、间质性肺病、肺纤维化、毛细血管渗漏综合征、肺动脉高压
心脏毒性[8]	抗肿瘤抗生素、长春花生物碱、金属盐、生物反应调节剂	心动过速、心动过缓、心律失常、出血性心肌炎、急性心包炎、心肌缺血
肝毒性[9]	亚硝基脲、抗代谢药、抗肿瘤抗生素、长春花生物碱、拓扑异构酶抑制剂、酪氨酸激酶抑制剂、免疫疗法、金属盐	肝炎、胆汁淤积、胆管狭窄、脂肪变性、结节性增生纤维化、静脉闭塞性疾病
肾毒性[10]	亚硝基脲、金属盐、抗肿瘤抗生素、抗代谢药物、免疫治疗、生物反应调节剂	毛细血管渗漏综合征、肾小球硬化、急性肾小管坏死、Fanconi 综合征、急性间质性肾炎、晶体肾病

内痊愈。后期不良反应，如纤维化，通常被认为不可逆，且随时间推移进行性加重。放疗毒性的早期和晚期效应强烈依赖于靶组织，可包括急性胃炎、心脏毒性、认知障碍、生殖障碍、骨生长畸形和障碍、脱发及继发恶性肿瘤[22]。

预康复训练

预康复训练旨在优化患者的生理和心理状态，以应对即将到来的应激（例如肿瘤切除手术），而非恢复健康。预康复训练使用有氧运动和抗阻运动来改善身体机能和心肺健康状态；饮食干预以预防运动引起的合成代谢和治疗相关的营养不良；心理干预可减轻压力，促使患者行为改变，并改善其整体状态[23]。某些患者受益于预康复训练，改善术后预后；而对于不同的癌症类型及分期，效果可能有所不同。

术前禁食

应鼓励患者在麻醉开始前 6 h 清淡饮食，麻醉开始前 2 h 饮用清液体，包括口服碳水化合物饮料。胃排空延迟的患者应在手术前夜禁食或禁食超过 8 h。口服碳水化合物可降低胰岛素抵抗，改善健康状况，应予常规使用（根据非妇科手术数据推断）。对糖尿病患者，尚无足够数据予以支持[21-22]。

静脉血栓栓塞的预防

化疗可致血栓栓塞风险增加 2 ~ 6 倍，最有可能的原因是内皮损伤、血浆蛋白 C 和 S 浓度降低及炎性细胞因子释放。放疗对血管系统有炎症效应，如内皮破坏、细胞因子释放和血小板聚集增加。

静脉血栓栓塞（venous thromboembolism，VTE）风险增加的患者，应接受双下肢机械预防和低分子量肝素或普通肝素的化学预防。使用机械预防措施，尤其是气动加压装置，与术后前 5 d 内无预防措施相比，可降低 VTE 发生率[22-23]。预防措施应在术前开始并持续至术后。对有 VTE 高危因素的患者，如晚期卵巢癌患者，应延长化学预防 VTE 的措施（术后 28 d）。尚未显示预防性抗凝增加术中出血、血小板减少或硬膜外血肿风险，硬膜外导管的放置和取出应参照最后一次给药时间。

手术部位感染的预防

手术部位感染（surgical site infection，SSI）对预后有不利影响，并与癌症患者病残率和死亡率的增加有关。据估计，妇科恶性肿瘤手术后 SSI 发生率为 10% ~ 15%。许多机构实施治疗"套餐"来降低 SSI 发生率，而非个体化治疗[24]。SSI 预防包括预防性使用抗生素、皮肤准备、避免术中低体温、避免手术引流和降低围手术期高血糖[4]。

对糖尿病或非糖尿病患者，围手术期血糖控制欠佳与 SSI 显著相关。目前建议是，无论糖尿病状态如何，血糖水平都应保持在 < 10 mmol/L。必须避免低血糖和高血糖，这两种极端情况都与较高的死亡风险有关[25-26]。

有证据表明，应尽快拔除腹腔和皮下引流管及鼻胃管，因其常规使用会增加术后并发症的发生率[27]。

手术前在手术室用氯己定抗菌肥皂和氯己定酒精皮肤制剂进行皮肤准备，可降低皮肤 SSI 发生率[27]。

如果妇科手术期间肠道意外打开，使用第一代头孢菌素和甲硝唑进行预防性抗感染治疗，可降低 SSI 发生率。且应在皮肤切开前 1 h 给予，以获得最高的血药浓度。同时，应根据手术时间和失血量评估术中是否需要重复给药[28]。

术前建议总结见表 27.2。

术中注意事项

如妇科肿瘤与其他腹部脏器，如肾或直肠毗邻紧密，可能需要其他专科介入。神经血管束和淋巴

表 27.2　术前建议

术前
患者宣教：麻醉和外科手术相关信息
吸烟：至少在手术前 4 周戒烟
饮酒：至少在手术前 4 周停止饮酒
贫血：如有可能，在手术前进行诊断和治疗
术前肠道准备：不再推荐
禁食：手术前 6 h 可进清淡饮食，诱导前 2 h 可摄入含碳水化合物的清液体
麻醉前用药：应避免术前常规服用镇静剂以减轻焦虑
静脉血栓栓塞预防：术前应停用口服避孕药，使用抗血栓弹力袜、气动压缩装置、低分子量肝素
减少手术部位感染：预防感染（术前 1 h 使用第一代头孢菌素）、皮肤准备、预防低体温、避免引流管 / 导管、控制围手术期高血糖

结通常附着在骨盆侧壁，将增加术中分离解剖结构的困难[29]。

这些手术通常需患者在全麻下长时间保持截石位，可增加腓总神经损伤和小腿筋膜室综合征，或手臂压伤的风险。摆放体位时仔细并重视所有脆弱点的保护至关重要。头低位也可导致头面部或气道水肿。据报道，仰卧位低血压综合征和腹腔间室综合征与巨大肿瘤相关[29]。

最后，大多数癌症在术中都需进行手术分期，因微观疾病不能总是仅通过放射学检查来诊断。最大范围的减瘤手术可能包括根治性卵巢切除术、肠切除术、脾切除术、膈腹膜切除术、网膜切除术和肝部分切除术[29]。

术中管理考虑多模式镇痛是常用的方法，使用区域麻醉和非甾体抗炎药，减少输血，以及使用加速康复策略。

微创手术

腹腔镜及最近机器人手术的开展，通过减少术中失血量、手术室停留时间、镇痛需求、住院时间并加速肠功能恢复和正常日常活动，已大大改善患者预后[30]。

高龄、失血、围手术期输血和术后并发症与腹腔镜妇科手术后的住院时间延长有关。在子宫内膜癌接受微创手术和开放手术的患者中，肿瘤预后相似，但在早期宫颈癌中则不然[30]。

鉴于与开放手术相比，接受微创手术患者的术后恢复改善，而肿瘤远期预后相似，在专业知识和资源可用时，建议对合适患者进行微创手术。所有腹腔镜手术有 5% ～ 10% 的风险会转为开放手术[30]。

麻醉技术

建议采用多模式镇痛。许多静脉麻醉药可与丙泊酚联合使用，以提供有效的全凭静脉麻醉（TIVA）方案。除直接的镇静镇痛特性外，右美托咪定还可降低阿片类药物需要量和吸入麻醉药的最低肺泡有效浓度[29]。氯胺酮有助于减轻术后慢性疼痛，但最佳治疗时间和剂量尚待确定[30]。

围手术期静脉输注利多卡因可减少术中麻醉药需求，降低疼痛评分，减少术后镇痛药需求，并改善肠功能恢复，缩短住院时间[31]。还有证据表明，氯胺酮、利多卡因、丙泊酚和避免吸入麻醉药可能会减少癌症复发。

区域麻醉技术是减少应激反应和减少阿片类药物用量的主要操作。一些研究表明，区域麻醉可能影响临床预后，如总生存率和无复发生存率，但最近的证据表明，与吸入麻醉和阿片类药物相比，使用区域麻醉或镇痛并不能减少潜在治愈性手术后的乳腺癌复发。持续乳房切口疼痛的频率和严重程度不受麻醉技术的影响[32]。使用多模式非阿片类镇痛可减少术后恶心呕吐，并能加速恢复[33]。

液体管理

术后保持适当的液体管理和避免液体过量与术前一样重要。静脉输液治疗的目的是维持血容量正常并减少细胞外液流失。加速康复方案和现代外科技术减少了对静脉输液治疗的总容量和持续时间的需求[34]。虽然术后盐分和体液超负荷是并发症增加的主要原因，但过于严格的补液方案也会增加患者死亡率[35]。

最重要的是，其可预防与液体超负荷和血容量过多相关的不必要并发症，包括改善肺功能、组织氧合、胃肠运动和伤口愈合[36-38]。

术后水化提供了一种改进的补液方法，建议患者在恢复期每天接受 25 ～ 35 ml/kg 的水。术后早期过渡到饮水可改善伤口愈合和手术恢复，在不增加并发症的情况下改善患者体验并提早出院[39-40]。

目标导向液体疗法

目标导向液体疗法（goal-directed fluid therapy，GDT）与短期和远期预后的改善有关。GDT 从可测量的血流动力学变化中推断出患者的液体反应性。给予液体负荷后每搏输出量增加 ≥ 10% ～ 15% 提示液体反应性良好。然而，更大规模的临床研究并未证明 GDT 优于零平衡或液体正平衡[41]。

预防恶心和呕吐

预防术后恶心呕吐的多模式方法正迅速成为治疗标准。止吐药分为以下几类：5-HT$_3$ 拮抗剂、NK-1 拮抗剂、皮质类固醇、丁酰苯类、抗组胺药、抗胆碱能药和吩噻嗪类[41]。两种或多种止吐药的联合可能增强效力，例如阿瑞匹坦、昂丹司琼、咪达唑仑或氟哌啶醇与地塞米松的联合[42-43]。

引流管和胃管

有人提出，放置鼻胃管会增加择期腹部手术

后肺炎发生的风险（6% *vs.* 3%），而鼻胃管减压并不能降低伤口裂开的风险[44]。早期进食组中只有 10% 的患者因亚胃肠道梗阻症状需要置入鼻胃管。相反，88% 接受鼻胃管的患者出现中重度不适。胃减压可能有益的一个例外是在腹腔镜或机器人手术期间，减压可用于降低因套针或气腹针插入而致胃穿孔的风险[4]。

低体温预防

长时间手术期间，无意的围手术期低体温已被证明对药物代谢、凝血产生不利影响，并增加出血、心脏病发生率和伤口感染。应持续使用体温监测。使用充气加热装置是防止这种情况的最有效干预措施[45]。底部加热床垫也有效，特别是在机器人手术中[46]。静脉输液应加温[47]。手术时间延长且可能出现全身炎症反应的患者，例如开放性减瘤手术，如果不监测升温，可能会随手术进展而扩展为高热[47]。

术中建议总结见表 27.3。

术后注意事项

静脉血栓栓塞预防

VTE 是妇科肿瘤患者的主要并发症，宫颈癌、子宫内膜癌、卵巢癌的 VTE 发病率分别为 3% ～ 4%、4% ～ 9%、17% ～ 38%。在这些患者中，VTE 风险均超出传统术后 30 d 并发症时间窗[48-49]，并且固有存在于接受卵巢癌新辅助化疗的患者中[49]。两项针对实体瘤的随机对照试验表明，低分子量肝素可将化疗期间的 VTE 减少 50%[50-51]。

符合美国胸科医师学会（ACCP）及美国国家综合癌症网络指南 VTE 高风险标准的接受妇科癌症手术的患者，建议延长预防 VTE 治疗，即 28 d 药物治疗[48-49]。延长预防治疗在妇科微创手术中的作用仍存在争议，无论是否预防治疗，VTE 发生率均为 0.5% 或更低，且似乎不可调整[52]。但目前证据表明，在没有延长预防措施的情况下使用微创手术可改善患者体验并提早出院，并不增加病残率[39-40]。

术后营养

围手术期营养支持的主要目标是通过避免饥饿来最大限度减少蛋白质负平衡，以维持肌肉、免疫和认知功能，并促进术后恢复[53]。剖腹术后 4 ～ 8 h 小肠功能恢复正常；腹部手术后可早期进行肠内营养，饮食吸收良好[53]。

各种手术后都会产生一定程度的胰岛素抵抗，但其严重程度与手术大小和并发症的发展有关。

与术后延迟进食相比，早期正常饮食，包括术后第 1 天或第 2 天的清流质，不会影响吻合口愈合，并显著缩短住院时间[54]。能量和蛋白质需求可通过理想体重估算，分别使用 25 ～ 30 kcal/kg 和 1.5 g/kg[53]。如果仅通过口服和肠内摄入，超过 7 d 不能满足患者能量和营养需求（< 50% 的热量需求），则建议肠内和肠外营养相结合[55]。

术后肠梗阻预防

影响肠道功能恢复的因素包括但不限于阿片类药物暴露、体液平衡、腹膜疾病的范围和手术复杂性、接受输血和术后腹盆腔并发症[56]。

静脉输注利多卡因可减少疼痛带来的交感神经刺激，从而减少肠梗阻。部分 ERAS 方案最近引入了静脉注射利多卡因作为治疗措施[56-57]。

NSAID 作用于肠梗阻的第 2 阶段，通过作用于环氧合酶（COX）2（对于非特异性 NSAID，还包括 COX1）减轻术后炎症，理论上对术后肠梗阻的

表 27.3 术中建议

术中
微创手术：建议适当的患者采用
麻醉方案：使用短效药物，如果可行，应使用 BIS 监测、区域麻醉 / 镇痛、神经肌肉阻滞监测
通气：肺保护性通气策略，潮气量 5 ～ 7 ml/kg 预测体重和呼气末正压 6 ～ 8 cmH$_2$O
静脉血栓栓塞的预防：抗血栓弹力袜、气动压缩装置
恶心和呕吐的预防：根据危险因素采取多模式方法，地塞米松、5-HT$_3$ 拮抗剂、NK-1 受体拮抗剂
引流管：应避免常规使用；如果放置，应在手术后尽快移除
低温预防：在任何情况下都应使用充气加热床垫和液体加热器，以及持续的温度监测
液体管理：高风险或大出血的腹部大手术中进行目标导向液体治疗
阿片类药物减量策略：联合使用对乙酰氨基酚和非甾体抗炎药，切口布比卡因浸润，静脉注射利多卡因，患者自控镇痛

病理生理学具有改善作用[58]。这应与 NSAID 诱导的急性肾损伤和胃炎风险相权衡。

一项随机对照试验对静脉注射镁剂进行了研究，该试验表明，静脉注射镁剂可使肠道功能恢复的时间缩短，没有任何副作用。术前硫酸镁 40 mg/kg 推注给药，然后在手术期间输注 10 mg/kg[59]。术后肠梗阻的主要机制是肠道操作引起的炎症反应。临床文献也报道了与腹腔镜手术相关的胃肠动力改善[60]。咀嚼口香糖模仿饮食摄入。咀嚼刺激迷走神经张力，具有抗炎作用（肠梗阻的第 3 阶段）。所有外科专科文献都讨论了口香糖的使用[61]。早期饮食可降低感染并发症、蛋白质消耗和肠黏膜渗漏风险[62]。它还可以减少静脉输液的需要和潜在的电解质失衡。减少静脉输液量可降低术后肠梗阻发生率[63]。

术后疼痛管理

对开放性手术，建议采用多模式联合区域镇痛方案。加巴喷丁和非甾体抗炎药可降低疼痛评分，同时减少阿片类药物消耗，尤其是与口服对乙酰氨基酚联用时[64]。

强效阿片类药物是急性疼痛管理的基础用药。实验数据表明，阿片类药物的使用与肿瘤不良预后相关，但临床研究的证据不足。对需要缓解疼痛的妇科癌症患者，术后应继续给予阿片类药物[64]。

特别注意事项

妇科肿瘤手术中，最广泛的手术是盆腔廓清术和腹腔内温热化疗术。在接受这些手术的患者中，治疗相关的体液、血液和蛋白质损失、腹压升高、全身低温或高温以及代谢率增加均应充分考虑，同时加以处理[65]。

术后建议总结见表 27.4。

表 27.4	术后建议
术后	

静脉血栓栓塞预防：将预防治疗延长至 28 d，优选低分子量肝素，除非是低风险微创手术

液体管理：1 ～ 2 ml/kg 平衡晶体液静脉注射，25 ～ 35 ml/kg 口服；如有指征，在前 24 h 开始口服摄入

营养：早期经口摄入，蛋白质 2.0 g/（kg·d）和热量 25 ～ 30 kcal/（kg·d）

肠梗阻预防：喝咖啡、正常血容量、减少阿片类药物镇痛和早期饮食

血糖控制：糖尿病患者和非糖尿病患者的血糖水平应保持低于 200 mg/dl

术后镇痛：建议尽可能采用多模式方法，非甾体抗炎药、对乙酰氨基酚、加巴喷丁、伤口浸润和区域麻醉，避免大剂量阿片类药物

导尿管：如有可能，应在 24 h 内拔除

早期活动：建议在术后 24 h 内充分镇痛，因存在跌倒风险，需特别注意

结论

妇科癌症患者的围手术期管理需要多学科术前评估。其中许多患者需要复杂、长时间的手术，并且术后并发症的风险很高。有效的围手术期管理可降低上述风险并促进术后早期康复。正在进行的观察性研究将确定优化短期术后预后是否可改善远期肿瘤后遗症。

参考文献

扫二维码见参考文献

内分泌系统癌症手术的麻醉管理

第 28 章

Meghan Carton，Donal J. Buggy

常馨宁 译 陈玲 校

总论

内分泌肿瘤的手术切除包括相对常见的甲状腺癌手术到嗜铬细胞瘤切除、垂体腺瘤切除术等相对罕见的手术。

对所有内分泌肿瘤围手术期管理的综合评价不在本章讨论范围。本章重点介绍以下几类内分泌肿瘤的围手术期管理：

- 甲状腺肿瘤。
- 嗜铬细胞瘤。
- 库欣病。
- 类癌综合征。
- 垂体瘤切除术治疗垂体腺瘤。

甲状腺肿瘤切除术的围手术期管理

流行病学

甲状腺癌目前是全世界最常见的内分泌恶性肿瘤。其发病率从 1953 年的 1.5 例 /10 万增加到 2002 年的 7.5 例 /10 万[1]。诊断能力的发展，包括颈部超声、细针抽吸、CT 和 MRI，可能是甲状腺癌诊断明显增加的原因[1]。90% 的甲状腺肿瘤是惰性的，估计年死亡率仅为 0.6 例 /10 万[2]。良性甲状腺疾病仅在出现功能障碍或局部压迫症状时才需要治疗[3]。

术前管理

应通过全面的病史采集和术前检查评估患者是否有严重的甲状腺功能减退、亢进或甲状腺疾病的并发症，如表 28.1 所示。

如图 28.1 所示，肿大的甲状腺（或称甲状腺肿）会导致气管受压和困难气道。气道评估应包括甲颏间距、颈部活动度和咽部结构的可视化评估。

甲状腺手术术前推荐的检查如表 28.2 所示。

对甲状腺功能检测的解读

甲状腺功能正常性病变综合征

重大生理应激，如危重疾病、饥饿或手术，会引起下丘脑对甲状腺功能动态平衡的调节。

表 28.1 甲状腺疾病的体征和症状

病理学	症状和体征
甲状腺功能减退	呼吸频率低、低体温、体重增加、心房颤动、黏液水肿相、反射延迟
甲状腺功能亢进	体温过高、心房颤动、快速性心律失常、出汗、焦虑、体重减轻、腹泻
巨大甲状腺肿（可能是甲状腺功能减退或亢进）	体位性呼吸困难或吞咽困难、颈部肿胀

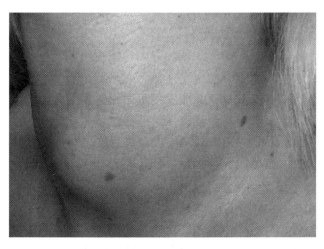

· 图 28.1 甲状腺肿

243

表 28.2　甲状腺手术前推荐的检查及其适应证

检查	适应证
全血细胞计数	抗甲状腺药物可导致粒细胞缺乏症和再生障碍性贫血。甲状腺功能减退可能与慢性病贫血有关
尿素和电解质	甲状腺功能亢进可导致腹泻，从而导致电解质异常
肝功能	抗甲状腺药物可导致肝炎
甲状腺功能检测	甲状腺功能减退：高 TSH、低 T4 甲状腺功能亢进：低 TSH、高 T4
胸部 X 线	评估气管受压或偏移
CT 扫描	评估胸骨后甲状腺肿和气管压迫
喉镜检查	评估声带功能障碍

T4，甲状腺激素；TSH，促甲状腺激素

甲状腺功能检查显示三碘甲腺原氨酸（T3）水平降低，偶伴有循环甲状腺激素（T4）下降，然而，促甲状腺激素（TSH）水平仍在正常范围内。值得注意的是，患者在整个临床过程中甲状腺功能正常。这是对生理应激的适应性反应，无需治疗。因此，在解读患有严重急性或慢性疾病患者甲状腺功能的异常结果时，需结合临床判断。

皮质类固醇

大剂量的糖皮质激素抑制 T4 到 T3 的脱碘，导致循环中 T3 水平下降。皮质类固醇还通过抑制垂体分泌 TSH 作用于下丘脑-垂体轴-甲状腺轴。

这些相互作用导致甲状腺功能检查异常，并导致服用大剂量或长期使用外源性糖皮质激素。这种变化很少具有临床意义，患者在整个治疗过程中的大部分时间，甲状腺功能保持正常。

术中管理

甲状腺手术几乎都在气管插管全身麻醉下进行。全身麻醉可用标准方式诱导。如果巨大甲状腺肿导致气管受压，或胸骨后甲状腺肿伴有压迫症状或声带功能障碍，应考虑在清醒时使用纤维支气管镜进行气管插管。

在气管导管选择上，由于手术范围集中在头颈部，普通气管导管在上颈部手术中承受压力时可能有扭结风险。因此，部分麻醉科医师更倾向选用钢丝加强型气管导管，但没有证据表明这会影响患者预后[4]。

一项对 3000 多例甲状腺切除术的研究发现，6% 的患者出现气管插管困难[5]。

接受甲状腺手术的患者存在喉返神经损伤的风险。短效肌松药可用于辅助气管插管，并有助于手术期间监测喉返神经[6]。

为减少失血量，可将手术床至于 25% 头高斜坡卧位和颈部后仰体位进行手术。鉴于术中通常无法对患者面部进行目视检查，必须小心固定气管插管并保护眼睛。

术中需监测失血量，尤其是巨大甲状腺肿患者，可通过定期评估失血量和湿纱布重量进行。外科技术包括皮瓣提升、肌肉收缩、上蒂移动、血管结扎和分离、止血和伤口闭合。

并发症包括下述几点。

喉返神经损伤

喉返神经损伤可能因缺血、挫伤或意外切断所致。在所有接受甲状腺切除术的患者中，喉返神经损伤和声带功能障碍的发生率为 0 ～ 7.2%。复发性甲状腺肿行再次手术或甲状腺恶性肿瘤手术中，喉返神经损伤的发生率较高[7]。声带功能障碍的症状，包括喘鸣、呼吸困难和声音嘶哑，应在术后监测[8]。术中肌电图可用于保护喉返神经免受意外手术损伤，将肌内声带电极置入喉部肌肉并连接到神经监测设备，当该设备发出警报并显示图像时，手术团队即能意识到操作接近了喉返神经。

术后声带可通过喉镜直接显露。双侧声带运动的可视化可确保喉返神经功能未被损伤，但这在清醒患者中很难安全有效地实现。手术经验仍是保留喉返神经功能的最有效方法。如果声带功能障碍在 4 ～ 6 周后没有改善，可能需行声带重建手术[9]。

颈部血肿

症状包括气管拔管后 6 h 内出现喘鸣音（异常的高调呼吸音，尤其是吸气时）。出血会使气管受压，并可能导致急性气道梗阻。术中 Valsalva 动作可在术后早期帮助外科团队确定潜在出血部位[8]。疑似术后血肿的管理包括，再次探查颈部切口处、清除血肿、局部止血和手术翻修。在这种情况下，静脉淤血会导致气道组织水肿。再次气管插管可能极其困难[9]。

低钙血症

由于甲状旁腺体积小，与甲状腺的黏附牢固，行甲状腺切除术的患者甲状旁腺破裂或被切除的风险很高，易致术后低钙血症。其症状包括手、足和嘴唇麻木，肌肉痉挛，以及术后 36 h 内罕见的癫痫发作。术后连续监测钙和甲状旁腺激素水平至关重要。术中至少重新植入一个甲状旁腺，并在术后补充钙和维生素 D，可降低低钙血症的风险[9]。

术后管理

应尽可能采取措施防止气管拔管时气道痉挛，因其会导致气道组织的静脉充血，从而导致气道水肿。气道痉挛还会引起小血管破裂，导致血肿形成和气道损害。为防止发生该情况，可选择在深麻醉下气管拔管，局部使用利多卡因及使用瑞芬太尼等静脉麻醉药[8]。

嗜铬细胞瘤

流行病学

丹麦一项以人口为基础的研究发现，嗜铬细胞瘤的发病率在过去 20 年翻了一番（从每年 0.2 例 /10 万增加到每年 0.4 例 /10 万）。与之类似，荷兰一项系统回顾性研究发现，在同一时期，其发病率从 0.29 例 /10 万上升到 0.46 例 /10 万[10]，确诊年龄也同时增加。上述趋势可能与诊断的改进有关，包括影像学和生化检测的进步。目前，多达 40% 的嗜铬细胞瘤是通过影像学被偶然诊断[11-12]。

大约 40% 的嗜铬细胞瘤是遗传性的，且更可能为双侧，出现在更年轻的患者中。局限性和转移性嗜铬细胞瘤的 5 年生存率分别为 95% 和 60%[13]。需进行生化诊断和精确的肿瘤定位，其最终治疗方案是完全手术切除（表 28.3）[14]。

表28.3	嗜铬细胞瘤的诊断
生化检测	24 h 血、尿游离肾上腺素和儿茶酚胺代谢物水平[15]
影像学	高分辨率 CT 扫描定位肿瘤

术前管理

大约 50% 的患者会出现嗜铬细胞瘤症状。全面病史回顾和临床检查应包括以下几项[16]：

- 嗜铬细胞瘤的一般体征和症状
  - 阵发性头痛
  - 大汗淋漓
  - 腹痛
  - 呕吐或腹泻
  - 虚弱
  - 体重减轻
- 嗜铬细胞瘤的心肺症状和体征
  - 心动过速
  - 呼吸困难
  - 可被扪及
  - 高血压
  - 直立性低血压

术前检查及其临床指征见表 28.4。

术前医疗处置

α 肾上腺素受体阻滞剂

儿茶酚胺过量会导致 α_1 受体介导的血管收缩和高血压。必须使用非选择性、不可逆转的 α 受体拮抗剂（如酚苄明）来抵消。这种治疗可能导致低血压，建议在院内监测其副作用，如直立性低血压、心动过速、头晕、头痛和嗜睡[12, 15]。

β 肾上腺素受体阻滞剂

肾上腺素能 β_1 受体介导的心动过速和正性肌力需要适当的 β 肾上腺素受体阻滞剂拮抗，如美托洛尔或比索洛尔。β 肾上腺素受体阻滞剂必须在使用 α 受体阻滞剂后使用。α 受体阻滞剂导致血管扩张，从而降低动脉血压，因此需要一定程度的

表28.4	嗜铬细胞瘤及其术前检查和临床适应证
检查	**适应证**
全血细胞计数	贫血评估
血压	该人群中高血压较常见
血糖	因过量儿茶酚胺释放，高血糖常见
胸部 X 线	排除肺水肿和心脏增大
心电图	长期高血压会引起左心室肥大
心脏彩超	临床高度怀疑心肌病

心排血量增加来补偿。在 α 受体阻滞剂之前使用 β 受体阻滞剂会抑制代偿性心排血量，并导致急性心功能不全、晕厥或肺水肿[12]。

血管扩张

为对抗 α₁ 受体阻滞剂引起的血管扩张，需静脉补充晶体液，直到血细胞比容下降 5% ～ 10%[12, 15]。

总体来说，住院患者的术前准备可能需要 5 ～ 10 d 时间。表 28.5 概述了嗜铬细胞瘤治疗的术前血流动力学和血液学目标。

术中管理

由于手术范围、持续时间和肿瘤在腹腔内的位置，建议所有接受嗜铬细胞瘤手术切除的患者进行气管插管下全身麻醉。术前应继续使用 α 和 β 受体阻滞剂。多达 95% 的患者接受腹腔镜下肾上腺肿瘤切除术即可保证切除，但肿瘤较大（＞ 6 cm）或浸润型肿瘤可能需开放性手术切除[15, 17]。采用开放式手术技术时，硬膜外麻醉可减轻术中应激导致的儿茶酚胺激增，并减轻术后疼痛[12]。

外科技术

手术包括完整的肿瘤切除和适当控制肿瘤血供的操作[14]。

多达 50% 的患者会因手术操作刺激肿瘤引起血流动力学不稳定，因此，有创血压监测至关重要。为根据需求进行快速液体复苏和血管活性药物治疗，建立中心静脉通路是必要的[12]。

有病例报告描述了术中经食管超声心动图用于指导液体管理，但基于 1 级证据的临床试验未显示术中目标导向液体治疗对患者有任何益处[18]。在诊断为儿茶酚胺所致心肌病的患者中，肺动脉导管

表 28.5 嗜铬细胞瘤术前药物治疗的血流动力学和血液学指标

监测指标	目标值
收缩压	＜ 130 mmHg
舒张压	＜ 80 mmHg
平均动脉压	＜ 100 mmHg
心率	＜ 80 次 / 分
血细胞比容	45%

可更密切监测心脏指数[12]。

术中常见问题

高血压

去甲肾上腺素诱导的 α₁ 血管收缩可导致术中高血压。短效血管扩张剂，如硝普钠和硝酸甘油，可有效地控制这种情况[12]。

快速性心律失常

儿茶酚胺分泌可导致心律失常。如为室上性心律失常，可使用短效 β 受体阻滞剂有效控制；如为室性，则可使用利多卡因有效控制[12, 14]。

低血压

术中低血压的原因包括儿茶酚胺水平降低、术前 α 受体阻滞剂残余、失血或心肌功能障碍。可能需要通过补液、血制品输注或血管活性药物来稳定患者病情[14]。

术后管理

术后患者需高度依赖床旁监测血压、心率和血糖水平。表 28.6 列出了一些可能出现的常见并发症。

库欣综合征

概述

下丘脑-垂体-肾上腺轴是一个主要的神经内

表 28.6 嗜铬细胞瘤术后常见问题

并发症	病因和管理
低血压	儿茶酚胺水平下降、术前 α 受体阻滞剂残余、失血或心肌功能障碍所致。可发生在多达 70% 需要液体负荷和血管收缩药的患者中[12]
高血压	有残留的转移性疾病、术中肾动脉或肾损伤、或继发于持续性术前高血压的获得性肾血管改变引起
低血糖	突然停用儿茶酚胺会导致反跳性胰岛素血症，从而导致低血糖；术后 12 ～ 24 h 需每小时监测一次血糖
复发	术中应检查血浆、尿液的变肾上腺素（metane-phrines）水平，以诊断持续性疾病，并进行终身生化检测，以评估疾病复发[15]

分泌系统，控制人体对压力、消化、免疫系统、情绪和能量水平的反应[19]。下丘脑释放促肾上腺皮质激素释放激素（CRH），刺激垂体前叶释放促肾上腺皮质激素（ACTH），使肾上腺皮质释放皮质醇。高水平的皮质醇负反馈到下丘脑和垂体前叶，导致肾上腺皮质醇的生成减少（图28.2）。库欣病是由于垂体腺瘤分泌过量ACTH所致，而库欣综合征则描述皮质醇过多的临床症状和体征，无论其原因如何[20]。

库欣综合征可依赖ACTH，包括：

● 库欣病，由垂体瘤引起，产生过量的促肾上腺皮质激素。

● 异位促肾上腺皮质激素分泌肿瘤。

库欣综合征也可不依赖ACTH，包括：

● 良性或恶性肾上腺肿瘤产生不依赖于ACTH的皮质醇。

● 其他肾上腺原因。

上述内容概括在图28.3。

流行病学

库欣病的流行率为3.9例/10万，年发病率估计为0.2例/10万[21-22]。英国库欣病患者的死亡率比（研究人群中观察到的死亡人数与普通人群中预期死亡人数的比率）为4.8。血管疾病，包括冠状动脉疾病和卒中，目前是该队列研究中患者死亡的主要原因[23]。

库欣病的体征和症状：

● 皮肤薄化。

● 高血压。

● 骨质疏松症。

● 股骨头坏死。

● 免疫抑制。

● 闭经。

● 糖尿病。

库欣综合征诊断所需的检验概述如下。

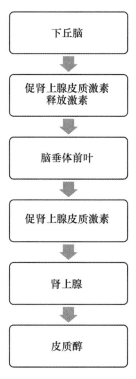

· **图28.2** 下丘脑-垂体-肾上腺轴

24 h尿游离皮质醇水平

大于正常上限的3倍（在不同测定中有所不同），

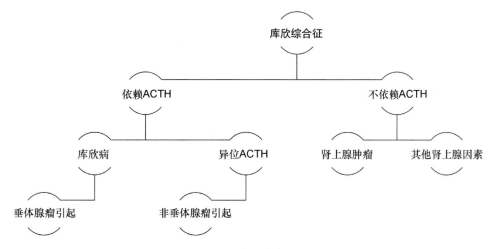

· **图28.3** 库欣综合征概述

表明存在皮质醇增多症。

午夜唾液皮质醇水平

午夜唾液皮质醇水平升高是皮质醇增多症的征兆（检测具体标准各不相同）。

地塞米松抑制试验[24]

小剂量地塞米松抑制试验

不能抑制血浆皮质醇水平是库欣综合征的征兆。

大剂量地塞米松抑制试验

血浆皮质醇水平升高是库欣病的特异性标志。

不能抑制血浆皮质醇水平提示库欣综合征的肾上腺或异位病因。

术前管理

术前应进行全面的病史回顾和检查，评估库欣综合征的体征和症状，包括向心性肥胖、满月脸、水牛背、皮肤薄化、易擦伤、椎体骨质疏松、肌肉病变、高血压和伤口愈合不良[21]。库欣病的特有体征和症状评估包括双侧颞叶偏盲（由脑下垂体腺瘤压迫视交叉引起）和头痛[21]。术前检查及其适应证见表28.7。

通常与库欣综合征相关的疾病包括多囊卵巢综合征、2型糖尿病、缺血性心脏病、阻塞性睡眠呼吸暂停、肺动脉高压或任何需要长期使用糖皮质激素的潜在自身免疫性疾病。

在气管插管过程中，躯干肥胖会导致功能残气量减少和氧饱和度快速降低。充分的预给氧是必要的；如有病态肥胖，也应考虑使用牛津斜枕和经鼻湿化快速充气通气交换等有用的辅助设备[26]。

应考虑采用快速诱导、视频喉镜或清醒下纤支镜引导气管插管，以降低肥胖患者误吸风险。接受经蝶窦微腺瘤切除术的患者，需使用加强型气管导管。

表28.7	库欣综合征的术前检查及其适应证
检查	适应证
全血细胞计数	皮质类固醇引起的白细胞增多症
尿素和电解质	低钾血症是皮质醇增多的常见后果，术前可用螺内酯控制[21]
动脉血气	常见代谢性碱中毒，因过量的皮质类固醇有部分盐皮质激素的作用，导致代谢性碱中毒
血糖	因皮质类固醇的抗胰岛素作用，患者常出现高血糖。可变速率胰岛素输注适用于因手术错过一顿以上膳食的2型糖尿病患者[25]
心电图	慢性高血压导致左心室肥厚
经胸超声心动图	评估左心室肥厚，因睡眠呼吸暂停与肺动脉高压风险增加相关

术中管理

血管紧张素转换酶抑制剂或血管紧张素Ⅱ受体阻滞剂应在术日晨停用，因全身麻醉药会与之形成协同作用，从而增加术中过度低血压的风险[21]。

建议行有创血压监测。硬膜外镇痛可减少开放手术中对全身性阿片类药物的需求，但大多数肾上腺切除术通过腹腔镜技术或机器人辅助的腹腔镜技术完成[26]。建议使用短效阿片类药物以避免术后呼吸抑制。长期应用糖皮质激素会导致免疫抑制，围手术期应预防性使用抗生素。库欣病患者应在术中和术后5 d内补充类固醇，因疾病过程会导致内源性类固醇抑制。任何接受双侧肾上腺切除术的患者都需长期补充类固醇，有必要咨询内分泌专家[27-28]。

液体疗法应以血压和尿量为指导，如可能，也可通过目标导向液体治疗策略实施。肥胖在这些患者中很常见，可导致胸壁顺应性和功能残气量降低。腹腔镜手术期间的气腹也会减少功能残气量，术中通气在此类患者中更具挑战性。

外科技术

如发现肾上腺增生或肿瘤是库欣综合征的病因，可通过腹腔镜肾上腺切除术进行治疗。若库欣病的病理诊断为分泌ACTH的垂体腺瘤，治疗选择是经蝶窦微腺瘤切除术[21]。

术后管理

潜在并发症包括以下几种。

静脉血栓栓塞

由于肥胖、高血糖和高血压，这类患者静脉血栓栓塞的风险增加。

呼吸抑制

肥胖患者应慎用导致呼吸抑制的长效阿片类药物，或仅在术后加强监护的病房环境中使用。

尿崩症

可由外科手术操作刺激垂体后叶导致内源性血管加压素减少或缺乏引起。应使用外源性血管加压素治疗。

低血糖

可能因游离促肾上腺皮质激素减少引起。常规血糖监测和胰岛素调整能避免低血糖。

电解质异常

可通过定期术后监测和必要时补充相应电解质予以有效管理。

肾上腺功能不全

双侧肾上腺切除术可导致患者肾上腺功能不全，可能需长期类固醇替代治疗。

纳尔逊综合征

双侧肾上腺切除术导致血浆皮质醇水平下降，减少对 CRH 产生的负反馈。这会导致局部侵袭性垂体瘤分泌 CRH，导致 ACTH 水平升高。其体征和症状包括皮肤色素沉着、视力障碍、头痛和月经周期中断。

类癌综合征

类癌是起源于肠嗜铬细胞的神经内分泌肿瘤，广泛分布于胃肠道和支气管肺系统[29-30]。类癌最常发生在胃肠道（67.5%）和支气管肺系统（25.3%）[31]。类癌产生的 5- 羟色胺可逃避肝代谢，进入体循环，引起类癌综合征。这会导致皮肤潮红、腹泻、支气管痉挛和三尖瓣或肺动脉瓣膜功能障碍[30]。

类癌危象是类癌综合征的一种极端形式，其特征是皮肤潮红、支气管痉挛、心动过速和血压波动[32]。

类癌综合征：体征和症状 [33]

2010 年，Ellis 等估计类癌的临床发病率为 1.5 例 /10 万，尸检发病率高达 650 例 /10 万[34]。所有类癌无论位于何处，其 5 年总生存率为 67.2%[31]。

其诊断包括生化检测、直接成像和组织学检查，见表 28.8。

体征和症状包括：

- 皮肤潮红。
- 腹泻。
- 喘鸣。
- 贫血。
- 脱水。
- 电解质紊乱。
- 肠梗阻。

类癌的首选治疗仍是手术切除联合生长抑素类似物。治疗方案的确定主要基于转移灶和原发肿瘤的位置，针对患者进行个体化治疗[30]。

显著的自主神经刺激，如疼痛和血流动力学变化，可导致类癌危象。类癌手术麻醉的主要目的是减少此类刺激的影响[32]。

术前管理

应进行全面的病史采集和检查，重点关注由三尖瓣或肺动脉瓣膜功能不全引起的右心衰竭征象（端坐呼吸、阵发性呼吸困难和外周性水肿）[32]。类癌患者的相关术前检查项目见表 28.9。

奥曲肽是一种生长抑素类似物，可与肿瘤细胞的受体结合，抑制肿瘤血管活性产物。

对有 5- 羟色胺能症状的患者，建议在术前以

表 28.8	类癌的诊断
生化检测	收集 24 h 尿液以评估 5- 羟基吲哚乙酸（5-HIAA）水平的升高程度并分析血清嗜铬粒蛋白 A（CGA）[30]
影像学	腹部增强 CT 扫描作为横断面成像手段，可定位类癌位置及是否转移
组织学	免疫组织化学染色

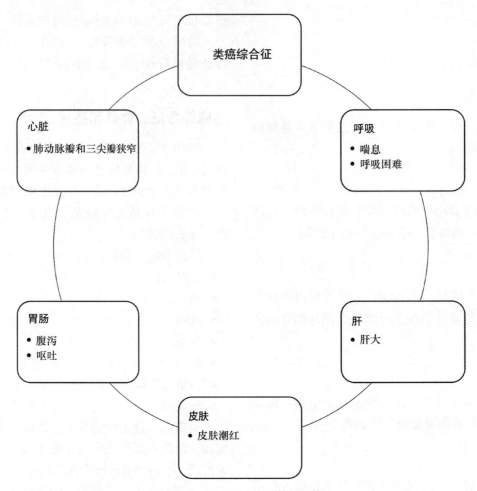

• 图 28.4　类癌综合征的体征和症状

表 28.9	类癌综合征的术前检查和适应证
检查	**适应证**
胸部 X 线	排除类癌病变或类癌肺的粟粒样阴影
心电图	评估右心室肥厚征象
全血细胞计数	是否存在贫血
尿素和电解质	鉴别慢性腹泻相关的低钾血症和高钠血症
肝功能检查	可能存在肝浸润性病变
凝血筛查和分组及交叉配血	肝切除术出血风险高
动脉血气	与慢性腹泻相关的代谢性酸中毒
超声心动图	排除类癌型右侧心肌病

50 μg/h 的速度输注奥曲肽至少 12 h。建议密切监测输液的常见副作用，包括 QT 间期延长、心动过缓、腹部痉挛、恶心和呕吐[32]。

术中管理

对接受择期开腹手术的患者，建议采用胸段硬膜外麻醉，以减少手术应激反应和发生类癌危象的风险[32]。

应谨慎使用吗啡和阿曲库铵，因可能引起组胺释放。据报道，瑞芬太尼滴定法输注可控制类癌综合征手术中的血压水平[35]。

注射去甲肾上腺素和肾上腺素可能刺激自主神经系统，引发类癌危象。必要时，使用小剂量去氧肾上腺素的效果良好[32]。静脉推注 20 ~ 50 μg 生长抑素类似物奥曲肽有助于减少术中激素的释放。

零平衡液体治疗、动脉和中心静脉压监测有助于优化液体管理。在手术切除过程中，应密切监测失血量，并相应给予液体或血液制品。

在需要手术切除肝转移瘤并夹闭肝动脉和门静脉的情况下，建议维持较低中心静脉压以减少静脉出血[32]。

手术技术在很大程度上取决于肿瘤位置，包括内镜切除、局部切除、冷冻手术、肝动脉栓塞术和消融术[36]。每种技术都有其特定风险和并发症，应事先与患者及其陪护人员讨论。

术后管理

建议术后立即在监护病房监测 48 h[32]。其主要目的是通过确保稳定的血流动力学和充分的疼痛控制而减少自主神经刺激。

垂体腺瘤

定义

垂体腺瘤主要分为功能性和非功能性两类。

功能性垂体腺瘤包括催乳素瘤、产生 ACTH 的肿瘤、产生生长激素的肿瘤、产生性激素的腺瘤（表 28.10）。

非功能性垂体腺瘤不产生激素，但可能引起肿瘤效应。其可能表现为头痛、脑神经麻痹、脑积水和功能性垂体细胞受压导致垂体功能减退（表 28.11）。

垂体腺瘤可根据其大小进一步分类。如表 28.10 所示，大腺瘤是指直径超过 10 mm 且可能导致占位效应的肿瘤[37]。微腺瘤是指直径小于 10 mm 且通常表现为激素过多的症状。

很少一部分患者会出现由垂体瘤出血引起的垂体卒中。其体征和症状包括剧烈的内分泌变化、头痛和脑膜炎[38]。

流行病学

垂体腺瘤的发病率估计为 8 例 /10 万人，垂体腺瘤占所有脑肿瘤的 9.1%[39]。

术前管理

术前应进行的检查取决于表 28.12 中所列的原发垂体病变的病理学。

可在手术前放置腰大池引流管，以便注入少量空气或生理盐水，促进肿瘤向手术野下降。通过控制低通气也能达到类似效果[37-38]。

气管插管后，术前用生理盐水浸透的纱布填塞咽后部，以稳定气管导管，保护下气道不受血液和分泌物影响[38]。

术中管理

主要目标是整个手术过程中保持脑氧合稳定。

应考虑有创血压监测。短效阿片类药物（如瑞芬太尼）可促进术中血流动力学稳定。与普通人群相比，肢端肥大症患者因巨颌症、巨舌症导致气管插管困难的比例可能是普通人群的 3 倍，可能需清

表 28.10　垂体激素分泌过多综合征[37]

垂体前叶激素	激素高分泌综合征	症状和体征
促甲状腺激素	甲状腺功能亢进	心动过速 高血压 大汗淋漓
促肾上腺皮质激素	库欣病	向心性肥胖 皮肤薄化 免疫抑制 阻塞性睡眠呼吸暂停 近端肌病 高血压 左心室肥厚 糖尿病 胃溃疡
生长激素	肢端肥大症	巨颌症 巨舌症 阻塞性睡眠呼吸暂停 脊柱后凸 近端肌病 高血压 左心室肥厚 缺血性心脏病
催乳素	催乳素瘤	溢乳 月经障碍 勃起功能障碍

表 28.11　垂体功能减退的体征和症状[37]

垂体前叶激素	激素分泌不足综合征	症状与体征
促肾上腺皮质激素	肾上腺皮质功能不全	低血糖 低血压 恶心、呕吐
促甲状腺激素	甲状腺功能减退	心动过缓 反射减退
抗利尿激素	尿崩症	多饮多尿

表 28.12　原发性垂体病变的术前检查及其适应证

检查	适应证
MRI	评估脑积水的手术计划
CT	评估肿瘤是否侵犯骨质
全视觉敏感度测试	在进行任何手术干预前，必须清楚记录视野缺陷
激素水平	
血清生长激素和胰岛素样生长因子 1	两种激素水平均升高，表明是生长激素分泌腺瘤
葡萄糖抑制试验：75 g 葡萄糖口服	不能降低血浆生长激素水平是生长激素分泌腺瘤的指征
血浆 ACTH 水平、午夜唾液皮质醇水平、24 h 尿游离皮质醇水平	每种激素水平都升高表明为 ACTH 腺瘤
小剂量地塞米松抑制试验	血浆皮质醇水平不降低是库欣综合征的征兆
大剂量地塞米松抑制试验	血浆皮质醇水平降低是库欣病的征兆
血浆催乳素水平	高水平表明为催乳素瘤
甲状腺功能检测	促甲状腺激素水平升高和甲状腺激素水平降低提示为促甲状腺激素分泌腺瘤

醒纤支镜引导气管插管[37, 40]。

　　患者应仰卧位进行手术，并采取适度的头向上倾斜。应通过调整通气来避免低碳酸血症，以确保不损失部分脑组织，并自始至终保持最佳的肿瘤手术术野[38]。

外科技术

　　垂体瘤手术主要采用经蝶入路。该方法需要故意使鼻中隔骨折。局部应用麻黄碱或可卡因进行黏膜血管收缩可能导致库欣病患者的高血压反应，柯苯卡因（利多卡因和去氧肾上腺素）是一种合适的替代品[37]。

术后管理

　　所有患者在术后都需减少类固醇的使用。具体的激素替代将由患者残留激素水平决定，且需与内分泌专家会诊共同确定[37]。

　　并发症包括以下几点。

血管损伤

　　颈动脉损伤很少见。因颈动脉瘤风险增加，此类患者术后需进行颈动脉造影[38]。

一过性尿崩症

　　通常发生在最初 24 h 内，并持续长达 1 周。生化诊断包括血浆渗透压＞ 295 mOsm/kg、尿渗透压＜ 300 mOsm/kg、尿量＞ 2 ml/（kg·h）[38]。持续性尿崩症可使用去氨加压素治疗[37]。

气道阻塞

　　经蝶窦垂体手术的脑垂体瘤患者，因鼻咽和口咽部充血和填塞物，气道阻塞风险增加。此类患者需在术后监护病房进行严密监测[37-38]。

颅内出血

　　仔细监测意识水平和瞳孔大小的变化至关重要，必要时可进行术后简单颅脑成像检查[37]。

参考文献

扫二维码见参考文献

第 29 章 肿瘤细胞减灭术联合腹腔内热灌注化疗的麻醉与手术

Aislinn Sherwin, Faraz Khan, Conor Shields, Donal J. Buggy

王成 译 倪丽亚 校

引言

肿瘤细胞减灭术（cytoreductive surgery，CRS）最初在 20 世纪 30 年代被提出，应用于局部晚期妇科癌症患者，特别是那些发生腹膜扩散的患者，目的是减轻肿瘤并发症[1]。在随后的 20 世纪 60 年代和 70 年代，CRS 得到很大发展，联合术后化疗延长了患者生存期，并增强了肿瘤对辅助治疗的反应[2]。

肿瘤细胞腹膜种植是固有肿瘤生物学导致的结果。其次，手术过程中微小的肿瘤细胞溢出到腹膜不可避免。研究表明，腹膜的"黏性表面"为肿瘤生长沉积提供了有利环境，从而给腹部转移性疾病的发生提供了条件[3]。

腹腔内热灌注化疗（hyperthermic intraperitoneal chemotherapy，HIPEC）最早报道于 1955 年的一篇具有里程碑意义的论文。当时，Dedrick 等纳入 7 例接受腹膜腔内氮芥化疗的卵巢癌患者，对其药代动力学特征进行研究。该研究发现，此疗法对腹膜-血浆屏障的转运有积极影响[4]，且对阑尾肿瘤患者生存有益，其 I 期和 II 期试验始于 20 世纪 80 年代。

HIPEC 被认为在许多方面改善肿瘤反应。研究发现，与静脉化疗相比，腹腔内灌注化疗药物在体内的清除速度较慢[3]。因所用药物为亲水性、大分子量，可更有效地将活性物质隔离在腹膜腔内[5]。

当腹腔内温度升高时，肿瘤细胞的 DNA 修复能力较弱，并表现出更多的凋亡。特定的化疗药物，包括顺铂、多柔比星和丝裂霉素，在与热疗结合时显示出更好的细胞毒性和穿透性，从而增加治疗的有效性[6]。如果在 CRS 后和重建前立即给药，HIPEC 的应用最有效[5]。

流行病学与癌症亚型

CRS 联合 HIPEC 主要用于治疗来自阑尾、结直肠、卵巢的癌症和原发恶性间皮瘤[7]。

腹膜假黏液瘤（pseudomyxoma peritonei，PMP）是主要起源于阑尾或卵巢的黏液性肿瘤，肿瘤发生破裂并在腹膜腔内种植[8]。全身治疗往往对此类肿瘤无效，肿瘤的持续发展是患者病残和死亡的重要因素，最终易导致肠梗阻[2]。在 CRS 和 HIPEC 出现之前，低级别的阑尾恶性肿瘤往往致命[3]。低级别阑尾恶性肿瘤的复发主要发生在原切除部位和腹膜表面，而侵袭性癌症也可发生淋巴结和肝转移[3]。

全球每年约 20 多万妇女新发卵巢上皮癌[9]。此疾病早期阶段，其症状轻微不易发现，极易发生远处转移[9]，导致总生存率很低，5 年生存率仅为 50%[9]。最近一项分析强调，与未接受 HIPEC 的患者相比，接受 CRS 联合 HIPEC 的卵巢癌患者生存率显著提高[10]。

恶性间皮瘤是一种发生在腹部体腔的浆膜层肿瘤[11]。弥漫性恶性腹膜间皮瘤是一种侵袭性疾病，在美国每年发生 300～400 例，许多患者在确诊后 1 年内死亡[12]。CRS 联合 HIPEC 提供了一种替代治疗策略，并将部分患者的中位生存期提高至 60 个月[11]。

大约 10% 的结直肠癌患者同时出现腹膜转移[13]，而 1/4 的复发患者有腹膜转移[13]。针对腹膜转移的 CRS 联合 HIPEC 的积极治疗已显示出显著的生存率改善[13]。

据统计，原发性胃癌腹膜转移发生率约为 20%[3]。患有结肠癌腹膜转移的患者预后极差，中位生存期估计为 1～3 个月[14]。对此类患者采用 CRS

联合 HIPEC 的治疗方案，其生存率显著提高[15]。

肿瘤细胞减灭术和腹腔内热灌注化疗的策略

CRS 包括内脏和腹膜切除[16]。其可分为原发性和继发性手术，前者旨在化疗前完全切除肿瘤，而后者则在化疗后清除残留肿瘤[17]。CRS 旨在清除所有肉眼可见的肿瘤沉积物（即 > 2.5 mm），而 HIPEC 旨在微观疾病的治疗[16]。姑息性 CRS 可缓解因疾病而引起的症状[17]。

Sugarbaker 的五种腹膜切除术

Sugarbaker 等已将 CRS 技术标准化（表 29.1）[18]。CRS 旨在切除所有可见的肿瘤，研究表明，在所有腹膜手术中，细胞减灭的完整性是主要的预后因素。在肉瘤、腹膜间皮瘤及卵巢、胃和结直肠来源的腹膜转移瘤治疗中，患者行宏观上完全 CRS 后，生存优势明显。只有当完全 CRS 不可行时，才选择接近完全的细胞减灭，留下小体积的残留肿瘤，并保留术后器官功能[18]。术后使用标准化的评分系统——腹膜癌变指数（peritoneal carcinomatosis index，PCI）进行评估。该评分系统是根据腹膜表面结节大小和分布所进行的临床评估（图 29.1）[19]。

腹腔共分为 9 个区域，此外，从十二指肠空肠曲到回肠末端的小肠区域又细分为 4 个区域。在这些特定区域内评估肿瘤负荷的危害，并根据病变大小（lesion size，LS）给出 0 到 3 的评分。LS 评分为 0，意味着肉眼看不到恶性沉积；LS 上升至 3 分，表明累积的肿瘤大小 > 5.0 cm。PCI 评分最高可达 39 分[19]。无论腹膜癌的主要原因为何，PCI 评分与选择 CRS 的机会均存在负相关。基于放射学评估的 PCI 评分可作为术前预后指标，但仅凭影像学很难准确评估肿瘤负荷，也难以准确评估 PCI 评分。虽然经腹腔镜下判断肿瘤分期可计算 PCI 评分，但基于传统开腹手术获得的 PCI 评分仍最精确[19-20]。

表 29.1	肿瘤细胞减灭术入路的区域化	
腹部分区	腹膜切除术	内脏切除术
右上腹	右膈下腹膜切除术	Glisson 囊剥离术
左上腹	左膈下腹膜切除术	脾切除术
腹外侧	副结肠沟剥离术 大网膜切除术	阑尾切除术 右半结肠切除术
肝区	小网膜切除术 网膜囊剥离术	胃窦切除术 / 胃全切除术、胆囊切除术
盆区	盆腔腹膜切除术	乙状结肠切除术 子宫切除术 双侧输卵管＋卵巢切除术

腹膜癌变指数

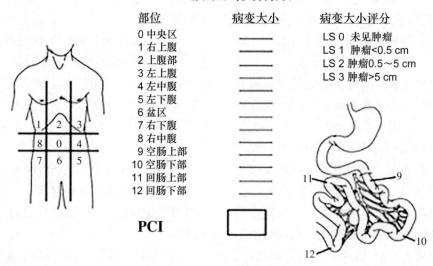

部位
0 中央区
1 右上腹
2 上腹部
3 左上腹
4 左中腹
5 左下腹
6 盆区
7 右下腹
8 右中腹
9 空肠上部
10 空肠下部
11 回肠上部
12 回肠下部

PCI

病变大小

病变大小评分
LS 0 未见肿瘤
LS 1 肿瘤<0.5 cm
LS 2 肿瘤0.5～5 cm
LS 3 肿瘤>5 cm

・图 29.1　腹膜癌变指数（Reprinted from Cytoreductive Surgery & Perioperative Chemotherapy for Peritoneal Surface Malignancy，2nd Edition，Copyright . 2017 with permission，Ciné-Med，Inc.）

细胞减灭评分的完全性

用于评估腹膜表面恶性肿瘤患者预后最明确的是细胞减灭（the cytoreduction，CC）评分的完全性（图 29.2）。CC 评分可以准确预测腹膜假黏液瘤、结直肠癌、卵巢癌、胃癌、肉瘤和腹膜间皮瘤的腹膜转移的相关预后[21-23]。CC 评分为 0 分，表示在 CRS 后没有可见的腹膜种植；而 CC 评分为 3 分，表示肿瘤结节 > 2.5 cm 或在腹腔内任何部位都有不能切除的肿瘤结节。CC 评分为 2 ～ 3 分被认为是不完全的。

HIPEC 的基本原理

局部化疗可增加作用部位化疗药物的浓度，从而降低全身毒性。在 HIPEC 中，用于化疗的载体溶液最初加热到 40 ～ 43℃，给药时间为 30 ～ 120 min，给药时间取决于机构所用方案和所使用的化疗药物[24]。例如，笔者所在机构（爱尔兰都柏林 Mater Misericordiae 大学医院腹膜恶性肿瘤研究所）选择加热的丝裂霉素治疗腹膜假黏液瘤、结直肠癌和胃癌的腹膜转移。卵巢癌腹膜转移瘤通常使用顺铂治疗 90 min，而多柔比星和顺铂联合治疗腹膜间皮瘤则用 60 min。HIPEC 后，在吻合、关腹及放置腹腔引流前，先对腹腔进行灌洗[24-25]。

Dedrick 扩散模型

在围手术期，直接向腹膜腔内注入化疗药物

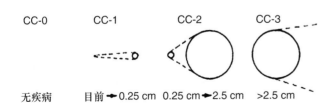

术后细胞减灭（CC）评分

CC-0　　CC-1　　CC-2　　CC-3

无疾病　　目前 ➡ 0.25 cm　0.25 cm ➡ 2.5 cm　>2.5 cm

• **图 29.2**　细胞减灭评分（From Jacquet P., Sugarbaker P.H. Current methodologies for clinical assessment of patients with peritoneal carcinomatosis. J Clin Exp Cancer Res. 1996；15（1）：49-58）

和腹膜血浆屏障这两大因素引发药代动力学的延迟效应，从而表现为剂量效应增强。此外，该研究表明，多种亲水性抗癌药物的腹膜渗透性可能低于一种药物[24-25]。

HIPEC 技术

"竞技场" 技术

其使用一个带有导管和体温探头的牵引器，将切口边缘固定在一个合适位置，形成一个"竞技场"，以允许高热溶液的灌流和循环[2]。其另一好处是允许人工操作，以便更有效和均匀地分配热量和细胞毒剂；但该技术可能导致体温丢失，且减少了腹膜前壁暴露在液体中[26]。此外，相关人员因直接接触化疗药物或雾化颗粒，从而造成潜在危害（图 29.3）[2]。

封闭式技术

封闭式技术使用类似的导管和温度探头放置，特别是，剖腹手术伤口的边缘以水密方式缝合[27]。这可减少药物溢出和体温丢失的风险，并因闭合的腹部所施加的正压效应而增加药物渗透率[26]。此技术存在化疗药物在腔内分布不均和积聚的风险，可能影响热剂和细胞毒性药物的毒性水平。表 29.2 列出了这两种技术的优缺点[19]。

加压腹腔内气溶胶化疗

加压腹腔内气溶胶化疗（pressurized intraperitoneal aerosol chemotherapy，PIPAC）是腹腔内化疗的进一步发展，采用加压常温气溶胶将化疗药物分布到整个腹腔[28]。该治疗方法有利于化疗药物在腹腔内快速、均匀和有效扩散。该治疗方法使用高压注射雾化器产生具有活性的气溶胶[29]。确定选择 CRS 联合 HIPEC 的方案前的整个治疗周期中，可重复这一过程[28]。尽管目前 PIPAC 作为一种抢救性技术应用于其他治疗方案失败的患者，但在正式行 CRS 和 HIPEC 前，作为一种新辅助治疗方法，PIPAC 已表现出显著前景[28]。PIPAC 可用于对肿瘤化疗敏感且利于切除的患者[28]。

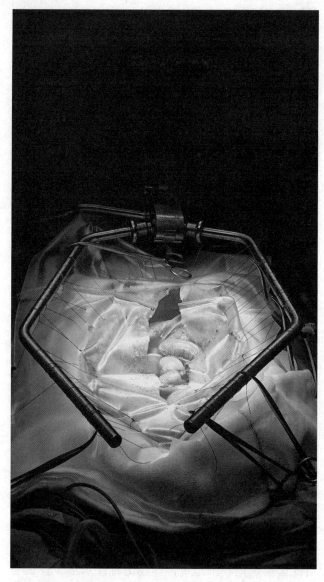

表 29.2	开放式和封闭式 HIPEC 技术的比较	
特性	开放式 HIPEC	封闭式 HIPEC
效率	可持续减少肠道和肠系膜表面的细胞	化疗期间禁忌手术治疗
环境危害	未检测到气溶胶	安全感增强
分布情况	热量和化疗药物均匀分布，未浸润靠近皮肤边缘的组织	可能导致封闭区及相关部位分布不均
压力影响	未增加腹内压	增加腹内压，有利于化疗对组织的渗透
药理学	允许对肿瘤和正常组织进行药代动力学监测	无法监测组织对化疗药物的摄取量
腹部切口和缝合线	在缝合前进行治疗	存在腹部切口和缝合处复发的风险
肠穿孔	通过观察浸入式肠袢的变化来判断	无法监测
高热疗法	保持 42 ℃所需的热量更多	保持 42 ℃所需的热量更少

表 29.3	HIPEC 中化疗药物的应用		
药品	类别	剂量	耐热性
多柔比星	抗肿瘤抗生素	15 mg/m^2	42 ℃
丝裂霉素	抗肿瘤抗生素	15 mg/m^2	42.5 ℃
顺铂	烷化反应剂	90 mg/m^2	41.5 ℃
奥沙利铂	烷化反应剂	400 mg/m^2	46 ℃
紫杉醇	有丝分裂抑制剂	120 ～ 180 mg	42.5 ℃
卡氮芥	烷化反应剂	70 mg/m^2	42 ℃
氟尿嘧啶	抗代谢药	650 mg/m^2	43 ℃

· 图 29.3　"竞技场"技术。术中照片（Mater Misericordiae Hospital，Dublin.）

HIPEC 术中使用的化疗药物

　　表 29.3 列出了一些可用于 HIPEC 的药物[19]。在化疗药物选择上有很大差异。丝裂霉素是治疗阑尾腹膜假黏液瘤和结肠癌腹膜转移的经典药物。而对腹膜间皮瘤患者，经常联合使用顺铂和多柔比星。顺铂常用于卵巢原发肿瘤。在一些医疗机构也会采用双向化疗，即 HIPEC 联合全身氟尿嘧啶方案。

HIPEC 的麻醉

术前评估

　　术前评估对接受 CRS 和 HIPEC 的患者至关重要。判断预后对此类患者十分重要，例如，结直肠癌和同步腹膜转移患者中位生存期约为 36 个月，1 年死亡率高达 13%[30]。患者将进行长时间手术，并可能伴有术中和术后液体转移、温度变化和潜在凝血障碍。因此，在选择采用 CRS 和 HIPEC 方案前，整个医疗团队必须充分考虑下列因素[31]：

- 原发肿瘤及其侵袭性。
- 是否存在腹外转移。
- 手术切除的可能性。
- 术前有无合并疾病。
- 腹膜癌变指数评分。

术前评估和优化

理想情况下，患者应在多学科的术前评估门诊进行全面的体格检查和精神状态评估。"成功的手术"不仅取决于获得明确的手术范围，恢复正常的生理和身体状态同样重要[32]。术前评估状态可能与手术预后有关，较差的整体功能与病残率和死亡率相关[33]。与大手术相关的应激反应会降低瘦体重和有氧能力，可能对术后产生负面影响[32]。

人们更加依赖于将心肺运动试验（cardiopulmonary exercise testing，CPET）作为术后结局的分层预测因素。CPET 期间采用的主要指标，如无氧阈值和最大耗氧量，可预测患者耐力水平，即整体健康状况[34]。据研究表明，体能水平较高者可更好地耐受手术期间长时间高浓度氧气输送[35]。此外，定期锻炼可对患者产生类似于缺血预适应的全身性影响[35]。CPET 也是大手术后死亡率的独立预测因素，也可预测住院时间[36]。

过去 10 年中，对术前阶段优化患者身体状况重要性的认识有所增加[32]。术前阶段进行针对性干预，可改善术后结果。ERAS 方案已被证明对接受大型胃肠道手术的患者有好处。Cochrane 一项系统评价发现，ERAS 方案可以缩短肝、胃肠道和胰腺癌术后患者住院时间[37]。

术前运动疗法可减少腹部手术患者并发症的发生率并缩短住院时间[38]。在接受肝切除的患者中，术前进行有效的康复计划可改善总体 CPET 和生活质量评分[39]。三联康复计划包括心理支持、营养教育和锻炼三大要素。与没有接受过癌症术前三联康复计划的患者相比，接受过这种治疗的患者，可减少瘦体重的损失[40]。保留去脂肌肉重量可提高总生存率，减少化疗并发症[41]。由于癌症患者锻炼计划结果的试验异质性，其结果很难评估锻炼计划的效用。此外，部分作者评论认为，健康水平的提高很难在临床结局中有所体现[42]。

在接受大手术的患者中，多达 40% 的患者存在术前贫血[43]。在贫血患者中，术后短期死亡风险增加[43]；在癌症患者中，输注红细胞与死亡率增加和癌症复发风险相关[44]。此外，术前静脉输注铁剂的耐受性良好，已被证实可提高患者术前血红蛋白水平[45]。

接受 CRS 和 HIPEC 的患者可能出现体重减轻和营养不良。围手术期分解代谢需求较高，营养不良患者可能进一步发展为蛋白质–热量不足[46]。术前低蛋白血症和相关营养不良的患者术后预后往往较差[47]。研究发现，血清白蛋白水平与结肠癌患者术后复发呈线性关系[46]。围手术期营养支持也可缩短住院时间和重症监护时间[48]。

临床医师在术前阶段可评估患者状态，并对那些长期接受 CRS 和 HIPEC 强化手术、可能存在并发症高风险的患者作出初步筛查。再次临床访视可告知患者区域麻醉和镇痛方案、有创监测使用、潜在麻醉并发症和术后镇痛方案，可能有助于减轻患者焦虑。在此期间，也可采取干预措施，在手术之前改善结果。

术中管理

液体管理

在 CRS 和化疗药物静脉滴注过程中，液体转移常见。据估计，液体流失量高达 12 ml/（kg·h），具体取决于每分钟进行减瘤手术的程度[31]。对化疗药物产生的全身炎症反应综合征会导致高温蒸发性液体流失，进一步加剧这种情况[47]。

静脉输液的最佳选择尚未确定。胶体液作为一种体积替代液体已不可信。胶体液，如羟乙基淀粉、右旋糖酐和白蛋白，在 CRS 中有许多缺点。

SPLIT 试验对比了接受生理盐水和缓冲晶体液的 ICU 患者急性肾损伤（AKI）的患病率[49]。这项多中心试验的结果显示，在 AKI 发生率上，两种液体没有明显优势差异[49]。最近一项规模更大的 SMART 试验研究了接受生理盐水或平衡晶体液的危重症成人患者中的综合对比结果[50]。对 30 d 内的主要肾不良事件（major adverse kidney events within 30 days，MAKE30）进行研究，其中包括死亡率、肾替代治疗和持续肌酐升高，研究显示平衡晶体液组 MAKE30 明显降低[50]。2017 年 Cochrane 一篇综述得出的结论是，没有足够证据证明缓冲晶体液相较于非缓冲晶体液对围手术期死亡率和器官系统功能的影响[51]。值得关注的是，缓冲晶体液可显著减少术后高氯血症和代谢性酸中毒的发生[51]。

在腹部手术中，限制性液体疗法虽与术后并发症发生率降低有关，但已发现有更高的 AKI 发生率[52]，尤其是 HIPEC 中使用的肾毒性药物，并且会减少组织和终末器官的灌注[53]。然而，自由液体输注与液体超负荷、腹部并发症有关，如吻合口破裂和组织水肿[53]。虽然 HIPEC 期间液体管理的理想方案尚未确定，但高达 16 ml/（kg·h）的自由液体输注与并发症发生率显著增加有关[54]。

心排血量、脉压变化或食管多普勒超声等监测手段，可用于容量状态和液体反应性监测。对 HIPEC 和 CRS 手术，目标导向液体疗法被许多专家推荐[26, 47, 53]，特别推荐用于个体化需求的住院患者[55]。在不同手术过程中，液体治疗要求可能不同。在 CRS 期间，失血会导致低血容量；在 HIPEC 期间，腹压增加最初会减少静脉回流和前负荷，而体温升高和全身炎症反应随后导致全身血管阻力减少[56]。

如前所述，在高危患者中（不包括 HIPEC 患者）进行的主要试验（如 OPTIMISE 和 RELIEF）显示，与术后 24 h 内液体平衡呈中度增加相比，目标导向治疗没有任何益处。

如果需要，可使用血管升压药来改善血流动力学管理。去甲肾上腺素是笔者所在中心用于提高血压的主要药物。一些专家建议使用多巴胺来改善内脏和肾灌注及氧合[53]，并使用呋塞米改善尿量[57]。然而，该做法存在争议。另一些人则主张，维持适当血容量和应用适当剂量去甲肾上腺素以维持终末器官的灌注和氧合[47]。

温度调节

温度波动在 CRS 和 HIPEC 中很常见。腹部最初暴露在周围环境中，肠道表面的热量蒸发会导致核心温度降低。在此期间，体温过低可能与凝血障碍引起的失血增加、手术伤口感染增加及终末器官氧合和灌流障碍有关[58]。

在 HIPEC 阶段，持续时间长达 90 min，在 40 ～ 43℃下滴注液体可能导致严重的副作用。体温监测可显示核心温度升高至 40.5℃，这可能导致心率、代谢率、呼气末二氧化碳水平升高和代谢性酸中毒[31]。体温过高还可能导致消耗性凝血障碍、癫痫发作以及肝肾损伤[5]。

镇痛

胸段硬膜外镇痛（thoracic epidural analgesia, TEA）适用于术中和术后疼痛管理。TEA 可优化术后镇痛，提高患者对术后理疗方案的依从性，从而减少肺不张和肺炎的发生[5]。最近一篇文献研究了 TEA 患者的预后，结果表明，与患者自控阿片类药物镇痛相比，TEA 患者预后有所改善，HIPEC 后总体病残率和总生存率有所改善[59]。在围手术期减少阿片类药物使用也可缩短排气时间，改善术后肠道蠕动[5]。来自动物研究、实验室研究和回顾性研究的证据也表明，改善远期预后与提高无病生存率之间存在关联[47]。

与 HIPEC 相关的血流动力学变化也可通过 TEA 的交感神经阻滞而增强。在 HIPEC 手术中，硬膜外阻滞可显著减少失血和液体需求，且此类患者可很好耐受相关的低血压期[47]。

在某些领域，由于围手术期出现的相对凝血障碍，TEA 可能与硬膜外血肿有关。部分研究表明，围术期 INR、血小板计数和纤维蛋白原水平的变化可能与失血、稀释效应和液体转移有关[60-61]。但有研究表明，在美国一项大样本队列人群中，CRS 和 HIPEC 是安全的，没有报告并发症[62]。总体而言，TEA 在该人群中控制围手术期疼痛的益处大于风险[47]。

鞘内阿片类药物和患者自控阿片类药物镇痛是胸段硬膜外镇痛的替代方案。由于部分 CRS 和 HIPEC 患者可能同时存在慢性疼痛综合征，在围手术期提供适当镇痛十分重要。建议在此期间继续长期服用阿片类药物，并联合应用多模式镇痛方案[31]。

术后管理

将患者转为高依赖级别监护是我们机构的监护标准。在这种环境下，可定期对肾指标、镇痛药需求和凝血功能进行充分监测，并及时发现和治疗任何问题。

大多数患者在 HIPEC 和 CRS 后不需终末器官支持，然而，约 1/4 的患者可能需要术后短期的血管升压药支持[60]。这可能是由术后血管扩张引起，建议在积极输液前仔细评估液体反应性[5]。HIPEC 和 CRS 患者在高依赖监护病房或 ICU 平均住院时间估计为 5 天[63]。

膈肌腹膜切除术、术中输血和长时间手术的患者，术后并发症发生率都较高[56]。常见术后并发症包括吻合口破裂、术后出血、脓毒症、伤口感染、肺炎和肾功能不全[33]。在 HIPEC 期间，使用的化疗药物可能导致部分 CRS 术后并发症的发生。丝裂霉素是假性黏液瘤的常见药物，可导致转氨酶升高和白细胞计数紊乱[5]。

手术时间延长、不活动和先前存在的恶性肿瘤都会增加此类患者静脉血栓栓塞的风险[64]。在血栓预防（包括机械预防和药物预防）方面，应给予相应方案。

结论

接受 CRS 和 HIPEC 手术的患者对麻醉科医师提出了独特挑战。它们在外科上也很有挑战性，可能需在 HIPEC 前对肿瘤沉积物进行数小时的微小切除。

这项技术提高了多种来源的肿瘤腹膜转移患者的总生存率，尤其是阑尾和卵巢原发癌。HIPEC 允许靶向化疗治疗微观沉积物，而静脉给药无法实现这一点。

在术前对患者进行细致的术前评估和优化可提高整体效果，缩短住院时间。包括营养优化、锻炼计划和心理支持在内的强化康复方案，可能给患者预后带来一定益处。

在术中，镇痛、液体管理和治疗调节需要密切关注细节，胸段硬膜外麻醉和镇痛提供了一种安全的围手术期疼痛管理方式，但在此期间存在相关的低血压和凝血功能改变。

术后管理重点为，充分的多模式镇痛、预防静脉血栓以及预防和减少并发症。

CRS 和 HIPEC 可增加晚期恶性肿瘤患者的生存机会。围手术期多学科管理，包括术前、术中和术后的针对性管理，将继续改善患者预后，包括住院时间、病残率和总体死亡率。

参考文献

扫二维码见参考文献

第 30 章

肉瘤和黑色素瘤手术的麻醉管理

Jennifer S. Downs，David E. Gyorki

兰杨 译 王恒跃 校

围手术期管理：肉瘤

引言

　　肉瘤是间叶起源的恶性肿瘤的总称。各种各样的潜在细胞类型都可能发生癌症，因此最好通过组织学亚型划分和解剖位置来了解这些癌症。

　　肉瘤是一种少见的成人癌症，在所有成人恶性肿瘤中所占比例不足 1%。大约 10% 为骨源性，其余则起源于软组织。软组织肉瘤的发病率在年轻人中最低，随患者年龄增长而缓慢增加，50 岁以上的发病率显著增加。骨肉瘤的发病率呈双峰分布，青少年为高峰，老年人为次小高峰[1-2]。

　　肉瘤的危险因素尚不清楚。某些遗传综合征易致软组织肉瘤和骨肉瘤的发生。TP53 种系突变引起的 Li-Fraumeni 综合征、NF1 基因功能丧失导致的神经纤维瘤病、RB1 基因导致的视网膜母细胞瘤和继发性恶性肿瘤，是比较常见的综合征[1]。某些肉瘤的地理和种族分布，例如尤文肉瘤在高加索人群中更为常见，表明还有更多尚未确证的基因联系。

　　环境暴露也与肉瘤的发生有关，但研究规模较小，结果相互矛盾。辐射暴露及某些化学物质显然增加肉瘤风险[1]。然而，目前尚无足够证据来制定限制暴露的指南。

通则

　　肉瘤患者的临床表现取决于肿瘤解剖位置和组织学亚型。

　　肢体软组织肿瘤可表现为自我识别的肿块，并因周围结构受侵犯或压迫而出现症状。患者可能抱怨疼痛加剧或特定神经分布的疼痛。不明原因的持续性骨痛、复发性跛行和病理性骨折都是骨肉瘤的特征[2]。

　　腹膜后肿瘤症状往往出现较晚，肿瘤较大。在开始压迫结构和引起症状前，肿瘤可扩大到较大区域。这些患者在接受诊断性影像学检查前，通常会描述一个较长时间的腹部症状不典型的过程，这些症状很难进行分类或关联[3]。

　　诊断通常通过影像引导的核心活检来确认，可针对病变中最有可能提供诊断组织的特定区域[4]。核心针活检用于降低肿瘤种植风险[5]。如果需要开放式切取活检，最好由进行最终切除的手术团队来完成，因开放式活检有较高的肿瘤种植风险。切口必须小心处置，以便日后切除[2]。

　　腹膜后肉瘤在诊断和活检方面具有其自身挑战性。活检应由经常进行此类活检的单位进行，因为对更有可能得出诊断的组织进行取样十分重要（例如，影像检查密度增加或代谢活动增强的区域）。应尽可能避免腹膜破裂和腹腔内肿瘤种植。因此，所有的核心活检都应该通过腹膜后入路进行[5]。应向经验丰富的团队征求建议，以确定最好的方法。可以考虑在直视下进行核心活检，但存在不能诊断和导致血管损伤的风险[4]。

　　在计划确定性治疗时，需要进行横断面成像，以评估原发肿瘤与邻近器官的关系，以及评估是否存在转移性疾病。高质量影像有助于诊断和制订切除计划。影像方式的选择取决于外科医师的偏好，但 CT 用于中心性肿瘤，MRI 用于骨骼和肢体肿块检查被广泛作为首选。功能影像，如 ^{18}F 标记的氟脱氧葡萄糖正电子发射断层扫描（FDG-PET）提供了关于肿瘤活动和远处转移的更多信息[2, 4, 6-7]。

组织学

WHO 对软组织肿瘤的分类包括 100 多种组织学亚型[8]。肿瘤诊断取决于组织学表现、免疫组织化学（IHC）染色模式和分子病理学。基因的特定突变，例如尤文肉瘤中的 EWSR1，通常用于确定某些肿瘤的诊断。

一般来说，根据推测的起源组织来命名肉瘤，例如脂肪肉瘤、平滑肌肉瘤、血管肉瘤。但这并不适用于所有肉瘤，并可能导致诊断上的困境。滑膜肉瘤并不起源于滑膜，而是因为这些细胞与肿瘤最为相似而得名。IHC 模式并不总是决定性的。组织学诊断对准确预测及定制手术和辅助治疗方案至关重要。肿瘤组织学既可预测局部复发风险，也可预测远处转移风险，这种预测在不同亚型间的差异很大。如已证明这些治疗有益处，诊断还允许考虑增加辅助治疗或新辅助治疗。例如，当考虑肢体未分化多形性肉瘤患者时，将使用不同的治疗策略，这是一种与黏液纤维肉瘤相比具有高远处转移风险的肿瘤，且是一种具有高局部复发率的局部侵袭性肿瘤。

自然病史与预后

肉瘤的自然病史取决于组织学亚型，具有多种疾病轨迹。一般来说，肉瘤的自然病史显示它是一种具有血行转移风险的局部侵袭性肿瘤。大约 50% 的软组织肉瘤会发展为转移性疾病，最常见于肺部[9]。重要的预后因素包括组织学分级、亚型、肿瘤大小、病理分期、解剖部位和年龄。目前，美国癌症联合委员会（American Joint Committee on Cancer，AJCC）分期（第 8 版）也将肢体肿瘤和腹膜后肿瘤分开[10]。

管理

一旦组织学检查得到确认，治疗目的被评估为治疗性或姑息性，即可确定一个管理计划。与其他实体恶性肿瘤一样，治疗目的是最大限度降低局部复发和远处转移风险，同时最大限度提高功能结局。治疗选择因组织学和病变部位而异，但许多类型的肉瘤在确定手术切除前会接受新辅助化疗或放疗[11]。

新辅助治疗

新辅助治疗旨在改善局部控制，通过减小肿瘤体积、提高边缘切除可能来协助降低手术后复发率，并降低远处转移风险[12]。这种疗法可以包括化疗、放疗或两者组合，并根据当地偏好在不同的机构中有所不同。

新辅助化疗

大多数软组织的治疗方案都基于多柔比星（蒽环素），辅用或不辅用异环磷酰胺[11]。以蒽环素为基础的方案，其主要不良反应是心脏毒性风险。心脏毒性在首次用药时就会发生，并且是累积的。骨髓抑制也是多柔比星和异环磷酰胺的常见副作用[13]。骨肉瘤依赖于手术前的新辅助化疗，患者可接受大剂量甲氨蝶呤、顺铂和多柔比星。甲氨蝶呤和顺铂的肾毒性和胃肠道副作用也有较多文献报道[14]。如果腹膜后肉瘤患者计划进行肾切除术，肾毒性可能是该类患者的一个特殊问题。

新辅助放疗

放疗广泛应用于肢体和腹膜后软组织肉瘤的新辅助治疗。标准方案包括患者在大约 5 周内接受共 50.4 Gy 的 28 次治疗。副作用大多局限于被照射区域，局部组织有水肿和炎症。疲劳等一般影响也有较完全的描述[15]。引起恶心和食欲不振的局部影响与腹膜后肿瘤的新辅助放疗特别相关。这些患者在放射治疗期间会迅速变得虚弱，需要特定的干预措施和营养支持，以在手术前将这些影响降至最低。

靶向治疗

分子靶向治疗在肉瘤中的效用微乎其微。很少有肿瘤携带有可用疗法的突变。胃肠道间质瘤（gastrointestinal stromal tumors，GIST）是一个例外，绝大多数胃肠道间质瘤都存在对酪氨酸激酶抑制剂（tyrosine kinase inhibitors，TKI）有反应的突变[16]。TKI 可用于新辅助、辅助和晚期治疗，提高可切除性、无进展生存期和总生存期[17]。副作用包括疲劳、胃肠功能紊乱、皮肤变化、高血压和罕见的心脏毒性[18]。

术前管理

术前改变手术应激原可能对术后并发症和恢复

产生影响。肥胖、血糖控制不良、吸烟和营养不良会增加术后并发症风险。对肉瘤患者，应考虑在术前采取干预措施，以改善这些应激原并控制合并症，例如 ERAS 方案中的相关内容或单独进行干预[19]。

预康复

预康复被类比为跑马拉松前的准备工作，其围绕手术各个方面，努力使患者尽可能"健康"。来自运动生理学专家、内科医师、营养师和心理学专家的投入以及社会的支持都很重要。干预措施包括一次 30 min 的教育课程、有组织的锻炼，以及为期数周的营养、医疗和心理支持计划。这些干预措施已在小型试验中被证明可将术后并发症的风险减半[20]。然而，预康复治疗的好处应该总是与这样的可能性相平衡，即患者癌症可能在手术前进展到无法切除，并恶化整体预后。团队成员之间的清晰沟通对良好决策至关重要。

术中输血对癌症整体预后有不利影响，并独立增加术后并发症[21]。虽然可采用术中策略，但应尽一切努力通过治疗癌症患者常见的术前贫血来最小化术中输血需求[22]。如果时间允许，可通过静脉输注铁剂或术前自体血回输的形式进行。如果铁剂输注反应不佳且术中需要输血的可能性很高，也可考虑在广泛手术中进行同种异体输血。术前贫血的管理也可改善患者运动能力，从而增加预康复的益处[20]。

术中注意事项

手术切除肉瘤的预后主要决定因素是切除时边缘阴性，这决定了手术策略。

骨

随着时间推移，新辅助疗法、影像和医疗技术改进，如骨植入物、假体和计算机辅助骨科手术（computer-assisted orthopedic surgery，CAOS），使更多的保肢手术得以进行，而不是截肢[23]。然而，这些手术仍是广泛和具有挑战性的手术。目前，大约 85% 的骨肉瘤手术为保肢手术[12]。这些手术的时间较长，需要切除软组织和骨，用假体或移植骨替代，并可能需要带血管的软组织重建来覆盖缺损处[23]。偶尔也会涉及血管切除。失血可能会很严重。通常需要术后重症监护支持。

肢体软组织

虽然这些肿瘤的切除比原发性骨肿瘤简单，但因需要软组织重建来填充缺损处，它们也会导致手术时间延长。与骨肿瘤手术一样，手术目的是清除肿瘤及其边缘的周围正常组织。所需的正常组织数量取决于组织边缘类型和肿瘤组织学。研究表明，某些组织类型对侵袭的抵抗力更强，在确定切缘时，形成"相当于几厘米"的骨骼肌或脂肪，从而可挽救毗邻的重要结构[24]。

腹膜后肿瘤

如前所述，由于腹膜后肿瘤长期无症状的性质，其在相对进展期时往往已表现为晚期。这意味着在手术中，肿瘤较大且往往与多个器官密切相关。通常切除的器官包括结肠和肾[3]。来自经验丰富的中心的最新数据表明，在影像学不一定显示器官侵犯的情况下，切除邻近器官与改善疾病控制有关，因为细微的器官侵犯在横断面影像上不易看到。

组织学定制手术

如前所述，准确的组织学诊断可根据肉瘤亚型的行为而改变手术计划。局部复发风险较大的肿瘤需要更积极、切缘更广的局部手术。腹膜后脂肪肉瘤的手术就是一个例子，高复发率使得切缘清楚至关重要。通过对这些肿瘤进行更广泛的多器官切除，包括同侧肾、结肠和结肠系膜切除，增加 R0 切除的机会，从而使肿瘤预后得到改善[4]。相反，其他腹膜后肿瘤，如平滑肌肉瘤，可能需要更广泛的血管切除，但周围结构通常可保留。

隔离肢体输液/灌注

虽然保肢手术是肢体肉瘤的标准治疗方法，但仍有一些没有远处转移的患者，其肉瘤最初不适合保肢。这些患者可以考虑尝试使用隔离肢体输液/灌注（isolated limb infusion/perfusion，ILI/P）进行保肢。ILI/P 允许对原发灶进行大剂量局部治疗，同时允许患者保留患肢，并限制全身毒性的可能性。这样既可充分减少疾病，使其局部可切除，也似乎与较差的总体结果无关（在有高转移倾向的疾病中）[25]。通过放射线放置导管，化疗（通常以美法仑为基础）药物在带有止血带的肢体内循环[26]。灌注需要开放手术插入导管，加有肿瘤坏死因子 α 的温热化疗通过氧合体外灌注回路循环。早期并发症包括肢体水肿、皮肤缺损、罕见的筋膜间室综合征和肌红蛋白引起的肾损伤[26]。

其他术中注意事项如下。

术中失血

对接受肉瘤手术的患者而言，术中失血是一个重大风险。止血装置通常用于限制失血，但肿瘤范围广泛，血管丰富。某些解剖位置，如骨盆解剖，也使患者容易出血。术前计划，包括大量输血方案，应该事先达成一致。可考虑使用细胞回收装置减少对同种异体血的需求，但此方法在癌症手术中仍存在争议。有人担心，回收血液中可能存在活的肿瘤细胞，这可能会使患者面临更高的转移风险。白细胞滤器可用于减少回收血液中的细胞数量。然而，这显著增加获得回收血液的所需时间，进而限制其用途。建议如果考虑细胞回收，患者要明确同意其风险和益处[27]。

旁路

静脉-静脉、静脉-动脉和完全的心肺转流术很少用于肉瘤手术，但如果设施可用，也可以选择。全旁路通常用于心脏肉瘤切除术[28]。如果腹膜后肉瘤切除需要较长的血管钳夹时间，则可考虑采用静脉-静脉或静脉-动脉灌注，以维持远端器官灌注，最大限度减少再灌注损伤，并简化长时间手术期间的液体平衡。所有与体外循环大手术相关的并发症，如急性肾损伤、电解质异常、血小板功能障碍、全身炎症反应、高低温、脑损伤和免疫抑制，都可能发生在此类患者[29]。目前尚无针对肉瘤手术的围手术期抗生素的国际指南。抗生素被广泛使用，但其选择和治疗方案有所不同[30]。

术后管理

术后是否需重症监护取决于手术时间、手术类型和患者基本情况。随着老年患者中软组织肉瘤发病率的增加，往往因新辅助治疗，或仅因为癌症而导致身体机能下降。广泛切除和长时间手术通常需要术后重症监护支持和长时间住院治疗。

特别注意事项

加速康复计划

ERAS 协会没有关于肉瘤手术的直接指南。然而，胃肠道指南很容易外推至腹膜后肉瘤手术患者。大多数 ERAS 原则也可用于肢体手术。诸如此类的方案，包括正确使用静脉输液、早期活动、最小化引流、早期使用或不使用导尿管等，已在软组织肉瘤手术中心得到良好效果[31-32]。

四肢手术

手术后的肢体通常被置于一个固定支架或敷料中，以限制可能损害重建的运动。考虑到手术和特定的重建，需要专职医疗人员使用特定方法进行早期活动和康复[32-33]。

血栓预防

最近发表的静脉血栓预防国际指南一致认为，肉瘤手术使患者处于静脉血栓栓塞的高风险中，但缺乏专门针对肉瘤的指南。术后血栓预防的应用很广泛，但并不规范。应该采用当地的给药方案和药物选择方案。腹腔和盆腔手术建议延长血栓预防 4 周或更长时间[34]。

疼痛控制

术后患者需要从手术期间开始进行的多模式镇痛[35]。联合镇痛使用阿片类药物、非甾体抗炎药、区域麻醉（如阻滞和硬膜外麻醉）和其他药物，从手术刺激开始就主动治疗疼痛。良好的患者沟通和疼痛及相关多学科医疗人员的投入，也在术后疼痛管理中发挥作用[36]。

结论

肉瘤代表了解剖学上不同部位的一组不同类型的疾病，临床上很难处理，并表现出一系列生物学行为。手术一直是重要治疗方式，但在部分亚型中，出现局部复发和远处转移的趋势表明预后不佳。然而，注重仔细和适当的组织学诊断和根据组织学制订治疗的多学科管理，与患者的最佳结局相关。

围手术期管理：黑色素瘤

引言

黑色素瘤是一种黑素细胞的间叶性恶性肿瘤，

可发生在任何发现黑素细胞的地方。主要有三种亚型，即皮肤型、眼型和黏膜型，每种都有其独特的肿瘤生物学行为。皮肤黑色素瘤占绝大多数。大多数患者表现为早期的局部疾病。但在过去 10 年，对转移性黑色素瘤患者的管理发生了最为显著的变化。检查点阻断免疫疗法（checkpoint blockade immunotherapy，CBI）和分子靶向治疗的有效系统疗法的引入，在转移性疾病患者治疗中发挥了巨大作用[37]。在辅助治疗和新辅助治疗中使用这些药物可看到类似作用[38]。这也同样导致了后期黑色素瘤的麻醉和手术管理的变化。

皮肤黑色素瘤是一种罕见的皮肤癌，全球发病率不一（全球平均为 22 例 /10 万人），澳大利亚和新西兰的发病率最高，为 49 例 /10 万人[39]。不同种族（皮肤类型因而不同）的黑色素瘤发病率有显著差异，美国白人男性的黑色素瘤发病率比黑人男性高 27 倍[40]。同时存在着地理差异，低纬度地区的发病率更高。地理上的影响跨越了皮肤类型[41]。皮肤黑色素瘤发生在所有年龄段，其发病率随年龄增长而增加。黑色素瘤在儿童和青少年群体中仍然罕见，但也曾有发生。

紫外线照射是黑色素瘤发生最重要的风险因素。早年间歇性暴露的风险似乎最高，超过 5 次早期晒伤会使黑色素瘤终生风险增加两倍[42]。使用室内日光浴床也会增加患黑色素瘤的风险，其与使用量成正比，进一步加强了与紫外线照射的联系[43]。

其他危险因素包括表型特征，如皮肤类型，以及痣的类型和数量[44]。家族性黑色素瘤集群被认为是遗传易感性、常见的大量阳光照射和表型风险因素的结合[45]。许多其他风险因素显示风险的小幅增加，包括免疫抑制、非黑色素瘤性皮肤癌等[46]。

黏膜黑色素瘤非常罕见，最常发生在上呼吸道消化道、外阴阴道区和肛门直肠处。一般预后较差，出现较晚，且有很高的远处转移风险[47]。眼部黑色素瘤发生在脉络膜、睫状体、虹膜（葡萄膜）或结膜。这些往往是晚期出现的肿瘤，最初可通过保护眼睛的局部疗法进行治疗。尽管有充分的局部控制，患者仍有发生转移性疾病的高风险，主要是在肝[48]。鉴于黏膜黑色素瘤和眼部黑色素瘤罕见，本综述的其余部分将讨论皮肤黑色素瘤患者。

通则

术前检查

在向全科医师或皮肤科医师提出皮肤病变并随后进行活检后，患者往往会向外科医师展示组织学上的确认诊断。术前检查范围取决于肿瘤的 Breslow 厚度（皮肤浸润的最大深度）。轴位成像可用于排除发病时的转移性疾病。在无症状患者中，受益证据有限。FDG-PET 可考虑用于厚黑色素瘤的分期[49]。临床上有结节疾病的证据（可触及或在放射学上发现），需在手术前进一步排除转移性疾病。

皮肤黑色素瘤的外科治疗原则

广泛切除原发部位的目的是防止黑色素瘤的局部复发。原发病灶或活检部位周围边缘的宽度由黑色素瘤的厚度决定，在病灶周围 1 ~ 2 cm 的正常皮肤之间变化。根据部位不同，缝合可能需要局部皮瓣重建或皮肤移植。

前哨淋巴结活检用于提供淋巴结分期，被认为是最重要的预后分层工具之一。要准确定位相关淋巴结区域中的第一个引流淋巴结，需要使用皮内注射定位剂。使用结合了放射性标记的纳米胶体和专利蓝染料的双重示踪剂可减少切除假阴性前哨淋巴结的风险。

注射放射性标记的纳米胶体，在使用或不使用低剂量 CT 的情况下进行单光子发射计算机断层扫描（single photon emission computed tomography，SPECT）成像，以定位引流淋巴结区域和前哨淋巴结的数量。可行小切口切除前哨淋巴结。通过术中使用识别放射性淋巴结的伽马探针来识别淋巴结。术中对主要部位皮内注射蓝色染料，通过前哨淋巴结着色来提供视觉确认。

单纯的大面积切除术可在局部麻醉下进行。前哨淋巴结活检通常需全身麻醉。

术中注意事项

黑色素瘤发生在所有年龄段，但在老年人中更为常见，在考虑麻醉时应牢记这一点。原发性黑色素瘤患者的手术大多是简单的日间手术，即广泛切除，并进行或不进行前哨淋巴结活检。在不需要进行前哨淋巴结活检时，手术往往可仅在局部麻醉下完成。伤口闭合可能需要局部手术，如推进皮瓣、旋转皮瓣或岛状皮瓣，但很少超过此范围。也可能需要皮肤移植。

亚甲蓝或专利蓝被广泛用作双模式前哨淋巴结活检的第二示踪剂，并在手术开始时进行皮内注射，但存在 0.9% 的过敏反应风险[50]。对所有病例警觉和密切监测至关重要。

隔离肢体输液 / 灌注

这项手术用于区域性晚期黑色素瘤伴多处不能切除的皮肤或皮下转移的患者。用动脉止血带隔离肢体，大剂量细胞毒性药物的使用可使多达 75% 的患者产生反应。肢体输液比肢体灌注简单，需要在影像引导下对相关静脉和动脉置管，用止血带隔离肢体和循环，然后以细胞毒性药物冲洗。其风险包括再灌注损伤、横纹肌溶解、急性肾损伤、血管损伤及延迟性筋膜间室综合征和皮肤并发症[51]。

灌注需要开放血管内置管，并使用旁路设备主动循环含氧血液和细胞毒性药物。

术后管理很少需要重症监护或长期住院，术后管理应侧重于早期运动和恢复正常生活。

"免疫逃逸" 病变的外科手术

在 CBI 中进展的转移少的病变手术切除正在不断发展。这些病变可能是原发性进展（除单个病变继续生长外，所有肿瘤沉积都对治疗有反应）或继发性进展（最初完全或接近完全反应，随后出现孤立的进展）[52-54]。手术切除孤立的进展中病变与良好结局相关。这样可以获得持久的疾病控制。重要的是，有这种进展类型的患者可能有其他部位的疾病，在持续的免疫控制下保持平衡。因此，避免免疫抑制有很强的理论基础。

系统治疗

免疫疗法

虽然免疫调节治疗黑色素瘤的概念已使用几十年，但 CTLA4 和 PD-1 等免疫检查点的识别及对这些检查点的有效抑制，已显著改进该方法的有效性。相关受体能下调宿主对肿瘤的免疫反应，而 CBI 通过结合并抑制特定受体发挥作用，解除免疫反应的 "制动器"。这使得宿主自身的免疫系统能识别和根除肿瘤。多个受体可通过抗体输注来靶向，包括 PD-1、PD-L1 和 CTLA4 等[1]。这是一个迅速扩大的癌症治疗领域，可用于多种肿瘤类型，

其应用范围也在不断增加。对单药和联合治疗的反应分别为 40% 和 55%，完全反应率为 15% ～ 20%。多达 80% 的患者对治疗有不同程度的反应，病变反应不同时，需要用其他方式治疗[55]。

免疫疗法的并发症虽比传统化疗引起的并发症轻，但也可能很严重，这被称为免疫相关不良事件（immune-related adverse events，IrAE），免疫检查点抑制剂的使用可导致几乎所有器官系统的免疫浸润，导致自身免疫性疾病[56]。其中包括结肠炎、肺炎、心肌炎、垂体炎、肾炎、甲状腺炎、肝炎和皮肤病等。尽管致命的 IrAE 很罕见，但死亡的最高风险来自免疫相关的结肠炎。更严重的 IrAE（Ⅲ～Ⅴ级）发生率从 10% 到 31% 不等，取决于所使用药物类型。联合免疫疗法虽更有效，但其严重不良事件的风险是所有疗法中最高的。根据 IrAE 的严重程度，通过停止免疫治疗，开始口服或静脉注射全身性皮质类固醇来控制不良事件。应当牢记，在发生 IrAE 后，机体对类固醇的需求可能会延长。垂体炎也会导致终身的类固醇依赖，无法进行适当的应激反应[56]。

免疫疗法也可能引起既往的自身免疫性疾病发作，需要停止免疫抑制治疗。决策和计划可能是复杂的，对移植受者而言，多学科讨论是必需的。

目前没有证据表明手术前应暂停免疫治疗，也没有关于手术时机与患者剂量相关的清晰数据[57]。

靶向治疗

大约 40% 的黑色素瘤患者携带驱动基因 *BRAF* 基因突变，可作为靶向治疗的目标。肿瘤中存在可操作 *BRAF* 突变的患者可使用针对 BRAF 和 MEK 的药物进行治疗。联合阻断的结果是既能提高反应率，又能降低某些毒性的发生率[22]。在大多数患者中，肿瘤会对治疗产生耐药机制。联合靶向治疗和免疫治疗的方法正在研究中，但毒性很高。靶向治疗可在新辅助治疗和辅助治疗中使用。

并发症通常包括发热、寒战、疲劳、腹泻和光敏性，取决于所选择药物。与手术人群更相关的罕见并发症包括新发高血压、左心室功能障碍和肝酶改变。在术前检查时应牢记这些[58]。

新辅助治疗

在适当选择的 3 期和可切除的 4 期患者中，采用免疫疗法或靶向治疗的新辅助治疗尚处于起步阶

段。早期试验显示，在接受过任一方案并在切除标本中出现主要或完全病理反应的患者中，无复发生存率很高。然而，这并非一种无风险方法，因为在治疗和手术间歇，仍有可能出现疾病进展。新辅助治疗也存在毒性风险，可能会推迟手术。虽然早期报告没有表明手术并发症的风险增加，但业内证据表明，新辅助治疗后手术可能更具挑战性。目前部分前瞻性试验正在进行中。

现代随机对照试验已改变黑色素瘤手术的面貌。随着免疫疗法和靶向治疗的普及和疗效提高，手术将继续转变。淋巴结清扫比以往任何时候都要少，使手术过程简化。大多数黑色素瘤手术仅限于原发切除，有或没有复杂的伤口闭合和前哨淋巴结分期。这使得更多的手术可在局部或区域麻醉下进行，根据医师偏好和患者因素而定。

β 受体阻滞剂

一些跨越多种癌症类型的观察性研究显示，基于阻断 β 肾上腺素能受体可抑制导致癌症进展的途径这一理论，使用 β 受体阻滞剂有望限制癌症进展。对其中一个黑色素瘤队列患者的长期随访显示，总生存率和黑色素瘤特异性生存率均有所提高[59]。

然而，这些结果仍存在争议，因为许多研究存在方法缺陷。一项针对特定黑色素瘤患者的大型荟萃分析显示，尽管总生存率有所提高，但癌症特异性生存率无改善，表明其益处与防止黑色素瘤的进展无关。目前，正在等待随机对照研究的证据[60]。

结论

黑色素瘤管理是一个快速发展的领域，随着系统性管理成为晚期黑色素瘤的主流，该领域正在经历快速变化。早期黑色素瘤仍可通过简单手术和分期程序进行治疗。随着系统性疗法在疾病早期阶段的应用，广泛手术在黑色素瘤患者中的作用正发生变化。

参考文献

扫二维码见参考文献

第 31 章

骨骼和软组织癌症手术的麻醉管理

Luis Felipe Cuellar Guzman, Dorian Yarih García-Ortega

林省伟 译 杨涛 校

引言

骨肿瘤学是最新的骨科亚专业之一，专门针对肌肉骨骼肿瘤，其发病率在全球范围内处于缓慢增长态势[1]。骨肿瘤的手术复杂性和手术时长千差万别，因此尚无适用于所有患者的管理指南。有些手术时间短、出血少，而有些手术要求高，如骶骨切除术或偏侧骨盆切除术，则需要更复杂的围手术期管理。许多手术往往需要大范围的神经血管剥离，例如，切除骨质和（或）大量肌肉，替换大部分骨骼和相邻关节，必要时还需要大量骨水泥固定，以及游离和旋转皮瓣技术的应用。我们需要清楚了解手术方案，才能正确摆放体位、管理气道和制订术后管理计划[2-4]。

骨肿瘤患者进行切除手术前通常需要不同的术前治疗，如化疗和（或）放疗。这些药物可能产生各种各样的副作用。例如，常用于骨肿瘤化疗的多柔比星可引起扩张性心肌病和心律失常。博来霉素可导致肺纤维化，而长春新碱可导致周围神经病变。此外，接受过化疗或放疗的患者可能出现明显贫血和血小板减少，可能需要输注红细胞或血小板。在接受癌症治疗的过程中，为准备液体复苏和输血，患者需要充分的静脉通路和有创循环监测，而这同样充满挑战。如果切除血供丰富的肿瘤会出现大量失血，可考虑在术前进行肿瘤血管栓塞[5-6]。

肿瘤手术麻醉和改善围手术期结局的关键步骤

术前评估

癌症患者除有多种合并症外，还可能接受化疗或放疗。因此，外科团队必须了解肿瘤治疗手段对不同身体器官的副作用。此外，了解肿瘤的自然进展也至关重要。应彻底了解患者的合并症，如糖尿病及心血管、肺部、脑血管和肾疾病。应确定患者以前是否有慢性疼痛、使用抗凝剂或抗血小板药物以及血栓栓塞性疾病。对接受新辅助治疗的患者，需了解他们在治疗前后是否出现过运动耐量下降的情况[7]。

体格检查

外科和麻醉团队必须特别注意可能使手术复杂化的体格特征。例如，头颈部有恶性肿瘤的患者必须接受严格的气道检查。肿瘤可导致气道阻塞和喉返神经损伤，以及血管阻塞，进而导致上腔静脉综合征，此时使用正压机械通气会加重病情。此外，重新接受新辅助放疗的患者，其身体可能发生了一定程度的解剖学变化[7]。

麻醉技术的选择

最近研究证据（主要是回顾性研究和体外研究）表明，麻醉技术可能影响肿瘤手术的结局。实验室数据显示，不同的药物或干预措施会有一些正向或负向作用。尽管在选择麻醉技术时有许多因素需要考虑，但对癌症患者而言，最重要的可能是麻醉维持（使用丙泊酚的全凭静脉麻醉或吸入麻醉）方案和区域麻醉的选择。

麻醉维持

不同研究都认为，挥发性麻醉药会诱导 NK 细胞和 T 淋巴细胞的凋亡，可能促进肿瘤转移[8]。这些麻醉药通过 HIF-1α 促进血管生成[9]。HIF 表达增加与肿瘤严重程度、转移风险及是否适合化疗直接相关[10]。丙泊酚可通过多种机制发挥保护作用，包括抑制炎症、抑制 COX-2 和 PGE2、增加抗肿瘤免疫力和维持 NK 细胞功能[11]。基质金属蛋白酶作为一种促进肿瘤侵袭和分裂的分子，丙泊酚可能抑制其表达[12]。一项来自英国的回顾性队列研究表明，在超过 2600 例患者中，接受丙泊酚静脉麻醉的患者与接受吸入麻醉的患者相比，前者 5 年总生存率增加 5%。在一项回顾性研究中，接受乳腺癌、结肠癌和直肠癌手术的患者，在对所有因素进行校正后，其 5 年生存率没有统计学差异[13]。另一项关于乳腺癌改良根治性术的研究结果显示，与接受七氟烷吸入麻醉维持相比，接受丙泊酚静脉麻醉维持患者的 5 年复发率较低。

区域麻醉

区域麻醉常用于骨科手术，其通过阻断传入神经传导，阻止痛觉刺激信号到达中枢神经系统，从而预防或减轻手术刺激反应，所以麻醉技术和麻醉药的选择会影响手术结局[14-15]。有两篇文献系统性综述了不同区域麻醉技术对乳腺癌和胃食管癌患者结局的影响，作者发现与其他麻醉技术相比，椎管内阻滞和硬膜外阻滞的手术结局并没有统计学差异[15-16]。

骨科癌症

肉瘤

软组织肉瘤（soft tissue sarcomas，STS）及骨关节肉瘤等恶性肿瘤的死亡率居高不下。在 30 ～ 60 岁人群中，每 10 万人就有 4 人死于上述肿瘤[17]。STS 是一组相对罕见、解剖学和组织学多样的恶性肿瘤。它们有共同的胚胎学起源，主要源于中胚层或外胚层[18]。在美国，STS 年发病率约为 13 130 例，不到全部癌症年发病率的 1% ～ 2%[19]。

然而，每年约 5000 例患者死于 STS，几乎是睾丸癌死亡率的 10 倍。据报道，电离辐射治疗淋巴瘤后会导致新发肉瘤。大多数肉瘤与高剂量辐射有关（87%），主要的组织学类型包括未分化的多形性肉瘤、血管肉瘤和骨肉瘤[20]。

四肢肉瘤的 5 年生存率较低，特别是临床 Ⅲ ～ Ⅳ期，约为 5% ～ 10%。

世界卫生组织将软组织肿瘤和骨肿瘤按临床表现分为四型：①良性；②中间型（局部侵袭）；③中间型（偶有转移）；④恶性（即肉瘤）。

临床表现和诊断

尽管超过 1/3 的病例表现为明显疼痛，但大多数 STS 通常为无痛性肿块。体格检查包括对肿块大小和活动性的评估。重点需要关注肿块位置（浅层与深层）及附近的神经血管和骨结构。

治疗

通常在手术前进行化疗和放疗。这些新辅助治疗措施可减小肿瘤，便于完全切除。

肢体灌注

据报道，临床应用一种术中温热化疗技术，即使用 TNF-α、IFN-α 和美法仑灌注治疗含瘤肢体。对无法切除肢体的 STS 患者，这种技术便于肿瘤切除，并预防截肢。其最常见的远期并发症是慢性水肿[21]。

骨肿瘤

恶性骨肿瘤只占全部癌症的一小部分，明显少于软组织恶性肿瘤。最常见的原发性恶性骨肿瘤是骨肉瘤和尤因肉瘤，常见于儿童，而软骨肉瘤常见于老年人。罕见肿瘤，如脊索瘤和釉质瘤，常发部位分别为骶骨和胫骨。恶性骨肿瘤的主要症状为休息或夜间疼痛。体格检查也有特征性表现，如关节肿胀或活动受限。疑似恶性肿瘤的患者需要明确进展分期以确定疾病程度，并取组织活检确定诊断。活检术可以是图像引导下的针刺活检或切开活检。了解肿瘤的具体特征和治疗方案很重要，包括骨肉瘤、尤因肉瘤、软骨肉瘤、恶性纤维组织细胞瘤、脊索瘤和釉质瘤。拟手术切除的骨肉瘤和尤因肉瘤患者，可先化疗后手术。继发性肉瘤可源于良性骨病变，需要积极治疗。四肢、骨盆和脊柱的恶性骨肿瘤切除需要特殊技术。重建技术包括使用血管化的异体移植、自体移植和巨型假体重建。由于同种异体移植的早期并发症，现在更多采取假体重建技术。原发性恶性骨肿瘤患者需要采取多学科治疗方法[22]。

区域麻醉与癌症

患者对自身环境和手术刺激会做出反应，因此要避免产生致癌环境。治疗大多数癌症的主要手段仍是手术切除。麻醉科医师的作用是选择适当的技术以减少围手术期炎症因子的释放。区域麻醉可能有一定的抑炎作用，但目前尚无具体的临床证据。良好的外周神经阻滞可影响术后早期结局，如更好的镇痛和更高的康复质量[15-16]。

将外周区域阻滞技术与全身麻醉相结合，可能会减少静脉阿片类药物的使用，这可能会促进术后恢复。

麻醉剂对免疫系统的影响

挥发性麻醉药

挥发性麻醉药对癌症患者的免疫系统有抑制作用，但这大部分来自实验研究。

七氟烷诱导T淋巴细胞凋亡，增加HIF-1α，增加血浆致瘤细胞因子（IL-1β、TNF-α和IL-6）和基质金属蛋白酶水平，这些都与肿瘤结局有关。它还降低NK细胞的数量和活性[8]。

在一项小型回顾性研究中，与接受七氟烷麻醉的卵巢癌患者相比，接受地氟烷麻醉患者的无进展生存时间较长。然而，此研究有很大局限性，并不意味着可改变临床行为[23]。

静脉注射麻醉药

相比之下，丙泊酚可抑制HIF-1α，并通过抑制COX-2活性以抑制前列腺素分泌，诱导细胞凋亡，并抑制各种癌症细胞系增殖、细胞黏附、迁移和血管生成[16-19]。理论上，这些实验室模型特征可能对骨肉瘤和其他癌症患者有益。最近的动物实验显示，术后6h内IL-6下降，NF-κB和中性粒细胞活化被抑制，合成酶氧化物和环氧合酶的炎性调节[24]。

α₂肾上腺素受体激动剂（主要是右美托咪定）可减少阿片类药物和挥发性麻醉药使用，此外还有免疫保护和抗炎特性[25-26]。然而，最近数据表明，右美托咪定可能会促进肿瘤生长并刺激肿瘤转移微

环境的改变[27-29]。

阿片类药物

阿片类药物对癌症患者的影响充满争议。吗啡抑制NK细胞活性和T淋巴细胞分化，促进淋巴细胞凋亡，并减少TLR4表达[30-34]。芬太尼和舒芬太尼具有类似的降低NK细胞活性作用，但是，它们会增加调节性T细胞的数量[35-36]。舒芬太尼也会显著抑制白细胞迁移[37]，而阿芬太尼会降低NK细胞活性[30]。

在各种肿瘤和非肿瘤细胞类型中，μ阿片受体（mu opioid receptor，MOR）都有表达。尽管阿片类药物具有显著的免疫抑制特性，但必须注意其效果取决于阿片类药物类型、总剂量和其他条件[31]。

阿片类药物还具有免疫调节特性，例如，吗啡诱导巨噬细胞从M1到M2的变化，与COX-2表达增加相一致[32]。

在小鼠体内模型中，与间歇性使用吗啡相比，连续使用吗啡更有可能抑制肿瘤生长和转移[33]。

根据研究证据推断，阿片类药物类型和剂量都可能影响癌细胞生物特性。然而，目前还没有临床证据支持改变临床行为。因此，阿片类药物仍适用于癌症患者术后镇痛。

非甾体抗炎药

很少有研究关注围手术期使用非甾体抗炎药对肿瘤的影响。

Choi等发现，使用酮咯酸的肺癌患者拥有更长的无病生存期，而Forget等发现，它与较低转移风险和更高的生存率独立相关。上述两项研究都是有限的回顾性研究[37]。

局部麻醉药

最近研究报道，利多卡因和罗哌卡因都能抑制体外肿瘤细胞生长、侵袭和迁移。除诱导细胞凋亡外[3,8]，静脉注射利多卡因还具有显著的抗炎作用[38-39]。

针对舌癌细胞的体外研究发现，酰胺类局部麻醉药可通过抑制表皮生长因子受体（epidermal growth factor receptor，EGFR）而抑制癌细胞迁移[40]。其

他研究表明，罗哌卡因和布比卡因可通过癌细胞 DNA 去甲基化对特定的细胞系（如乳腺癌）有潜在益处[41]。

结论

管理骨肿瘤患者需要多学科密切协作。目前还没有任何特定的麻醉药或技术比其他类型显示出更高的优越性和明确价值。

参考文献

扫二维码见参考文献

第 32 章　重建外科的麻醉管理

Christelle Botha，Anna Louise Waylen，Michelle Gerstman
朱成龙　译　薄禄龙　校

应用外科、病理学和生理学概念

概述

肿瘤切除术后可能造成众多美观和功能上不可接受的缺陷。同样，辅助治疗可能遗留功能性组织损伤或需要切除和重建的慢性无法愈合的伤口。重建外科的目的是消除死腔，为剩余组织提供结构支持，确保伤口充分闭合和愈合，并保持美观。

在过去几十年里，皮瓣手术已有显著进步，据报道成功率超过 95%。这是显微外科技术的提高和对围手术期不断优化的结果。游离皮瓣手术的麻醉与围手术期管理是多变的[1]，现阶段却缺少高级别证据来指导最佳的临床管理。为改善预后，当务之急是持续不断地回顾皮瓣手术和其他相关外科领域的文献资料。

外科概念

自体皮瓣重建可分为"带蒂"和"游离"两种。带蒂皮瓣通过完整的血管蒂仍保持和血管部分相连。血管蒂最长 5 cm，仅限于局部缺陷的重建。乳房重建即常用背阔肌皮瓣。游离皮瓣完全无血供，它可由皮肤、脂肪、筋膜、肌肉、骨骼、神经、肠道或大网膜构成，通常用于更远端的重建。

游离皮瓣手术中有几个不同阶段。在初始阶段，对供体组织及其血管蒂（动脉和静脉）进行解剖或游离。对血管蒂的夹闭和分离会导致皮瓣组织血供停止。这种原发性缺血的持续时间各不相同，通常持续 60 ～ 90 min。然后使用显微外科技术将供体血管与远端受体血管吻合。再灌注期间出现血流恢复和无氧代谢反转效应。这一阶段也称为继发

性缺血期，易发生缺血再灌注损伤。

每个血管蒂只有一个外科吻合口，这使得游离皮瓣极易出现低灌注和静脉充血。血流障碍的常见原因包括吻合口动脉或静脉血栓形成、动脉血管痉挛和静脉引流不足。吻合口破裂伴血肿形成、敷料过于严密及器械放置不当，都可能导致血管蒂受到外部压迫。部分血管蒂随着患者体位变化易扭曲和拉伸。低心排血量综合征状态导致缺血时间延长和继发性低灌注，可能加剧继发性缺血性损伤。

游离皮瓣并发症相关的病理学概念：内皮糖萼、炎症和缺血再灌注损伤

内皮糖萼（endothelial glycocalyx，EG）是一种凝胶状结构，内衬在所有血管和器官的内皮细胞腔内表面。EG 有几个明确的功能，在血管壁完整性中发挥着不可或缺的作用。其结构脆弱，在某些代谢和炎症条件下可迅速发生变化。生活方式危险因素（肥胖、吸烟）、辅助治疗（放疗）和慢性疾病状态（高血糖、肾和心血管疾病）使其易受病理损伤[2-3]。在接受大手术的患者中也观察到 EG 的急性降解，导致毛细血管渗漏、血小板聚集和血管反应性丧失[4]。在围手术期，这可能导致组织水肿、伤口愈合迟缓、急性肾损伤、静脉血栓栓塞（VTE）的风险增加和动脉血压不稳定。

皮瓣手术可能在术后引起严重全身炎症。皮瓣微血管内可见大的、多部位的组织破裂和缺血再灌注损伤，可导致脆弱的 EG 的组成和结构破坏。EG 降解会致血液成分和基础血管壁之间的屏障功能丧失。循环免疫细胞的黏附和数条促炎途径的激活会致该屏障进一步破坏和功能障碍。这些病理过程可能导致局部效应（瓣膜并发症、器官功能障碍）或全身性效应（全身炎症反应综合征、凝血

病变）[2, 5]。

缺血再灌注损伤后，EG 中部分保护性抗氧化酶失活导致氧化应激，其中包括超氧化物的失活。超氧化物是 EG 中一种天然抗氧化活性物质，在生理条件下保持活性氧和自由基的平衡，还在其他抗氧化剂（如一氧化氮）的功能和释放中发挥作用。一氧化氮引起局部血管扩张，以回应压力增加（血流增加）。因此，其水平降低将导致微血管自我调节丧失，可能影响再灌注。

此外，暴露的内皮细胞易受血小板黏附和凝血级联激活的影响，从而导致血栓形成。静脉血栓形成比动脉血栓形成更常见。如前所述，静脉和动脉血栓形成可能对皮瓣存活不利。

随着局部间质组织压力的升高，游离皮瓣组织的血流量和氧气输送可能受损。许多因素使游离皮瓣组织易发生这一病理过程。

在生理状态下，EG 是一层富含蛋白质的结构，对血管胶体渗透压的维持有显著贡献。根据修正后的 Starling 方程[5]，这种胶体渗透压是阻止液体通过内皮层渗入间质的重要因素。随着 EG 蛋白质含量的降解和丢失，其通透性增加，液体和其他血管内分子得以进入组织间质。这通常见于炎症状态，并导致静脉内晶体和胶体半衰期降低[3, 6-7]。间质液体的重吸收完全依赖于完整的淋巴流，而不像原始 Starling 方程所指出的依赖于静脉毛细血管的重吸收。移植的游离皮瓣组织缺乏完整的淋巴系统，因此容易液体潴留。

围手术期液体管理对 EG 完整性有重要影响[8]：急性高容量血液稀释通过对血管壁产生机械应力和刺激心房钠尿肽的分泌而致 EG 损伤。心房受牵拉时分泌心房钠尿肽，这可能是快速静脉输注液体的结果。它还增加微血管通透性，允许液体和胶体渗入间质[3]。研究表明，当 5% 人血白蛋白或 6% 羟乙基淀粉被注入正常血容量患者时，60% 的胶体迅速渗入间质[5]。

多项专门针对皮瓣手术的研究将大量静脉输液与较差的手术结局（伤口愈合、皮瓣失效）和内科（肺充血）结局联系在一起，其原因可能正是上述病理过程[9-12]。

EG 层还发挥屏障作用，防止循环肿瘤细胞上的配体与内皮细胞上的黏附受体发生相互作用。在手术组织损伤后，促凝通路的炎症激活可能导致微血管中凝块形成和血小板与循环中肿瘤细胞的黏附。这一病理过程有两个后果。循环肿瘤细胞上的血小板涂层降低了宿主防御机制（如自然杀伤细胞）的监测。微血管闭塞促进了这些细胞与降解的内皮细胞之间的黏附，使其能跨血管迁移。实际上，炎症介质可能有助于肿瘤定植和淋巴扩散，从而促进肿瘤转移[7, 13]。

缺血再灌注损伤后，高氧引起活性氧水平增加，组织破坏加重。研究缺血性事件（如脑血管意外、心肌梗死）后的临床结局发现，高氧与梗死面积扩大和更差的结局有关[14-15]。术中吸入氧浓度应谨慎确定到能维持适合临床环境的动脉血氧分压（PaO_2）。围手术期应采取措施改善肺功能，以减少氧疗需要和持续时间。

总之，看似安全的常规围手术期治疗，如静脉输液和氧疗，可能加剧术中 EG 破坏，从而造成潜在伤害。血流动力学优化策略部分将讨论减少 EG 破坏的潜在策略。

皮瓣血流生理及围手术期相关因素分析

游离皮瓣组织的血供和引流十分复杂，不能孤立地理解支配血流的生理规律。相反，病理过程和其他生理过程存在动态和复杂的相互作用，需要更加详细的考虑。

Hagen-Poiseuille 定律常被用来描述皮瓣灌注 / 血流的决定因素：

$$Q = \Delta P \pi r^4 / 8 \eta l$$

其中，Q（流量）与 ΔP（灌注压）和 r（半径）的四次方成正比，与 η（黏度）和 l（血管长度）成反比。

血管半径是血流量的一个重要决定因素，但在皮瓣内并不恒定或均匀，这可能由许多独立因素造成。吻合口附近内皮层的不规则变化必然引起血流紊乱和血管半径减小。再灌注损伤可引起局部血管痉挛，内皮细胞和 EG 脱落，从而导致微血栓形成和扩散。手术操作和血管蒂的冷暴露也可能导致血管痉挛。此外，带蒂血管的急性去神经导致对全身儿茶酚胺的血管收缩反应减弱。因此，正常的生理规律并不适用，旨在改变血管半径的医疗干预可能无法可靠地改善血流量。

根据 Hagen-Poiseuille 定律，心排血量与血管床上的压差直接相关。这也是常规术中血压（大血管）监测被用来替代组织灌流（微血管）的原因之一，但也存在不足，如下所示。

心排血量或血流量也取决于全身血管阻力，如下式所示：

心排血量＝（平均动脉压－右心房压）/全身血管阻力

使用血管升压药后，外周阻力增加可能导致血压升高，但血流量或心排血量减少。这可能损伤游离皮瓣组织。此外，对低血容量状态的生理反应是以牺牲非重要器官（游离皮瓣中的皮肤和脂肪）为代价来维持重要器官的灌注压。因此，预定的目标血压可能无法反映出充分的皮瓣灌注量，并且可能让人错误地认为灌注充足。

在生理条件下，微血管灌注有望在大血管优化的同时得到改善，这被称为血流动力学一致性[16]。在感染、炎症和再灌注损伤状态中，血流动力学一致性已丧失。尽管大血管灌注良好，但其结果是内皮和 EG 功能受损，导致微血管阻塞、血管收缩和间质水肿。无论如何，在调控微循环之前，应首先实现对大血管灌注的优化。

无创术中光学技术可实时评估游离皮瓣组织的微循环。正在研究的新技术包括光学相干断层扫描（血管密度和去相关性）、侧流暗视野显微镜（速度、微血管血流指数、总血管密度、灌注血管密度）、激光散斑对比成像（灌注单位）和荧光成像（测量的时间常数和峰值时间）[17]。一旦整合到标准实践，这些床旁测量可能允许动态评估医疗干预措施，以优化大血管参数和皮瓣组织灌注。

血流动力学优化策略

手术干预导致氧耗量和代谢需求增加。血流动力学优化的目的是减少组织灌注不足，满足组织代谢需求的增加。这些措施应在术前早期即开始实施并延续至术后，以克服潜在的氧债。

术前碳水化合物饮料

充分的术前补水始于尽量缩短禁食时间。在术前 2 h 摄入复合碳水化合物饮料是安全的，其可改善代谢，减少胰岛素抵抗和术后恶心呕吐（PONV）[18]。术后应鼓励早期过渡到口服补液，一旦患者血流动力学稳定，应停止静脉输液。

目标导向疗法

围手术期静脉输液在患者管理中发挥关键作用，对预后有直接影响。静脉输液的原则是维持中心正常血容量，以获得最佳的细胞灌注，并避免因盐和水过多而致间质水肿[19]。目标导向疗法（GDT）的使用允许量身定制的静脉输液、正性肌力和血管活性药物的使用。现代微创设备通过脉搏功率谱分析、脉搏轮廓分析和经食管多普勒监测心脏指数、每搏输出量或每搏输出量变异度等[20]。根据上述反映末端器官血流的明确指标。来确定医疗治疗策略。

虽然已有大量随机试验来研究 GDT 对围手术期结局的影响，但研究质量仍存在问题，大多为存在方法学缺陷和偏倚风险的单中心试验。2013 年，某 Cochrane 小组对 31 项研究进行系统回顾和荟萃分析[21]，与对照组相比，接受 GDT 的患者死亡率没有差异，但总体并发症发生率显著降低，肾脏和呼吸衰竭、伤口感染的发生率和住院时间缩短。自该综述发表以来，又有两项研究 GDT 的更大样本量的多中心研究发表[22-23]。OPTIMISE 研究是一项对接受胃肠道大手术高危患者进行的多中心随机试验[22]，证实使用 GDT 后患者并发症发生率总体上降低。上述结果在 FEDORA 试验中重现；与标准管理相比，被随机分配到 GDT 组的患者，在使用升压药物前循环容量得到优化[23]。GDT 组患者的并发症显著减少，住院时间缩短。最近一项荟萃分析纳入 95 项比较 GDT 与标准血流动力学管理的随机对照试验。结果显示，与标准的血流动力学管理相比，GDT 可使患者死亡率和并发症发生率降低[24]，尽管部分被纳入的研究偏倚风险高，方法学质量差。

针对自体乳房皮瓣手术的研究，将标准管理与 GDT 和 ERAS 方案相结合，结果显示住院时间缩短，但并发症发生率无差异[25-28]。GDT 组术中液体平均使用量为 3.85 L，而术前组为 5.5 L。

除非预计长时间输注血管活性药物，否则不建议在游离皮瓣手术中放置中心静脉导管。中心静脉压监测不能改善血流动力学，且存在放置静脉导管的不良结果和并发症[27, 29]。

在非心脏手术中，术中少尿的定义是尿量＜ 0.5 ml/（kg·h），但与急性肾损伤无关。不应孤立地解释术中少尿。应仔细考虑患者合并症、临床情景和其他血流动力学参数，来指导液体复苏[30]。

静脉输液的选择

麻醉界已达成共识，围手术期静脉输液治疗应包括输注平衡盐晶体溶液，避免使用生理盐水，以满足维持液体的需求。在接受非心脏手术的患者中，生理盐水会导致高氯代谢性酸中毒，并与肾功能障碍、住院时间延长和死亡率增加有关[31]。对择期重建手术，尚无足够证据表明影优先选用平衡盐晶体溶液。维持性晶体液的输注速度与患者围手术期管理有关，主要应避免医源性液体超载及由此对 EG 的破坏。最近一项系统综述建议，自体组织移植手术的术中容量替代量应维持在 3.5 ~ 6.0 ml/（kg·h）[32]。

围手术期容量治疗时使用羟乙基淀粉类胶体液是否安全的争论仍在继续。因羟乙基淀粉使用与危重症患者急性肾损伤风险的担忧，导致其在围手术期的谨慎使用，尽管最近证据正在挑战这一思维定势。一项对围手术期应用羟乙基淀粉的系统回顾和荟萃分析认为，择期手术患者使用胶体液的急性肾损伤风险没有差异，但作者也指出纳入的研究规模较小，证据效力不足[33]。最近发表的两项更大的随机对照试验则进一步证实，由胶体液和晶体液组成的 GDT 显示胶体液不会增加肾毒性风险，其中一项研究还报告了治疗组患者生存率的增加[34-35]。

在自体重建手术中专门探讨静脉胶体液输注效果的研究很少。一项单中心研究比较了羟乙基淀粉和 5% 白蛋白在大型头颈重建手术中容量替代治疗的效果[36]，两种胶体液均有效维持围手术期生理参数。24 h 内补充羟乙基淀粉在超过 30 ml/kg 前，未观察到结果差异；羟乙基淀粉输注超过 30 ml/kg 则与凝血障碍和异体输血风险增加有关。异体输血与口腔癌游离皮瓣重建患者术后死亡率[37]和手术部位感染增加有关[38]。

历史上，右旋糖酐（一种复杂的支链葡聚糖）的流变学特性，被认为有助于预防重建皮瓣手术微血管血栓的形成，但这一观念现已被推翻。在高危肿瘤患者中观察到，右旋糖酐的使用显著增加皮瓣失败风险，在皮瓣存活方面未观察到益处[39]，且与更高的全身并发症发生率相关，包括不必要的出血、急性肾功能衰竭、过敏反应和脑水肿[40]。

血管活性药和正性肌力药

为改善器官末端灌注和减少围手术期并发症，使用血管升压药支持不仅要考虑所获得的平均动脉压，还要考虑血管内循环容量和血流充分性。在低血容量时使用血管升压药可能损害组织和微循环血流，围手术期应考虑在使用血管升压药前先优化循环血容量。

众所周知，应避免术中持续低血压，因其与不良结局相关，心肌损伤、急性肾损伤和死亡风险增加。最新一份围手术期质量倡议共识声明指出，非心脏手术期间即使短暂的收缩压 < 100 mmHg 或平均动脉压 < 60 ~ 70 mmHg 也是有害的[41]。一项新的试验指出，与标准管理相比，将收缩压控制在基准值 10% 以内的个体化目标显著降低器官功能障碍的风险[42]。

血管活性药和正性肌力药在皮瓣手术中的使用仍存在争议。有人担心这些药物可能引起吻合口和皮瓣微血管收缩，限制皮瓣组织的灌注。多项研究表明，围手术期血管活性/正性肌力药的使用与包括皮瓣失败在内的皮瓣并发症之间没有联系[11, 43-47]。血管的急性去神经支配会改变其在暴露于血管收缩药后的反应。具体而言，它们的反应会减弱；因此，即使使用去甲肾上腺素等血管收缩药，这些部位的血管收缩可能不会发生。这与神经支配的皮肤血管的血管收缩相反[48]。另一种解释是，正常血容量的患者给予适当的正性肌力药后，心脏指数预计会增加，这可能会导致皮瓣灌注量增加。

在药物选择方面，去甲肾上腺素以剂量依赖的方式增加低血压患者游离皮瓣的血流量。多巴酚丁胺可在不增加平均动脉压的情况下，较小程度地增加游离皮瓣的血流量。多巴酚丁胺的使用可能受到心动过速的限制，特别是易患缺血性心脏病的患者[48]。肾上腺素和多培沙明都会减少游离皮瓣的血流量，不适合用于皮瓣手术。米力农作为一种扩张剂，并不能改善游离皮瓣的预后，并与术中血管加压药的使用增加有关[49]。

血管内皮细胞糖基化的靶向治疗

旨在保护 EG 免受损伤的治疗方法，在临床医学中是很有前途的方向之一。减少氧化应激和炎症的策略可能包括，围手术期使用糖皮质激素、人血浆、富含白蛋白的血浆[2]和静脉注射利多卡因[50]。目前，尚无足够证据支持将这些方法常规整合到临床实践。

微血管游离皮瓣移植手术的围手术期考虑

患者预后大致取决于三个主要变量的相互作用：手术损伤程度、由急慢性内科疾病决定的风险因素、患者接受的围手术期管理质量。

在皮瓣重建过程中，组织损伤程度可能相当大。手术部位可能很多，包括癌症消融手术区域，以及一或多个皮瓣供区。这可能导致严重的代谢和生理紊乱。预测这些干扰对麻醉计划和潜在的患者优化策略十分重要。

患者风险因素由其合并症和生活方式决定，应被识别并在可能的情况下予以调整。新的证据表明，吸烟和高血糖等危险因素会影响 EG，并使患者在围手术期易出现炎症过程[2]。此外，癌症负担和新辅助治疗可能进一步导致不良结果。对准备时间相对受限的癌症手术而言，基本不可能做到充分优化。

最好由多学科团队提供围手术期管理。围手术期集束化管理策略的实施，可减少实践中的差异，解决可改变的因素，导致结局的递增和累积性改善[28, 51]（参见关于自体乳房重建和自体乳房重建手术后增强恢复的部分）。

围手术期注意事项

皮瓣预后不良相关危险因素的识别与优化

吸烟与尼古丁替代疗法

吸烟是重建手术并发症的独立危险因素，与手术部位深部感染、伤口裂开和较高的复发率有关[10, 52-54]。吸烟通过多种途径造成伤害。一氧化碳改变血红蛋白的携氧能力。尼古丁通过释放儿茶酚胺和血栓素 A2 引起血管收缩并促进微血栓形成。氰化氢会损害与细胞新陈代谢有关酶的功能。这些因素的叠加，会导致伤口愈合受损。每戒烟一周便可逆转其中一些过程，戒烟约 4 周可显示出显著益处[55]。临床前动物研究将尼古丁替代疗法与伤口愈合并发症联系起来，但尚不清楚这是否导致重建手术的预后变差。虽然尼古丁替代疗法比主动吸烟更受欢迎，但在围手术期完全戒烟更为可取。

糖尿病与糖化血红蛋白

很少有研究专门评估糖尿病对接受重建手术患者的影响。在乳房重建手术领域，有研究表明接受自体乳房重建的糖尿病患者不良结局发生率更高，但这未在假体乳房重建患者中得到证实[56]。

目前指南是基于接受其他大手术（心脏和非心脏手术）的糖尿病患者，此类手术中患者病残率和死亡率均明显增加。根据糖化血红蛋白确定的术前血糖控制良好，与较低的全身和手术并发症发生率、较低死亡率和较短住院时间相关[57]。

放疗

术前对受者部位的放疗会导致血管系统和周围组织纤维化，并增加与皮瓣相关的并发症风险。并发症包括伤口愈合不良、脂肪坏死和皮瓣脱落[53, 58]。头颈部区域的放疗也是导致困难气道的危险因素[59]。

贫血

贫血的定义为，男性血红蛋白水平 < 13 g/dl，女性血红蛋白水平 < 12 g/dl，近 50% 癌症患者在病程中被诊断为贫血[60]。在接受大型非心脏手术患者中，贫血是增加 30 d 病残率和死亡率的独立危险因素[61]。肿瘤外科患者的贫血原因包括，红细胞的生成受损（全身炎症、化疗相关的骨髓抑制、肾小管毒性和促红细胞生成素生成减少）和缺铁性贫血（隐性出血、铁吸收减少）[60]。

专门评估自体重建手术患者术前贫血的研究，未显示其与手术并发症的相关性，包括瓣膜血栓形成或瓣膜脱落。术后血红蛋白水平 < 10 g/dl 与住院时间延长和内科并发症相关，但不增加与皮瓣相关的并发症[54, 62]。术中输血与术后内科并发症（主要与呼吸系统相关）相关，但与手术并发症无关。

与前臂桡侧游离皮瓣和腓骨游离皮瓣相比，大腿前外侧游离皮瓣失血量更多，术中输血率更高[63]。

术前贫血的具体处理包括，采用多学科方法处理引起贫血的可能原因。已证实的治疗干预措施包括调整饮食和静脉补铁疗法。口服补铁的疗效较低，不能满足择期手术的时间要求[61]。重组促红细胞生成素治疗贫血与癌症患者慢性炎症背景下的症状性静脉血栓形成有关[64]，尚不清楚是否成为皮瓣血栓形成的风险。促红细胞生成素在短期治疗贫血的适度益处，可能不能证明皮瓣血栓形成的理论风险，故应征求专家意见。

总之，应优化术前贫血以最大限度减少输血相关医疗并发症的风险。贫血和围手术期输血与皮瓣并发症无关，不应影响是否输血的考虑。

营养不良

据报道，癌症手术患者中营养不良的患病率高达 47%。其原因众多，包括继发于炎症性或肿瘤性疾病，或因代谢状态改变难以获得营养，或胃肠道功能障碍。目前，营养风险筛查工具 -2002（NRS-2002）和主观全球评估（SGA）工具是外科人群中最有效的营养筛查工具。NRS-2002 是术后并发症的良好预测指标，可用于预测死亡率、病残率和住院时间。

营养优化的关键要素包括提供蛋白质和微量营养素，以增加肌肉质量和支持新陈代谢功能。关于营养支持的持续时间，目前尚未达成共识。但据报道，5 ～ 7 天的术前营养治疗可将术后病残率降低50%[61]。欧洲临床营养与代谢学会指南主张，对严重营养不良患者进行 7 ～ 14 天的营养补充。

自体乳房再造

概述

乳腺癌是全球最常见的癌症，占全球癌症病例的 23%[65]。作为治疗的一部分，大多数患者将接受肿块切除术或乳房切除术。重建时间和类型（植入物和自体）因地域而异。

乳房再造常用的游离皮瓣有腹壁下动脉穿支皮瓣（DIEP）和腹直肌肌皮瓣（TRAM）。这些方法的供体部位来自下腹部，血管蒂取自腹壁深下血管。乳腺内血管形成受体血管蒂。

重建后并发症的发生风险，主要取决于患者合并症、重建类型和其他辅助治疗。风险因素的任何组合似乎都将极大增加预后较差的风险[53]。

合并症

从美国 ACS-NSQIP 数据库提取的数据表明，大多数乳房切除后立即重建的患者 ASA 分级为 Ⅱ级。23% 的患者患有高血压，近 5% 的患者患有糖尿病，13% 的患者经常吸烟。与手术并发症增加相关的因素为吸烟、高血压、糖尿病和肥胖[54]。

肥胖

接受乳房重建手术的肥胖患者，发生切口相关并发症和重建失败的概率更高[53-54, 66]。BMI > 30 kg/m² 的患者并发症发生率明显增加，超过 40 kg/m² 的患者并发症发生率显著增加。值得注意的是，接受植入物重建的肥胖患者比自体乳房重建的失败率更高，特别当 BMI > 35 kg/m² 时。应鼓励接受延迟乳房重建的肥胖患者减肥，直至其 BMI 在可接受范围内。

重建类型

与种植体重建相比，自体重建的操作更为复杂，恢复时间更长。它与短期内手术并发症的增加有关，但与基于种植的重建相比，该风险随时间推移而降低[54]。

辅助治疗

放疗

对淋巴结阳性的乳腺癌患者，乳房切除术后放疗（PMRT）可降低局部复发风险，并提高总体生存率[67]。但不幸的是，无论采用何种重建方法，都将增加重建失败和并发症的发生概率。与基于植入物的重建相比，自体重建的术后伤口并发症显著减少。在一项双侧自体重建的研究中，受照射侧的并发症增加。与受照部位放疗相关的常见并发症包括，皮瓣纤维化、脂肪坏死和伤口裂开[67]。

放射性心脏损伤

胸部放疗可引起心脏、血管和肺组织的病理改变，导致活性氧和氮的急剧增加，并可能导致急性内皮功能障碍和长期的组织纤维化。接受乳腺癌术后放疗的患者与缺血性心脏病相关的死亡率较高，且可能有充血性心力衰竭的体征和症状[64]，可能需进一步研究。

激素抑制剂

雌激素受体阳性乳腺癌的辅助治疗包括，激素抑制剂（HI）如他莫西芬（选择性雌激素受体调节剂）和来曲唑（芳香酶抑制剂）。这些药物减少雌激素在皮肤中的结构性作用，影响切口愈合，增加高级假体包膜收缩率[69]。HI 与微血管血栓事件有关，导致血栓性皮瓣并发症和皮瓣失败。对全身性血栓栓塞现象，现有证据相互矛盾。建议暂停此类药物，尽管目前尚未就停药时机达成共识。考虑到此类药物的药效学特性和术后并发症的发生时间，建议在手术前 2 ～ 4 周停药，术后 2 周重新开始。没有研究表明暂时停用 HI 会降低癌症存活率[70]。

化疗所致心脏毒性

接受蒽环类药物（多柔比星）和曲妥珠单抗［靶向人表皮生长因子受体 2（HER2）］治疗的乳腺癌患者，可能出现心肌收缩功能障碍[71]。这一现象可能需要进一步研究。

提高自体乳房再造术后的恢复能力

越来越多的证据证明实施 ERAS 在多个外科领域的好处。目前，仅有少数高质量研究评价 ERAS 在自体乳房重建手术中的应用效果[25-26, 28]。这些研究有几个共同发现，总结如下：

- 禁食时间限制在术前 2 h 内，术后应尽早恢复饮食。目前还没有关于误吸的病例报道。
- 多模式镇痛包括常规使用对乙酰氨基酚和 NSAID。采用腹横肌平面（TAP）阻滞等区域技术。减少对非肠道阿片类药物的依赖，更早过渡到口服镇痛药，以减少阿片类药物和止吐药的使用。这些研究的一个共同发现是，阿片类药物使用总量与住院时间呈正相关。
- GDT 减少术中输液量。GDT 组平均术中补液量为 3.85 L，非 GDT 组为 5.5 L。
- 血栓预防始于术后早期，血肿形成无明显差异。

两组主要并发症发生率无统计学差异，提示上述措施安全有效。住院时间平均减少 1 天。

ERAS 协会发表了关于重建手术的共识性建议，涉及头颈部手术[72]和乳房手术[73]。

头颈部肿瘤切除后即刻皮瓣重建

概述

头颈部肿瘤是全球第五大最常见的癌症，最常起源于上口腔、咽、喉、鼻腔和鼻窦黏膜，其次起源于唾液腺、甲状腺、软组织、骨骼和皮肤。鳞状细胞癌和甲状腺乳头状癌最为常见[74]。

病因

头颈部癌的病因是宿主和环境因素的相互作

用，其中许多为剂量依赖和协同作用，例如酒精和烟草[75]。

宿主因素
- 免疫抑制（人类免疫缺陷病毒感染、器官移植后慢性免疫抑制）。

环境暴露
- 酗酒。
- 烟草。
- 人乳头瘤病毒和 EB 病毒感染。
- 电离辐射。

人群特征

头颈部恶性肿瘤的最常见患者为男性和老年人。然而，由于暴露于人乳头瘤病毒，越来越多的年轻人患有头颈部癌[75]。最近一篇综述表明，皮瓣手术的平均总体并发症率为 48%，皮瓣手术成功率接近 95%，死亡率在 1% ～ 2%。并发症发生率与患者合并症状态直接相关，而与患者年龄无关。有数项伴随疾病评分可帮助预测皮瓣术后存活率和并发症。Kaplan-Feinstein 指数（KFI）、成人合并症评价 -27（ACE-27）、ASA 分级和共病指数（ICED）评分，可预测皮瓣手术存活率和并发症率[76]。与皮瓣手术失败密切相关的合并症包括糖尿病和慢性阻塞性肺疾病。64% 的患者存在高血压，但与较差预后无关。肺和心脏并发症是术后常见并发症[10, 77-78]。

头颈部重建中常用的游离皮瓣

切除头颈部复杂肿瘤可能造成功能缺失和不美观。皮瓣重建在形态和生理功能的恢复中发挥重要作用。最常见的肌皮瓣是 RFFF 和 ALT 皮瓣，腓骨皮瓣是最常见的骨皮瓣[79]。

气道规划与患者术后去向

接受头颈部肿瘤手术的患者，应接受彻底的呼吸道评估[71]。与其他患者相比，头颈部癌症患者气管插管困难的发生率很高[80-81]。既往手术、放射或巨大而易碎的肿瘤造成的上呼吸道异常，可能使麻醉诱导后氧合困难。英国第 4 次国家审计项目（NAP4）报告中，39% 的呼吸道病例患有头颈部癌症病史[82]。

气道选择和路径应与外科医师讨论，因需根据手术位置和范围而有所不同。在切除手术开始前，可行气管切开术或需要经鼻气管插管。

头颈部肿瘤患者还可能存在术后呼吸道阻塞的风险。在手术结束时，外科医师和麻醉科医师之间的讨论，对形成清晰的气道管理计划必不可少。计划应包括患者呼吸道管理的简便性、重建后可能发生的变化以及在病例结束时进行的呼吸道检查。同时也应考虑皮瓣位置和气道管理的潜在损伤。术后发生呼吸道阻塞风险最大的手术包括，双侧颈部廓清术和下颌骨、舌部和口腔底切除术。游离皮瓣水肿可能导致额外的气道狭窄。RFFF 比其他常用皮瓣更小、更柔韧，风险更小。卡梅隆气管切开术评分系统[83]将手术风险因素考虑在内，阈值评分超过 5 分提示应考虑择期气管切开术，但未考虑患者心肺储备。在规划患者术后去向和通气管理时，应结合手术危险因素进行评估。心肺储备充足的患者行游离皮瓣重建与单侧颈部清扫术时，可考虑夜间镇静及延迟拔管，而非择期气管造口术[84]。

应该注意的是，并非所有头颈部重建患者都需在 ICU 进行术后通气。事实上，镇静的血流动力学副作用可能对皮瓣灌注产生负面影响[68]。精心管理的患者可在普通病房中由专门的护理人员进行辅助康复，以识别皮瓣和气道损伤，并在适当情况下加强管理。

COOK 阶段式拔管装置含有一根可在气管拔管后留在气管内的转换导管，允许经其置入套装内的再插管导管，从而能够给氧并在需要时重新插入气管导管。但它确实需要对工作人员进行适当培训，且存在部分不足[85]。

镇痛

由于直接的肿瘤效应或继发于癌症治疗，头颈部肿瘤患者的神经病理性疼痛的发生率很高[86]，可能需要专业的镇痛方法。接受骨切除的患者通常需要石膏，供体部位可能比重建部位更痛苦。由于口服镇痛药的效力有限，通常需要静脉注射镇痛药。

进食

在一次大的重建手术后，经口进食可能受到限制。部分患者需要鼻饲喂养，可在手术结束时直视下置入鼻胃管。

术后谵妄

头颈部重建术后常见并发症为术后谵妄。谵妄是指一种可逆的神经功能损伤，其特征是意识水平的波动和认知能力的改变。现已经确定几个可能引起术后谵妄的危险因素，包括年龄大于 70 岁、男性、手术时间长、术中输血、气管切开术以及 ASA 分级 > Ⅲ 级[87]。谵妄通常在术后前 3 天内出现。术后躁动和定向障碍可能导致手术吻合口破裂和皮瓣受损。早期识别和专门干预是必需的，患者可能需在 ICU 进行短时间的气管插管和通气。

头颈部肿瘤患者可能有酗酒史。急性酒精戒断可在术后表现为神志不清、烦躁不安和全身癫痫发作，使患者面临手术吻合口破裂的风险。应对患者进行适当的筛查和治疗。

患者体位和压疮护理

游离皮瓣手术的持续时间可能长达 8 h，这给手术体位和压疮护理带来很大挑战[88]。为避免臂丛和尺神经损伤，肩部外展角度应小于 90°，手臂应处于中立位。患者需要适当的体位和固定，以便在术中评估对称性。应注意避免各种线结或缓冲不足引起的局部区域受压。易受伤部位包括脚后跟、骶骨和枕骨[89]。考虑在长时间手术时被动活动关节，以避免关节僵硬和区域受压。

游离皮瓣乳房重建术

对延迟重建的患者，手术过程中应仰卧，双臂内收。对同时接受乳房切除和即刻重建的患者，手臂一开始可外展，以便进入腋窝。然后，在手术的重建部分，手臂内收。

远端静脉和动脉的接入点在手术中不易接近，因此需要延长至近端的接入点。出于同样的原因，建议使用两路外周静脉通路。应注意避免继发于管路和接入点的压伤。并不常规使用中心静脉通路，除非预计会使用血管收缩药物或正性肌力药物。应该注意的是，如采用全凭静脉麻醉技术，外周静脉接入点将不可见或不易接近。关于该方法的可接受性以及中心静脉导管及其潜在并发症，目前仍存在争论。

髂前上棘应与手术台的断裂线一致，以允许手术台屈曲，协助供区闭合。为尽量减少供区切口的张力，术后患者将保持髋关节屈曲 24 至 48 h。因此，将患者从手术台转出前，病房床应置于适当位置。

头颈部重建

手术室布局将取决于皮瓣供区、备用供区和肿瘤切除区域的位置。一般情况下，患者头部离麻醉机较远，并暴露出皮瓣供区以便外科团队操作。如果手术不包括眼部区域，应使用防水敷料遮挡眼睛。为充分进入头颈部区域，经常需要使用头环和肩环。在手术过程中，气管导管和气道连接器不易触及，应充分固定。长气道回路常用于头侧或尾侧，取决于手术位置。应避免由电路、连接器和热湿过滤器造成的身体区域受压。应特别注意避免经鼻腔置管引起的压力性损伤。头部可略微抬高，以避免手术部位的静脉充血和静脉出血。

中心静脉通路一般不用于头颈部手术。如预计要长期使用血管活性药物，建议在手术部位的对侧使用股静脉穿刺置管。如考虑前臂放射状游离皮瓣，则应在对侧上臂建立血管通路和有创监测。

术中监护

游离皮瓣重建术中应采用常规术中监护。此外，有创动脉血压监测允许进行动脉血气分析。动脉血氧分压和二氧化碳分压应保持在生理范围内。尿量应通过留置导尿管测量。中心体温可通过留置导管或放置在食管内的温度探头来测量。如果在喉返神经附近操作，可能需要进行神经监测。可选设备包括麻醉深度监测、周围神经刺激、脉搏轮廓分析系统或经食管多普勒监测。

麻醉维持

就游离皮瓣的预后而言，使用丙泊酚作为 TIVA 药物维持麻醉未被证明优于吸入麻醉。然而，丙泊酚麻醉维持可降低 PONV 发生率[73, 90]，可能降低因呕吐引起的吻合口破裂风险。在肿瘤外科手术中，丙泊酚可能通过抑制癌细胞迁移和保留自然杀伤细胞、T 细胞功能而提高癌症患者存活率[13]。一项对 7000 多例癌症手术患者进行的单中心回顾性研究表明，与使用丙泊酚的静脉麻醉相比，接受吸入麻醉的患者死亡风险增加[91]。

多模式镇痛

良好的镇痛可缓解压力激素的激增以及对疼痛的血管收缩反应。多模式镇痛被提倡并广泛用于术后疼痛[92]。这一概念涉及使用具有不同作用模式的镇痛药组合，以实现更好的镇痛和减少阿片类药物的需求。这包括使用 NSAID、区域技术和除阿片类药物外的其他佐剂。超前镇痛是指在组织损伤前应用抗伤害性技术来减少术后疼痛程度和持续时间。虽然没有确切证据表明术后疼痛控制有所改善，但可能在减少慢性术后疼痛的进展中发挥作用[93]。

利多卡因注射

乳腺手术术后慢性疼痛发生率高达 65%[94-95]。即使是微小手术，如肿块切除术和前哨淋巴结清扫，慢性疼痛发生率也高达 40%，其中大部分为神经病变[96]。围手术期注射利多卡因与乳房切除术术后慢性疼痛的发生率下降有关[97]。假设的机制包括，其对钠通道的阻断作用、抗炎和抗痛觉过敏特性。术中静脉注射利多卡因联合术后皮下注射利多卡因，可减少结直肠、泌尿系统大手术和神经病理性癌症疼痛环境中的静息疼痛、吗啡累计用量和住院时间[98-100]。

NSAID 与环氧合酶 -2 抑制剂

一项比较围手术期布洛芬和塞来昔布对自体乳房重建术影响的回顾性队列研究表明，塞来昔布与皮瓣失败率的增加无关。布洛芬组患者术后血肿形成增加 3 倍。值得注意的是，两组患者都接受了额外的阿司匹林作为抗血小板药物[101]。另一项自体乳房重建研究则未显示围手术期应用酮咯酸与术后血肿形成之间的相关性[26]。

加巴喷丁类药物

术前应用加巴喷丁和普瑞巴林等加巴喷丁类药物可改善术后急性疼痛，并具有减少阿片类药物使用的作用，尽管没有证据表明其可预防术后慢性疼痛[102]。

自体乳房重建术的区域麻醉技术

腹部供体部位疼痛是自体乳房重建术疼痛的主要原因[103]。

硬膜外阻滞

一项纳入 99 例患者的小型研究描述了术中硬膜外麻醉的使用[104]。与单纯全身麻醉组相比，全身麻醉＋术中硬膜外注射组的患者疼痛评分有所改善，阿片类药物消耗减少，PONV 评分更低，但对血管加压药的需求略高，可能是为纠正硬膜外阻滞相关的血管扩张和低血压。这项研究未比较围手术期静脉输液总量。两组患者术后并发症发生率无统计学差异。与硬膜外使用相关的术后低血压和活动延迟，可能使该技术不受推崇。

腹横肌平面阻滞和腹直肌鞘阻滞

无论是否放置导管，腹横肌平面阻滞和腹直肌鞘阻滞均可减少术后阿片类药物使用，改善 PONV 评分，并缩短住院时间[25-26, 28, 103]。

术后恶心呕吐

PONV 仍很常见，发生率为 25% ～ 60%[105]。呕吐可能会对皮瓣手术的预后产生不利影响。并发症包括切口裂开、血肿形成和患者满意度降低。Apfel 评分作为一种有用工具，可根据患者自身因素预测 PONV 风险，包括术后阿片类药物使用、不吸烟、女性、PONV 或晕动症病史[106]。根据评分，患者将被分为低风险（0 ～ 1 个风险因素）、中风险（2 个风险因素）或高风险（3 个风险因素）。澳大利亚和新西兰麻醉科医师学院的建议是，对低风险患者进行监测，对中风险患者进行 1 ～ 2 次干预，对高风险患者进行 2 次以上干预[107]。

温度管理

虽然有理论证据表明低体温可减少血管蒂的血栓形成[108-109]，但尚未在临床环境中得到证实。相反，术中低体温可能增加皮瓣感染风险，不利于游离组织移植的吻合口通畅[110]。在术前应对患者积极保暖。手术团队对手术部位标记的暴露应保持在最低限度，或应在手术前一天完成。术中应积极加温，并使用静脉输液加温器。由于头颈部肿瘤患者通常只有一小块体表面积暴露，有发生体温过高的倾向，需对主动升温保持警惕。

静脉血栓栓塞的预防

2005 Caprini 风险评估模型作为一种风险分层工具，已在重建外科患者中得到验证，以计算 6 d 的 VTE 风险[111]。根据风险类别，建议采取个性化措施来预防 VTE，包括机械（弹力袜）和化学（依诺肝素 / 肝素）预防。在确定适当的预防方法前，应评估禁忌证和潜在出血风险。头颈部手术部位发生术后出血可能造成灾难性后果，在权衡 VTE 药物预防的风险和益处时必须考虑这一点。因恶性肿瘤手术而接受游离皮瓣重建手术的患者，大多属于 VTE 的高危人群。

回顾文献发现，在预防 VTE 的药物剂量、持续时间和给药时机上，临床实践存在差异。依诺肝素的剂量从 30 mg/d 到 60 mg/d 不等，根据患者体重和肾功能进行调整。给药时间从术前 1 h 到术后 12 h 不等[112]。根据危险分层评分的不同，给药时间也不同。回顾这些方案后，目前无法提供足够证据来规定管理方案。

在皮瓣重建手术围手术期使用依诺肝素或普通肝素并不显著增加临床上的再手术血肿发生率[112-114]。右旋糖酐与血肿形成、心脏和呼吸系统并发症、过敏反应及皮瓣脱落有关[115]。阿司匹林与血肿形成增加有关[115]。值得注意的是，术后应用阿司匹林、右旋糖酐、肝素和低分子量肝素对血管蒂血栓的发展没有保护作用，总体上对皮瓣存活亦无显著影响[115]。

抗生素方案

对乳房手术和清洁-污染的头颈部手术，建议切皮前给予全身性抗生素预防，术后持续应用 24 h。整形外科最常见的微生物为金黄色葡萄球菌和链球菌。在清洁-污染的头颈部手术中，微生物包括厌氧微生物和革兰氏阳性需氧微生物。发生切口感染的患者，可能有革兰氏阴性需氧菌和厌氧菌的多菌定植。由于微生物敏感性的地区差异，可基于当地机构指南来指导抗生素的使用。在长时间治疗过程中，应给予重复剂量的静脉抗生素。抗生素治疗的总持续时间应限制在 24 h 以内，超出这一时长的益处尚未得到证实[116-117]。

术后注意事项

最佳术后皮瓣管理的关键方面包括：
- 温和的麻醉苏醒。
- 皮瓣灌注量的优化。
- 术后皮瓣监测。
- 安全舒适的康复。

麻醉苏醒

任何突然的胸内压力增加都可能破坏手术吻合口，并可能形成血肿。应采取措施尽量减少咳嗽、呕吐、寒战和过度活动。在患者仍处于麻醉状态时，应清除气道中的血液或分泌物。在头颈部手术完成时重新检查气道是否通畅。当患者已转至普通病床时，建议缓慢苏醒。湿化空气和氧气可减少气管拔管后的气道刺激和咳嗽。

皮瓣灌注优化

术后静脉输液的粗疏管理会使术中为优化患者血流动力学状态而采取的细致措施失效。一旦患者病情稳定并能耐受口服液体，即可停止静脉输液。术后早期可出现一定程度的术后少尿。这是一种对手术应激的正常神经激素反应，并不能很好地反映整体液体状态。仅出现尿量少时，不应予以非必要的静脉输液。

心血管并发症常见于头颈部重建术后患者[118]。对血流动力学不稳定的患者，应排除心血管并发症。临床评估包括紧急复查生命体征趋势、伤口部位、引流和液体平衡记录单。被动抬腿试验是评估液体反应的一种有用的床边动作[119]，已在伴或不伴心律失常的非通气患者中得到验证。液体反应性被定义为被动抬腿后心排血量（或其替代物）的增加超过15%。这些患者可能受益于液体复苏以改善血流动力学状态。进行液体复苏但仍出现低血压或低心排血量时，需请专家核查和治疗。

需要特别注意确保皮瓣蒂不被设备或敷料挤压。如果颈部血管被邻近结构或引流管扭曲、拉伸或压缩，头颈部重建手术可能会受影响。因此，头部在术后应保持中立位。

术后皮瓣监测

需要由有经验和专业知识的专职人员来诊断术后早期皮瓣是否损伤。微血管血栓最常发生在前72 h内，反映出在此期间需要更频繁和深入地观察皮瓣[73]。对皮瓣健康状况的主观评估包括观察颜色、温度、弹性和外观变化。更客观的监测方法包括使用多普勒设备、近红外光谱分析和吲哚菁绿荧光血管造影[72, 120-122]。应及时诊断动脉血流不足和静脉充血，并可能需要紧急进行手术治疗。

肺功能与早期活动

实行多学科围手术期呼吸管理策略可减少术后肺部并发症[123]。该策略的组成部分包括围手术期激励肺活量，咳嗽和深呼吸练习，口腔护理，包括围手术期氯己定漱口水，患者宣教，早期活动和床头抬高。适当的疼痛管理、预防 PONV、及时拔除导管和引流管可能促进患者早期活动。

结论

自体游离皮瓣重建后的预后取决于多种因素的相互作用。实施围手术期集束化管理策略可减少临床实践中的差异，通过改变可调整因素来改善结局。这可能带来循序渐进和累积的管理改善。对皮瓣灌注的病理生理决定因素和治疗性干预后结局的认识，将使我们能够采取更慎重的方法。

参考文献

扫二维码见参考文献

第 33 章

癌症急诊手术的麻醉管理

Atul Prabhakar Kulkarni，Madhavi D. Desai，Gouri H. Pantvaidya

石鑫楠 译 薄禄龙 校

引言

肿瘤外科急症可被定义为一种由癌症病理学引起的急性且危及生命的疾病，如空腔脏器梗阻、肿瘤出血，或由癌症治疗引起，如治疗导致的中性粒细胞减少引起盲肠穿孔。因此，了解患者外科急症的病理生理学和预后，对实施恰当管理并改善预后非常重要。大体而言，癌症患者有三种主要的紧急情况：梗阻、感染和出血。常见的癌症外科急诊手术见表 33.1。

表 33.1 癌症患者的常见外科急诊

气道急症

上呼吸-消化道癌症引起的气道阻塞和喘鸣

气管、支气管阻塞

上呼吸-消化道癌症引起的出血

腹部问题

急性肠 / 胃出口梗阻

胆道梗阻

上消化道癌症引起的呕血

穿孔（胃肠肿瘤和血液淋巴瘤）

绒毛膜癌导致出血

腹漏 / 胸漏 / 出血

中枢神经系统问题

颅内压升高（颅内肿瘤，造血系统恶性肿瘤导致的颅内出血）

恶性肿瘤脊髓压迫

其他

恶性病理性骨折

分诊

跟据病情的解剖部位和及症状严重程度，可确定情况的紧迫性。世界急诊外科学会研究小组提议的紧急手术时机（Timing of Acute Care Surgery，TACS）分类描述了急诊手术的性质和理想的手术时间。用于创伤中心需要手术的受伤患者的颜色编码系统（表 33.2）可对需要手术干预的患者进行优先管理[1]。同样，英国患者结局和死亡的国家机密调查组织（National Confidential Enquiry into Patient Outcome and Death，NCEPOD）对紧急手术的干预时机进行了分类（表 33.3）[2]。虽然这些分类和时间表并不适用于紧急肿瘤手术，但也可适用。Eschamann 等在一篇详尽的综述中指出了 TACS 分类的优点[3]。TACS 分类可通过定期更新手术计划进行持续性反馈，根据患者临床症状评估紧急情况的分类，同时评估时间相关的紧急性（如立即、紧急），并就患者状态分类进行沟通。世界外科学会研究小组也注意到 NCEPOD 分类系统的一些局限性。NCEPOD 中描述的手术和主要症状与临床症状有时不匹配。除外病理生理学过程这一因素，心理因素和生活质量也会影响手术的紧迫性。例如，身体形象问题可能是影响年轻女性拟行恶性病变乳房重建手术的主要问题。TACS 也有以下突出优点：采用和坚持肿瘤外科急诊的分诊系统将确保手术准备时间（time to surgery，TTS）可成为质量改进的工具。因此，实际手术准备时间（actual time to surgery，aTTS）可与理想手术准备时间（ideal time to surgery，iTTS）相对照。当其比值小于 1，说明手术发生在"理想时间"内；当其比值大于 1，表示手术延迟进行。急诊手术照护团队和管理人员可采取以上措施提高依从性，参与质量改进周期[1]。

表 33.2 建议的理想手术准备时间（iTTS）和颜色编码[1]（见彩图）

时间——从诊断开始计时	可能的临床场景（TACS）	颜色代码	备注
立即手术	急症——大出血		外科手术干预（开腹探查术）挽救生命
1 h 内	嵌顿疝、空腔脏器穿孔、弥漫性腹膜炎、软组织感染伴脓毒症		复苏后（1～2 h 内）尽快手术干预 明确诊断后立即使用抗生素：不得延误
6 h 内	软组织感染（脓肿）不伴脓毒症		明确诊断后立即使用抗生素：不得延误
12 h 内	阑尾炎（局部腹膜炎）、胆囊炎（可选）		明确诊断后立即使用抗生素：不得延误
24 h 或 48 h 内	第二次开腹手术		提前制订方案，在白天行手术干预

TACS，紧急手术时机。
Adapted from Kluger Y, Ben-Ishay O, Sartelli M, et al. World Society of Emergency Surgery study group initiative on Timing of Acute Care Surgery classification（TACS）. World J Emerg Surg. 2013；8（1）：17.

表 33.3 NCEPOD 干预措施的分类[2]

立即	即时生命支持（1A）、肢体或器官保留的干预（1B）——复苏与干预同时进行。例如抢救、肢体或器官保全，通常在几分钟内实施
紧急	对危及生命的疾病的急性发作或临床恶化、威胁肢体或器官存活的情况、多发性骨折的固定及疼痛或其他痛苦症状的缓解进行干预。此类情况通常在几小时内手术
限期	需早期治疗的患者，病情不会立即威胁到生命、肢体或器官的存活。通常在一定期限内决定手术
择期	干预是在常规入院前计划或预定的。配合患者、医院和员工的时间安排

虽然可以定义其他类别或子类别，但分类应尽可能简单易用（National confidential enquiry into patient outcome and death. London：The NCEPOD classification of interventions［Online］. 2004. http://www.ncepod.org.uk/pdf/NCEPODClassification.pdf）

虽然人们可定义其他类别或子类别，但尽可能使用简单的分类系统非常重要[2]。

风险分层

对急诊手术而言，患者术前评估及优化的时间有限。关键挑战是在不延误最佳手术时间的情况下，为患者病情获取有意义的改善。高级管理人员需要及时做出决策，最大限度减少延误。纠正生理异常所需的时间要与手术紧迫性相平衡。

癌症患者有时患有恶病质。作为一种综合征，其表现为因肌肉萎缩（也称为肌肉减少症）导致的体重显著下降和脂肪流失。其他症状包括食欲不振、贫血和虚弱。恶病质不能用常规的营养疗法治疗[4]。

可能存在特定癌症相关或治疗相关的其他并发症，例如，多柔比星引起的心肌病，博来霉素引起一氧化碳弥散能力降低。有时，作为临时补救措施，紧急手术可能是必要的。各种审计显示，肿瘤外科急诊患者的临床结局往往很差，与择期手术相

比，该手术短期死亡率更高（9.8%～13%）[5-8]。急诊肿瘤手术后不良结局的危险因素见表 33.4。这些因素被证明与术后 30 d 较高死亡率有关。预测因素可用于紧急肿瘤手术的患者咨询和记录[5-7]。

改善患者预后的管理流程

英国第 4 次全国急诊开腹手术审计（National Emergency Laparotomy Audit，NELA）提出了以下建议[9]。谨记，NELA 报告适用于所有接受急诊开腹手术的患者，有助于改善患者管理和预后，不适

表 33.4 急诊肿瘤术后预后不良的危险因素[5-7]

既往癌症姑息治疗意图
东部肿瘤协作组功能状态评分（ECOG-PS）
乳酸脱氢酶水平升高
握力低
白蛋白（＜28 g/L）
ASA 分级＞3

用于肿瘤外科紧急情况[9-10]。

1. 改善结局和减少并发症：通过标准化流程和修改完善系统，减少院内差异。

2. 确保所有患者接受死亡风险评估：鼓励术前评估和风险评估，最初使用 P-POS-SUM 模型，近来使用 NELA 风险预测模型[11]。

3. 在工作时间内为所有患者提供照护。

4. 在围手术期为所有高危者提供咨询意见：顾问主导式管理——在正确的时间、适当的地点用合理的设备进行适当干预。

5. 有效的多学科协作：需要三个部门或小组的投入和及时服务，即放射科、ICU 和老年照护小组（如有需要）。放射科提供 CT 及时报告，防止紧急手术延误，避免报告出现差异。ICU 确保有足够床位，防止过早出院。当需要时，老年患者照护小组也可提供意见。

6. 支持质量改进：质量改进作为一种正式和系统的方法，用于分析实践和改进绩效，提供及时、安全、高效、有效、以患者为中心的公平医疗服务[12-13]。卫生保健管理者可采用一种质量改进模型来支持这一点，如美国医疗保健改进研究所描述的改进模型［计划-执行-研究-行动（PDSA）周期］或美国质量学会描述的六西格玛模型［定义-测量-分析-改进-控制（DMAIC）］[14-15]。

优化患者情况

Poulton 和 Murray 描述了改善急诊开腹手术患者预后的策略[10]。需要记住这些策略并不完适用于急诊肿瘤手术患者。

策略可分为两类：

1. 及时使用抗生素：对择期手术，建议手术切皮前 60 min 使用抗生素进行预防。然而，急诊手术患者在入院时可能有脓毒症征象，此时应尽快静脉输注抗生素。拯救脓毒症运动联盟指南建议，在进入 ICU 后 1 h 内静脉输注广谱抗生素[16]。本建议基于一项对美国和加拿大 ICU 为期 6 年的标志性回顾性研究。在休克发生前使用抗生素可提高脓毒症患者生存率（79%）。血压降低后每延迟 1 h 予以抗生素治疗，生存率即下降 7.6%[17]。

2. 低血容量的处理和电解质紊乱的纠正：接受急诊手术的癌症患者，可能因脓毒症或既往癌症手

术或肿瘤本身未治疗引起的出血而出现低血容量症状。出现腹部急症的患者可能因严重炎症反应（脓毒症引起）、体液丢失（恶心、呕吐、腹泻引起）、腹腔内液体隔离或出血而出现血管麻痹。这些患者需要在围手术期前 24 ～ 72 h 进行大容量液体复苏。因此，癌症患者会出现混合性高容量血症。使用适当的静脉输液及（或）血液和血液制品（如患者有凝血障碍）来迅速纠正低血容量是必不可少的举措。在接受各种实体瘤手术的患者中，围手术期输血被证明会增加癌症复发率，降低无病生存率[18-21]。紧急情况下，不可使用常规举措来减少输血需求，如自体献血、术前促红细胞生成素治疗或等容血液稀释。应在较低的输血阈值（8 g/dl）启动输血，除非患者处于休克状态需要增加携氧能力时。新鲜冰冻血浆（fresh frozen plaama，FFP）被证明对患者预后有不良影响[22-23]。尽管癌症患者的血液和血液制品输注阈值尚不清楚[24]，但在大量失血的患者中，唯一的选择是使用血液替代丢失的容量，依据血栓弹力图（如 TEG 或 RoTEM）来纠正凝血功能[25]。

急诊手术患者的目标血压

Wlash 等通过一项针对 33 000 例非心脏手术患者的回顾性研究表明，平均动脉压 < 55 mmHg 的持续时间从 5 min 到超过 20 min 不等，会导致依据相应生物标记物升高诊断的急性肾损伤（acute kidney injury，AKI）和急性心肌损伤（acute myocardial injury，AMI）的分级风险增加[26]。Futier 等通过 IMPRESS 研究比较了两种策略在 298 例高危 AKI 成年患者中的应用。策略一旨在通过输注去甲肾上腺素将收缩压维持在患者静息状态收缩压的 10% 以内。策略二为标准管理策略，即在围手术期和术后前 4 h 内，当收缩压 ≤ 80 mmHg 或低于患者静息状态收缩压的 40% 时使用麻黄碱。该研究的主要结局为全身炎症反应综合征和至少一个器官功能不全。结果表明，主要结局在对照组中更为常见（52% vs. 38%，RR 0.73，95%CI 0.56 ～ 0.94，P = 0.02；归因危险度差值 -14%，95%CI -25% ～ -2%），但死亡率没有差异[27]。目前，术中低血压尚无一个普遍接受的定义，单一阈值并不适用于所有患者[28]。一篇基于广泛文献回顾撰写的综述认为，血压目标应根据以下因素决定：拟行手术、患者术前血压（如果不是太低或太高），与低血压相关的器官功能障

碍和高血压所致出血的风险[29]。对术前血压较低的患者，建议将平均动脉压维持在 60 ～ 65 mmHg，除非患者出现出血症状[29]。围手术期目标导向治疗可改善急症、脓毒症、创伤或高危手术患者（基线死亡率预计 > 20%）的预后，在器官衰竭发生前将血流动力学优化至正常值 [心脏指数 > 4.5 L/（min·m²）、肺动脉楔压 < 18 mmHg、氧流量 > 600 ml/（min·m²）、氧耗 > 170 ml/（min·m²）][30]。但最近试验表明，无论是危重患者还是大手术患者，目标导向液体疗法并无益处。

1. 省略/优化药物治疗：癌症患者可能患多种并发症，同时服用多种药物。考虑到围手术期低血压的可能性并可能存在 AKI，应避免使用 ACEI 或 ARB 等药物。如果需要，可改用其他类别的降压药物。β 受体阻滞剂的应用应个体化，不应在术前立即服用。POISE 研究纳入 8000 余例接受非心脏手术高危患者，探讨美托洛尔缓释片 100 mg 在术前 2 ～ 4 h 和术后 6 h 内给予，术后 30 d 每日给予 200 mg 的疗效。美托洛尔组患者的心血管死亡、心肌梗死或心搏骤停的发生率（5.8% vs. 6.9%，HR 0.84，95%CI 0.70 ～ 0.99，P = 0.04）有所降低。但与安慰剂组相比，美托洛尔组患者卒中发生率（1.0% vs. 0.5%，HR 2.17，P = 0.0053）和死亡率（3.1% vs. 2.3%，HR 1.33，P = 0.032）均有所增加。为从 β 受体阻滞剂治疗中获益，不应在手术前才开始使用，而至少应在手术前 30 d 开始。当患者拟接受紧急肿瘤手术时，不建议开始服用 β 受体阻滞剂。因此，除非患者已在服用 β 受体阻滞剂，否则不应重新开始[31-32]。如患者已在服用他汀类药物，则应该继续服用。是否继续使用抗血小板药物和抗凝药，需个体化考虑。对新近植入药物洗脱支架或机械瓣膜的患者，可能需要静脉注射普通肝素进行桥接治疗。根据手术的紧迫性，如有必要可使用凝血因子 Ⅱ、Ⅶ、Ⅸ 和 Ⅹ 以及蛋白 C 和 S 的凝血酶原复合物，或相应逆转剂艾达赛珠单抗，或 Xa 抑制剂特异性拮抗剂，逆转新型口服抗凝药的作用。艾达赛珠单抗是一种人源化单克隆抗体片段，与游离及与凝血酶结合的达比加群结合，从而抵消其作用[33]。Xa 抑制剂特异性拮抗剂作为所有凝血因子 Xa 抑制剂（阿哌沙班、艾多沙班和利伐沙班）的诱饵受体，通过与它们的结合可逆转其作用[34]。

2. 营养：当需要紧急手术时，很难决定是否在术后开始营养支持。如手术时间允许，应术前评估患者营养状况，并拟定术后营养策略。营养途径取决于手术性质和患者术后即刻的临床状况。例如，如患接受周围或躯干坏死性筋膜炎感染区域的切除，可予以肠内营养；但对部分接受结肠切除并吻合的患者，肠内营养则不可行。患者术后如仍处于休克状态，需要血管加压药治疗，仍应尝试肠内营养，或至少以鼻饲形式进行，以达到所述的多种益处。是否进一步增加喂食量取决于患者病情的临床改善、组织灌注指数的改善以及喂养不耐受的征象（如有）[35]。如不能进行肠内营养，可在术后 1 周内考虑肠外营养。对部分患者而言，当不能通过肠内营养保证足够营养时，可开始部分肠外营养补充以达到目标。

3. 围手术期血糖控制：既往糖尿病患者和需要紧急手术的患者常有高血糖。近 20 年前，鲁汶大学对 1548 例患者（其中很大一部分为围手术期患者）进行的一项研究表明，严格血糖控制（4.44 ～ 6.11 mmol/L）提高患者 ICU 生存率[36]。但随后一项研究表明，内科 ICU 患者的低血糖发生率高，严格控制血糖并不能改善患者生存率[37]。来自澳大利亚和加拿大的一项大型多中心研究表明，血糖控制目标为 9.99 mmol/L 比强化血糖控制患者的死亡率更低[38]。目前建议是，将术前或麻醉患者的血糖水平维持在 9.99 mmol/L[39]。

4. 术前胸部理疗：最近一项纳入 400 余例接受择期腹部手术患者的多中心研究发现，术前 30 min 理疗可使术后肺部并发症的绝对风险降低 15%[40]。在紧急情况下，该策略并不可行，然而，术后早期理疗和早期活动对减少术后并发症有很大帮助。优化的第二部分包括通过优化管理路径来最大限度减少手术延误，前文已讨论。

另一研究推荐了改善普外科急诊患者预后的策略：早期识别和复苏，早期干预（如果血清乳酸 > 2 mmol/L），根据拯救脓毒症运动联盟指南早期识别和治疗脓毒症（因 1/5 需要急诊开腹手术的患者符合脓毒症标准），优先考虑早期手术干预，使用规范化液体管理，以及使用无创心排血量监测设备动态评估液体反应。此外，还建议术后将部分患者送入 ICU 或特别加护病房，并由麻醉科医师和外科医师继续照护[41]。

术前气道评估

在紧急情况下，困难气道的预测能力对确定气道管理的最佳方法至关重要，面对癌症患者时尤为重要。如患者患头颈部癌症或曾接受过头颈部癌症、喉部肿瘤等相关手术，则患者气道难以保护。如存在胃出口梗阻，患者可能存在胃内容物反流和误吸的高风险。在缺氧、血流动力学不稳定、脓毒症患者中，随着患者心肺储备减少，气道在生理上变得具有挑战性。快速评估包括 MACOCHA 评分（表 33.5）和 HEAVEN 标准（表 33.6），现有的困难气道预测工具如 LEMON（视诊、评估 3-3-2 规则、Mallampati 评分、梗阻、颈部活动度）也可用于评估困难气道的风险和管理准备[42-43]。

急诊肿瘤手术患者的气道管理

1. 急诊肿瘤外科患者的特殊性：因各种原因，急诊肿瘤手术患者的气道管理可能会给麻醉科医师带来挑战[44]。此类患者病情严重，需要快速插管，给予准备的时间短。患者心肺血管储备尤其是呼吸储备有所减少，会迅速缺氧。在麻醉诱导过程中，发生严重低血压或心搏骤停的风险也会增加。因疾病本身或药物（如早期因疼痛而给予阿片类药物），胃内容物误吸风险增加。手术可能需在非工作时间内进行，给患者进行气管插管的医师往往缺乏经验。最重要的是，急诊手术不能推迟。

2. 预给氧：一项非随机对照研究表明，给予 4 min 纯氧仅使 PaO_2 增加 37 mmHg，其中 36% 的患者 PaO_2 较基线增加幅度很小（±5%）[45]。法国的一项研究比较了无创通气（noninvasive ventilation, NIV）在改善呼吸暂停储备方面的效果。所有患者均采用高浓度给氧下面罩吸氧 30 min 并行血气检验。患者随后被随机分为两组，一组接受 15 L 氧气袋和面罩吸氧，另一组采用压力支持通气（潮气量 7 ～ 10 ml/kg）和 PEEP 并持续 3 min。接受 NIV 的患者 PaO_2 显著改善［12.93（8.79 ～ 21.73）kPa vs. 27.06（15.46 ～ 36.79）kPa，$P < 0.01$］。这种氧合改善在插管后 5 min 和 30 min 时持续存在[46]。与氧气袋和面罩通气相比，NIV 后氧合作用的显著改善可能因为高浓度氧的输送、功能残气量和呼气

末容积的增加（由于萎陷肺泡的复张和呼吸肌不做功）[45-46]。

3. 插管期间的误吸风险：肺内误吸作为一种

表 33.5 The MACOCHA Score[42]

Factors	Points
Factors Related to Patient	
Mallampati score III or IV	5
Obstructive sleep apnea syndrome	2
Reduced mobility of cervical spine	1
Limited mouth opening <3 cm	1
Factors Related to Pathology	
Coma	1
Severe hypoxemia (<80%)	1
Factors Related to Operator	
Nonanesthesiologist	1
Total	12

M. **M**allampati score III or IV
A. **A**pnea syndrome (obstructive)
C. **C**ervical spine limitation
O. **O**pening mouth < 3 cm
C. **C**oma
H. **H**ypoxia
A. **A**nesthesiologist nontrained
Coded from 0 to 12
0 = easy, 12 = very difficult

表 33.6 HEAVEN 标准[43]

低氧血症	初次喉镜检查时血氧饱和度≤93%
极端大小	儿童患者≤8 岁或临床肥胖
解剖学挑战	外伤、肿块、肿胀、异物或其他限制喉镜视野的结构异常
呕吐物／血液／液体	喉镜检查时咽部／下咽部有明显液体
出血	疑似贫血，会加速快速顺序插管相关呼吸暂停期间的去饱和
颈部	因制动或关节炎，颈椎活动范围受限

Kluger Y，Ben-Ishay O，Sartelli M，et al. World Society of Emergency Surgery study group initiative on Timing of Acute Care Surgery classification（TACS）. World J Emerg Surg. 2013；8（1）：17.
Kuzmack E，Inglis T，Olvera D，Wolfe A，Seng K，Davis D. A novel difficult-airway prediction tool for emergency airway management：validation of the HEAVEN criteria in a large air medical cohort. J Emerg Med. 2018；54（4）：395-401.

麻醉并发症，与病残率和死亡率显著相关。近来，Eltorai 从一个全国医疗事故索赔数据库中分析了围手术期肺内误吸事件。43 例确诊为肺内误吸的病例中，最常见原因是未能使用气管插管维持气道通畅（37%），其次是未能进行适当的快速诱导和未放置胃管进行胃部减压（33%）。结论认为，支持上述做法的证据薄弱，且可能引发诉讼，有必要开发可靠、高灵敏度的检测方法来检测升高的风险[47]。

4. 环状软骨压迫和快速顺序插管（rapid sequence intubation，RSI）：因缺乏科学证据，环状软骨压迫在 RSI 中的作用仍有争议。现已很少使用经典的 RSI 技术。对肥胖和危重患者实施温和的面罩通气可预防呼吸暂停期间的低氧血症[48]。一项探讨环状软骨和喉旁压迫在 RSI 中作用的随机对照研究表明，在麻醉诱导和直接喉镜检查中，食管入口与声门的相对位置可能发生改变。在清醒和麻醉状态下，环状软骨和喉旁压迫会缩小食管入口直径。在直接喉镜检查中，环状软骨压迫比喉旁压迫更易阻塞食管入口[49]。

5. 保证气道通畅：为减少危重患者围手术期插管并发症，Jaber 等提出插管探条可应用于急诊肿瘤手术患者[50]。插管探条相关操作由以下三部分组成：

插管前（四要素）：

1. 现场需两位医师操作。

2. 液体负荷，需排除心源性肺水肿。

3. 长时间镇静的准备。

4. 急性呼吸衰竭患者应用无创正压通气（noninvasive positive pressure ventilation，NIPPV）预充氧 3 min：FiO_2 1.0、压力支持模式 5 ~ 15 cmH$_2$O、潮气量 6 ~ 8 ml/kg、PEEP 5 cmH$_2$O。

插管中（两要素）：

1. 快速序贯诱导：依托咪酯或氯胺酮可与琥珀胆碱 1 ~ 1.5 mg/kg 联合使用，以下情况除外：

- 过敏反应。
- 高钾血症。
- 严重酸中毒。
- 急性或慢性神经肌肉疾病。
- 烧伤 48 h 内。
- 脊髓损伤。

由于快速起效、可立即逆转肌松的新型拮抗剂的使用，静脉注射罗库溴铵（1 ~ 1.2 mg/kg）可用于 RSI 期间的气管插管。

2. Sellick 手法。

插管后（四要素）：

1. 插管后立即确认 ETCO$_2$。

2. 如舒张压维持在 < 35 mmHg，则使用去甲肾上腺素。

3. 开始长时间镇静。

4. 启动"肺保护性通气策略"：根据理想体重设置潮气量为 6 ~ 8 ml/kg，给予 PEEP 5 cmH$_2$O，并将呼吸频率调整为 10 ~ 20 次 / 分，FiO_2 为 1.0，保持 < 30 cmH$_2$O 的气道平台压。

Jaber 等进行了一项两阶段、前瞻性、多中心对照研究，评估成人 ICU 患者采用插管探条对气管插管相关并发症的影响。与对照组相比，危及生命的并发症（从 34% 降至 21%，$P = 0.03$）和其他并发症（从 21% 降至 9%，$P = 0.01$）均显著减少。

在 ICU 进行预充氧以防止气管插管期间氧饱和度降低的方法中，有研究探讨了经鼻高流量湿化氧疗（high-frequency nasal cannula，HFNC）与常规持续氧疗（conventional oxygen therapy，COT）和 NIV 的比较[51-53]。这些研究发现，HFNC 和 COT 在气管插管期间的最低平均 SpO$_2$ 没有差异。对 7 项比较不同模式（NIV、HFNC、COT）的随机试验（959 例患者）的网状荟萃分析发现，NIV 是急性低氧性呼吸衰竭患者最佳和最有效的预充氧方法。NIV 组和 HFNC 组患者气管插管相关并发症的发生率较低，但使用三种方法的各组患者死亡率没有差异[54]。OPTINIV 试验将 NIV 与 NIV 和 HFNC 组合用于预充氧并进行比较。HFNC ＋ NIV 组患者在呼吸暂停期间（同时进行喉镜检查和气管插管），继续接受 HFNC[55]。因该组患者在呼吸暂停期间能更好地维持 SpO$_2$，作者得出结论认为，气管插管前在 NIV 时加入 HFNC 进行呼吸暂停氧合，可能比单独使用 NIV 更有效。

癌症患者紧急气道情况的麻醉管理

上呼吸道消化道癌症引起的上气道阻塞是最常见的紧急气道情况之一（表 33.7 和图 33.1）。患有巨大口咽部肿瘤、下咽-喉部肿瘤和上段食管癌侵犯上气道的患者，会出现喘鸣、呼吸急促、不能平躺、使用辅助呼吸肌、躁动不安、精神迟钝等症状。辐照会对颈部产生影响，导致颈部纤维化。既

表 33.7　肿瘤患者气道阻塞的原因[56]

原因	表现
上气道阻塞	
巨大口咽部肿瘤	体格检查面部肿胀、体检或影像学发现口腔肿瘤
舌根、扁桃体、梨状窝、会厌、食管上段肿瘤	吞咽困难、喘鸣、分泌物堆积、流涎、呼吸困难（取决于肿瘤大小）
喉部肿瘤，包括声带肿瘤	声音改变、声音沙哑、喘鸣、端坐呼吸
下气道阻塞	
纵隔肿块（血液淋巴恶性肿瘤）、胸骨后巨大甲状腺肿、胸腺瘤、胸膜腔肿瘤、食管癌和原发气管/支气管肿瘤（罕见）造成的外源性压迫所致的气管支气管阻塞	根据病理会发生呼吸困难、阵发性夜间呼吸困难、无法侧卧、吸气和（或）呼气喘鸣
其他原因	
因疾病或手术引起的声带麻痹	声音改变或沙哑，提示上气道阻塞
上呼吸消化道癌性出血	咯血、气短

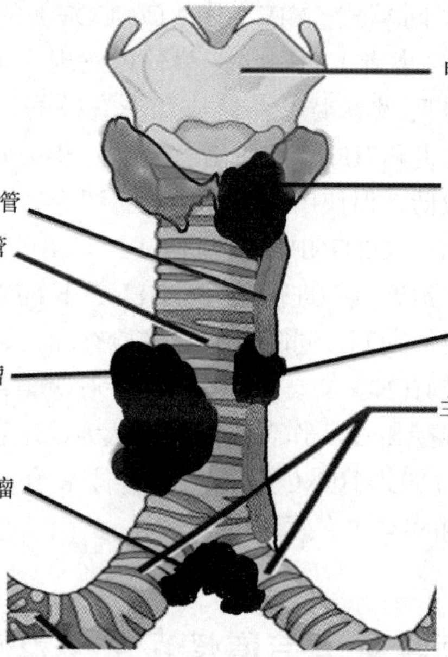

图示标注：
甲状软骨
食管
气管
气管肿瘤
隆嵴下肿瘤
甲状腺瘤
食管肿瘤
主支气管

• **图 33.1**　中央气道阻塞病变部位

往头颈部术后颈部瘢痕的形成、术中用于重建的皮瓣以及颈部疾病的存在导致在颈前部建立呼吸通路（气管切开术、环甲膜切开术）具有挑战。在处理气道阻塞时，麻醉科医师的主要目的是维持氧合。如患者患有舌根肿瘤、下咽癌、伴有梨状窝出血或严重喘鸣症状，尝试气管插管可能是灾难性的[56]。

合并严重气道阻塞的患者可能有端坐呼吸的症状，可通过使用 HFNC 或 NIV 支持获得足够缓解，使其能够躺下并通过手术建立安全气道[57-58]。

早期喘鸣的患者能在静息状态下平卧，能在氧疗的同时实施安全的清醒镇静。在极少数病例中，尤其是甲状腺未分化癌患者中，气管可能发生偏移或被病变包围，使其难以识别。术前颈部超声评估气道和小儿纤支镜检查可帮助识别和定位气管。对颈部肿块较大和肥胖患者而言，使用一种特殊的可调式气管切开套管是有用的。如使用正常的气管切开套管，可能有失去气道的危险（图 33.2）。

恶性中央型气道阻塞

严重的胸腔内气道阻塞可能由纵隔肿块的腔外压迫或腔内气管、支气管肿瘤引起。

下气道阻塞患者的治疗取决于手术计划。气管受到外源性压迫的患者，压迫可能高于或低于隆嵴水平。通过 CT 和手术室内纤支镜检查可评估阻塞部位。该评估旨在确定气管导管是否可通过阻塞部位来解决气道阻塞。在与外科团队进行详细讨论，了解手术意图和目标后，可进一步制订麻醉计划。针对此类病例麻醉管理的详细探讨超出本章叙述范围，在此不再赘述。

颈动脉爆裂综合征

颈总动脉和颈内动脉及其主要分支破裂是头颈癌的一种罕见但危及生命的并发症。该并发症的总发生率为 3% ～ 4.5%，既往接受过颈部放射的患者发生率更高（4% ～ 21%）。接受口腔肿瘤手术后出

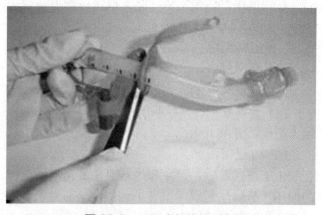

• **图 33.2**　可调式气管切开套管

现口腔-皮肤瘘和感染的患者中，颈动脉爆裂通常因动脉血管壁坏死引起；如术前对颈部进行放疗，则更可能发生。其他病因包括复发或继发于原发性肿瘤的重复放疗，以及肿瘤直接侵犯颈动脉壁。颈动脉爆裂有三种类型。Ⅰ型（先兆）颈动脉爆裂在临床检查或颈部成像时，可发现外露的颈动脉，检查显示血管周围有空气包绕、肿瘤伴瘘和动脉壁破裂区域。Ⅱ型（即将破裂）表现为"前驱或前哨性出血"，可因外部压迫暂时控制。上述均为颈动脉出血（Ⅲ型）的警告信号。除非在医院并及时发现Ⅲ型，否则一经发生迅速致命。如果颈动脉爆裂在头颈部术后发生，狭窄的口腔和用于重建的皮瓣会使气道管理变得困难。因此，外科气管切开术需在局部麻醉下进行，以确保麻醉诱导前的气道安全。此类患者往往存在血流动力学不稳定，需快速输注血液和血制品以使循环稳定。此类患者的最终治疗方法是手术结扎颈动脉或颈动脉分支。另外，也可在破裂动脉内置入覆膜支架或进行颈动脉栓塞术[59]。

胸腔和腹腔内手术

需要强调的是，除手术控制出血和治疗呼吸道阻塞外，选择对生理影响最小的手术方案非常重要。表 33.8 总结了实现这一目标的方法。

胃肠道术后吻合口瘘患者的麻醉处理

胃肠术后吻合口瘘的定义较多，其真实发生率

表 33.8　腹腔和胸腔感染的源头控制

腹腔感染
在影像学引导下置入猪尾巴导管或其他导管引流脓肿
床边清创治疗感染坏死性组织
吻合口断开（如有瘘口），覆盖造口
置入肋间导管或猪尾巴导管以减少腹膜接种
胸腔感染
在床旁超声成像引导下使用合适的引流管（包括肋间引流管）引流
吻合口断开（如有瘘口），覆盖造口
使用电视辅助胸腔镜手术（VATS），将开放手术的需求降至最低

难以诊断。一项系统综述评估了胃肠道癌症患者中使用的吻合口瘘定义及测量[60]。根据此综述，上消化道手术（33 组，5303 例）术后吻合口瘘的发生率差异较大。例如，接受结直肠手术（39 组）的患者中，吻合口瘘发生率从 2% 到 39% 不等。

最难处理的瘘是食管切除术后吻合口瘘，其可导致围手术期显著的病残率和死亡率。由于胃食管吻合口坏死或重大手术失误，早期暴发性瘘会发生在术后 48 h 内。此类患者病情严重，表现为感染性休克，需要多器官支持治疗。尽管进行了吻合口分离、食管造口术（颈部）和胃造口术（腹部），但结局依旧令人沮丧，死亡率 > 90%。麻醉科医师可能需要处理的另一种吻合口瘘是胸腔引流管中的胃肠内容物。此类患者常出现脓毒症，需血管升压药和呼吸机支持。患者也可在 CT 引导下放置纵隔引流管或外科冲洗进行保守治疗，但很少需断开吻合口。其他类型的瘘可能为隐匿性，临床表现取决于瘘的部位、患者术前营养状况和术前合并症[61]。

术前优化的原则仍如前所述。复苏治疗的目标包括液体复苏、立即使用广谱抗生素、气管插管、机械控制通气和血管加压素输注、维持平均动脉压 > 65 mmHg（如有高血压病史，应维持更高的平均动脉压）、乳酸水平正常化。应建立血管通路，包括动脉血压监测（用于实时监测动脉血压并频繁采集动脉血气，如需要还可监测心排血量）和中心静脉穿刺置管（用于血管升压药输注和中心静脉压监测）。对部分有严重心肺共患病的患者而言，可建立高级心排血量监测，如肺动脉导管。术中管理应维持平均动脉压 > 65 mmHg，补充液体以弥补失血失液并维持足够尿量[61]。当患者发生吻合口瘘时，常用手术方案为切断吻合口，行食管造口术（颈部）和胃造口术。此外，患者需行空肠造口术以便术后维持营养。此类患者术后需入住 ICU，通常需多种器官支持。

急诊结直肠癌手术的患者管理

急性肠梗阻或肠穿孔可能是结直肠癌手术患者的首发症状。尽管某些类型的结直肠癌可见于年轻人群（如印戒细胞癌），但患者群通常为患有多种并存疾病的老年人。出现亚急性肠梗阻的患者可保守治疗。外科医师会根据患者身体状况，决定行

结肠造口术还是恶性肿瘤切除术。出现穿孔性腹膜炎、急性肠梗阻等急症时，复苏、监测和术中处理原则与其他接受腹部急诊手术的患者相同[62]。图33.3 对接受复杂结直肠癌手术的患者的管理进行了总结[63]。与其他患者不同的是，当结直肠癌切除术中进行切除和吻合时，因结肠血供有限，易发生吻合口瘘。因此，麻醉科医师在患者液体管理时需格外小心，实施加速康复外科理念也有其益处[64]。图 33.4 显示了结直肠癌手术患者过度液体治疗的问题，图 33.5 显示了此类患者液体治疗的结局[63]。尽管该图针对择期手术，但也适用于急诊手术。当前文献针对结直肠癌手术患者的液体管理存在很多争议。限制性或个体化液体治疗都有其支持者。Myles 等通过 RELIEF 试验在 1493 例接受腹部手术的患者中比较了术中自由液体治疗［平均静脉液体摄入量 6.1 L（四分位距 5.0 ～ 7.4）］和限制性液体治疗［3.7 L（四分位距 2.9 ～ 4.9），$P < 0.001$］[65]。自由液体治疗组患者的 1 年无残疾生存率为 82.3%，而限制性液体治疗组为 81.9%（死亡或残疾的风险比 1.05，95% CI 0.88 ～ 1.24，$P = 0.61$）。重要的

是，限制性液体治疗组患者急性肾损伤发生率更高（8.6% *vs.* 5.0%，$P < 0.001$）。因此，限制性液体治疗策略导致肾功能不全的发生率增加，并不提高生存率。这项试验说明了限制性液体治疗策略的局限性。

急诊肿瘤手术患者大量输血的管理

有关大出血和输血管理的详细讨论超出了本章范围。大量输血是指 24 h 内输注红细胞超过 10 个单位，或 1 h 内可预见性的红细胞输注超过 4 个单位，或 3 h 内输注血或血制品超过 50% 自身血容量[66-67]。

大量输血旨在通过早期实现体内稳态，补充丢失的血管内容量，防止进一步失血。早期识别需要大量输血的患者非常重要，因其迅速发展为凝血功能障碍。改善复苏和实施大量输血方案降低死亡率和总体血液需求。及时把握输血指征和实施成分输血，死亡率已被证明会出现差异[68]。Cotton 等发现，在出血早期应用大量输血方案可提高患者近期和远期生存率[69]。大量输血可挽救生命，也可导

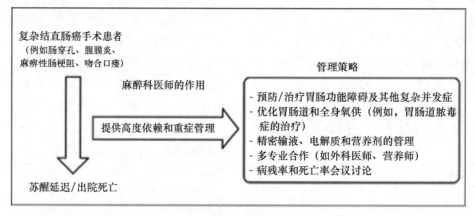

• **图 33.3** 复杂结直肠癌手术患者的管理[63]

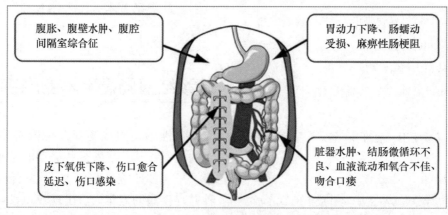

• **图 33.4** 结直肠癌手术患者容量过负荷的病理生理和并发症[63]

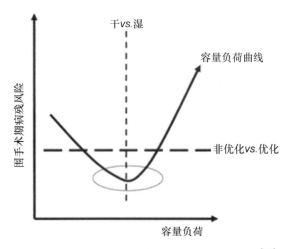

干 vs. 湿

容量负荷曲线

围手术期病残风险

非优化 vs. 优化

容量负荷

• **图 33.5** 结直肠癌手术患者液体治疗的结局[63]

致相关并发症发生（表 33.9）[70]。

颅内压升高

对癌症患者而言，中枢神经系统原发性肿瘤、其他肿瘤的脑转移灶、中枢神经系统淋巴瘤、凝血功能障碍引起的颅内出血是颅内压升高的原因。

脑出血是指脑实质内的自发性出血。脑出血具有潜在致命性，患者存活取决于通畅的气道、正确的诊断和对部分特定问题的早期管理，例如升高血压、纠正凝血功能障碍和对符合条件的患者进行颅内血肿清除术。

来自美国纪念斯隆-凯特琳癌症中心的一项研究报道，在脑出血癌症患者中，68% 的患者患有实体

表 33.9　大量输血的并发症[70]

输血相关性急性肺损伤（TRALI）
急性呼吸窘迫综合征（ARDS）
输血相关循环超负荷（TACO）
输血相关免疫调节（TRIM）
输血相关传染病
电解质异常——低钾血症、高钾血症、低钙血症
枸橼酸钠中毒
低体温
间隔室综合征
稀释性凝血功能障碍
输血相关的溶血反应
输血相关性移植物抗宿主病

瘤，16% 的患者患有原发性脑瘤，16% 的患者患有血液系统肿瘤[71]。在血液恶性肿瘤的成人患者中，脑出血是第二常见的并发症，总发病率为 2.8%。急性髓系白血病患者脑出血的发生率（6.8%）高于其他恶性血液病患者（1%）。然而，颅内恶性疾病患者中，中枢神经系统淋巴瘤患者比合并急性白血病的中枢神经系统淋巴瘤患者更易发生脑出血[72]。持续的颅内高压和急性脑疝是"大脑信号"，意味着灾难性神经系统事件，需立即识别和治疗，以防不可逆转的损伤和死亡。大脑复苏要求循序渐进的方法，类似于判定心搏骤停，可从循环、气道通畅和通气的评估开始。

最近，Cadena 等描述了颅内高压和脑疝的处理[73]。

首要阶段由以下措施组成：

1. 头部抬高至 > 30°，头部保持在中线位，以促进脑静脉引流。

2. 尽量减少咳嗽、吸痰等增加颅内压的刺激性操作。

3. 避免静脉输入低渗溶液。

4. 纠正低钠血症。

5. 大剂量糖皮质激素治疗脑肿瘤引起的血管源性水肿。

6. 固定气道及血流动力学稳定后头部 CT 扫描。

第一阶段：

1. 外周静脉滴注甘露醇 0.5 ～ 1 g/kg，每隔 4 ～ 6 h 重复一次，但血浆渗透压 > 320 mOsm/kg 时疗效不佳。

2. 3% ～ 23.4% 的高渗盐水可单独或与甘露醇一起静脉推注使用。7.5% 或更高浓度的高渗盐水应通过中心静脉导管输注。

3. 当神经影像学诊断为急性梗阻性脑积水时，应紧急放置脑室外引流系统。

4. 如已放置脑室外引流装置，则引流 5 ～ 10 ml 脑脊液。如脑疝临床体征未改善，则考虑减压手术方案。

第二阶段：

1. 提高目标血钠浓度至 160 mmol/L。

2. 丙泊酚输注可使患者镇静。然而，需注意低血压的可能和丙泊酚输注综合征的发生。

3. 如颅内压居高不下，应考虑手术，包括以下几个方面：

• 放置脑室外引流装置。

• 轴外病变清除术（如硬膜外血肿）。

- 脑内病变切除术（如脑叶出血）。
- 脑实质切除术（如小脑肿块）。
- 单侧或双侧颅骨切除术。

遵循神经保护的一般原则，如维持正常血容量、正常体温、正常血压和正常碳酸血症，以保证足够的脑灌注。在采取上述措施后，如脑疝症状未改善，则考虑行去骨瓣减压术。

第三阶段：

这是最激进的管理方法。如患者不能进行手术，则可尝试以下操作：

1. 脑电爆发抑制或颅内压指导下的戊巴比妥输注。持续颅内高压和急性脑疝已出现（或高危）的患者可受益于额外的神经监测，如颈静脉血氧饱和度、脑组织氧合和脑微透析导管。

2. 通过静脉输注低温液体、外部冷却装置、静脉注射装置，或上述任意组合形式，诱导中度低体温（目标核心温度 32 ～ 34℃）以降低颅内压。体温过低会起心律失常、寒战，使患者易发生感染和电解质紊乱。

3. 在有限时间内（最多 6 h），尝试过度换气以达到轻至中度低碳酸血症（$PaCO_2$ 25 ～ 35 mmHg），与此同时考虑其他策略。

脊髓压迫症

脊髓压迫症是一种肿瘤急症，需要早期诊断和立即治疗。压迫可由来自脊膜瘤的占位性病变、髓内 / 髓外肿瘤（如神经鞘瘤）、脊柱转移性病变、血液淋巴病变沉积物或毗邻脊髓的神经嵴细胞病变（如儿童神经母细胞瘤）引起。急性症状出现后数小时内需行 MRI 检查，并在 24 h 内开始明确治疗[74-75]。原发性脊髓肿瘤患者将从手术中受益。脊柱是最常见的骨转移部位，常见于前列腺癌、乳腺癌、肺癌或肾癌患者。5% ～ 10% 的癌症患者发展为转移性鳞状细胞癌。神经压迫症状出现后立即服用地塞米松 16 mg，随后每天服用 16 mg，在放疗或术后 4 周后逐渐减量。化疗多用于对化疗敏感的肿瘤。手术是具有争议的方案，它可最大限度发挥减少肿瘤细胞转移、立即减压、缓解疼痛和稳定脊柱的作用，多数情况下可达到姑息意图[75]。

麻醉管理应做到以下几点：

1. 轴向转运和放置患者。

2. 大口径外周静脉留置通道。

3. 充足的脊髓灌注压可预防继发性缺血性损伤。

4. 俯卧位患者的管理。

5. 纠正凝血功能障碍。

总结

肿瘤外科急诊是指由癌症病理学引起的急性、可能危及生命的疾病，主要由空腔脏器梗阻和肿瘤出血导致。根据问题的解剖位置和症状严重程度，可确定情况紧迫性。其关键挑战为，在不延误最佳手术时机的情况下通过优化术前准备改善病情，将术后病残率降至最低。

外科肿瘤急症患者的预后通常很差，与择期手术相比，短期死亡率较高。术后 30 d 高死亡率与既往有癌症姑息史、东部肿瘤协作组功能状态评分（ECOG-PS）高、乳酸脱氢酶水平升高、握力低、白蛋白（＜ 28 g/L）和 ASA 分级＞ 3 等相关。上述预测指标可用于患者咨询和外科急诊记录。

上呼吸消化道癌症引起的上气道阻塞是最常见的气道急症之一。严重的胸腔内气道阻塞由纵隔肿瘤腔外压迫或气管、支气管内肿瘤引起。颈总动脉和颈内动脉或其主要分支破裂是头颈癌罕见但危及生命的并发症。急性肠梗阻或肠穿孔可能是结直肠癌手术患者的首发症状。此类患者通常是合并多种疾病的老年人。

致谢

感谢印度孟买帕雷尔塔塔纪念医院麻醉科初级住院医师 Ashwini Wanjari 博士对图 33.1 的艺术贡献。

参考文献

扫二维码见参考文献

第34章 癌症患者的姑息性手术

Matthias Wilhelm Wichmann

阮林星 译 李斌本 校

引言

姑息性手术是指"……主要目的是改善生活质量或缓解疾病晚期引起的症状。其有效性通过患者认可的症状缓解程度和持久性来判断"[1]。

接受姑息治疗的患者的手术治疗决策颇具挑战，因为手术决策通常需要在短时间内完成，而且外科医师和患者/家属两方对结果的期望可能会有很大不同[2]。然而，手术目标和良好姑息治疗的目标却是一致的，它们的临床决策相同，没有证据基础，决策后果影响深远。因此，临床直觉和临床经验在这种情况下非常重要[3]。

预后特征主要是患者整体健康状况，而非出现肿瘤转移的器官状况。全身日益脆弱是死亡临近的标志[3]。若身体处于分解代谢状态，任何加速其恶化的后果都可能是不可逆转的。手术创伤会加剧疾病恶化[3]。紧急手术与风险增加有关，播散性恶性肿瘤患者 30 d 死亡率高达 28%[4]。尽管存在这些风险，但患者也可能从姑息治疗中获得显著益处。观察性研究表明，80% ~ 90% 的患者接受姑息性手术后出现症状缓解或消退[5-6]。在常见实体瘤患者中也证明，患者从诊断之日起存活的时间越长，在接下来 5 年中存活的可能性越大（有条件的存活）[7-9]。

上述复杂性更突出表明，在权衡晚期癌症患者手术干预的风险和益处时，最好由多学科团队（multidisciplinary team，MDT）进行分析预后的细微差别。MDT 已被证明在预测生存率方面比临床医师单独预测更准确[10]。多学科方法是有效的，但由于接受姑息性手术患者的疾病表现和潜在状况差异很大，只有非常有限的研究，甚至没有研究可支持治疗决策[11-12]。

毫无疑问，姑息性手术的决策非常困难。但重要的是，在此具有挑战性的手术领域做出每一个决策的同时，对临终者及其家人保持内心谦卑和尊重[3]。

术前评估

在无确定性的多因素分析中，必须权衡患者的整体情况和拟议的干预措施。人的整体状况如何？无论有没有建议的干预措施，患者可能处于疾病轨迹中的哪个位置？轨迹中，最近几周系统性下降的速度是多少，是否可逆？没有可逆原因的快速下降可能预示着预后生存时间非常短，而较慢的下降可能表明预后生存时间较长。最终，该患者是否能忍受姑息性手术，并存活足够长的时间来从手术影响中恢复并享受所带来的好处[3]？

预测非常困难，临床医师往往过于乐观。Gripp 等[13]表明，转移性结直肠癌和乳腺癌的患者预后更佳，而脑转移、Karnofsky 体能状态低于 50%、需要强镇痛药、呼吸困难、高乳酸脱氢酶和白细胞增多与预后不良有关。

在术前阶段，与患者及其照顾者一起回顾和阐明照护目标十分重要。临床医师应积极开展这项工作[3]。

介入放射学

介入放射科医师可对接受姑息治疗的患者发生的并发症提供侵入性较小的治疗。

血栓形成是恶性肿瘤患者死亡的第二大原因[14]。对较大的静脉血管疾病，支架置入是一种选择，例如上腔静脉综合征和少见的下腔静脉综合征。下腔静脉支架置入术可以缓解症状，预防继发性器官衰竭（肾静脉或肝静脉受累）[14]。

多达 10% 的晚期癌症患者可能发生出血[15]。介入放射学在出血管理中的作用是在 CT 血管造影中发现活动性出血之后栓塞出血血管，最常经股动脉入路[16]。

当仅使用引起血管闭塞的药物（明胶海绵、聚乙烯醇颗粒、微球、线圈）时，栓塞疗法可能是温和的[14, 17]。化学栓塞是将化学治疗剂与栓塞剂相结合，并且通过供血动脉的选择性插管直接递送至靶肿瘤。这种方法有助于增加对肿瘤的化疗剂量[17-18]。

放射栓塞或选择性内部放疗（selective internal radiation therapy，SIRT）可以通过选择性注射钇 -90 微球对肝恶性肿瘤进行高剂量近距离放疗，用于肝细胞癌和结直肠癌肝转移[17, 19]。这种治疗利用了"肝肿瘤的动脉供应不同于由门静脉系统供应的正常肝组织"这一发现[19]。来自钇 -90 的 β 粒子渗透率较低（在人体组织中约 2.5 mm），因此坏死效应是局部的[17]。

热消融技术涉及将专门设计的探针 / 电极放置在病变中心，通常需超声波 ±CT 引导。该设备能产生极端温度，导致肿瘤不可逆坏死，范围从超过 60℃ 的微波或射频消融到在压力下使用氩气进行冷冻疗法以产生低于冰点的温度[17, 19-20]。化学消融也可以使用无水酒精和苯酚，尽管热消融更常见[20]。需要在病灶周围形成 0.5 ~ 1.0 cm 的凝固性坏死区域，才能形成无肿瘤边缘。由于射频消融依赖于电流流动，因为热沉效应（heat sink effect），相邻血管 > 3 mm 会降低有效的组织 / 肿瘤加热[20]。与射频消融相比，微波消融可包括更大的治疗体积（直径达 8 cm），为囊性肿块提供最佳加热，引起的疼痛较轻，且热沉效应较小[17]。

总体而言，热消融疗法（主要是射频消融和微波）是小病灶的首选治疗方案，而化疗栓塞疗法则适用于较大病灶。

食管

食管癌是全球第八大最常见癌症，也是癌症死亡的第六大常见原因[21-22]。尽管最近在治疗方面有所改进，生存率略有提高，但食管癌 5 年总体生存率仍令人失望，约为 17%。患有无法手术的局部疾病患者的情况更糟，5 年生存率不到 3%[23]。

晚期食管癌的大部分症状现在可通过非手术治疗得到缓解。因此，切除或旁路形式的姑息性手术较少进行[23]。无法治愈的食管癌最棘手的症状，即吞咽困难和出血，可以使用侵入性较小的治疗方法得到缓解。食管自膨式支架（self-expanding stents，SES）、近距离放疗、体外放疗和内镜再插管技术作为单模式或多模式治疗非常有效，且患者耐受性良好[23]。2014 年一项循证医学综述证实，近距离放疗与自膨式金属支架置入的结合或放疗应作为吞咽困难患者姑息治疗的首选方案[24]。荟萃分析表明，金属支架优于塑料支架[24]。据报道，对需要支架长度超过 12 cm 的肿瘤患者，治疗效果很差[23]。

与 SES 相比，近距离放疗不能立即缓解吞咽困难，但与更好的生活质量（quality of life，QOL）和生存率相关。尽管最佳剂量未知，但单剂量或双剂量 8 ~ 20 Gy 很常见。SES 可在内镜下放置，而无需食管扩张[25]。

由于恶性吞咽困难和分解代谢状态，营养不良在晚期食管癌患者中很常见。可以实施经皮胃造口术（percutaneous gastrostomies，PEG）和放射下插入式胃造口术（radiologically inserted gastrostomies，RIG）并允许快速喂食。笔者更喜欢在食管支架置入时放置 PEG 管。有时，如果食管腔完全闭塞，可能需要进行胃造口术或喂食性空肠造口术。这可以通过开腹手术或腹腔镜手术来实施[23]。

胃

胃癌是全球癌症死亡的第二大原因。尽管总体生存率有所提高，但大多数（60% ~ 70%）被诊断为胃癌的患者已处于晚期。局部出血是晚期胃癌引起的最重要不良事件。其他主要并发症是胃出口梗阻（gastric outlet obstruction，GOO）和营养不良[26]。

出血和梗阻通常可通过内镜干预或放疗来控制，穿孔则需要手术干预[26]。晚期胃癌患者的姑息性手术对生活质量的影响未知。目前，有两项前瞻性多中心随机试验（RENAISSANCE/FLOT5、SURGIGAST）用于评估联合化疗和手术对Ⅳ期胃癌患者的作用[27]。

腹膜癌引起的并发症，如狭窄、出血或穿孔等，必须考虑肿瘤质量、分布和定位、体能状态、营养状态和总体预后进行治疗。潜在手术治疗方法包括小肠切除、造口、搭桥手术或 PEG 放置以排出胃液和小肠液[26]。

如果出血严重且无法通过内镜干预控制，或内镜治疗后出血不止一次，仍有以下选择：

- 血管造影和出血血管的选择性栓塞（血管造影只能显示 1 ml/min 或更多的出血；胃部有 5 种不同的动脉灌注，限制了成功栓塞的机会）。
- 姑息性胃切除术。
- 姑息性放疗。

一项比较内镜支架与胃肠造口术的荟萃分析表明，支架与更高的临床成功率、更短的经口摄入时间、更低的病残率、更低的胃排空延迟发生率和更短的住院时间相关，而两种方法在严重并发症或 30 d 死亡率方面没有显著差异[28]。然而，外科胃肠造口术似乎可延长无症状生存期[26]。

在部分患者中，插入空肠饲管（percutaneous endoscopic jejunostomy，PEJ）是维持肠内营养的唯一选择。在患有其他无法治愈的 GOO 患者中，PEG 姑息性放置适用于排出胃液（放空 PEG）。与旁路手术相比，姑息性（部分）胃切除术可将生存期延长多达 3 个月，这会带来显著的复发率和死亡风险，因此仅应在选定病例中进行[29]。

尽管胃切除术仍是与胃癌相关的 GOO 的成功干预措施，但对预期寿命有限或不能手术的患者，内镜支架置入术可能是更恰当选择。然而，没有关于内镜支架术后生活质量结果的数据，且十二指肠支架技术似乎落后于胆管支架，因此腹腔镜或开放式胃旁路术仍是一个重要考虑因素[26]。

放疗对引起梗阻的胃癌有很好的缓解作用，症状控制率在小范围内可达 80%，而且还具有控制出血的优势[30]。

胰腺

大约 80% 新诊断的胰腺癌患者无法从治疗策略中获益。当诊断疾病无法切除时，应优先考虑内镜方法，以在不耽搁全身化疗的情况下尽可能缩短住院时间。如果在开腹手术中诊断出无法切除的疾病，应考虑进行适当的姑息性手术治疗，以防止胆道和肠梗阻，以及因肿瘤侵袭引起的疼痛加剧。只有在特定情况下，才有理由采取更积极的姑息性切除方法。肝转移是胰腺癌切除的禁忌证。在现有临床试验中，治疗可使局部晚期不可手术疾病的中位

生存期接近 12 个月，转移性疾病的中位生存期接近 6～8 月[31]。

评估胰腺癌的预期寿命是困难的，Jamal 等[32]开发了一种基于症状的评分（McGill-Brisbane Symptom Score，MBSS），可在第一次访谈期间进行评估。他们报告了 4 种独立预测生存率较低的症状，并就其对生存率的影响进行加权：

- 体重减轻＞ 10%（8 分）。
- 疼痛（5 分）。
- 黄疸（4 分）。
- 吸烟（4 分）。

低分（0～9 分）预测组的中位生存期为 14.6 个月，而高分患者组（12～21 分）为 6.3 个月[32]。

估计生存期短于 6 个月的患者，介入支架置入在复发率和住院时间方面获益更多。预期寿命超过 6 个月的患者可能受益于更持久的解决方案，且随着时间推移对重新干预的需求会减少。在这些患者中，应进行外科旁路手术，尤其在开腹手术时诊断出无法切除的疾病[31]。这些患者将受益于双旁路手术，因这种方法可减少 GOO 和阻塞性黄疸的发生率[33]。与单独的胆道转流术相比，包括胃空肠吻合术在内的双旁路手术不会增加术后复发率[33]。结肠后胃空肠吻合术与术后胃排空延迟的发生率较低相关[34]。一些作者报告姑息性胆道旁路手术后复发率为 20%，死亡率为 4%[31, 35]。

2014 年发表的一篇循证医学综述提出了这样一个问题，即切除累及血管的胰腺（局部晚期胰腺癌）是否比单独姑息治疗能提供更好的预后[36]。该综述的部分证据明确表明，与姑息治疗相比，胰腺切除可提高生存率并降低成本（在 3 年随访中，切除组的生存率为 40%，姑息治疗组生存率为 0）[36]。

约 1/3 的胰腺癌患者在诊断时主诉疼痛，其中 90% 的患者在疾病终末期经历剧烈疼痛。因此，任何好的缓解措施都必须关注疼痛管理，以提高生活质量。应始终尝试经皮和（或）术中神经松解术来缓解疼痛[31]。

胆道 / 肝

大多数肝切除术应该是有治疗意图的。姑息治疗有两个主要目的，要么为了延长生存期，要

么为了控制症状[37]。胆管癌是手术姑息治疗的主要适应证,以胆肠旁路的形式。神经内分泌肿瘤(neuroendocrine tumors,NET)是姑息性肝切除术的主要适应证。NET 的细胞减灭性肝切除术可提高生存率,并且可缓解由肿瘤的机械效应和激素分泌引起的症状[37]。

如有可能,最好在开始全身治疗前缓解胆道梗阻。与外科搭桥相比,内镜或经皮支架置入术是一种有效且侵入性较小的选择,已显示短期并发症较少,但再闭塞率较高[37]。

研究表明,接受手术和非手术治疗以缓解胆道梗阻,对肝门胆管癌患者的总生存期并无显著差异。经皮、内镜和联合胆道支架应被视为一线姑息治疗[38]。用于肝门部胆管癌的最常见姑息性手术方法是胆肠旁路至Ⅲ段。对不能进行Ⅲ段旁路的患者,可进行右侧胆管空肠吻合术[37]。对远端胆管癌患者进行手术姑息治疗的首选方式取决于肿瘤确切部位,但可以是肝管空肠吻合术或胆总管空肠吻合术。长期以来,人们已经认识到,与涉及胆囊或十二指肠的旁路手术相比,这些旁路手术产生了更好结果。大多数作者现在建议同时进行胃空肠造口术作为避免 GOO 的预防措施[39]。

无法切除的胆囊癌只有大约 2～5 个月的生存期,因此绝大多数患者应选择非手术姑息治疗方法[37]。

超过 80% 的 NET 肝转移患者无法接受根治性切除术。这些患者的管理仍存在争议。NET 姑息性肝切除术的主要目的是改善症状(和相关的生活质量),并促进非手术治疗的效果。神经内分泌肝转移瘤(neuroendocrine liver metastases,NELM)的姑息性切除术也可带来生存益处。大多数作者主张在至少 90% 的大部分肿瘤可以切除时进行肝细胞减灭术,这很可能会产生成功结果[40]。然而,目前文献没有提供随机试验的证据,以便明确评估细胞减灭术在这些患者中的作用[41]。

大小肠和直肠

仅有不到 3% 的胃肠道恶性肿瘤发生在小肠[42]。恶性小肠梗阻预后不良,通常生存期不超过 1 年[43-44]。在可导致恶性小肠梗阻的众多疾病中,原发性结直肠癌患者在接受外科手术治疗时似乎有更好的生存率[45]。在姑息治疗中,需要考虑肠道旁路或造口。对不可切除的恶性小肠梗阻,吻合口过多会给患者带来显著风险,应始终首选肠道搭桥术[2]。

无法手术的恶性肠梗阻(malignant bowel obstruction,MBO)患者的中位生存期为 1 个月,6 个月的生存率低于 8%[46]。适合手术的患者只应接受短期保守治疗,然后进行手术。手术应根据明确诊断,根治性切除阻塞性病变或形成旁路[2]。

考虑到转移性结直肠癌侵入性治疗总体数据,接受切除手术治疗的患者的中位生存期(11～22 个月)和接受干预治疗但未切除肿瘤的患者(7～22 个月)之间,没有统计学上的显著差异。仅接受最佳支持治疗的患者中位生存期不超过 2～3 个月[47]。一系列 MBO 手术病例的研究表明,其 30 d 死亡率为 25%(9%～40%),术后病残率为 50%(9%～90%),再梗阻率为 48%(39%～57%),中位生存期为 7 个月(2～12 个月)[45-46, 48-50]。年龄、晚期疾病、营养不良和体能状况不佳被认为是预后不良的因素,即使技术上可进行手术也如此[49, 51]。

不适合手术治疗的恶性结肠梗阻患者,在透视下使用自主扩张结肠支架可得到有效治疗[52-53]。使用这种方法,支架可插入直肠和远端乙状结肠,但联合结肠镜引导支架也可放置到近端结肠[52]。结肠支架植入成功率高(80%～100%),症状缓解良好和生活质量改善[52]。与手术相比,死亡率和病残率没有差异。支架植入的优势是住院时间更短、手术时间更短、失血更少[53]。这种技术最常见的并发症是立即或延迟穿孔(4.5%)、移位(11%)和梗阻(12%)[54]。

不能手术的 MBO 的姑息性药物治疗是多模式的,基于糖皮质激素、止吐药、抗分泌药和强效镇痛阿片类药物的联合使用。由于药物的止吐作用和减少黏膜水肿,糖皮质激素在该并发症的初始阶段增加自发消退的速度。选择的止吐药是抗精神病药(氟哌啶醇),5-HT$_3$ 受体拮抗剂可有效控制 MBO 治疗中的呕吐,即使在患者对其他止吐药反应不足时也有效[55]。

对患有不治之症的无症状患者,择期切除原发肿瘤的风险和益处存在相当大的争论。切除原发肿瘤的理由有 3 点。第一,它可防止患者后续发生急性并发症,而今因手术还会延长生命周期。在原发肿瘤仍在原位且没有症状的转移性结直肠癌患者中，只有 11% ～ 14% 的患者会出现与原发性肿瘤相关的疾病，这可能需要手术或非手术干预，例如支架置入术或放疗[56]。第二，原发性肿瘤切除可预防因使用抗血管内皮生长因子（vascular endothelial growth factor，VEGF）药物贝伐珠单抗而产生的治疗并发症，例如出血或穿孔[57]。第三，原发性肿瘤切除可提高全身治疗的疗效，延长生存期。然而，关于原发性肿瘤切除术生存益处的数据相互矛盾，并且没有前瞻性随机试验，尽管最近的回顾性研究表明其有生存益处[58]。精心挑选的患者可能会从原发性肿瘤切除术和全身治疗中受益。尽管如此，在正在进行的随机试验结果公布之前，这一患者群体的最佳治疗方案仍未确定[59]。

癌症导致的腹膜腔内液体量异常被称为恶性腹水，多达 50% 的患者会出现[19]。常见的潜在肿瘤包括乳腺癌、卵巢癌、胃癌、胰腺癌和结肠癌，其中多达 20% 的原发肿瘤未知[19, 60]。相关预期寿命短（少于 4 个月），只有在乳腺癌和卵巢癌中，生存时间通常较长[19]。使用非隧道式导管单次引流腹水是有效的，但如长期留置，可能导致并发症，例如感染（35%）、意外脱出、渗漏（20%）、和梗阻（30%）。因此，隧道式导管是长期治疗恶性腹水的首选[19, 60]。

脑和脊柱

现代神经外科手术的侵入性比 20 年前要小得多，且更容易扭转平衡，倾向于通过干预来减轻症状[61]。尸检研究表明，20% ～ 25% 的癌症患者有脑转移[62]。8% ～ 10% 的成年癌症患者会出现症状性脑转移[63]。有证据支持治疗多达 3 个转移瘤，为缓解颅内压升高或神经功能障碍，即使 MRI 显示有其他较小的无症状病变，也可切除较大的转移灶[64]。

虽然手术对胶质母细胞瘤患者生存率的影响仍有争议，但它对缓解症状非常有用，包括头痛和神经功能缺损[61, 65-66]。手术通常为非功能区的可及肿瘤提供更好的姑息治疗，但放射外科（直线加速器、伽玛刀）更利于治疗深部肿瘤或位于功能区的肿瘤[61]。

脑室腹腔分流可显著缓解颅内压升高的症状，并且降低病残率[15]。在某些情况下，如果脑脊液中存在恶性细胞，则存在以下风险：腹膜种植和分流阻塞。在这种情况下，内镜下第三脑室造口术是一种微创手术，可提供类似的姑息治疗[61]。

转移性疾病导致的硬膜外脊髓或马尾神经受压会对生活质量产生显著的负面影响。后椎板切除术的治疗常常失败。微创手术技术提供了一种更适合缓解疼痛和神经功能缺损的折中方案。结合使用神经导航和微创手术技术，通常可通过椎弓根对肿瘤进行减压，然后可经皮插入固定[61]。

头颈

由于头颈癌（head and neck cancer，HNC）患者生命末期照护的复杂性，导致许多患者入院。最近一项研究表明，超过 50% 的患者在生命最后一个月因出血（17%）、疼痛（9%）、呼吸困难（9%）、吞咽困难（9%）、无法应对（6%）和骨折（3%）等原因住院[67]。

头颈癌通常需要治疗，使患者拥有足够的发声功能和吞咽能力。腔内切除咽部和喉部病变可提供良好的姑息治疗，避免进行气管切开术并允许患者接受姑息性化疗或放疗，或为最终姑息性手术争取时间。激光的使用可使肿瘤干净、清爽地切除或缩小[68]。

体重减轻和营养不良是晚期 HNC 患者的主要问题，超过一半患者出现体重明显减轻和恶病质，约 20% 的癌症相关死亡由恶病质引起[69-70]。癌症恶病质不同于饥饿，优先失去肌肉而不是脂肪组织，蛋白水解和脂肪分解增加，肝代谢活动增加以及急性期蛋白产生增加[71]。

胸膜、胸壁、肺和纵隔

胸部手术姑息治疗原发性和继发性胸部恶性肿瘤的主要适应证是：

- 恶性胸腔积液和（或）心包积液继发的心肺功能损害。
- 胸外原发性恶性肿瘤引起的肺转移。
- 胸壁肿瘤引起的疼痛。
- 阻塞性支气管恶性肿瘤所致脓毒症[72]。

恶性胸膜间皮瘤是一种几乎总是致命的肿瘤，

姑息性铂类化疗是标准治疗[73]。最近一篇循证医学综述讨论了使用根治性综合治疗联合胸膜外全肺切除术是否提供更好的生存率。该综述不支持在常规临床照护基础上使用根治性综合治疗[73]。因此，对恶性胸膜间皮瘤患者，建议胸腔镜下滑石粉胸膜固定术和插入隧道式留置胸膜导管是最合适的姑息治疗形式[72]。

绝大多数情况下，恶性胸腔积液是胸部恶性肿瘤手术姑息治疗的主要指征。一般认为，如患者预计生存期短于 3 个月，则不应尝试进行胸膜固定术[72]。

如果引流后平片显示肺完全扩张，胸膜完全对位，任何影响胸膜固定术的介入治疗都将有很高的成功概率。如果肺不能充分扩张，表明被恶性胸膜包裹，任何尝试胸膜固定术的操作都会有很高的失败率[72]。

恶性胸腔积液最有效的手术治疗选择是胸腔镜下滑石粉胸膜固定术。该过程需要全身麻醉、双腔气管插管以及将患者置于侧卧位。注入无菌滑石粉以有效覆盖脏层和壁层胸膜的所有区域，标准剂量为 5～10 g，置入胸腔引流管，当 24 h 内产生的胸腔积液少于 150 ml 时应将其取出。这通常发生在术后 48～72 h。据报道，滑石粉胸膜固定术的成功率超过 75%[74]。

滑石粉浆（滑石粉与生理盐水混合：5 g 滑石粉＋50～100 ml 无菌生理盐水）通过肋间导管滴注，在不适合或拒绝手术干预的患者中实现胸膜固定术，这种技术可在病房进行。滑石粉浆通过肋间导管滴入并夹住管子。然后患者在仰卧位时每侧各保持姿势约 20 min，然后在直立位置，左右倾斜保持各 20 min。这一过程会导致急性胸膜炎，并可能相当痛苦。应为患者提供足够镇痛，笔者倾向于在滑石粉浆中添加局部麻醉药。胸腔镜下滑石粉胸膜固定术的成功率显著高于滑石粉浆液（80% vs. 60%）[74]。滑石粉浆与永久留置胸膜导管的效果相当。

对胸膜固定术失败且通过胸膜引流可显著改善症状的患者，永久性留置隧道式胸膜导管可能是最有效的选择[74]。

在急性期，可通过使用超声引导下 Seldinger 技术置入导管经皮引流，而有效治疗恶性心包积液。对长期管理而言，可通左或右侧胸腔镜下心包开窗完成[74]。

乳腺

对罹患转移性乳腺癌的女性而言，远处肿瘤是主要死亡原因，但许多患者同时出现局部复发[75]。通常在标准的乳房切除术上实施精心设计的皮肤切除术可去除有症状的溃疡性癌症，闭合皮肤和皮下组织[76]。真空辅助闭合敷料是目前乳腺切除术后皮片移植的首选敷料[77]。背阔肌皮瓣是新皮肤和软组织的最简单选择。其可以被移动并旋转到肿瘤切除术后的缺损，手术并发症相对较少。背阔肌皮瓣提供强大的皮肤和肌肉覆盖，从而允许进行术后放疗[77]。

在许多情况下，腋窝解剖至腋窝 III 级可能是非常重要的姑息性外科手术。在前哨淋巴结活检作为早期乳腺癌标准治疗的时代，姑息性完成腋窝清扫术是一种重要的手术手段[78]。切除腋窝疾病的禁忌证是累及腋动脉和臂丛神经[77]。

IV 期乳腺癌患者通常会存活相当长的时间。在这些患者中，大部分肿瘤负担通常是乳房或腋窝的原发性癌症。回顾性研究表明，在确诊转移性疾病的情况下，切除原发性恶性肿瘤的患者的生存率有所提高[79]。然而，这一观点并未得到最近 Cochrane 综述的完全支持[80]。Tosello 等[80] 没有从随机试验中找到证据，没有对被诊断为转移性乳腺癌的女性接受乳房手术与系统治疗的益处和风险做出明确的结论。

骨骼是乳腺癌转移最常见的部位。体积小、仅限于骨的疾病相对常见，并且通常对全身治疗，尤其是内分泌药物反应良好。手术指征为对治疗无反应、局部疼痛、骨折或骨折可能性很高的承重骨[77]。

甲状腺

甲状腺未分化癌是最具侵袭性的实体肿瘤之一，确诊后中位生存期为 6 个月。其最常表现为一个大而坚硬的甲状腺肿块，导致声音嘶哑、声带麻痹、吞咽困难、颈椎痛和呼吸困难。大多数与癌症相关的死亡是由于局部区域快速增长，治疗工作故应集中于此。这些患者最好通过多模式治疗进行管理，包括手术和外部束放疗（external beam radiation therapy, EBRT）± 化疗。由于其预后不良，转移性甲状腺未分化癌应慎用积极疗法[81]。在无法手术的情况下，应考虑新辅助 EBRT 和（或）化疗，可能使肿瘤适合手术。由于 EBRT± 化疗后的复发风险很高，因此应在可行的情况下进行手术。对切缘阳性者，没有指征实施肿瘤减灭术[81]。

气道受损时实施气管切开术在技术上具有挑战，切口愈合并发症发生率高，可能使 EBRT 延迟。应在即将发生气道阻塞时考虑气管切开术，而不作为预防措施。大多数需要气管切开术的患者患有侵袭性疾病，预后较差。其可以缓解气道窘迫，但延长生命的作用微乎其微[81]。

肾上腺

肾上腺偶发瘤可在 4%～7% 的腹部 CT 扫描中发现。其中，多达 5% 为肾上腺皮质癌（adrenocortical carcinomas，ACC），2.5% 为转移性癌症[82]。60% 的 ACC 存在内分泌综合征，最常见的是库欣综合征（50%）、男性化（< 10%），或两者兼而有之（25%）[83]。ACC 是非常罕见的恶性肿瘤（每年 1～2 例 /100 万人）。在存在转移性病灶的情况下，5 年生存率从大约 60% 下降到 20% 以下，生存期通常不到 13 个月[84]。减瘤术主要用于控制肿瘤相关的内分泌综合征。

恶性嗜铬细胞瘤（pheochromocytoma，PCC）的诊断需要有局部浸润和远处转移，且此类病变无法治愈。多达 25% 是遗传综合征的一部分，最常见的是多发性内分泌肿瘤和 Hippel-Lindau 综合征。恶性 PCC 的治疗方案包括手术（主要治疗方法）、间碘苄胍（metaiodobenzylguanidine，MIBG）放疗和全身抗肿瘤治疗。没有随机对照试验来确定哪种非手术治疗更有效。如果 PCC 不可切除，则减瘤术被认为是治疗的主要方法，以缓解过度分泌状态。然而，它在无症状、低分泌肿瘤中的作用尚不清楚[85]。

泌尿外科

最常用的姑息性泌尿外科手术是输尿管支架置入术和出血性膀胱和前列腺肿瘤进行电灼术[86]。由于膀胱切除术的并发症发生率比放疗高，仅在没有其他姑息治疗选择（肾造口术、回肠导管）时才应考虑[87]。输尿管支架可能并不总能克服压力，肾造口管可能是唯一的姑息性选择[84]。

多达 1/3 的肾细胞癌将出现同步转移性疾病[83]。细胞减灭性肾切除术具有潜在的生活质量益处，因其可减少出血、凝块绞痛引起的疼痛以及副肿瘤症状。接受细胞减灭性肾切除术的患者也有更好的生存率[84]。

器官局限型输尿管或肾盂移行细胞癌（transitional cell carcinoma，TCC）的金标准治疗是肾输尿管切除术。同步或异时转移性疾病患者的预后较差[84]。对转移性膀胱 TCC，目前的治疗标准包括通过辅助化疗和放疗对膀胱肿瘤进行经膀胱减瘤。然而，姑息性膀胱前列腺切除术（男性）或前骨盆切除术（女性）仍是对有明显局部症状（例如无法控制的出血）患者的一种选择[84]。

大多数淋巴结阳性前列腺癌患者最终会治疗失败[88]。虽然许多泌尿科医师不愿对淋巴结阳性患者进行根治性前列腺切除术（radical prostatectomy，RP），但有证据表明接受 RP 患者的癌症特异性生存率和总生存率有所提高[89]。因此，RP 是淋巴结阳性前列腺癌多模式策略的重要组成部分[88]。

妇科

上皮性卵巢癌占所有卵巢恶性肿瘤的 90% 以上，大约 70% 的病例在诊断时处于晚期。原发性细胞减灭术仍是主要治疗方法，因为它在 3 个主要领域具有既定益处：

- 去除大块肿瘤，特别是卵巢和网膜疾病，具有改善肠道功能和减少腹水的生理益处。
- 改善肿瘤灌注，提高生长分数，增加对化疗反应的可能性并降低产生耐药性的可能性。
- 免疫学益处，因大块肿瘤组织似乎具有免疫抑制功能[86]。

在疾病复发的患者中，重复进行细胞减灭术似乎也有作用[90]。

卵巢癌患者的肠梗阻发生率为 25%～50%，卵巢癌伴肠梗阻患者的预期寿命为 4 个月。没有明确的预后因素来预测 MBO 患者手术结果，对这些患者的管理仍存争议[86]。Kucukmetin 等[91] Cochrane 系统评价证实，有证据支持姑息性手术治疗可延长因卵巢癌导致肠梗阻患者的生存期。

宫颈癌是全世界最常见的妇科癌症，在没有筛查计划的第三世界国家，其发病率要高得多。局部晚期或转移性宫颈癌通常主要通过放化疗，而非根治性子宫切除术治疗。当宫颈癌在放射区域集中复发时，盆腔清除术可能是治愈的唯一一希望。然而，在某些宫颈癌并发膀胱或结肠阴道瘘患者中，姑息性肠切除术也可能发挥作用[86]。对复发的妇科癌症（不包括复发卵巢癌），2014年发表的一篇循证医学综述未确定切除手术优于、相当还是劣于非手术治疗[92]。复发性宫颈癌也可能伴有输尿管梗阻。逆行支架置入术通常是合适的，但如果技术上不可行，则对预后不良或盆腔肿瘤患者必须认真考虑经皮肾造瘘术的适宜性，从而避免肾衰竭，仅造成较小创伤[86]。

大的卵巢肿瘤，无论原发还是继发于其他部位（特别是胃肠道、乳房），都可能引起局部压力效应，导致疼痛、腹胀和肠道功能问题。即使切除卵巢肿瘤不会延长生存时间，也可减少压力效应，以在患者剩余时间内改善生活质量[86]。

复发性腹水是晚期妇科恶性肿瘤患者的常见并发症，尤其是复发性卵巢癌患者。可能需要反复进行腹腔穿刺，这会给患者带来很大不便。在社区环境中，隧道式腹膜导管引流系统（可通过放射或外科手术插入）可用于反复引流腹水[86]。

骨科

姑息性骨科治疗旨在减轻晚期癌症患者的疼痛，并恢复活动能力和尊严[93]。

大多数转移性骨病变本质上是溶骨性的。溶解不是由于直接的肿瘤破坏，它通过释放细胞因子引起破骨细胞的募集。这被认为是转移性细胞结合的一部分[93]。

转移性骨病（metastatic bone disease，MBD）患者的治疗主要是姑息性的，目标是限制疼痛和快速恢复功能。肾癌和甲状腺癌的病变可能是高度血管化的。建议栓塞以降低出血风险。即使采用髓内钉等闭合技术，也应执行此操作[93]。

通常，临床医师倾向于低估患者的预期寿命。MBD的以下特征与较好的预后相关：

- 原发肿瘤为乳腺癌、前列腺癌、骨髓瘤或淋巴瘤。

- 孤立性骨骼转移。
- 无内脏转移。
- 无病理性骨折[93]。

下肢髓内钉是首选治疗方法。在股骨中，建议使用长头髓钉。这可最大程度保护骨骼并减少再次手术需求。肱骨骨干病变的手术治疗存在争议。手术选择是髓内钉或钢板固定，文献中没有达成共识，外科医师应使用他们感觉最方便舒适的技术[93]。

股骨，特别是髋部在长骨MBD中比例奇高。多达75%的MBD手术在髋部进行。在股骨近端，近端越过粗隆间的病变应接受关节成形术治疗[93]。

结论

姑息性手术仍是一个具有挑战性的手术领域，支持治疗决策的证据有限。通过不同照护提供者和外科（亚专科）专家之间的密切合作，可显著缓解症状。此类患者的术后早期复发率和死亡率很高，需要与患者、家属和护理团队其他成员进行讨论。应始终首选创伤较小和微创的方法，以减少住院时间并避免姑息性放疗和（或）化疗延迟。在该领域的每一个决定都需要对临终者及其家人保持内心谦卑和尊重。

要点

- 每名外科医师均应充分了解姑息性手术的选择和局限性。
- 姑息性手术的30 d死亡率高达30%。
- 治疗决定应在MDT环境中做出。
- 脑转移、Karnofsky指数低于50%、剧烈疼痛、呼吸困难、高乳酸脱氢酶和白细胞增多是预后不良的指标。
- 内镜支架植入±近距离放疗是治疗恶性吞咽困难的首选方案。
- 目前正在研究Ⅳ期胃癌的姑息性胃切除术。
- 不可切除的胰腺癌的并发症应通过非手术内镜/放射学方法进行处理。
- 如果在手术中发现无法切除的胰腺癌，则应进行双旁路手术。
- 局部晚期胰腺癌最好通过切除来缓解。
- 内镜、经皮和联合支架是恶性胆道梗阻的一线姑息治疗。

- 对适合手术的患者，应对恶性小肠和（或）大肠梗阻进行外科手术（旁路 / 造口 / 切除）。
- 不适合手术的恶性结肠梗阻患者，最好使用结肠支架进行治疗。
- 无症状的 IV 期结直肠癌患者受益于原发肿瘤切除和全身系统治疗。
- 恶性腹水表示预期寿命短于 4 个月（不包括乳腺癌和卵巢癌）。
- 隧道式导管是治疗恶性腹水和恶性胸腔积液（如果胸膜固定术失败）的最佳选择。
- 对多达 3 个脑转移瘤进行姑息性切除是合理的。
- 放射外科（伽玛刀、直线加速器）适用于深部肿瘤或功能区的肿瘤。
- 内镜下滑石粉胸膜固定术是恶性胸腔积液最有效的治疗方法。

- 恶性胸膜间皮瘤的根治性多模式治疗并不优于姑息性铂类化疗加胸膜固定术。
- 原发性细胞减灭术是晚期卵巢癌的主要治疗方法。
- 因卵巢癌引起的肠梗阻，姑息性手术可延长患者生存期。

参考文献

扫二维码见参考文献

第 35 章

癌症患者的围手术期虚弱

Hui–Shan Lin，Natasha Reid，Ruth E. Hubbard

程婷婷 译 石亚平 校

引言

世界人口正以前所未有的速度老龄化，老年人口数量的增长速度比其他所有年龄组都要快。到 2050 年，预计 65 岁以上者可达 16 亿，占全球人口约 1/6（16%）[1]。从 2015 年到 2050 年，全球 80 岁及以上人口预计将从 1.265 亿增长到 4.466 亿，增加 3 倍以上[1]。

随着老年人口数量的增长，高龄癌症患者的比例也随之增加。高龄是癌症最重要的危险因素，同时也与较低的癌症生存率有关。有 60% 的癌症患者和 70% 因癌症死亡的患者年龄大于 65 岁。此外，与同年龄段中的低龄者相比，65 岁以上人群癌症发病率增加 11 倍，癌症死亡率增加 16 倍[2]。2014—2016 年，英国新患癌症病例中有超过一半（53%）发生在 50 ～ 74 岁人群、超过 1/3（36%）为 75 岁

及以上老年人。在排除性别因素后，85 ～ 89 岁年龄组癌症发病率最高（图 35.1）[3]。尽管人数有所增长，但老年癌症群体在临床试验中的代表性仍然不足。

外科手术是癌症的一种重要治疗手段，肿瘤科医师和外科医师将看到越来越多的老年癌症患者接受手术治疗。老年癌症患者这一特殊群体往往存在不同程度的虚弱，因此难以制订最有益的肿瘤干预策略。了解老年癌症患者的虚弱程度对做出个体化治疗决策和最大程度减少不良后果至关重要。

本章主要阐述虚弱（frailty）的概念、测定方法、在癌症患者中的发病率以及在癌症诊疗中的相关性，还将进一步探讨老年综合征。考虑到营养的重要性，本章将总结围术期为老年癌症患者提供个性化治疗的原则。接受手术治疗的老年癌症患者围手术期管理的不同模式和路径将在其他章节讨论。

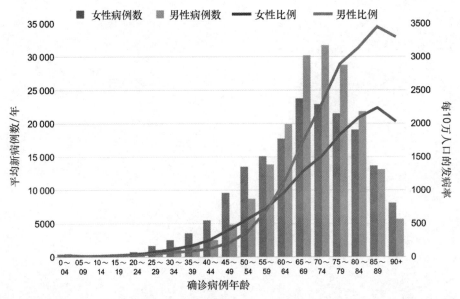

· **图 35.1** 英国癌症研究中心：2014—2016 年，英国所有癌症平均每年新发病例数量和每 10 万人口特定年龄的发病率

癌症患者的虚弱

在癌症治疗中，不能仅凭年龄来判断患者能否耐受整个过程。相较于一个营养不良、认知障碍、无法行走超过 10 m 的 70 岁患者，一位 80 岁能跑马拉松且能完全独立自主生活的患者肯定更能够耐受手术。除年龄外，虚弱这一概念已愈受重视，用来评估老年患者能否耐受积极的治疗并从手术中获益。虚弱通常与年龄增长有关，但年轻人也会变得虚弱。

虚弱的定义、概念、患病率

虚弱是身体逐渐脆弱的状态，会导致不良健康的后果。它描述的是生理储备减少，导致机体对应激原反应和维持内环境稳态能力降低的状态。虚弱是与衰老相关的生理变化（如炎症和免疫激活、骨骼肌减少、性激素减少、皮质醇水平升高和维生素 D 缺乏）、遗传和表观遗传因素、环境和生活压力以及急慢性疾病之间复杂相互作用的结果。虚弱与

残疾、慢性疾病虽有相互重叠和相似之处，但本质仍有不同。

不良健康状况相当于虚弱状态，或指身体储备与受损之间达到的平衡，比如新发疾病、感染、癌症或药物治疗引起的改变。一个生理代偿较强的正常机体当经历重大手术或进入 ICU 时，会通过各系统功能代偿调节尽快恢复。一个虚弱几乎没有储备的个体，即使轻微损害，如尿路感染或药物更换，也可能会导致各系统功能显著下降[4]。同样重要的是，要谨记年龄排序仍起关键作用。例如，一名 75 岁的虚弱患者相比同龄患者，发生不良并发症的风险要高，但比 95 岁相同程度虚弱的患者风险低。健康获益（积极的健康状态和照护支持）能否减轻虚弱的影响是正在研究的热门领域。图 35.2 描述了虚弱的概念，结合年龄、健康获益、健康消耗和损伤对三类人群的影响：①健康高获益、低消耗的年轻人；②健康高获益、低消耗的老年人；③健康低获益、高消耗的老年人。

尽管一般社区老年人群的虚弱患病率约为 10%[5]，但在一个对 20 项研究的系统回顾中，老

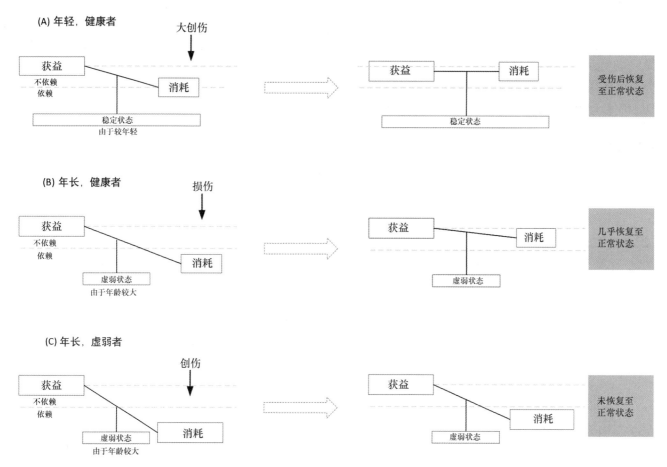

· **图 35.2** 虚弱的概念

年癌症患者中虚弱患病率的中位数高达 42%[6]。据报道，癌症患者中患有轻度虚弱的老年人比例为 43%，而健康的老年人比例较低[6]。在老年癌症患者中，疾病进展和强化治疗都是导致虚弱高患病率的重要因素，使这些患者特别容易出现不良后果。

虚弱的性别差异

早前的横断面研究提出了一个性别疾病健康生存悖论：女性更虚弱，但寿命更长。为此，最近一项荟萃分析大意也是证实了性别、衰弱和死亡率之间存在一致关系。该文综合 7 项使用虚弱指数来评估虚弱程度的研究，发现在每个年龄组中，女性的虚弱程度高于男性，但更能耐受这种虚弱，最终死亡率也更低[7]。

不同性别虚弱的发病率和死亡率在病理生理学上的差异可能与生物学、行为和社会心理等因素有关[8-9]。也许最值得注意的是，慢性炎症已被确定为虚弱发展的关键诱发因素。有人认为，由于男女饮食、肠道微生物菌群和中央肥胖方面的差异，炎症在女性虚弱的进展中发挥了更重要的作用[8]。另外，雌激素和睾酮可能通过调节炎症以及对其他组织产生直接影响，导致虚弱形成性别上的差异[10]。

虽然女性往往比男性更虚弱，但也可能积累更多的健康获益，以帮助她们更长时间维持系统功能和不依赖状态。目前尚无关于癌症患者性别与虚弱关系的研究。逐渐有新出现的证据表明，性别会影响病理生理、临床体征、治疗结果及对癌症的反应，这将成为未来研究的一个重要领域[11]。

虚弱在预测癌症预后和手术结局中的作用

老年癌症患者的虚弱与普通内外科患者的虚弱一样，都与死亡率和病残率增加有关。在过去 10 年里，出现大量评估虚弱对癌症患者不良结果影响的研究和文献。Handforth 等的荟萃分析发现，在 5 年、7 年和 10 年随访中，虚弱使全因死亡率风险分别增加 1.8 倍、2.3 倍和 1.7 倍[6]。多项研究也证实了身体虚弱是化疗、毒性和不耐受的预测因素[12]。同样，在接受手术的癌症患者中，虚弱与术后并发症（Clavien-Dindo 分级 ≥ Ⅱ）增加、非回家型出院、住院费用增加、30 d 死亡率升高和再入院相关[12]。表 35.1 总结了自 2010 年至今发表的论文中与癌症手术虚弱相关的不良结果。在 44 项研究中，最常评估的不良结果是主要术后并发症，而在所有 29 项评估该结果的研究中，不论癌症手术类型和虚弱测量工具如何，虚弱都是一个重要预测因素。与虚弱相关的另一经常评估的不良预后是短期死亡率，即住院死亡率。几项研究发现，与按年龄顺序和 ASA 分级相比，虚弱是死亡率和病残率的一个更好的预测因素[13-15]。

表 35.1　癌症手术中虚弱相关不良后果

癌症类型	作者，样本量	虚弱相关不良后果						
		远期死亡率[a]	短期死亡率[b]	术后并发症	住院时间延长	再入院	转入机构	术后功能
乳腺	Clough-Gorr 2012，660[52]	√						
	Mandelblatt 2017，1280[53]	√						
结直肠	Chen 2018，1928[31]			√				
	Kristjansson 2010，178[54]			√				
	Kristjansson 2012，176[55]		√	√				
	Neuman 2013，12 979[56]	√	√					
	Ommundsen 2014，178[57]	√						
	Reisinger 2015，310[58]		√					
	Robinson 2011，60[59]					√（30 d）	√	
	Rønning 2014，93[60]							×（差异不显著）
	Souwer 2018，139[35]	√	√	√	√	√（30 d）		

（续表）

癌症类型	作者，样本量	虚弱相关不良后果						
		远期死亡率[a]	短期死亡率[b]	术后并发症	住院时间延长	再入院	转入机构	术后功能
胃	Tan 2012，**83**[61]			✓				
	Choe 2017，**223**[62]					✓（1年）		
	Lu 2017，**165**[63]	✓		✓				
	Tegels 2014，**180**[64]		✓					
胃肠	Bateni 2018，**1928**[65]		✓	✓				
	Buettner 2016，**1326**[66]	✓						
	Kenig 2015，**75**[67]			✓				
	Vermillion 2017，**41 455**[68]		✓	✓	✓			
胶质瘤	Cloney 2016，**243**[29]			✓	✓			
妇科	Courtney-Brooks 2012,**37**[69]			✓				
	Driver 2017，**88**[70]	✓						
	George 2016，**66，105**[71]		✓	✓				
	Uppal 2015，**6551**[30]		✓	✓				
头颈部	Abt 2016，**1193**[27]			✓				
	Adams 2013，**6727**[13]		✓	✓				
	Nieman 2017，**159 301**[72]		✓	✓	✓			
	Goldstein 2019，**274**[37]			✓	✓			
颅内	Youngerman 2018，**9149**[32]		✓	✓			✓	
肝	Gani 2017，**2714**[73]		✓	✓	✓			
卵巢	Ferrero 2017，**78**[74]			✓				
	Kaibori 2016，**71**[75]			✓				
	Kumar 2017，**535**[25]		✓	✓				
	Yao 2019，**535**[26]						✓	
胰腺	Mogal 2017，**9986**[76]			✓				
	Dale 2014，**76**[36]			✓	✓	✓		
肾	Hoffen 2016，**11 755**[77]			✓				
	Silvestri 2018，**162**[78]			✓				
尿道	Burg 2019，**123**[23]			✓				
	Chappidi 2016，**2679**[79]		✓	✓				
	Lascano 2015，**41 681**[80]		✓					
	Matsushita 2018，**41**[81]			✓				
其他	Brown 2015，**416**[82]	✓						
	Lascano 2015，**41 681**[80]		✓					
	Shahrokni 2019，**1137**[83]	✓			✓			

[a] 长期随访生存率较差。
[b] 术后 6 个月内死亡。

鉴于虚弱是老年癌症患者预后不良的强有力预测因素，虚弱评估对手术和放化疗前的风险分层有重要作用。术前虚弱评估有助于预测术后并发症和不良结局的风险，从而制订合理的治疗计划并早期发现并发症，加强与家属和患者对预期治疗结果的沟通。虽然，目前对如何将虚弱评估纳入癌症治疗计划或围手术期照护尚未达成共识，但虚弱筛查可能是检测最弱势人群的良好起点。

虚弱与老年综合征

老年综合征会导致虚弱，虚弱也增加了发展为老年综合征的风险。虚弱筛查有助于诊断老年综合征，可优化癌症治疗，预防不良结局。每位65岁以上社区居民中老年综合征的平均数量为2.9种[59]。在癌症患者中，老年综合征的患病率高达78%，更有43%的患者患3种或以上的老年综合征[17]。合并老年综合征的患者癌症治疗相对复杂，而癌症本身和治疗过程也可能加速或加剧老年综合征。对接受手术的癌症患者而言，老年综合征的管理很重要，因为老年综合征与并发症增多、住院死亡率增高、住院时间延长、医疗费用增加及出院失代偿增加有关[18]。老年综合征不利于癌症患者满足手术指征和术后康复。老年综合评估（comprehensive geriatric assessment，CGA）是识别和改善管理老年综合征的最佳方法。

痴呆与谵妄

痴呆是一种导致多种认知功能下降的神经退行性疾病，表现为记忆丧失、定向障碍、判断和洞察力受损、计划能力受损、视觉空间意识受损、语言受损、人格改变或行为障碍等。年龄是患痴呆的最大风险因素。谵妄是一种由疾病或环境变化引起的急性意识水平改变和注意力不集中的波动过程。痴呆是导致谵妄发生的危险因素，而谵妄往往伴随着高死亡率和高病残率。与相对应的年轻患者相比，痴呆在老年癌症患者中更普遍，这仅仅是由年龄所致。认知障碍对癌症治疗有影响。

认知障碍可能影响一个人全面理解癌症治疗后果的能力，以及在进行强化治疗时权衡利弊的能力。因此，这些患者对复杂治疗方案提供知情同意的能力可能受损。痴呆和谵妄与功能性损伤有关，需要提示和指导他们进行日常活动，如驾驶、记住约会和定期服药。这意味着，患有认知障碍的癌症患者可能需要更多帮助来坚持药物治疗方案，接受化疗时需要频繁验血，以及帮助他们往返行健康预约。

跌倒

跌倒在老年人中很常见，其原因往往是多方面的。跌倒在本质上可能由内因引起，比如体位性低血压、脱水、感染、血液病、心律失常、癫痫、脑卒中、帕金森病、痴呆引起的运动障碍、坐骨神经痛、周围神经病变或因虚弱引起的下肢肌无力。跌倒也可能是外在原因，由外部因素触发，例如地板潮湿、鞋子宽大、路面凹凸、地毯不平整。跌倒的后果从轻微到严重，如软组织损伤，重者颅内出血、骨折，甚至死亡。此外，跌倒后的心理后遗症会病理性加剧焦虑水平并恐惧跌倒，导致对活动和休息的恐惧。

老年癌症患者的跌倒筛查很重要，因其可能引发对潜在原因的调查，导致治疗先前未诊断出的医疗问题。优化药物，环顾患者的家庭环境以防止未来跌倒，并可通过物理治疗改善步态和平衡。跌倒可能是一个人潜在的虚弱指标，因此可能影响患者对癌症强化治疗的耐受性。

抑郁与焦虑

老年人尤其易患情绪障碍和焦虑。许多导致抑郁和焦虑的社会心理因素也与年龄增长有关，比如身体机能障碍导致对配偶、子女、朋友或看护者的依赖增加，影响生活质量的感觉障碍，身体活动迟缓和跌倒，合并医疗疾病，脱离工作岗位后的社会孤立感，甚至亲朋好友年龄增长过世后的孤独感。老年人抑郁的表现可能不典型，自身并不会表述情绪低落，但精神运动迟缓、冷漠和食欲下降也是不容忽视的突出症状。情绪低落导致食欲下降可能加剧与癌症相关的营养不良。

癌症患者极易合并抑郁和焦虑，这不仅是因为癌症引起的身体症状，例如疼痛、恶心、嗜睡和虚弱，还因为不明确的生存率、治疗方案和癌症治疗后潜在的副作用。抑郁和焦虑对生活质量有显著影响，是导致不良结果的危险因素，因为淡漠会导致功能下降和难以自理。

多重用药

多重用药通常被定义为服用 5 种或 5 种以上的药物，但也有其他定义，如服用非必需药物。因合并多种疾病和退行性关节疾病引起慢性疼痛等，多重用药在老年人中很常见。癌症化疗也会增加药物负担。例如，接受化疗的患者可能突然服用 5 种额外药物来缓解疼痛、便秘和恶心。患者服用药物数量的增加也伴随着药物相互作用和副作用的增多。此外，精神类药物，如苯二氮䓬类、抗精神病药物和抗抑郁药物，会增加体内的抗胆碱能负荷，导致老年人跌倒和认知障碍。

营养不良

营养不良是老年人群另一常见综合征，往往与癌症恶病质相伴存在。营养不良将在本章后文"营养及其对手术的影响"部分予以更详细探讨。

老年综合评估

老年综合评估（CGA）是识别和管理改善老年综合征的方法。通常由多学科团队主导，由一名老年医学科医师和（或）一名老年医学科护士担任主要角色。CGA 可全面了解老年人的生理和功能状态，并评估多个健康领域，包括基础疾病、用药情况、营养状态、认知功能、日常生活活动、自控能力、行动能力、心理状态和社会支持。CGA 通常涉及以下部分或全部评估工具：日常活动量表（如巴特尔指数或诺丁汉扩展活动日常生活量表）、简易营养评估（Mini-Nutritional Assessment，MNA）、简易精神状态测验（Mini-Mental Status Exam，MMSE）、简易认知与老年抑郁量表（Mini-Cog and Geriatric Depression Scale，GDS）、社会支持量表，每个量表都有设定的临界点来表示异常。CGA 还包括对合并症、药物治疗和身体基本情况的测试评估，如握力、定时行走测试和平衡测试。CGA 是通用的，根据团队对规模和时间的限制，CGA 测试项目的数量可修改为仅有 3 个组成部分。简易 CGA（Abbreviated CGA，aCGA）是一种有效工具，其

使用简易版的 GDS、MMSE 和日常活动量表[19]。

虚弱筛查和测量工具

在确定虚弱可预测不良结果后，需考虑如何检测虚弱、虚弱筛查是否充分、是否应该量化虚弱来指导管理。为测量普通内外科患者的虚弱而开发的工具有很多，其中有许多已用于癌症患者。在医疗实践中使用何种工具最适合，尚未达成共识。每种测量方法都有其优缺点，因执行所需时间、培训难易、对不利结果的可预测性不同而有所不同。一些临床医师认为，每个癌症学科或手术外科都要找到实用且适用于其患者群体的工具，因不同工具可能适合于不同的手术环境（急诊或择期）和不同的癌症类型。另一方面，多种仪器的使用限制了专家沟通不同癌症类型风险的能力，也妨碍了临床实践指南的发展。

传统观念上，虚弱通过"观察法"来检测诊断。对没有专业知识和培训的医师而言，"观察法"可能显得主观、不可靠。在检测虚弱和预测生存率方面，使用经验证有效的测量工具进行系统的老年评估优于肿瘤科医师的意见[20]。

大多虚弱测量工具都包涵 CGA 各个领域，包括自我评估的测量和基于身体性能的综合评估。然而，有些研究使用单一测试作为虚弱标记，如步态、速度、握力、定时行走、白蛋白或 C 反应蛋白。因为检测虚弱所需的时间会比单一虚弱测量所需的时间更长，实际工作中需将测量方法的灵敏度和特异性与可行性和实用性相平衡。CGA 被认为是诊断虚弱的金标准，然而每次评估需要 60 min，并且需一名老年医学专家或一名老年医学护士。CGA 旨在检测可以提供干预措施的老年综合征，而简易虚弱筛查工具（如 G8 和 VES-13）旨在筛选虚弱且可能受益于 CGA 的患者，从而更有效地利用资源。

后文将更详细讨论 6 种虚弱检测工具，这些工具已在两项或更多项有关老年癌症手术患者的研究中得到验证。表 35.2 列出了 6 种虚弱测量工具的不同组成部分，表 35.3 总结了这些工具的临床效用。有关在癌症患者中试验的所有虚弱测量工具及其敏感性和特异性的更多信息，请参阅 Hamaker 等的系统综述[21]。

Fried 标准

此标准为 Fried 等在心血管健康研究中开发的表型模型，认为虚弱是一种可观察到的身体衰退，表现为行动缓慢、无力、体重减轻、缺乏活动和疲惫[22]。对这 5 个项目的评估包括自我报告测量和诊疗室物理评估，对每个项目有特定评分标准。在不同研究中，虚弱的临界值不同，而 3 分或以上通常为虚弱，1～2 分为虚弱前状态，0 分则为健康。Fried 标准已在结直肠癌、膀胱癌和妇科癌症手术中得到验证[23]。但 Fried 标准未纳入认知障碍，且在非门诊患者中使用有限。

虚弱指数

虚弱指数（Frailty Index，FI）是由 Rockwood 等根据加拿大健康与老龄研究基于虚弱累积缺损模型研发而来[24]。在该模型中，虚弱被视为导致身体脆弱的"缺损"积累。当缺损达到身体不能承受的阈值时，就会出现系统崩溃。早前研究中，有学者评估了 70 个健康缺损，从多个领域采集缺损项目，包括机体功能障碍、慢性疾病、药物治疗、社会心理风险因素和营养等。FI 是一个介于 0 和 1 之间的数字，由个人存在的健康缺损数除以评估的缺损总数而得。FI 接近于 0 表示健康，FI 越高表示虚弱程度越重。FI 可以作为一个连续变量来表明虚弱程度的增加，也可以作为一个二分类变量，< 0.25 为健康，≥ 0.25 为虚弱。研究发现，30 个项目作分母即保持 FI 的有效性，并且更有时效性。FI 已在乳腺癌和卵巢癌患者中得到验证[25-26]。FI 全面且多维，但每次评估需要 15～20 min，取决于所评估的领域数量。目前正在进行的研究工作旨在利用常规收集的健康信息将 FI 纳入更广泛的电子医疗系统，即可自动生成 FI 以提高时间效率。

表 35.2　老年癌症患者虚弱筛查工具

评估内容	G8	VES-13	Fried 标准	mFi	FI
年龄	✓	✓			
体重/营养状态	✓		✓		✓
ADL		✓		✓	✓
行动/缓慢	✓	✓	✓		✓
无力			✓		✓
疲劳			✓		
低强度运动			✓		✓
认知受损	✓				✓
感知能力受损				✓	
健康自测	✓	✓			✓
抑郁					✓
社会支持					✓
合并症				✓ᵃ	✓
用药情况	✓				✓

ADL，日常生活活动；FI，虚弱指数；G8，Geriatric 8；mFI，改良虚弱指数；VES-13，脆弱老年人调查量表。

ᵃ 具体合并症包括慢性阻塞性肺疾病或近期肺炎、充血性心力衰竭、心肌梗死、经皮冠状动脉介入术、心脏术后休克或心绞痛、糖尿病、需要药物治疗的高血压、周围血管疾病或缺血性静息痛、短暂性脑缺血发作或脑血管意外，以及伴有神经功能缺损的脑血管意外。

表 35.3　虚弱筛查工具的临床应用

	G8	VES-13	Fried	mFI	FI
项目数量	8	13	5	11	30～70
完成时间（min）	4.4	5.7	5～10	5	10～15
需培训	否	否	是	否	是
包括行为基础测试	否	否	是	否	否
分类或连续变量	分类	分类	分类	分类 & 连续	分类 & 连续
在癌症患者中验证的发表文献	5	3	7	14	2
已使用的样本量	41、79、139、162、205	76、114、274	37、76、83、123、176、274、416	最新样本 41、455	535、555
死亡率预测（研究数量）	2	1	1	7	2
发病率预测（研究数量）	4	1	5	13	2

FI，虚弱指数；G8，Geriatric 8；mFI，改良虚弱指数；VES-13，脆弱老年人调查量表。

改良虚弱指数

改良虚弱指数（Modified Frailty Index，mFI）是 FI 的一种变体，是将美国外科医师学会国家外科质量改进计划（ACS NSQIP）数据库中常规收集的 11 项缺损与 CHSA 研究中最初的 70 个项目相匹配，包括功能状态、感觉受损和一系列并存疾病。每出现一项记 1 分。mFI 在不同研究中的定义不同，有些研究以 ≥ 5 为临界值，有些研究使用消耗缺损数量除以 11，得出 0 到 1 之间的比率。mFI 已经在以 ACS NSQIP 数据库作为不良预测指标的回顾性研究中得到广泛评估[27-32]，但在前瞻性研究中作为床边筛查工具尚未得到验证。mFI 优点是简洁，并能够从现有数据库中获得，缺点是其依赖的 NSQIP 数据库在美国以外无法获得。mFI 在检测虚弱方面更侧重于并存疾病，缺乏对虚弱的认知和心理方面的评估。

Geriatric 8

Geriatric 8（G8）是一种专门为癌症患者开发的筛查工具，旨在筛查潜在可能从进一步老年评估中获益的虚弱患者。G8 由 8 个项目组成，涵盖 CGA 数个领域，重点是营养。在 8 个项目中，有 7 个来自简易营养评估问卷（mini nutritional assessment questionnaire，MNA），即食欲变化、体重减轻程度、活动能力、神经心理问题、体重指数、药物治疗和健康状况自我评价，其中一项是年龄。0 分为严重损伤，17 分为无损伤。分值 ≤ 14 分表示潜在虚弱。G8 使用方便快速，与老年医学评估相比，其在检测虚弱方面具有 85% 的敏感性和 64% 的特异性[33]。G8 已被广泛用于癌症临床实践，并已在各种癌症和血液系统恶性肿瘤中得到验证[34-35]。

脆弱老年人调查量表

脆弱老年人调查量表（Vulnerable Elder Survey，VES-13）有 13 个自我评估的问题，包括年龄、健康状况自我评价、身体能力、功能能力。VES-13 最初是为筛查社区居住人群，以发现有健康恶化风险的老年人。3 分以上表示身体虚弱。该量表已在胰腺癌、结直肠癌和头颈部癌症手术中得到验证[36-38]。其优点是简洁和不依赖身体状况，但虚弱阈值较低，意味着 85 岁或以上的老年人即便身体健康，没有并存疾病也会判定为虚弱。同时，该量表也没有考虑到认知障碍。

营养及其对手术的影响

营养在老年癌症患者的手术过程中起重要作用，术前营养状况和手术对营养的影响都是需考虑的重要因素。营养不良既是一种老年综合征，也是一种癌症综合征。随着年龄增长，老年人食欲降低，但对蛋白质的需求却是中年人的两倍。由于身体虚弱或认知障碍，老年人可能会降低制作复杂营养膳食的能力或动机，转而吃蛋白质含量较低的冷沙拉或三明治。老年人体内维生素不足，如维生素 B_{12}、维生素 D 和叶酸缺乏可导致肌肉无力、平衡失调和周围神经病变，从而易跌倒。此外，营养不良影响手术瘢痕的愈合，活动能力降低者易发生压力性损伤。

头颈部癌症、食管癌、胃癌、肠癌、胰腺癌和肝癌通常使营养摄入受损，而手术作为癌症的一种治疗方法，则使营养和能量需求增多以加快恢复。对癌症患者，尤其是那些身体虚弱的患者，营养不良与死亡风险的增加密切相关。在术前营养支持的讨论结束前，将讨论关于癌症患者营养状况受损的常见后果，包括厌食症、癌症恶病质、肌肉减少症和肌少症性肥胖。

厌食症、癌症恶病质和肌肉减少症

癌症患者可能出现厌食症、恶病质和肌肉减少症。食欲不振或食欲减退（厌食症）在癌症患者中很常见，可能出现在疾病早期或晚期。大多数晚期癌症患者都是厌食症患者。患者可能同时患有厌食症和恶病质，恶病质是指明显虚弱、体重下降、脂肪和肌肉减少[39]。即使在饮食良好的患者中，某些癌症也可能改变营养物质的吸收和利用，或抑制脂肪储存和肌肉组织形成，导致恶病质。重要的是，传统的营养支持并不能完全逆转恶病质[40]。癌症恶病质通常分为 3 个阶段：恶病质前期（早期临床和代谢体征）、恶病质和难治性恶病质，在这些阶段中，积极治疗体重减少已不可能，而且预期寿命也不足 3 个月[39]。恶病质是一种多器官综合征，通过各个途径影响健康。肌肉减少症（肌少症）是指肌肉质量和功能的丧失[41]。虽然恶病质和肌肉减少症都与化疗相关毒性的风险高、治疗反应弱、手术结果差和生存率较低相关，但需要特别注意一种被称为肌少症性肥胖的情况[40]。

肌少症性肥胖和肥胖生存悖论

癌症患者的独特之处在于，患者肌肉质量与体重指数并无很强的相关性，并且不会以相同比例减少或增加脂肪和肌肉[42]。重要的是，癌症患者可以在积累脂肪的同时失去肌肉，因此被称为肌少症性肥胖[43]。约10%的晚期癌症患者是肌少症性肥胖，约25%的肥胖患者也被认为是肌少症[42]。肌少症性肥胖癌症患者的死亡率和治疗相关并发症的风险增加，其中手术相关问题包括感染、脓毒症和心血管、肺部、神经系统、肾或胃肠道并发症[44]。

肥胖癌症患者与手术不良并发症相关的一个有趣的矛盾被称为"肥胖生存悖论"。这个悖论观察到肥胖对癌症有保护作用，相关研究包括结直肠癌[45]、血液系统恶性肿瘤[46]和转移性癌[47]。也有批判者认为，仅考虑体重指数而不考虑身体成分时，才会观察到这种悖论[44]。

癌症手术前后的营养支持

对营养不良的患者，术前营养支持有益。欧洲临床营养和代谢学会（ESPEN）指南指出，即使手术必须推迟，也应在术前10～14 d给予营养补充[48]。补充剂包括蛋白质、维生素、矿物质和长链脂肪酸。

同样，术后营养支持对减轻手术压力、减少分解代谢、维持营养状况、减少并发症和充分恢复也很重要[40]。包括癌症手术在内的所有手术围手术期，ERAS都已经成为治疗和护理的一个重点[40]，旨在通过优化生理和心理反应来减少由大手术和营养不良引起的并发症。ERAS原则包括术前咨询、术前营养、避免围手术期长时间禁食和术前2 h补充碳水化合物、标准化麻醉和镇痛方案（硬膜外和非阿片类镇痛）以及早期活动[40]。

老年癌症患者围手术期照护：临床意义

由于老年人在虚弱状态、合并症、机体功能和社会支持方面存在差异，必须针对性计划癌症治疗方案。个体化照护需考虑老年患者的健康状况、照护目标以及治疗的身体情况和局限性。评估老年患者虚弱程度和未诊断的损伤，一方面在癌症手术前进行优化治疗，另一方面可预知围手术期和术后不良结局的风险。如前所述，身体虚弱的患者发生术后并发症、死亡、器官功能下降和出院到护理机构长期康复的风险增加。癌症手术获益需要与癌症化疗或由手术住院期间的身体退化导致的生活质量、器官功能状态和认知能力的潜在恶化相平衡。这些决策往往非常复杂。

当癌症专家对老年患者进行这种风险和收益分析时，需考虑每个患者的愿望和生活目标，即他们认为什么对健康和生活最重要。需要评估癌症是有症状还是偶发，以及癌症症状是否可通过提供的治疗得到缓解。还需要评估疾病进展的可能轨迹，以及因其他合并症和虚弱而导致的个体预后。通常，只有当患者能存活到出现癌症进展症状时，才建议进行癌症治疗。

传统治疗规范中，癌症专家使用年龄和东部肿瘤协作组（Eastern Cooperative Oncology Group，ECOG）评分量表来评估患者是否适合接受化疗、放疗和手术。近期，国际老年肿瘤学会（International Society of Geriatric Oncology，SIOG）建议，老年癌症患者在癌症治疗前应进行常规评估，并应在整个治疗过程中定期重复评估[49]。通过老年评估可制订个体化治疗策略，但其应用受医疗中心老年科医师资源、时间和可用性的限制。使用G8等简短工具对虚弱进行筛查，识别可从更全面评估中获益的虚弱患者。目前，既没有统一的筛查虚弱的方法，也没有标准化的CGA方法，但如切实可行，任何形式的筛查和CGA都可能有益。

根据SIOG的建议，老年评估至少应包括对合并症、药物治疗、日常活动、活动能力、跌倒、营养状况、认知、情绪和社会支持等内容的回顾[49]。CGA通常由多学科团队管理，但如果团队成员较少或仅有一名老年科护士组成，则可选择性使用CGA的部分内容进行评估。一旦CGA发现损害区域，老年病学专家和相关的健康管理成员可提供干预措施，以优化健康状况和预防不良结果。最终当 CGA 的结果提交给肿瘤学多学科团队时，通常会转向强度较低的治疗方案[50]。

老年病学专家在癌症照护中可发挥多种作用。老年科医师参与以患者为中心的多学科团队，可发现和优化老年综合征和合并症。老年病学专家帮助评估患者储备和承受强化治疗的能力，估计有无癌症时的预期寿命，并预测治疗相关毒性和并发症的风险。老年病学专家也可讨论和阐明患者偏好和优先事项，以实现以患者为中心的共享决策[50]。

在对接受手术的老年癌症患者进行术前评估时，必须筛查营养不良、日常活动、精神错乱、抑郁、跌倒、多重用药情况，并收集有关其社会支持系统的详细信息。除心肺系统的常规评估外，老年综合征的筛查突出了术前需要优化的领域。表 35.4 显示了可考虑的根据当地资源对 CGA 中未发现的老年综合征进行的干预措施。目前正在进行几项随机试验，评估癌症手术前体征稳定在减少术后不良结局方面的有效性[51]。以营养、体育锻炼和心理健康为目标的多模式干预措施有可能降低虚弱程度并改善预后。

结论

老年癌症患者是特殊的群体，有不同程度的虚弱和对不良结局的易感性。因此，虚弱筛查对预测不良结局很重要，应成为癌症治疗的一部分。治疗决策必须是整体、个性化、多维度和多学科的，以满足老年人需求和生活目标。建议在术前评估中进行老年评估以发现老年综合征，帮助分层手术风险，特别注意营养不良及其后遗症。癌症手术期间的围手术期管理应包括评估虚弱和优化潜在可逆的老年综合征，以改善预后。

表 35.4	老年癌症患者的术前优化
老年综合征	干预措施
营养不良	营养学专家会诊，高蛋白、高能量饮食 补充营养饮料 检查牙齿与口腔健康
多重用药	药剂学专家会诊，审查每种药物的适应证 取消非必要处方用药 减少胆碱能负荷用药 利用剂量辅助装置提高用药依从性
跌倒与行动不便	物理治疗师会诊 基于家庭或基于康复中心的康复训练 加强锻炼和康复 专业评估家庭环境以清除危险物品 跌倒教育及预防
生活依赖	安排社区家庭支援，协助日常活动 安排接送没有家庭成员的老人
抑郁和焦虑	心理治疗 抗抑郁药，抗焦虑药 心理咨询
认知受损	转诊至诊所评估痴呆 查找并治疗谵妄的可逆病因 制订持久授权书、高级健康指令和复苏清单以规划未来

参考文献

扫二维码见参考文献

Emily Jasper, Jugdeep Dhesi, Judith Partridge

孔凯文 译 薄禄龙 校

第 36 章 为接受癌症手术的老年患者提供围手术期照护

引言

需外科手术治疗的患者群体，其老龄化速度快于一般人群[1]。老年患者中有很大一部分是需要手术治疗的癌症患者。据估计，到 2030 年癌症患者中年龄 > 65 岁的比例将增至 75%[2]。虽然手术治疗可改善癌症病残率和死亡率，但与年轻患者相比，接受癌症手术的老年患者出现术后不良反应的风险更高[3-4]。随着年龄增长，手术相关并发症的发生率仍相当稳定，在老年患者中观察到的高病残率与更高的内科并发症发生率有关[5-6]。这种相关性在肿瘤外科中尤为明显，在老年癌症患者中，90% 患多种疾病，40% 需多种药物治疗，70% 为功能依赖[2]。此外，癌症治疗研究常将老年人排除，导致缺乏描述该年龄组疾病和治疗结果的证据[7]。因此，老年患者群体的治疗决策可能很复杂，专业人士对照护的金标准存在不确定性。治疗决策传统上仅基于年龄，未将多发病、虚弱和功能作为高级预后指标考虑[8]。针对这些问题，专业机构指南概述了老年患者的外科照护标准，包括建议使用全面、结构化的方法来评估和管理老年癌症患者[9-10]。

患者评估

癌症患者的治疗方案是传统上是通过肿瘤科医师、外科医师和放射科医师之间的多学科讨论制定，其他专业也会根据需要做出相应贡献。50 多年来，肿瘤学家一直沿用美国东部肿瘤协作组（the Eastern Cooperative Oncology Group，ECOG）的活动状态评分表评估患者健康状态并指导治疗。虽然该评分表在表面效度和临床可行性方面有明显优势，但不能有效区分患者功能障碍的性质，尤其是由恶性肿瘤所致的功能障碍，其可能通过肿瘤治疗而得以逆转；还存在继发于虚弱、多种疾病或痴呆的功能障碍，故不能表现出老年患者之间的个体差异[11]。意识到局限性后，肿瘤学专家将老年综合评估（Comprehensive Geriatric Assessment，CGA）和优化纳入老年患者的肿瘤学评估。CGA 是一种成熟的、基于证据的方法，通过使用客观工具对老年患者进行医学、功能活动状态、精神心理及社会行为等多领域评估。CGA 在医疗环境中的作用已经确立，并且在外科和肿瘤学队列研究中得到越来越多的证据支持[11-15]。

癌症治疗包括传统的化疗和放疗，同时结合生物治疗和外科手术治疗。CGA 用于肿瘤治疗前的患者评估和治疗策略优化以来[16]，已指导 1/4 的病例治疗方案的调整（加强或降低治疗强度），并提高了患者生存率[16-17]。在外科手术治疗过程中，CGA 的应用明显缩短了各亚专科择期和急诊手术患者的住院时间，并降低了术后病残率和死亡率[12, 14, 18-19]，其中包括结直肠外科[20]。

识别最有可能从 CGA 中受益的患者很重要。国际老年肿瘤学会（International Society of Geriatric Oncology，SIOG）建议使用经过验证的工具筛查老年癌症患者，以确定哪些患者需进一步评估和优化[21]。老年评估 8 项问卷（Geriatric-8，G8）、脆弱老年人调查量表 -13（Vulnerable Elder Survey-13，VES-13）和简易老年综合评估（abbreviated Comprehensive Geriatric Assessment，aCGA）是最广泛应用的评估工具[22]。G8 是一个 8 项问卷，由临床医师在 10 min 内完成，通常认为得分 < 14 的患者可能从 CGA 中获益[23]。VES-13 包括 13 个问题，由患者在 10 min 内完成，得分 ≤ 3 表明可能从 CGA 中获益[24]。第三个工具 aCGA 是一项包含 15 个问题的

调查并涵盖 4 个领域，包括身体功能状态［如日常生活活动（activities of daily living，ADL）］、独立 ADL、抑郁和认知，以及确定需要进一步评估的个别领域[25]。以上 3 个评估工具均已在肿瘤学领域得到验证，但尚未在接受癌症手术的患者中进行研究[23-24, 26]。

接受癌症手术的老年患者围手术期照护的核心组成部分

接受手术的老年癌症患者，围手术期照护模式各不相同。目前有一系列适用于围手术期及肿瘤科的照护核心内容（表 36.1）。

表 36.1 接受癌症手术的老年患者围手术期照护的核心组成部分

	组成	详情
术前	评估	– 评估生理储备 – 评估已知合并症 – 诊断新合并症 – 鉴别老年综合征 – 评估体能 – 评估心智 – 评估社会心理因素 – 评估社交环境
	优化	– 优化医学合并症 – 全面审查药物 – 优化老年综合征 – 优化营养不良和肥胖 – 优化社会心理因素和可改变的生活方式危险因素 – 优化功能储备 – 优化社交环境
	共同决策（shared decision-making，SDM）	– 了解患者的目标和期望 – 就治疗风险、益处和替代方案提供咨询 – 跨专业合作解决老年人 SDM 的特定方面 – 规划围手术期 – 高级护理计划
术中	术中管理	– 遵循麻醉和外科指南
术后	医疗并发症的预防和治疗	– 预防术后内科并发症 – 及时发现术后内科并发症 – 术后内科并发症的规范化处理
	多学科问题的管理	– 早期活动以防止功能减退和跌倒 – 优化营养，包括早期喂养 – 及时拔除导尿管 – 确保受压部位护理
	出院计划	– 及早发现潜在的出院障碍 – 跨学科和专业合作，以促进及时出院 – 及时与社区服务联络，以支持护理过渡 – 适当跟进计划，与初级保健团队沟通
组织	跨学科和专业的教育与合作	– 高技能的劳动力 – 围手术期医学课程 – 结构化的教学计划 – 避免筒仓工作 – 跨学科、多专业合作回顾发病率和死亡率以进行临床反思，制定指南和审核会议等
	研究	– 结构化的质量改进项目 – 协作多专业研究计划 – 使用"大数据"检查围手术期结果并告知当地质量改进部门（例如国家审计）

接受癌症手术的老年患者的术前照护

对各个年龄段的患者而言，术前准备阶段是发现和避免可能在围手术期对其产生不利影响的窗口。鉴于同时存在多种疾病和老年综合征，需在较短的术前时间范围内进行优化，改善患者报告和临床医师报告的结局可能对老年癌症患者更具挑战性。在择期癌症手术中，优化期通常仅为 1～2 周（如先进行新辅助治疗，则可能更长），而在紧急癌症手术中（如继发于胃肠道恶性肿瘤的急性肠梗阻），术前准备常短于 24 h。

虚弱评估

老年患者评估的这一重要组成部分在"虚弱"一章讨论（参见第 35 章）。

合并症评估

对老年患者的综合评估一般从回顾已知的既往内科疾病开始。老年群体常有多种病理改变，常见疾病包括缺血性心脏病、原发性高血压、贫血、慢性阻塞性肺疾病和骨关节炎。评估内容包括每种合并症的严重程度、既往和当前治疗方法及目前控制情况等，从而确定需要优化的范围。为进一步评估潜在疾病，有时可能需进行针对性检查。

还应通过病史、体格检查和常规检查，筛查是否存在未确诊的合并症。常规检查可能包括全血分析、肾功能和肝功能、心电图和肺活量测定。这些检查可能会明确新的诊断。多合并症是患者生活质量下降、不良手术结局和死亡率的独立预测因素[27-28]。CGA 提供了管理多种合并症的基本方法，认识了个体合并症之间的相互作用，并通过了解其在围手术期对患者的潜在影响进行必要治疗。

老年综合征的评估

老年综合征是发生在老年患者的独特疾病，其并非源于可识别的疾病，而是因多系统损伤积累从而影响其功能发生多个维度的改变。本章列出了最常见的老年综合征和建议的评估工具（表 36.2）。

老年综合征特别是虚弱，与老年癌症患者术后较差的预后相关，因此应为共同决策（shared decision-making, SDM）提供信息[29]。认知评估对知情同意能力评估、谵妄风险评估及促进 SDM 十分重要。目前尚无特定的认知评估阈值来评估患者是有考虑

表 36.2	老年综合征的常见评估方法
老年综合征	示例评估工具
虚弱	临床虚弱量表（Clinical Frailty Scale, CFS） 埃德蒙顿虚弱量表（Edmonton Frail Scale, EFS）
认知障碍	蒙特利尔认知评估（Montreal Cognitive Assessment, MoCA）
谵妄	4AT 快速评估测试（4AT）
跌倒/行动不便	起立行走试验 步态速度
失禁	临床评估
压疮	Waterlow 压疮危险因素评估表 Braden 量表

手术决策的"能力"。国家立法将有助于能力评估，并指导缺乏能力的患者如何做出决定[30]。

功能能力评估

评估老年患者的功能状态，对下述方面至关重要：
- 完善围手术期风险评估。
- 确定术前优化范围。
- 告知 SDM。
- 告知术后计划，以尽量减少功能恶化。
- 积极促进出院计划。

应使用多学科方法评估患者功能状态，通常使用经过验证的工具，如诺丁汉日常生活扩展活动量表（the Nottingham Extended Activities of Daily Living, NEADL）[31]。功能储备可通过自我报告的运动耐量、评分测试［如 6 min 步行试验（6-Minute Walk Test, 6MWT）］或客观生理评估［如心肺运动测试（cardiopulmonary exercise testing, CPET）］来进行评估。其他广泛使用的评分测试，如杜克大学活动状态指数（the Duke Activity Status Index, DASI），结合 ADL 和预计功能储备来评估功能能力[32]。

心理因素与社会状况评估

使用 CGA 评估心理和社会领域，有助于确定可优化范围并预测影响术后恢复的潜在因素。精神健康障碍，特别是焦虑、抑郁和社会孤立等，均会影响术后恢复，包括及早出院。应使用经过验证的工具，如医院焦虑和抑郁量表（the Hospital Anxiety and Depression Scale, HADS）进行术前筛查，并补充临床病史，包括支持网络的详细信息及对正式或

非正式照护人员的依赖。最后，作为心理评估的一部分，评估患者对其病情的理解及对持续治疗的期望也很重要，如管理结肠造口。

优化

内科合并症的优化

使用基于证据的方法，应注意共存疾病（合并症和老年综合征）与接受择期癌症手术患者的治疗之间的相互作用。在多种疾病背景下，这一过程可能具有挑战，如处理伴有严重体位性低血压的帕金森病患者未控制的高血压。因此，优化方法必须细致入微，同时明确术前干预和拟在术后进行的长期治疗方案。

全面的药物审查

药物审查是术前 CGA 的一个组成部分。应审查完整的药物清单，以确定：

- 缺乏有效适应证的药物。
- 药物不良反应。
- 药物间相互作用。
- 优化合并症的机会。
- 围手术期应停用的药物（如抗凝药、口服降糖药）。

此外，应评估药物依从性和药物辅助工具的使用，有助于防止因不依从而非疾病耐药导致疾病控制不佳的情况下，引入新药或增加现有药物剂量的伤害。

优化老年综合征

虚弱是老年癌症患者的常见问题。潜在的虚弱调节方式包括营养补充、运动干预和药物治疗（血管紧张素转换酶抑制剂和维生素 D）[33-35]。然而，迄今为止尚无研究证明这些或其他虚弱调节方式可改善癌症手术的预后。

认知障碍可能难以在单次术前咨询中评估和调整。然而，鉴于评估到癌症手术的间隔，并考虑到认知障碍对谵妄风险、功能储备和 SDM 的影响，应使用系统方法评估。在筛查（使用 4AT）和临床病史 / 检查后，应使用简短的多维度工具完成评估。优化策略包括：

- 识别和管理已知合并症对认知的影响（如抑郁、电解质紊乱、疼痛）。
- 优化脑血管风险（如他汀类药物、抗血小板药物）。
- 明确的术前口头和书面指示患者和（或）照护人员（如停药）。
- 术中计划（如麻醉深度、苯二氮䓬类药物的使用）。
- 规划患者去向（如手术当天入院应避免额外的床位移动）。
- 术前与患者、患者家属和病房工作人员沟通谵妄预防策略。
- 使用住院老年人生活项目（Hospital Elder Life Program，HELP）干预措施（如提供感觉辅助、认知刺激、活动），以有效降低住院患者谵妄发病率[36]。
- 就患者、护理人员和工作人员的谵妄相关潜在不适进行沟通[37]。
- 阐明长期管理方式（针对记忆的门诊评估和随访）。

同样，应在整个围手术期采用多学科方法，解决和优化跌倒和失禁等其他老年综合征。

优化营养不良

营养不良影响超过 50% 的老年癌症患者，原因包括继发于恶性肿瘤的分解代谢状态、身体肿瘤负担或不良治疗效果引起的抑郁和食欲下降[38]。应使用涵盖恶病质且经过验证的工具来评估营养不良。需采用多学科方法评估和优化相关影响因素，如牙列不齐、口腔保健不佳、吞咽困难和食物获取。口服营养补充剂通常足以解决营养不良问题，但术前可能需侵入性方法，如肠内或肠外营养，尤其当癌症术前准备时间较短时。具有肿瘤学经验的营养师作为多学科团队（multidisciplinary team，MDT）的一部分，寻求他们的帮助十分有用。

优化社会心理因素和生活方式风险因素

解决社会心理问题以改善癌症手术后患者报告的结局，可能涉及多种干预措施，如未经治疗的心理健康问题的药物管理、心理 / 咨询转诊以解决与癌症相关的困扰，或改善社会参与度的职业疗法和社会工作，确保得到家庭支持并解决财务问题。

在术前阶段，还应解决可改变的生活方式这一危险因素，包括支持戒烟戒酒、体重管理和运动。这种风险因素管理适用于所有年龄段，术前这一"教育时机"与老年人的管理有关。

优化功能储备

如第 35 章所述，新的证据表明，通过运动、营养和心理支持进行康复可改善癌症手术的预后。然而，基于老年患者队列研究的证据有限，需进一步探讨运动的可接受性、可行性及对短期和远期术后结局的影响。

共享决策

SDM 是医疗卫生专家、患者及其家人之间的协作过程，用于告知与健康相关的决定。临床医师在 SDM 中的作用是提供有关诊断及相关治疗方案潜在风险和益处的见解。对癌症手术而言，就治疗方案的选择进行讨论，包括手术或替代手术（不那么激进）、替代治疗（化疗、放疗）、姑息治疗或"什么都不做"。老年人癌症进展的风险应置于虚弱或多种疾病共存的预后背景下考虑。这可能意味着，如考虑进行手术治疗癌症，患者预期寿命更短。

术前风险评估对告知 SDM 至关重要，且有许多经过验证的工具可用。常用工具包括 ASA 分级、朴茨茅斯生理功能与手术严重度评分系统（the Portsmouth Physiological and Operative Severity Score for the enumeration of Mortality and Morbidity，P-POSSUM）及手术预后风险评估工具（the Surgical Outcome Risk Tool，SORT）。当用于 SDM 时，应承认这些基于人群的工具的局限性，但应与临床评估相结合，从而为风险评估和围手术期计划提供系统方法（如确保适当使用 2 级和 3 级护理）。

高级照护计划

高级照护计划是老年人癌症手术中 SDM 的重要组成部分，应常规与患者及其家人讨论。应及时将该内容纳入讨论，使患者能概述其对未来照护和治疗的愿望，包括为患者可能不再有能力来做出独立决定的情况制订计划。讨论需要解决的要点包括治疗的上限，将提供哪些干预措施以及患者可接受的干预措施（如照护水平、单器官支持）和复苏状态。这种讨论对肿瘤患者尤其重要，因为治疗意图可能并不是治愈，且预后往往不确定。

接受癌症手术的老年患者的术后照护

具体手术的术中照护由麻醉科医师和外科医师完成，但标准化术后照护将最大程度降低常见术后并发症的发生率并减轻其严重程度。因此，为个体患者提供标准化术后照护至关重要，这对医疗卫生服务也很关键。以肿瘤紧急情况为例，如继发于恶性肿瘤的肠梗阻，术后阶段通常可提供首先基于 CGA 的服务。在这种情况下，可能更加依赖相关病史来告知临床团队有关病前状态的信息。

医疗并发症的预防和治疗

本章列出了影响老年患者术后医疗并发症的常见因素及防治方法（表 36.3）。表中内容并不代表详尽无遗的防治策略。

优化和恢复到功能基线

最佳功能恢复依赖于多学科方法。手术相关炎症和恶性肿瘤的结合导致分解代谢状态。通过 MDT 干预克服这一点对完全康复至关重要。此类干预措施包括在保持足够热量摄入时进行营养优化，这对患者医疗（如伤口愈合）和功能恢复至关重要。早期活动策略可提高功能恢复、降低死亡率并减少医疗并发症[39]。其他重要的术后干预措施包括早期拔除导管，以降低术后尿路感染风险并促进活动能力。

现实的术后目标设定认为，对某些患者而言，功能恢复将在出院后持续很长时间（长达 6 个月），或在一些情况下可能无法完全恢复。恢复目标的设定是一个 MDT 过程，遵循的原则与术前 SDM 相同，将现实的医疗和治疗结果与患者的观点和信念相结合，以达到安全及时的出院计划。

出院计划

出院计划应在术前阶段尽早开始。这样可最大限度利用可用时间来预测术后需求（如新的截肢患者使用轮椅），改变家庭环境（如在两层楼的住房中，通过提供马桶和移动床，创造单层生活区），并对出院予以支持（如正式或非正式的照护人员）。

接受癌症手术的老年患者的当前围手术期照护模式

近年来，针对接受癌症手术的老年患者开发了各种围手术期照护模式，现就最常遇到的模式讨论如下。

表 36.3	术后常见并发症的防治策略
并发症	防治策略
谵妄	<ul><li>在术前准备阶段识别有谵妄风险的患者</li><li>常规实施 HELP 型预防策略</li><li>使用公认的工具（例如 4AT）快速诊断谵妄</li><li>规范化管理方案，明确强调非药物管理策略和降级方案（HELP）</li><li>在患者和工作人员安全的背景下，将药物管理相关的教育作为"最后手段"</li><li>患者随访以评估谵妄消退、认知受损和持续谵妄相关的痛苦</li></ul>
急性肾损伤（acute kidney injury，AKI）	<ul><li>应在术前阶段确定有 AKI 风险的患者</li><li>减少 AKI 发生风险或 AKI 加重的风险因素，包括：<ul><li>停用导致血容量不足的药物</li><li>不使用肾毒性药物（常规有肾毒性的药物和其他损伤肾的药物，例如重复使用对比剂）</li><li>确保足够的液体平衡</li><li>术后对肾功能和体液平衡进行适当监测</li></ul></li></ul>
肺部并发症	<ul><li>应在术前阶段识别有肺部并发症风险的患者</li><li>通过以下方式预防术后呼吸系统并发症（例如肺不张、肺炎）：早期活动、下床时间提醒、频繁的深呼吸练习（自发和物理治疗师主导），并持续使用常规吸入器</li><li>根据需要及时使用抗生素和物理疗法治疗肺炎</li></ul>
心脏并发症	<ul><li>应在术前阶段识别有心脏并发症风险的患者</li><li>继续使用适当的二级心脏预防药物（例如 β 受体阻滞剂）</li><li>监测和优化血红蛋白和平均动脉压，以最大限度降低 II 型心肌梗死的风险</li><li>确保电解质在正常范围内，以避免心律失常</li></ul>
受压部位	<ul><li>应在术前阶段识别有受压部位损伤风险的患者</li><li>鼓励活动和受压部位的预防策略，包括定期变换体位和为高危患者使用压力床垫</li><li>优化营养</li><li>定期对压疮进行伤口护理</li></ul>

传统手术模式

传统照护模式涉及肿瘤科医师和外科医师之间的合作，从而做出需要进行手术治疗的决定。这一决定触发术前评估，并通常由初级医师或护士进行，主要关注麻醉风险概况。这种方法非常适合没有多种疾病的年轻患者或接受低风险手术的患者。虽然这种照护模式可能产生最低的运营成本，但可能缺乏全面评估和优化更复杂老年癌症患者的能力。这可能导致医疗优化被推迟到初级保健或转诊到多个专业或学科，可能导致手术路径延迟或错失联合、及时优化的机会。在该模式中，术后照护通常由外科治疗团队提供，他们可能对肿瘤、内科和老年医学问题缺乏信心，且在某些情况下可能导致患者被转移到医疗或康复团队进行医疗优化和出院计划[40]。

ERAS 模式

ERAS 现已在癌症和非癌症相关手术中得到很好的应用。ERAS 旨在通过在围手术期（术前、术中和术后）创建具有明确照护组成部分的结构化方法来加速患者康复。第 56 章讨论了肿瘤外科 ERAS 的内容和支持证据。鉴于缺乏依从性检查，尚未确定 ERAS 对老年患者有益的确凿性证据和对预后的影响，如住院时间和再入院[41]。

麻醉科医师主导模式

随着围手术期医学作为一个亚专业的出现，主要由麻醉科领导、以麻醉科医师为主导的围手术期医疗模式越来越多地被建立。在该模式中，由于手术的复杂性或存在麻醉风险因素（如已知的心肺疾病），患者可能被描述为"高风险"。这可能促使"高风险"患者被转诊至由麻醉科医师主导的门诊，那里有量化风险的专业知识并进行 SDM。评估可产生许多结果，包括进一步有针对性的检查、转诊至某一专科专家和（或）转诊至初级保健，以进一步优化患者。在术后阶段，麻醉科医师越来越多地对患者进行随访。患者术后照护可由 MDT 共同进行，包括麻醉科、外科、肿瘤科和老年医学团队。

院内家庭医师主导模式

在美国最常见的院内家庭医师模式是由"全科医师"与外科医师合作提供医师主导的医疗服务。鉴于公认需要增加手术路径中的医学专业知识，这种模型得到发展。与传统照护模式相比，这种协作模式初步显示出住院时间缩短的特点，并改善了患者预后[42-43]。

老年科医师主导模式

老年科医师主导的服务包括使用 CGA 方法管理术前和术后患者的 MDT。这涉及与急诊和择期手术患者的外科和麻醉科团队共享照护。支持这种方法的证据正在涌现。研究表明，在许多外科专科中，择期和急诊外科患者的住院时间缩短，并减少了医疗并发症[14-15, 18, 44]。本文提供了这种服务的一个示例（图 36.1）。然而，这种模式的显著局限性包括国际老年医学课程中缺乏专门的围手术期专科培训，老年医学从业人员短缺。

参考文献

扫二维码见参考文献

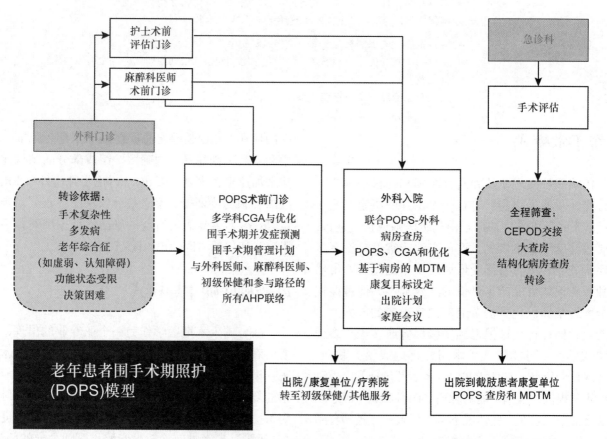

• 图 36.1　老年患者围手术期照护（perioperative care for older people undergoing surgery，POPS）模型。MDTM，多学科团队会议；AHP，高级医疗保健从业人员；CEPOD，患者结局和死亡保密调查

第四部分

癌症患者术后急性照护和重症监护

第 37 章　癌症患者术后照护的特殊考虑

第 38 章　早期预警与快速反应系统

第 39 章　癌症患者的重症监护注意事项

第 40 章　新疗法在危重症癌症患者管理中的挑战

癌症患者术后照护的特殊考虑

Celia R. Ledet

夏珺 译 孟岩 校

据美国国家癌症研究所（National Cancer Institute）统计，2018 年美国确诊的新发癌症病例约为 170 万例，死于癌症的人数超过 60 万。事实上，癌症是美国人死亡的首要原因。男性的癌症死亡率高于女性；当基于种族或民族和性别进行群体比较时，非洲裔美国男性的癌症死亡率最高，而亚洲和太平洋岛屿女性的癌症死亡率最低。据估计，美国有 1550 万癌症存活者，预计到 2026 年，这一数字将增加到 2030 万[1]。

由于癌症的重大影响，癌症的诊断和治疗手段都有了新进展，使携带癌症生存的患者数量增加。强化化疗方案和更新的且更有针对性的治疗药物提高了癌症治愈率。此外，一些创新性的临床试验也可延长患者的总生存期。最后，一些药物和手术疗法不仅可提高患者的生活质量，而且延长了总体生存期。这些治疗可能增加癌症患者的数量，同时也可能导致病残率和死亡率显著升高，从而增加癌症的治疗费用。美国 2017 年用于癌症治疗的国家支出为 1473 亿美元，随着人口老龄化和癌症发病率的增加，未来几年这一支出可能还会继续增加。随着新的、往往更昂贵的治疗方法被采纳为标准治疗，费用也可能增加[1-2]。

大多数癌症患者在癌症治疗期间要接受至少一次外科手术[3]。在实体恶性肿瘤患者中，75% 以上的患者将接受手术治疗，此外，接近 90% 的患者将因其他原因接受手术，包括诊断或姑息治疗、短距离放疗或与癌症无关的手术。癌症患者年龄增加、合并症增多以及术前癌症治疗的复杂性常对患者围手术期产生影响[4]。癌症患者的常规围手术期注意事项与健康患者并无区别。然而，在接受手术切除的癌症患者中，需要考虑部分特殊的、可能影响术后预后的围手术期情况，包括但不限于营养状况、患者功能状况、伤口愈合的复杂问题以及新辅助和辅助治疗的效果。此外，同样需要考虑术后因素，

包括术后疼痛控制和预防静脉血栓栓塞。本章将具体关注癌症患者术后照护的一些特殊注意事项。

营养

营养状况是癌症治疗的重要因素，对术后预后有很大影响。越来越多的证据表明营养状况与多种临床预后之间存在关联，包括生活质量、耐受癌症治疗的能力和总体生存期。体重下降在癌症的诊断和治疗过程中经常发生，被认为是营养不良的一个重要指标，可以预示癌症患者术后预后不良。具体来说，营养不良与体能不佳、虚弱加重和术后并发症增加有关[5-7]。在非转移性乳腺癌患者中，体重减轻与化疗耐受性较低相关，缩短了治疗持续时间[8]，与此类患者较高的复发率和较低的总体生存率相关[9]。

手术应激会增加蛋白质利用率，导致分解代谢状态。这可能导致蛋白质热量营养不良，与伤口愈合延迟、术后肺部并发症、吻合口瘘发生率增加以及术后伤口感染风险增加有关[10]。癌症相关营养不良的所有后果都可能导致住院时间延长，康复需求和医疗费用增加[11]。

围手术期癌症相关营养不良与预后不良有关，因此及早发现营养问题极为重要。既往，血清蛋白（如白蛋白、前白蛋白）已被广泛用于确定患者的营养状况。在肿瘤学领域，一些营养筛查工具经过验证，被允许用于早期识别有营养风险、可能从饮食支持中受益的癌症患者。这些工具包括营养风险筛查 2002 版（Nutritional Risk Screening 2002，NRS 2002）、营养不良普遍筛查工具（Malnutrition Universal Screening Tool，MUST）、营养不良筛查工具（Malnutrition Screening Tool，MST）和微型营养评估

（Mini Nutritional Assessment，MNA）[12]。大多数筛查工具评估临床和人体测量数据，包括身高、实际体重和理想体重、体重减少、减重率和身体体重指数（body mass index，BMI）[13]。其他信息包括当前治疗方案、计划营养摄入和胃肠道疾病等也应经常评估。

应及时识别术前有营养风险的患者，并在术前进行全面的营养评估。如果在术前评估时出现营养不良或预计需营养支持 7～10 d 以上，则应开始营养干预。为了更好的手术预后，即使必须推迟手术，接受择期手术的营养不良患者也应在术前 10～14 d 接受营养支持。这种营养支持应以肠内营养的形式进行，吞咽功能差的患者或胃肠道功能受损的患者除外[14-15]。

功能状态

对癌症患者，术前功能状态对术后临床结果影响较大。功能状态是一个多维概念，定义为以患者为导向，包含身体、心理和社会因素方面个人日常功能的健康结果。功能状态的衡量方法之一是东部肿瘤协作组（Eastern Cooperative Oncology Group，ECOG）表现状态，评分范围从 0（完全活跃）到 3（只能进行有限的自我照料）再到 5（死亡）[16]。另一常用量表是 Karnofsky 量表（scale）。其范围从 10（濒死）到 100（无限制）。美国麻醉科医师协会（American Society of Anesthesiologists，ASA）评分也可用于衡量患者总体健康状况[9]。身体状况的测量范围从 1（正常健康患者）到 5（预计手术后无法存活的濒死患者）[17]。

手术后阶段可导致患者功能和生理能力下降 20%～40%[18]。一项研究评估发现，腹部肿瘤手术患者术后肺部并发症，尤其是肺炎、意外气管插管和呼吸衰竭，最常见于 ASA 分级高、部分和完全依赖功能状态的食管切除术患者。这些结果凸显了功能状态对术后预后的重要性。实现和保持自主功能至关重要，也是出院和独立生活能力的共同前提。

预康复

众所周知，功能状态对术后预后有重大影响，明确改善术前功能状态的方法对改善术后恢复至关重要[19]。预康复被定义为提高身体功能的一种力量训练项目，为诸如外科手术等应激事件做准备[20]。康复最早记录于 1946 年的军队，理疗医师训练需要提升或恢复身体的"体质差"的人，为这些新兵提供营养、体能训练和教育来帮助改善其身体状况[21-22]。在过去 20 年里，康复治疗大多集中于关节置换和心脏病患者的各种研究，表明可改善患者功能状态，减少并发症，缩短住院时间[23-24]。

癌症患者的预康复是一个新兴领域。在手术切除前，用新辅助化疗或放疗或两者结合治疗实体肿瘤（如乳腺、妇科、胰腺、结直肠和泌尿生殖系统）已变得越来越普遍。由于在接受新辅助治疗时存在适应障碍和后续功能下降的风险，术前是进行活动计划和结构化训练干预的最佳时机，可以规避和预防一些治疗后遗症并改善术后预后[25]。如图 37.1 所示，未接受预康复治疗的患者术后功能恢复较慢。

伤口愈合

癌症患者术后伤口愈合是一个复杂过程，可能受骨髓抑制、恶性肿瘤及治疗（包括类固醇、新辅助和辅助化疗以及放疗）相关免疫抑制的影响。正常的伤口愈合需要一个有序的复杂过程来恢复组织的解剖和功能完整性。这一过程涉及一系列连续和综合的细胞活动，由生长因子和细胞因子驱动，促进特定细胞向组织损伤部位迁移和招募。正常的伤口愈合涉及多种类型的细胞，包括多形核白细胞（polymorphonuclear leukocytes，PMN）、血小板、巨噬细胞、表皮角质细胞和成纤维细胞。

表 37.1 概括了伤口愈合的阶段：炎症期、增殖期和成熟期[26]。炎症期从手术后开始持续 4～6 d，以细胞炎症过程为特征。损伤后 4～14 d 为增殖期，炎症期血小板和巨噬细胞分泌的细胞因子和生长因子驱动血管生成、纤维增生、胶原合成、肉芽组织形成和再上皮化。成熟期发生于术后 8 d 至 1 年，重点是胶原沉积和重塑。术后 1 年，皮肤和筋膜创面的抗张强度为未损伤组织的 80%～85%，基本上未能达到术前的抗拉强度[27-29]。同样，胃肠道切口在 1 年后拉伸强度约为 65%[28]。

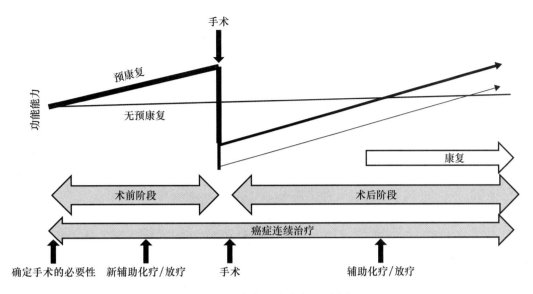

· **图 37.1** 癌症连续治疗和预康复

表 37.1	伤口愈合阶段			
伤口愈合阶段	持续时间	主要细胞类型	主要生长因子	伤口愈合过程
炎症期	4～6 d	血小板	转化生长因子 β（transforming growth factor β，TGF-β）	动态平衡
			成纤维细胞生长因子 b（b-fibroblast growth factor，bFGF）	伤口上皮化
		巨噬细胞	表皮生长因子受体（epidermal growth factor receptor，EGFR）	
		T 淋巴细胞	白介素 2（IL-2）	组织清创
		多形核白细胞（polymorphonuclear leukocytes，PMN）	IL-1	预防感染
增殖期	4～14 d	血小板	IL-1	血管生成
		巨噬细胞	IL-6	肉芽组织形成
		表皮角质细胞	肿瘤坏死因子 α（tumor necrosis factor-α，TNF-α）	胶原合成
			转化生长因子 α（transforming growth factor α，TGF-α）	胶原有序沉积
		成纤维细胞	血管内皮生长因子（vascular endothelial growth factor，VEGF）	
成熟期	8 d～1 年	血小板	成纤维细胞生长因子 b（fibroblast growth factor，bFGF）	增加伤口抗拉强度
		巨噬细胞	表皮生长因子（epidermal growth factor，EGF）	
		表皮角质细胞		

　　癌症患者的治疗通常涉及多种形式，均影响其伤口愈合能力。在癌症治疗的范围中，外科手术一般用于根除肿瘤或减瘤以待进一步治疗。手术干预的时机与放疗或化疗的关系对恢复和伤口愈合至关重要。

辅助治疗

放疗

放疗基于靶向组织吸收能量的能力，可损伤包括细胞 DNA 在内的重要结构。皮肤、结缔组织和潜行的血管暴露于辐射可导致伤口愈合并发症恶化。临床已证明，先前的辐射暴露会增加皮瓣失败、瘘管、伤口坏死、伤口愈合延迟或延长和感染的发生率[30-31]。值得注意的是，手术实施于放疗后6 个月或更久时，电离辐射对伤口愈合的影响最大。在这期间，被辐射的组织缺氧，成纤维细胞功能失调，导致伤口愈合并发症增加。因此，参考放疗方案确定手术时机可显著影响伤口的预后[32-34]。

在术后进行放疗时，极少发生伤口并发症[35]。由于急性辐射暴露会对皮肤、结缔组织和脉管系统产生影响，从而延迟伤口愈合，因此合理推断出：如果伤口在放疗前已基本愈合，其受放疗的影响可以最小化。放疗应开始于术后 6～8 周内，推迟过久可能减少放疗的益处[36]。

化疗

化疗是癌症的基本治疗方法，可单独实施或与手术及放疗共同组成治疗方案。化疗干扰细胞周期的特定成分，从而靶向增殖细胞。尽管化疗药物优先针对迅速分裂的细胞，但任何组织都可能受到影响。参与伤口愈合的巨噬细胞和成纤维细胞与癌细胞一样易受影响。因此，对癌症患者的伤口愈合，应考虑手术干预时机以及特定使用的药物[32]。

通常情况下，化疗延迟到术后 2 周，而围手术期使用各种抗肿瘤药物的最佳治疗时机仍不清楚。表 37.2 讨论了具体细胞毒性类药物及其对伤口愈合的潜在不利影响。

疼痛管理

癌症患者治疗全程中经常需要镇痛药。多达3/4 慢性疼痛综合征来自肿瘤的直接影响，其余则与控制肿瘤的治疗或与肿瘤无关的疾病及其治疗有关[37]。

术后疼痛在癌症外科患者中极为普遍，但常未得到有效治疗，20%～30% 的患者术后仍经历中重度疼痛。术后较严重的疼痛与心肺并发症风险增加相关，且是门诊手术后延迟出院或非计划入院的最常见原因[38]。长期使用阿片类镇痛药的患者预计有一定程度的耐受，术后为充分控制疼痛可能需要增加剂量[39]。许多接受长效阿片类药物的患者术后可能出现急剧疼痛，需在术后阶段改为短效镇痛措施。

虽然管理癌症疼痛主要基于阿片类药物，但应

表 37.2	主要化疗药物种类及对伤口愈合的影响	
类别	**常见化疗药物**	**对伤口愈合的影响**
抗代谢药物	氟尿嘧啶	在人类模型中对伤口愈合的结果不明确
	甲氨蝶呤	新辅助用药导致伤口抗拉强度呈剂量依赖性降低
	硫唑嘌呤，巯嘌呤	短暂抑制伤口愈合增殖期
	吉西他滨	对伤口愈合的影响尚不清楚
烷化药物	环磷酰胺，塞替派，氮芥	在动物模型中，超治疗剂量的辅助给药导致伤口抗拉强度降低
	顺铂	在动物模型中，术后 4 周内伤口抗拉强度降低
抗肿瘤抗生素	博来霉素	抑制皮肤成纤维细胞，延迟伤口愈合
	多柔比星	创面愈合早期巨噬细胞功能障碍导致创面损伤
抗微管药物	紫杉醇，多西他赛，卡巴他赛，白蛋白结合型紫杉醇	对伤口愈合无损伤
激素疗法	他莫昔芬	无明显伤口愈合障碍。在重建手术中增加血栓栓塞风险，可能导致皮瓣失败
	来曲唑	在动物模型中伤口愈合受损，但在人类模型无受损
皮质类固醇	糖皮质激素	对伤口愈合各阶段有不利影响

为每个患者考虑一系列备用镇痛策略。治疗疼痛的主要药物包括阿片类药物、非阿片类镇痛药［如阿司匹林、对乙酰氨基酚和非甾体抗炎药（nonsteroidal antiinflammatory drugs，NSAID）］、曲马多，以及其他辅助治疗药物，如抗癫痫药物（包括加巴喷丁和普瑞巴林）、肌肉松弛剂、抗抑郁药和外用镇痛药。

推荐多模式镇痛用于治疗癌症患者的术后疼痛[37]。典型的多模式治疗组合使用不同代谢途径的药物，可改善镇痛效果，并可降低每种药物使用剂量，从而减少副作用。

多模式加速康复外科（Enhanced Recovery After Surgery，ERAS）是一种多学科综合性路径，可用于癌症患者的术后管理。ERAS 的目标包括通过术前、术中和术后综合途径，减轻手术应激反应和减少终末器官功能障碍。尽管每一种干预影响很小，但综合在一起有更强的协同作用。

表 37.3 显示了 ERAS 的组成部分。术前要点包括但不限于血栓预防、抗生素预防、肠道准备的选择、液体和碳水化合物负荷。术中要点包括避免水钠过载，适当时使用短效麻醉药和维持正常体温。术后要点包括开始早期营养、早期活动、预防恶心和呕吐、早期拔管以及使用非阿片类口服镇痛药和 NSAID[40]。

为减少阿片类药物的使用频率，可考虑使用局部麻醉药。在一项关于腹腔镜结直肠手术的非随机

表 37.3　加速康复外科（ERAS）管理的组成
术前管理
液体 / 碳水化合物负荷
无长时间禁食
抗生素预防
血栓预防
非选择性肠道准备
术中管理
短效麻醉药物
中胸段硬膜外麻醉 / 镇痛
避免水钠超载
维持正常体温
术后管理
预防恶心呕吐
早期拔管
早期口服营养
刺激肠道活动
非阿片类口服镇痛药 /NSAID
无鼻胃管

化研究中，使用长效局麻药（如布比卡因脂质体）进行局部浸润可减少阿片类药物使用、缩短住院时间和降低总费用[41]。癌症患者在围手术期接受其他区域阻滞的例子包括开颅手术的头皮浸润和神经阻滞，头颈部手术中的颈浅丛阻滞，取皮瓣部位的局部阻滞，用于腹部、妇科和泌尿外科手术的腹横肌平面阻滞，以及中、下胸段硬膜外阻滞[42-44]。所有这些辅助治疗都有助于改善术后疼痛并减少对阿片类镇痛药的需求。

预防术后恶心呕吐

术后恶心呕吐（postoperative nausea and vomiting，PONV）是外科手术后两种最常见和最痛苦的并发症，多达 80% 的患者有 PONV 风险。PONV 可导致误吸、伤口裂开、血肿、脱水、电解质失衡、疲劳、活动延迟、恢复时间延长及无法开始口服药物治疗[45-46]。PONV 是门诊癌症手术患者住院时间延长和非计划入院的最强预测因素之一，每年耗费医疗费用高达数百万美元。仅在妇科癌症手术中，PONV 发生率就达 60% ～ 85%[47]。

手术和使用挥发性麻醉药是导致 PONV 的重要原因。从外科角度看，腹胀和肠道操作刺激外周和中枢受体，激活恶心和呕吐的中心协调区[48]。这个"呕吐中心"与其说是一个独立的催吐活动中心，不如说是一个"中枢模式发生器"（central pattern generator，CPG），在整个延髓触发一系列特定的神经元活动，进而导致呕吐[49-50]。一个特别重要的区域是位于血脑屏障之外的化学受体触发区。与恶心和呕吐有关的化学感受体触发区域中，已确定五种不同的受体机制，分别是血清素能受体、多巴胺能受体、组胺能受体、毒蕈碱能受体和神经激肽 1 型受体。多种不同的作用于五大主要神经递质中的一种或多种的药物已用于 PONV 的预防或治疗[51]。通常，5- 羟色胺拮抗剂如昂丹司琼和地塞米松被用于治疗术后恶心。抗组胺药、吩噻嗪类、丁酰苯类和苯二氮䓬类药物也可使用，但因其镇静作用，一般应避免使用。

预防血栓栓塞

包括深静脉血栓（deep venous thrombosis，DVT）和肺栓塞（pulmonary embolism，PE）的静脉血栓

栓塞（venous thromboembolism，VTE），其风险在癌症患者中增加 4 倍，在接受化疗的患者中增加 6 倍[52-53]。据估计，普外科手术后癌症患者的 DVT 发生率约为 40%，而非癌症患者的 DVT 发生率约为 20%。由于这些风险的增加，与 VTE 相关的癌症患者死亡率明显高于一般人群。事实上，接受手术的癌症患者发生致命性 PE 的风险是接受类似手术的非癌症患者的 3 倍[54]。各类手术后均推荐使用分级弹力袜和间歇充气的压缩装置，而使用预防性药物预防 VTE 的时机并不一致，因手术类型而异。

恶性脑肿瘤、恶性血液系统肿瘤以及胰腺、子宫、卵巢、胃、肺和肾的腺癌 VTE 的风险最高。根据美国国家综合治疗网络（National Comprehensive Care Network，NCCN）指南，接受腹部或盆腔肿瘤手术治疗的患者应在手术 1 h 内预防使用依诺肝素并在术后持续使用 4 周，可显著降低 VTE 发生率，且没有明显的出血风险[54]。

一些术后患者有特殊情况。对于恶性脑肿瘤患者，基于对术后颅内出血（intracranial hemorrhage，ICH）的担忧，对开颅术后使用预防血栓栓塞的药物治疗较为保守。据报道，在接受神经外科手术的患者中，DVT 和后续 PE 的发生率高达 25%，PE 的死亡率为 9% ～ 50%。即使使用机械性预防措施，如充气压缩装置，报道的 DVT 发生率仍超过 30%，因此值得采取药物预防。在神经外科患者中，普通肝素和低分子肝素均可将 DVT 发生率降低 40% ～ 50%。据报道，开颅术后颅内出血的基线发生率为 1% ～ 3.9%，但开始肝素预防治疗后，这一比例高达 10.9%。因此，神经外科医师必须权衡 PE 和因预防性肝素治疗 DVT 而增加术后颅内出血的风险[55]。

癌症患者术后生活质量

关于癌症手术的目标和目的，必须考虑癌症患者的一些特殊情况。大多数患者接受肿瘤切除手术都以治愈为目标。这取决于具体疾病，而切除类型或范围通常由外科医师决定。大多数手术报告关注的是术前危险因素和手术死亡率以及长期生存率，手术切除后的后期功能障碍和生活质量对患者同样重要或更加重要，但并未被广泛报道。

用于衡量生活质量的工具有很多。这些可作为预后测量，也可用于指导患者术后咨询。其中一个工具，即简表健康调查问卷（Short-Form Health Survey，SF-36），适用于广泛和严重的疾病，测量包括行为功能、幸福感知、社会和角色障碍以及个人健康状况的一般评估。它旨在区分由身体限制和由精神状况引起的角色变化[56]。

纵向研究报道了 SF-36 在接受非小细胞肺癌手术和胸主动脉瘤修复的患者中的应用。SF36 简短，被普遍接受，是量化患者生活质量的有用工具。与术前评估相比，肺癌患者在术后 6 个月和 12 个月的健康感知、身体功能、躯体疼痛和活力水平明显较差[57]。

尽管外科医师经常根据术前危险因素来考虑生存的可能性，但患者可能更关心家庭吸氧需求、活动耐力差以及无法进行日常生活活动，这些应在文献中进行报道并在患者术前咨询时进行讨论。在为患有慢性或潜在不治之症的患者进行外科治疗时，生活质量不能被遗忘，必须被视为首要问题。

结论

综上所述，影响癌症患者术后预后的因素有很多。对影响伤口愈合的不同动力、功能状态、营养不足的影响、慢性疼痛问题和血栓栓塞高风险的理解，都可对癌症患者的术后预后产生深远影响。此外，与辅助和新辅助治疗相关的手术干预时机对优化手术伤口完整性和恢复至关重要。

最后，应在术前确定手术意图，从而优化术后处置决策。癌症患者的诊断和治疗有许多不同的重要环节，如图 37.1 所示。对需要手术的癌症患者，重要的是将手术应激对患者的影响降至最低，以及癌症治疗团队所有成员之间的密切沟通，包括内科、外科和放射肿瘤学专家以及麻醉科医师和手术辅助人员，以期为患者提供最佳预后。

参考文献

扫二维码见参考文献

早期预警与快速反应系统

第 38 章

John Wilson Crommett，Joseph L. Nates，Daryl Jones

胡宝吉 译 林省伟 校

引言

快速反应小组的成立是基于以下理念，即住院患者在出现不稳定的临床症状前，存在出现严重不良事件的风险，而此时的病房医务人员通常并未察觉该风险[1-2]。自 20 世纪 90 年代医学文献出现快速反应小组的概念以来，快速反应小组已经历长时间发展。快速反应小组的成员组成比较复杂，但多数都有重症监护经验和培训经历。发展快速反应小组旨在应对或预防院内严重不良事件，以降低其死亡率[3]。

抢救失败的最初定义是指患者在发生可治疗的医疗问题后出现的死亡，现已细化为包括那些本可通过提前干预或提高医疗等级来预防或控制严重程度的不良事件[4]。这也是衡量一家医院识别与处理意外并发症的重要安全指标[5]。联合委员会（Joint Commission）2008 年通过制定患者安全目标（第16 版）提高医务人员对患者状态改变的识别与反应，极大推动和优化了国际快速反应系统。从起源上讲，快速反应小组经历了不断演变的过程，从最初的应急反应到更具预见性和早期识别的模式，通过使用早期预警评分系统，综合部分生理指标和变化趋势，以更早识别患者病情恶化。

快速反应系统

快速反应系统是指医院在识别和治疗患者病情时所采取的措施。其主要架构有传入支、传出支、管理层（监督快速反应小组的日常功能）、审核及质量提高[6]。

传入支代表激活快速反应小组的触发机制。当前全世界的激活标准很宽泛，有早期复杂的针对生命体征的预警评分系统、个人生命体征的临界值（单参数系统）和床位护士"感觉哪里不对"的本能（这也是医务人员担心的标准）[7-9]。专家呼吁应该使用客观指标，制定成标准并教授给医务人员，但主观因素的重要性也不应降低，因对某些患者而言，客观指标可能不适用或不适合，主观因素反而有用武之地[10]。因患者生理基础各不相同，尚无一套通用的响应标准。因快速反应小组成员知识背景的不同、ICU 可用床位数差异及临床病情恶化的差异性，有必要个性化制定响应标准。专家已建议制定一套 ICU 准入的临床指标，医院可参照借鉴（表 38.1）[11]。

出现表格中列出的一或多种症状时，并非所有患者需入住 ICU，但至少应考虑及时评估和干预，

表 38.1　需要入住 ICU 的 10 大临床指征

临床指征	特征
气道威胁风险	喘鸣、呼吸杂音、气道肿胀
持续性呼吸急促	呼吸频率＞26 次／分或呼吸做功增加
发绀／血氧不足，尽管 FiO_2＞0.4	SpO_2＜90%
持续性心动过速	心率＞120 次／分
收缩压＜100 mmHg	收缩压持续＜100 mmHg 或低于基线的趋势
皮肤颜色改变	发绀、花斑、四肢湿冷
意识改变	Glasgow 评分下降、新发精神错乱、局灶性缺损
频繁／长时间痉挛	频发癫痫或持续时间＞5 min
肌酐持续升高	肌酐值持续升高
乳酸值持续升高	血清乳酸＞3 mmol/L 并持续升高

并密切监护患者，防止病情恶化。为让传入支更有效发挥作用，该触发机制不应仅由床旁护士执行，其他看护人甚至家属都应能识别病情的恶化。

传出支代表响应团队，包括队员及其所携带设备。传出支团队的构成因不同机构和情形而异，但通常基于下述模型中的一种（表38.2）[12]。响应团队应每天随时处于待命状态，且对认为没必要的应急任务不能有负面情绪。团队成员应具备经验，配备对患者状态有高识别能力的人员，且有重症监护经验。团队成员能保持冷静，具有诊断和治疗能力，并具备在必要时开展高级医疗管理的权限[6]。

领导与管理快速反应系统是保证患者安全的关键要素。该要素应体现在监督组员的选拔和能力认证、对医务人员的持续教育、购买和维护设备、收集和分析团队活动数据、与院领导沟通相关数据信息以保证患者安全和提高质量[13]。如果没有该关键要素，快速反应系统的有效性可能受限甚至失败，缺少医院领导的支持同样无法成功[14]。

收集和分析数据有助于管理和质量改进，并利于开展反馈和合理分配资源。当获得医院管理层支持时，随着时间推移可提高团队功能并适应新挑战[11]。

组成

经典的急救小组在收到威胁生命安全的呼叫时，如心搏或呼吸骤停，可迅速到达床旁。快速反应小组则在患者生命体征出现不正常趋势时已被激活，例如呼吸窘迫的早期症状（呼吸急促或氧耗增加）或意识下降。快速反应小组的组成取决于所在

表 38.2　快速反应小组类型

类型	领导	关注点	功能
医学急救小组（MET）	医师	重要的临床病情恶化	激活干预措施
快速反应小组（RRT）	护士	生命体征不正常，病区人员关注的问题	评估、分类、召集资源
重症监护外延组（CCO）	护士	跟踪出ICU后情况及生命体征不正常，病区护士提出转诊时提前审查	评估、分类、召集资源
蓝色代码组	不定	应对心搏骤停	心肺复苏术/高级生命支持方案

机构资源和需求[13]。由医师主导的小组常被称作医学急救小组。其他可能由高级操作者（护士或助理医师）、重症医学科护士，甚至由呼吸治疗师主导。尽管这些小组在专业术语上的称呼有所不同，但都是指快速反应小组[6]。英国一些护士最初主导开展了重症医学的外延服务，目的在于避免患者入住ICU，促进患者转出ICU并对病区医务工作者进行教学[15]。该服务从此扩展开来，并在多个国家广泛使用。近期成立的特殊小组为一些专业性较强的亚组，如脓毒症反应小组和肺栓塞反应小组等[16-17]。还有部分小组旨在促进讨论护理的局限性，尤其针对肿瘤患者这一特殊人群[18]。

证据

考虑到推行和维持快速反应系统的成本，许多临床试验对快速反应系统在呼吸心搏骤停事件和院内死亡中的作用进行评估，以助于合理使用预算。早期研究的结果比较复杂，Chan、Shah和Segon等的团队均未发现快速反应系统的益处，而Lighthall和Beitler的团队各自发现快速反应小组可提高住院患者心搏骤停抢救成功率并降低全院患者死亡率[19-23]。早期研究因各种原因存在缺陷，包括单位对快速反应小组的接受程度、响应标准的使用率低下、新成立小组不能有效床旁干预患者病情恶化。Chan等早期开展的一项系统综述和荟萃分析提到，"尽管快速反应小组有强大的吸引力，但仍缺乏强有力证据支持其降低院内死亡率的有效性"[24]。MERIT研究团队在澳大利亚23家医院针对医学急救小组纳入125 000例患者的随机研究显示，在非预见性死亡、心搏骤停和非计划性入住ICU方面并不存在差异[25]。这些早期研究和系统综述均未显示住院患者死亡率或心搏骤停发生事件的下降，却在后续荟萃分析中显示出显著影响。这些后来的荟萃分析一致提示，住院患者心搏骤停发生率下降。Maharaj等2015年一篇纳入29项研究的综述发现，快速反应系统与院内死亡率和呼吸心搏骤停事件下降存在相关性。在一项没有把医师是否在场作为关键因素的线性回归分析中，结果仍提示死亡率下降[26]。Winters等发表于2013年的研究显示，快速反应系统可降低ICU病区外儿童和成年人呼吸心搏骤停发生率，但院内成人整体死亡率未下降。该研究同时

提到，近期多数研究均提示阳性结果[27]。当前研究数据支持快速反应系统可降低住院患者心搏骤停的发生率（表38.3），快速反应系统有助于识别哪些患者在高级医疗中能够获益。

目前，真正评估快速反应系统的影响非常困难，因这些小组已发展为广泛接受的流程，很难随机化。一些快速反应小组的前后对照研究仍可实施，如一些特殊的快速反应小组，扩大目前小组的范围或自治力，优化响应标准，包括复杂评分系统和生命体征变化趋势。

肿瘤学相关问题

肿瘤患者群体对快速反应系统提出了独特挑战。肿瘤患者作为复杂群体，存在明显的合并症和治疗并发症，并经常出现明显不正常的生理学变化。在此基础上，患者易处于病情快速恶化的高风险。在一项大型多国研究中，So 等将某一临床虚弱评分和高死亡率相结合，结果表明临床虚弱对患者病情恶化的结局及趋势有显著影响，该结果在肿瘤患者群体中存在更强的相关性[28]。此外，考虑到机体功能状态，部分治疗策略可能进一步加剧某种生理状态的压力，如急性神经中毒、炎症反应综合征、毛细血管渗漏综合征或神经功能失调，需要快速反应小组成员有额外的知识储备和培训，以识别和做出合适反应来应对特殊事件。快速反应系统还有其独特作用，即让肿瘤患者能理解自身在围手术期医疗过程中癌症恶化的高风险，并接受临终前相关事宜。

由于外科操作对癌症患者的介入，临床医师要面对更多病情复杂的患者，如高龄、复发或继发恶性肿瘤需手术介入，或实施化疗或放疗方案时存在合并症。严重的疾病过程和脆弱的免疫系统引起生理情况恶化，导致20%的癌症患者术后存在严重并发症。与其他患者相比，此类患者术后生理储备能力明显下降且病情经常快速恶化[29]。

恶性肿瘤患者在 ICU 内占比高达13.5%～21.5%，近期有关癌症治疗的研究发现，患有严重疾病的癌症患者在 ICU 的确能够获益，临床医师需时刻准备频繁的快速反应小组活动[30-34]。Parmar 等在2013年发表的论文显示，快速反应小组针对新诊断的急性髓细胞白血病（acute myelogenous leukemia，AML）活动次数是非 AML 活动次数的6.9倍。其中最普遍的原因是呼吸衰竭和血流动力学不稳定，其中73%的患者因呼吸衰竭入住 ICU[35]。激活快速反应小组的肿瘤患者存在明显的高死亡率，尤其是需转运到 ICU 的患者[36]。美国的一项研究显示，激活快速反应小组的住院患者的死亡率情况如下：实体肿瘤为43%，白血病为35%，100 d 时各自的死亡率分别为78%和55%[37]。一个无法回答的问题是，哪些高死亡风险患者发生病情恶化而无法逆转？对那些病情恶化并可逆转的情形，应重新审视和调整触发快速应急反应，以便将来更早干预，进而提高救治效果。对部分病情恶化而逐渐走向死亡的情形，早期识别有助于在患者经历极度悲伤前，提高临终关怀效果[38]。只要肿瘤患者激活快速应急反应，都应将其视为重新讨论患者治疗目标或考虑姑息治疗方案的标志[37]。

快速反应小组的作用在患者临终医疗中已得到验证，也适用于非肿瘤患者。Parr 等发现，从事救治活动时间超过12个月的医学急救小组中，有23%认为放弃抢救的举措是恰当的[14]。在一项来自澳大利亚、瑞典、加拿大的多中心前瞻性研究中，Jones 等研究发现，临终医疗相关事宜和医学治疗缺陷问题占呼叫医学急救小组的1/3[39]。如时机合适，临终关怀可减少过激性治疗并能很好地结合姑息治疗，可提高患者临终生活质量[40]。在一项回顾性研究中，遵从快速反应小组关于患者复苏状态的讨论结果，与转入 ICU 发生率较低和姑息治疗服务增加明显相关[41]。即便患者、护理人员和医疗卫生人员都认同包括生命最后2周内入住 ICU 和化疗等措施，但这并不益于患者临终生活质量[42-44]。快速反应小组将继续协助临终关怀，恰当提高医疗级别并根据结局数据协助患者和家属做出决定。即便不需要过激性干预，协助床旁护士做好姑息干预也是快速反应小组的职责。

表38.3 显示降低住院患者心搏骤停风险的研究[12, 24, 26-27]

研究	降低风险（RR）
Solomon 等，2016	成人 RR 0.62（95%CI 0.55～0.69）
Maharaj 等，2015	成人 RR 0.65（95%CI 0.61～0.70）
	儿童 RR 0.64（95%CI 0.65～0.74）
Winters 等，2013	成人 RR 0.66（95%CI 0.54～0.80）
	儿童 RR 0.62（95%CI 0.46～0.84）
Chan 等，2010	成人 RR 0.66（95%CI 0.54～0.80）

未来方向

快速反应小组在很多单位正由被动转为主动，如使用一些早期预警评分系统、生命体征变化趋势和其他提示患者病情恶化风险的潜在指标。简言之，早期预警评分系统可很好地用于预警心搏骤停或 48 h 内死亡[45]。至于哪个早期预警评分系统或生命体征变化趋势更有效且具有预见性仍不确定。已发表文献中的大量早期预警评分系统几乎都需要测量至关重要的呼吸频率，但经常不准确。有项研究显示，引入一项早期预警评分系统和重症监护外延服务可提高呼吸频率记录的准确性[46]。目前，用于准确测量这项重要生理参数的机器还在开发和评估阶段[47]。为验证不同参数对患者病情恶化的预见性，Green 等比较了 Between the Flags（BTF）（标记患者生命体征）安全网络系统与其他系统。其中，BTF 是澳大利亚于 2010 年开发的单参数追踪和触发系统。其他系统有改良版早期预警系统（Modified Early Warning Score，MEWS）/ 国家早期预警评分（National Early Warning Score，NEWS）和电子版心搏骤停风险分类（electronic Cardiac Arrest Risk Triage，eCART）评分。结果显示，与其他观察性方法相比，eCART 评分在预测住院患者死亡、ICU 转运和 24 h 观察期死亡方面更准确[48]。该研究结果显示，统计算法联合不同参数（包括生命体征、实验室数据和人口统计学资料）较既往方法更有预见性，特别是在提高电子病历功能方面。因频繁的快速反应活动会限制工作效率，快速反应小组的领导者应继续优化系统以更早预见病情恶化，同时需保持警觉。

结论

自创立以来，快速反应小组的各个方面都已进行研究。小组最重要且毋庸置疑的原则是，当非重症监护患者出现病情恶化时及时提供资源。该项服务的益处不局限于降低住院患者心搏骤停和死亡风险，同时也包括临终关怀和病区床旁护士培训，以及降低 ICU 使用率[49]。为优化快速反应小组的影响，下一步应使用早期预警评分系统识别高风险患者，主动跟进患者，同时改变医院救治氛围，使整个医院的工作人员为抢救能齐心协力解决失败问题[50]。为保证快速反应小组的救治效果，以上这些因素必须一直且同时满足。例如，即便某一预警评分系统高效且有先见之明，若床位医师不支持并及时干预，便导致无效。当新技术提醒医护人员患者出现病情恶化时，可能遭遇鄙夷和不信任，而非警惕和积极响应。由于各种各样的困难，快速反应小组的领导必须通过质量改进计划不断展示快速反应的价值，揭露和克服院内特殊困难，以建立各专业间的信任[51]。

参考文献

扫二维码见参考文献

<table>
</table>

第 39 章 癌症患者的重症监护注意事项

Joshua Botdorf，Joseph L. Nates

时鹏 译 蒋政宇 校

肿瘤外科患者

疾病负担

国际癌症研究机构报告称，2018 年全球癌症估计为 1810 万新发病例和 960 万人死亡。男性罹患癌症的累积风险为 22%，女性为 18.3%，12.7% 的男性和 8.7% 的女性将死于癌症[1]。预计到 2040 年，癌症发生率将继续上升至 29.5%，死亡人数预计将超过 1600 万[2]，然而，随时间推移，癌症生存率已显著提高。从 2000 年到 2014 年，美国所有癌症患者的死亡率在男性中每年下降 1.8%，在女性中每年下降 1.4%。比较 1975—1977 年以及 2006—2012 年期间的数据得出，所有部位癌症的 5 年相对生存率从 50.3% 提高到 66.4%[3]。重症监护室（intensive care unit，ICU）收治的癌症患者数量占 5%～15%[4-6]。在苏格兰，大约 5% 的实体器官癌症患者在确诊后前 2 年会被送入 ICU。手术入院将占到 84%，其中 63% 为择期手术。在美国综合性癌症中心——安德森癌症中心，外科入住 ICU 人数占所有入住 ICU 人数的 60%。需要 ICU 护理的外科患者约为 18.9%[7]。头颈外科、神经和胃肠外科占到入住 ICU 总人数的 62%。

肿瘤外科重症监护结局

一项对西苏格兰外科 ICU 癌症患者的大型分析比较了癌症患者和非癌症患者，发现有实体肿瘤诊断的外科 ICU 患者的死亡率为 12.2%，而非癌症 ICU 患者死亡率为 16.8%（$P < 0.001$）。癌症患者住院死亡率为 22.9%，而非癌症患者为 28.1%（$P < 0.001$）。这些患者更有可能因选择性入住 ICU

而入院[8]。对那些需要器官支持的癌症患者，ICU 死亡率为 18.6%，急诊入院患者的住院死亡率为 39.5%。对荷兰国家重症监护评估（NICE）登记处的一项审查发现，最常见的潜在恶性肿瘤包括结直肠癌（25.6%）、肺癌（18.5%）和中枢神经系统肿瘤（14.3%）。入院原因包括需要机械通气（24.8%）和血管加压药支持（20.7%）。在外科重症监护人群中，肿瘤患者在择期手术后转入 ICU，其 ICU 死亡率和住院死亡率分别为 1.4% 和 4.7%[9]。总体而言，癌症患者有着相当大的康复机会，潜在的恶性肿瘤不应该取消其接受外科重症监护的资格。在安德森癌症中心，从 1994 年到 2013 年，外科患者的住院和 ICU 死亡率分别为 1.1% 和 2.9%[7]。

ICU 资源分配及入院优先级

2017 年，1 个代表癌症患者重症监护领域的共识小组成立，他们分别来自德国和奥地利的相关学会，并对癌症患者提出了建议[10]，确定了 3 种类别的患者（框 39.1）。外科患者，尤其是那些接受择期手术的患者，最有可能被纳入接受全面的 ICU 监护治疗的类别。

重症监护的入院标准和资源分配必须在医院层

框 39.1　考虑入院的癌症患者类型[10]

1. 如果远期生存率可能与潜在恶性肿瘤的总体预后相符，则应向所有癌症危重患者提供全程的 ICU 管理（不受 ICU 资源限制）
2. 不能接受进一步抗癌治疗的状态不佳的患者、濒死患者以及拒绝接受重症监护治疗的患者，一般不应进入 ICU
3. 对不属于 1 类或 2 类的患者，限时的 ICU 治疗或预先决定的不升级治疗决策（例如不插管或不尝试进行复苏）可能是合适的选择

面进行调整。当地资源往往决定了重症监护的提供水平，因此，敏锐度较低的医院其 ICU 入院门槛可能要低得多。重症医学会的 ICU 入院、出院和分诊指南为医院和科室制定关于转到 ICU 的患者接受适当监护水平的政策提供了持续审查[11]。对患者分配做出平衡决策的重要考量包括只适用于 ICU 患者的干预措施、临床专业知识、患者状况、诊断、床位供应、稳定性证据、预后和潜在益处。将患者的需要与机构提供的干预措施和监护水平相匹配，往往是一个动态过程。重症医学会开发了两种工具，在资源以及可用单位优先级方面为领导和专业人员提供帮助[11]。表 39.1 描述了监护的各个组成部分，以及监护水平、患者需求、护理人员与患者比率、潜在干预措施如何使患者受益最大。

影响患者入住 ICU 的常见因素

外科患者可能因其恶性肿瘤或因既往接受化疗和新型靶向干预（包括免疫、生物疗法）而造成生理紊乱。使监护复杂化的常见因素包括中性粒细胞减少和免疫抑制、血小板减少、血栓前状态、凝血状态、化疗毒性、营养不良和功能状态差。

中性粒细胞减少和免疫抑制

中性粒细胞减少是指中性粒细胞绝对计数

$< 1500/\mu l$，其是化疗的常见并发症。感染风险随中性粒细胞减少严重程度和持续时间而增加[12-13]。在接受骨髓抑制性化疗的患者中，在化疗过程中出现中性粒细胞减少性发热的风险为 13% ～ 20%[14-15]。癌症支持疗法多国学会（MASCC）指数作为一个有效工具，可确定患者出现发热性中性粒细胞减少相关并发症的风险。该评估基于年龄、病史、门诊或住院状态、临床体征、发热和中性粒细胞减少的严重程度以及是否存在合并症[16]。很多学会概述并支持相关指南，以用于预防和治疗中性粒细胞减少性发热[17-19]。

血小板减少症

血小板减少症是肿瘤患者常见的并发症。在接受化疗的实体肿瘤患者中，3 个月发生化疗引起的血小板减少症的风险为 13%（血小板计数 $< 100×10^9/L$），3 级（$25×10^9/L$ ～ $< 50×10^9/L$）为 4%，4 级（$< 25×10^9/L$）为 2%[20]。癌症患者血小板减少的病因包括直接化疗作用、脾大、骨髓浸润、弥散性血管内凝血（disseminated intravascular coagulation，DIC）、血栓性血小板减少性紫癜、免疫性血小板减少症、感染和药物治疗[21]。接受以吉西他滨或卡铂为主的化疗方案的患者发生血小板减少症的概率常会增加[22]。一些学会已为接受择期手术或侵入性操作的患者推荐了血小板计数的阈值和目标值

表 39.1 ICU 监护水平

监护水平	监测水平	护理人员与患者比例	干预措施
ICU	持续血流动力学监测 有创监测	1：1 ～ 1：2	心室外装置 机械通气 血管加压药支持 连续肾替代治疗 机械循环支持 心脏复律 / 除颤 恶性或症状性心律失常
中级监护	每 2 ～ 4 h 监测一次 频繁的实验室监测	< 1：3	无创通气
遥测	连续心脏监测	< 1：4	抗心律失常药和血管舒张药静脉滴定
住院患者	常规，每 4 h 一次	< 1：5	补充评估 诊断研究 静脉药物 静脉化疗

* Adapted from Nates JL，Nunnally M，Kleinpell R，et al. ICU admission，discharge，and triage guidelines：a framework to enhance clinical operations，development of institutional policies，and further research. Crit Care Med. 2016；44（8）：1553-1602.

（表 39.2）[23]。术前咨询以及术后血液病学专家的参与是诊断评估和选择适当干预措施的关键，这些干预措施可能包括血小板输注、促凝血剂、抗纤溶药物和血小板生成素受体激动剂[23-24]。

血栓前状态

众所周知，癌症是一种血栓前状态。与普通人群或非癌症患者相比，癌症患者发生静脉血栓形成的风险增加 4 ～ 7 倍[25]。在所有癌症患者中，静脉血栓形成的发生率估计为 13/1000 人年[26]。接受手术的癌症患者发生静脉血栓栓塞（venous thromboembolism，VTE）的风险增加，据估计其 30 d 内 VTE 发生率为 1.3% ～ 2.1%，在重大癌症手术后的年患病率为 4%[27-28]。血栓性事件可表现为 VTE、动脉血栓形成、DIC 和血栓性微血管病[29]。除患者血栓形成的标准危险因素外，癌症相关危险因素还包括癌症部位、癌症分期、组织学诊断、诊断后时间、手术干预、住院治疗、化疗、使用血管内皮生长因子抑制剂、有无中心静脉导管[29]。2019 年美国临床肿瘤学会（ASCO）更新了癌症患者 VTE 指南，特别是对正在接受手术的癌症患者[30]。推荐方法包括普通肝素或低分子量肝素。必须权衡活动性出血、高出血风险、其他禁忌证的风险与潜在益处。所有癌症患者均应在术前开始药物治疗预防血栓，并持续至少 7 ～ 10 d。对因癌症而接受开腹 / 腹腔镜行腹部或盆腔大手术的患者，如果存在活动受限、肥胖、VTE 病史或有 VTE 风险因素，建议进行为期 4 周的预防治疗。

凝血障碍

低凝状态不太常见，但在癌症患者中可能存在。除更为常见的围手术期凝血病这一原因外，继发于出血的凝血异常、血液稀释、凝血因子消耗、抗凝血剂和抗血小板药物的使用、肾疾病和肝疾病外，肿瘤患者可能会出现多种独特的出血原因（框 39.2）[31-32]。

癌症患者的 DIC 通常表现为亚急性消耗状态或急性 DIC。慢性 DIC 通常见于肺、乳腺、前列腺、结肠和直肠的实体器官肿瘤，这些肿瘤是最常见的原发性肿瘤。约 7% ～ 29% 的实体器官恶性肿瘤会出现 DIC，其中 59% 发生出血，而 34% 引发血栓形成[33-34]。29% ～ 32% 的非早幼粒细胞急性白血病患者可出现急性 DIC[35-36]。急性白血病的 DIC 主要表现为出血，而不是血栓形成[37]。癌症患者 DIC 的治疗复杂且需深思熟虑，需要考虑到血栓形成与出血的可能性[38]。血液病学专家的参与是有益的。对正在出血或需要接受侵入性操作的患者，框 39.3 概述了一种策略[38]。早幼粒细胞白血病通常表现为一种与纤溶增强相关的特别严重的 DIC[39]。53% 的急性早幼粒细胞白血病（acute promyelocytic leukemia，APL）患者会出现某种程度的出血症状：瘀伤、鼻出血、异常月经出血、血尿、咯血、便血或黑便。与 APL 相关的凝血病对早期诱导治疗尤其敏感，从而降低出血风险[40]。白细胞计数是早期出血性死亡和早期血栓性出血性死亡最重要的预测因子[41]。重组血栓调节蛋白的使用已被提议作为 DIC 的抢救治疗[42-43]。

表 39.2	围手术期目标血小板计数
血小板计数	**拟行手术**
> 100×10⁹/L	颅内或眼底手术
> 50×10⁹/L	非椎管内大手术 治疗性肠镜检查 肝、肾或经支气管活检
> 20×10⁹/L	中心静脉导管置入 诊断性肠镜检查 支气管镜检查伴灌洗
> 10×10⁹/L	预防自发性出血

Modified from Nagrebetsky A, Al-Samkari H, Davis NM, Kuter DJ, Wiener-Kronish JP. Perioperative thrombocytopenia: evidence, evaluation, and emerging therapies. Br J Anaesth. 2019; 122（1）: 19-31.

框 39.2	凝血病的原因[31-32]

抗肿瘤血管生成药物
致病性肿瘤内皮组织
药物相关
肿瘤源性凝血抑制因子
治疗相关的凝血障碍
- 放疗后
- 化疗相关
术后凝血障碍
纤维蛋白溶解
与急性早幼粒细胞白血病相关的原发性高纤溶状态
获得性血友病（如Ⅷ因子）或获得性血管性血友病
副肿瘤性纤溶亢进

框 39.3	活动性出血 DIC 的处理建议 [38]

输注血小板以保持血小板计数 $> 50 \times 10^9 \sim 300 \times 10^9$

输注新鲜冰冻血浆或冷沉淀，维持凝血酶原时间 < 3 s，
　纤维蛋白原 > 1.5 g/L

缺乏维生素 K 时进行补充

如果纤溶亢进，则进行抗纤溶治疗

营养不良

当下述六项指标中至少有两项存在时，美国肠外肠内营养学会通常认为患者存在营养不良（框 39.4）[44]。一般而言，26.6% ~ 51% 的肿瘤患者会有营养障碍，其中 4.5% ~ 9% 的患者会出现明显的营养不良[45-46]。营养不良在住院患者中普遍存在，且大约 40% 的肿瘤患者存在营养不良[47-48]。鉴于入住 ICU 超过 48 h 的住院患者营养不良发生率为 70%，外科危重肿瘤患者的营养不良负担可能相当大[49]。

营养不良的发生和严重程度可能受到原发性恶性肿瘤、转移、既往和正在进行的治疗（包括化疗和放疗）、既往手术、代谢和线粒体紊乱、促恶液质细胞因子及介质、中枢神经系统稳态控制的影响[46, 50]。营养不良的严重程度与癌症的分期呈正相关[45]。

对接受癌症治疗的患者，美国肠外肠内营养学会（ASPEN）不建议所有接受重大癌症手术的患者常规使用全肠外营养（total parenteral nutrition，TPN）[51]。此类建议是因为缺乏证据支持肠外或肠内营养有助降低患者死亡率和病残率。对严重营养不良的患者，肠外营养可能有益[52-53]。中度和重度营养不良的患者，术前 7 ~ 14 d 开始的营养支持治疗也可能发挥作用[51]。对危重患者和围手术期患者，文献未明确描述相关建议。2016 年美国重症医学会（SCCM）/ASPEN 成人危重症患者营养支持治疗指南为 ICU 患者提供了一个框架。然而，同时考虑到患者和已接受的手术，没有任何指南可取代外科医师、重症监护医师和营养师之间的多学科交流。主要建议包括在 24 ~ 48 h 内开始肠内营养，采取干预措施以减少误吸，应用进食方案以及在评估耐受时采取避免胃残留的测量方法[54]。

需要监测的患者

神经外科手术

神经外科患者术后入住 ICU 的一个常见需求是需要频繁的神经功能监测和（或）通过脑室外引流进行脑脊液分流。强化监测的必要性是基于体格检查发现的快速变化，以及出现并发症时需要快速诊断评估和干预。随时间推移，这种方法面临挑战。Ziai 等在 2003 年回顾性评估了 158 例接受颅内肿瘤切除术的患者，除麻醉后护理和频繁的神经系统检查外，65 例（49%）患者不需要任何干预措施。接受 ICU 级别干预的患者常用以下几种治疗：静脉镇痛药、静脉镇静药、静脉抗高血压药、高渗疗法、抗癫痫药物、心动过缓治疗、机械通气和血管加压药。15% 的患者在接受开颅肿瘤切除手术后入住 ICU 需超过 1 d[55]。

ICU 入住时间超过 1 d 的最佳预测因素包括术后气管插管、基于影像学结果的肿瘤严重程度评分，以及出血量结合晶体、胶体、血液制品和高渗盐水的使用组成的液体评分。其他指标包括手术持续时间超过 7 d、术后出现新的偏瘫或脑神经缺损，以及术中需血管加压药治疗的低血压[55]。患者管理所需的护理技能，以及排除需要脑室外引流装置（external ventricular device，EVD）的伴随诊断，将限制其在几乎所有医院的 ICU 使用。遵守协议和维护程序能力的系统化管理有助于减少与 EVD 相关的感染性并发症[56]。EVD 管理的一揽子护理项目可能包括植入前的脱毛和皮肤准备、导管选择、无菌技术、适当的敷料和更换敷料的频次、标准化的 EVD 维护技术、统一的脑脊液取样程序、限制导管放置时间、修复能力以及感染和并发症的监测[57]。2016 年神经重症监护学会关于 EVD 的植入和管理循证共识声明建议，在植入 EVD 时使用单剂量抗生素以预防脑室造口相关感染，并在植入 EVD 期间避免使用抗生素[58]。脑和脊柱肿瘤切除术后可

框 39.4	营养不良的指标

能量摄入不足

体重下降

肌肉萎缩

皮下脂肪损失

局部或全身积液，有时可能掩盖体重减轻

通过握力测量的功能状态减弱

能出现的并发症见框 39.5。

耳鼻喉科上气道手术

　　头颈部手术的病残率和死亡率分别为 5.65% 和 2.98%[59]。与 30 d 内发生严重并发症风险增加的相关因素包括美国麻醉科医师协会（American Society of Anesthesiologists，ASA）分级 ≥ 4 和手术时间超过 6 h。在 90 岁以上患者中，90 d 死亡率增加的危险因素包括成人合并症评估 -27 评分系统评分较高、术前吞咽困难和大面积切除手术[60]。框 39.6 总结了头颈部手术特有的并发症，这些并发症可能需要在 ICU 进行监测。头颈部癌症患者术后入住 ICU 的原因可分为与呼吸、心血管和伤口相关的并发症[61]。大约 5% 的头颈部癌症患者将在 30 d 内

框 39.5　脑和脊柱肿瘤切除术后可能出现的并发症

开颅术后潜在并发症
血肿
脑水肿
颅内积气
卒中
脑积水
脑脊液漏
癫痫
类固醇或其他药物引起的谵妄
酒精 / 药物戒断
吞咽困难 / 声带麻痹
角膜擦伤 / 暴露风险
低钠血症
术后呼吸衰竭
血流动力学不稳定
心律失常
心肌缺血
伤口并发症
尿崩症
深静脉血栓

框 39.6　头颈部癌症手术的并发症

喉上神经损伤
喉返神经损伤
出血
血肿形成
继发于甲状旁腺功能减退的急性低钙血症
气管切开术相关的新发出血、阻塞和气道丧失
上气道肿胀和气道受损风险

再次入院。

　　与非计划再入院相关的因素包括糖尿病、术前休息和适度劳累时呼吸困难、长期使用糖皮质激素、癌症播散和伤口污染。导致 30 d 非计划再入院的最常见诊断包括浅表切口手术部位感染、深切口手术部位感染、器官或间隙手术部位感染、伤口破裂、肺炎、深静脉血栓形成、肺栓塞、尿路感染、卒中、脓毒症和感染性休克[62]。

　　由于头颈部手术患者的高风险性，早期择期气管切开常被作为首要手术。择期气管切开的好处包括减少呼吸机使用天数、更快地恢复至基础状态、减少肺炎和谵妄的发生[63]。对那些因手术创伤、出血、肿胀、水肿、血肿、声带麻痹和气管软化而怀疑存在高危气道的患者，如果没有进行择期气管切开术，必须谨慎对待。困难气道协会为此类高危患者的计划、准备、实施和随访提供了一个方案[64]。

　　随着临床监护路径的发展，头颈外科患者的 ICU 利用率已有显著提高。专科护士在皮瓣管理、生命体征频繁监测和皮瓣检查、持续的血氧饱和度监测和气管切开的护理方面接受了专业教育，从而降低了对 ICU 的需求[65]，避免患者进入 ICU 治疗，进而缩短患者住院时间，降低住院费用[66-67]。

　　术后谵妄很常见，在约 17% ～ 19% 的接受头颈部癌症手术的患者中普遍存在[68-69]。头颈部癌症手术术后谵妄的危险因素包括男性、年龄 > 70 岁、手术时间、高血压病史、输血、气管切开、ASA 分级 ≥ Ⅲ级、皮瓣重建及颈淋巴结清扫术[69]。术后谵妄往往难以识别和处理[70]，危重病医学会已将各种方法纳入其协会指南（框 39.7）[71]。

心脏方面

　　心电图的监测作用常被错误应用，且利用率受到质疑。事实上，美国内科学基金会的"明智选择运动"强调了连续遥测技术的做法，并建议避免在医院的不必要使用[72]。据估计，20% 的患者可能因非心脏适应证而接受遥测[73]。遥测技术对那些被认为具有基本适应证的患者的临床影响也存在疑问。在非 ICU、非手术患者中，医师认为心脏遥测仅对 12.6% 的患者有用，其中直接影响管理决策的仅占 7%[74]。

　　2017 年《医院心电图监测标准》建议无症状患

框 39.7　术后谵妄的处理[71]

评估

- 危重成人患者应使用有效工具定期评估谵妄
- CAM-ICU、ICDSC、ICU-7

规避可变风险

- 苯二氮䓬类药物和输血

避免药物预防

- 氟哌啶醇、右美托咪定、β-羟基-β-甲戊二酸单酰辅酶 A（HMG-CoA）还原酶抑制剂和氯胺酮尚未被证明能预防所有危重成人患者的谵妄

药物治疗

- 因躁动不能脱机/拔管，右美托咪定可用于治疗机械通气成人患者的谵妄
- 不常规使用氟哌啶醇或 HMG-CoA 还原酶抑制剂治疗谵妄

非药物干预

- 重新定位，认知刺激，使用时钟
- 睡眠卫生，减少夜间光线和噪声
- 减少镇静，改善清醒状态
- 提高活动能力，加快早期康复
- 使用助听器或眼镜避免感官剥夺

框 39.8　心电监测的常见适应证[75]

怀疑冠状动脉缺血
重大心脏介入治疗
胸外科手术
血管外科手术
需要机械循环支持的患者
新发或复发性室性心动过速，非持续性室性心动过速
急性心房颤动
术后慢性心房颤动
术后症状性心动过缓或新发心动过缓
房室传导阻滞
先天性或遗传性心律失常综合征
术中植入型心律转复除颤器（ICD）电击
急性失代偿性心力衰竭
感染性心内膜炎
卒中后
钾和镁异常

和住院时间有所减少[81]。

整形皮瓣手术

在头颈部和整形手术中经常遇到的一个手术环节是制作一个游离皮瓣。游离皮瓣需要经常监测可见的并发症以及特殊的围手术期管理。术后潜在的并发症包括血管损伤、血肿、手术部位感染以及伤口裂开[82]。血管损伤可由动脉血栓形成、静脉血栓形成、血肿、水肿、受体血管疾病、吻合失败和吻合口机械牵张引起[83-84]。在 990 个连续游离皮瓣中，总体血栓形成率为 5.1%，其中 54% 的血栓发生在静脉系统，20% 为动脉血栓，12% 为动静脉联合血栓。一般而言，80% 的血栓会在最初的 48 h 内发生，这突出了术后即刻监测的获益最大[85]。可进行各种形式的有创和无创监测（框 39.9），支持性最强的证据包括 Cook-Swartz 植入式多普勒、近红外光谱、激光多普勒血流仪、定量荧光法和数字智能手机的应用[86]。

术后抗凝似乎对游离皮瓣的存活没有显著影响[87-88]。处理游离皮瓣时，液体平衡是一个重要关注点。有几项研究评估了液体的作用和游离皮瓣的效果，其基本原则是维持灌注，避免低血压，避免液体超负荷。补液量增加与移植物衰竭和术后并发症增加相关[89-90]。相反，灌注与复苏也可能使患者面临皮瓣失败的风险。在一项对 682 例患者的回顾性分析中，尿量低于正常值和液体复苏率低与血栓

者非心脏手术后不常规进行心律失常监测[75]，但胸外科和大血管外科手术除外。胸部手术患者发生心房颤动的风险增加，建议进行 2～3 d 连续心电图监测。心房颤动发生率可能在 3%～30%，取决于患者所接受的手术[76]。行血管手术的患者通常伴有动脉粥样硬化，行术后监测是恰当的。指南中概述了连续心电监测的适应证和循证依据，常见的术后适应证见框 39.8。

术后通常不需要进行血流动力学监测，除非患者血流动力学不稳定、存在血流动力学不稳定的风险，或接受血管升压药或变力性药物治疗。然而，那些术后需要持续目标导向复苏的患者可能需要进行血流动力学监测[77]。需要持续的血流动力学监测来帮助患者复苏和持续加速术后康复的一个很好的例子是用来治疗腹膜表面恶性肿瘤的腹腔热灌注化疗（hyperthermic intraperitoneal chemotherapy, HIPEC）。HIPEC 可导致显著的血流动力学不稳定和炎症反应加剧[78-79]。接受 HIPEC 治疗的患者术中可能需要大量液体治疗，尤为需要个性化的复苏[80]。在一项目标导向液体疗法与标准液体疗法的随机对照试验中，与标准液体疗法相比，接受血流动力学目标导向液体疗法的患者，其术后并发症

框 39.9	游离皮瓣监测技术[86]

植入式多普勒探头

微透析

脉搏血氧饱和度仪

可见光光度仪

多光谱空间频域成像

$SaCO_2$ 监测

激光多普勒血流仪

体温测量

葡萄糖和乳酸测量

智能手机应用程序

光电容积描记

多普勒超声

阻抗体积描记

侧流暗场成像

氢清除法

形成事件相关[91]。加速康复外科协会基于液体反应性和心排血量、每搏输出量或脉压变化推荐了最佳的液体平衡[92]。回顾性研究表明，血管加压药的使用与皮瓣不良事件无关[93-95]。当在体外使用激光多普勒血流仪来测量微循环血流用以研究肾上腺素、去甲肾上腺素、多巴酚丁胺和多巴胺时，去甲肾上腺素被认为适合保存皮瓣血流，尽管其具有收缩血管作用[96]。

术后呼吸衰竭

在入住 ICU 的癌症患者中，呼吸衰竭和（或）需要机械通气支持是癌症术后最常见的入住指征。术后入住 ICU 的患者中有 25% ～ 92% 会出现呼吸衰竭[8-9]。手术类型会显著影响这一比例，头颈部手术是一个重要因素。呼吸衰竭的死亡率取决于手术、呼吸衰竭的性质和潜在的恶性肿瘤。如果癌症

患者在接受肺切除术后出现急性呼吸窘迫综合征（acute respiratory distress syndrome，ARDS），其死亡率可能高达 53%[97]。

术后呼吸衰竭有多种定义：包括术后 1 d 以上的呼吸机依赖、术后机械通气＞ 48 h、术后 30 d 内计划外再次气管插管、3 d 内再次气管插管、术后急性肺损伤、ARDS、术后 7 d 内机械通气，以及术后需要无创通气[98]。欧洲麻醉学会在 2015 欧洲围手术期临床结局（EPCO）中，将呼吸衰竭定义为术后患者吸入室内空气 PaO_2 < 8 kPa（60 mmHg），PaO_2：FiO_2 < 40 kPa（300 mmHg）或通过脉搏血氧饱和度仪测得的动脉血氧饱和度 < 90%，且需要进行氧疗[99]。

除所有外科患者常见的呼吸衰竭原因外（框 39.10）[99-101]，癌症患者先前曾接受癌症相关治疗（如免疫治疗、化疗）及并存其他复杂的潜在临床状况（如因肿瘤血管性出血而需大量输血）也可能造成影响（表 39.3）[102]。

框 39.10	围手术期呼吸衰竭的原因

呼吸道感染 / 肺炎

呼吸衰竭

胸腔积液

肺不张

气胸

支气管痉挛

吸入性肺炎

急性呼吸窘迫综合征

肺栓塞

肺水肿

输血相关性急性肺损伤

腹腔隔室综合征

潜在肺部疾病的恶化（即肺纤维化、慢性阻塞性肺疾病等）

表 39.3	癌症患者呼吸衰竭的原因				
中枢神经系统	外周神经系统	胸壁	胸膜	气道	实质
原发肿瘤	**脊髓疾病**	胸壁肿瘤	恶性胸腔积液	肿瘤致上气道阻塞	化疗性肺炎
转移瘤	周围神经病变	病理性肋骨骨折	胸膜肿瘤	肿瘤外部压迫	放射性肺炎
软脑膜疾病	副肿瘤综合征			食管气管瘘	植入期呼吸窘迫综合征
小脑变性	重症肌无力			支气管内转移	弥漫性肺泡出血
	吉兰-巴雷综合征				癌性淋巴管炎
	Lambert-Eaton 肌无力综合征				肺内白细胞淤滞

术前危险分层

目前存在几种评估术后肺部并发症风险的模型[101, 103-106]。风险分层有助于确定术后监护水平和预防性干预措施。表 39.4 列出了许多与术后肺部并发症发展相关的值得注意的事项[98]。这些因素包括可变和不可变的因素及实验室结果。

表 39.4　与术后肺部并发症相关的危险因素

患者因素	
不可变	**可变**
年龄＞ 60 ～ 65 岁	吸烟
性别：男性	慢性阻塞性肺疾病
ASA ≥ Ⅱ级	哮喘
功能依赖性（衰弱）	充血性心力衰竭
急性呼吸道感染（1 个月内）	阻塞性睡眠呼吸暂停
认知障碍	BMI ＜ 18.5 kg/m^2 或＞ 40 kg/m^2
感官障碍	BMI ＞ 27 kg/m^2
脑血管意外	高血压
恶性肿瘤	慢性肝病
体重减轻＞ 10%（6 个月内）	肾衰竭
长期使用类固醇激素	腹水
长期住院治疗	糖尿病
	饮酒
	胃食管反流病
	术前脓毒症
	术前休克
手术因素	
不可变	**可变**
手术类型：上腹部、腹主动脉瘤、胸部、神经外科、头颈部、血管	机械通气策略
	全身麻醉
急诊手术	使用长效神经肌肉阻滞药和苏醒 TOF 值＜ 0.7
手术时间＞ 2 h	残余神经肌肉阻滞
再次手术	使用中效神经肌肉阻滞药且手术时间＜ 2 h（未拮抗）
入院期间多次接受全身麻醉	新斯的明
	声门上气道装置存在时使用舒更葡糖
	未使用周围神经刺激器
	开放的腹部手术
	围手术期鼻胃管使用
	术中输血

患者生理和实验室结果

尿素氮＞ 45 mg/dl
肌酐＞ 1.5 mg/dl
肝功能检查异常
术前血氧饱和度低
咳嗽试验阳性
术前胸部 X 线片异常
术前贫血（＜ 10 g/dl）
低白蛋白
预测最大摄氧量
FEV_1 : FVC ＜ 0.7，FEV_1 ＜ 80% 预测值

Modified from Miskovic，A. Lumb，A.B. Postoperative pulmonary complications. Br J Anaesth. 2017；118（3）：317-334.

预防

术后肺部并发症的预防策略可在术前、术中和术后三个阶段实施。术前干预应从术前风险评估开始，以确定风险最高的患者[107-109]。

术前物理治疗可持续减少术后肺部并发症的发生[108]。潜在的干预措施包括吸气肌的训练、有氧运动和呼吸锻炼。戒烟对降低术后并发症风险是有效的，戒烟时间越长，效果越佳[110]。

术中降低呼吸衰竭风险

术中预防术后发生呼吸衰竭的干预措施包括优化通气、避免高氧、避免肺损伤和容量损伤以及气管插管的管理。非通气性干预措施包括麻醉技术的选择和限制性液体输注策略[111]。

吸入氧浓度

在前瞻性研究中，接受气管插管的非心胸外科手术的成年患者在 7 d 内会出现更多的主要呼吸道并发症，且在术中 FiO_2 方面呈剂量依赖性。高 FiO_2 中位数也与 30 d 死亡率相关。高氧组和低氧组 FiO_2 中位数分别为 0.79（0.64 ～ 1.00）和 0.31（0.16 ～ 0.34）[112]。

呼气末正压

有关增加呼气末正压（positive end-expiratory pressure，PEEP）和较小潮气量的研究均支持避免肺不张的发生[113-115]。与 PEEP 为 0 cmH_2O 相比，目标 PEEP 为 6 ～ 10 cmH_2O。2013 年，Cochrane 的一篇综述对现有数据予以总结，目前尚无足够证据表明术中 PEEP 是否可降低术后死亡率和呼吸道并发症的风险[116]。PEEP 可能无法单独脱离潮气量来减少并发症。在 IMPROVE 研究中，对接受腹部手术的患者进行肺复张操作，潮气量为 6 ～ 8 ml/kg 预测体重（predicted body weight，PBW），PEEP 为 6 ～ 8 cmH_2O，而对照组为 10 ～ 12 ml/kg PBW，PEEP 为 0 cmH_2O，且未进行肺复张操作。接受肺保护性通气策略的患者其肺部主要并发症发生率显著降低，包括肺炎、术后无创正压通气（NIPPV）和机械通气支持[114]。理想化或个性化的 PEEP 可能会为患者的改善提供更有力的指标[117]。

小潮气量

潮气量大小与术后肺部并发症呈剂量依赖关系。使用较小潮气量＋不同目标值 PEEP 的肺保护性通气策略在减少术后肺部并发症方面得到广泛认可[98, 118]。患者术前状态和患者特定因素将决定这些策略的实施方式。在一项涉及 2127 例接受普外科手术患者的荟萃分析中，8.7% 的患者出现了术后肺部并发症，接受常规通气的患者其发生率则为14.7%。该分析共纳入 15 项研究，肺保护性通气的潮气量为 5 ～ 8 ml/kg（预测体重），而常规通气的潮气量为 6 ～ 12 ml/kg[119]。

术后肺炎的预防

预防术后肺炎将是麻醉科医师和重症医学科医师共同关注的问题。预防术后肺炎和呼吸机相关性肺炎的策略在 ICU 通常联为一体。美国传染病协会（IDSA）给出的建议见框 39.11。其中许多项目虽未在手术室进行专门研究，但可很容易转化为术中监护，并纳入手术室实践[120]。这些实践仍需要达到术后机械通气患者所需的监护标准（例如床头抬高、深静脉血栓预防）。

液体管理

关于术中液体管理的数据参差不齐。在许多研

框 39.11　术后肺炎预防策略

在选定人群中使用无创正压通气
尽可能在不用药物镇静的情况下管理患者
每日中断药物镇静
每日评估是否能够拔管
在停用镇静药物的情况下进行自主呼吸试验
鼓励早期活动
对预计需超过 48 h 或 72 h 机械通气的患者，可使用带有声门下分泌物吸引口的气管导管
只有在明显污染或出现故障时才更换呼吸机回路
将床头抬高 30° ～ 45°
选择性的口腔或消化道脱污
定期使用氯己定进行口腔护理
超薄聚氨酯气管插管套囊
自动调节气管插管套囊压力
气管吸痰前注入生理盐水
刷牙

究中，与自由补液策略相比，限制性补液策略似乎有利于减少呼吸系统并发症[121-123]。然而，一项对腹部手术患者采取限制性或自由静脉输液方案的大规模前瞻性研究未能显示出在肺炎、肺水肿和机械通气持续时间方面的任何差异[124]。

液体管理已成为 ERAS 中的一个重要元素。通常，术中目标是目标导向性血容量、心排血量和细胞功能的保护[125]。ERA 可改善多种结局，包括减少人群（含因肺癌接受开胸手术的人群）的肺炎和肺部并发症[126]。一项对 95 项随机对照试验的大规模系统综述和荟萃分析表明，接受目标导向液体治疗的患者呼吸衰竭、肺炎和长期机械通气的发生率降低[127]。

术后注意事项

高流量鼻导管

术后高流量鼻导管（high-flow nasal cannula，HFNC）的使用在预防和治疗术后呼吸衰竭方面的作用尚不清楚。1 项术中接受肺保护性通气策略的腹部大手术多中心随机对照试验对比了拔管后使用 HFNC 与标准鼻导管给氧两种方式，发现二者术后低氧血症及肺部并发症的发生没有显著差异[128]。

相比之下，当对术后再次气管插管及拔管后呼吸衰竭风险增加的患者进行评估时，HFNC 基本上不劣于无创通气，且接受 HFNC 的患者呼吸衰竭发生率更低[129]。作者以荟萃分析的形式合并数据，表明 HFNC 优于传统氧疗（conventional oxygen therapy，COT）或低流量氧疗，且不劣于无创通气和 COT[130-131]。

无创正压通气

无创正压通气是呼吸衰竭术后管理中公认的一种管理方式，可能有预防呼吸衰竭的作用。无创通气在慢性阻塞性肺疾病、心源性肺水肿和阻塞性睡眠呼吸暂停等非手术患者中的应用已被证明是成功的[132-134]。在术后阶段对阻塞性睡眠呼吸暂停综合征的治疗已很成熟，正规指南鼓励在适当时使用气道正压装置[135]。欧洲呼吸学会和美国胸科学会均推荐无创通气治疗术后呼吸衰竭[136]。对于各类外科单元，无创通气提供了降低气管插管和再插管率、死亡率以及住院时长的概率[137-139]。无创通气不仅降低了机械通气相关并发症的气管插管率，还降低了这些患者的病残率、住院时长和死亡率[140]。

在头颈部游离皮瓣的情况下，使用无创通气可能产生极大问题，因此，对合适患者首选气管切开更具优势。有部分研究者已证明在此类人群中使用无创通气是安全的[141-143]。然而，2015 年的一项系统回顾发现，没有足够证据支持或反驳其在术后用于行食管切除术的患者[144]。近期接受食管切除术的患者使用无创通气时，应与相关外科医师一起慎重考虑。在肺切除患者和肺外科手术患者中也应考虑到同样问题。肺切除术后的情况尚未得到详细研究。一项对 24 例患者进行的前瞻性随机研究表明，无创正压通气可安全实施[145]。2019 年，Cochrane 一篇综述评估了无创通气对肺癌患者肺切除术后并发症的预防作用，发现并无其他益处，但证据质量和数量都很低[146]。对接受腹部手术的患者，与标准氧疗相比，拔管后使用无创通气降低再次气管插管的风险[147]。相比之下，对心胸患者无创通气的回顾性研究发现其并未显著降低再插管率[148]。无创通气与 HFNC 相比，结果参差不一，高流量通气在预防再次气管插管和拔管后呼吸衰竭方面可能并不劣于无创通气[149-150]。

参考文献

扫二维码见参考文献

第40章 新疗法在危重症癌症患者管理中的挑战

Timothy Wigmore, Phil Ward
赵晗燚 译 薄禄龙 校

血液系统和实体器官癌症的全球发病率持续上升，部分原因是人口老龄化和社会经济相关癌症风险因素的改变，如烟草和酒精摄入量，以及诊断和筛查手段的改进。后者同时也有助于提高患者生存率，及早诊断让患者有更多机会进行早期根治性切除术。干细胞移植技术的出现以及包括靶向治疗、免疫疗法在内的全身性抗癌疗法（systemic anticancer therapies，SACT）的不断增加，为特定种类癌症的难治性或晚期转移患者提供了缓解疾病的可能。

过去20年积累的证据显示[3-8]，晚期癌症患者的生存率不断提高。基于此，以往不愿为晚期癌症患者提供重症监护治疗的传统思维已逐渐转变为"尽力治疗"[1-2]。患者生存率的提升源于一般重症监护管理和特定治疗（如粒细胞集落刺激因子和新型抗生素）的结合。对肿瘤患者因部分常见原因引发的急性疾病，这些治疗方式提高了临床管理能力。新疗法的快速发展开辟了重症监护的新领域，在为难治性患者提供希望的同时，也常伴随大量潜在毒性，其中部分毒性机制甚至尚未完全阐明。这一新的患者群体因病程长和一系列治疗，通常合并虚弱和身体机能失调，可能需要长时间、高水平的支持治疗，以保证患者有足够时间等待预期治疗效果的出现。

本章旨在回顾当前新型抗癌治疗药物及其免疫学机制、适用范围，以及相关并发症的诊断和管理。

基础理论

本章不会就肿瘤细胞生物学和免疫反应的当前理解进行完整回顾，但将总结当前临床实践中与新型靶向药物和免疫疗法相关的关键问题。

细胞增殖

癌症是调控细胞更新的信号通路突变的结果。这些信号通路通常受细胞、细胞外基质、循环细胞因子之间复杂的相互作用紧密调控。因此，癌细胞拥有包括自主增殖信号、永久复制、抗细胞凋亡和诱导血管生成在内的广泛能力[9]。

细胞的存活、增殖和通讯是由配体与细胞膜受体的结合触发。受体酪氨酸激酶超家族的成员，如表皮生长因子受体（epidermal growth factor receptors，EGFR）、间变性淋巴瘤激酶（anaplastic lymphoma kinase，ALK）和KIT参与其中，同时也是新型抗癌药物的关键靶标。一旦与配体结合，细胞内激酶结构域通过第二信使系统启动效应子，包括Ras-Raf-MEK-ERK、PI3K/Akt/mTOR、JAK/STAT通路[10]。这些通路反之又受负反馈机制调节，包括PTEN磷酸酶。人们已在多种癌症亚型中证实每个步骤突变和失调的作用，包括诱导生长因子分泌，增加细胞表面酪氨酸激酶受体的表达，以及细胞内级联反应的组成性激活。

血管再生

正常情况下，血管生成仅在组织损伤和缺氧反应中短暂活跃。血管生成的激活，即所谓的"血管生成开关"是肿瘤生长和转移的特征[11]。体内关键的血管生成因子是血管内皮生长因子（vascular endothelial growth factor，VEGF），通过与一系列酪氨酸激酶受体（VEGFR）结合发挥作用。

免疫反应

先天性和适应性免疫系统的效应器对肿瘤生长和抑制至关重要。NK 细胞能在没有抗原呈递的情况下通过细胞凋亡诱导细胞死亡，主要针对主要组织相容性复合物（major histocompatibility complex，MHC）低表达的细胞。

T 细胞介导的适应性免疫应答需要在 MHC 参与下通过抗原呈递进行启动。T 细胞受体（T-cell receptor，TCR）具有 CD3 结构域和在 T 细胞成熟过程中产生的高度可变的细胞外 α/β 链，能够识别各种抗原。CD8$^+$ T 淋巴细胞识别 MHC I（存在于所有有核细胞）内的抗原，而 CD4$^+$ T 淋巴细胞识别 MHC II（仅由特异的抗原呈递细胞表达）内的抗原。在结合抗原时，T 细胞通过 CD3 相关的细胞内信使系统介导激活，导致细胞因子释放，CD8$^+$ T 细胞则释放穿孔素。

为防止激活自身免疫，机体还存在限制 T 细胞激活自身抗原的机制。活化只能在共同刺激的环境中由免疫检查点分子［包括程序性细胞死亡 1（programmed cell death 1，PD-1）和细胞毒性 T 淋巴细胞相关蛋白 4（cytotoxic T lymphocyte-associated protein 4，CTLA-4）］调节发生。这些在 CD4$^+$、CD8$^+$ T 细胞表面表达的蛋白质分别结合程序性细胞死亡 1 配体（programmed cell death 1 ligand，PD-L1）和 CD80/CD86，抑制细胞介导的凋亡。通过这种机制，慢性抗原暴露持续激活 T 细胞时（如恶性肿瘤那样）就会导致免疫反应下调，从而为肿瘤细胞逃脱细胞凋亡提供了进一步途径。

细胞移植

在过去几十年中，多种细胞移植免疫疗法已付诸实践。肿瘤浸润淋巴细胞（tumor infiltrating lymphocytes，TIL）是从手术标本中分离出来的 CD8$^+$ T 细胞，经过离体扩增后再输注，从而产生有效的抗肿瘤反应，在黑色素瘤治疗中尤为有效[12]。然而，并非所有肿瘤都能提取 TIL，且因天然 TCR 需要 MHC I 激活，当肿瘤细胞不表达 MHC I 时，细胞毒性则下调或完全丧失。

嵌合抗原受体（chimeric antigen receptor，CAR）-T 细胞技术的发展克服了这一局限性。通过外周血培养获得 T 细胞，并通过逆转录病毒转导用 CAR 进行基因工程改造（图 40.1）。该 CAR 由靶向特定肿瘤标志物（例如，B 细胞恶性肿瘤中的 CD19）的细胞外结构域组成，该结构域通过跨膜铰链蛋白与 CD3 的细胞内成分相连。第二代和第三代疗法增加了 T 细胞活化所需的辅助刺激结构域，如 CD28/CD137。经克隆扩增和再输注后，CAR-T 细胞能独立于 MHC 靶向肿瘤细胞，激发有效和持久的抗肿瘤作用[13-16]。

新型癌症疗法

SACT 可单独使用，或作为外科治疗的新辅助或辅助治疗。传统意义上，SACT 仅涉及细胞毒性化疗，其机制为非特异性阻碍细胞增殖。在过去 20 年中，人们已开发出新的癌症疗法，并应用于特定

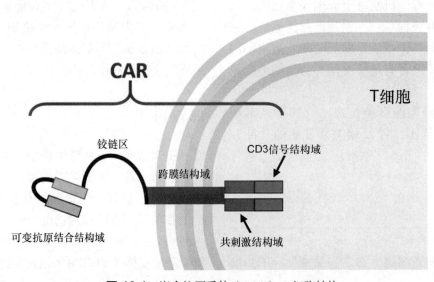

· **图 40.1** 嵌合抗原受体（CAR）-T 细胞结构

恶性肿瘤的治疗。它们可以分为：

- 靶向治疗：该类药物（如单克隆抗体）阻断或激活针对肿瘤或细胞环境的特定受体，以此抑制肿瘤生长。
- 免疫疗法：即调节免疫系统对肿瘤细胞的反应。该疗法包括使用细胞因子、病毒、疫苗、单克隆抗体或细胞疗法，以增强免疫反应或抑制肿瘤细胞可能逃避杀伤的机制。

表 40.1 总结了现有的新型药物及其当前适应证，而正在进行的试验无疑会扩大其使用范围。许多药物的疗效取决于每个患者的具体致癌表型。

靶向治疗

第一个获得许可的靶向治疗药是伊马替尼，它是一种对 Bcr-Abl 起作用的酪氨酸激酶抑制剂。Bcr-Abl 是慢性髓系白血病费城染色体 t（9；22）上表达的突变组成的活性受体[17]。获批以后，伊马替尼已用于治疗 t（9；22）阳性的急性淋巴细胞白血病（acute lymphoblastic leukemia，ALL）和表达 c-Kit 的胃肠道间质肿瘤。

此后，其他小分子酪氨酸激酶抑制剂被陆续开发，用于针对具有不同选择性的广泛靶标。在转移性非小细胞肺癌（non-small cell lung cancer，NSCLC）治疗中，与基于铂类的化疗方案相比，第一代选择性 EGFR 抑制剂厄洛替尼将中位无进展生存期（progression-free survival，PFS）从 5.5 个月提高到 11 个月[18]。表达间变性淋巴瘤激酶（anaplastic lymphoma Kinase，ALK）融合癌基因的 NSCLC 可使用 ALK 抑制剂（如阿来替尼）进行治疗。ALEX 试验显示，使用该抑制剂的 PFS 接近 3 年[19]。对转移性透明细胞肾细胞癌，VEGF 抑制剂舒尼替尼相较于使用干扰素 - α 的标准治疗，可延长 5 ～ 11 个月的中位 PFS[20]。然而，酪氨酸激酶抑制剂治疗的耐药性很常见，疾病通常最后会在随访期间进展。在这种情况下，可使用第二代和第三代药物（例如，伊马替尼耐药时换用波舒替尼和泊那替尼，厄洛替尼耐药时换用奥希替尼），它们要么特异性更高、靶向多种蛋白质，要么靶向细胞内信号通路中更下游的蛋白质。

针对膜受体酪氨酸激酶及其配体的单克隆抗体也有效，特别是治疗 NSCLC、透明细胞肾细胞癌和乳腺癌时。在 AVOREN 试验中，相较于安慰

表 40.1	新型靶向药物和免疫疗法的靶标以及适应证	
治疗方法	靶标	适应证
靶向治疗		
蛋白激酶抑制剂		
伊马替尼	Bcr-Abl	慢性粒细胞白血病
波舒替尼	c-Kit	费城染色体阳性急性淋巴细胞白血病
尼诺替尼		胃肠道间质肿瘤（伊马替尼）
泊那替尼		
阿法替尼	EGFR	非小细胞肺癌
达克替尼		胰腺癌（厄洛替尼）
厄洛替尼		
吉非替尼		
阿来替尼	ALK	非小细胞肺癌
布加替尼		
塞瑞替尼		
克唑替尼		
阿昔替尼	VEGFR/c-Kit	肾细胞癌
帕唑帕尼		胃肠道间质肿瘤（舒尼替尼）
拉帕替尼	EGFR/HER-2	乳腺癌
乐伐替尼	VEGFR/RAF	甲状腺癌
索拉非尼		肾细胞癌
达拉非尼	B-Raf	黑色素瘤
维莫拉非尼		
艾德拉利昔布	PI3K	慢性淋巴细胞白血病 滤泡淋巴瘤
阿贝西尼	CDK4/6	乳腺癌
帕博昔布		
瑞博西尼		
单克隆抗体		
贝伐珠单抗	VEGF	结直肠癌 肾细胞癌 非小细胞肺癌
雷莫芦单抗	VEGFR	结直肠癌 胃 / 胃食管交界处腺癌 非小细胞肺癌
西妥昔单抗	EGFR	结直肠癌 头颈部鳞状细胞癌
奈昔木单抗	EGFR	非鳞状细胞非小细胞肺癌
帕木单抗	EGFR	结直肠癌
培妥珠单抗	HER2/EGFR	乳腺癌

（续表）

治疗方法	靶标	适应证
曲妥珠单抗		
单克隆抗体-共轭体药物		
吉妥珠单抗	CD33	急性髓细胞白血病
布伦妥昔单抗	CD30	霍奇金淋巴瘤
		皮肤 T 细胞淋巴瘤
		间变性大细胞淋巴瘤
伊诺珠单抗	CD22	B 细胞急性淋巴细胞白血病
免疫疗法		
单克隆抗体		
利妥昔单抗	CD20	B 细胞淋巴瘤
阿托珠单抗		慢性淋巴细胞白血病
达雷木单抗	CD38	骨髓瘤
双特异性 T 细胞接合剂		
兰妥莫单抗	CD3/CD19	B 细胞急性淋巴细胞白血病
免疫检查点分子抑制剂		
纳武利尤单抗	PD-1	黑色素瘤
帕博利珠单抗		非小细胞肺癌
		肾细胞癌
		霍奇金淋巴瘤
		头颈部鳞状细胞癌
阿替利珠单抗	PD-L1	非小细胞肺癌
		尿路上皮癌
杜瓦鲁单抗	PD-L1	非小细胞肺癌
伊匹木单抗	CTLA-4	黑色素瘤肾细胞癌
CAR-T 细胞过继细胞移植		
司利弗明	CD19	B 细胞急性淋巴细胞白血病
阿基仑赛		弥漫性大 B 细胞淋巴瘤

剂，应用干扰素 -α ＋贝伐珠单抗（抗 VEGF）治疗转移性透明细胞癌，可使中位 PFS 从 5.5 个月升至 10.2 个月[21]。然而，联合 VEGFR 抑制剂雷莫芦单抗在治疗胃 / 胃食管腺癌和非小细胞癌时，总生存期仅短暂延长[22-23]。联合曲妥珠单抗（一种针对 EGFR 亚型 HER-2 的单克隆抗体）的方案能显著延长 HER-2 阳性乳腺癌的总生存期，不论是局部手术切除术后还是已出现转移[24]。

单克隆抗体的另一用途是靶向递送抗有丝分裂剂治疗血液系统恶性肿瘤。在 CD33+ 的急性髓系白血病中，联合吉妥珠单抗治疗可减少复发并提高 5 年总生存率[25]。联合布伦妥昔单抗治疗可延长

CD30+ 间变性大细胞淋巴瘤[26]和复发的霍奇金淋巴瘤的中位 PFS[27]。

免疫疗法：单克隆抗体

抗 CD20 单克隆抗体利妥昔单抗通过抗体和补体依赖的细胞毒性诱导 B 细胞死亡，长期以来已成为弥漫性大 B 细胞淋巴瘤和滤泡性淋巴瘤的辅助化疗手段[28]。最近，双特异性 T 细胞联结剂兰妥莫单抗已被批准用于治疗费城染色体阴性的原始 B 细胞急性淋巴细胞白血病（B-cell precursor ALL，B-ALL）。它由 CD3⁻ 和 CD19⁻ 特异性抗体片段联结组成，该片段通过 CD3 结构域将 CD19+ 肿瘤细胞直接绑定并桥接到 CD8+ T 细胞，诱导独立于 MHC I 的直接细胞毒性反应[14, 29]。一项研究复发或难治性 B-ALL（$n = 405$）的多中心随机对照试验表明，与标准化疗相比，兰妥莫单抗延长中位总生存期（4 个月 vs. 7.7 个月），并且具有更高的完全缓解率（34% vs. 16%）[30]。

免疫检查点分子抑制剂

免疫检查点分子抑制剂的疗效已在 III 期 CheckMate 和 KEYNOTE 试验中得到证实，在肾细胞癌和黑色素瘤治疗中已很大程度上取代了基于细胞因子的免疫疗法。

在未经过先前治疗的晚期透明细胞肾癌中，CheckMate-214 试验（$n = 1096$）显示，与舒尼替尼相比，联合应用纳武利尤单抗（抗 PD-1）和伊匹木单抗（抗 CTLA-4）的反应率更高（42% vs. 27%），总体生存期更有利[31]。KEYNOTE-426 试验（$n = 861$）比较了舒尼替尼与联合应用帕博利珠单抗（抗 PD-1）和阿西替尼（多靶向小分子酪氨酸激酶）的疗效，并报告了整体生存期和 PFS 改善[32]。然而，这两个试验的随访时间分别为 25.2 个月和 12.8 个月[33]，远期数据仍在期待中。在转移性黑色素瘤中，CheckMate-066 试验（$n = 405$）比较了尼伐替尼与标准化疗，并报告了中位总体生存期的显著改善（37.5 个月 vs. 11.2 个月），而联合应用伊匹木单抗可能超过这一结果，尽管副作用明显增加[34]。KEYNOTE-006 试验比较了帕博利珠单抗（连续用药 2 年）与伊匹木单抗，并在 5 年随访后展示了更好的中位总体无进展生存期[35]。

检查点分子抑制剂也用于治疗 NSCLC。在 KEYNOTE-407（$n = 559$）和 KEYNOTE-189（$n = 616$）联合用药试验中，帕博利珠单抗联合铂类化疗用于鳞状和非鳞状 NSCLC 显示出优于单独化疗的中位总生存期和 PFS，在 PD-L1 表达较高的肿瘤中同样表现出更佳疗效[36-37]。在 CheckMate-227 试验中，无论 PD-L1 表达水平如何，相比于标准化疗，纳武利尤单抗联合伊匹木单抗治疗的中位生存期都更长[38]。

细胞免疫疗法

在治疗难治性或复发性 B-ALL 以及弥漫性大 B 细胞淋巴瘤（DLBCL）方面，两种 CD-19 靶向 CAR-T 细胞疗效斐然，但目前数据基本源于小型 II 期研究，且尚在早期随访阶段。在多中心 II 期 ELIANA 试验中，75 例 B-ALL 患者接受司利弗明治疗，其 3 个月完全缓解率为 81%，尽管受试者 12 个月无复发生存率只有 59%[39]。针对 DLBCL 患者的 ZUMA-1 和 JULIET 试验显示，接受阿基仑赛（$n = 101$）和司利弗明（$n = 93$）治疗的患者其完全缓解率分别为 54% 和 40%[40-41]。针对骨髓瘤和急性髓系白血病设计的 CAR-T 细胞也正在研究中，尽管在血液系统疾病治疗中细胞免疫疗法并未展现治疗实体单器官肿瘤时的惊人疗效[14]。

新型药物的毒性

虽然新型靶向药物和免疫疗法通常没有传统细胞毒性化疗药物的副反应，但也会带来特定生物学靶点相关的危及生命的并发症[42]。其严重程度可使用五项不良事件通用术语标准（Common Terminology Criteria for Adverse Events，CTCAE）量表进行分类，该量表为报告和比较试验期间的药物毒性提供了统一框架，并可指导重症监护管理[43]。

VEGF 抑制带来的心血管后遗症

贝伐珠单抗、雷莫芦单抗或酪氨酸激酶抑制剂直接或通过下游信号抑制 VEGF 通路，可能与高血压、动静脉血栓栓塞[44]、左心室功能不全[45]、血栓性微血管病[46] 及 QT 延长引起的心律失常有关[47]。对以上副作用，目前并无特效治疗方法。因此，对具有血栓栓塞危险因素的患者，VEGF 抑制剂的开始和停用应视个体情况而定[42]。

免疫相关不良事件

免疫检查点分子抑制剂与称为免疫相关不良事件（immune-related adverse events，irAE）的多系统并发症有关，其中炎症和自身免疫反应是由 PD-1/PD-L1 和 CTLA-4 介导的免疫耐受性丧失引起。最常见的 irAE 包括皮肤、胃肠道、肺、肝及内分泌系统症状的综合征，同样可使用 CTCAE 系统进行分级。

重度 irAE（CTCAE ≥ 3 级）的发病率约为 0.5% ～ 13%，根据试验、治疗和疾病类型不同，发病率差异很大。与单独使用抗 PD-1/PD-L1 治疗相比，伊匹木单抗或联合抗 CTLA-4/PD-1/PD-L1 治疗的毒性似乎更大且具有剂量依赖性[35, 48-51]。皮肤（如皮疹、黏膜炎）和胃肠道（如腹泻、消化道出血、小肠结肠炎）的 irAE 最为常见。如需体液平衡监测、电解质紊乱、需适用特制敷料以及术后穿孔时，可能需要接受重症监护治疗。

一项病例系列报告显示，接受免疫检查点分子抑制剂治疗的患者肺炎发生率为 5% ～ 10%，中位发病时间为 2.8 个月（总体发病时间从 9 天至 19.2 个月），合并肺炎使这部分患者后续治疗变得极为复杂。与其他 irAE 相比，肺炎似乎在抗 PD-1/PD-L1 治疗中更常见，且在高分辨率 CT 扫描上呈非特异性。其中 27% 的病例分级为 CTCAE 3 级或以上，且在该组中（$n = 12$）有 5 人死亡。更重要的是，少数使用皮质醇治疗肺炎仍进展的患者，加用二线免疫抑制剂也几乎没有反应，且主要因机会性感染而导致较高死亡率[51-53]。

最近一项荟萃分析显示，甲状腺功能减退症是最常见的内分泌 irAE，总发病率为 6.6%，尽管 CTCAE3 级或以上的不良反应发生率通常较低（如甲状腺功能减退症 0.12%、垂体炎 0.5%、原发性肾上腺皮质功能不全 0.2%）[54]。但鉴于与该组相关的 irAE 发病表现多样且通常症状混杂，应对其结果保持高度怀疑，提示重症监护及内分泌专科应对所有可能因甲状腺毒性或肾上腺素低分泌症状入院的危重不适患者进行筛选。

美国临床肿瘤学会已就 irAE 的管理提供了共

识指南[55]。不幸的是，尽管对中性粒细胞活化标志物（如 CD177）的研究正在进行[56]，但临床尚无可用于检测免疫检查点分子抑制剂毒性的生物标记物，一般诊断方法仍是进行系统的多学科临床评估和调查，以排除其他病因，主要包括感染和新发病的特发性自身免疫性疾病。

对已明确诊断的 irAE，其治疗包括暂停使用免疫检查点分子抑制剂，给予皮质类固醇治疗（2 级患者用量为 0.5 ~ 1 mg/kg，3 级患者用量为 1 ~ 2 mg/kg）并预防机会性感染，直到观察到临床反应。难治性 irAE 可使用替代免疫抑制剂，如英利昔单抗、硫唑嘌呤或吗替麦考酚酯。一旦症状消退，患者可能因再次用药而反复，尽管出现 4 级不良反应的患者通常会永久终止治疗[55]。更重要的是，发生 irAE、暂停治疗和免疫抑制似乎不影响免疫检查点分子抑制剂疗法的疗效[57-59]。

细胞因子释放综合征

细胞因子释放综合征（cytokine release syndrome, CRS）是由抗原识别和 T 细胞活化继发的大量细胞因子释放引起的一系列症状，当肿瘤负担较高时，这种症状往往更严重。CAR-T 细胞治疗常因此变得复杂，在 ELIANA 试验中，77% 的患者并发 CRS[39]，它也可能发生于使用兰妥莫单抗和单克隆抗体（如利妥昔单抗、阿托珠单抗）治疗后。它与高水平的 IL-6、IL-10、IL-2、肿瘤坏死因子和干扰素 α 有关。其表现与常见的炎症反应相似，发热（通常 > 40℃）（最轻）、心动过速、低血压和低氧血症，并可能进展为多器官衰竭。CRS 的发病时间多变，可从输注 CAR-T 细胞后几小时到 1 周以上。

CRS 的具体表现如下：

- 心血管症状：心动过速、难治性低血压、心律失常、QT 延长，超声心动图结果可能包括左心室射血分数降低。
- 呼吸系统症状：缺氧、呼吸困难、继发于肺水肿和（或）肺炎的呼吸窘迫。
- 肾症状：急性肾损伤。
- 胃肠道、肝症状：厌食、恶心，结肠炎引起的腹泻，高胆红素血症和转氨酶升高。
- 血液系统症状：贫血、血小板减少症、凝血异常。

虽然既往使用过许多分级系统，但 CTCAE 第 5 版纳入 CRS 后对其进行了简单和可比较的分类（表 40.2）。

CRS 最初仅需支持性治疗，但随着症状发展，支持性治疗的力度明显提高，例如循环支持、辅助通气和肾替代治疗。对 ≥ 2 级的 CRS，建议将 IL-6 受体拮抗剂托珠单抗作为一线治疗。托珠单抗在降低 CRS 严重程度的同时，也不影响 CAR-T 细胞的抗肿瘤作用。鉴于最佳给药方案和治疗时间的证据有限，依然在表 40.2 中总结应用原则。

CRS 3 级患者则需加入类固醇辅助治疗。作为 T 细胞抑制剂，其可能会降低 CAR-T 细胞的作用，当 CRS 严重程度未达 3 级时暂不考虑使用。没有证据显示哪一种类固醇更优，但本机构 CRS 3 级患者使用地塞米松 10 mg 静脉注射，每 6 h 一次（如果没有反应，则每 6 h 增至 20 mg）；CRS 4 级患者使用大剂量甲泼尼龙冲击治疗（1 g 每日静脉注射）（遵循 Neelapu 等的建议[60]），具体参见表 40.3。

表 40.2　细胞因子释放综合征（CRS）的分级治疗，根据 CTCAE 等级[43]

CRS 分级	症状	治疗
1 级	轻度反应、发热，伴或不伴全身症状	对症治疗；解热药；中性粒细胞减少时应使用抗生素；如持续发热 3 d，则考虑托珠单抗 8 mg/kg（最大剂量 800 mg），每 8 h 一次
2 级	低血压，补液治疗有效；缺氧，氧疗 FiO_2 < 40%	液体推注；如为难治性低血压，可用托珠单抗；如果 6 h 使用 2 剂托珠单抗无反应，考虑司妥昔单抗 11 mg/kg；必要时使用血管加压药（并转 ICU 监护）；如低血压持续存在，可用 10 mg 地塞米松，每 6 h 一次
3 级	低血压，使用 1 种血管活性药治疗；缺氧，氧疗 FiO_2 ≥ 40%	除 2 级治疗外：转至 ICU；紧急超声心动图；如症状仍表现为难治性，则将地塞米松增至 20 mg，每 6 h 一次
4 级	危及生命的结局，需要血管活性药或呼吸机支持	除 3 级治疗外：大剂量甲泼尼龙 1 g/d，持续 3 d，并在接下来 6 d 内迅速减量

表 40.3　免疫效应细胞相关神经毒性综合征（ICANS）的分级治疗，根据 CTCAE 等级[43]

症状 / 体征	1 级	2 级	3 级	4 级
意识水平	轻度嗜睡	中度嗜睡	反应迟钝	无意识 / 危及生命
意识错乱	轻	中	重	
语言	语言障碍但不影响沟通	中度语言障碍，沟通障碍	重度	
癫痫	短暂部分性癫痫发作	短暂全身性癫痫发作	多次癫痫发作	癫痫持续状态
震颤	轻	中	重，生活自理受限	
虚弱	轻度，患者有明显感觉，但未进行客观检查	有症状和客观检查证据	生活自理受限	
脑水肿				危及生命
治疗	神经系统检查 眼底镜检查评估视盘水肿 头部增强 MRI，如合并局灶性周围神经功能缺损，可行脊柱 MRI 诊断性腰椎穿刺 每天 30 min 脑电图监测，直到毒性症状消失 如合并 CRS，可考虑使用托珠单抗 8 mg/kg（最大剂量 800 mg）静脉注射	如合并 CRS 症状，可用托珠单抗 如未合并 CRS，则可用司妥昔单抗 如 IL-6 治疗无效，可用地塞米松 10 mg 静脉注射，6 h 一次，或甲泼尼龙 1 mg/kg 静脉注射，12 h 一次	如合并 2 级 CRS 且之前未给药，可用托珠单抗 / 司妥昔单抗 如未合并 CRS 且之前未给药，可用司妥昔单抗 如抗 IL-6 治疗后上述症状仍恶化，可用皮质类固醇；继续使用皮质类固醇，直至症状改善至 1 级再逐渐减量 按照标准 ICU 管理治疗 1 期或 2 期视盘水肿 如持续存在 3 级神经毒性[3]超过 2～3 d，则应复查神经影像学	通气并保护气道 3 级症状可用托珠单抗 / 司妥昔单抗，并复查神经影像学 大剂量皮质类固醇治疗，如甲泼尼龙静脉注射 1 g/d，持续 3 d，然后以 250 mg 的速度快速减量，12 h 一次，持续 2 d；或每 12 h 125 mg，持续 2 d，之后每 12 h 60 mg，持续 2 d。继续使用类固醇治疗直至症状改善至 1 级，然后逐渐减量 3 期、4 期或 5 期视盘水肿、脑脊液开放压 20 mmHg[3]或脑水肿，按照 ICU 标准管理进行治疗

司妥昔单抗是一种嵌合抗 IL-6 单克隆抗体，用于治疗 Castleman 病。其在托珠单抗难治性 CRS 中也有使用报道，其基本原理是直接与 IL-6 结合，而不与 IL-6 受体结合。对同时患 CRS 和免疫效应细胞相关神经毒性综合征（immune effector cell-associated neurotoxicity syndrome，ICANS）的患者，建议将其作为潜在一线用药，托珠单抗理论上占用 IL-6 受体，从而导致 IL-6 水平升高，使 ICANS 存在恶化风险[61]。

虽然 CRS 严重程度与 IL-6 水平密切相关[62]，但快速检测的实用性有限，无法用于除研究以外的任何目的。C 反应蛋白水平也与之相关，但不具有特异性。

免疫效应细胞相关神经毒性综合征

ICANS 是一种与使用兰妥莫单抗或 CAR-T 细胞治疗相关的脑病，症状包括精神错乱到癫痫发作（约 10% 的患者可发展为非惊厥性癫痫持续状态，极少部分患者发展为惊厥性癫痫持续状态）和脑水肿。它通常与 CRS 同时出现，但在 CRS 消退后可能二次复现（发生率约 10%），此时 ICANS 的持续时间往往比 CRS 期间更长且症状更重。在极少数情况下，甚至可能导致快速发作的严重（有时致命）脑水肿[60]。

ICANS 的鉴别和监测包括临床评分系统、脑电图监测、视盘水肿的眼底镜检查和头颅 MRI。临床评分系统是 CARTOX-10[60]，这是一项总分为 10 分的神经系统评分系统，包括：

- 指出现在的年、月、城市、医院、总理名字（5 分）。
- 命名三个指定对象（3 分）。
- 写一个标准句子（1 分）。
- 在 10 s 内从 100 倒数（1 分）。

ICANS 发作时，脑电图监测可能表现为额叶间歇性节律性活动、全身周期性放电，以及在没有癫痫发作的情况下出现减慢。脑部 CT 在 ICANS 进展到晚期前可能都正常，但神经毒性＞ 2 级时 MRI 影像即可表现为丘脑和脑干区域的 T2/FLAIR 相高信号[63]。

按照标准治疗方案，癫痫刚发作时应使用苯二氮䓬类药物和抗癫痫药物。所有出现癫痫发作的患者都应入住 ICU，因其可能迅速发展为癫痫持续状态及脑水肿。

具体治疗方案取决于 ICANS 是否伴有 CRS。如伴有 CRS，一线治疗仍是托珠单抗，除非发病初期即表现为重度 CRS 和 ICANS。这种情况下，司妥昔单抗可能是首选（因托珠单抗存在 IL-6 短暂升高的风险）。

如没有 CRS，ICANS 2 级或以上患者的针对性治疗药物是皮质类固醇（地塞米松 10 mg 静脉注射，每 6 h 一次）加抗癫痫药（本机构使用左乙拉西坦）。对病情没有改善或恶化的患者可增加类固醇剂量，改用甲泼尼龙冲击疗法。

表 40.3 总结了 ICANS 的管理和分级。

噬血细胞性淋巴组织细胞增多症

噬血细胞性淋巴组织细胞增多症（hemophagocytic lymphohistiocytosis，HLH）在接受 CAR-T 细胞治疗的患者中发生率约为 1%，在接受免疫检查点分子抑制剂治疗的患者中亦有报道。这是免疫系统（特别是巨噬细胞）过度刺激的结果，进而导致过度炎症反应以及随之而来的组织破坏。活化的巨噬细胞通常被 NK 细胞和细胞毒性淋巴细胞消除，但在 HLH 患者体内该过程不会发生，通常是因为参与穿孔素依赖性细胞毒性的蛋白质异常。这会导致细胞因子风暴，其表现与 CRS 相似（即发热、低血压和心动过速），并让接受 CAR-T 细胞治疗患者的诊断变得十分困难。上述特点具有重要临床意义，因 HLH 需要及时治疗。最初可根据 CRS 治疗方案，使用抗 IL-6 和类固醇治疗，如 48 h 内没有改善，还需加用依托泊苷，必要时可在 4 ～ 7 d 后重复给药。

HLH 的其他症状包括脾大、血细胞减少、肝炎、高铁蛋白、高甘油三酯血症、低纤维蛋白原血症和噬血细胞增多症（巨噬细胞吞噬血细胞，在巨噬细胞的细胞质中可见）。接受 CAR-T 细胞治疗的患者的 HLH 诊断依据包括铁蛋白＞ 10 000 ng/ml，同时合并 2 种或以上的 3 级器官毒性以及存在噬血细胞增多症。

总结

癌症类型日益增多，新型疗法为罹患癌症的患者提供了显著延长生命（在某些情况下治愈）的希望。然而，它们曾经和现在的发展速度以及随后进入临床应用的速度已超出我们对其毒性认知的速度，许多问题尚未解决。虽然当前器官衰竭的支持性治疗与其他病因的支持性治疗没有不同，但应对潜在免疫激活仍是经验之谈。此外，我们无法预测对哪些患者而言药物毒性反应更严重，随着治疗的广泛使用，这一点加剧了重症监护资源使用的潜在问题。例如，接受 CAR-T 细胞疗法的患者 ICU 入住率约为 15% ～ 47%[64]，如此高的 ICU 需求率对可以在何处、应该在何处提供治疗和治疗者的知识更新产生影响。我们还需认识，对那些已尝试其他所有治疗方法的患者而言，这些治疗（以及为其提供所需的重症监护）并不一定能达到预期效果。会有一群患者不可避免地因接受治疗而遭受更多痛苦，而非被治愈或有效延长寿命。只有通过更大规模的试验和更长的随访，才能更易于确定受益的患者群体。

参考文献

扫二维码见参考文献

第五部分

疼痛和姑息/整合医学

第 41 章　癌症患者的急性术后疼痛管理

第 42 章　癌症患者的慢性和介入疼痛管理

第 43 章　癌症的康复、缓和照顾和整合医学干预

第 44 章　将康复与缓和照顾原则纳入急性照护实践

癌症患者的急性术后疼痛管理

Vikram B. Patel and Bhawna Jha

沈怡佳 译 李黛 校

引言

对需手术的患者而言，术后疼痛管理是围手术期管理的必需组成部分。围手术期管理早在患者入院接受手术前即已开始。围手术期管理团队对潜在合并症和相关药物的术前优化可确保采用最佳的麻醉和镇痛策略。例如，心脏病患者可能服用抗凝药，当考虑进行椎管内镇痛（如留置硬膜外导管）时需谨慎停药[1]。癌症脑转移患者可能存在神经功能受损，需谨慎考虑使用中枢性镇痛药。同样，癌症肝转移患者可能存在肝代谢和合成功能受损，进而改变药物代谢和凝血功能，影响麻醉和镇痛方式的选择。

癌症是患者病残和死亡的主要原因之一，并与严重的疼痛负担相关。世界卫生组织（WHO）执行摘要（2018 年）报告了在 2018 年与癌症相关的 1810 万新发病例和 960 万死亡病例，其中 70% 的患者在接受癌症相关治疗时或在疾病终末期出现癌症相关疼痛[2-3]。对癌症患者应进行多学科疼痛管理，包括药物、介入、手术和心理治疗。鉴于手术仍是癌症治疗的基石，急性术后疼痛的管理策略至关重要。癌症患者的围手术期疼痛管理面临显著挑战，需要从术前开始，根据每位患者的手术方式、潜在合并症及患者既往经历和结局，进行系统的、经过深思熟虑后的管理。

癌症患者的术后疼痛管理

接受癌症相关手术患者的围手术期管理团队可能会在术后疼痛管理方面遇到特殊挑战。其中一些挑战包括以下内容。

- 凝血功能异常，尤其是肝功能不全的患者。肝功能和凝血因子受损可能与原发性肝癌、转移性肝疾病、化疗、免疫治疗或丙型肝炎等合并症有关。当考虑进行椎管内或区域阻滞，如硬膜外、蛛网膜下腔或神经阻滞时，与癌症治疗或骨髓浸润相关的血小板减少将是另一挑战。如果需要在干预前输注血小板，应考虑到计划干预带来的风险收益情况。应考虑在操作前进行实验室检查，如部分凝血活酶时间（PTT）、凝血酶原时间 / 国际标准化比值（PT/INR）和血小板计数，以避免出血类并发症并在遇到复杂临床问题时向专科医师（例如血液病学专家）请教。

- 接受化疗的患者可能出现免疫损害，如中性粒细胞减少症，需要定期进行血细胞计数以监测其潜在免疫状态，并发现早期感染的征象。

- 术前镇痛的需求可能与阿片类药物的耐受性有关，这是阿片类药物治疗公认的副作用，导致剂量递增和更高的阿片类药物使用量。一个典型策略是继续使用基础的长效阿片类药物，并在术后根据需要添加短效阿片类药物。

- 其他可能影响术后镇痛需求和干预效果的术前状况包括放疗引起的神经病理性疼痛、脊柱或神经丛周围的转移性病变、无法保持稳定的姿势、脑转移导致的认知损害，以及药物代谢和清除功能受损，例如转移性肝疾病和肾或盆腔肿瘤引起的肾功能受损。

各种镇痛方式

成功的术后疼痛管理包括采用多模式镇痛方法以适应外科手术和患者需求。根据拟采用的方法，必须考虑具体注意事项。阿片类药物是治疗急性和慢性癌症相关性疼痛最常用的药物。WHO 成人和青少年癌痛的药物治疗指南是临床实践中最常用和最有效的工具之一。尽管可使用一些速效和短效的阿片类药物以及非阿片类药物，据报道仍有大量患者疼痛治疗不足，这对其情绪、日常活动以及满意度产生不利影响。一些最常见的术后镇痛方式包括以下几种。

口服镇痛药

口服镇痛药在癌症术后镇痛中的作用有限。除非手术操作很小，大部分癌症相关的手术都需要经肠外镇痛。癌症患者可能会在术前口服镇痛药（通常为阿片类药物）来治疗慢性疼痛。这些药物被认为是患者的基础镇痛需求，然后根据需要增加其他镇痛策略。

术前停止的口服药可能需要在围手术期转换成肠外镇痛，并且一直持续到患者能够经口摄入为止。新的方法如舒芬太尼舌下片剂系统（sufentanil sublingual tablet system，SSTS）正作为一种选择而受到关注，特别适用于急性术后疼痛的管理。一项荟萃分析表明，SSTS 是控制中重度术后疼痛的一项有价值的选择，有效性更高且起效更快[4]。

非甾体抗炎药（nonsteroidal antiinflammatory analgesics，NSAID）在骨转移患者的治疗中发挥重要作用，但应权衡胃肠道或肝病患者的出血风险。

肠外镇痛

Roe（1963）的一篇关于静脉注射吗啡以控制成人和儿童术后疼痛的历史文献表明，静脉注射给药明显较传统的口服给药更有效，使用剂量从 50 ～ 100 mg 减少到 4 mg[5]。使用肠外阿片类药物进行患者自控镇痛（patient-controlled analgesia，PCA）是当前癌症术后镇痛的主要方式之一。静脉 PCA 可提供基础剂量（约等于或大于术前阿片类药物剂量），并根据患者需求和需要量间隔特定的时间给药。具有完整认知功能的患者可根据需要按照设定的剂量给药。

Sechzer 是 PCA 的真正先驱，最初是根据患者需要由护士进行小剂量静脉注射，随后在 1971 年开发了泵驱动的 PCA[6]。此后，PCA 输液泵在技术、

输送系统、患者使用的灵活性、安全性和便携性方面不断发展。提供 PCA 的机械/电子设备被认为优于静脉推注镇痛[7]。PCA 常用的阿片类药物包括吗啡和芬太尼，其他药物有时也会用于 PCA 输液泵，如氢吗啡酮和舒芬太尼，很少使用哌替啶，除非患者对其他药物不耐受。大部分现代 PCA 输液泵可设定为 PCA 模式或 PCA 加持续背景输注模式。当患者开始使用 PCA 装置时，通常需要考虑设定三个参数：需求剂量、背景输注量和锁定时间。设定锁定时间以避免毒性反应，并且应密切监测需求剂量以避免副作用。

对术前接受口服阿片类药物或透皮贴剂的癌症患者而言，可能需要持续输注＋患者自控给药。对此类患者，应根据术前阿片类药物剂量转换成背景剂量持续输注镇痛。

家长控制镇痛可用于儿科患者。这种设置需要家长了解 PCA 的工作机制，过分积极或担心的父母可能会引起药物过量。对术前阿片类药物需求量高的患者而言，背景剂量可以和需求给药剂量一起设定。在家长控制 PCA 或 PCA 使用背景输注时需要监测患者，以防发生呼吸抑制。

对接受常规手术的患者，通常由护士在术后即刻给予静脉镇痛。一旦患者适当恢复并需要适量的阿片类药物，则适合在外科病房接受 PCA 输液泵。如果患者不能操作 PCA 设备，例如受限于认知功能障碍，则需继续由护士进行管理。

椎管内方式

硬膜外镇痛

硬膜外镇痛常用于癌症患者大手术的术后镇痛。位置良好且有效的硬膜外输注可提供近乎完全的镇痛作用，不会产生口服或静脉注射镇痛药带来的镇静副作用。对重度镇静或因疼痛而不太配合的患者，在术后恢复阶段放置硬膜外导管很困难，故通常在麻醉诱导前放置。必须考虑到患者凝血状况，特别当患者存在肝转移或有任何血液病时。一旦放置硬膜外导管，将在麻醉结束前或术后开始使用。通常给予基础量，这对大多患者可能已足够。

硬膜外导管尖端的位置很重要，应靠近手术切口皮节的神经根水平。对于大多数腹部手术，导

管尖端置于中腹部皮节（例如 T10）应足够覆盖腹部，因此胸段硬膜外更适合达到所需要的皮节水平。对胸外科手术，可考虑在胸外科医师直视下放置经皮胸膜外导管，这样就不需要在术前放置硬膜外导管。放置胸段硬膜外导管需要技巧和适当的训练，因胸椎的椎间隙相对狭窄且难以进入，尤其是在没有成像（如透视）的情况下。对下肢手术（如截肢），应考虑使用腰段硬膜外导管。

对大多数患者而言，以设定的基础速率持续硬膜外输注可能已足够。输注药物的选择基于机构特定的标准配方，通常包括局麻药（例如布比卡因或罗哌卡因）联合阿片类药物（芬太尼或氢吗啡酮），偶尔还有辅助用药（可乐定和肾上腺素）。选择的局麻药浓度仅引起感觉阻滞，使患者能够术后早期行走，并作为 ERAS 的一部分。0.5% 利多卡因或 0.25% 布比卡因能够阻滞感觉而发挥镇痛效应，但当与阿片类药物联合使用时，所需浓度显著降低至 0.075% 布比卡因，可避免术后需要升压药的支持。

也可以预先设定患者控制的硬膜外注射给药，以帮助患者缓解偶尔发作的疼痛（患者自控硬膜外镇痛；patient-controlled epidural analgesia，PCEA）。重要的是，记住达到推注的镇痛效果可能需要几分钟，建议教育患者在任一预计的活动（如去洗手间）前进行推注。术后硬膜外输注通常持续 2 ～ 3 d，然后移除导管以避免感染。还应考虑在硬膜外导管拔除前立即输注长效亲水性阿片类药物，如氢吗啡酮或吗啡，以延长镇痛持续时间。如果将导管经皮下隧道置于椎旁以减少感染风险，则可延长导管使用时间。

除非条件不允许（例如难以在硬膜外腔留置导管），否则单次硬膜外给药并非最佳方案。单次给药不能提供长时间镇痛，但可能在术后即刻阶段有所帮助，例如在小手术（如组织清创术）后。注射长效亲水性阿片类药物（如氢吗啡酮和吗啡）将非常适合此类单次注射技术。

蛛网膜下腔镇痛

蛛网膜下腔镇痛越来越受到欢迎，尤其在微创手术中。鞘内注射阿片类药物在开腹手术中也很有效且术后并发症较少，这些并发症通常伴随术后硬膜外持续输注局麻药。鞘内给予阿片类药物联合局麻药已使用几十年。鞘内注射少量阿片类药物（例如 200 μg 吗啡）和辅助用药（例如 20 ～ 30 μg 可乐定）能增强镇痛效果和持续时间，并有助于降低局麻药浓度，显著减少全身阿片类药物的用量且在术后首个 24 h 减少镇静需要。术后第 2 天阿片类药物需求可能略有增加。鉴于该技术的单次注射性质，由麻醉科医师在术中管理局麻药阻滞交感神经带来的血流动力学不稳定，并在术后得以解决，术后低血压较少。

区域麻醉

区域麻醉是一种众所周知的术中和术后镇痛方法。区域麻醉可完全避免全身麻醉的需要，同时可能有助于减少全身麻醉的术后并发症并缩短恢复时间。对不适合采用椎管内技术的患者，例如因凝血功能差、肿瘤脊柱转移等原因，可使用神经丛阻滞降低出血相关并发症的风险。超声的使用逐渐取代了对周围神经刺激的需求。超声被认为是一种更安全的选择，因其可看见和避开血管。

单次神经丛阻滞可用于较短手术，镇痛效果取决于使用的局麻药，可持续数小时。其有助于那些希望从康复室出院，不需要卧床的患者。连续神经丛阻滞是一种有价值的方式，可在几天内提供近乎完全的镇痛。持续输注的导管可在原位留置 3 ～ 5 d。由于肢体活动，导管移位是最常见的状况之一，因此建议采用一种安全的方法，如将导管缝合固定。

副作用和并发症

除了镇痛方式，术后镇痛另一个关键方面是镇痛药的选择。阿片类药物是最常用药物，但也可使用其他药物，如 NSAID、抗癫痫药（例如加巴喷丁），甚至肌松药。了解每种方式的风险收益情况至关重要。

通过 PCA 途径使用的阿片类药物具有与口服用药相似的副作用，包括恶心、呕吐、瘙痒、镇静和呼吸抑制。最常见的副作用是恶心和呕吐，常需加用止吐药。女性、术后恶心呕吐或晕动症的病史、不吸烟、年龄较小、使用挥发性麻醉剂或氧化亚氮进行全身麻醉、术后使用阿片类药物、麻醉持续时间和手术类型（胆囊切除术、腹腔镜手术、妇科手术）被认为是术后恶心呕吐的危险因素[8]。在术后恶心呕吐的预防和管理上，推荐使用 5- 羟色胺（5-HT₃）受体拮抗剂（昂丹司琼、多拉司琼、格拉司琼、托烷司琼、雷莫司琼和帕洛诺司琼）、神经激肽 -1（NK-1）受体拮抗剂（阿瑞匹坦、卡索匹坦和罗拉匹坦）、皮质类固醇（地塞米松和甲泼尼龙）、丁酰苯类（氟哌利多）、抗组胺药（苯海拉明和美克洛嗪）和抗胆碱药（透皮东莨菪碱）。目前指南仅建议对部分高危患者进行预防性治疗[8]。

2%～10% 接受全身阿片类药物治疗的患者会出现瘙痒[9]。当使用椎管内方式时，其风险更高[10]。阿片类药物引起的瘙痒在产科患者中发生较多，据报道发生率为 60%～100%[9]。这种高发生率可能是由雌激素受体和阿片受体之间的相互作用所致[10]。接受骨科大手术的患者在鞘内注射阿片类药物后瘙痒发生率为 30%～60%[10]。阿片类药物类型、剂量以及给药方法都对瘙痒有影响。阿片受体激动剂，如吗啡或美沙酮，不包括芬太尼和氢吗啡酮，会引起局部瘙痒和典型的类似组胺释放的红疹[11]。然而，在鞘内或硬膜外给予阿片类药物后，患者通常会搔抓鼻子及周围和面部上半部分[12]。面部瘙痒可能与支配面部区域的三叉神经脊束核中存在高浓度的阿片受体相关[9]。使用脂溶性药物（芬太尼和舒芬太尼）的最低有效剂量加上局麻药，似乎可降低瘙痒的发生率和严重程度[9]。鞘内注射吗啡等药物会使瘙痒的持续时间更长，也更难控制。用于治疗瘙痒的药物包括阿片受体拮抗剂，例如纳洛酮和纳曲酮，但会降低阿片类药物的镇痛作用，尤其在高剂量时[8]。纳布啡能有效预防和治疗阿片类药物引起的瘙痒且不会增加疼痛。然而，该治疗与嗜睡增加有关[13]，而鞘内注射芬太尼和吗啡的患者在皮下注射 400 μg 纳洛酮后，瘙痒并未减轻[11]。其他减轻瘙痒的药物包括抗组胺药（例如苯海拉明和羟嗪）。

术后可能出现意识混乱，特别是老年患者，这是由于药物代谢延迟和蓄积导致谵妄。然而，疼痛治疗也可能引起谵妄。在接受非心脏手术的大量患者中，较高的静息痛水平与谵妄的发生相关，而术后镇痛方法、阿片类药物类型和阿片类药物累计使用量与谵妄风险增加无关[7, 14]。

硬膜外镇痛相关的副作用包括椎管内血肿和随

之产生的脊髓压迫、神经损伤以及可能导致硬膜外脓肿和脊髓压迫的感染。诱发椎管内血肿的危险因素包括血小板计数低、使用抗凝药和癌症患者的凝血功能障碍。Rosero 和 Joshi 等研究表明，在超过 130 万例非产科术后留置硬膜外导管镇痛的患者中，脊髓血肿和脓肿的发生率分别为 1/5401 和 1/13 968[15]。Kupersztych-Hagege 等则报道 2907 例接受肺部手术的患者中出现 1 例脊髓血肿和 2 例脊髓脓肿。

在进行（或尝试）椎管内阻滞（蛛网膜下腔或硬膜外）或移除硬膜外导管后，应监测患者是否有任何椎管内脊髓压迫或感染的征象。应每天评估患者是否有任何脊髓压迫引起的神经系统症状或体征。如怀疑有血肿或硬膜外脓肿，则必须进行紧急脊柱 MRI 扫描。CT 扫描对识别液体聚积的能力有限。如果怀疑脊髓血肿或脓肿，及时（数小时内）进行手术引流对避免引起长时间的神经系统并发症至关重要。术后定期进行实验室检查有助于评估可能出现的感染，并指导拔除输注导管。

其他并发症包括术后神经功能障碍、硬脊膜穿破后头痛和全身性局麻药毒性反应[16]。硬脊膜穿刺后也可能出现罕见的颅内并发症，其病理生理可能与颅内低压和随后的桥静脉断裂有关[17]。少数产科患者可能存在颅内血肿的诱发因素，包括凝血功能障碍、动静脉畸形和多次穿刺。建议术后密切监测头痛性质的变化，从体位性头痛到非体位性头痛、持续时间或局灶性神经系统症状的发作[18]。

术后和出院后随访

在术后的即刻恢复阶段，需要仔细监测患者因术后镇痛使用阿片类药物而导致的过度镇静。一旦停止静脉 PCA 或硬膜外镇痛，就需重新评估是否满足患者的镇痛需求。随着手术疼痛的逐渐消退，应在出院前仔细调整阿片类药物的剂量。对一些术前服用大剂量阿片类药物的患者而言，在手术切除引起疼痛的肿瘤或疼痛部位后，术后需要剂量可能会减少。这种减量应在出院前滴定。

根据患者的疼痛情况，可能需要在患者出院后短时间内增加镇痛药的使用。疼痛科医师对出院时有明显疼痛的患者进行随访，能帮助其进行长期的疼痛管理。一些患者还可以从过渡性的疼痛门诊中获益，以识别和管理急性和持续性疼痛，预防慢性术后痛和神经病理性疼痛。

结论

总之，考虑到癌症患者术前可能已在使用大剂量阿片类药物，在谨慎选择镇痛方式时应考虑其他合并症（包括凝血功能异常、脊柱转移、免疫功能低下、存在神经病变和认知缺陷）。谨慎选择镇痛方式的目的是提供良好的术后镇痛，同时尽可能减少或消除副作用和相关并发症。

参考文献

扫二维码见参考文献

第 42 章 癌症患者的慢性和介入疼痛管理

Saba Javed, Salahadin Abdi

王云云 译 李秀娟 校

引言

疼痛是癌症患者最常见的症状之一[1]。这种疼痛可能是伤害感受性（躯体或内脏）或神经病理性的，或两者兼有。慢性疼痛可继发于肿瘤本身或癌症相关治疗，包括导致放射性纤维化的放疗和引起周围神经损伤的化疗[2-3]。本章将讨论慢性癌痛患者的评估，概述癌症相关疼痛的评估，并总结可用于治疗慢性疼痛的药物和介入治疗方案。

癌痛患者的评估

癌痛可以是伤害感受性的，也可以是神经病理性的，或两种疼痛兼具。伤害感受性疼痛可以是躯体的，也可以是内脏的（源自自主神经系统介导的内部器官），当轴突远端的受体感受到有害的机械、化学或热刺激，随后产生电活动时就会产生痛觉。相比之下，神经病理性疼痛的特征是痛觉神经系统的病变或功能障碍。

病史和体格检查

癌痛患者的疼痛评估基于全面的病史采集。具体而言，应详细了解以下信息：疼痛部位、疼痛的发作，以及疼痛是持续性还是间歇性（这对指导患者是能从长效镇痛药中获益还是根据需要使用短效镇痛药获益至关重要）。让患者用自己的语言描述疼痛（即锐痛、钝痛、酸痛、咬痛、跳痛等），了解减轻或加重疼痛的因素，以及是否有其他任何与疼痛相关的全身或自主神经系统症状。大多数癌痛是连续性的，强度会有一些变化，疼痛常在夜间加重。还应了解完整的疼痛用药史。具体来说，询问应该引出患者目前是否正在使用或过去是否使用过任何镇痛药，以及这些药物是否能缓解疼痛。

还应采集有关患者癌症诊断的信息，包括记录肿瘤类型、肿瘤分期、转移性疾病以及过去和目前的抗癌治疗（如化疗、放疗、免疫疗法、干细胞移植）。

在记录病史后应进行全面的体格检查。对新患者，建议进行完整的多系统检查。对已确诊患者，可以考虑对患者主诉疼痛的部位进行更集中的检查。

放射学和电生理学研究

放射学研究是指导癌症诊断、确定疾病进展或消退及疾病监测的主要工具。特别是在癌症诊断方面，X 线图像适用于骨折、骨刺或过度生长，或怀疑有骨转移或骨髓累及的疾病。CT 和 MRI 都是高分辨率的成像方式，后者被证明更有益于软组织或脊髓疾病。此外，核成像骨骼扫描可帮助诊断和定位影响骨骼的病理。

除此之外，几种电生理研究也可进一步帮助诊断疼痛病因。例如，神经传导研究（nerve conduction study，NCS）是一种诊断性测试，可通过评估感觉神经和运动神经的电传导来评估神经功能。NCS 刺激特定的神经，并记录其向肌肉发送脉冲的能力。NCS 通常与肌电图（electromyography，EMG）一起进行，EMG 是一种用于评估骨骼肌内产生电活动的电诊断方式。与通常测试大纤维的 NCS 不同，定量感觉测试（quantitative sensory testing，QST）是一种评估神经纤维功能的可靠方法。定量感觉测试是一种心理物理测试，测试整个感觉神经轴的完整性，检查结果会受患者精神警觉性的影响[4]。

癌痛的药物治疗

世界卫生组织制定了一个三级阶梯疗法，系统治疗癌症相关疼痛[5]。虽然三级阶梯疗法是一种基于疼痛严重程度（轻度、中度、重度）的治疗，但最终目标应该是协助疼痛管理，同时最大限度地减轻患者症状并最大程度地发挥其功能。第一级是用阿司匹林、对乙酰氨基酚、非甾体抗炎药（NSAID）和辅助药物治疗轻微疼痛。辅助药物是用于辅助疼痛控制和减少阿片类药物使用的非阿片类药物的总称，包括抗炎药、肌肉松弛剂、抗惊厥药/抗抑郁药、局部麻醉药、α_2 激动剂等。第二级是治疗中度疼痛的患者，使用弱阿片类药物，如可待因、氢可酮或羟考酮，以及其他辅助药物。第三级是使用强阿片类药物（如吗啡、氢吗啡酮、美沙酮或芬太尼）和辅助药物来控制患者的重度疼痛。与阿片类药物不同，对乙酰氨基酚和 NSAID 具有镇痛上限效应，但无耐受性或成瘾性。

对乙酰氨基酚

对乙酰氨基酚因其镇痛和解热特性被广泛使用，但其确切机制尚不清楚。由于其具有解热作用，对正在积极接受化疗、干细胞治疗或免疫治疗的癌症患者应避免使用，以免其掩盖患者的发热症状，从而不能及早发现中性粒细胞减少性脓毒症。此外，肝功能不全的患者应慎用对乙酰氨基酚，因其可能引起肝毒性。该药的 24 h 内最大剂量为 4 g。

非甾体抗炎药

NSAID 能够抑制环氧合酶（COX），该酶在 COX-1（组成型）或 COX-2（在炎症条件下诱导）类似物中被发现，它可将花生四烯酸转化为血栓素和前列腺素。因此，NSAID 有助于减少使神经末梢敏感的炎症介质的形成。

NSAID 的副作用与其作用机制有关。抑制这种酶会抑制血小板聚集和血管收缩，增加胃肠道黏膜糜烂、出血以及缺血性肾损伤的风险。COX-2 特异性抑制药物可降低胃溃疡和血小板抑制的风险。NSAID 应与食物一起服用，并在患有恶病质、液体摄入减少或脱水的癌症患者中谨慎使用。

阿片类药物

阿片类药物通过与中枢和外周的 μ、κ 和 δ 阿片受体结合而产生镇痛作用。阿片类药物可以是完全激动剂、部分激动剂或混合激动拮抗剂。然而，为了治疗癌症特异性疼痛，我们主要关注完全激动剂。阿片类药物可通过多种途径给药，包括口服、舌下含服、直肠、皮下、经皮、静脉注射、硬膜外和椎管内给药。考虑给药方便，首选口服给药途径。表 42.1 详细说明了阿片类药物的建议剂量。

可待因

可待因是一种由 CYP2D6 酶代谢成活性形式，从而达到镇痛作用的前体药物。已知 CYP2D6 酶存在变异。一些变异降低了酶的活性，引起活性代谢产物减少，造成对部分患者的镇痛不足。而另一些

表 42.1　阿片类药物：推荐剂量

药物	剂量	给药途径
可待因	15 ~ 60 mg, Q4 ~ 6h, PRN	PO
曲马多	50 ~ 300 mg, Q4 ~ 6h, PRN	PO
他喷他多	50 ~ 100 mg, Q4 ~ 6h, PRN	PO
吗啡	个体化剂量 15 ~ 30 mg, Q4h, PRN	PO
	2.5 ~ 10 mg, Q2 ~ 6h, PRN	皮下/IM/IV
	10 ~ 20 mg, Q4h, PRN	直肠
	0.5 ~ 2.5 mg, IV-PCA, Q6 ~ 20 min, PRN	IV-PCA
羟考酮	个体化剂量，首次 5 ~ 15 mg, Q4 ~ 6h, PRN	PO
氢吗啡酮	个体化剂量：	PO
	2 ~ 3 mg 速释剂, Q4 ~ 6h	
	1 ~ 4 mg, Q3 ~ 6h, PRN	
	8 mg 缓释剂, Q24h	
	3 mg, Q6 ~ 8h, PRN	IV/IM, 皮下
	0.05 ~ 0.4 mg, Q6 ~ 20 min	IV-PCA
美沙酮	中重度疼痛 2.5 mg, Q8 ~ 12h	PO/皮下/IM/IV
芬太尼贴剂	12.5 ~ 100 μg/h	经皮

IV，静注；IM，肌注；PCA，患者自控镇痛；PO，口服；PRN，按需

具有 CYP2D6 酶过度活性的超快速代谢者，由于活性代谢产物的过量产生[6]，可能会出现阿片类药物过量的症状。由于 CYP2D6 酶的变异性，患者治疗可能会失败，这需要转换到另一种阿片类药物或镇痛药物。

曲马多

曲马多是一种弱阿片类镇痛药，与 μ 和 κ 阿片受体结合，用于治疗轻中度癌痛。此外，曲马多的另一好处是其可以抑制去甲肾上腺素和 5- 羟色胺的再摄取，可用于治疗神经病理性疼痛[7]。

他喷他多

他喷他多是一种弱阿片类药物，是 μ 受体激动剂和去甲肾上腺素再摄取抑制剂，同时还有轻微的 5- 羟色胺再摄取抑制作用。他喷他多的药效比曲马多强，没有活性代谢产物。然而，与曲马多类似，他喷他多会增加癫痫发作的风险，胃肠道副作用也相似[8]。

吗啡

吗啡是一种强效阿片类物质，经历葡萄糖醛酸化，可代谢为两种产物：吗啡 -3- 葡萄糖苷酸（M3G）和吗啡 -6- 葡萄糖苷酸（M6G）。M6G 对 μ 受体具有高度亲和力，从而发挥镇痛作用，但它也有可能导致呼吸抑制[9]。另一方面，M3G 不提供任何镇痛作用，并可导致不同的副作用，包括癫痫发作、肌阵挛、痛觉超敏和精神紧张[10]。吗啡可以通过多种途径给药，包括口服[11]、静脉注射[12]、硬膜外注射和鞘内注射[13]。

羟考酮

羟考酮是一种半合成的阿片类药物，生物利用度高，有缓释和速释剂型[12]。CYP2D6 酶将羟考酮代谢为去甲羟考酮和羟吗啡酮，后者效力是羟考酮的 14 倍[14]。羟考酮以不同配方与阿司匹林或对乙酰氨基酚形成联合制剂，可以增强协同作用。同样，对于正在进行积极抗癌治疗的患者，需谨慎使用含有阿司匹林或对乙酰氨基酚的制剂，以免其掩盖发热。

氢吗啡酮

氢吗啡酮是一种强阿片类镇痛药，其效力是吗啡的 4 倍，并且能够被代谢成无活性的氢吗啡酮 -3- 葡萄糖苷酸[13]。由于氢吗啡酮对阿片受体的亲和力很高，常被用于治疗其他方法无法缓解的重度癌痛。目前，正在研制氢吗啡酮的缓释制剂。

美沙酮

美沙酮是一种具有 N- 甲基 -D- 天冬氨酸（NMDA）拮抗剂特性的 μ 和 δ 阿片受体激动剂，也是治疗阿片耐受 / 成瘾和海洛因（二醋吗啡）成瘾的首选药物。虽然其作用机制尚不完全清楚，但美沙酮能抑制去甲肾上腺素和 5- 羟色胺的再摄取，再加上其 NMDA 拮抗剂的特性，使其成为了治疗神经病理性疼痛的良好药物[15]。

芬太尼

芬太尼透皮贴剂已被证明对癌痛有效，尤其是对不能口服任何药物的患者[16]。芬太尼贴剂有不同剂量，通常为 12.5 ～ 100 μg/h。平均需约 4 ～ 6 h 才能开始发挥作用，使用后 12 ～ 24 h 可最大程度地缓解疼痛。贴片通常每 3 d 更换一次，一旦移除，药物半衰期约为 17 h。由于起效缓慢，应告知患者使用其他麻醉药物，因为阿片类药物的毒性可能会在数小时后发生。除经皮外，芬太尼还可以通过口服、舌下含服和静脉途径给药。

抗惊厥药

抗惊厥药，如加巴喷丁、普瑞巴林、卡马西平、丙戊酸和拉莫三嗪，通常与阿片类药物一起作为辅助药物用于治疗神经病理性疼痛。表 42.2 列出的这些药物已被证明可改善三叉神经痛、神经根压迫、糖尿病神经病变和化疗引起的周围神经病变等神经病理性疼痛[17-18]。

抗抑郁药

抗抑郁药，如阿米替林、去甲替林和地昔帕明，是治疗神经病理性疼痛的一类有价值的药物（表 42.3）。抗抑郁药能增强背角伤害感受性冲动的抑制性调节。但是，抗抑郁药通常会产生抗胆碱能的副作用。度洛西汀和文拉法辛作为选择性 5- 羟色胺和去甲肾上腺素再摄取抑制剂，可以用来治疗化疗诱导的周围神经病变和癌症相关的神经病理性疼痛，

表42.2 抗惊厥药：推荐剂量

卡马西平	200～400 mg，BID	PO	钠离子通道阻滞剂
丙戊酸	250～500 mg，BID	PO	增加GABA效应，可能抑制谷氨酸，激活NMDA
拉莫三嗪	100～200 mg，QD	PO	钠离子通道阻滞剂
苯妥英钠	300～400 mg/d	PO	调节钠离子通道和钙离子通道
加巴喷丁	300～1200 mg，TID	PO	阻断电压依赖的钙离子通道
普瑞巴林	50～100 mg，BID	PO	阻断电压依赖的钙离子通道

BID，一天两次；GABA，γ-氨基丁酸；NMDA，N-甲基-d-天冬氨酸；PO，口服；QD，一天一次；TID，一天三次

表42.3 抗惊厥药：推荐剂量

药物	剂量	给药途径	作用机制
阿米替林	25～100 mg，QHS	PO	抑制去甲肾上腺素和5-羟色胺的再摄取
氟西汀	20～50 mg，BID	PO	选择性抑制5-羟色胺再摄取
帕罗西汀	20～50 mg，QD	PO	选择性抑制5-羟色胺再摄取
舍曲林	50～200 mg，QD	PO	选择性抑制5-羟色胺再摄取

BID，一天两次；PO，口服；QD，一天一次；QHS，晚上一次

并显示出积极效果，但还需要进一步研究[19-20]。

皮质类固醇

皮质类固醇因其抗炎作用，可有效控制癌痛，并通过止吐、刺激食欲和改善情绪的作用，改善患者健康状况。与NSAID类似，皮质类固醇能通过减少花生四烯酸的释放，减少前列腺素的形成，从而产生镇痛作用。其副作用包括高血糖、肌病、免疫抑制、感染和精神病等[21]。

肌肉松弛剂

肌肉松弛剂，如美索巴莫、环苯扎林或巴氯芬，可作为辅助用药来减轻癌痛。肌肉松弛剂尤其适用于肌筋膜源性疼痛或肌肉骨骼源性疼痛。副作用包括中枢神经系统相关的抑郁、嗜睡、头晕、虚弱、疲劳和协调障碍。

局麻药

局麻药如利多卡因或美西律，可用作治疗神经病理性疼痛的辅助用药[22]。局麻药能够抑制钠离子通道，可以通过静脉、口服或局部给药。常见副作用包括头晕、耳鸣、恶心、呕吐和局部皮疹等。

α₂ 激动剂

α₂激动剂，如可乐定或右美托咪定，可作为伤害感受性疼痛和神经病理性疼痛的辅助用药[23]。除激动的受体不同外，α₂激动剂的作用类似于阿片类药物。α₂激动剂被认为可减少交感神经放电（神经病理性疼痛的固有特征），从而发挥镇痛效果[24]。α₂激动剂的副作用包括低血压、心动过缓、嗜睡、疲劳和头晕。因此，这类药物通常不适合已经出现低血压、疲劳、恶心以及血管内耗竭的癌症患者。

NMDA 受体拮抗剂

NMDA受体拮抗剂，如氯胺酮、右美沙芬和美沙酮，可能有益于神经病理性疼痛患者，尤其是对大剂量阿片类药物耐药的患者[25]。静脉注射氯胺酮已用于治疗顽固性疼痛，但其疗效尚未得到验证[26-27]。虽然右美沙芬和氯胺酮的使用可能因其高剂量相关的副作用而受到限制，但美沙酮似乎耐受性良好。美沙酮的副作用包括QT间期延长，对于长期治疗的患者，建议进行心电图监测。

癌痛的介入治疗

当癌痛的非侵入性治疗达不到最佳镇痛效果时，可考虑介入治疗，根据侵入性从小到大的原则来选择。方法包括硬膜外类固醇注射、神经松解术、椎体增强术、脊髓刺激、背根神经节刺激、鞘内给药和脊髓索切开术。以下分别对每种方法进行

简要讨论。

硬膜外类固醇注射

硬膜外类固醇注射是世界范围内疼痛医师最常进行的介入手术。这是一种微创治疗方法，药物局部沉积于硬膜外腔。类固醇旨在减少由椎管狭窄、椎间盘突出、关节突关节病、椎间盘退行性病变、背部手术失败综合征、疾病累及硬膜外腔等引起的脊神经和神经根炎症。硬膜外类固醇注射常用的两种方式是椎板间入路和椎间孔入路，系统综述文献没有显示哪一种方式更优。另外，最近的研究评估了通过腰椎椎板间入路硬膜外注射加或不加类固醇来治疗与腰椎管狭窄症相关慢性腰痛的有效性。在3个月、6个月和12个月随访中，两组之间没有观察到显著差异[12, 29]。

神经松解术

交感神经阻滞可有效控制内脏癌痛。以下简要讨论几种阻滞方法，包括腹腔神经丛、上腹下神经丛和奇神经节阻滞。

腹腔神经丛位于腹膜后T12和L1椎体，横膈脚前方，由来自内脏大神经、内脏小神经和内脏最小神经的交感神经和副交感神经纤维组成。腹腔神经丛阻滞是上腹部疼痛或源自肝、胰腺、胆囊、胃、脾、肾、肠道和肾上腺的疼痛患者的理想选择。

上腹下神经丛位于腹膜后L5到S1椎体。对源自子宫、卵巢、阴道、膀胱、前列腺、睾丸、降结肠、乙状结肠，继发于癌症或非癌症相关病因的盆腔疼痛患者，上腹下神经丛阻滞是理想选择。这种阻滞对晚期盆腔癌痛患者有效，提示这类疼痛存在明显的内脏疼痛成分[30]。

奇神经节是位于尾骨骶骨交界处的腹膜后结构。对涉及会阴、直肠、肛门、阴道、远端尿道和外阴部的癌痛患者，奇神经节阻滞是理想的选择。

椎体增强术

椎体增强术包括椎体成形术和后凸成形术，是一种介入性手术，通过在椎体内填充不同的丙烯酸和非丙烯酸基水泥聚合物，纠正椎体压缩骨折造成的体积损失。对继发性压缩性骨折癌症患者，当非介入治疗失败时，这种手术可能是一种选择。虽然多项荟萃分析显示，与无创治疗技术相比，椎体增强术具有优越性[31]，但在其他研究中并未发现这种益处[32]。

脊髓刺激和背根神经节刺激

脊髓刺激是一种被广泛认可的疼痛治疗方式，适用于背部手术失败综合征、导致跛行疼痛的周围血管疾病、复杂区域疼痛综合征等。脊髓刺激是在脊髓背柱上的硬膜外空间放置电极并施加电流。通过抑制背角宽动态范围（wide dynamic range, WDR）神经元的兴奋性，增加诸如 γ-氨基丁酸（GABA）、5-羟色胺、去甲肾上腺素等神经递质的释放，并减少谷氨酸的释放[33]，从而调节疼痛的产生或处理。背根神经节（dorsal root ganglion, DRG）是位于椎间孔内的感觉神经结构，包括初级感觉神经元。DRG 充当 T 形接头，作为一个信号调节区，管理从外周和细胞体到更接近中枢的神经通路的感觉信息[34]。ACCURATE 研究是一项前瞻性随机对照试验，旨在比较脊髓刺激和背根神经节刺激在复杂区域疼痛综合征患者中的安全性和有效性。研究发现，在评估 3 个月和 12 个月的疼痛减轻情况时，DRG 刺激优于强直性脊髓刺激[11]。与癌症相关的疼痛可以是局灶性外周伤害感受性疼痛，也可以是神经病理性疼痛，这两种疼痛都可通过刺激 DRG 和脊髓来靶向治疗。

鞘内给药

与口服药物相比，鞘内给药系统（intrathecal drug delivery system，IDDS）可获得类似或更好的治疗效果，并同时最大程度地减少剂量依赖性的副作用。与背根神经节刺激和脊髓刺激相似，正式植入前需要进行治疗测试以评估该方法的疼痛改善情况；如果治疗试验成功，则可考虑永久性植入。虽然目前美国食品和药物管理局（FDA）已批准吗啡、巴氯芬、可乐定和齐考诺肽可用于植入式 IDDS，但临床实践中也会使用其他药物。此外，癌症存活率的增加已促使癌痛的治疗从短期向长期的慢性疼痛管理转变，这其中自然也涵盖了 IDDS 的使用策略[35]。

脊髓索切开术

脊髓索切开术是一种侵入性手术，用于治疗传统疗法无法控制的顽固性单侧疼痛。该手术包括物理破坏前外侧柱中的痛觉通路，特别是脊髓丘脑和脊髓网状通路，从而发挥镇痛作用，同时保留精细的触觉和本体感觉。大量可用的镇痛药和先进技术已经减少了通过脊髓索切开术来治疗顽固性疼痛的需求。然而，对于一些常规治疗无效的疼痛患者，特别是恶性疼痛患者，可以从中受益。因此，它也是一种可行的治疗选择，特别是对预期寿命有限且镇痛药无法缓解严重单侧疼痛症状的患者。

扰频器疗法

扰频器疗法是一种利用无创电流来刺激 C 纤维表面受体的新型神经调节疗法。它用合成的"非疼痛"信息代替疼痛信息。该装置产生不同的电流，刺激正常的神经动作电位。通过放置在痛觉区域周围的表面电极来传递脉冲。对难治性慢性神经病理性疼痛以及化疗引起的周围神经病变患者，扰频器疗法已证明是一种安全有效的替代疗法[36-37]。

结论

癌痛管理的基础是详细的病史采集，并进行全面的体格检查，以做出最合适的诊断。进一步的放射学和电生理研究可用于协助确诊。最后，癌痛可以通过不断升级的药物、介入或两者兼有的方法来治疗，以帮助患者提高长期生存的生活质量。

参考文献

扫二维码见参考文献

第 43 章

癌症的康复、缓和照顾和整合医学干预

Naveen Salins, Arunangshu Ghoshal, Krithika S. Rao

韩妍妍 译 潘科 校

癌症患者的康复干预

引言

在罹患各类严重危及生命的疾病后，功能和独立性的丧失是患者总要面对的挑战，也是导致生活质量下降的重要元凶。引起功能丧失的因素包括长期住院、去适应作用、疼痛、疲劳、抑郁、营养不良、器官衰竭、神经损伤和肌肉骨骼问题。癌症患者还可能因直接的肿瘤效应出现肌肉减少症，抗癌治疗也会带来疲劳感[1]。即使在疾病晚期，康复也有助于维持或恢复患者功能，使其保持活动能力和独立性，并改善相关症状，这有利于减少家庭和照料者的负担，提高生活质量[2]。主要的康复方式有物理疗法、职业疗法和言语/吞咽康复。制订康复计划的关键是，定期与患者及其家属就康复目标进行开诚布公的沟通，以明确现实的康复目标。康复计划还必须考虑患者的环境、现有功能和可用资源。衡量缓和照顾（或称姑息治疗）康复计划的成功与否不应局限于生存期长短，而应将重点放在提高生活质量、增强功能或独立性，以及促进社会心理健康等方面。在缓和照顾期间，患者病情和治疗目标可能发生显著变化，施治人员须保持一定的灵活性，尊重患者的选择，并允许频繁中断康复治疗计划[3]。

多学科评估

全面评估患者康复潜力需要收集以下信息：疾病部位和分期、既往和当前治疗、预期寿命、合并症、疼痛和非疼痛症状、药物治疗、认知、情绪、营养状况和身体功能等。全面的体格检查对评估运动强度、感觉障碍、关节灵活性、步态模式和跌倒风险至关重要，尤其要注意对神经系统和肌肉骨骼系统的检查。还应评估患者的家庭环境、社区资源的可用性和财政资源[4]。使用系统化的评估过程有助于确定患者当前的残疾程度、既往功能水平和恢复功能的潜力，这些都是康复计划的重要组成部分。理想情况下，患者的康复评估和计划制订应由一个跨学科团队完成，并由一名在临终关怀和缓和照顾方面拥有丰富经验的理疗师或缓和照顾医师牵头，辅以专职物理治疗、作业治疗、言语治疗、护理、营养、心理学、呼吸治疗、娱乐治疗和病例管理的临床医生共同参与[5]。在康复治疗和缓和照顾的规划过程中，有各种功能评估工具可以利用[6]。

康复类型

康复类型取决于患者疾病分期、功能和目标[7-8]。当应用于生命受限的患者时，可包括：

- 预防性康复：在诊断出可能导致生命受限的疾病后即可开始，并尝试减轻疾病或其治疗引起的功能性问题。
- 恢复性康复：当预计的长期损伤很小或不存在，且患者仍存留一定功能时，可尝试让患者恢复到发病前的功能状态。
- 支持性康复：对病情进展、功能损害日益严重且不可逆转的患者，可尝试通过增强患者的自理能力和活动能力，最大限度地保留功能。
- 姑息性康复：尝试通过缓解症状（如疼痛、呼吸困难、水肿）和预防并发症（如挛缩、压疮），最大程度地维持终末期疾病患者的生活质量，旨在减少患者活动和自理生活时的依赖程度，同时给予安慰和情感支持。

康复的适应证和获益

康复应用于临终关怀和缓和照顾是安全可行的，并为癌症和非癌症患者带来了诸多益处。一项纳入 13 项研究（1 项随机试验、3 项采用物理治疗干预的前瞻性单臂研究，以及 9 项回顾物理治疗使用和获益的病例系列）的系统评价分析了各种危及生命的疾病患者在实施物理治疗（主要是强化性或治疗性训练、教育、平衡和防跌倒训练以及转移训练）后的获益[9]。这些获益包括减轻患者自评的肌肉骨骼疼痛程度，改善日常生活中的功能和表现，提高灵活性和耐力，改善情绪，缓解疲劳和淋巴水肿等。

康复医学的所有诊疗工作都致力于增强或维护患者的独立活动能力、自理能力、交流能力和认知能力。病情和治疗情况仅在其威胁或增强功能的方式上与康复模式有关。在缓和照顾的患者中，康复并未得到充分运用[3]。人们通常认为物理治疗和康复并不划算，尤其是对临近疾病终末期的患者。而随机试验的证据虽然有限，但也表明了晚期癌症患者的康复具有较好的成本效益[10]。常识所认为的锻炼和体育活动会加剧疲劳的论断实际是缺乏证据支持的。

目前，缓和照顾康复的临床实践主要基于特定疾病类型的共识声明（例如国家综合癌症网络）、疾病早期或急性期的证据（例如辅助化疗期间的有氧调节）、单独的个案报告及常识。在有文献报道的领域里（例如癌症患者的急性康复），研究队列的划分通常根据疾病诊断而非疾病分期。因此，尚不明确受试者疾病改善或治愈的前景，以及他们以缓和照顾为目的的比例。故对极晚期疾病的康复干预，其有效性的推论较为有限。目前，在缓和照顾中诚恳地认识到康复缺乏完善的证据基础最能防止对这种获益不明的疗法的盲从。

癌症患者的缓和照顾干预

引言

放眼全球，人们常因处于疾病晚期导致治疗选择受限。根据《全球缓和照顾图集》，每 10 万人口中估计有 377 名成年人和 63 名儿童需要缓和照顾。

在成年人中，癌症诊断占缓和照顾需求的 1/3，另外 2/3 则与非癌症疾病有关，如心血管疾病、慢性肾病、痴呆、HIV/AIDS 等。在儿童中，主要的缓和照顾需求是非癌症疾病，只有 6% 与癌症有关。据估计，需要缓和照顾的 78% 的成年人和 98% 的儿童生活在中低收入国家，能获得缓和照顾的机会非常有限[11]。《柳叶刀》委员会的报告指出，由于无法平等地获得缓和照顾，相当比例的人正遭受与健康相关的严重痛苦[12]。根据国际临终关怀和缓和照顾协会（international association of hospice and palliative care，IAHPC）2018 年的定义："缓和照顾是对所有年龄段因严重疾病而遭受极度健康相关性痛苦的个体，尤其是对临终患者所采取的积极整体治疗，其目的是提高患者及其家属和照料者的生活质量"。2002 年世界卫生组织（world health organization，WHO）将缓和照顾的定义限制在生命受限的疾病患者及其家人。因此，缓和照顾并非被动的治疗方法，而是一种积极的整体治疗，涵盖了医疗保健的所有领域，即身体、情感、社会和精神方面的关怀。其旨在改善严重疾病带给患者的极度痛苦，而不仅限于疾病终末期患者或临终患者。给予缓和照顾的主要目标是改善与健康相关的生活质量。此外，患者及其家人和照料者被视为一个整体，并且在患者死亡后继续给家人和照料者提供照顾。

癌症患者转诊缓和照顾的获益

系统评价发现缓和照顾提高了晚期癌症患者的生活质量，并且在早期就将患者转诊时，缓和照顾的有效性更加明显[13]。一项来自意大利的研究评估了患者入住缓和照顾病房后症状控制的效果，发现疼痛、疲劳、恶心、厌食、气喘等大多数症状可在 7 d 内减轻。症状发生率和严重程度的降低改善了生活质量[14]。还有研究表明，在进行 12 周缓和照顾干预后，肺癌患者的情绪健康程度得到提升（情绪改善，焦虑和抑郁减少），该效应与抗抑郁药的使用无关。患者抑郁的改善得益于定期咨询和电话随访，促进其对抗抑郁药物的依从性[15-16]。

经验性的证据认为，缓和照顾会影响治疗决策。对非小细胞肺癌患者的研究表明，缓和照顾的干预对治疗决策产生了积极影响，而且这些患者在死亡前最后几周没有接受静脉化疗[17]。其他研究发现，缓和照顾可提高人们的预后意识和临终关怀意识，促进与健康相关的沟通[18]。缓和照顾有助于推进预立医疗自主计划的实施，降低 ICU 转入率和住院时间，并对病程和临终关怀结果产生积极影响[19-20]。对晚期癌症住院患者的缓和照顾也降低 ICU 再入率，减少急诊室就诊次数，并降低医疗费用。缓和照顾还可减少入院率和住院患者死亡，减少医院资源的消耗，促进自宅死亡。但患者、家属或医疗团队过高的的期望可导致不必要的缓和照顾，从而增加成本，浪费有限的资源和医疗设施。促进资源最佳利用的方法是让缓和照顾团队参与进来，讨论治疗目标，提前制订治疗计划[21-22]。对转移性非小细胞肺癌患者的研究表明，缓和照顾促使患者在生命最后几周内停止缓解疾病的治疗，并过渡到高质量的临终关怀[17]。

缓和照顾能将非小细胞肺癌患者的总生存期提高 3 个月。生存期的提升归因于生活质量的改善、症状的有效控制、对疾病的知晓和理解，以及积极的应对行为。在另一项研究中，缓和照顾可为多种癌症患者带来 4 个月的生存获益[23-24]。缓和照顾的干预显著提高了患者和家庭对治疗的满意度[25-26]。

缓和照顾的提供

住院患者不论是正在接受改善病情的治疗还是已完成这些治疗，只要身体状况良好、能够到门诊就诊，均可接受流动式缓和照顾或门诊缓和照顾服务。居家式缓和照顾则提供给身体状况较差、无法来门诊就诊的患者，或即使病情稳定但更愿留在家中的患者，以及希望在家接受临终关怀的患者。居家式缓和照顾需安排一名医生或护士前去访视，并根据需要安排团队其他成员随行。患者将在家中接受医疗咨询，姑息护理干预，包括为疾病终末期的患者开启注射泵（如镇痛药）、相关咨询和志愿者服务。临终关怀通常提供给处于疾病终末期、预计生存期较短的患者，以控制症状、安慰和提高生活质量为目标。负责临终关怀的机构通常是一个独立单位，大部分位于院外，具备照顾临终患者的基础设施和环境。住院缓和照顾是一种专门服务，适用于症状或并发症控制不佳，需要在院内进行强化管理的患者。住院患者的缓和照顾包括针对顽固症状，如疼痛危象、呕吐、呼吸困难、谵妄等，快速调整口服药物或胃肠外药物的剂量；对肠梗阻、脊

髓压迫、上腔静脉综合征等并发症的处理。在会诊联络模式中，患者通常由其他专家收治入院，缓和照顾人员负责为病情管理、护理或心理社会干预提供会诊支持。在这种整合治疗模式中，患者接受疾病改善疗法和缓和照顾的临床介入。

晚期癌症患者在缓和照顾中的疼痛管理

WHO 阶梯镇痛疗法用于缓和照顾门诊中癌症疼痛的管理。该疗法是一种基于患者疼痛水平的简单疼痛管理法则：对轻度疼痛的患者使用非阿片类药物，如 NSAID 或扑热息痛（对乙酰氨基酚）；如果疼痛持续或加重至中度，可给予弱阿片类药物单独使用，也可将其联合非阿片类药物或佐剂使用；如果疼痛依然持续或达到重度，则可给予强阿片类药物单独使用，或将其联合非阿片类药物及佐剂使用[27]。癌痛控制不佳的患者可能需要尽快收入缓和照顾病房，即刻调整口服阿片类药物和佐剂用量。急性疼痛危象需要静脉给予阿片类药物试验量并持续输注，一旦获得稳定的镇痛效果，须将静脉输注替换为口服和透皮制剂。对神经病理性疼痛危象的患者，可给予静脉注射利多卡因或氯胺酮，然后维持给药直至达到神经调制。给予 WHO 阶梯镇痛第 3 级治疗后仍不能充分缓解癌痛时，介入镇痛方法或许能让患者获益[28]。处于生命末期的癌症患者应至少每天接受一次疼痛评估。需对患者疼痛作出预判，并为所有接受临终关怀的患者预先准备好处方。必须基于对患者疼痛的仔细评估来处方镇痛药和使用剂量。药物剂量应适配患者的疼痛程度，且应经常复评患者对治疗的反应。对处于生命末期的患者，不应尝试给予过量药物。要根据需求下达医嘱［必要时（PRN）或需要时（SOS）］，开具处方治疗间歇性爆发痛。在患者生命末期，要充分使用 PRN 医嘱，并尽快调节药物的背景剂量。因某些患者无法口服用药，给药方式可能需改为皮下或静脉途径[29]。

癌症患者的整合医学干预

整合肿瘤学既是科学也是哲学，它着眼于癌症患者健康的复杂性，提出运用多种方法来配合手术、化疗、分子治疗和放疗等传统疗法，促进患

者恢复健康[30]。作为一种治疗模式，整合肿瘤学根据每个患者的临床病史和治疗细节、生理和心理不良反应、精神信仰和家庭社会经济状况量身定制。补充与替代医学（complementary and alternative medicine，CAM）治疗模式是整合肿瘤学不可或缺的组成部分，该术语常用于描述众多不属于主流医学或非主流医学分支的产品、实践和体系。因患者经常寻求 CAM 疗法，所以对从事传统医学的人来说，了解这些疗法必不可少。重要的是，临床医师需清楚，哪些替代疗法会被患者用来期望与传统的抗癌和症状控制疗法发生些许或好或坏的相互作用。补充疗法通常指与主流治疗一起使用的疗法，而替代疗法则是将已通过验证的医学治疗替换掉。

四类 CAM 分别为生物化学、生活方式、生物力学和生物能量学。根据癌症治疗 CAM（CAM-cancer），这些疗法分类如下[31-32]：

1. 替代医疗体系（例如生命吠陀医学、悉达医学、尤纳尼医学、顺势疗法、自然疗法、民间医学）。

2. 生物依赖疗法（例如，利用食物、维生素和草药替代药物的自然疗法）。

3. 能量医学（例如，灵气、磁体、气功、抚触疗法）。

4. 推拿及身体疗法（例如，按摩、整脊疗法、整骨疗法、反射疗法、针灸、指针疗法）。

5. 心身医学（例如，瑜伽、灵性、放松、艺术和音乐疗法、生物反馈、冥想、芳香疗法、深呼吸练习、催眠、太极、渐进式放松、意象引导）。

癌症病例的指数级增长，癌症治疗的自付费用带来的经济负担，以及癌症晚期的终末症状，均促使患者和家属寻求其他治疗方式。对癌症患者运用 CAM 的系统评价表明：CAM 可影响癌症治疗（73.7%），可治疗癌症并发症（62%），构成癌症治疗整体的一部分（57.8%），会影响总体健康和幸福（55.7%），让患者对治疗有控制感（45.9%），患者基于他人推荐尝试 CAM（34.4%），本着对 CAM 的相信或对传统治疗的不满意而尝试 CAM（34.4%）。最近的一项系统评价提示 CAM 的运用正在增加，癌症患者的使用率为 51%，高于之前两次系统评价的数据：2012 年平均使用率为 43%，1998 年平均使用率为 31.4%[33]。

CAM 疗法更常用于晚期癌症患者和以前使用过 CAM 疗法的患者。其他影响 CAM 使用的因素包括低龄、女性、心理因素、高等教育和保险范围。与使用 CAM 治疗相关的心理因素包括焦虑、抑郁、症状负担加重、生活质量差、对治疗的控制欲，以及尝试所有治疗方案的感受。患者使用 CAM 疗法的常见原因是为治疗乃至治愈癌症，并且认为 CAM 可以抗击疾病，增强免疫反应，与常规治疗协同或起到解毒作用。在癌症的病性改善疗法（diseasemodifying therapy）中，这些策略也通常被用作减轻症状负担和提高生活质量。它的非治愈性获益可能包括提高生活质量和幸福感，减少心理困扰，提升精力，解决未得到满足的情感和精神需求。患者之所以对癌症治愈抱有积极幻想，往往与 CAM 作为生命限制性疾病的一种积极应对手段和问题解决机制有关。精神信仰和信念可能影响积极的应对行为，也可能预示着患者精神上的痛苦。在对常规医疗方式不满意、生活质量低下的基础上，病情恶化的缓和照顾患者面对着预后不良、症状严重的现状，往往会寻求主流医学之外的保健方法和从业人员[34]。

参考文献

扫二维码见参考文献

第44章

将康复与缓和照顾原则纳入急性照护实践

Sushma Bhatnagar，Shveta Seth

靳剑飞 译 游嘉 校

引言

从呱呱坠地起，死亡便是无法避免的一件事。生命是每个人从出生到死亡的一段旅程，如何度过则决定了生命质量。为了保证患者良好的生活质量，必须了解缓和照顾和康复措施。它们的早期整合可促进轻症患者更好、更全面地康复，甚至提高死亡质量。

缓和照顾

世界卫生组织（WHO）将缓和照顾（palliative care）定义为"……通过对疼痛和其他身体、心理和精神问题的早期识别、精准评估和治疗，预防和减轻痛苦，提高面临威胁生命的疾病的患者及其家人的生活质量的一种方法[1]。"

急性照护环境下的缓和照顾

目前对缓和照顾的需求比以往任何时候都要高，很大程度上是由全球人口老龄化趋势及随之增加的慢性疾病负担所致，包括卒中、缺血性心脏病、肺癌和其他慢性进展性疾病，这些疾病是全球主要的死亡原因[2-3]。

根据WHO的全球卫生估计报告，全球每年有2000多万人在临终时需要缓和照顾，其中大多数为60岁以上的老年人。需要缓和照顾的非传染性疾病主要包括心血管疾病、癌症、慢性阻塞性肺疾病、艾滋病和糖尿病[4]。伴随人口老龄化而增加的慢性疾病负担向我们揭示了一种令人担忧的趋势，即缓和照顾需求的增加。这就引出了一些问题：应该在什么地方向这些患者提供缓和照顾？是在家中、临终关怀院、医院还是其他照顾患者的公共机构？我们是否准备好提供这些服务？

提供急性照护的医院中，有1/3以上的住院患者需要缓和照顾[5]。癌症患者对此类护理的需求众所周知，尽管如此，许多癌症患者的需求被医师忽视[6]，且在未被诊断为需要缓和照顾的情况下在医院中去世。未能及时意识到患者对缓和照顾的需求会导致对患者执行不必要的干预，延长住院时间并增加不适当的住院治疗，增加患者和相关家属的经济压力，影响其生活质量[7]。因此，有必要培训医疗卫生专业人员以确定哪些临终患者需缓和照顾[8]。慢性疾病患者通常在急性加重期入院，医疗卫生专业人员有时很难区分此类急性加重是可治疗的还是需要缓和照顾。因此，向所有医疗卫生专业人员介绍缓和照顾的概念非常重要，可使他们意识到需提供有效的高质量照护，包括在需要时及时开始缓和照顾。

缓和照顾的实施

缓和照顾的实施有几种模式，包括临终关怀、护理之家、社区护理、与医院合作或在提供急性照护的医院内实施。缓和照顾可在3个不同层次上实施：①初级缓和照顾，是指所有医师掌握的基本技能和知识；②二级缓和照顾，是指提供咨询和专科治疗的专科临床医师；③三级缓和照顾，是指是一个可提供专业照护的学术医疗中心，同时进行学术研究和学生及专业人员培训[9]。二级和三级缓和照顾为患者和家属提供了更全面的措施，包括在治疗期间缓解或解决身体症状、心理痛苦以及精神和财务的问题。

缓和照顾在跨学科团队合作的框架内进行，

包括医师、专科临床医师、护理人员、社会工作者、物理和作业治疗师、营养师、药师和心理咨询师[10]。他们可通过咨询的方式参与，也可整合入医院服务[11-12]。

急性照护环境下缓和照顾的目标

与其他医学领域一样，缓和照顾专科医师的目标是让患者更加舒适，患者和陪护者是其管理计划的核心。与患者、家属和陪护者讨论至关重要。对治疗目标进行明确沟通，将提高患者满意度，避免激进的干预措施，减少住院治疗，甚至在必要时帮助患者处理悬而未决的家庭问题或事件[13]。这些都有助于患者在临终时得到更好的照顾。

过渡或转换为缓和照顾也需精心设计和研究。通常情况下，患者仅在去世前几个月或生前最后一次入院时被认定需要缓和照顾[6]。需要考虑提供缓和照顾的时机，以避免其被当作治疗无效时的选择。需迫切认识到，如果在疾病发展早期引入缓和照顾，将对患者更加有益处[14-15]。

缓和照顾提供了什么？

在医院急性照护环境中，治疗是为了治愈，大多数医疗卫生专业人员习惯于这种方式。在危及生命的疾病发展早期阶段，了解患者对缓和照顾的需求至关重要。缓和照顾旨在处理患者身体症状、心理和精神需求，为患者、陪护者和家属提供最大程度的宽慰。一些最常见症状包括疼痛、呼吸困难、咳嗽、恶心、呕吐、便秘、发烧、焦虑、失眠和谵妄[16]，有研究表明，如果在疾病早期治愈性目的的基础上结合缓和照顾，可更好地控制疼痛和其他症状[17]。提供缓和照顾的时机很重要，在生命的最后阶段，照护重点应与身体症状相联系，而非具体诊断[18]。在医院急性照护环境下管理生命垂危的患者时，尽早认识到患者缓和照顾的需求非常关键。早期执行缓和照顾有助于最大程度地提高患者及其陪护的舒适度。

急性照护环境下实施缓和照顾的障碍

在急性照护环境中提供缓和照顾充满挑战性，患者需求复杂多样，可能遇到许多障碍。这些障碍可能包括以下方面。

医院环境

急性照护通常以治愈为目的，医护人员对诊断性检查、开具处方和治疗程序更得心应手，这与临终关怀非常不同[19]。倾向于实施许多可能并不需要的手术和药物治疗，实际上给执行有效的缓和照顾带来了障碍。急性照护环境通常将痊愈视为成功，将死亡视为失败，妨碍了有效缓和照顾的施行。

认识不到位和相关知识缺乏

由于当下需求的增加，缓和照顾正在获得应有的重视，但医疗卫生专业人员中仍存在认识不足和相关知识缺乏的情况。专科缓和照顾的转诊在医院进行，但一般仅限于肿瘤患者，其他绝大多数非癌症患者，尤其是老年患者得不到上述专业服务[20-21]。因此，应在最开始对护理、相关健康科学和医学生进行教育，使他们认识到患者对缓和照顾的需求十分重要[22-23]。在职的医疗卫生专业人员也需实时更新相关最新指南和做法，以便更有效地提供缓和照顾[24-25]。

疾病发展轨迹

诊断为疾病终末期的患者，随着病情发展，各种症状可能逐渐加重，直至最终死亡，但这一过程并非沿着直线进行。有时患者病情恶化需住院治疗，通过及时治疗可使他们从急性发作中恢复。这种急性期恢复会给患者、陪护人和家人带来希望[26]。患者在病程中可能反复经历恶化与恢复。目睹患者从急性发作中恢复会让负责医治的医护人员、陪护人和家属难以识别终末期。清醒认识到疾病发展过程中的变化，并在患者进入终末期时与家人进行有效沟通，这一点很重要[27]。缓和照顾方面的知识可以指导做出正确决定。

缺乏预先照护计划

缺乏预先照护计划通常导致患者无法实现自己的期望，尤其是最后的心愿。例如，患者可能希望在家中度过生命最后几天，或患者可能有未解决的家庭事务，或可能等待与近亲或朋友见面。许多类似问题大多可通过制订有效的先期计划来解决。必须鼓励患者与家人讨论遗愿，以便他们能够尝试实现。尊重患者的选择有助于形成有效的预先照护计划，这也会让家属和陪护人更满意[104-105]。缓和照顾团队必须制订照护目标，并且为预期结果做好准备。暂停和退出治疗的决定、不复苏决定的同意、肠外营养的应用、诊断性研究和静脉使用抗生素是需要讨论的部分要点[106]。

康复

缓和照顾在多学科框架下可发挥最大作用，该框架涉及来自不同领域的医疗卫生专业人员，如医学、精神病学、肿瘤学、麻醉学、神经学和护理学，以及相关医疗从业者，比如营养师和康复医学专家。康复在实现和维持患者的最大功能储备以帮助改善其生活质量中扮演了重要角色。

什么是康复？

康复被定义为"帮助经历或可能经历失能的个体在与周围环境互动中实现并保持最佳功能的一系列措施[28]。"康复可在各种环境下提供，包括医院、疗养院、社会机构、临终关怀院、社区教育机构、军事环境下和某一多学科实践环境。长期康复也可在社区环境和设施内提供，如初级保健中心、康复中心、学校、工作场所或家庭。

为何在急性照护环境下需要康复治疗？

患者可能因受伤、急性疾病或慢性疾病急性发作而需住院治疗。住院期间，患者活动水平降低，活动能力下降，通常需长时间卧床休息。这些因素会导致患者功能储备下降，身体系统失调，残疾风险增加。对既往有合并症或年龄较大，且存在慢性疾病或残疾的患者尤其如此[29]。住院通常是为了治疗，但因功能储备降低，患者情况反而更糟。鉴于体力活动水平的增加与生活质量改善有关[30-31]，早期康复对急性疾病或损伤的快速完全恢复非常重要。

早期康复目标

应在急性疾病早期阶段即开始康复治疗。必须在对患者肌肉骨骼、神经、心血管、心理和功能状态进行彻底评估后，确定康复目标[32-33]。必须评估患者的功能独立性和是否需要矫形或假肢辅助工具。

康复目标是改善功能，确保最大程度恢复，实现早期活动，减少并发症，防止长期残疾。在急性照护时提供物理治疗可能具有挑战性，因治疗师不仅要治疗特定的系统或身体部位，还要对患者进行整体管理。必须注意患者心率、血压、氧合水平、疼痛水平和其他监测指标的任何波动。在为预康复计划设定目标后，必须将其传达给医师、护理人员、患者及其家属。

康复干预

为达到上述康复目标，康复小组或物理治疗师可利用以下综合考虑了期望目标、患者自身局限和能力的技术方法。

治疗性运动

急性疾病导致的制动会导致肌肉重量减少和复原能力降低，从而导致肌肉骨骼失调[34-35]。研究表明，积极锻炼可以通过增加运动神经元的募集和肌肉质量来提高肌肉力量[36-38]。必须鼓励患者积极活动关节，增强肌肉[39]。治疗性训练应建立在患者需求上，如表 44.1 所示。例如，如果患者肌力完全丧失，则可选择被动活动范围训练和神经肌肉刺激。如果患者因疼痛而无法开始收缩肌肉，神经肌肉电刺激（neuromuscular electrical stimulation，NMES）可与主动辅助训练一起使用，防止肌肉废用性萎缩[40]。NMES 在许多领域都很有用，包括心血管、骨科、神经病学、老年医学及运动医学等领域，可用于提高肌肉力量[41-42]。NMES 广泛用于全膝关节置换术后，在术后早期使用可减少股四头肌的肌力损失，改善功能表现[43]。

也可主动或被动使用脚踏车来促进运动，以增强血液循环，防止卧床并发症。研究表明，提倡早期使用脚踏车可改善患者功能状态[44-45]。

一旦患者掌握了主动运动，可通过增加阻力来更进一步。可以手动（由治疗师）或机械（使用自由重物、滑轮、弹簧、水、弹性管等）施加阻力。在患者急性疾病或慢性疾病急性加重期间，高重复次数的低阻力强化训练已被证明可提高肌肉力量、力量生成能力和整体身体功能[46-47]。

在制订锻炼计划时，还须考虑锻炼的可行性和安全性。Berney 等进行了一项队列研究，其中 74

表 44.1 治疗性运动的种类

	运动类型	运动描述	运动的治疗效果
A.	**主动运动**		
	自由运动	活动的肌肉群只受到重力的作用	• 促进放松 • 改善神经肌肉协调性 • 增强呼吸阻力 • 维持和改善肌力
	辅助运动	这些运动有外力辅助，以补偿肌肉力量或协调性不足	• 改善神经肌肉协调性 • 用于神经肌肉再训练的早期阶段 • 在疼痛的情况下（如类风湿关节炎）帮助保持关节活动度
	辅助阻力运动	活动的肌肉群仅在部分范围内受到阻力，因它们仍不足以承受整个范围内的阻力	• 改善神经肌肉协调性 • 用于神经肌肉再训练的早期阶段 • 在疼痛的情况下（如类风湿关节炎）帮助保持关节活动度
	阻力运动	运动的肌肉群会系统性受到阻力以发展力量和耐力	• 增强肌肉力量 • 增强血液流动 • 改善稳定性和协调性
B.	**被动动作**		
	放松的被动动作	这些运动是在肌肉不活动或肌肉力量太低而无法进行主动运动时，由外力（治疗师或外部设备）产生	• 保持和提高肌肉和软组织的延展性 • 防止软组织中粘连形成 • 刺激肌肉运动知觉以便在没有肌肉主动收缩的情况下保持运动记忆 • 助于静脉和淋巴回流 • 促进放松
	关节活动	治疗师进行的小的重复性摆动运动	• 改善关节内活动 • 降低疼痛 • 减少肌肉痉挛 • 改善关节活动范围
	关节推拿	治疗师在关节可活动范围内进行的小幅度高速运动	• 改善关节活动范围 • 刺激关节感受器
	控制性地持续拉伸收紧的肌肉	包括被动拉伸肌肉和其他软组织以增加运动范围	• 改善关节周围软组织的延展性 • 降低痉挛状态，如卒中后痉挛

例入住 ICU 的患者接受了一项从 ICU 开始并在急性照护病房继续进行 8 周的拟定康复计划。该方案包括力量训练、功能性再训练和心血管运动。这些训练被发现对危重症存活者是安全可行的[48]。

体位

舒适的体位能促进患者健康。处于正确体位时，患者应无痛觉，有助于增强肺功能，支撑受影响的部位或肢体，并防止压疮[49]。俯卧位可以促进氧合，改善通气-灌注不匹配，增强肺顺应性和气道分泌物排出[98-99]。患侧肺位于侧卧位时的上部，有助于改善受影响肺的氧合[100-101]。体位

也可用于各种神经系统疾病，如卒中、多发性硬化和脊髓损伤，以减少异常张力，保持骨对位，防止挛缩[102-103]。

肺康复

在急性照护环境中进行常规胸部物理治疗有助于早期康复，减少对机械通气的依赖，缩短住院天数，还有助于降低呼吸道感染发生率[50]。呼吸物理疗法的目标是增强肺功能和肺容量，促进分泌物清除，优化氧合，防止长期卧床的并发症，比如肺不张和感染[51-52]。有各种应用于肺部康复的技术，其中部分参见表 44.2。

表 44.2　肺康复技术

	技术	描述	治疗效果
A.	**非气管插管患者**		
	呼吸再训练		
	膈肌呼吸	控制呼吸，加强膈肌使用，减少其他呼吸肌的使用	• 降低呼吸频率 • 协调呼吸模式 • 改善血气 • 提高呼吸效率 • 减轻轻微肺不张 • 改善特定节段的肺不张
	缩唇呼吸	包括使用轻轻撅起的嘴唇控制呼气	
	局部呼吸	旨在扩张肺的特定节段的呼吸练习	
	气道清除技术		
	吹气	深吸气后分次快速小吐气	• 促进气道分泌物的清除
	咳嗽	深吸气后关闭声门呼气，空气爆发性呼出	
	胸部叩击	将手握成杯形放置于需要引流的肺段，交替反复屈伸腕关节	
	振动	将双手放在胸壁，然后轻轻按压并振动胸壁。仅在呼气阶段使用，也可借助机器	
	体位引流	利用重力协助引流姿势，排出不同肺段的分泌物	
	自体引流	呼气深度保持在功能余气量和余气量之间的小潮气量呼吸，可松动较小气道中的分泌物。随后采用越来越大的潮气量和强制呼气，将痰液排至口腔	
	吸气肌训练		
	吸气阻力训练	使用基于压力或流量抵抗气流的设备，为吸气肌提供阻力训练	• 改善呼吸肌耐力 • 预防肺泡塌陷和肺不张，尤其是术后患者
	激励性肺活量测定	使用小型手持式肺活量计，利用视觉或听觉反馈来增加吸气能力	
	修复训练		
	早期活动		• 提高体力活动水平 • 增强心血管耐力 • 提高运动耐力 • 促进整体健康 • 帮助患者克服急性加重所致的卧床休息及不利影响
	有氧运动	通过锻炼计划提高肌肉的能量利用率。高频率低负荷强度运动可增强肌肉的有氧能力	
	强化训练	肌肉或肌肉群通过举起、放下或控制负荷，进行少组数、短时间系统性训练	
	拉伸训练	增强软组织的延展性，从而改善运动范围和灵活性	
B.	**气管插管患者**		
	手动膨肺	包括使用手动呼气囊袋输送超过潮气量基线的气体容量	• 提高肺顺应性 • 促进气道分泌物的清除 • 降低气道阻力 • 促进狭窄气道的恢复
	体位	手动膨肺和其他肺康复技术最常见有效的体位是让患侧肺位于侧卧位上方	• 促进氧合 • 改善通气-灌注不匹配 • 促进气道分泌物的清除
	其他手法	通常采用胸部叩击和振动等技术	• 有助于排出气道分泌物

气管插管患者

气管插管和机械通气患者发生感染、气压损伤和呼吸机相关肺炎的风险增加[53-54]。常规呼吸物理治疗旨在预防上述并发症，同时促进早期康复和缩短住院时间[55]。在急性照护境中可使用多种技术，包括手动膨肺、吸痰、体位引流、胸部叩击和振动。这些技术已被证实有助于气道廓清和肺复张[56-58]。

非气管插管患者

非气管插管患者的急性呼吸物理治疗旨在改善肺扩张、增强局部通气、降低气道阻力和改善肺顺应性。用于提高吸气量的方法包括激励性肺活量测定、呼吸练习、吸气肌训练和早期活动[59-62]。在急性期（如术后期间），改善呼气流量的技术包括吹气、咳嗽、自体引流、正压装置和手法辅助咳嗽[63-65]。在慢性疾病（如慢性支气管炎、囊性纤维化和其他慢性阻塞性肺疾病）的急性加重期，这些技术已被证实在清除分泌物和改善肺功能方面有效，也建议在术后即刻应用，以防止肺部并发症[66-71]。

患者活动

患者早期活动有助于预防和减少卧床休息带来的不利影响。其有助于改善通气，提高中枢和外周灌注水平，缩短住院时间，并通过改善静脉回流降低深静脉血栓形成的风险。它还能提高患者整体活动能力和信心，适用于各种骨科疾病、神经疾病和术后阶段[72-77]。

我们应鼓励患者按不同等级进行锻炼，以预防跌倒、受伤、晕厥、直立性低血压或心血管事件。在围活动期必须监测患者的生命体征[78-79]。

应从床上被动或主动运动开始，例如翻滚或转身，抬起床头后靠坐，然后不依靠支撑坐在床上、坐在床边。随着病情好转，可以开始有支撑地站在床边，然后无需支撑地站在床边。进一步可通过椅子进行锻炼和步行[80-83]。

言语和吞咽康复

在急性期，由于疾病本身或治疗的副作用，许多患者会出现言语和吞咽困难。早期有效的康复干预可预防或减轻不良的长期影响。

构音障碍通常见于创伤性脑损伤、帕金森综合征、肌萎缩侧索硬化、多发性硬化和其他神经系统疾病[87-88]。其目标是改善患者的沟通功能。可使用增强交替交流促进疗法［augmentative and alternative communication（AAC）system］，该疗法包括使用书写或交流板这样简单的技术，和使用基于计算机的语音合成这样复杂的技术[84-86]。咨询其他医学专业人士，如言语治疗师、修复师和作业治疗师，通常是有益的。

头颈部癌症患者通常会出现言语和吞咽困难[89-90]。对接受喉切除术的患者，术后言语可选择通过食管言语或气管食管假体[91-92]。吞咽困难常见于脑血管疾病、创伤性脑损伤、帕金森病、阿尔兹海默症和头颈部癌症[93, 95]。吞咽困难的管理包括饮食调整和改变食物摄入途径（口服或非口服），以及特殊姿势、呼吸动作和治疗性练习的教学[94, 96-97]。

结论

在急性照护环境下，缓和照顾和康复治疗的作用不容忽视。及时将康复与急性医疗处置相结合，可显著改善治疗效果。可使用的各种康复模式包括治疗性运动、患者体位、肺康复、早期活动、语音治疗、作业治疗及其他。

在设计计康复计划时，考虑到每个患者的个性化需求至关重要。每个患者都独一无二，康复计划必须根据其需求量身定制。为使患者成功康复，必须视患者为一个整体，而不仅只关注受影响的身体系统。

参考文献

扫二维码见参考文献

第 45 章　儿童癌症概述

第 46 章　儿童癌症患者的术前评估

第 47 章　术中管理：小儿癌症特殊治疗的注意事项

第 48 章　儿童癌症患者重症监护管理的一般原则

第 49 章　手术室外的麻醉

第 50 章　癌症终末期儿童的管理

第 51 章　儿童患者的慢性疼痛及缓和照顾

第 52 章　儿童癌症患者重症监护管理的特殊注意
事项

第45章 儿童癌症概述

Sana Mohiuddin，Wafik Zaky，Jose Cortes

赵彩群 译 汪惠 校

引言

在过去几十年里，儿童癌症的发病率一直在逐步上升，从1975年约13例/10万上升到2005年17例/10万。儿童恶性肿瘤仅占每年所有确诊癌症的1%，但癌症仍是1～19岁年龄段人群的主要死因。仅在美国，每年估计有15 780名儿童和青少年被诊断患有癌症，超过4万名儿童需接受癌症治疗[1]。尽管治愈率有所提高，但约12%的癌症患儿无法存活，其所致死亡人数（57%）高于儿童中所有其他疾病的总和[2]。

儿童癌症的发病率因种族而异，以白种人发病率最高，其次是西班牙裔，而非裔美国人的发病率最低[1]。高收入国家和低收入国家的发病率也不同。收入最低国家的医疗资源较少，缺乏先进的诊断工具，获得癌症治疗的机会有限。此外，这些国家的环境暴露程度较高，如二手烟草暴露、空气污染中的致癌物（如石棉和硅尘）以及含有微量致癌物的未经净化水。儿童癌症的发病率也因年龄和性别而异。总体而言，白血病是儿童和青少年中的最常见癌症，而神经母细胞瘤、肾母细胞瘤和视网膜母细胞瘤则主要发生在婴儿期[2]。除肾母细胞瘤外，儿童癌症以男童略多[3]。常见儿童恶性肿瘤及其发病率见图45.1。

大多数儿童癌症并无明确病因或危险因素，仅10%与家族或遗传因素有关[4]。特定的产前和产后暴露也与部分儿童癌症相关[5]。虽然有多种环境因素被认为是致癌的，但迄今为止，只有高剂量化疗和辐射被证实是致癌的[3]。某些遗传和遗传疾病，如唐氏综合征、Li Fraumeni综合征、Beckwith-Wiedmann综合征、神经纤维瘤病和癌症易感性综合征，有较高的特定恶性肿瘤风险，需定期对这些患者进行相关的恶性肿瘤筛查（图45.1）[4]。

在过去50年，儿童恶性肿瘤的存活率显著提高，从不足40%提高到80%。儿童实体肿瘤（神经或非神经）的主要治疗方法是化疗，以整体减少肿瘤负荷，同时进行局部控制。局部控制通常通过手术切除、放疗或两者结合来实现。早期诊断和新化疗药物的重大发现是影响患儿生存的主要因素，现已成为大多数恶性肿瘤的照护标准。

表45.1和表45.2分别总结了癌症化疗和放疗的分类。

在过去几十年，肿瘤外科领域也取得重大进展，重点转移到寻找具有最大治疗效果且对远期生活质量影响最小的外科手术，从而改善预后[6]。遗憾的是，许多癌症存活者仍患有癌症治疗的长期后

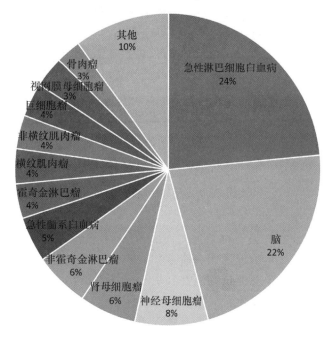

儿童恶性肿瘤及其发病率(%)

急性淋巴细胞白血病 24%
脑 22%
神经母细胞瘤 8%
肾母细胞瘤 6%
非霍奇金淋巴瘤 6%
急性髓系白血病 5%
霍奇金淋巴瘤 4%
横纹肌肉瘤 4%
非横纹肌肉瘤 4%
巨母细胞瘤 4%
视网膜母细胞瘤 3%
骨肉瘤 3%
其他 10%

• **图45.1** 儿童恶性肿瘤百分比分布

表45.1	用于治疗儿童癌症的化疗药物种类及作用机制	
化疗药物分类	**药物**	**作用机制**
抗代谢类		
抗叶酸制剂	甲氨蝶呤	二氢叶酸还原酶（DHFR）抑制
嘌呤拮抗剂	阿糖胞苷、氟尿嘧啶、吉西他滨	在DNA碱基对之间添加错误的嘌呤类似物
嘧啶拮抗剂	氟达拉滨	在DNA碱基对之间添加错误的嘧啶类似物
嘌呤类似物	巯嘌呤	抑制DNA聚合酶导致DNA断裂
抗有丝分裂类		
长春花生物碱	长春新碱、长春碱	微管中微管蛋白的破坏导致有丝分裂停止
烷化剂		
氧氮磷环类	环磷酰胺、异环磷酰胺	插入DNA双链
氮芥	白消安、美法兰	插入DNA双链
铂化合物	顺铂、卡铂	插入DNA双链
拓扑异构酶抑制剂		
拓扑异构酶Ⅰ抑制剂	托泊替康、伊立替康	单链DNA从拓扑异构酶Ⅰ的抑制中断裂
拓扑异构酶Ⅱ抑制剂	依托泊苷	双链DNA从拓扑异构酶Ⅱ的抑制中断裂
蒽环类	多柔比星、柔红霉素	导致DNA断裂的自由基的形成
抗生素类	博来霉素、放线菌素	
酶类	门冬酰胺酶	氨基酸门冬酰胺的裂解
酪氨酸激酶抑制剂	伊马替尼、达沙替尼	防止酪氨酸激酶的激活和磷酸化

表45.2	儿童癌症放疗的类型及其特点
光子治疗	**质子治疗**
X线，一种没有质量的能量来源	原子的重离子部分
入口和出口剂量高	入口剂量较低，无出口剂量
散在溢出感兴趣的组织/区域	能在目标组织中调整峰值强度，并使组织外溢出最小
组织中剂量较高且剂量梯度逐渐增加	组织中剂量较低且剂量梯度陡峭
肿瘤内剂量不均	肿瘤内剂量均匀
第二种恶性肿瘤的风险增加和晚期效应	对肿瘤运动消退非常敏感
成本更低	成本更高

遗症，如精神疾病、器官功能障碍和继发性癌症。因此，开发更具创新性和更少破坏性的治疗方法，对儿童恶性肿瘤至关重要。诊断时已发生转移、对标准治疗无反应或尽管进行适当治疗但仍进展/复发的癌症患儿，其存活率很低（＜20%）。

急性淋巴细胞白血病

急性淋巴细胞白血病（acute lymphoblastic leukemia，ALL）是儿童最常见的癌症诊断，占儿童和青年人所有癌症的20%[7]。据统计，美国每年新增3000例儿童ALL患者。在2～3岁时，ALL发病率达到每年每百万人中90例的高峰，进入青春期后，ALL发病率稳步下降。95%的患者达到了最初的完全缓解率。通过应用可靠的预后因素，允许基于风险分层的治疗方案，儿童期ALL的生存率接近90%[8]。不幸的是，约20%的病例复发，老年患者和婴儿的复发率较高。ALL标准照护是基于疾病分期，实施总持续时间为2～3年的跨方案化疗。从根本上说，风险分层基于患者年龄、诊断时白血病原始细胞计数和高危基因标记（如BCR-ABL融合或MLL重排）。尽管预后总体上很好，但ALL复发患者数量几乎超过了所有其他儿童恶性肿瘤。通过传统的强化联合化疗和异基因造血干细胞移植，30%～40%的ALL复发患儿可被治愈[8]。

急性髓系白血病

急性髓系白血病（acute myeloid leukemia，AML）是儿童中第二常见的白血病类型，占总数的 15%[8]。其发病率呈双峰型，大多数患儿在出生后 2 年内或青少年时期被诊断。不幸的是，其存活率低于 ALL，约 2/3 的患者生存至少 5 年[8]。AML 与染色体异常相关，包括易位（如 PML-RARA t15；17）、染色体获得或丢失（染色体 16）以及其他异常（FLT3，MLL）[9]。AML 的特点是白血病细胞在骨髓中增殖，干扰正常血细胞的产生，导致感染、出血和其他症状及并发症。与 ALL 类似，治疗风险分层是基于分子发现和对诱导治疗的反应。其复发率很高，约 30% 的儿童在前 5 年复发。治疗取决于亚型，所需治疗通常比 ALL 持续时间短，但强度高。大多数复发性患者需考虑进行干细胞移植。

小儿淋巴瘤

淋巴瘤是儿童第三大常见癌症。霍奇金淋巴瘤和非霍奇金淋巴瘤是该年龄组淋巴瘤的主要类型。最常见表现是无痛性淋巴结，伴或不伴其他症状，如发热、盗汗和体重减轻（称为 B 症状）。

霍奇金淋巴瘤是儿童最常见的淋巴瘤类型，也是 15～19 岁青少年最常见的恶性肿瘤[10]。儿童非霍奇金淋巴瘤通常为高度恶性，伯基特淋巴瘤是一种侵袭性亚型。霍奇金淋巴瘤和非霍奇金淋巴瘤均可表现为纵隔肿块。前纵隔淋巴瘤可能有明显的严重呼吸或心血管窘迫风险（见第 47 章）。外科手术在纵隔肿块治疗中的作用取决于原发诊断、肿块对重要器官的压迫症状以及肿瘤对化疗或放疗的敏感性。

骨肉瘤

骨肉瘤和尤因肉瘤是儿童和青少年最常见的两种恶性骨肿瘤，以骨肉瘤最为常见。骨肉瘤的发病高峰是在青春期生长高峰期，在 5 岁前很少见。尤因肉瘤的发病高峰则出现在青春期前。两种骨肿瘤均表现为疼痛和肿胀。诊断通常延迟 2～3 个月，将其与运动相关损伤混淆。骨肉瘤最常见于长骨干

骺端，最常见部位是股骨。虽然大部分尤因肉瘤也起源于长骨，但主要累及骨干。尤因肉瘤也可能由轴向骨骼样骨盆和胸壁发展而来，很少由软组织发展而来。

两种肿瘤有不同的危险因素。骨肉瘤与特定的遗传综合征密切相关，如 Li-Fraumeni 综合征、神经纤维瘤病 I 型（NF1）和 Bloom 综合征。尤因肉瘤有强烈的种族倾向，主要见于白种人，在非洲裔儿童中几乎没有。

骨癌可通过活组织检查确诊。开放式活检优于核心活检，以获得最准确诊断。病变区域 MRI 可帮助确定肿瘤大小、局部侵犯软组织和神经血管床程度，并指导外科医师活检。需要胸部 CT 来排除转移性肺部疾病，PET 有助于诊断远处转移。尤因肉瘤可转移到骨髓，因此，分期时需骨髓抽吸及活检[11]。

这些肉瘤的治疗包括新辅助化疗后切除原发肿瘤和辅助化疗，包括或不包括放疗。尤因肉瘤比骨肉瘤对放疗更敏感。

历史上，曾尝试通过截除患肢来局部控制骨癌。但随着手术方法的进步、假体创新及化疗对疾病的更好控制，骨肿瘤的治疗已发生巨大变化。与同种异体或自体移植的假体内重建手术协同进行，保肢手术成为大多数患者的首选手术[12]。对那些尚未达到或处于快速成长阶段的青少年而言，可扩展的假肢可避免腿长差异。旋转成形术是另一种治疗膝上截肢患者的最新手术技术。对渴望重返运动的儿童而言，这是一个很好的选择。在旋转成形术中，在膝关节上截肢后，踝关节旋转 180°，并作为膝关节附着在一起。然后，使用膝下假体来完成修复。

对于中轴骨骼的尤因肉瘤，局部控制的手术方法取决于位置、疾病范围和是否存在转移性疾病。骨盆肿瘤的半骨盆切除术和胸壁肿瘤的肋骨切除术是标准治疗选择。对不能切除的肿瘤，放疗是尤因肉瘤的有效选择，但不适用于骨肉瘤。放疗仅用于紧急情况，如脊髓压迫或顽固性疼痛的姑息治疗。

横纹肌肉瘤

横纹肌肉瘤是儿科人群中最常见的软组织肉瘤，男童略多见，通常发生在 10 岁前。横纹肌肉瘤占所有儿童恶性肿瘤的 4.5%。横纹肌肉瘤是一种具有不同组织学亚型的异质性肿瘤，影响患者预后。大

约一半横纹肌肉瘤起源于骨骼肌。

身体任何部位都可能受横纹肌肉瘤影响，包括眼眶、头部、颈部、髓鞘旁间隙和四肢。对于广泛的疾病或转移性传播，必须辨别原发灶，以明确治疗方案和预后。根据组织学、原发肿瘤位置、疾病范围、淋巴结受累和转移扩散，将患者分为低、中、高风险。此外，根据肿瘤可切除程度和肿瘤切除状态（术后残留疾病）分为四组。

非转移性疾病的总生存率接近 70%。治疗包括系统化疗和手术相结合，含或不含放疗，以进行局部控制。对边缘阴性且被认为可切除的肿瘤，首选在化疗前手术[13]。对周围有重要或神经血管结构的大肿瘤，手术前首选化疗以减小病灶，使其可手术切除。术后，所有有残留肿瘤、切除边缘阳性或可疑淋巴结受累的患者，均接受辅助放疗。对在首次手术中未完成完全切除且因年龄或疾病部位而不能选择放疗的患者，可考虑二次手术来实现治愈[14]。

实体器官肿瘤：肾母细胞瘤和肝母细胞瘤

肾母细胞瘤是儿童肾最常见的原发性恶性肿瘤。诊断时平均年龄为 3 岁，目前治疗方法的预后一般很好。最常见表现是在洗澡时看护人员触诊到无痛的腹部肿块。其罕见表现为血尿和高血压。其诊断常基于腹部 MRI，可提供肿瘤大小、范围、与周围结构关系以及对侧肾受累的情况。

手术是治疗主要手段。不建议在切除肿瘤前进行活检，因继发于包膜破裂的局部扩散会导致癌症分期升级。单侧肾母细胞瘤的最常见外科手术是根治性肾切除术，切除包括整个肾、输尿管、肾周围脂肪团和淋巴结。大多数患者都接受术后化疗以降低复发风险[15]。

如果肿瘤已从肾包膜溢出或肿瘤无法切除，则应在术前化疗以控制局部扩散或缩小肿块以提高可切除性。术前化疗用于双侧肾母细胞瘤以挽救尽可能多的有功能肾。当此类补救措施不可行或失败时，双侧根治性肾切除术加肾移植是唯一可行选择[15]。

肝母细胞瘤是小儿最常见的肝恶性肿瘤。这种罕见肿瘤多发生于幼儿阶段。与肾母细胞瘤一样，肝母细胞瘤也与过度生长综合征（如 Beckwith-

Weidemann 综合征、家族性腺瘤性息肉病）有关[16]。大多数患者表现为无症状的腹部肿块。但部分患者因肿瘤增大的占位效应，可能出现厌食和体重减轻[16]。肝母细胞瘤虽起源于肝，但肝酶升高及肝功能障碍少见。甲胎蛋白在大多数患者中升高，可作为疾病持续和治疗监测的标志物[17]。影像学是诊断标准：腹部 MRI 有助于评估疾病进展，胸部 CT 有助于评估转移性肺部疾病。活检通常用于诊断。如果认为肿瘤可切除，则尝试完全切除。从既往看，手术切除是治疗此类肿瘤的唯一方法，但现在认为，化疗和手术在治疗肝母细胞瘤中同样起重要作用[18]。对大多数肿瘤，术前和术后需要一个疗程的化疗。

中枢神经系统肿瘤

中枢神经系统肿瘤是儿童最常见的实体瘤。在过去几十年中，治疗儿童中枢神经系统肿瘤取得重大进展，但仍与高病残率和死亡率相关。据统计，美国每年有 4700 例儿童被诊断患有中枢神经系统肿瘤，其中大多为恶性肿瘤。青少年毛细胞型星形细胞瘤最为常见，髓母细胞瘤则是最常见的恶性肿瘤[19]。最常见表现为颅内压增高，表现为头痛、呕吐和精神状态改变。根据肿瘤位置不同，患者可能出现运动无力、感觉改变、癫痫发作或脑神经病变。发病率随年龄而变化，年幼患者多为胚胎起源的肿瘤，年龄较大儿童多为神经胶质起源的肿瘤。但在过去几十年，由于化疗、放疗和手术技术的进步，患者总生存率有所提高。

在安全可行的情况下，可行肿瘤全切术。化疗和放疗通常在恶性肿瘤术后进行，但对化疗不敏感的肿瘤除外，如室管膜瘤。胚胎性肿瘤（髓母细胞瘤）等部分肿瘤可见局部扩散，如软脑膜疾病，而神经系统外转移性扩散并不常见。对良性肿瘤，如低级别神经胶质瘤，手术是标准治疗，而化疗则是不可切除或进展性肿瘤的保留方案[19]。放疗是恶性和难治性中枢神经系统肿瘤的有效辅助治疗方法。一些具有高度神经轴转移倾向的中枢神经系统恶性肿瘤也可接受颅脊髓放疗和局灶放疗。首选治疗方式是质子辐射，这与 10 岁以下儿童晚期效应较少相关[20]。

小儿癌症患者的术前照护

肿瘤新型治疗方法的进展，包括化疗、放疗、免疫治疗和靶向治疗，使更多患儿需要到手术/操作间进行治疗。在手术/操作间可进行多种手术，包括：

- 实体瘤的原发性肿瘤切除术。
- 肿瘤二次切除（如尤因肉瘤的肺转移）。
- 放置胃造瘘管以促进肠内营养。
- 脑室-腹腔分流术治疗中枢神经系统肿瘤患者的脑积水。
- 用于化疗的中心静脉装置的放置。
- Ommaya 储液囊的放置，应用于中枢神经系统肿瘤和白血病化疗。
- 姑息性手术，如对与肿瘤相关的严重疼痛患者进行脊髓切开术，或对恶性胸腔积液放置胸管。

在进行任何手术前，外科医师和麻醉科医师都需熟悉癌症的病理生理反应，化疗、放疗、免疫治疗的副作用，以及它们与麻醉药物的相互作用。化疗药物影响各个器官系统，但对胃肠道、骨髓和淋巴网状系统的影响最为严重[21]。化疗药物最常见的副作用是恶心、呕吐、黏膜刺激和骨髓抑制（表 45.1）。参与此类患者照护的团队需了解既往所用化疗药物和剂量，以便应对预期的毒性或副作用[21]。放疗还会引起皮肤反应，包括炎症、坏死和纤维化，从而影响伤口愈合。

每个癌症患者均应接受全面评估，包括详细的病史和体格检查，并在手术前调整患者各器官的功能状态。病史应包括癌症类型和位置、既往治疗情况、总剂量、治疗日期、最近 6 个月内所有药物服用情况、糖皮质激素服用史及过敏史。正如美国麻醉科医师协会（ASA）对患者的麻醉前评估指南所概述的那样，评估应包含所有确保患者安全所必需的要素[22]。所有患者都应进行基本的实验室检查。患有复杂疾病的患者应在术前进行彻底的实验室检查并进行血液交叉配型[23]。理想的血常规检验结果中，血小板计数应超过 50 000/mm³ 以防止过度出血，血红蛋白应超过 8.5 g/dl。输血指征应根据预计手术出血和患者心肺功能决定。在进行侵入性手术前，凝血功能应作为筛查出血倾向的一部分。应完善术前电解质检查，因电解质异常和肾功能障碍在儿童肿瘤患者中很常见（继发于化疗和脱水）。接受蒽环类药物治疗的患者需在术前行心电图检查

以排除心脏毒性。心电图显示 ST 波改变、QRS 电压降低或心律失常的患者，应进行超声心动图检查。术前进行胸部 X 线检查，特别是有咳嗽、呼吸困难、端坐呼吸、呼吸窘迫症状的患者，以及任何体格检查异常和肺部接触博来霉素等毒性化疗的患者，都极有可能产生呼吸系统副作用。

儿童癌症患者的禁食指南与健康儿童患者相同（表 45.3）。但研究人员发现，在不增加误吸风险的前提下，禁饮 1 h 清饮即可进行择期小儿全身麻醉[24-25]。大多数口服或静脉给药在手术当日应继续使用，特别是抗惊厥药物、胃肠道反流预防药和哮喘治疗药物。手术前，应根据指南推荐停用抗凝剂[26]。患者年龄、ASA ≥ Ⅲ 级、早产史、违反禁食指南是预测患儿术后延长 ICU 入住时间和增加死亡风险的独立危险因素[27]。

术前必须与患儿和家属见面，用通俗的语言解释手术麻醉程序，并回答其疑问，减少患者和家属对麻醉或外科手术的恐惧，或至少将焦虑降低到最低，因为大多数患者在未来将需要许多其他干预措施。应该考虑由儿童生活专家帮助，以提供适合患儿年龄水平的信息。分散注意力的技巧、音乐、电子游戏和视频也是很好的资源[28]。在麻醉诱导前使用镇静剂时，应根据患儿既往经历和父母期望个体化进行。在麻醉诱导期间，家长在场是一种替代和辅助药物治疗，在减少患儿焦虑方面效果很好。如果存在疼痛，应在麻醉诱导前使用镇痛药。所有近期服用糖皮质激素超过 2 周的患儿，都应考虑使用抗组胺 -2 阻滞剂进行胃肠道预防。此外，近期有类固醇暴露的患者应补充应激剂量的氢化可的松，以防止潜在的肾上腺功能不全。如果需要药物来实施麻醉诱导，建议使用咪达唑仑、氯胺酮或者咪达唑仑、氯胺酮或右美托咪定联合用药[29-30]。

儿科重症监护在术前照护中的作用

在儿科肿瘤中，有几个特殊情况需要儿科重症

表 45.3　儿童癌症患者禁食指南

口服摄入	术前时间
富含蛋白质和脂肪的食物	8 h
配方奶、牛奶或碳水化合物的清淡餐	6 h
母乳	4 h
清饮	2 h

监护团队进行术前调整和监测，包括：

- 患有纵隔肿瘤的儿科患者，通常需在儿科 ICU 治疗。此类患者可能出现非特异性症状，如发热、乏力、呼吸困难、咳嗽、端坐呼吸和呼吸窘迫，可能被误诊为常见的呼吸系统疾病[31]。在进行任何放疗或外科手术的镇静治疗前，都需评估潜在的气道或心血管风险（见第 47 章）。

- 原发性或继发性脑肿瘤患者，或放疗引起的血管源性水肿和（或）坏死以及颅内压升高的患者，应在 ICU 进行监护。CT 或 MRI 灌注扫描可帮助鉴别放射性水肿或坏死与实际进展[32]。在这两种情况下，患者可能需要使用大剂量类固醇（例如，地塞米松 2 mg/kg 负荷剂量）、甘露醇高渗治疗（1 mg/kg 静脉滴注，然后每 6 h 注射 0.25 ～ 0.5 mg/kg）或高渗盐水［5 ml/kg 静脉滴注后连续输注 0.1 ～ 1 ml/（kg·h），使血清钠保持在 150 ～ 155 mEq/L］[33]。甘露醇具有降低血液黏度的作用（即刻作用，持续时间达 70 min）和渗透作用（15 ～ 30 min 起作用，持续时间达 6 h）。如果血清渗透压＞ 320 mOsm/L，则应停用甘露醇[34]。高渗盐水（3% ～ 5%）对脑组织有渗透作用。当血清渗透压＞ 360 mOsm/L 时，应暂停或停用高渗盐水。术中大量失血及返回 ICU 仍需要继续气管插管机械通气的患儿，预示开颅肿瘤切除术后住院时间延长[35]。

参考文献

扫二维码见参考文献

儿童癌症患者的术前评估

第 46 章

Ravish Kapoor, Shannon M. Popovich

徐子清 译 李晓菲 校

引言

儿童癌症每年在所有新诊断癌症中所占比例不足 1%[1]。但随着生存率提高,越来越多的儿童患者将接受与其癌症诊断相关的手术和(或)操作。许多患者需要麻醉,甚至需要多次麻醉,因此,彻底的术前评估和优化对确保癌症手术的成功至关重要。

儿童癌症患者的术前评估和优化可能是复杂的。疾病过程本身及与癌症相关的治疗会影响此类患者术前生理储备和围手术期处理。需要采取综合的多学科方法进行评估和优化,以获得最佳结果,包括患者和父母满意度。然而,与癌症诊断相关的手术或操作通常不具有选择性,时间上的紧迫感有时会阻碍医疗优化。

患有癌症的儿童通常由其主治医师先评估,然后才在麻醉下进行手术。因此,患者的初步诊断、合并症、所接受癌症相关治疗的类型、与这些治疗相关的并发症及实验室或诊断性影像学的结果,均可能需要回顾。理想情况下,应在手术或操作前对患者进行术前门诊评估,但并不总是可行。本章将侧重于与儿童患者密切相关的术前评估和优化的重要方面进行讨论。

神经学评估

神经状态的改变可能继发于肿瘤进展或与癌症治疗有关。铂类药物、门冬酰胺酶、异环磷酰胺、甲氨蝶呤、阿糖胞苷、依托泊苷、长春新碱、环孢素和颅脊髓照射与神经毒性副作用有关[2-6]。常见急性并发症包括精神状态改变、癫痫发作、脑梗死、脑病、听力损失、视力改变和周围神经病变。鼓励进行全面的术前神经系统评估,以记录基础神经状态,并确定围手术期最佳管理策略。

患者应在术日晨继续常规服用抗癫痫药物,术后应尽早恢复常规用药。当漏服的抗癫痫药物剂量较大时,应尽可能采用非肠道给药[7]。

心脏评估

部分化疗药物,特别是具有细胞毒性的蒽环类药物(多柔比星、柔红霉素、伊达比星和表柔比星),通常与心脏毒性有关[8]。儿童癌症患者常用的其他药物,如美沙酮和 5-HT$_3$ 拮抗剂昂丹司琼,可能延长 QT 间期,并可能降低心律失常阈值。胸部放射,无论是否同时使用蒽环类药物治疗,都可能导致心包炎、心包积液、心肌病、心内膜纤维化、瓣膜纤维化、传导异常和(或)冠状动脉疾病[9]。接受有心脏毒性的化疗药物的儿童应从基础心电图和超声心动图开始定期进行心脏评估。在儿童中,超过 50% 的患者仅通过体检无法发现与化疗相关的充血性心力衰竭早期症状[10]。外科应激也可能诱发亚临床心肌病。因此,在麻醉诱导前,应彻底回顾患儿所有心血管体检和实验室检查。

肺功能评估

肺功能障碍可能与原发疾病或癌症治疗的副作用有关。使用博来霉素、卡莫司汀、洛莫司汀、白消安、环磷酰胺或有胸部放疗史的患者,应对肺部状况进行深入评估[11]。有慢性咳嗽、劳力性呼吸困难和喘息症状者,应进行胸片检查并尽可能实施肺功能检查。儿童肺功能测试在评估已知或疑似肺功能障碍方面发挥重要作用，可提供基础测量结果，特别是手术前可能改变呼吸力学。此外，肺功能测试、胸片和氧饱和度可用于症状原因不明或体检异常的患者。梗阻性病变，如前纵隔肿块、颈部肿块或口咽肿块，应通过 CT 或 MRI 进行评估。在临床上，有症状的胸腔积液可从术前治疗性胸腔穿刺术中获益，以加强生理储备。

胃肠道评估

儿童癌症患者可能出现胃肠道症状，如呕吐、胃瘫和肠梗阻。这些症状可能会使儿童面临营养不良、电解质和酸碱失衡的风险，并增加麻醉期间肺吸入的风险。据估计，多达 70% 的儿童会出现化疗相关的恶心和呕吐[12]。儿童术后呕吐的风险高于成人。增加术后呕吐风险的因素包括年龄 > 3 岁、青春期后女孩、既往晕动病病史以及有术后呕吐个人或家族史的患者[13]。术前应重点进行胃肠道评估，并回顾相关影像学检查，以便制订最安全的麻醉方案和围手术期管理。

肝肾功能评估

化疗、放疗和造血干细胞移植及相关预处理方案可能与肝毒性、肾毒性相关或两者兼有。与儿童肝功能障碍相关的最常见药物是甲氨蝶呤、放线菌素 D 和巯嘌呤[14]。与已知的肝功能障碍患者类似，有潜在肝功能障碍的儿童应考虑药物代谢受损、低血糖和凝血因子产生减少的情况。

导致儿童肾毒性最常见的药物是烷化药物，如顺铂，以及异环磷酰胺、环磷酰胺和甲氨蝶呤[15]。有肾毒性病史的患者可能出现肾药物排泄减少、电解质和（或）酸碱紊乱，以及高血压。围手术期使用肾毒性药物和持续低血压等因素会进一步加重肾毒性。因此，术前进行肝肾功能检查具有临床适应证。

内分泌评估

儿童癌症患者可出现内分泌和神经内分泌功能紊乱。原发性或继发性肾上腺功能不全是围手术期的重要考虑因素。原发性肾上腺功能不全罕见，继发性肾上腺功能不全则较为常见，通常是使用外源性皮质类固醇所致[16]。一些化疗方案中包括糖皮质激素，其不仅有抗肿瘤作用，还用于治疗与化疗有关的副作用（如恶心）。使用外源性皮质类固醇后，应激反应迟钝可能持续几个月[17]。文献中对应激剂量的类固醇需求存在争议。考虑到儿童的应激反应不可预测，且围手术期应激剂量的类固醇未显示出明显伤害[18]，如果怀疑有下丘脑-垂体轴抑制，建议术前给予氢化可的松（1 ~ 2 mg/kg），并在手术当日每 6 h 给药一次，对复杂手术而言，用药可长达 72 h[19]。术后类固醇剂量可根据手术应激程度逐渐减少，并在适当时候替换为儿童常用的口服类固醇剂量。与作用更强的长效糖皮质激素相比，氢化可的松由于具有盐皮质激素活性和抗炎特性、易于滴定、半衰期较短、不良反应较少等特点，是儿童患者的首选用药。应在术前访视中明确外源性类固醇的剂量、持续时间和最后一次的使用剂量，以确定恰当的使用情况。

原发性或转移性肿瘤，以及与手术/放疗相关的治疗，可导致中枢性（神经源性）尿崩症，并导致血管加压素缺乏。多尿、多饮是典型的临床症状。如果没有足够的水分摄入，此类患者会出现严重的脱水和高钠血症，例如在手术日上午。因此，此类患者的手术应排在当日早些时候。去氨加压素（DDAVP）是一种抗利尿激素的合成类似物，通过帮助肾重新吸收水分来防止其丢失。对既往存在尿崩症的患者，应在家中试验口服/鼻内 DDAVP 的剂量，并在小手术当日上午给予。但对重大外科手术应避免使用，且术中应进行严格仔细的液体管理。如怀疑术中/术后出现尿崩症，可采用滴定法输注加压素[20]。

内分泌功能障碍可能需要进一步检查，包括前面所列症状或其他情况，如控制不稳的糖尿病、甲状腺功能障碍和（或）继发性电解质异常，应在手术前与患者主治医师或相关会诊医师进行讨论。

血液学检查

放射和化疗药物可能导致骨髓抑制。中性粒细胞减少提示应进一步筛查发热、脓毒症和免疫抑制。如果有贫血，围手术期计划中应考虑贫血程度和持续时间。另外需权衡患者病情、合并症、手术类型和手术紧迫性及出血风险，以确定是否需术前输血。对血小板减少患者，手术类型是决定是否有必要术前输注血小板的重要因素。对部分小手术，如腰椎穿刺术，血小板计数低至 20×10^9/L 已被证明是安全的[21]。可引起凝血障碍的情况包括脓毒症、白细胞增多、维生素 K 缺乏、门冬酰胺酶治疗或新诊断的白血病。关于现有或潜在凝血障碍的疑难问题，应咨询血液科。

疼痛评估

肿瘤或肿瘤转移相关的疼痛在儿童癌症患者中很常见[22]。它也可能直接或间接源于化疗 / 放疗。据估计，大约89%的晚期癌症儿童经历过疼痛[23]。由于疼痛评估工具不足，以及医师担心呼吸道并发症和（或）成瘾而不愿开具阿片类药物，儿童癌症患者的疼痛往往被低估和治疗不足。自我报告的疼痛量表适用于 6 岁以上的儿童，但对年龄更小的儿童也有许多观察性疼痛量表适用。观察工具的可靠性取决于临床环境和验证标准的质量，从而指导医护人员选择正确的工具[24]。

在术前评估中了解患者疼痛的潜在病因、确定有效的药物方案（即副作用最小的最佳镇痛方案），以及目前使用的镇痛方案，由此设计出适当的镇痛方案十分重要。患者往往对阿片类药物耐受，如有可能，应采用多模式镇痛方案。在全身麻醉下给儿童实施区域麻醉是安全的[25]，手术前应在适当时机复合区域麻醉，并与家属和外科团队进行讨论。

术前实验室检查

对接受小手术或非侵入性操作的儿童肿瘤患者，不推荐常规的术前实验室或放射学检查，而应根据具体情况或认为检查结果可能影响麻醉管理时进行检查。在增加贫血可能性的情况下，如新诊断的白血病或淋巴瘤、近期放化疗、干细胞移植、最近有出血或年龄小于 6 个月时，应考虑全血细胞计数。此外，如出现血小板减少，则可能有以下情况，如新诊断的白血病、近期放化疗或脾隔离症[26]。另一方面，全血细胞计数是准备接受重大

手术儿童的常规检查。

很少有必要进行凝血检查。如有出血史但血小板计数正常，或有临床显著失血的可能，或难以耐受预期的失血，则可考虑进行凝血检查。

如果已知或怀疑电解质紊乱，应行电解质检测。与电解质异常相关的常见情况包括抗利尿激素分泌失调综合征、高钙血症（可能与骨肿瘤和神经母细胞瘤有关）、垂体肿瘤、营养不良、高营养、脱水、肾功能障碍，现有或最近有肿瘤溶解综合征（高钾血症、高磷血症、高尿酸血症和低钙血症）[27]。

禁食指南

接受择期手术的儿童术前禁食指南见表 46.1[28]。最近根据欧洲麻醉学会提供的指南和共识声明，饮用清饮的时间已放宽至术前 1 h[29-31]。部分研究表明摄入清饮后 1 h，胃可完全排空，因此，这种做法不会增加肺吸入的风险。

儿童长时间禁食会增加易怒情绪，并出现潜在的生理和代谢紊乱，缩短禁食时间可改善患儿舒适度并提高依从性[32]。儿童癌症患者脱水和低血糖的风险可能继发于疾病相关的营养不良、治疗副作用及需要在相对较长的时间内接受重复的手术。因此，在择期手术前 1 h 允许患儿饮用清饮并不带来胃瘫或困难气道的风险，反而能帮助缓解部分问题。

父母关心的问题

麻醉相关神经毒性

对年幼儿童的术前评估主要包括与父母、法定监护人或看护者面谈。快速建立融洽的关系，了解家庭动态和社会关注点，有助于麻醉科医师更有效地引导面谈过程。

父母担忧麻醉可能会对孩子产生长期的神经认

表 46.1 儿童术前禁食指南

清饮	2 h
母乳	4 h
非母乳、配方奶、清淡膳食	6 h
油炸 / 高脂肪食物或肉类	8 h

知影响。虽然部分临床前研究表明麻醉与儿童神经发育结果之间存在不利关联，但来自前瞻性随机对照试验的证据表明，在其他方面健康的儿童中，单次麻醉可能与认知或行为问题无关[33]。另一方面，部分回顾性研究表明，多次麻醉会增加神经认知不良影响的风险[34]。儿童癌症患者的诊断或治疗操作中可能需要多次麻醉。

根据美国食品和药物管理局建议，高度鼓励癌症儿童的父母和麻醉提供者就麻醉风险和益处进行讨论[35]。许多医疗卫生机构已将这一讨论作为其知情同意流程的一部分。在手术前一天向患儿看护者发放教育材料，可为术前评估时进行有意义的谈话提供一个基本框架。

诱导过程中父母在场

在小儿麻醉中，父母陪同进入手术室是一个有争议的话题。支持父母在场的人认为，这有助于减轻手术对孩子造成的心理压力，减少父母焦虑，甚至提高手术室效率[36]，从而提供更顺利的诱导。父母在场可能带来的不利影响包括父母行为的不可预测性、增加手术室中一名非工作人员的可能性并增加诱导时间[37]。目前文献和实践似乎在该话题上有分歧。部分中心更多依赖术前抗焦虑药物的使用，而部分中心则允许看护者在场进行麻醉诱导。漫画书、视频和聘请儿童专家等方式也有助于减轻麻醉和手术带来的焦虑[38-39]。

特别考虑事项

困难气道

了解儿童和成人气道的一般解剖学差异很重要。体格检查重点应关注呼吸方式异常、舌头大小及其与咽部结构的关系、张口受限、上颚和下颌骨结构、齿列、颈部活动度以及呼吸室内空气下异常的基础血氧饱和度。儿童整体外观也有助于确定某些临床情况，例如有症状的前纵隔肿块（见第47章）或与气道管理困难相关的先天性疾病（表46.2）。在制订计划前，应审查所有可用的成像；在某些情况下，可能需要额外成像来帮助指导计划。过去，侧位X线片被证明在描绘解剖异常方面有

用，尽管随后的超声、MRI和CT成像已取代这种方式[40]。如怀疑有困难气道，也可考虑对合作的年龄较大的儿童进行术前内镜评估。对任何预期的困难气道，应将有效的设备和援助纳入应急计划。

与癌症相关的综合征

癌症的易感性不仅与遗传疾病有关，且与多种综合征有关。表46.2[41-44]中列出了儿童易患癌症的常见综合征大致清单及麻醉注意事项。当有明确综合征的患者需进行术前评估时，应尽可能获取既往记录并回顾最近的实验室检查、影像学资料、既往麻醉和（或）讨论记录。麻醉提供者应熟悉与癌症诊断相关的最常见综合征，以便为患儿量身定做术前访视并制订最合适的麻醉方案。

血管通路

许多儿童以输液港或经外周静脉穿刺中心静脉置管的形式进行化疗给药和定期血液检验。对质子或放疗等需要连续多天麻醉的治疗，这些血管通路十分适合。如需建立血管通路，使用混合性乳化局麻膏（EMLA）可减轻与穿刺相关的疼痛和焦虑[46]。EMLA由2.5%利多卡因和2.5%丙胺卡因组成。体重 > 5 kg的婴儿或3个月以上的儿童，每10 cm^{2}皮肤使用1～2 g乳膏。对如何将闭合敷料覆盖在药膏上，应给家长提供至少45 min的正确应用指导，以使对输液港的无缝接触更高效。在任何中心静脉导管穿刺置入前，均应采取无菌预防措施，特别是对中性粒细胞减少的儿童，在使用静脉导管前应进行回抽，以清除导管内可能潜在的血凝块或肝素。静脉在癌症治疗后可能变得脆弱，如果中心静脉通路难以建立，鼓励使用超声来进行操作[47]。

结论

儿童癌症患者对麻醉科医师提出的挑战更大。肿瘤的直接影响、复杂的药物管理和潜在广泛的生理紊乱之间的独特相互作用，要求麻醉科医师对这些因素的每个方面都应严格掌握，以便制订出适合每个患者和手术类型的麻醉计划。

表 46.2　儿童易患癌症的常见综合征

Gardner 综合征（家族性腺瘤性息肉病的亚型）

APC 基因突变；其特征包括多发性结肠息肉、牙齿异常、先天性视网膜色素上皮肥大、良性和恶性肿瘤，包括结肠癌、胰腺癌、甲状腺乳头状癌、髓母细胞瘤、肝母细胞瘤、硬纤维瘤和骨瘤

术前麻醉注意事项：

患者可能需要预防性结肠切除术。应仔细评估口腔张开度和牙列情况。患者可能正在服用非甾体抗炎药，已有研究表明，其可抑制腺瘤性息肉的发展，并可能使现有息肉消退

Beckwith-Wiedemann 综合征

染色体 11p15 区的遗传变异；其特征可能包括新生儿低血糖、巨大儿、巨舌症、半身肥大症、脐膨出、内脏器官巨大症、肾上腺皮质巨细胞症、肾异常、耳异常、良性和恶性肿瘤，如肾母细胞瘤、肝母细胞瘤、神经母细胞瘤和横纹肌肉瘤

术前麻醉注意事项：

巨舌症可导致上气道阻塞，并可能在气管插管过程中使声门暴露困难。麻醉下内脏肿大会减少功能残气量，并可能导致通气不足。围手术期应监测血糖，因可能发生严重低血糖。静脉穿刺可能比较困难

唐氏综合征（21 三体）

21 号染色体变异、身材矮小、智力障碍、先天性心脏病（主要是房室间隔缺损）、甲状腺功能减退、肌张力减退和巨舌症，易患儿童急性淋巴细胞白血病、一过性髓系肿瘤和急性巨核细胞白血病

术前麻醉注意事项：

智力障碍或行为问题可能影响麻醉诱导。面罩通气和气管插管可能具有挑战。阻塞性睡眠呼吸暂停的频率增加和对阿片类药物呼吸抑制作用的敏感性增加已被描述。寰枢椎不稳大约可能发生在 4 岁以后，但常规颈部成像对无脊髓病症状的患者不适用。建立静脉通路可能比较困难

戈林综合征（痣样基底细胞癌综合征）

SUFU 或 PTCH1 基因突变；其特征可能包括多发性颌骨角化囊肿、巨头畸形、额部隆起、面部粗糙、面部丘疹、骨骼畸形和大脑镰异位钙化；良性和恶性肿瘤，包括髓母细胞瘤、基底细胞癌、心脏和卵巢纤维瘤、横纹肌肉瘤、室管膜瘤或横纹肌瘤

术前麻醉注意事项：

在喉镜检查中，牙齿异常/龋齿可能易导致牙齿脱落。建议在喉镜检查前清点牙齿。如果存在颈椎异常，在定位和喉镜检查时应格外小心。患者可能患有无法识别的脑积水

神经纤维瘤病（Von Recklinghausen 病）

17 号染色体突变；其特征包括广泛分布的咖啡斑、学习困难、脊柱侧弯、血管病变和其他特定的肿瘤相关问题；良性和恶性肿瘤，包括丛状神经纤维瘤、低级别和高级别胶质瘤、恶性周围神经鞘瘤、青少年粒-单核细胞白血病和其他肿瘤

术前麻醉注意事项：

由于颈部僵硬、面部骨骼畸形、巨舌症或气道肿瘤，面罩通气和气管插管可能具有挑战。脊柱侧弯可引起限制性肺部疾病，并使仰卧位困难。可能存在纵隔肿块。高血压在这些患者中很常见，任何意外的术中高血压都可能是潜在的嗜铬细胞瘤。如果考虑进行椎管内/区域麻醉，应使用影像学来评估脊柱/局部区域

APC，腺瘤性息肉病

参考文献

扫二维码见参考文献

第 47 章

术中管理：小儿癌症特殊治疗的注意事项

Pascal Owusu–Agyemang

赵君峰 译 席鹏 校

小儿前纵隔肿瘤的麻醉管理

纵隔肿瘤可能来源于位于纵隔内的正常结构、发育过程中穿过纵隔的结构或其他部位肿瘤的转移性病灶[1]。在小儿纵隔肿瘤中，男性比女性更为常见[1-2]。其中大部分由淋巴瘤引起，其次是支气管囊肿、畸胎瘤、血管畸形和神经源性肿瘤[3]。

纵隔肿瘤可能出现非特异性呼吸或心血管症状，如咳嗽，也可出现更严重症状，如上腔静脉综合征、肺动脉阻塞，或最终出现上纵隔综合征（气道压迫 / 气管阻塞、血管压迫）[3]。

前纵隔肿瘤应视为临床急症。早期诊断和治疗对获得最佳结局极其关键。尽早进行治疗可能导致麻醉前无法改善呼吸或心血管功能损害症状，这无疑会增加此类患者麻醉管理的难度。

纵隔肿瘤对气道和血管结构的影响会阻碍气体交换或降低心排血量，全身麻醉风险相当大。根据患者已有症状制订相应的麻醉计划至关重要，这可预测麻醉相关并发症的病残率。一项纳入 118 例小儿纵隔肿瘤的回顾性性研究发现，四种术前特征与麻醉并发症显著相关：主支气管受压、大血管受压、端坐呼吸和上身水肿[4]。胸腔或心包积液、心室功能不全、气管压迫（横截面积＜ 50%）和喘鸣也与麻醉相关并发症相关[3]。

麻醉管理

麻醉管理首先要全面检查患儿病史、症状、临床体征和放射学影像［CT 和（或）胸部 X 线］。当患者不伴有端坐呼吸或心血管症状，且影像学证据表明几乎无气道阻塞，麻醉通常安全性高。然而，体征和影像学证据并不能预测所有潜在并发症，故

应尽可能避免全身麻醉或深度镇静。必要时，麻醉科医师应与外科医师共同商议，制订一套镇静或麻醉计划，以及心肺功能受损时的抢救计划。这些计划包括改变患者体位（侧卧或俯卧）、实施硬质支气管镜检查以解除气管压迫的能力，以及实施胸骨切开术进行体外循环或体外膜氧合（ECMO）的能力[5]。

有端坐呼吸、喘鸣、休息时呼吸困难和（或）气管横截面积减少＞ 70% 的患者，被认为是高危患者，除非绝对必要，否则应避免全身麻醉[5]。在年龄较大患儿的组织病理诊断中，选择局部麻醉与麻醉并发症风险降低相关，已在多个案例中成功实施[2-3]。分心技术，如数数、听音乐和与治疗无关的谈话，被证明有效[6]。然而，较小患儿和需要手术切除大体积纵隔肿瘤的患儿，可能需要接受全身麻醉。在这种情况下，保留自主呼吸的麻醉方案通常更可取，因其通常能保持气道通畅。另一方面，正压通气可能加重气道压迫［例如，在神经肌肉阻滞和（或）深麻醉下，气管支气管周围肌肉组织的支撑能力下降］，并通过减少静脉回流降低心排血量。

气道管理可采用面罩通气、喉罩通气或气管插管。目前常用的几种维持麻醉方法包括氧气混合七氟烷、氦氧混合气中混入氟烷以及小剂量输注丙泊酚、右美托咪定和氯胺酮[7-9]。在小儿前纵隔肿瘤的麻醉中，右美托咪定和氯胺酮能在最小程度抑制呼吸的状况下提供镇静。

值得注意的是，有几位作者报告了在纵隔肿瘤患儿中成功实施气管插管的案例[10-11]。当需进行气管插管时，可能必须将气管导管送过阻塞段（常为外部压迫）[10]。无论选择何种气道管理方法，通常不建议应用神经肌肉阻滞剂，因为支撑气管支气管的肌肉组织松弛可能会加重气道压迫[3]。然而，如

果必须使用神经肌肉阻滞剂，则必须在给药前证实患者能够得到充分通气。

小结

小儿前纵隔肿瘤的管理给麻醉科医师带来了重大挑战。在麻醉中，潜在的呼吸和心血管并发症可能会加剧。在开始治疗前，应在团队中对潜在并发症的处理计划进行沟通。在可能的情况下，最好采用局部麻醉辅助最浅镇静或不辅助镇静进行诊断操作。在需要深度镇静或全身麻醉的情况下，无论是否使用气管插管，均应尽量保持自主通气。应尽可能避免使用神经肌肉阻滞剂。

小儿放疗的麻醉

与成人和较大年龄的儿童不同，大多数 2 岁以下的小儿需麻醉或镇静才能成功完成放疗。在没有镇静或麻醉时，非常年幼的小儿无法配合完全制动，不能安全有效地完成治疗。

这本身就具有一系列挑战。也许最令人担忧的是，年幼患儿可能必须在相对较短的时间内接触多次麻醉。麻醉年幼患儿相关的固有风险和暴露于所用麻醉药物的不良反应将被放大。在这方面，所选麻醉技术的安全性具有深远意义。此外，为确保不因气道管理或患者体位改变而干扰放疗计划，所选麻醉方法能在治疗期间保持不变、易于重复实施显得相当重要。其他挑战包括选择可能有助于快速苏醒和出院的麻醉药物，因为大多数放疗设施需要治疗多名患者，或可能没有指定的术后恢复区域。

气道管理

几项研究表明，接受放疗的儿童可通过自主通气和非保护性气道安全接受麻醉。在对 340 例接受 9328 次麻醉下放疗的患儿进行的大型系列研究中，使用面罩或鼻导管给氧[12]。一项包含 177 例接受 3833 次放疗的小儿的大型系列研究中，麻醉管理采取仰卧位和俯卧位下面罩给氧。在极少数情况下，需要放置口咽通气道或喉罩[13]。

全身麻醉与清醒镇静

在一项关于小儿麻醉下放疗并发症的荟萃分析中，在维持令人满意的操作镇静和较低的呼吸和心血管并发症发生率方面，全身麻醉优于清醒镇静[14]。

药物

目前已经有几种药物和麻醉药被成功应用于日常重复麻醉。这些药物包括丙泊酚静脉制剂[13]，吸入性挥发性麻醉药[15]、氯胺酮[15, 17]、咪达唑仑[18]、水合氯醛[19]、右美托咪定[20-21]。

丙泊酚

丙泊酚起效快、苏醒迅速，使其成为多个实施日常重复麻醉中心的首选麻醉药[13, 15]。Anghelescu 等在一项回顾性研究中报告了丙泊酚全凭静脉麻醉下进行的 3833 例小儿放疗 / 模拟操作的研究，其并发症发生率非常低（1.3%）。在该研究中，研究者给患儿推注丙泊酚 1 mg/kg 直到意识消失，然后以 $100 \sim 250\ \mu g/(kg \cdot min)[6 \sim 15\ mg/(kg \cdot h)]$ 持续给药。如果儿童对刺激有反应，则额外给予丙泊酚 1 mg/kg[13]。此外，在全球质子放疗中心的麻醉实践调查中，大多数中心选择丙泊酚作为麻醉维持药物[15]。当丙泊酚作为小儿操作镇静的唯一药物时，观察到其苏醒时间缩短。苏醒时间缩短的加权均数差约为 10 min[22]。

挥发性麻醉药

挥发性麻醉药起效和苏醒慢，因此将其用于多次重复麻醉是重大挑战。即便如此，一些机构可安全将挥发性麻醉药用于日常重复操作。例如，在上述质子放疗麻醉实践调查中，36% 的受访者通过喉罩接受挥发性麻醉药[15]。这可能是因为质子放疗的时间可能比常规放疗长得多，使挥发性麻醉药和丙泊酚之间的苏醒时间差异不显著。另一个因素可能是需要将患者转运到距离治疗地点相当远的恢复室，使快速苏醒的要求不那么迫切。

右美托咪定

右美托咪定是一种选择性 α_2 肾上腺素受体激动剂，具有抗焦虑和镇痛作用，且对呼吸抑制小。这使其在难以获得其他人员帮助的偏僻场所中更具吸引力。在对两个案例报告的描述中，Kim 等使用右美托咪定为接受超过 20 次放疗的两名幼儿提供镇静[20]。作者静脉给予负荷剂量的右美托咪啶 1.5～2.0 μg/kg，给药时间至少 10 min，然后以 0.5～2 μg/（kg·h）的速度持续输注。在随后的治疗过程中观察到，多次麻醉后患者对右美托咪定需求量增加。在另一篇文章中，Shukry 等描述了右美托咪定作为主要镇静剂用于接受脑放疗的 21 月龄小儿[21]。在该案例报告中，作者静脉给予负荷剂量的右美托咪定 1 μg/kg，给药时间至少 10 min，然后以 10 μg/（kg·h）的速度持续输注。心率低于 90 次/分时给予 10～20 μg/kg 的阿托品治疗。

氯胺酮

氯胺酮是一种分离麻醉药物，具有良好的遗忘和镇痛作用。其副作用包括分泌物增多、不随意运动、幻觉、噩梦和苏醒缓慢，使其不适用于日常重复麻醉[23]。在一项关于小儿麻醉下放疗并发症的荟萃分析中，与氯胺酮使用相关的并发症发生率高达 24%[14]。然而，一些作者描述了氯胺酮在接受日常放疗的患儿中的应用[16-17]。在一项单盲前瞻性研究中，Sanusi 等报告了氯胺酮（2 mg/kg）和阿托品（10 μg/kg）静脉用于 33 例接受日常放疗的儿童的安全性。在该研究中，研究人员观察到苏醒时间逐渐缩短，平均时间由开始治疗的 13.7 min 降至最后一次治疗的 7.7 min[16]。在另一篇文章中，Soyannwo 等报告了氯胺酮（5～13 mg/kg）重复肌内注射用于 15 例儿童 280 次治疗的安全性。在该研究中，观察到超过半数的研究人群出现了不随意运动，但仅导致 2% 的患者治疗中断。患者完全苏醒时间为 15～90 min[17]。

咪达唑仑

咪达唑仑与氯胺酮已成功联合应用于儿童放疗。这种药物组合利用了咪达唑仑的抗焦虑作用和氯胺酮的分离麻醉作用。此外，这两种药物较低剂量时的最小呼吸抑制作用对患者可能有利。在一项描述咪达唑仑和氯胺酮用于儿童诊断和治疗性手术镇静的回顾性研究中，Parker 等静脉注射咪达唑仑 0.05～0.1 mg/kg 和氯胺酮 0.5～1 mg/kg。在时间较长的手术中，追加氯胺酮 0.5～1 mg/kg[18]。两

例患者出现躁动，另两例患者出现睡眠障碍（噩梦）。在随后治疗过程中，这两例患者均给予降低剂量氯胺酮，未再次出现睡眠障碍。但是，呕吐的发生率较高（2.9%），苏醒时间为 15～120 min。与丙泊酚相比，咪达唑仑重复用于小儿放疗镇静的成功率较低[19]。

水合氯醛

水合氯醛用于操作镇静有显著的并发症和治疗失败的风险。在一项关于癌症儿童放疗中重复镇静的前瞻性观察研究中，水合氯醛的使用与 23% 的并发症发生率相关[19]。此外，40% 的患者对治疗不满意，另有 20% 的患者无法开始治疗。根据这些发现，作者认为水合氯醛不是儿童放疗的最佳麻醉药物[19]。

并发症

重复接受麻醉下放疗的小儿并发症发生率通常较低。Anghelescu 等报道，在 177 例接受 3833 次麻醉下放疗的小儿中，总体并发症发生率为 1.3%[13]。在该研究中，手术持续时间、丙泊酚总剂量、除丙泊酚外的辅助药物（如阿片类药物、苯二氮䓬类药物和巴比妥类药物）、模拟治疗麻醉（与放疗相比）与并发症风险增加相关。在一项回顾性研究中，Yildirim 等报告在 130 例接受 1376 次麻醉下放疗的小儿中，总体并发症发生率为 2.6%[24]。丙泊酚总剂量与并发症风险的关系与 Anghelescu 等的研究结果相似。不同之处在于，使用除丙泊酚外的辅助药物与并发症发生率降低相关。这种差异可以用所使用辅助药的类型来解释。与 Yildirim 等使用氯胺酮和咪达唑仑作为辅助药物不同，Anghelescu 等使用了阿片类药物，这可能增加了并发症发生率。

在一项关于小儿放疗麻醉并发症的荟萃分析中，最常见并发症是呼吸系统（如气道阻塞、支气管/喉痉挛、低饱和、呼吸暂停），其次是心血管系统（如心动过速、心动过缓、心律失常、低血压）和恶心/呕吐。其他并发症包括与血管内置入物相关问题，如感染、破裂或外渗，可在多达 25% 的患者中观察到[14]。因此，在日常使用静脉装置时，注意无菌相当重要。

麻醉药物的神经毒性

家长对多次麻醉可能产生神经毒性的忧虑不断增加。迄今为止，并未有过研究检测多次麻醉对接受放疗儿童的神经毒性影响。最近，一项诊断后观察时间中位数为 7.52 年的队列研究发现，在 212 例接受 5699 次全身麻醉的急性淋巴细胞白血病儿童存活者中，较高的麻醉药累积剂量和较长的麻醉持续时间导致了显著的神经认知障碍和神经影像学异常[25]。这一时间范围远远超出化疗预期的神经毒性作用。头颅放疗的混杂神经毒性效应使这项小儿放疗的研究具有挑战性。

相比之下，Oba 和 Türk 报道了一例 9 岁儿童的案例，他在 6 年内接受了 80 次独立麻醉，以辅助腐蚀性食管炎的治疗。使用的麻醉药包括丙泊酚、芬太尼、罗库溴铵和七氟烷。在最后一次麻醉后，使用韦氏儿童智力量表修订版测量认知功能，获得 97 分（相当于正常智力）。儿童行为检查表由其母亲完成。除了轻微的注意力问题，调查问卷未发现任何异常。在这个特殊案例中，没有因多次麻醉而造成永久性不良反应[26]。然而，研究重复麻醉对接受放疗的儿童潜在神经毒性的影响是有必要的。

小结

对接受放疗的儿童重复实施麻醉对麻醉管理提出了独特挑战。最小程度中断或不中断放疗的、可重复的麻醉管理方法非常重要。目前为止，大多数中心首选持续输注丙泊酚，并通过面罩或鼻导管给氧。目前，仍缺乏关于小儿放疗中重复麻醉对神经毒性影响的研究。

肿瘤细胞减灭术联合腹腔热灌注化疗

肿瘤细胞减灭术联合腹腔热灌注化疗（cytoreductive surgery with hyperthermic intraperitoneal chemotherapy，CRS-HIPEC）是一种为治愈或姑息性控制恶性肿瘤腹膜扩散所广泛使用的外科手术[27]。在小儿中，这种手术可用于肿瘤腹膜扩散，如结缔组织增生性圆细胞肿瘤、横纹肌肉瘤、间皮瘤和结直肠癌的患者[28]。在此类患者中，完全的细胞减灭是延长生存期的关键[29]。手术可能包括切除数百个肿瘤结节，因此，通常会进行积极的细胞减灭术，手术通常持续 12 h，失血量估计高达 175 ml/kg[30]。然后将加热的（40.5 ~ 41.0℃）化疗药物（如顺铂）注入腹腔，持续 90 min。

适当的麻醉管理对手术的成功非常重要。通常在手术前 1 ~ 2 周进行麻醉前评估。在这次访视中，治疗方面的问题得以讨论，包括可能的术前输血和血液制品，以及疼痛管理的选择（硬膜外镇痛和患者自控镇痛）。需要注意的是，接受 CRS-HIPEC 的小儿可能因广泛的疾病或新辅助化疗的不良反应出现贫血或凝血障碍，因此，必须在术前纠正这些问题。在大多数情况下，小儿在手术前一天入院接受术前水化和肠道准备。这些措施将帮助术前纠正所有的血液问题或电解质异常。

通常使用挥发性药物、阿片类药物和硬膜外镇痛的全身麻醉。在全凭静脉麻醉方面也有一些有限的经验[31]。必须确保足够的大直径静脉通路，并且必须有动脉留置导管。虽然术中并不总是需要中心静脉导管，但它们通常用于术后钾和钙的校正或血流动力学支持，例如输注去甲肾上腺素。

术中镇痛通常包括硬膜外联合镇痛（例如，0.075% 布比卡因和氢吗啡酮 2 ~ 5 μg/ml），以及持续输注阿片类药物（芬太尼或舒芬太尼）和静脉辅助对乙酰氨基酚的全身平衡麻醉。据报道，术中每千克体重最高可使用 5.8 mg 吗啡当量的阿片类药物[31]。通常，丙泊酚、右美托咪定和氯胺酮的全凭静脉麻醉联合硬膜外镇痛，可减少术中阿片类药物的使用。然而，这种减少阿片类药物的方法与术后阿片类药物消耗量减少无关。

一些腹腔内化疗药物的肾毒性作用，例如顺铂，使液体管理成为麻醉管理的关键部分。术前使用晶体液以 1.5 倍维持量进行水化，术中输液以维持尿量 ≥ 2 ml/（kg·h）[32]。有文献报道术中晶体液和胶体液分别输注高达 208 ml/kg 和 104 ml/kg[30]。

输注浓缩红细胞以维持血红蛋白 ≥ 100 mg/L（> 10 g/dl），输注血液制品以维持参数在正常范围内。一项回顾性研究报告红细胞输注率高达 80%，平均输注量为 39 ml/kg[30]。术前血红蛋白低、体重指数低或 ASA 分级高的儿童，接受输血的可能性更大。

在没有任何禁忌证的情况下，大多数儿童可在手术室拔管，并转移到 ICU 进行进一步术后监测。

结论

　　儿童 CRS-HIPEC 是一项广泛开展的外科手术，需要密切注意液体管理，可能需要输血和血液制品，术后血流动力学可能不稳定。外科、麻醉和重症监护管理团队之间的合作是接受该类手术的小儿围手术期管理成功的关键。

参考文献

扫二维码见参考文献

第 48 章

儿童癌症患者重症监护管理的一般原则

Linette Ewing，Shehla Razvi，Rodrigo Mejia

刘洪桥　译　薄禄龙　校

简介 / 概述

儿科患者中最常见的癌症是急性白血病、中枢神经系统肿瘤、肾母细胞瘤、神经母细胞瘤、淋巴瘤和肉瘤（见第 45 章）。儿童癌症患者常见治疗方式为中心静脉通路治疗（输液港或中心静脉置管）和肿瘤切除。对此类患儿的术后管理，需了解癌症类型和前期治疗方式。通常情况下，患者免疫功能普遍低下，且可能合并有由癌症或相关治疗引起的单个或多个器官功能障碍或损伤，可能包括心脏功能障碍、放疗诱发的组织损伤、急性肾损伤或慢性肾损伤急性发作、电解质紊乱、肾上腺功能不全或营养不良。

系统的术前评估对患者良好的术后管理至关重要，同时 ICU 医师和麻醉科医师之间的术前讨论有助于减少手术后期相关问题的发生。术后计划应包括拔管时机、麻醉苏醒时的最佳体位及预期的疼痛管理。这项计划应提前由 PACU、ICU 和儿科病房的医务人员讨论，并且不同团队之间应进行全面完善的交接班。表 48.1 中提供了一个交接核查表的示例[1]。

气道

术前确定好术后拔管时机，可于术后立即拔管或依据患者气道风险（如术后水肿）、肺水肿或血流动力学不稳定的情况，于 ICU 延迟数天后拔管。接受神经外科、口腔颌面部或胸心外科手术的患者，术后机械通气有利于监测和管理危及气道的组织水肿、血流动力学并优化通气策略。儿童癌症患者独有的部分情况，包括黏膜炎性疼痛、张口度受限（牙关紧闭）或颈部放射史，可能导致严重的

表 48.1　PACU 交接核查表	
患者身份（查看手腕识别带）	
手术时长	___ 小时 ___ 分钟
过敏情况	没有已知药物过敏
手术名称及病因	
麻醉类型（全身麻醉、全凭静脉麻醉、区域麻醉）	
手术或麻醉并发症	
既往病史	
术前生命体征	体温、心率、血压、呼吸频率、氧饱和度
患者体位（仰卧位除外）	
气管插管情况（气道等级评估、面罩通气质量）	
循环 / 需要血管活性药物	稳定 / 不稳定
外周静脉置管 / 中心静脉导管 / 导尿管	
液体管理（入量、估计失血量、尿量）	静脉输液 / 尿量
术中镇痛、术后镇痛方案	
应用止吐药	
PACU 期间应用的药物（抗生素等）	
其他术中药物（类固醇、降压药）	
家庭更新	是 / 否

气道并发症，需要完善相关流程。黏膜炎会导致中重度疼痛，口腔组织易脱落、水肿和出血。存在张口度受限的儿科疾病包括下颌 / 颞下颌关节放疗、Pierre Robin 综合征、Carpenter 综合征、Goldenhar 综合征、Crouzon 病、Freeman-Sheldon 综合征、Treacher-Collins 综合征、Klippel-Feil 综合征、强直性脊柱炎和类风湿关节炎（见第 46 章）。一些特殊疾病，如 21 三体综合征、Hurler 综合征和 Beckwith-

Wiedemann 综合征会导致巨舌症，对再次气管插管和维持口咽通气道是个挑战[2]。颈部放疗可导致气管狭窄，进而影响气道，气管插管，尤其是再次插管时，可能需纤支镜插管并使用小于平均型号的气管导管。神经外科手术，特别是涉及颅后窝或幕下窝的手术，可能影响脑神经功能，进而导致影响呼吸和吞咽的神经病理学改变。

麻醉药物残余导致咽喉部气道张力丧失，引起上气道阻塞。舌后坠靠近咽后壁，从而阻碍气道。气管插管时可能发生声带肿胀或声门下水肿，也可引起上气道阻塞和喘鸣。气道水肿引起喘鸣，可采用冷雾化、镇静、镇痛药、外消旋肾上腺素雾化治疗和静脉注射地塞米松治疗。接受过甲状腺手术、甲状旁腺手术或主动脉手术的患者，可能存在喉返神经损伤。这可能导致声带不完全或完全麻痹，从而导致喘鸣或声音嘶哑。接受颅后窝或幕下窝神经外科手术的患者也可能出现声带不完全或完全麻痹，导致声带功能障碍和呼吸困难。此外，脑神经损伤也可导致吞咽反射损伤和咳嗽咳痰无力，导致分泌物潴留和误吸。

呼吸

机械通气

麻醉药物残余是手术后呼吸衰竭的最常见原因[2]。吸入性麻醉药、苯二氮䓬类镇静药物、阿片类镇痛药可能延长镇静效果并产生呼吸抑制。术后需要持续机械通气的患者应采用肺保护性通气策略，吸入潮气量要达到 $8 \sim 10$ ml/kg，予以 $5 \sim 8$ cmH$_2$O 的呼气末正压（positive end-expiratory pressure，PEEP）以及依据年龄调整适合的呼吸频率。对有肺部疾病、急性肺损伤或呼吸窘迫综合征的患者，呼吸机潮气量应设定为 $4 \sim 8$ ml/kg，同时保持平台压力低于 30 cmH$_2$O，并可以允许出现高碳酸血症[2]。

由于化疗或放疗具有肺毒性，小儿癌症患者可能在术前就出现肺损伤。化疗药物中，博来霉素、白消安、环磷酰胺和亚硝基脲类会导致肺部啰音、发热和呼吸困难；甲氨蝶呤、阿糖胞苷、异环磷酰胺、环磷酰胺、白细胞介素（IL）-2、全反式维 A 酸和博来霉素可能引起内皮和血管损伤，导致非心源性肺水肿。放疗 3 个月的辐射剂量损伤可致咳嗽、呼吸困难和咳粉红色痰；放疗 $1 \sim 2$ 年后，辐射损伤可导致纤维化、需氧量增加和肺功能下

降[3]。回顾患者既往癌症治疗情况、目前症状、胸部影像学检查和既往肺功能检查，可评估相关肺损伤的情况。

无创通气

术后立即停止机械通气可降低医源性肺损伤的风险。当患者从麻醉状态恢复时，可使用无创正压通气（noninvasive positive pressure ventilation，NIV）、持续气道正压通气（continuous positive airway pressure，CPAP）或双水平气道正压通气（bilevel positive airway pressure，BiPAP）来提供呼吸支持。对自主呼吸患者，这些模式主要通过防止肺泡塌陷来提供呼吸支持。NIV 使用禁忌证包括以下内容：

- 患者无自主呼吸。
- 格拉斯哥昏迷评分 < 8。
- 心搏骤停的风险高。
- 血流动力学不稳定。
- 快速进展的神经肌肉无力。
- 无法正确贴合面罩（颜面部肿瘤、手术史）。
- 未经治疗的气胸。
- 呕吐和误吸的风险。
- 紧贴面部的面罩可能会加重皮损。

经鼻高流量氧疗

经鼻高流量氧疗（high-flow nasal cannula，HFNC）可通过鼻导管提供加温和湿化氧气。新生儿建议 $2 \sim 8$ L/min，儿童 $4 \sim 70$ L/min。空气氧气混合装置可调节提供给患者的氧浓度。对从新生儿期到青春期的患儿来说，HFNC 有较好的耐受性，并且通过提供一定程度的 PEEP 和冲刷二氧化碳无效腔来改善肺泡氧供[4]。加温和湿化的氧气可减少气道干燥，从而保护黏膜纤毛功能，促进分泌物清除。理想情况下，HFNC 可减少呼吸做功，同时降低患者将呼吸支持升级为 CPAP 或 BiPAP 的需要，并且 HFNC 通常比使用 CPAP 或 BiPAP 的正压通气具有更好的耐受性。HFNC 可能在较高流量下提供一些正压，但受限于影响患者供氧的多种因素，其提供的正压是有限的。对于 HFNC 降低机械通气需求或预防死亡的能力，既往研究还存在争议[5-7]。

肺部卫生

肺部卫生的技术，包括传统的胸部物理疗法，使用体位引流、叩击、胸壁振动和咳嗽来协助呼吸

道清洁和维护。体位引流利用重力促进分泌物从外周小支气管流向较大的支气管。叩击可以使附着在支气管壁的分泌物松动，对不同位置进行叩击，从而辅助体位引流。胸壁振动类似于叩击，也可使支气管分泌物松动或移动，但与叩击不同的是，临床医师的手或设备持续接触胸壁。大多数疗程持续15 ~ 20 min，每天 4 ~ 6 次。对重症患者，肺部卫生有助于减少肺不张、改善通气 / 血流比、缓解支气管痉挛或通气不足产生的低氧情况[4]。肺部卫生的禁忌证包括颅内压升高（> 20 mmHg）、脊柱损伤、活动性咯血、血流动力学不稳定、肺栓塞、肺水肿伴充血性心力衰竭或胸部物理疗法区域的皮肤存在开放性伤口。

循环

由于超声心动图在诊断舒张功能不全和右心衰竭方面的局限性，常规体检可能漏诊多达一半的早期化疗诱导的心力衰竭患者。超声心动图作为一种常规的评估心功能的检查，更适用于左心衰竭评估。因化疗而有心脏病风险的患儿，尤其是那些曾接受蒽环类药物（多柔比星、柔红霉素、伊达比星和表柔比星）的患儿，在术前应进行超声心动图检查[8]。早期心脏毒性可在应用蒽环类药物初始剂量的几天或几周内发生。

心包和胸腔积液

心包积液引起的心功能不全如果不治疗，可能发展为心脏压塞。在儿童癌症患者中，霍奇金淋巴瘤和接受造血干细胞移植的患者出现心包积液的风险最高，其发生率分别为 5% ~ 25% 和 0.2% ~ 16.9%[9]。心包积液可由移植物抗宿主病、感染或自身免疫抑制引起[10]。其症状包括心动过速、第三心音、心包摩擦音、脉压减小、呼吸困难、咳嗽、胸痛、心电图改变（低电压、电压交替、ST 段抬高或 PR 段压低）、奇脉、Kussmaul 征（吸气时颈静脉压升高）和腹痛[11]。大多数出现心包积液的霍奇金淋巴瘤患者在临床并无相关症状，并随原有恶性肿瘤的治疗而消失。可连续使用超声心动图监测心包积液的进展。在造血干细胞移植患者中观察到，中至大量积液有较大风险发生危及生命的心脏压塞，需紧急行心包穿刺术[9, 11]。维持适当的容量平衡对心包和胸腔积液的治疗至关重要。容量复

苏不足导致的前负荷降低可能导致心血管塌陷。反之，过度补液可能加重渗出。

全身炎症反应综合征

全身炎症反应综合征（systemic inflammatory response syndrome，SIRS）是一种与高温、低温、白细胞增多、白细胞减少、心动过速和呼吸急促相关的应激反应。它是由感染、创伤、手术或其他应激原触发的自身免疫系统的系统性激活。炎症程度和 SIRS 严重程度取决于患者情况[12]。对儿童癌症患者，尤其是接受造血干细胞移植的患者，术后可能出现 SIRS[3]。

液体管理

术后液体管理应考虑手术类型和时长、估计的失液量、持续的失液量和维持需要量。术前出现脱水或术中容量不足可能表现为心动过速、舒张性低血压或尿液浓缩。术后血管内皮功能障碍导致毛细血管渗漏，并可能增加急性肾损伤及胸腔积液和腹水积聚的风险。生理盐水、复方电解质液（PlasmaLyte）、乳酸林格液、白蛋白和血制品可用于扩容。尽管还存在争议，但白蛋白和新鲜冰冻血浆相对大容量晶体补液，在保护和修复血管内皮方面更有益处[13-14]。

术后实验室检验项目应包括全血计数、电解质、白蛋白和凝血，用来确定最佳补液类型。当血容量稳定后，静脉补液类型即可换为等渗溶液，溶液内应包含适量的氯化钠、氯化钾和葡萄糖以防止出现低钠血症、低钾血症和低血糖[15]。术后低渗溶液应限制在新生儿和尿崩症患儿等大量失水患者。此外，手术患者容易发生抗利尿激素分泌失调综合征，导致低钠血症和体液潴留。因此，对任何癫痫发作或意识水平下降的患者，手术后应定期检查血清钠水平并给予适当纠正[2]。

心肌肌力支持

使用静脉补液或血制品治疗术后低血压，纠正血容量。存在循环超负荷和舒张功能障碍风险的患者，应考虑早期给予正性肌力支持。存在血管内皮损伤的造血干细胞移植患者术后易出现全身炎症反应，而容量超负荷状态影响患者生存率。可使用正性肌力药、血管扩张药并有效舒张心肌以改善心输

出量，使患者受益。米立农具有正性肌力和降低后负荷的作用，有利于术前存在或超声心动图发现术后出现心脏功能障碍的患者。小剂量肾上腺素联合米力农可用于收缩功能较差的低血压患者。血管加压素也可作为升压药，增加全身血管阻力并改善器官灌注。去甲肾上腺素可用于细胞因子释放综合征或感染性休克患者。钙剂也可用作幼儿的正性肌力药[3, 16]。

疼痛管理

术后躁动较为常见，其原因可能为麻醉药物残留、低氧血症、高碳酸血症、膀胱扩张、谵妄或疼痛。许多癌症患儿在治疗早期就使用阿片类药物和麻醉药，并且术前经历过疼痛。疼痛通常与抗肿瘤治疗方案相关，但大多数情况与治疗过程或手术相关。对在治疗过程或手术前存在难以控制的疼痛患者，采用特异性多模式镇痛有益。药物或非药物方式均可提供安全有效的镇痛效果。镇痛方法通常包括硬膜外镇痛和区域镇痛、患者自控镇痛（PCA）、阿片类药物、氯胺酮、右美托咪定、对乙酰氨基酚、非甾体抗炎药（NSAID）、加巴喷丁和补充治疗[17]。

硬膜外镇痛和区域镇痛

在过去 10 年中，癌症手术的一个新兴概念是低阿片类药物镇痛，采用多模式区域镇痛/麻醉、对乙酰氨基酚、NSAID、加巴喷丁和低剂量氯胺酮来替代。随着区域麻醉日渐成功，阿片类药物需求量和使用时长减少。例如，一家大型儿科医院近 10 年内，通过周围神经置管输注局麻药镇痛量增长 10 倍。此外，PCA 需求量大幅减少[18]。

持续性周围神经阻滞越来越多地应用于儿童术后镇痛，尤其是骨科癌症手术或广泛肿瘤切除术后。通常使用一段时间的神经阻滞来缓解肿胀和疼痛。神经阻滞还可用于缓解临终关怀期患者的顽固性疼痛[19]。胸外科癌症患者手术疼痛较重。据报道，采用神经阻滞可减轻患者疼痛评分、恶心、呕吐、肺部并发症和相关应激反应标志物[20]。在一项纳入 204 例接受微创手术的儿科患者的研究中，接受胸外科手术的患儿其疼痛评分显著高于接受胃肠手术的患儿。这些患儿采用硬膜外镇痛和对乙酰氨基酚、吗啡、酮咯酸、曲马多和布洛芬的联合镇痛[21]。

患者自控镇痛

患者自控镇痛（PCA）是术后使用阿片类药物一种较好的方式，其优势在于患者药物需求可立即得到满足。大多数医院都有应用 PCA 的方案，可选择持续输注、小剂量间断输注以及护士和监护人（父母）管理。例如，在波士顿儿童医院的一项研究中，22 年内使用了 32 338 例 PCA，其不良事件发生率极低（1%），只有 5 例患者自行给予更大剂量的阿片类药物[18]。

阿片类药物

阿片类药物（如吗啡、氢吗啡酮、芬太尼）是治疗术后疼痛的主要药物。针对癌细胞和癌症动物模型的实验研究表明，阿片类药物会促进癌细胞增殖。但其他一些研究结果却表明了相反效果，并报道了阿片类药物对癌细胞的抑制作用。鉴于阿片类药物相关不良事件（opioid-related adverse events，ORADE）问题，低阿片类药物麻醉（opioid-sparing anesthesia，OSA）当今愈发受到欢迎。OSA 方式为，酌情使用右美托咪定、丙泊酚、氯胺酮和利多卡因，在无禁忌证情况下使用对乙酰氨基酚、NSAID、加巴喷丁和区域麻醉的非阿片类药物辅助镇痛[22]。

氯胺酮和右美托咪定

右美托咪定不抑制呼吸，在儿科重症监护病房中常术后使用来控制疼痛和焦虑。其副作用通常包括心动过缓和低血压。此外，氯胺酮可提供镇静和镇痛。一项针对成人的研究表明，机械通气患者持续输注低剂量氯胺酮可显著减少阿片类药物的使用，但不会影响血流动力学稳定[23]。

神经痛

由于骨肉瘤、尤因肉瘤而截肢的患儿或因化疗引起周围神经病变的患儿中，神经痛较为明显。患者经常抱怨四肢有烧灼感、啃咬感或刺痛感。神经幻觉痛通常发生在术后第 1 周内，且术后首年多达 92% 的患儿出现神经幻觉痛[24]。针对神经幻觉痛，通常采用麻醉药、加巴喷丁、三环类抗抑郁剂、阿片类药物、神经阻滞和硬膜外置管治疗。此外，镜像疗法、心理治疗和针灸也已成功用于治疗神经幻觉痛[25-26]。在一项前瞻性、双盲、随机对照试验中，术前服用加巴喷丁与术后疼痛评分的降低相关，术后加用阿片类药物可进一步降低术后疼痛程度[26]。神经痛往往很难根治。1 例术前大量使用阿片类药物的患者接受半骨盆切除术和髋关节离断术的案例证明了联合镇痛的益处。幻觉痛通过阿片类药物、氯胺酮、加巴喷丁、可乐定、硬膜外镇痛、心理和认知行为治疗的多模式策略进行治疗，术后疼痛减轻，2 年后完全缓解[24]。

参考文献

扫二维码见参考文献

第49章

手术室外的麻醉

Jeson R. Doctor，Madhavi D. desai

朱梅梅　译　李博　校

引言

顾名思义，非手术室麻醉（nonoperating room anesthesia，NORA）和非手术室环境麻醉（anesthesia in the nontheatre environment，ANTE）是指在手术室安全范围之外的地方提供麻醉服务。随着诊断方式日渐复杂化及介入治疗微创化的增加，许多地方都需要麻醉服务，每个地点又各有其独特挑战，对于在非手术室环境中提供麻醉保障，多个学会发布了相应指南，例如美国麻醉科医师协会（ASA）和英国皇家麻醉师学院（RCoA）[1]。

儿童是 NORA 环境中最大的患者群体，这一点不足为奇[2]。此外，疑似或诊断为恶性肿瘤的儿童，可能出现与其疾病相关的并发症（严重贫血、高钾血症、肿瘤溶解综合征、呼吸窘迫、感染、胸腔/心包积液等），这对患儿麻醉提出了额外挑战。本章将讨论儿童 ANTE 管理及其具体挑战和问题。

需要 NORA 的场所

需要 NORA 的手术室以外的场所包括但不限于：

- 诊断和介入放射学场所：在 CT、DSA、MRI、透视和超声等场所进行的诊断和介入操作。
- 放射治疗单元。
- 内镜室。
- PET 检查室。
  其他非肿瘤领域可能包括：
- 心脏和神经系统导管术操作室。
- 口腔科。
- 电休克治疗精神科（ECT）。
- 急诊科、创伤病房、重症监护病房（ICU）。

与 NORA 相关的挑战

患者因素

计划在 NORA 环境进行手术的儿童中，大部分可能是等待诊断的门诊患者，病情可能尚未得到临床稳定或处于医学最佳状态[3-5]。在疾病过程中及放化疗后，同一儿童的功能和生理状态也可能持续变化。同一儿童可能需在多个时间和不同位置进行麻醉，以进行各种诊断和治疗。因此，每当安排患儿在麻醉下进行手术时，都需评估麻醉的风险效益比。

儿童可能在没有明确指示的情况下禁食时间不足，或因长时间禁食而导致脱水和低血糖状态[6-8]。术前禁食建议见表 49.1。患者可能出现上呼吸道感染伴流涕，纵隔肿块伴呼吸困难等待活检，或因癌性恶病质导致营养不良等情况。患儿可能在过去几周内曾接受化疗，并且可能出现中性粒细胞减少，接受影像学评估对治疗的反应。在没有静脉输液港、外周中心静脉导管（peripherally inserted central

表49.1 儿童择期手术术前禁食[6-8]

	禁食时间（h）	示例
清淡的食物和非母乳	6	配方奶、牛奶/乳制品、不含黄油的面包、果汁、饼干
母乳	4	
透明液体，最高可达 3 ml/kg	1	水、糖水、椰子水、透明液体、口服补液、透明苹果汁
因脂肪的胃排空延迟，脂肪餐至少需要 8 h 禁食时间		

catheter，PICC）或 Hickman 导管时，反复化疗可能使静脉通路的建立愈发困难。如果成像涉及胃肠道，需要口服造影剂，从而增加麻醉下误吸风险。

环境、设备和人员配置因素

环境问题

NORA 场所通常位于医院偏远区域，如地下室，很难获得额外帮助[3]。通过性较差，庞大的设备可能造成空间限制[1]。可能需从远处或远程监测和管理患儿，从而增加静脉通路阻塞风险并限制患儿气道的快速建立（图 49.1）。电气连接和电缆可能带来安全隐患，辐射暴露及 MRI 磁场的危害也需特别注意。

设备问题

麻醉和复苏设备的配备、检查、维护至关重要[9]。表 49.2 提供了在 NORA 场所内提供麻醉服务可能需要的设备清单。

人员配置问题

在实施麻醉前，麻醉工作人员必须熟悉特定 NORA 场所并意识到相关风险。这些地点地处偏远，在紧急情况下很难呼救。发生紧急事件时，确定一

表 49.2	NORA 场所设备的 ASA 标准[9]
1	带中央管道和备用电子气瓶的氧气源
2	吸引系统
3	使用吸入麻醉药时的清除系统
4	麻醉设备 ● 合适尺寸的带储气罐的自充气袋 ● 麻醉药物 ● 与手术室匹配的麻醉机
5	按照 ASA 标准提供基本监测设备，听诊器、心电图、脉搏血氧饱和度仪、无创血压监测仪和二氧化碳监测仪
6	麻醉机和监护仪的电源插座
7	患者、工作站和监护设备有充足的照明
8	足够容纳人员和设备的空间
9	除颤器、急救药物、心肺复苏设备随时可用
10	训练有素的工作人员协助麻醉科医师
11	应提供设施的紧急呼叫列表
12	麻醉后监护，配备训练有素的工作人员。包括将患者送往 ICU 所需的设备

个可以呼唤到位的同行非常重要。

操作因素

麻醉科医师应熟悉相关手术操作及内容。在患儿麻醉前，应讨论手术方法、位置和需要的特殊设备。应在手术开始前讨论如何充分镇痛、预计持续时间、失血量、如何获得血液制品、预计会发生的问题和并发症。通常这些手术需要深度镇静或全身麻醉。

镇静与麻醉应由谁来管理？

麻醉科医师和助理的角色、职责和培训要求

ASA 等学会就镇静和麻醉专业人员的角色、职责和最低培训要求提供了明确的指导方针[10-11]。对手术室外的儿科操作镇静也提出了建议[12]。表 49.3 描述了在手术室外实施镇静和麻醉的角色、职责和技能要求。RCoA 也提供了指导方针，定义了给予镇静和（或）麻醉的角色和培训要求[1]。

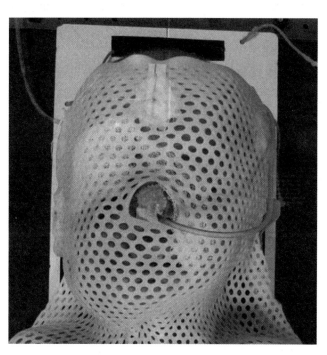

• 图 49.1　放射肿瘤学面罩，用于固定和精确传送射线，使气道不易控制

表 49.3	为手术室外儿童提供镇静和麻醉的人员配备和额外技能要求[10-11]
人员	**技能和培训要求**
有执照的麻醉科医师	儿童麻醉前评估 小儿气道管理 使用设备和药物 心肺复苏术 致力于持续监测和患者照护
麻醉科医师助理	熟悉操作和设备 协助摆放患者体位 基本生命支持 术后监测
非麻醉科医师实施镇静	评估镇静深度的能力 儿科高级生命支持：打开气道和提供面罩通气所需的技术 应遵守医院的镇静政策 应负责镇静期间的持续监测和患者照护，无其他责任

患者评估、准备和术前检查表

ASA 推荐了一份设备清单，供 NORA 场所内提供镇静或麻醉服务参照（表 49.2）。SOAPME（吸引、氧气、气道设备、药物、监护仪、设备）清单适用于 NORA 场所的麻醉配置[13]。

应详细询问患者病史，应加强对当前症状和既往病史的重视。最后一次化疗或放疗的剂量、所行手术均应记录在案。麻醉科医师应意识到化疗药物对全身各脏器的影响。应进行详细的体格检查，包括气道检查[14]。还应确认禁食状态、WHO 手术安全检查表、父母知情同意或儿童知情同意。有关 NORA 患儿的完整评估，参见表 49.4。流鼻涕患儿的管理是一个经常面临的问题。

婴幼儿和学龄前儿童在任何一年内都可能有 6～8 次上呼吸道感染（upper respiratory tract infection，URI）。通常，URI 后气道持续过度活跃 3～6 周，增加喉痉挛和其他呼吸并发症的风险[15]。如怀疑恶性肿瘤，诊断性检查或治疗可能无法因医疗优化而延迟。这本身就对麻醉科医师提出了重大挑战，尤其是在 NORA 场所。图 49.2 描述了在麻醉下对患有 URI 的儿童进行手术的方法。

表 49.4	NORA 儿科患者的术前评估

基础生命情况：年龄、性别、体重

现病史

URI/纵隔肿块患儿睡眠或仰卧位时呼吸困难病史。患儿每日服用相关药物后的功能状态

既往史

　　出生和免疫史

　　任何与住院有关的并发症及过敏史

　　既往手术及麻醉史

　　最后一次化疗和放疗的剂量

　　对身体各器官系统的影响

个人及家族史

手术性质与体位，风险和出血

评估对血液和血液制品的需求

评估术后住院或入住 ICU 的需要

确认禁食状态

检查

　　全面检查，便于静脉注射

　　气道检查

　　系统检查

调查回顾

家长和患儿对手术的知情同意

WHO 手术安全检查表，包括手术部位和手术侧

麻醉计划，包含正确的耗材型号和药物剂量清单

最低监测标准

ASA 推荐了麻醉、镇静和麻醉监护的最低监测标准[10, 16]

1. 监测氧合：
   - 外周脉搏血氧饱和度测定（早期检测肺泡低氧血症）。
   - 吸入氧浓度。
2. 监测通气：
   - 二氧化碳波形图（早期检测肺泡通气不足）。在所有需要镇静的情况下，都应使用二氧化碳波形图[17-19]。
   - 呼吸机断开警报应处于开启状态。
3. 监测循环：应连续监测，每 5 min 记录一次
   - 心电图。
   - 血压（无创或有创）。
4. 体温监测：所有接受麻醉的患者都应监测。

无法直接接触患者时，必须通过控制台进行远程监控，例如在放射治疗和 MRI 期间。

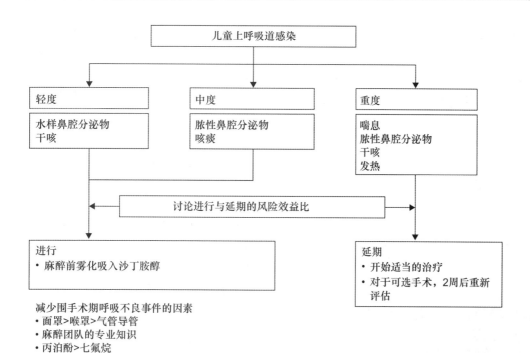

图中内容：

儿童上呼吸道感染

轻度
水样鼻腔分泌物
干咳

中度
脓性鼻腔分泌物
咳痰

重度
喘息
脓性鼻腔分泌物
干咳
发热

讨论进行与延期的风险效益比

进行
· 麻醉前雾化吸入沙丁胺醇

减少围手术期呼吸不良事件的因素
· 面罩>喉罩>气管导管
· 麻醉团队的专业知识
· 丙泊酚>七氟烷

延期
· 开始适当的治疗
· 对于可选手术，2周后重新评估

· **图 49.2**　儿童上呼吸道感染的术前评估途径

麻醉技术

NORA 场所的麻醉选择与手术室环境相似，包括监护麻醉（monitored anesthesia care，MAC）、镇静和全身麻醉[20]。表 49.5 描述了全身麻醉和镇静水平的定义。上呼吸道感染、阻塞性睡眠呼吸暂停病史、打鼾、肥胖、ASA Ⅲ 级和年龄较大与镇静失败的可能性增加有关[21]。新生儿和婴儿可在非营养性吸吮、翻身和摇晃下接受 NORA 操作[22]。年龄较大的儿童可能接受 MAC 或镇静下的无痛诊断检查，但年幼儿童通常需全身麻醉[2, 4]。根据麻醉科医师的喜好和技能、患者病情和设备的可用性，可采用吸入或静脉诱导技术。每种技术各有优缺点。维持哭闹和情绪激动患儿的静脉通路非常困难，丙泊酚注射可能引起患儿烧灼痛和躁动[23]。然而，与吸入诱导和维持相比，静脉麻醉有一定优势，其术后恶心呕吐和谵妄的发生率较低[23]。

吸入技术

在 NORA 场所可使用七氟烷吸入诱导。一旦患儿被充分麻醉，可在连接适当监测设备后开放静脉通路。根据手术性质，可使用声门上装置或气管导管控制气道。根据手术需要，可对儿童进行自主通气或控制通气。儿科镇静研究联盟的一份报告表明，手术室外麻醉的患儿在氧化亚氮给药期间严重不良事件的发生率非常低。伴用阿片类药物和麻醉诱导前 2 h 内摄入透明液体使呕吐发生率增加[24]。

表 49.5　ASA 对全身麻醉和镇静 / 镇痛水平的定义（根据 ASA 2002 年非麻醉科医师镇静和镇痛实践指南）[10-13]

	最低镇静	中度镇静	深度镇静	全身麻醉
反应	对言语刺激反应正常	对言语 / 触觉刺激有目的的反应	对重复或痛苦的刺激有目的的反应	即使有痛苦的刺激也无法唤醒
气道	不受影响	无需干预	可能需要干预	通常需要干预
呼吸	不受影响	适当	自主呼吸可能不充分	自主呼吸经常不足
循环	不受影响	通常不受影响	通常不受影响	可能受损

全凭静脉麻醉

全凭静脉麻醉（TIVA）可在有或无丙泊酚靶控输注（target controlled infusions，TCI）下进行。除父母在场外，还可使用各种分散注意力的方法，如玩具、书籍、气球、木偶、泡泡、电影、游戏、视频和智能手机，以确保静脉注射的安全[22]。含有利多卡因与普鲁卡因或丁卡因混合物的局部麻醉药乳膏也有助于减轻与开放血管通路相关的疼痛[25]。用于镇静和麻醉的各种药物及其剂量和给药途径见表 49.6[26]。其中，丙泊酚和右美托咪定在 NORA 场所用于麻醉诱导时，发生严重不良事件的风险非常低[27-28]。

应正确摆放体位并合理应用约束带，防止意外跌倒和受伤。应为儿童提供足够的遮盖物，并且使用温暖的毯子或暖风机来预防体温过低。应根据所涉及的手术和患儿禁食时间给予足够镇痛和液体。

并发症

由于地点偏远且无法获得经过培训的帮助和设备，NORA 相关的并发症可能是灾难性的。最常见的不良事件是氧合不足和通气不足[29]。其他并发症包括但不限于过敏性休克、体温过低、气道压维持困难、误吸、血流动力学不稳定、恶心和呕吐、坠床和创伤[4, 30-33]。此外，在此类偏远场所的手术过程中，可能遇到出血和设备故障。手术室外麻醉需仔细监测以避免不良事件，培训非麻醉科医师，并改善麻醉预案和清单，使 NORA 更加安全[34]。需再次强调，专职、训练有素且警觉性高的麻醉科医师的存在是预防不良事件的最佳方法。实施者必须确保对患者进行适当监测，NORA 场所的监护标准应与手术室相同[32]。各种手术室外场所有其特定手术操作、相关问题和并发症，简要讨论见表 49.7。

术后监测

麻醉或镇静的恢复应在专门的术后恢复区进行。术后恢复的指定区域应包括训练有素的护士、复苏设备、氧气源、监护仪、吸引器和所有药物。患者四肢应约束以防止失去静脉通路。父母陪伴可能有助于患儿平静。应该时刻监测患儿，以防止突

表 49.6　使用的药物、给药途径和剂量[28]

药物	途径	剂量	起效时间	预期效果
咪达唑仑	口服	0.5 ～ 1 mg/kg	15 ～ 20 min	抗焦虑、镇静
	静脉注射	0.05 ～ 0.15 mg/kg	立即	抗焦虑、镇静
	鼻腔给药	0.2 ～ 0.3 mg/kg	15 ～ 20 min	抗焦虑、镇静
芬太尼	静脉注射	0.5 ～ 2 μg/kg		镇静、镇痛
	鼻腔给药	0.5 ～ 2 μg/kg	7 ～ 10 min	镇静、镇痛
氯胺酮	口服	5 mg/kg	10 ～ 15 min	镇静、镇痛
	鼻腔给药	3 mg/kg	10 ～ 15 min	镇静、镇痛
	静脉注射	0.25 ～ 0.5 mg/kg	立即	镇静、镇痛
	静脉注射	1 ～ 2 mg/kg	立即	镇痛
丙泊酚	静脉注射	25 ～ 100 μg/（kg·min）		镇静
	静脉注射	2 ～ 3 mg/kg	立即	镇痛
右美托咪定	静脉注射	推注：0.5 ～ 1 μg/kg，10 min 内 维持：0.2 ～ 0.6 μg/（kg·h）		抗焦虑、镇静、镇痛
	鼻腔给药	1 ～ 2 μg/（kg·min）	25 ～ 30 min	抗焦虑、镇静、镇痛
水合氯醛	口服	40 ～ 100 mg/kg（最大剂量 2 g）	10 ～ 15 min	抗焦虑、镇静

注：在儿科肿瘤学中，由于与中性粒细胞减少症和血小板减少症相关的风险，肌内注射并不广泛使用

表 49.7　NORA 场所的相关问题

位置	与场所相关的具体问题	儿科肿瘤学中的常见操作	常见疾病	与检查相关的问题	与手术相关的并发症
CT 扫描	辐射 患者和相关人员暴露 ● 预防措施：放射量测定器 ● 防护装备（铅围裙、甲状腺防护罩等） 造影剂过敏 过敏反应（碘化非离子型造影剂比离子型造影剂更安全）	CECT CT 引导下病灶活检 CT 引导下纵隔肿块活检 出血患者的血管造影术	肾上腺肿块： 肾母细胞瘤 神经母细胞瘤 嗜铬细胞瘤 腹部肿块： 肝母细胞瘤 伯基特淋巴瘤 前纵隔： NHL、ALL 生殖细胞肿瘤 后纵隔： 神经母细胞瘤 PNET 神经嵴肿瘤 其他： 胸壁肿瘤 胸膜肺母细胞瘤	肾上腺肿块，高血压 纵隔肿块，哭闹 或劳累时呼吸窘迫	造影剂过敏 过敏反应 出血
介入 放射学		眼动脉化疗栓塞术（OAC） 门静脉栓塞术 较大 / 血管肿瘤 / 出血的血管栓塞术 射频消融术（RFA） 经皮经肝胆管引流术并进行支架置入的急救治疗	视网膜母细胞瘤 肝母细胞瘤 肝、肺及软组织病变		OAC 期间动脉化疗药物注射期间的迷走神经反射和低血压 低体温 出血
内镜检查室	ERCP 等术中辐射暴露 庞大设备和空间限制	食管胃十二指肠镜检查（带或不带内镜超声） 乙状结肠镜 结肠镜 ERCP	常见适应证是血液系统恶性肿瘤出血	凝血障碍、血流动力学不稳定	吸入风险，尤其是上消化道内镜检查 消化道穿孔 出血 上消化道内镜检查中共享气道 婴幼儿上消化道内镜检查中气道阻塞
支气管镜检查室、手术室、ICU		支气管镜检查 支气管内活检 支气管肺泡灌洗 支气管内支架	发热性中性粒细胞减少合并支气管肺泡灌洗的儿童 通常在严重受损的胸腔内气道中进行姑息性支架置入以缓解症状	呼吸窘迫	在手术过程中经常需要 HFNC 鉴于呼吸窘迫，术后需 HFNC、无创机械通气或气管插管、入住 ICU
MRI[36]	大多数化疗用输液港可行 MRI 检查 植入式心脏复律除颤器和人工耳蜗通常为禁忌 植入设备的安全性可通过 www.MRIsafety.com 核对	大脑与脊柱 MRI 具有光谱学和灌注扫描的 MRI 软组织及腹部 MRI	室管膜瘤 松果体肿瘤 胶质细胞瘤 软组织肉瘤	为儿童修订的格拉斯哥昏迷量表 颅内压升高 下脑神经功能伴延髓性麻痹	误吸 低温环境下（可能需要 40 ~ 120 min） 低体温 远程操控有静脉通路和呼吸机管路无效腔的患者

（续表）

位置	与场所相关的具体问题	儿科肿瘤学中的常见操作	常见疾病	与检查相关的问题	与手术相关的并发症
	与儿童和父母一起筛查铁磁材料 需要 MRI 环境兼容、安全的麻醉设备 需要将患者转移出 MRI 检查室进行复苏，并在 MRI 室外指定空间进行复苏 噪声：对儿童而言，超过 80 分贝时需耳朵保护器 需要从带有 MRI 兼容摄像头且适用于昏暗灯光和从属监视器的控制台对儿童进行监控				铁磁场 远程监控在检测变化 / 问题方面可能存在时间滞后
近距离放疗	由于辐射危险，没有人员 / 父母可以陪同 仅通过控制台中的摄像机和从属监视器或摄像机屏幕进行监控 放射治疗包括每日治疗 3 ～ 10 min，持续 3 ～ 7 周 治疗需要使用特殊的固定面罩（图 49.1）进行固定，除非将其移除，否则气道不易控制	室管膜瘤 PNET 软组织肉瘤	气道 重复操作导致静脉注射困难	误吸 通过摄像头延迟发现问题 日常治疗导致静脉注射困难	
骨髓操作室、手术室、ICU		骨髓穿刺和活检 腰椎穿刺（脑脊液研究、鞘内化疗）	血液淋巴恶性肿瘤 实体瘤（视网膜母细胞瘤、神经母细胞瘤分期）	血液淋巴恶性肿瘤患者的颈部和纵隔淋巴结肿大导致上呼吸道或胸部呼吸道狭窄 严重贫血、凝血功能障碍	

ALL，急性淋巴细胞白血病；CECT，对比增强计算机断层扫描；ERCP，内镜逆行胰胆管造影；HFNC，经鼻高流量湿化氧疗；NHL，非霍奇金淋巴瘤；PNET，原始神经外胚层肿瘤。

然出现情绪激动等情况。

负责术后恢复的护士应接受培训，以识别术后常见问题，并在需要帮助时开始帮忙复苏。常见术后问题包括疼痛、谵妄、术后恶心呕吐、颤抖、咳嗽、激动行为和过度哭闹。

术后患儿符合标准后，可适当进饮[35]。恢复室出室前，应遵循 ASA 建议的操作镇静和麻醉的苏醒和离室标准[10]。如有需要，应制订向 ICU 或手术室的转运计划，监护仪、呼吸机、复苏药物和输液泵应在位可用。

结论和关键信息

- 儿童通常无法配合长时间的影像学检查或痛苦的治疗，是需要 NORA 的最大患者群体。
- ASA 等学会已经发布有关镇静和麻醉管理人员的角色、职责和最低培训要求的指南。
- ASA 推荐了一份清单，针对在非手术室场所提供镇静或麻醉服务所需的设备。ASA 还推荐了麻醉、镇静和监测麻醉的某些最低监测标准。
- 儿童术前评估应考虑气道、上呼吸道感染、呼吸困难以及放化疗的麻醉影响。

- 根据手术类型，儿童的麻醉方式可以是吸入麻醉或静脉麻醉。
- 在此类场所，最常见的不良事件原因与氧合和通气不足有关。
- 术后复苏区应配备训练有素的护士、复苏设备、氧气源、监护仪、吸引器和急救药物。
- 每个 NORA 场所都有其独特问题，医疗卫生人员需加以注意。

参考文献

扫二维码见参考文献

第 50 章

癌症终末期儿童的管理

Nelda Itzep, Karen Moody, Regina Okhuysen-Cawley

吴蝶 译 包睿 校

引言

癌症是美国儿童疾病相关死亡的首要原因[1]。尽管儿科肿瘤学已取得许多进展，但一些患儿依旧被诊断为恶性肿瘤晚期，而其他许多患儿将在癌症进展过程中成为晚期癌症患者。儿童可能会死于癌症的进展过程或治疗的并发症。例如，癌症毫无控制地侵入主要器官和骨髓导致终末预后。此外，化疗的副作用，包括骨髓抑制、心脏毒性、肝肾毒性，也可导致死亡。此外，癌症的全身反应还会导致恶病质、严重虚弱，并最终死亡。癌症进展的过程是患儿及其家庭生活中非常艰难的时期。在这个阶段，必须非常注意为家庭和患儿提供照顾和支持。从尊重他们的愿望和价值观开始。

儿科的决策

在整个癌症的过程中，父母及患儿必须做出许多决定。在疾病过程中，有必要尽早讨论对父母和患儿而言什么是重要的，同时有必要建立一个强大的医患关系，这将有助于建立治疗的目标。

照护目标

在理想情况下，患者沟通在癌症治疗早期即应开始，并随治疗和病程进展及照护目标的变化而定期重新讨论。这一点在整个过程中都很重要，当患者到达终末期时尤甚。这些对话必须引出患儿或父母的价值观、希望、梦想和恐惧，并评估他们身体和情感上的痛苦。通过仔细权衡治疗的预期结果、副作用、患儿或父母的价值观和目标，逐渐就会清

晰认识到，如何帮助家庭做出关于照护的决定，并帮助医师理解家庭的决定，将治疗与他们的目标保持一致。

不同家庭和患儿的照护目标可能不同，也会随时间的推移而改变，这取决于预后。最初的目标通常是治疗，因此将以疾病和治疗为导向。治疗方案可能是高强度的，可能具有潜在高毒性。随着疾病发展，目标可能会改变为减缓癌症发展以延长生命和提高生活质量为主。在这一点上，治疗仍以疾病为导向，但可能仅限于保证良好生活质量且不引起严重副作用的治疗方法。一旦患儿进入晚期，目标便会转为提供舒适和减少痛苦。如果需要，理想的治疗方法是无毒性或轻微毒性，并提供最大的舒适度和生活质量。

随着患儿接近生命尽头，有几个共同目标出现：尽量减少身体和情感上的痛苦，提高生活质量，平静离世及留下遗愿[2]。临终关怀医师可帮助家庭实现这些目标，并将所有剩余治疗与上述目标保持一致。表 50.1 列出了可促进这些艰难对话的可能问题。

并行治疗

并行治疗的概念在儿科是特有的，这种类型的治疗允许患儿在生命末期进入临终关怀医院时继续接受癌症治疗。而成年人不是这样，他们必须停止所有的疾病治疗，甚至在进入临终关怀医院后就停止与癌症医师的接触。并行治疗允许在癌症治疗团队和缓和照顾（姑息治疗）或临终关怀团队之间进行温和过渡。姑息治疗是一种综合的、跨学科的、以团队为基础的、整体的方法，用于缓解重症患儿的症状。患儿可继续由原来的癌症医师接诊，直至不再能承受任何癌症治疗。这可能会给家庭带来很多帮助，因为一路走来，他们通常会和医师建立稳

表 50.1	用来确定目标的问题

可以听我谈谈我曾经照顾过的其他家庭的一些经历吗？

有些患儿或家庭担心如果治疗无效将会发生什么，这是你所担心的吗？

你能告诉我们你对目前情况的理解吗？

你现在和将来的担忧是什么？

我担心××（患儿的名字）无法容忍更多化疗，我们能谈谈吗？

我知道你最初的希望是治愈，除此以外你还希望什么？

关于我们已经讨论的内容，现在对你来说最重要的是什么？

你觉得你的治疗怎么样？

最烦人的症状是什么？

什么事情能给你带来快乐或安慰？

什么活动能给你带来平静或舒适？

你想如何以及在哪里度过余生？

定联系。并行治疗使临终关怀或姑息治疗团队有时间融入患者，在与其家人讨论非常艰难的话题［如不复苏（DNR）和临终关怀］前，建立融洽的关系，直至生命结束。姑息治疗是在疾病发展过程中的早期整合，其益处包括完美的症状控制，真正合作的医疗决策，预先治疗计划和最佳临终关怀。此外，从最初接触患者和家属，到和他们一起经历丧亲之痛是一条连续性主线，而非在疾病结束时突然进入一群陌生人。

虽然美国大多数儿童医院都有姑息治疗服务，但初级（基本症状管理和沟通技巧）和二级（高级症状管理，促进复杂的医疗决策，以及复杂的家庭动态管理）服务只面向全球 2100 万患有严重疾病儿童中的一小部分。因此，重要的是，所有医师都应该发展初级姑息治疗技能，以照护癌症患儿及其家庭。

交流

真诚、清晰和富有同情心的沟通是医患共同决策也是随后高级诊疗计划的关键。在医学文献中已经描述了两类沟通需求——认知和情感。认知需求一般包括了解医学事实，如诊断、治疗选择、副作用和预后。沟通中的情感需求包括表达自己、被理解和支持的需要[3]。为了达到这两种需求，医师必须了解家庭和患儿，以及他们接受信息和传递信息的偏好，比如将要说出重要信息时谁会在场，以及应该告诉多少疾病细节。引出信息偏好是在家庭会

议前采取的重要步骤。

家庭会议

家庭会议是给家人传递和接收敏感信息的一个重要过程。他们必须经过深思熟虑，计划好谁出席，谁主导，以及将讨论什么问题。跨学科团队出席可能有助于涵盖对患儿和家庭照护的所有方面，但这可能因人数众多产生对家庭的压力，需要进行权衡。开会前，医学小组应先单独开会进行医学方面问题的讨论，包括预后、建议的治疗选项和姑息措施，确保每个人意见一致，在患者家人面前尽量减少对立意见。会议应在安静、私密的地方举行，并注意减少中断和干扰。应指定一个人来主导。团队中的成员应与家人一起回顾沟通偏好、信息需求、他们希望出席的人员，以及任何其他应加入议程的问题。通常，父母和医疗团队不确定是否要让患儿也加入这些会议。这个问题的答案将取决于父母的意愿、患儿的发育年龄，有时还有患儿自己的意愿。虽然建议诚实地告诉患儿，但必须以谨慎适当的方式与患儿进行沟通。如果父母选择不让患儿加入团队讨论，可以鼓励父母自己或在照护团队的可信成员的帮助下分享信息。这让父母有时间先处理这些信息，然后再和患儿分享。最后，这些艰难的对话将一次性完成，尽管很少做到。在很多情况下，对话将分散在几次会议中，以便让患儿及其家属有时间进行悲伤和处理。

医师的工具

随着医学的发展，特别是 20 世纪 50 年代引入生命维持技术以来，医疗决策已日趋复杂。对医务人员而言，沟通困难是一个挑战。尽管在过去几年中有所变化，但针对专门沟通技能的培训在传统上并非医学培训课程的一部分。现在有很多工具可帮助医务人员进行这些家庭对话。工具之一如 NURSE，它是一个有用的记忆法，代表表达（Name）、理解（Understand）、尊重（Respect）、支持（Support）和探索（Explore），可帮助医务人员回应患者或家人情绪[4]。这些词语是指可以用来回应情绪的陈述类型。例如，医务人员可以表达他们观察到的情绪，这表明他正在关注患者及家属的情感。另一种情况是医务人员可以表述出艰难、可

怕或沮丧的情形。关于尊重的陈述是指对父母为其患儿提供极好照护的感谢。支持则可以帮助培养患者或家庭对医师的信任，并让家庭相信他们不会被抛弃。最后，随着疾病或治疗的进展，医师可以简单探索家庭及患者的关注点或目标。深思性的倾听和安静聆听是额外的有价值的沟通工具，使家庭感到被听到、被倾听和被支持。其他有用的资源包括 Vital Talk（www.vitaltalk.org）——为医疗人员提供严谨沟通技能的课程、智能手机陪伴应用程序（Vital Tips），以及 Courageous Parents Network（www.courageousparentsnetwork.org）——由父母建立的组织，旨在为照顾重病患儿的父母和医务人员提供力量和支持。

预先治疗计划

预先治疗计划（advanced care planning）现在在成人卫生保健系统中很普遍，然而，这并非儿科的标准惯例。成人文献中的数据支持预先治疗计划，因其认为应该避免激进但徒劳的治疗，从而在生命结束时尽量减少痛苦。预先治疗计划提高了患者所接受的和希望接受的保健之间的一致性[5]。这样的优点也应扩大到接近生命结束时的儿童和青少年。事实上，一些文献已经支持在儿科使用预先治疗计划，当然该领域还需进一步研究[6-7]。许多预先治疗计划的工具已被开发出来应用于成人，但最广泛使用的工具可能是一种法律上的高级指令，称为"五个愿望"（Five Wishes），该指令综合了医疗、精神、情感和个人方面的考虑。也有儿科版本，如"我的愿望"（My Wishes）或"说出我的选择"（Voicing My Choices），这些均考虑到这一特殊人群的发育年龄因素[8]。虽然这些文件对儿科患者没有法律约束力，但能帮助启动这些艰难对话，并允许患儿和父母表达愿望。预先治疗计划有不同的方面，但通常包括分配一个代理的医疗决策者，对临终关怀的偏好，在生命结束时是否尝试心肺复苏（CPR），生命支持疗法的使用，首选的死亡地点，以及遗产规划。

代码状态

心肺复苏最初是在 20 世纪 60 年代发展起来的，旨在逆转以往健康个体在接受麻醉和择期手术

时心肺功能意外停止的状态并希望其恢复。然而，这种操作的全面应用并不适用于所有患者。到 20 世纪 70 年代中期，相关临床医师制定了第一个政策，寻求保护那些在已知心肺复苏无效的情况下，声称有权在没有心肺复苏的情况下死亡的患者[9]。众所周知，慢性疾病患儿在心肺复苏方面往往表现不佳，即使在医疗资源充足国家的医院里发生了目击的心搏骤停也如此。虽然心肺活动可以恢复，但在心肺复苏后功能恢复通常很差，这些患儿很少能恢复到先前已经受损的基线水准。

不幸的是，对那些临床团队已经知道了疾病轨迹且处于死亡过程中的患者，有时也会尝试进行心肺复苏。患者和家属可能没有办法接受医学事实，并继续保持不切实际的期望。多年来，一些临床医师可能与患者及其家人建立了深厚的情感联系，随着患儿病情恶化，他们也同样觉得有必要提供心肺复苏，即使死亡已是预期结果。

姑息治疗提供者可帮助患儿和家属决定是否应接受心肺复苏。考虑到心肺复苏的历史背景、虚弱患者的悲惨结局，以及对可在生命结束时实施以确保舒适感的有益干预的理解，大多数患者和家属能够同意放弃潜在有害干预的建议。家庭通常可以理解实施心肺复苏可能造成的疼痛和长期痛苦的风险。

目前，在充分告知的情况下，可以由患者或代理医疗决策者和主治医师共同决定接受或放弃心肺复苏，这被记录为"代码状态"（code status）。患者代码状态是医疗保健系统中的一个重要名称。它可以从"完整代码"（提供所有复苏和生命维持措施）到"不复苏"或 DNR（不提供心肺复苏）。在生命结束时，可以根据患者或家人意愿进行个性化治疗。代码状态的组成部分包括胸外按压、气管插管、机械通气、除颤电复律和复苏过程中使用的药物。

决定在生命结束时停止进行延长生命的药物治疗和心肺复苏（DNR），对家庭而言是一个重要决定。应该尊重这样的决定，且如果违反，可能会有法律后果。如果没有这些操作治疗，病程将继续进展，患儿将自然而然走到生命尽头。应采取舒适的治疗，以确保患儿不受痛苦。

姑息治疗

手术和其他侵入性操作的适应证可能出现在

有严重基础疾病的患儿中，他们可能已有明确的指示，包括 DNR 的决定。患儿可能需要在麻醉下进行手术或干预措施，或许与患儿的基础病情完全无关。例如，一例转移性骨肉瘤患儿发生急性阑尾炎。也有患儿可能因其基础疾病而出现治疗并发症。例如，难治性白血病患儿出现中性粒细胞减少性肠炎并伴有穿孔和脓毒性休克，考虑进行手术治疗。随着病情进展，症状会恶化，但一些患儿可能可以通过有创干预得到改善。常见例子是引起疼痛和呼吸窘迫的恶性积液、恶性腹水和对药物治疗无反应的恶性肠梗阻[10]。

决定采取有创操作是非常困难的，当操作实施者试图寻找最佳解决方案时，往往伴有风险增加以及强烈的道德痛苦感，使困难尤为突出。多学科咨询可有助于真正知情和有权利的医疗决策。伦理委员会可帮助临床医师、整个医疗团队和患者及其家庭成员了解整体临床情况，适当权衡具体建议的风险和益处，并可能使临床医师（通常是外科医师和介入放射科医师）放心，后者可能会对执行这些手术保持谨慎。在某些情况下，手术治疗并非合适选择，家庭可能会选择在患儿最后几天进行综合姑息治疗，其中包括适当的药物治疗（含必要时的姑息性镇静）、非药物辅助和全面的社会心理支持，这肯定会减少存在的疼痛，即使非常小的患儿也可能经历这种疼痛（表 50.2）。这种方法可能有助于减少父母、家庭和临床医师决策的遗憾，并可能提高家庭对照护的整体满意度，降低成本，并减轻患儿死后的丧亲之痛。

表 50.2　姑息治疗的例子

神经系统	脑室腹腔分流术或其他分流术以缓解症状性脑积水，脑深部刺激治疗顽固性运动障碍
耳鼻喉科	对无创通气不耐受患者或严重呼吸困难者行气道扩张、激光及手术气管切开术
胸科	胸腔穿刺术 / 心包穿刺术，气道支架置入术
胃肠	胃造口术，回肠造口术，结肠造口术
肌肉骨骼	手术或微创固定骨折；减压切除，治疗难治性疼痛的姑息性截肢手术
疼痛	神经调节，消融，深部脑刺激，神经阻滞，硬膜外镇痛
其他	姑息性放疗，中心静脉通路设备置入术，其他引流管

围手术期 DNR 指令

在过去几年里，人们对围手术期 DNR 指令的话题越来越感兴趣[11]。在手术期间，即使是姑息性手术，大多数医院也规定必须暂停 DNR 状态，以便在手术室采取稳定措施。医疗小组必须确保向家属清楚解释这一点，并允许家属表达其关切。值得注意的是，美国麻醉科医师协会、美国外科医师协会、美国麻醉护士协会、围手术期注册护士协会也警告：对于疾病限制生命或危及生命的患者，以及围手术期自动撤销决定可能侵犯个人自决权的情况下，在考虑进行手术治疗时不要"全面"撤销 DNR 指令。然而，事实上这些命令或因多种原因确有撤销，其中一些原因如表 50.3 所示。

为应对在围手术期维持 DNR 所涉及的一些挑战，可考虑一种"触点"模型（表 50.4）。该模型侧重于在不同的临床场景中提供针对先前商定的诊疗计划进行对话的机会。讨论的时间点类似于世界卫生组织的"手部卫生的 5 个时刻"示意图（1. 接触患者前；2. 无菌操作前；3. 身体暴露后；4. 接触

表 50.3　围手术期撤销不复苏（DNR）的原因

一般原因	背景 / 细节
麻醉风险	麻醉可导致血流动力学不稳定、呼吸受损害，以及（或）高血容量，需要在围手术期实施复苏操作
照护目标不明确	为了确保关于 DNR 的决定是审慎理解后做出的，医务工作者和家属必须详细讨论各种并发症的干预措施的益处和负担，决策可能很艰难、透支感情且很费时。当医务工作者和家庭之间存在语言和文化差异，或当初级团队不适用时，这一问题可能会加剧[12-13]
移交	多名医师可能会同时照顾一位患儿，导致在极其微妙的临床场景中进行明确的沟通更具挑战性
外科传统	手术室工作人员的传统，包括外科医师、护士和辅助团队成员，是以执行高强度治疗以逆转疾病和并发症为目标。这些团队可能完全没有准备好处理术中死亡，因为他们希望所有转运至恢复区的患者均存活且稳定
逻辑方面的挑战	问题围绕着 DNR 指令被撤销和重新实施的确切时间、患者缺氧或低血压时是否实施相应操作（使用人工气道、输液、输血或血管活性药物），以及在心动过缓或心搏骤停时是否会采用更有侵入性的治疗（胸外按压 / 除颤）

表50.4	对围手术期有 DNR 指令患者的"触点"照护
围手术期"触点"	处置
规划阶段	对治疗效果和副作用的清晰、透明和包容性的讨论。患者、代理医疗决策者、家庭成员和临床医师应有机会参与应急计划的制订
术前即刻	与临床医师、手术室工作人员聚在一起，并在"核对"（time out）进行时或完成后诱导开始前即刻就应急计划进行具体讨论
术中	坚持先前明确的应急计划，包括气道管理、血管活性药物输注、拟实施的心肺复苏的要素，以及如果患者不能脱离呼吸机，或出现非常罕见的术中死亡事件时的管理计划；应与家属及时沟通
术后即刻	坚持在术后 24 h 内，在麻醉后监护病房、重症监护室或急诊护理病房的应急计划
住院期间	修订 DNR 预先指令状态：指令的下达是继续还是撤销，取决于临床进展和总体照护目标，直至此次住院阶段存活出院或死亡

表50.5	临终常见症状
症状	可能的治疗
乏力	非药物治疗，光疗，类固醇，兴奋剂，解决睡眠障碍
恶心 / 呕吐	5-HT$_3$ 拮抗剂、类固醇、抗组胺药、抗胆碱能药、苯二氮䓬类药物、抗精神类药物、大麻酚类药物、NK1 受体拮抗剂
厌食症	醋酸甲地孕酮，大麻酚类药物，类固醇，液体膳食替代品
呼吸困难	经鼻气管插管，阿片类药物，通风，抬高床头，考虑对可治疗的病因进行影像学检查
便秘	刺激轻泻剂（番泻叶）加渗透剂（乳果糖或聚乙二醇），外周性阿片受体拮抗剂
疼痛	阿片类药物（见第 51 章）
谵妄	解决日夜颠倒，去除诱因药物（苯二氮䓬类、抗胆碱能药物）；用抗精神病药治疗痛苦的症状

患者后；5. 接触周围环境后）。其中一个好处是，全世界的临床医师都熟悉这种模式。在此模型中，为这些时间点提供文档，以便所有照护者都能了解当前的医嘱和操作计划[10]。

临终关怀

当一位患儿接近生命尽头时，应将更多的注意力集中到舒适度上。应重新评估采取用药和实验室评估等治疗措施的必要性，如果副作用超过治疗效果，则应停止治疗。关于抗生素、输血、液体和营养治疗的决定应根据其预后、预期收益和家庭的价值观 / 愿望与其家庭进行讨论。应优先提供无痛和舒适的治疗，如吸氧、镇痛药、抗焦虑药和其他综合疗法。表 50.5 列出了生命结束时的常见症状和治疗所需药物。随着患者生命接近终点，他们的清醒程度和参与能力将会下降，医疗团队应注意将干预措施改为那些不需要患者参与的治疗。例如，对一位不再清醒或有吞咽困难的患儿，药物应改为舌下含用、经皮、直肠或静脉注射。避免使用皮下通

路，除非紧急（例如，缺乏静脉通路以及所有其他途径都无法控制疼痛）。

在患儿生命即将结束时，应与家属讨论停止维持生命的治疗。这可能包括拔管或停止使用心脏药物治疗，并将导致患儿的死亡。应该细心而温和地向家属解释这个过程，以便他们能够充分被告知并做出决定。这一时期家属可能非常艰难，应该提供支持服务。

还应向这些家庭提供关于进入死亡阶段患儿的预期寿命判断。众所周知，关于剩余寿命的预测是不准确的，但仍有死亡阶段的症状和征象，比如过度疲劳、睡眠时间增加和活动减少。垂死的患儿可能没有精力与访客互动，甚至也没有精力与家庭成员互动。疼痛也可能会增加，镇痛药将需要滴定以维持疗效。呼吸道症状，包括口腔分泌物聚集和呼吸频率不规则也可能发生于生命结束时。厌食症也可能发生在此时，通过鼻胃管或胃饲管的喂养患儿可能不能耐受。在最后几小时内，父母还要注意多器官衰竭的表现，如心理状态下降，尿量减少，皮肤苍白和斑点，四肢冰凉，临终呼吸（喘息）和不能吞咽分泌物。这些症状可能会使家庭非常痛苦，但他们应该放心，患儿没有痛苦，这是死亡过程的一部分。在死亡时，患儿会停止呼吸，心脏功能也会停止。医疗提供者前来评估并宣布患儿的死亡时间。

患儿生命结束对一个家庭而言非常艰难，但如果这个家庭愿意，医疗团队此时可以提供一些安慰。医务人员可在家庭最初的悲伤过程中保护隐私，提供情感支持，留下回忆，帮助抱着患儿或与患儿躺在一起，帮助为患儿洗澡或穿衣，并帮助开展纪念性宗教仪式。这些看似小的帮助会对悲伤中的家庭记住患儿离开的方式产生巨大影响。

参考文献

扫二维码见参考文献

第51章

儿童患者的慢性疼痛及缓和照顾

Nelda Itzep，Kevin Madden，Karen Moody

全智勇 译 李秀娟 校

引言

在住院和门诊的儿童癌症患者中，疼痛是一种常见且令人不安的症状[1-2]。本章将全面概述儿童癌症患者的慢性疼痛及其管理，还将讨论儿童缓和照顾（或称姑息治疗）及其如何为这一弱势群体带来巨大益处。

疼痛的临床表现

疼痛十分复杂，表现多种多样，甚至在同一患者身上亦如此。疼痛可分为急性或慢性疼痛。急性疼痛通常与特定损伤有关，并且为自限性，持续时间不超过 3～6 个月。具体来说，癌痛通常与肿瘤侵袭或有创治疗有关。当向大脑发送信号提示损伤时就会出现急性疼痛，且在维护和修复过程中也会出现。急性疼痛的治疗旨在尽量减少痛觉，并同时主要治疗潜在病因。慢性疼痛可由久治不愈的肿瘤扩大、压迫或破坏周围结构或其相关治疗发展而来。慢性疼痛被定义为持续时间超过 6 个月，因其基础病因往往无法逆转，所以治疗目标明显不同。急性疼痛的管理重点是减轻疼痛和治疗其根本病因，慢性疼痛的管理重点是维持功能，同时将疼痛降至可耐受水平[3]。还有一种慢性疼痛的急性表现是恶性肿瘤等慢性疾病所特有的，也称为爆发痛。这种急性发作是间歇性的，发作时疼痛程度显著增加，超过患者慢性疼痛的基线水平。通常因手术干预、治疗副作用或疾病进展等特定事件而加重。这类疼痛的治疗与急性疼痛相似，旨在将疼痛降至基线水平。本章将重点关注在儿童癌症患者中很常见的慢性疼痛。

疼痛类型

伤害感受性疼痛分为躯体痛和内脏痛两种类型，其由解剖结构的直接损伤引起，包括内脏结构（内脏痛）或结缔组织、肌肉和骨骼（躯体痛）。经历过伤害感受性内脏痛的患者，将其描述为酸痛、绞痛或局部不适。化疗后继发的胰腺炎或肿瘤生长引起的肠梗阻便会引起这种内脏痛。伤害感受性躯体痛常被描述为锐痛、刺痛、跳痛或压迫感，可见于骨转移或白血病皮肤浸润。神经病理性疼痛的特征为锐痛、电击痛、枪击痛、刺痛或麻木，可由中枢和（或）周围神经系统损伤引起，这种损伤常继发于肿瘤直接侵袭、神经外科创伤或药物引起的神经毒性，会导致躯体感觉刺激处理异常。

值得注意的是，还有其他类型的疼痛，如精神、心理和社会性的疼痛，可能会被儿童或其照顾者解释为身体疼痛。现代临终关怀和姑息治疗的创始人 Dame Cicely Saunders 描述了全方位疼痛（total pain）的整体概念，其中疼痛影响生活质量的不同方面（身体健康和功能、心理健康、社会健康和精神健康），这些方面反过来又影响疼痛的感知和表现[4]。这一点在文献中得到很好的证实，其他研究者也在这项工作的基础上进行改进[5]。治疗不足的非身体疼痛通常会造成身体疼痛的表现增加。非身体疼痛的早期评估和治疗可能有助于在身体疼痛管理期间尽量减少混杂因素。

慢性疼痛的病因

慢性疼痛可来源于恶性肿瘤本身或肿瘤相关治疗。肿瘤进展可引起疼痛，因其会压迫实体器官或邻近神经。恶性肿瘤直接渗入结缔组织、骨髓、骨骼或肌肉也可引起长期疼痛，尤其是对患有难治性、转移性或无法手术疾病的患者。血流或淋巴管受阻会导致液体积聚，表现为外周水肿、腹水或胸腔积液，也可引起疼痛。手术创伤也可引起慢性神经病理性疼痛，如截肢（幻肢）、保肢、半骨盆切除术或胸腔切开术。

继发于肿瘤浸润的病理性骨折可产生慢性疼痛。化疗、放疗和（或）手术联合的多模式抗癌治疗，可能给患者带来巨大的疼痛负担。化疗的副作用可能引起疼痛。例如，长春新碱或紫杉醇会引起周围神经病变，从而导致慢性疼痛。长期使用类固醇继发的骨量减少或骨质疏松可导致椎体骨折，进而引起慢性背痛。辐射的诸多副作用，如皮炎和黏膜炎，也可能引起疼痛，且是显著和慢性疼痛。医源性操作也会引起疼痛，如用于胸腔积液或腹水引流的留置导管或用于排气/喂养的 G 管，也可能是患者慢性疼痛的来源。癌症治疗中常见的中心静脉置管，可导致血栓或神经损伤。

慢性疼痛的评估

慢性疼痛管理不仅需要对疼痛进程进行全面的身体和病史评估，还需要了解患者及其家人的身体和情绪负担。父母及患者可能经历过严重痛苦，从而影响对疼痛的感知评价。例如，父母会将孩子的痛苦灾难化。换言之，父母持有的某些想法和认识会放大疼痛的威胁值，这被发现是青少年出现躯体症状的一个显著预测因素。Wilson 等研究显示，父母的灾难性思维会使青少年的疼痛显著恶化，反过来又会导致更多残疾[6]。此外，了解患者原发肿瘤的情况亦有价值，因其可能极大影响疼痛的临床表现、护理目标并最终影响治疗。

如患者能够自我报告，疼痛评估工具将有助于获得患者疼痛程度的主观测量结果。对非常年幼的孩子而言，这非常困难或不切实际，故需要依赖父母代理报告。疼痛评估的环境也很重要，根据孩子的发育阶段，他们可能会经历严重的陌生人焦虑。对孩子而言，陌生的医疗工作者很难对其进行准确的疼痛评估。在这种情况下，最佳策略是在孩子被父母怀抱时评估，或简单地观察孩子。

不同年龄段和发育年龄组需要不同的儿科疼痛评估量表。例如，可通过观察婴儿哭闹、做鬼脸、身体僵硬和远离疼痛刺激来评估婴儿疼痛。新生儿疼痛评估有几个量表可选择，如新生儿疼痛、躁动和镇静量表（Neonatal Pain，Agitation，and Sedation Scale，

N-PASS）[7]，以及新生儿疼痛量表（Neonatal Infant Pain Scale，NIPS）[8]；早产儿可应用专门的早产儿疼痛量表（Premature Infant Pain Profile，PIPP）[9]。对于幼儿，仍主要依赖父母的代理报告，而面部、腿、活动、哭泣和融合性量表（Faces，Legs，Activity，Cry，and Consolability Scale，FLACC）等工具可能会协助评估[10]。学龄前儿童的自我报告能力有限，仍需依赖父母的疼痛代理报告，但对这一年龄段的儿童，Wong-Baker FACES[11] 或 Oucher[12] 疼痛分级量表可靠。大多数 9 岁及以上儿童可使用数字（0～10）疼痛分级量表。

虽然这些疼痛量表主要用于评估急性疼痛，但它仍可用于定期评估慢性疼痛。重要的是，医疗工作者需要意识到，许多典型的疼痛症状和体征在慢性疼痛环境中可能减弱或消失。例如，患有慢性疼痛的儿童可能不会出现生命体征或哭闹的变化。他们可能已经适应了这种疼痛，因此其功能状态、情绪举止和生命体征不能反映真实的疼痛水平。

慢性疼痛的管理

慢性疼痛的管理不同于急性疼痛，其目标是将疼痛降低至可耐受水平，而非完全缓解疼痛。减轻疼痛可改善日常功能和生活质量。与父母和孩子沟通，设定现实的期望和确立目标非常重要。目标应以生命为中心，并针对每位患者进行个性化设定。

总体策略

儿童慢性癌痛管理的总体策略是使用最低有效剂量的药物，以缓解疼痛并改善功能。治疗应为多模式，包括药物和非药物干预。

非药物治疗

非药物治疗在慢性疼痛管理中至关重要。物理和康复治疗可为患者提供锻炼和伸展，有助于减轻疼痛并改善活动能力和功能。熟练的专业治疗师不仅可在病房或门诊进行这些治疗，还可教患者及其陪护者如何锻炼，让孩子自己完成。这可能对儿童患者非常有帮助，因为这为他们提供了另一种控制疼痛的方法。对活动能力有限的晚期癌症患者，这些治疗也有助于预防或缓解疼痛性挛缩。中西医结合治疗，如瑜伽、冥想、芳香疗法、针灸、按摩和

引导意向，都是不需要使用药物就能帮助减轻疼痛的额外方法。

晚期癌症儿童可能遭受严重疼痛，姑息性手术治疗可通过提供足够获益来证明其合理性。例如，对于胸膜、心包或腹腔积液相关的疼痛，可以通过放置引流管来改善疼痛和呼吸状态。同样，经皮胃造口术有助于改善继发于肿瘤侵袭的胃肠道梗阻。一种侵入性更强但无可争议的姑息措施是，在终末期时进行减瘤手术或骨骼稳定术。由于肿瘤直接侵犯骨骼、体腔或实质性器官，可能会引起难治性严重疼痛。这种进展可引起肠梗阻或肉眼可见的肿瘤负荷，可穿透肠道甚至皮肤。在选择这些姑息治疗时，要注意与操作相关的风险，这一点非常重要。术后伤口愈合不良、感染和严重疼痛等可能超过手术获益。放疗通常也可通过降低肿瘤负荷或生长速率来缓解疼痛，而没有明显的副作用或毒性，通常使用次数应小于 5 次。

药物治疗

慢性疼痛的管理通常需要给予镇痛药。儿科用药的常规原则是按体重来计算给药剂量。对首次使用阿片类药物的患者，不应超过成人最大起始剂量。首选口服给药，如患者不能耐受口服给药，可转换为其他途径，如静脉给药、经皮给药、舌下给药、皮下给药，甚至直肠给药。对需要立即缓解的重度、剧烈疼痛，可选择静脉给药。通常为达到充分的疼痛缓解，可能需要不止一种镇痛药。联合用药方案可能包括阿片类和非阿片类药物，这也有助于减少阿片类药物的使用，但也可能导致治疗用药多样，从而引起诸如肾毒性、肝毒性和过度镇静等许多并发症。联合用药方案应考虑到这些药物本身的作用、副作用及与其他药物可能发生的相互作用，应由经验丰富的医师制订。建议咨询姑息治疗医师或疼痛专科医师。最后，镇痛药的选择和剂量一定程度上取决于患者年龄，这将影响他们服用某些制剂的能力。对需小剂量或不能吞咽药丸的儿童，可能需要液体制剂或药物混合。

世界卫生组织提出了一项疼痛管理策略，从非阿片类药物开始，逐步升级为更强效的阿片类药物[13]。这一阶梯疗法可作为制订疼痛治疗方案的指南，并可通过滴定来寻求最佳疗效。正确剂量的阿片类药物将提供充分的镇痛效果，且毒性极小。常见的阿

片类药物副作用包括恶心、瘙痒和便秘。比较少见且通常在较大剂量时才会出现的副作用包括镇静、呼吸抑制、肌阵挛和幻觉。当阿片类药物的副作用超过镇痛益处时，医师可能考虑更换其他类型的阿片类药物，也称之为阿片类药物轮换。阿片类药物对特定受体的持续作用会使患者产生耐受性，因此镇痛作用可能会随时间推移而降低，同时副作用可能会增加。替换作用于不同受体的阿片类药物将增加镇痛效果并可能减少副作用。值得注意的是，阿片类药物轮换需要使用标准化表格将剂量转换为新的阿片类药物剂量，并减少 20% ～ 30% 的剂量，因为对新阿片类药物的耐受性通常是不完全的（不完全交叉耐受性）。

大多数慢性癌痛需要长效和短效镇痛药的联合使用。长效镇痛药将提供基线水平的疼痛缓解，应按时服用，并通过滴定来确定能将疼痛降至可耐受水平的剂量。此外，对爆发痛需要使用短效镇痛药。这种药物应该按需服用。通过滴定来确定能将疼痛降低至基线水平的剂量。对于住院患者，这种长效和短效镇痛药的组合可通过患者自控镇痛（PCA）泵实现。该方法以低速率提供连续或基础剂量的阿片类药物，同时允许患者在设定的时间间隔内给予额外剂量来治疗爆发痛。这种方法的好处是能使镇痛药输注更快。

一般而言，阿片类药物是癌痛治疗的主要药物。非阿片类药物也发挥着重要作用，因其可帮助减少阿片类药物的使用。对轻度疼痛，如果没有禁忌证，应首选对乙酰氨基酚或非甾体抗炎药。对神经病理性疼痛，抗癫痫药物加巴喷丁、5- 羟色胺 -去甲肾上腺素再摄取抑制剂（SNRI）度洛西汀以及低剂量美沙酮可能有益。美沙酮在缓解慢性癌痛方面特别有效，且副作用最小。然而，给药是复杂的，应该由有经验的医师执行或咨询姑息治疗医师或疼痛专科医师。根据患儿的疼痛或其他合并症，还可选择其他药物，如局部应用利多卡因来治疗黏膜疼痛。

如前所述，阿片类药物可作为慢性癌痛治疗的重要组成部分，应谨慎使用以避免副作用或滥用。表 51.1、51.2 和 51.3 描述了用于儿科癌痛患者的阿片类药物、精神类药物和其他辅助疗法。

麻醉 / 镇痛操作

儿科癌痛治疗的进展带来了不同的操作选择。

表 51.1　儿童癌症患者使用的镇痛药

药物	给药途径	初次使用阿片类药物治疗患者的初始短效剂量	起效时间（min）	峰值效应（h）	持续时间（h）	初次使用阿片类药物治疗患者的初始预定给药频率	可用的口服给药制剂	备注
对乙酰氨基酚	PO、IV、直肠	每次 15 mg/kg IV 或 PO 每 6 h 给药一次 [最大 75 mg/(kg·d) 或 4000 mg/d]						肝病患者慎用
曲马多	PO	每次 1～2 mg/kg（最大单次剂量 100 mg，最大日剂量 400 mg）	30～60	1.5	3～7	短效：每 4～6 h 一次；长效：每 12 h 一次	短效：50 mg 片剂；长效：100 mg、200 mg、300 mg 片剂	未批准用于 18 岁以下的儿童。可能降低癫痫发作阈值
氢可酮	PO	每次 0.1～0.2 mg/kg（最大 5～10 mg）	10～20	1～3	4～8	短效：每 6 h 一次	短效与对乙酰氨基酚合用：5 mg、7.5 mg、10 mg 片剂；2.5 mg/5 ml 液体	用于镇痛的氢可酮只能与对乙酰氨基酚或布洛芬联合使用
吗啡	PO	每次 0.2～0.5 mg/kg（最大 15～20 mg）	30	0.5～1	3～6	短效：PO 每 4 h 一次；长效：每 12 h 一次	短效：15 mg、30 mg 片剂，10 mg/5 ml、20 mg/5 ml、20 mg/1 ml 液体；长效：15 mg、30 mg、60 mg、100 mg、200 mg 片剂	短效制剂可配制成非常浓缩的舌下滴剂（20 mg/ml）。吗啡仅适用于阿片类药物耐受患者
	IV/SC	每次 0.05～0.1 mg/kg（最大 2～3 mg）	5～10	无	无	每 4 h 一次	无	
羟考酮	PO	每次 0.1～0.2 mg/kg（最大 5～10 mg）	10～15	0.5～1	3～6	短效：每 4 h 一次；长效：每 12 h 一次	短效：5 mg、15 mg、30 mg 片剂，5 mg/5 ml、20 mg/ml 液体；长效：10 mg、15 mg、20 mg、30 mg、40 mg、60 mg、80 mg 片剂	单独使用或与对乙酰氨基酚联合使用。长效剂型仅适用于阿片片类药物耐受患者
氢吗啡酮	PO	每次 0.03～0.08 mg/kg（最大 1～3 mg）	15～30	0.5～1	3～5	短效：每 4 h 一次；长效：每天一次	短效：2 mg、4 mg、8 mg 片剂，1 mg/ml 液体；长效：8 mg、12 mg、16 mg、32 mg 片剂	长效制剂仅适用于阿片片类药物耐受患者
	IV/SC	每次 0.01～0.015 mg/kg（最大 0.5～1.5 mg）	15～30	无	4～5	每 4 h 一次	无	
美沙酮	PO/SC/IV	每次 0.04 mg/kg BID 并每周调整	30 min（PO）	3～5 d	随重复给药增加至 60 h		片剂，液体	咨询专家。可能延长 QTc，检查基线心电图

BID，每日两次；ECG，心电图；IV，静脉内；PO，口服；SC，皮下；QTc，校正的 QT 间期

413

表 51.2　治疗神经病理性疼痛的药物

药物	剂量	备注
加巴喷丁	第 1 天：每次 5 mg/kg（最大 300 mg），睡前口服 第 2 天：每次 5 mg/kg（最大 300 mg）口服 BID 第 3 天：每次 5 mg/kg（最大每次 300 mg）口服 TID 剂量可进一步滴定至最大剂量 35 mg/（kg·d）（最大剂量 3600 mg/d）	出现液体制剂。可能导致嗜睡、头晕和外周水肿。调整肾功能损害的剂量
普瑞巴林	75 mg BID，最多可滴定至 300 mg BID	成人初始剂量
可乐定	口服；即释；初始：每次 2 μg/kg，每 4～6 h 一次；在几天内逐渐增加；范围：每次 2～4 μg/kg，每 4～6 h 一次 局部；透皮贴剂：可在口服治疗滴定至最佳稳定剂量后切换到透皮给药系统；口服和经皮途径之间的吸收存在一些差异	关于儿童和青少年疼痛的可用数据有限。有助于缓解阿片类药物的戒断、睡眠和自主神经功能障碍的疼痛。可以降低血压
托吡酯	6～12 岁（体重 ≥ 20 kg）：每日 15 mg 口服，持续 7 天，然后 15 mg 口服 BID ≥ 12 岁：25 mg 睡前口服 7 天，然后 25 mg 口服 BID，并滴定至 50 mg 口服 BID 每日最大剂量 200 mg	可能引起酸中毒、嗜睡、头晕和恶心。肾损害和肝功能障碍时，需调整剂量
阿米替林	0.1 mg/kg，睡前口服 在 3 周内根据耐受情况滴定至 0.5～2 mg/kg，睡前 最大值：每次 25 mg	考虑用于持续性和爆发性神经病理性疼痛。可能引起镇静、心律失常、口干、体位性低血压和尿潴留。癫痫和心律失常患者慎用。避免使用 MAOI、其他 SSRI 或 SNRI，因为可能发生 5-羟色胺综合征
度洛西汀	从睡前 30 mg 胶囊开始，可滴定至 60 mg qHS	获批用于治疗 7 岁以上儿童的焦虑。抗抑郁药可增加重度抑郁症儿童患者的自杀想法。度洛西汀可能增加出血事件的风险。同时使用阿司匹林、非甾体抗炎药、华法林和其他抗凝剂可能增加该风险。缓慢减量

BID，每日 2 次；MAOI，单胺氧化酶抑制剂；qHS，每晚睡前；SSRI，选择性 5-羟色胺再摄取抑制剂；SNRI，5-羟色胺-去甲肾上腺素再摄取抑制剂；TID，每日 3 次

表 51.3　辅助治疗

药物	适应证	剂量	备注
地塞米松	炎症，神经压迫	1 mg/（kg.d）IV 或 PO，分次给药，每 6 h 一次 最大值：16 mg/d 使用最低有效剂量	可能会导致愈合障碍、感染、鹅口疮、高血糖、体重增加、肌病、胃部不适、精神病、情绪不稳定
地西泮	肌肉痉挛	口服；儿童：0.12～0.8 mg/（kg·d），分次给药，每 6～8 h 一次	
替扎尼定	肌肉痉挛	2～10 岁以下儿童；口服：睡前 1 mg，根据需要滴定 ≥ 10 岁儿童和青少年；口服：睡前 2 mg，根据需要滴定	口服：将初始剂量向上滴定至报告的有效范围：0.3～0.5 mg/（kg·d），分 3～4 次给药；每日最大剂量：24 mg/d
环苯扎林	肌肉痉挛	≥ 15 岁，5 mg PO TID 最大剂量 30 mg/d	

（续表）

药物	适应证	剂量	备注
双环维林	腹部绞痛	≥6个月的婴儿和＜2岁的儿童；口服：喂养前15 min给予5～10 mg，每日3～4次 ≥2岁儿童；口服：10 mg，每日3～4次 青少年；口服：每次10～20 mg，每日3～4次；如果2周内未达到疗效，应停止治疗	
5%利多卡因贴剂	伤害感受性或神经病理性疼痛	每天使用1～3个贴片（视疼痛区域大小而定），每天最多12 h	可切割成适当形状
OTC乳膏	伤害感受性或神经病理性疼痛	适用于局部神经病理性疼痛，BID或TID	
处方乳膏：双氯芬酸乳膏，复合神经性药物	伤害感受性或神经病理性疼痛	适用于局部神经病理性疼痛，BID或TID	
冰敷、热敷	伤害感受性或神经病理性疼痛		

BID，每日2次；IV，静脉内；OTC，非处方药；PO，口服；TID，每日3次

有经验的麻醉科医师可通过局部神经阻滞为局部疼痛的儿童提供即刻和持久的镇痛。硬膜外麻醉可用于帮助治疗与手术创伤相关的急性疼痛或局限于胸腔下方的晚期疼痛。一种新兴的疗法是脊髓索切开术，通过切断传入神经纤维来有效阻断疼痛信号传入到大脑。这可能对肿瘤负荷显著的终末期患者特别有帮助。

慢性疼痛的并发症

慢性疼痛会给癌症儿童带来额外压力。睡眠障碍在这类儿童中很常见[14-15]，且会因疼痛而恶化。睡眠障碍包括入睡困难、难以维持睡眠、难以获得安稳的睡眠以及白天嗜睡。治疗疼痛将有助于缓解一部分睡眠障碍，从而可提高白天活动的参与度。持续疼痛不仅影响儿童身体健康，还会对其心理健康产生重大影响。慢性疼痛可加重抑郁和焦虑。重要的是，要注意到儿童患者的抑郁和焦虑状态，并给予精神健康服务和干预。除儿童患者本身的痛苦外，经常目睹孩子受慢性疼痛折磨的家人和照顾者也会非常痛苦。在疼痛无法控制时，整个家庭也会遭受很大痛苦，治疗疼痛不仅会对儿童，而且会对整个家庭单元产生广泛的影响。

姑息治疗

姑息治疗对部分特别脆弱的人群很有必要，如那些患有慢性或终末期疾病的人群。作为临终关怀的一部分，成人姑息治疗自20世纪下半叶以来取得了长足的进步。然而，儿科姑息治疗明显滞后。幸运的是，在过去几十年里，世界各地几个领先的卫生机构已关注到这一点，并为儿科姑息治疗的进步提供了资源。

姑息治疗包括四个主要领域：疼痛和症状管理、心理社会支持、决策指导和临终关怀。儿科姑息治疗的首要目标是减轻痛苦和改善生活质量。姑息治疗团队应由多学科成员组成，以便协助儿童和家庭获得全方面的抗癌经验。例如，一个团队可能包括医生、护士、社会工作者、牧师和儿童生活专家。

理想情况下，姑息治疗团队应在癌症早期就与家庭会面，以便在出现紧急医疗情况前或需要艰难对话时建立融洽关系。姑息治疗医师应定期与患儿及其照护者会面，以评估患儿症状，并向整个家庭提供其他领域的支持。姑息治疗专家在疼痛和症状管理、沟通技巧和护理协调方面非常擅长。他们参与儿童癌症患者的治疗，并为患者和家庭提供额外的心理社会支持，同时密切关注生活质量和痛苦。这些团队通常有时间就目标和价值进行长时间交

流，以帮助设定治疗目标，这对肿瘤团队也具有巨大价值。

正如前面所讨论的，癌症本身及其相关治疗可能会加重患者的临床症状。有关症状和治疗方法的表格，请参阅第 50 章。该章还进一步讨论了决策、治疗目标和生命结束。

姑息治疗在儿童癌症历程中发挥重要作用。这一专业的核心旨在减轻痛苦和提高生活质量。医疗团队应及早考虑转诊，以加强对这一弱势群体的护理。

参考文献

扫二维码见参考文献

儿童癌症患者重症监护管理的特殊注意事项

第 52 章

Kristin P. Crosby, James S. Killinger

贾毅 译 陆军 校

引言

接受癌症治疗的儿童患者在诊治过程中随时可能需要重症监护治疗。在 ICU 照顾儿童癌症患者需要熟练的、经过专门培训的医疗团队成员，为这一独特患者群体提供全天候照护。本章将重点讨论儿童癌症患者的重症监护问题，包括手术或肿瘤治疗后的监护，以及肿瘤切除的围手术期和术后处理。

儿童肿瘤危重患者的神经病学诊断

儿童通常在接受脑肿瘤切除的神经外科手术后，进入儿科重症监护治疗病房（pediatric intensive care unit，PICU）。对原发性和转移性疾病，术后监测儿童的急性神经系统改变、急性出血和急性神经激素改变，如中枢性尿崩症（central diabetes insipidus，CDI）和抗利尿激素分泌失调综合征（the syndrome of inappropriate antidiuretic hormone，SIADH）。此外，由于存在术后颅内压升高的风险，部分患者在术后需要通过脑室外引流或腰大池引流将脑脊液分流，这需要在严密监护下进行，通常只有在 PICU 才能得以实现。除术后外，部分患有脑肿瘤的儿童在术前如存在颅内压增高的风险或需要放置脑室外引流装置以治疗颅内压升高，也可被转入 PICU。

本节将详细介绍 PICU 内两种需要监测的常见情况：钠平衡和可逆性后部白质脑综合征（posterior reversible encephalopathy syndrome，PRES）。此外，将讨论一种用于肿瘤定向治疗的相对较新的手术方法——对流增强给药（convection-enhanced delivery，CED）在桥脑胶质瘤中的应用。

神经外科术后钠稳态紊乱

由于许多垂体和鞍上肿瘤的位置特殊，这些区域的神经外科手术可能引起来自垂体柄的激素控制下的术后功能紊乱[1]。这些常见的功能紊乱可单独或联合出现[2-3]。

中枢性尿崩症

50% 以上的经蝶窦入路手术（transsphenoidal surgery，TSS）切除鞍内或鞍上肿瘤的患者可发生 CDI[4]。CDI 的诊断依据是临床和生化检查结果[1]。多尿［尿量＞ 4 ml/（kg·h）］、多饮并伴有血清渗透压升高（＞ 300 mOsm/L）和尿渗透压降低（尿/血浆渗透压比值＜ 1）是术后 CDI 的标志。口渴机制完好且能自主摄入液体的患者，可能不会出现明显症状或高钠血症。然而，不能维持正常血浆渗透压和血清钠水平的患者需要立即干预，否则会出现 CDI 症状，如急性脱水、恶心呕吐和精神状态改变。

CDI 的监测包括每小时尿量、每小时液体摄入量，以及术后即刻起每 6 ~ 8 h 测量一次的血清和尿渗透压、血清电解质及血糖水平[1]。

对有实验室和（或）临床证据显示患有 CDI 的患者，治疗方案取决于患者口渴机制和自主口服液体的能力。对口渴机制不完整或不能自主进行口服液体的患者，静脉补充输液是必要的。在这些情况下，医疗机构发布的指南非常有帮助，多学科监测和治疗方法有必要保持一致[5]。一种合理的静脉输液方法是以生理盐水或 1/2 生理盐水加葡萄糖维持生理需求的 1/3 或以 400 ml/（m²·h）使用，此外尿量按照同等毫升数换算以 1/2 生理盐水或其他平衡溶液补充。如果这种 CDI 治疗补液方法不成功，另一种替代方法是给予口服 1- 去氨基 -8-D- 精氨酸血管升压素（1-desamino-8-d-arginine vasopressin，

DDAVP）或输注血管升压素以替代内源性血管升压素，后者通常因短暂的直接手术损伤或手术部位局部水肿而缺乏[5]。CDI典型病程通常从术后即刻开始持续48 h[1, 4-5]，但可能经历三相模式：术后即刻CDI发生；随后SIADH持续5～7 d；随后再次出现CDI，出院后可持续存在[3, 6]。在接受TSS的患者中，超过3%的患者存在这种三相模式，大约1%的患者经历术后即刻CDI和随后SIADH的双相模式[3, 6]。

抗利尿激素分泌失调综合征

SIADH可在TSS后即刻发生，其可单独发生或如上所述作为三相模式的一部分发生。SIADH可在多达20%的TSS患者中单独发生[7-8]，其机制可能是退化的脑垂体后叶或轴突受损的大细胞神经元不受控制地释放抗利尿激素（antidiuretic hormone，ADH）[1]。随着ADH的释放，尿量减少，患者保持正常或高血容量状态，随后血清渗透压下降至< 270 mOsm/L[9]。最重要的干预措施是限制液体和停止静脉输液，患者能饮水即可。只有在持续SIADH或严重低钠血症的情况下才需钠替代治疗。SIADH引起的严重低钠血症症状包括视力改变、局灶性神经功能变化、呼吸抑制和癫痫发作。这些症状与脑水肿症状一致，可使用高渗盐水治疗，直至症状消失[10-11]。

脑性盐消耗

脑性盐消耗（cerebral salt wasting，CSW）以多尿和尿钠增多为特点，约4%的儿童在接受神经外科手术后发生[1]。CSW被认为是钠在转运过程的肾小管缺陷，导致细胞外容量消耗。CSW和SIADH在手术和非手术情况下均可出现。两者最重要的区别是CSW治疗方式与SIADH不同。CSW的治疗包括水和钠的补充。这两种综合征的根本区别是CSW存在多尿，导致产生脱水症状。由于尿钠大量流失和尿量增多，必须同时补充无溶质水和钠[12-13]。根据病情严重程度，可通过口服钠来满足钠的替代需求，或CSW需要在PICU中通过中心静脉压监测血管内容量状态，进行积极的液体和钠替代治疗。CSW通常在发病后1个月内消退[1]，但严重CSW可使用盐皮质激素氢氟可的松[13]。

可逆性后部白质脑综合征

可逆性后部白质脑综合征（PRES）是一种表现为头痛、意识损害、癫痫、视觉障碍、恶心和呕吐，偶尔伴有局灶性癫痫的临床综合征[14, 16]。这些临床特征在某些特定因素下往往更有利于诊断。例如，急性高血压[14, 17-20]、先兆子痫或子痫[21-23]、化疗药物[15, 24-26]、移植后免疫抑制[27-33]和其他炎症性疾病[15-16, 18, 34]，都与PRES的发生有关。

对PRES病因的最好理解是，它是一种大脑的自我调节障碍，在面临严重高血压时产生血管源性水肿[35]。临床诊断通常由MRI证实。一般来说，PRES会影响大脑的顶枕区[15, 19-22]，但也可位于颞叶、额叶和颅后窝[19, 36]。MRI的T2和液体衰减反转恢复序列显示了病变区域的白质强度，可确认诊断（图52.1）[18-19]。

对于脑病、头痛和其他神经病学表现的治疗，应围绕潜在病因进行治疗，同时去除与PRES相关的问题药物[15, 19-20, 25, 27]。高血压需要及时干预，包括转入PICU治疗、开始抗高血压治疗和实施密切的有创血压监测。钙通道阻滞剂或β受体阻滞剂已用于儿童高血压急症的急性治疗[37-41]。丙戊酸因其良好的作用机制而被建议用于治疗PRES相关的癫痫发作[15, 42]。

最后，应着重考虑去除有助于PRES发生的药物。那些用化疗方法治疗潜在癌症的患者给肿瘤学专家提出了困难和挑战。移植医师在处理PRES发作后的免疫抑制时也是如此，因为环孢素和他克莫司都与PRES的发生有关，但同时又是移植后免疫抑制的主要药物[27, 29, 31-33]。

对流增强给药

恶性神经胶质瘤化疗已被证明具有挑战性。全身化疗[43]及更多直接的方法，如植入剂灌注化疗和鞘内给药化疗[44]，对深部胶质瘤的肿瘤定向治疗已不起作用。对流增强给药（CED）发展于20世纪90年代，它利用注射泵在间质产生压力梯度，以增强治疗达到预期靶标的效果[45]。

弥漫性内源性脑桥胶质瘤（diffuse intrinsic pontine glioma，DIPG）是一种儿童中罕见但致命的脑肿瘤。DIPG在儿童中枢神经系统肿瘤中占15%～20%，并且超过90%的人会在确诊后2年内死亡。其以常

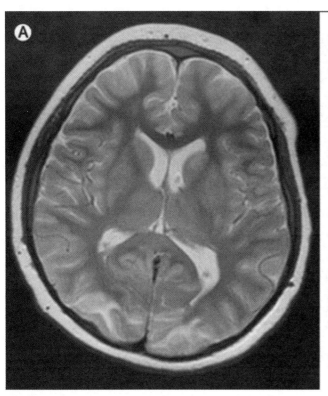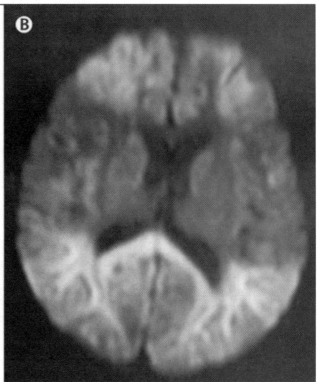

• 图 52.1　PRES 的 MRI 异常主要发生在后部。（**A**）1 例因使用类固醇治疗幼年型类风湿关节炎而变得高度敏感的儿童的 T2 加权图像，后方可见高信号。（**B**）弥散加权异常更为广泛，包括额叶和后叶区域（From Sharma，Madhu，Kupferman，Juan C，MD，et. al.，The effects of hypertension on the paediatric brain：a justifiable concern，The Lancet Neurology，Volume 9，Issues 9. Pages 933-940. © 2010. ）

规分割照射为主要治疗手段[46, 49]。近年来，儿科神经外科医师探索了 CED 在 DIPG 患儿肿瘤定向治疗中的应用（图 52.2）。

在第一阶段，使用放射标记的单克隆抗体 ^{124}I-8H9 的剂量递增试验，前 16 名受试者在手术室接受全身麻醉下的全程输注，其余 12 名受试者停止麻醉后在 PICU 输注时进行观察，以便进行更完整的神经监测[48]。该队列中最常见的不良事件为短暂的面神经麻痹，在 28 名受试者中有 9 名发生。有 1 例 4 级不良反应（输注完成后需再插管的呼吸衰竭）。在探索 CED 用于 DIPG 治疗的第二阶段 I 期试验中，研究人员使用人白介素 13（IL-13）重组嵌合体和假单胞菌外毒素 A 的酶活性部分，在临床前研究中，它们均有效地靶向胶质瘤细胞[49]。该队列中所有受试者在手术室内接受全身麻醉下的输注（最长 13 h）。同样，不良反应是可以接受的，表明进一步研究是有必要的，包括在 DIPG 中通过 CED 使用多柔比星脂质体[50]。

在所有情况下，如果患者从手术室转出，必须进入 PICU。即使很小容量输送到脑桥，也可能引起急性神经功能变化，故需严密监测[48]。

前纵隔肿物

纵隔肿物的麻醉方法在第 47 章已有详细描述。位于胸腔的肿瘤会对患者生命构成威胁，因其会压迫或堵塞重要结构。小儿前纵隔肿物主要由淋巴瘤（霍奇金淋巴瘤和非霍奇金淋巴瘤）及其他原因引起，包括白血病、胸腺瘤、组织细胞增多症和神经母细胞瘤[51, 53]。由于潜在病因范围广泛，需要进行组织活检来确诊，但有一些风险与活检相关。最主要风险包括心血管衰竭和呼吸衰竭，也可能发生出血和其他并发症。

如第 47 章所述，巨大前纵隔肿物可压迫纵隔内重要结构，特别是影响组织结构壁较薄的结构，如右心房、上腔静脉和肺动脉。为每个患者的独有病情制订个体化诊疗计划可以解决与手术活检和麻醉相关的需求和潜在风险。镇静前应进行全面检查，至少包括 CT 和超声心动图[54]。前纵隔肿物的

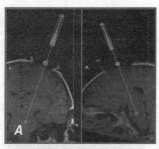
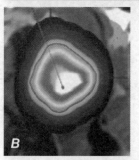
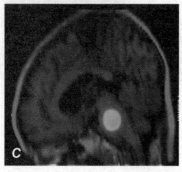

• 图 52.2　（**A**）使用完全与 MRI 兼容的导航界面，通过颅前（经额叶）途径进行立体定向置入输注导管（ClearPoint，MRI Interventions，Irvine，CA，USA）。（**B**）放射标记物 ^{124}I-8H9 输注到所期望的肿瘤部位。（**C**）注射完成后放射标记物 ^{124}I-8H9（见彩图）

患者可大致分为 3 类，以确定与麻醉相关的风险水平（表 52.1）[54]。

　　小儿前纵隔肿物的术前管理应在 ICU 或能保持密切气道监测的病房进行。如果患者出现通气或氧合不足，需立刻关注和干预。增加无创呼吸支持，包括使用高流量鼻导管、持续气道正压通气或双相气道正压通气（bilevel positive airway pressure，BIPAP），对这类患者有益。BIPAP 设备允许在吸气

表 52.1　前纵隔肿物患者的麻醉分类[54]

风险水平	症状	气管压缩百分比
低危	无症状或轻微	影像学无受压改变
中危	轻微到中度体位相关症状	< 50%
高危	严重的体位相关症状：端坐呼吸、喘鸣、发绀	≥ 50%

和呼气期间提供可调水平的持续正压。吸气相压力有助于克服部分阻塞病例的上气道阻力。持续气道正压通气可单独提供呼气正压以打开上气道，从而可防止肺泡塌陷[55]。

　　这些患者可用氦氧混合气进行治疗，因氦的密度低于氧，可增强通过受压气道的层流速。氦氧混合气必须作为混合气体输送。必须使用最低氧含量（即 FiO_2），从而使氦达到最高浓度，以获得最有益的临床效果[56]。

　　皮质类固醇可用于严重的气道或心血管损伤病例，但可能有肿瘤溶解综合征风险，因此需进行更多监测。在肿瘤活检前使用皮质类固醇不一定影响诊断，一项小队列研究发现，接受皮质类固醇治疗的患者有 95% 的组织学诊断是明确的[57]。在诊断活检前进行放射治疗在儿科患者中不常用，因为儿童可能需要麻醉才能耐受手术[57]。

　　最后，心血管衰竭风险最高的儿童患者可在手术前预防性接受心肺转流术。尽管有周密计划和精心准备，患者仍有可能需紧急进行心肺转流术。在成人人群中尤其如此，因为与儿科患者相比，他们对体位变化的反应较弱[58]。总之，应由高级的、经验丰富的气道和危重症护理专业人员来管理这一高危人群，且各种工具和心肺支持设备可用。

转移性肺疾病

　　患有转移性肺疾病的儿童可能需要重症监护。儿童转移性肺疾病的一个例子是骨肉瘤，它是儿童和年轻成人最常见的骨肿瘤[59]。转移性肺疾病可在确诊后第 1 年内发生，并且超过 30% 以上的骨肉瘤患者会复发[60]。为最大限度提高生存率，需要完全将转移性肿瘤手术切除，因为全身抗肿瘤治疗不能作为提高生存率的可靠治疗方式[61]。手术切除已有肿瘤肺转移的患者，通常需要在术前和术后在 PICU 进行管理和监测。

　　转移性肺疾病患者的手术方式取决于几个因素。大多数患者双侧肺受累，但文献显示约 24% ～ 40% 的患者可能只存在单侧病变[60]。最常见的手术切除方法是开胸手术，有时也通过经胸骨正中切开进行单阶段手术。

　　接受过开胸手术的儿童患者通常在 PICU 或外科过渡监护病房（step-down unit，SDU）中恢复。术后并发症包括出血、疼痛和呼吸衰竭。预见这些

潜在风险可减轻对患者的伤害，缩短 PICU 住院时间。监测出血需要密切监测血红蛋白、血小板计数、凝血因子，尤其是那些最近可能接受化疗药物治疗、抑制骨髓血细胞生成的患者。疼痛是最常见的术后并发症。应用胸段硬膜外自控镇痛（epidural patient-controlled analgesia，ePCA）已被证明是安全有效的镇痛方法[62-63]。ePCA 的使用可减少全身性镇痛药的需求，特别是阿片类药物，可加快周转和缩短住院时间。转移性肺疾病患者的照护需要一个多学科团队来达到最佳结果。

腹部肿瘤

小儿腹部肿瘤通常需要外科治疗作为一线治疗或辅以抗肿瘤药物治疗。

神经母细胞瘤

神经母细胞瘤占所有儿童癌症的 8% ~ 10%，占所有儿童癌症死亡的 15%[64]，其预后取决于使用若干肿瘤特异性因子和组织学因子确定肿瘤分期。高危神经母细胞瘤患者通常需要进行完整的手术切除。神经母细胞瘤的经胸腹切除术是复杂且耗时长的手术，在此期间，因失血、液体转移和呼吸衰竭需要进行重症监护。这一独特的患者群体与其他术后患者的不同之处在于，部分患者需要额外补充外源性儿茶酚胺。鉴于潜在的神经母细胞瘤细胞分泌儿茶酚胺，一旦将其手术切除，可能引起血流动力学不稳定[64]。

神经母细胞瘤患者经胸腹大手术的术后管理需要医疗人员、护士、治疗专家和护理小组其他成员的密切关注。为接受所有大手术的患者拟定术后管理的系统方案，以确保照护的各个方面都能得到满足。患者应有足够的血压以确保维持所有末梢器官灌注，包括有适当尿量 [儿童 0.5 ~ 1 ml/（kg·h）]、中心静脉压监测和血清乳酸趋势。如果上述任何一项不满足，推荐使用晶体液。如果液体复苏后出现低血压和灌注不足，或中心静脉压升高时出现灌注不足的征象，应考虑使用血管活性药物，如去甲肾上腺素。如果担心肾上腺功能不全，应考虑使用应激剂量的糖皮质激素。

如 PICU 术后患者血流动力学稳定、通气充足、肺顺应性良好、术后无大出血，应将早期拔管作为目标。呼吸系统的目标包括正常呼吸和氧合，而如果围手术期需要大量晶体液或血制品，医疗团队应预估第三间隙液体引起的肺水肿。关于术后输血的阈值问题，稍后再行讨论。与开胸手术一样，ePCA 是理想的镇痛方法，可减少全身对阿片类药物或镇静药物的需求。维护监测管路很重要，包括动脉管路和中心静脉导管，同时也应评估所有外科引流管、鼻胃管和导尿管的日常需求。

神经母细胞瘤的免疫治疗

免疫治疗是高危神经母细胞瘤治疗的主要组成部分。几种不同的抗体靶向表达于神经母细胞瘤细胞表面的神经节苷脂 GD2[65]。鉴于这些免疫治疗的副作用，需在输液期间和输液后对患者进行密切监护。市售的地努妥昔单抗（dinutuximab）是一种针对 GD2 的人鼠嵌合抗体，类似的单克隆抗体 Hu3F8 也在纪念斯隆-凯特琳癌症中心使用。

重症监护医师和肿瘤学专家应意识到这种抗体的副作用，并为住院或重症监护患者做好相应治疗准备。疼痛是最常见的不良反应，因为 GD2 也在周围神经细胞中表达。可能需要大剂量阿片类药物来控制疼痛，却又会导致呼吸抑制。联合连续输注阿片类药物与其他镇静药物时应谨慎。阿片类药物与右美托咪定联用可导致低血压和心动过缓，注射氯胺酮一般耐受性良好，不会影响呼吸，但可能导致烦躁不安[66-67]。

抗 GD2 抗体也可引起过敏样超敏反应，症状包括支气管痉挛、荨麻疹、低血压和毛细血管渗漏。治疗方式包括注射肾上腺素、吸入 β_2 受体激动剂、液体输注和抗组胺药，可改善许多过敏反应和类过敏反应。高血压可能是免疫疗法输注后的晚期副作用，这些患者应密切随访，因为 Hu3F8 与前文所述的 PRES 相关[68]。这些有高血压和神经系统受损症状的患者应使用抗高血压药物治疗，并需要神经影像学检查。

肾母细胞瘤

儿童期肾癌约占所有儿童癌症的 7%[69]。肾母细胞瘤是所有儿童肾癌中的主要类型[69]。腹部 CT 或 MRI 是评估疾病病情的必要手段。大约 11% 的肾母细胞瘤患者有肾静脉受累，4% 表现为下腔静脉或心房受累[69]。腔静脉血栓在肺动脉形成栓塞是一种罕见但可能致命的情况，需要精确的手术计划。北美专家推荐早期肾切除术作为Ⅰ期和Ⅱ期肾母细胞瘤的一线治疗，术后管理通常在ICU或儿科病房进行。并发症包括需要广泛切除、额外切除其他器官以及Ⅲ～Ⅴ期肾母细胞瘤术中肿瘤污染。

输血医学

儿童肿瘤患者是一类在整个治疗过程经常需要输血和血小板的特殊人群。目前，对这类人群的输血阈值，循证医学指南有限，但最近的专家建议采取限制性输血策略[70]。目前的指南建议血红蛋白 < 7 ～ 8 g/dl、血小板 < 10×10^9/L、INR > 2.5 且临床有明显出血倾向的患者进行输血。

儿童肿瘤患者术后对输血时机提出了更独特的挑战。目前，对肿瘤患者术后的管理不仅建议对贫血患者采取限制性输血策略，还建议提高血小板的输注阈值，输注血小板以维持计数 > 50×10^9/L。在何时输注血浆方面，临床医师和外科医师所认同的INR阈值不同，大多数建议在INR延长且患者有明显临床出血倾向时输注血浆。然而，目前尚无有效的出血评估量表，临床相关出血也无普遍定义[70]。还需要更多循证研究和指南以规范可用于所有危重患者的标准化输血实践。

ERAS

儿童肿瘤患者术后照护目标是提供高质量的医疗照护，优化医疗资源，加快从重症监护室转出和出院的时间，同时为患者和家长提供支持。加速康复外科（ERAS）旨在实现这些目标（图52.3）。从门诊的术前咨询，到术中疼痛控制和保守的液体管理，再到出院后的随访，ERAS强调了手术体验的全面性。这些概念源于成人ERAS项目，现已应用于儿童患者，并在数种常见儿童手术中进行了回顾

性研究[71]。理想情况下，所有择期手术都应接受ERAS筛查。

ERAS项目的成功取决于患者及家庭的积极参与、对依从性和结果的衡量，以及多学科团队的参与。这种综合团队方法包括医院管理人员、护士、高级医疗服务提供人员、主要麻醉医疗服务提供人员、外科医师和儿科医师，以及物理作业理疗师和儿童生活专家。为实现ERAS项目的成功，所有团队成员都须致力于实现该统一目标。一项关于儿童肿瘤人群ERAS项目的研究正在进行。

加速康复外科		
手术前	手术中	手术后
• 患者与家庭教育 • 选择性肠道准备 • 减少禁食时间 • 预先饮用碳水饮料 • 期望多学科团队的管理	• 严格控制体温，保持体温正常 • 使用Bair Hugger加热静脉输液 • 目标导向液体治疗 • 最大化进行区域麻醉 • 使用非阿片类药物 • 评估额外的引流管和导管的必要性	• 尽量减少静脉液体输注 • 尽早开始口服或肠内营养 • 尽早拔除留置导尿管 • 尽早下地活动 • 减少术后肠梗阻的发生 • 减少术后谵妄

缩短住院时间
提高患者和家长满意度
减少术后应激反应

• **图 52.3**　加速康复外科

参考文献

扫二维码见参考文献

第七部分

围手术期癌症照护的价值主张和研究

第 53 章　癌症患者照护过程中的价值主张：在综合性癌症诊疗中心量化以患者为中心的价值

第 54 章　加速康复外科与癌症

第 55 章　癌症患者围手术期照护中的症状评估、患者报告的结果和生活质量评估

第 56 章　共同决策和预先治疗计划在癌症治疗过程中的应用

第 57 章　癌症照护中的伦理——不复苏

第 58 章　癌症医疗经济学：机遇与挑战

第 59 章　腹部大手术后并发症的费用：机遇与挑战

第 60 章　癌症患者围手术期管理研究：机遇与挑战

第 61 章　大数据、计算科学进展与肿瘤照护

第 62 章　MD 安德森癌症中心登月计划®：全球优先项目

癌症患者照护过程中的价值主张：在综合性癌症诊疗中心量化以患者为中心的价值

Thomas A. Aloia

李鹏 译 文平山 校

雷达图

为综合性癌症中心设计的总体价值等式

10 年前，基于哈佛商学院 Michael Porter、Elizabeth Teisber 和 Robert Kaplan 三位教授最先提出的"价值＝结果 / 成本"公式，出现了各种形式的价值等式[1]。医疗保健系统、医院联盟、政府医疗保健资助者，甚至同一体系内的私人医疗机构和卫生健康机构都开发了各自的价值等式。例如，许多医疗系统强调"高可靠性"概念，将价值公式解释为"价值＝安全 / 成本"。然而，由于关注点仅局限于避免伤害，这种等式忽略了从医疗服务中获得积极结果的价值。其他方案在分母中增加了患者体验，而去除了质量或安全。其他版本的价值等式结合了以下概念：

"价值＝（质量＋结果）/ 成本"

"价值＝（结果＋患者体验）/（直接成本＋间接成本）"

"价值＝（质量＋服务）/ 成本"

上述所有价值等式中都存在影响价值判断的基本变量。各版本中存在的主要问题是对变量的定义含糊不清，导致需要通过更多的解释阐明这些变量。什么是安全？什么是质量？哪些成本应该被包括在内？同样，这些公式并非完全从患者的角度出发。通常，分母中成本部分通常为医疗机构或第三方报销机构的总费用，而以患者为中心的价值等式仅关注患者自付的医疗支出，包括共付额和减免

额，也包括旅费和误工费。

癌症照护的复杂性和患者群体的异质性为开发多元等式作为衡量标准增添了挑战。各类癌症并非简单的病种，而是由数千种不同特征的疾病组成，具有不同的风险且需要不同的治疗方式。即使在同一类癌症中，个体间也存在基因差异。除肿瘤学差异外，患者健康的社会决定因素和主观上对结果的预期也存在差异。面对这些复杂的变量，我们制定价值等式所面临的挑战是，既要包括所有重要因素，又要在不同疾病、观念和优先性中保持可扩展性。

界定质量和安全：结果对患者至关重要

为实现这一目标，我们首先扩展了分子，将"质量"的结果（定义为实现积极结果）与"安全"的结果（定义为避免负面结果）进行对比。此处"安全"相当于 1/"伤害"。尽管存在关联，但质量和安全这两个词是截然不同的。质量是治疗的意义，是我们进行医疗干预的原因，而安全是我们在干预过程中为避免伤害所做的事情。在开始实施时，在几乎所有的医疗干预措施（包括药物治疗）中，患者和医师看不到干预的质量（例如，癌症手术后的长期生存率）（图 53.1A）。然而，他们肯定会面临伤害的风险（例如，术后血栓栓塞症）。

如前所示，通常价值等式的变换是为了具有高可靠性，表示为"价值＝安全 / 成本"。然而，这个版本的公式并没有完全体现出高可靠性。关注高可靠性值得赞扬的原因不仅是它强调了限制伤害风险的需求，更为重要的是，通过高可靠性流程降低患者风险，使患者和医师能够更快、更大程度地看到质量目标（图 53.1B）。不难理解，身处错误频发、

可靠性低的环境，或出现罕见并发症的情况下，即使发生一次不良事件，也可能完全抹杀患者获得预期干预质量的可能性（图53.1C）。事实上，医疗体系中90%的"质量措施"是伤害描述性标准，我们很少评价和报告治疗中积极的结果，这是医疗机构产生倦怠的主要原因之一[2]。基于这些论点，价值等式必须同时包含积极的质量和潜在的危害。

为阐述其两面性，我们将价值等式的分子定义为"质量–伤害"。有了这两方面定义，患者可以评估推荐治疗的积极和消极属性，并对疗法或医疗机构进行比较。这种流程对医疗机构而言同样合理，因为它体现了现代告知流程，我们向患者及其亲属介绍干预措施的好处、风险和替代方案，让各方共同决定推荐干预措施或治疗方案是否有利（或不利）。

完整的价值等式

在"价值＝质量–危害/成本"的基础上，我们试图定义和量化这三个词的各个组成部分。为实现这一目标，我们采访了患者、护理人员和医疗机构。我们期望能发现大量对患者和医疗机构都有意义的质量和危害。然而，我们最终收集的所有反馈都可归纳为患者希望从癌症照护中获得的三个基本要求，以及试图避免的三种伤害（图53.2）。在下一节，我们将对这些价值的各个子类别进行描述。

与传统价值等式的基本形式类似，德克萨斯大学安德森癌症中心（UTMDACC）的价值等式是以患者为中心，重视从患者的角度提供照护价值。然而，与其他形式的价值等式不同，该等式从所有利

A 安全/伤害与质量的关系始于治疗开始

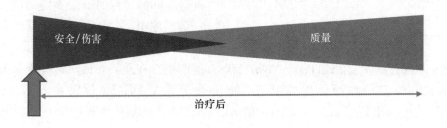

B 可靠性高的过程限制了伤害发生的风险，并使得质量更快、更大程度呈现出来

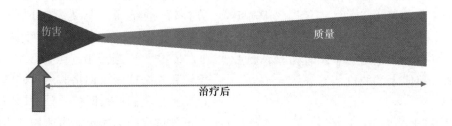

C 即使是一次伤害事件，也会抹杀患者和医疗机构体会到干预措施的益处的可能性

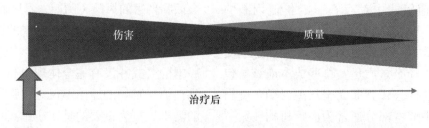

· 图53.1 （A）安全/伤害与质量的关系始于治疗开始。（B）可靠性高的过程限制了伤害发生的风险，并使得质量更快、更大程度呈现出来。（C）即使是一次伤害事件，也会抹杀患者和医疗机构体会到干预措施的益处的可能性

UTMDACC价值等式以九个测量领域为特征。

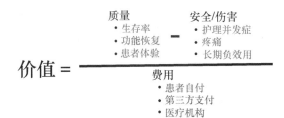

$$价值 = \frac{\begin{array}{cc} 质量 & 安全/伤害 \\ \bullet 生存率 & \bullet 护理并发症 \\ \bullet 功能恢复 & \bullet 疼痛 \\ \bullet 患者体验 & \bullet 长期负效用 \end{array}}{\begin{array}{c} 费用 \\ \bullet 患者自付 \\ \bullet 第三方支付 \\ \bullet 医疗机构 \end{array}}$$

• **图 53.2** UTMDACC 价值等式以九个测量领域为特征

益相关者的角度考虑决策因素，定义了各部分量化标准，并明确了各自的数据来源，以便对照护价值进行符合实际的计算和比较。此外，该等式的通用性允许在不同的癌症之间进行方便的价值计算转换，同时仍然为决策者提供有价值的依据。这些等式也易于拆分，分别运用于特定患者群体、不同疾病类型和结果。该等式也可在非癌症相关照护环境中应用。

定义价值等式

分子：质量

根据定性采访和定量反馈，我们发现患者希望从癌症照护中获得三种质量：生存、功能恢复和正向体验（positive experience，PE）。

• **生存**

90% 受访的癌症医师表示生存是患者的第一要务。而值得注意的是，只有 50% 的患者将生存列为他们的首要目标，更多患者希望回归被癌症"打断"的紧张生活节奏和（或）保持其独立性，即"生活质量高于生活天数"的理念。即使把生存放在第一位的患者，当被追问"为何首要目标是实现一个里程碑式的生日"时（例如"您的首要目标是活到 80 岁？"），大多数人回答说，对更长生存时间的渴望实际上只是因为他们发现"在生活中有更多的事情要做"。换句话说，从疾病中恢复功能（稍后讨论）显然是绝大多数患者癌症照护的主要目标，也是未得到医疗机构重视的最重要的价值主张。尽管如此，癌症生存率仍是一个至关重要且可高度量化的质量标准。它可从患者被诊断或开始接受癌症治疗的日期到复发、进展或死亡的日期来计算。我们的数据库包含了从 1944 年开始超过 150

万例患者的随访数据，利用这些数据进行分析，确定在 UTMDACC 照护中癌症患者的长期生存率，然后可与国家数据库的同等人群进行比较，结果如图 53.3 所示。

• **功能恢复**

几乎所有患者在接受医疗照护时都存在疾病导致的某种程度残疾。癌症患者也不例外，他们常被诊断为处于衰弱状态，伴有恶病质、营养不良、感染、免疫抑制、焦虑和与癌症有关的疼痛。不幸的是，大多数癌症治疗都会诱发相关症状和副作用，进一步弱化患者进行活动的能力。这种糟糕的"双重打击"给患者留下了严重的功能障碍。这一定程度上解释了为何功能恢复是癌症患者的首要目标。这也意味着，除了作为"外科肿瘤学""内科肿瘤学"或"放射肿瘤学"专家外，所有癌症医师也都是康复专家。事实上，在以患者为中心的价值中功能恢复是如此突出，以至于某个医疗机构的真正价值最终可以通过使患者从疾病中恢复的程度进行衡量。快速康复也反映了雇主对其雇员迅速重返工作岗位的重视。尽管这一价值诉求非常突出，但值得注意的是，历年来在我们的书面医疗记录或目前的电子健康记录（electronic health record，EHR）中很少能找到功能恢复的相关数据。这是因为，评估功能恢复的唯一方式是询问患者在日常生活中的功能情况。我们不仅从未询问过，而且也很少通过简单的工具，如卡氏评分法（Karnofsky status，KPS）或东部肿瘤协作组（ECOG）体能状态评分表来记录我们对康复者的印象[3-4]。幸运的是，社会正在发展，患者报告的结果（patient-reported outcome，PRO）领域已在医学研究和护理领域爆炸式增长，使患者能对其恢复程度进行语言和数字评分[5-6]。只有在临床照护中的关键时间点（例如，干预前以及干预后 14 天、30 天和 90 天）使用 PRO 量表，才能衡量我们在干预后实现短期功能恢复的能力。在实践中，PRO 量表往往以症状轻重作为测量的主导，但评估功能恢复的最佳工具应包括症状对生活干扰的衡量[7]。我们的研究表明，症状多样，难以消除，经常受心理因素的影响。加速康复的目标是症状仍存在的同时促进功能恢复。因此，包括步行、工作、自理能力、照顾他人能力和生活乐趣等可控变量的 PRO 量表可帮助医院衡量患者功能恢复效果的价值。有了这些成功的衡量标准，加速康复计划已经进入癌症照护领域，其益处无处不在，已影

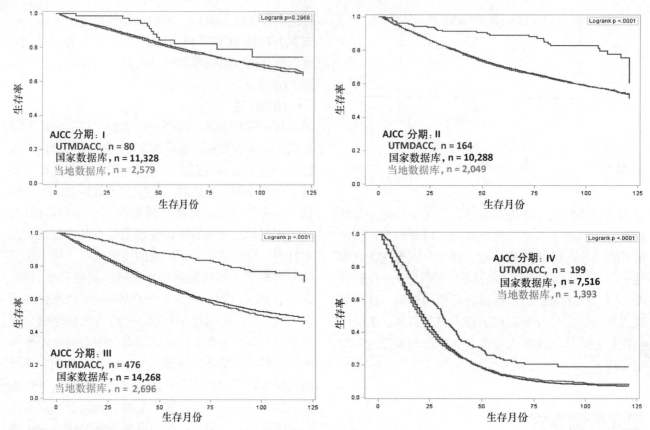

· **图 53.3**　根据美国癌症联合委员会（AJCC）分期对结直肠癌进行的 Kaplan-Meier 生存比较。2005—2014，亚部位：直肠，直肠乙状结肠交界（见彩图）

响价值等式的多个方面。

- **患者体验**

这是指患者希望从癌症照护中获得正向体验（PE）。通过患者体验和满意度调查发现，有时正向体验与 PRO 被混为一谈，但症状及功能与受尊重、礼貌及坦诚沟通交流的感觉是不同的。越来越多的机构通过患者满意度报告、反馈调查以及患者和家属咨询委员会收集患者反馈[8]。这些数据是评估癌症照护过程中患者是否获得有效服务的重要部分。

分子：安全 / 危害

在获益前，每一项癌症治疗措施都有可能伤害患者。这些意想不到的负面影响有些可以预防，包括照护时的急性并发症、疼痛和长期失能。无论是定量计算还是定性评估，如果伤害超过质量，分子就会变成负数，价值就会消失。

- **照护并发症**

医疗行业不乏由地方、行政部门甚至国家监管机构收集的近期并发症数据。外科医师、肿瘤科医师、放射治疗师和所有其他医疗专家收集并关注近期伤害数据，如术后并发症、毒性分级、再入院和医院获得性感染。理想情况下，这些数据经过风险校准后具有可比性，但我们经常发现，即使比对并发症发生率的原始数据也是可行的[9]。尽管数据早已存在，但直到最近才更透明地向患者和医疗人员公开。

- **疼痛**

在癌症照护的各个阶段，患者疼痛评分应用广泛。抛开这些数据的实用性、实际进展以及疼痛医学管理专业的发展，疼痛仍是患者主要不良结局。50% 以上接受癌症治疗的患者反映，在持续照护过程中出现过严重疼痛[10]。因此，我们认为疼痛在价值等式中具有独特地位，并呼吁更加关注其对患者生活质量的深刻影响。毫无疑问，成功地将疼痛降到可接受水平可以提高癌症照护的价值。

- **远期失能**

与近期功能恢复一样，衡量癌症照护远期失能的问题一直未得到充分解决。随着癌症治疗的改善，患者寿命会更长，更需要持久的功能恢复。因此，通过 PRO 收集远期功能恢复数据已成为衡量价值的必要条件。泌尿肿瘤科医师追踪前列腺手术和放疗后远期肠道、膀胱和性功能，已证明收集这些数据并将其用于治疗决策的可行性[11]。广泛收集这些数据对患者和医疗机构而言是一项沉重负担，但应纳入到价值等式的分子中。为实现这一目标，鼓励各机构成立 PRO 管理委员会，监督将经过验证的专业项目纳入 EHR，并确保其考虑到患者的调查倦怠、临床工作流程变化以及其他重要的影响因素。

分子：综合三个价值层次

正如 Porter 和 Teisberg 教授最初提出的那样，应使用三层结果衡量等级体系以评估不同时期的价值[1, 12]。遵循这些原则，我们复杂的价值公式纳入了时间维度，包含了短期并发症和长期失能，并结合了功能康复的早期和晚期生存率。

成本

与"结果"（outcome）一词相似，价值等式的分母中"成本"（cost）这个词同样不透明。一方面，我们必须尽可能确定是否描述了费用、价格、信息收集、购置成本、照护成本和（或）间接成本对总成本的摊销。另一方面，我们又不得不从患者的角度出发（他们权衡的是自付费用，几乎不考虑第三方支付或医疗服务机构的成本）。与此同时，群体水平的价值测量应包括第三方支付/社会捐款和机构资产负债表的支出部分。在单纯从患者角度出发的价值等式中，我们只关心患者负担的成本，但从整体上讲，如果忽视支付方和医疗服务提供者的意见，我们就不能在医疗健康领域中进步提高。鉴于各权重变量之间似乎存在矛盾，我们将价值等式的分母分开，分别描述来自患者（患者负担的费用）和第三方（包括私人、非营利组织和政府来源）的实际费用，以及医院系统提供照护的医疗成本。时间驱动作业成本分析法（time-driven activity-based costing，TDABC）是获取医疗机构成本最有效的方法，但如果缺少这种能力，也可以从传统的医院成本计算系统中获得财务数据。重要的是，收费不属于等式的任何组成部分，因为这些不是真实的价值，它们反映了虚高的服务定价，并受到合同大打折扣的影响。避免成本中"无实际价值的钱"的影响，有助于价值等式严格地以收款的形式记录

真实的资金，并扣除医疗服务的机构成本，从而产生利润。对利润率数据的深入了解对未来制定公平的捆绑支付定价策略至关重要。

- 患者自付费用

由于多种因素，包括高额免赔保险产品的出现和窄带网络医保政策，由患者直接支付的自费医疗费用占比和总额正在上升[13]。虽然各州、各族群和各类社会经济群体都受影响，但中低收入者受到这些趋势的影响更大，这解释了为何在美国因医疗费用而破产的人占 60% 以上，大量患者为避免经济损失而逃避必要的治疗[13]。由于癌症的复杂性质，以及极其昂贵的治疗方式（包括机器人手术、质子放射治疗和免疫疗法），癌症患者受到的经济打击是一个严重问题。通过分析患者以共付、自付和（或）共同保险的形式支付的照护费用，可以确定患者自付比例。然而，目前交通费和误工费不能计入等式中。今后，在治疗开始前，需要在完整的价值公式框架内明确告知患者所需自付金额，以避免灾难性的额外支出，并有机会实现综合决策。以前，由于准确估算自付费用的复杂性，医院系统避免了这些信息的披露，然而，随着 EHR 的发展，目前完全可具备这种能力。现在是时候让每个患者知道他们在医疗照护中预期的自付费用了。

- 第三方支付费用

第三方医疗费用的报销往往涉及复杂的合同，包括折扣、计划报销最高限额、止损条款和非透明财会。鉴于大多数机构接受各类支付方案，计算第三方付费最简单的方法是根据会计系统的收款情况确定实际收到的照护费用。现代系统可以将这些款项细化到每一分钱。

- 机构成本

对所有医院而言，弄清楚为患者个体提供医疗服务的实际成本仍是一个挑战。全部成本包括货物、药品、设备、人员、服务、时间、信息技术、资本采购，以及大量需要归纳和分配的间接成本。由于精确评估医疗照护的真实成本时缺乏明确策略，许多机构，包括 Vizient 等质量报告[14]被迫根据各机构的医疗保险成本报告的成本与收费比率来估算照护成本。虽然这种方法能粗略提供资源利用率，但其代表与癌症照护相关的医疗健康成本的方式不准确，因其既未考虑与设施、行政管理、非计费项目相关的间接成本，也未考虑实际费用和收入流动。TDABC 是一种更准确的衡量照护成本的

会计方法。它利用流程图来获取患者照护相关的实际资源。然后，将占直接和间接照护成本计算在内的全额成本应用于每个流程，以计算照护周期的成本。虽然全面操作此流程曾很繁琐，但当前的电子设备已大大提高使用 TDABC 方法准确衡量照护成本的速度和能力。

价值等式：总结

价值等式由三个主要部分组成，即"质量−伤害 / 成本"。这三个主要部分中的每部分都有三个易于理解和衡量的子类。六个分子的数值涵盖了所有三个层次结果的考量，突出了对患者至关重要的因子，如功能恢复和患者体验。值得注意的是，六个因子中有两个（短期功能恢复和长期失能）取决于 PRO。对从个体出发的以患者为中心的价值，从分母中去掉第三方支付者的支出和机构照护成本，仅保留患者承担的费用，总共还有七个因子。当用于群体健康、支付改革和机构质量改进时，所有九个因子都被纳入等式（图 53.2）。

数据收集

目前这九个因子相关的许多数据源在大多数医疗健康系统中都可用（例如，collections 系统），而其他数据源则需要建设（例如，PRO 平台）。很大程度上，繁重的机构工作只是将现有数据流引导到中心价值组，以便在患者类型、疾病阶段和干预措施之间进行同化。这项工作的目标是将所有数据流整合到公式中，以便让患者知悉。为保证这些收集和报告数据的质量，相关投资和资源配置可能会增加费用，但也会带来巨大的投资回报（return on investment，ROI）。我们预测，拥有这一能力的机构将具有很大的竞争优势，既能营销其价值主张，又能通过谈判反映其提供的全部价值的保费报销率（表 53.1）。

在患者就诊前和就诊过程中，能够实现实时结构化数据输入的系统促进了价值计算的自动化、准确的数据报告以及数据资源的有效利用：

- 生存分析的关键是谨慎地记录诊断日期、诊断结果、癌症分期、既往治疗、毒性和生命状态

表 53.1	价值等式中每个构成部分的具体数据流	
价值领域	**价值等式的组成部分**	**数据流**
质量	生存率	肿瘤登记处
	功能恢复	EHR-PRO 的建立
	患者体验	外部供应商积极体验数据
安全	短期并发症	注册处和 EHR 数据
	疼痛	EHR 数据
	长期负效用	EHR-PRO 的建立
成本	患者自付	收款会计
	第三方支付	收款会计
	医疗机构	传统和 TDABC 会计模板

EHR，电子健康记录；PE，正向体验；PRO，患者报告的结果；TDABC，时间驱动作业成本分析法

［这些变量被称为肿瘤学数据基础（oncology data foundation，ODF）］。以电子数据的方式收集这一小部分重要信息，使 EHR、肿瘤登记处和财务系统能够迅速识别相应患者群体并进行分析，并在每个价值领域提取适当的患者数据。

- 在 EHR 中管理和收集 PRO 的能力。
- 准确的成本核算系统。

患者参与度

价值等式九个因子中，两部分的采集（PRO 对功能恢复的测量和长期失能），很大程度上依赖患者的参与度。首先要对患者进行教育，让他们充分、彻底了解调查目的并及时回答问题。我们从患者和家庭咨询委员会收集的反馈显示，只要医疗机构回顾、确认并参与他们的回答，患者就愿意花费时间和精力完成 PRO 调查。同时，也有机会根据患者的意见，以电子方式对患者症状和功能缺陷进行即时反馈，以激励患者继续参与这些调查。事实上，向患者展示调查完成的即时个人 ROI 可提高长期参与度。

支持性的领导力

准确完成价值等式的成功与否取决于医院、财务和医疗机构领导的支持。价值衡量工作的执行得益于行政领导对数据收集的支持、提供资源以支持

PRO 的开发和实施，并向医疗机构强调以价值为基础的整体照护方法的重要性。

价值的可视化和可比性

价值雷达图

鉴于价值等式中有这么多单独的组成部分，数据可视化至关重要。我们发现，将收集到的数据绘制在雷达图上，既有利于向患者解释，也便于患者理解[15]。这些图表将数据绘制在一个中心点周围，远离中心点表示数值越有利。将这些点连接起来形成一个几何形状，其中内部面积是治疗总价值的数字总和。可视化工具有两个主要作用。首先，它可在同一机构的两种治疗方案之间进行快速比较，或在两个医疗机构之间进行相同治疗方案的快速比较。其次，不同的利益相关者可对单个价值进行不同加权，以直观看到价值的变化。例如，机构可能想要看到所有九个因子的结果，而患者仅想了解和他们相关的因素，如生存率、并发症和患者负担的费用，而几乎不需要在决策中考虑其他支付者的成本。

价值雷达图的实际意义

在图 53.4 中，假设的九个测量值被绘制在雷达图上，结果有两个形状，象征着两个可比较的价值。医疗机构查看全部九个领域，而患者优先查看他们关心的七个领域。从患者角度看，这两个形状在计算区域内相对较近。使用这个版本，医院和患者之间可以进行讨论，以权衡不同情境中如何确定患者的照护目标，从而实现对该患者最佳照护方案的可视化（甚至是数值计算）。例如，一位职业钢琴家对某种神经毒性药物的长期失能评价，可能与另一位患者的评价截然不同，后者更关心的是最大限度地延长生存期或消除重大癌症手术后可能发生的丧失自理能力的风险。根据以患者为中心的个体价值量身定做的治疗方案被称为目标导向型医疗[16]。同样，医疗机构使用全因素视图可以根据全局更加全面地作出明智决定，又称为"标准化照护"。同样，医疗机构可以在专注于患者价值方面进行改进的同时考虑成本和报销问题。

关于 QALY 的说明

医疗服务机构的研究人员经常试图用质量校准生命年（quality-adjusted life-year，QALY）来代表价值。这一概念可能在学术上有价值，但对医疗机构和患者而言，将其应用于医疗决策尚有争议。此外，患者并不认可学术界关于一个生命年的合理价值为 50 000 美元的武断假设。我们发现，我们设计的价值等式更易被患者接受，医疗机构也容易向患者解释。此外，学术研究更常用 P 值进行学术计算；与 QALY 相比，价值雷达图内的区域面积可以作为价值校准寿命年（value-adjusted life-years，VALY），并作为更准确、详细和客观的衡量标准。

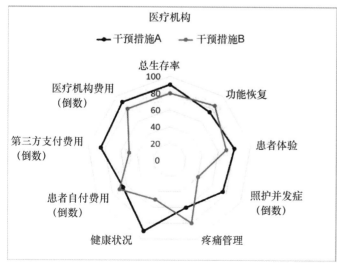
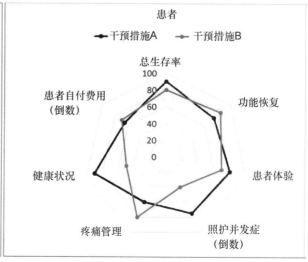

• **图 53.4** 九个测量领域的假设值被绘制在一个雷达图上，所产生的两个形状代表着两种可比较的干预措施

价值等式的收益

明确价值等式的组成部分不仅是一项理论工作，详细的、可扩展的等式更可以让人能够即刻实施和操作。其实施的首要目标是在患者就诊时公开展示结果数据，以促进决策共享和提供目标一致的医疗。这些数据必须包括质量、安全和成本，并关注短期并发症、长期失能和患者承担的成本，以便围绕患者的医疗目标制订治疗计划并进行评估。然后，医疗机构可以使用这些数据为工作流程、路径和算法提供信息。此外，医疗系统应使用这个框架来控制其网络和系统的不同组成部分的价值。支付方可以合作制作经风险校准的记分卡，为报销模式和患者选择提供参考。

提升机构价值

价值等式有助于定义、衡量和分析癌症照护的价值。有了这些数据，体制措施的改革就可以优先开展。此外，还可以针对特定领域，例如早期脓毒症检测方法可以提高抢救能力并减少早期并发症的发生。加强术后恢复计划可以改善功能恢复，并提高癌症特异性生存率。此外，明智地选择可以减少无效的干预措施，对价值等式的多个组成部分产生积极影响。

共同决策和目标一致的照护服务

这些努力的最终目标是让患者、医疗人员和医疗服务机构利用数据对他们的照护措施做出明智决定。癌症照护可能会成为体力上的累赘、精神上的消耗以及经济上的负担。通过强调以患者为中心、以价值为导向的照护，可以做出实质性改进，减少这些困难。让患者加入照护方案中，允许从患者的角度出发，根据他们的生活重点来重新规划治疗方案。

参考文献

扫二维码见参考文献

加速康复外科与癌症

第 54 章

Anoushka M. Afonso，Vijaya N. R. Gottumukkala

王贤冬 译 薄禄龙 校

引言

在全球范围内，癌症是发达国家的第二大死因[1-2]。据估计，全世界多达 50% 的住院患者被诊断为癌症[3]。随着癌症发病率增加，将有更多癌症患者需在麻醉下进行围手术期和围操作期诊疗。尽管免疫学进展在癌症治疗上取得重大突破，手术仍是减少癌症负担的主要策略，特别是对实体癌症而言。在手术切除前通常进行放化疗作为新辅助治疗，或在手术切除后进行辅助治疗，以尽量降低局部区域性或远处转移风险，延长无病生存期。除常规术前评估和优化外，癌症患者在围手术期还需特殊考虑。这涉及评估和优化癌症对特定器官功能的解剖学和生理学影响，副癌症效应，以及癌症治疗的全身效应。因此，麻醉科医师应该认识到癌症疗法的即时和长期的全身性影响（器官毒性），以及放化疗对营养、疲劳、贫血和身体机能下降的影响，所有这些都可能影响大手术后的恢复情况。

为优化手术治疗并提高癌症治疗效果，应在整个围手术期治疗过程中实施多学科计划，以尽量减少症状负担，提高功能恢复，并尽量减少可预防的术后并发症。这些协调的多学科医疗路径和医疗原则旨在提高手术患者的功能恢复，这就是加速康复外科（enhanced surgical recovery program，ESRP）（图 54.1）。ESRP 的重点是在有条件的情况下，通过微创手术将手术创伤的神经炎症信号（应激）反应降到最低；利用特定手术的多模式阿片类药物节俭策略；将围手术期的氧债降到最低；提供最佳的麻醉医疗，强调快速苏醒，采用肺部保护性通气策略，并确保神经肌肉阻滞的完全逆转。此外，术后阶段要求重视安全实施早期进水进食和下床行走的方法。ESRP 的一个重要术后组成部分是基于特定手术的医疗，建立监测系统以快速救治术

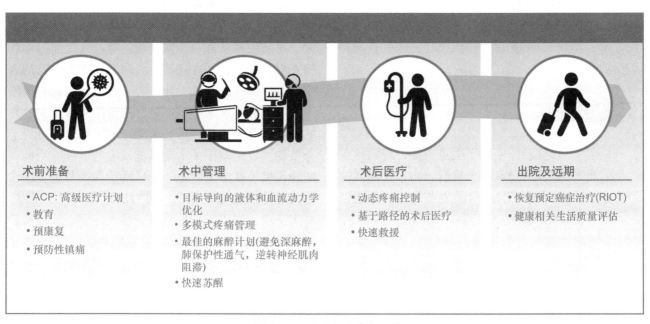

术前准备	术中管理	术后医疗	出院及远期
• ACP: 高级医疗计划 • 教育 • 预康复 • 预防性镇痛	• 目标导向的液体和血流动力学优化 • 多模式疼痛管理 • 最佳的麻醉计划(避免深麻醉，肺保护性通气，逆转神经肌肉阻滞) • 快速苏醒	• 动态疼痛控制 • 基于路径的术后医疗 • 快速救援	• 恢复预定癌症治疗(RIOT) • 健康相关生活质量评估

·图 54.1 癌症加速康复医疗

后并发症[4]。因此，ESRP 在手术实践的术前、术中、术后和出院后的每个阶段都有具体的医疗管理内容。遵守这些阶段的关键要素对改善手术患者结局至关重要。事实上，Gustafsson 等指出，加速康复外科（enhanced recovery after surgery，ERAS）协议的遵守与重大结直肠手术后的临床结局存在剂量反应关系[5]。

在没有重大术后并发症的情况下，尽早恢复到基线功能对任何外科患者都很重要，但对癌症患者尤其重要。在许多疾病中，辅助治疗经常是癌症医疗计划的一部分。在胰腺癌[6]、胸部癌症[7]和乳腺癌[8]中，术后并发症和及时提供辅助治疗与生存率存在关联。在成功的消融手术后，辅助治疗的延迟会导致预后恶化。通常，辅助治疗延迟的常见原因是术后并发症、术后疲劳和一般身体状况不佳（大手术后恢复的一般措施）。因此，外科癌症患者的主要目标之一应该是术后更快恢复，以便能重新开始预定的癌症治疗。因此，对癌症患者实施的每一个加速康复方案都应该考虑到疾病阶段、总体预后和维持生活质量（quality of life，QoL）的医疗是否合适，以及承受治疗方案的能力、治疗方法的相关风险和患者的意愿。

术前准备

除常规的术前评估和对合并症的医疗优化外，外科癌症患者有某些特殊考虑。涵盖癌症患者术前医疗的关键部分是预先治疗计划（advanced care planning，ACP）、患者教育、预康复、贫血管理和营养优化。

预先治疗计划

在美国，癌症治疗使用了大量资源，特别是在疾病晚期，患者几乎没有治愈机会，而且往往牺牲了顺遂患者心愿的有意义 QoL。在临终关怀期间也是如此，患者住院率越来越高，在重症监护室停留的时间越来越长，在生命的最后一个月到急诊科就诊的次数越来越多，临终住院的比例也一直很高[9]。约有 25% ~ 30% 的癌症临终患者会在院内死亡[9]。此外，临终患者所接受的重症监护方案往往多于他们声明的治疗偏好。

与非癌症不同的是，功能衰退是癌症发展轨迹的一个固有特征，也是一个明显时期，患者可从 ACP 和早期引入症状管理和社会心理行为管理的姑息治疗原则中受益[9-10]。美国国家综合医疗网络（National Comprehensive Care Network，NCCN）和美国临床癌症学会（American Society of Clinical Oncology，ASCO）等癌症专业组织早就强调了 ACP 在提供最佳姑息治疗中的重要性。对高危患者和老年癌症患者群体进行认知筛查和衰弱评估愈发成为趋势。事实上，Shahrokni 等证明，在老年癌症患者（年龄 ≥ 75 岁）中，缺少全面的老年病学评估（comprehensive geriatric assessment，CGA）与术后 6 个月死亡率密切相关，而与美国麻醉科医师协会（American Society of Anesthesiologists，ASA）分期无关。此外，测量老年癌症患者的衰弱程度可识别治疗相关潜在并发症风险增加的患者。来自 20 项研究的数据显示，超过 2900 例老年癌症患者的衰弱患病率为 42%（6% ~ 86%）。衰弱与术后死亡率增加（HR 2.67，95%CI 1.08 ~ 6.62）和治疗并发症增加独立相关（OR 4.86，95%CI 2.19 ~ 10.78）[13]。准确评估围手术期并发症的风险、治疗计划的选择以及术后预后，特别是 QoL，是知情选择、共同决策和 ACP 的主要内容，以满足患者的选择、期望和医疗目标。

教育

在癌症围手术期，一个精心设计的术前教育计划为患者强化个体状态和改善结局奠定了基础。通常，术前教育从外科诊室开始，通过入院前门诊和检查继续进行，并在这些患者和家属进入医院的入院前阶段即开始强调。让患者了解风险以及有效的术前准备和心理准备的益处，这便是有效术前教育的好处。此外，让患者和家属详细了解手术过程十分重要，以便对围手术期可能发生的事件能明确预期和预见。在疼痛管理、下床活动和恢复进食进饮方面为患者设定期望值，可为加速康复铺平道路。事实证明，围手术期的教育与减少焦虑、改善术后结局及提高患者和家属的满意度相关[4]。虽然患者教育在围手术期过程中很重要，但医师必须熟悉患者健康情况，以便让患者和医护人员共同有效参与。为患者提供可阅读的适当教育材料，以及用清晰、简练的语言编写的指导说明，也可促进学习[4]。

Pereira 等在 104 例患者中的研究显示，以患者为中心的移情方法可减少术前焦虑，并提高手术恢复和患者满意度[14]。

预康复

除优化癌症患者的营养状况外，还应在手术前实施康复策略，以减少与手术相关的心理和生理压力[15]。癌症预康复的定义是"在癌症诊断和急性治疗开始之间的连续医疗过程，包括身体和心理评估，以建立一个基线功能水平，识别损伤并提供有针对性的干预措施改善患者健康，以降低当前和未来损伤的发生率和严重程度[16]"。尤其是保持高水平的体育锻炼，可降低与手术相关的围手术期风险[15]。那些在手术前实施锻炼计划的患者，可更快地恢复到基线水平[17]。术前运动能力是健康状况的一个强有力标志，也与减少术后并发症和死亡率相关[18]。由于癌症治疗的延误可能导致不良结局，在制订运动方案时，实施预康复训练的时机至关重要[16]。手术前仅 3 周即足以建立生理储备，可进一步改善手术效果[15]。新辅助放化疗的结合扩大了实施运动预康复的窗口[4, 15]。预康复还为癌症患者提供心理益处，使患者对自己的健康状况有一种控制感，从而减少焦虑[17]。鉴于癌症诊断可能会给精神和情感带来特别沉重的负担，还应在预康复阶段实施心理干预，以解决任何可能出现的精神障碍（如抑郁、焦虑等），并提供心理社会支持[16]。

接受新辅助化疗的癌症患者往往会出现整体体能下降，这与手术后不佳结局相关[19]。术前运动训练可能对癌症患者的手术结局和术后恢复有重要益处。对那些等待手术的癌症患者而言，参与和坚持术前运动训练计划是一个可行选择[20]。Licker 等证明，高强度间歇训练（high-intensity interval training，HIIT）可使"有氧运动能力明显改善，但未能减少肺癌切除术后的早期并发症[21]"。体能的客观测量，如心肺运动测试（cardiopulmonary exercise testing，CPET），已被用来确定术后病残和运动能力下降之间的关系[22]。Loughney 等[23]评估了运动对癌症患者的影响，在计划进行新辅助化疗和手术的患者中，其可行性、坚持率和安全性是可以接受的。新辅助化疗和手术的"双重打击"概念是在术前运动训练的背景下探索出的。要真正评估术前运动项目在不同癌症人群中的效果，有必要进行更大

规模的随机对照试验。Wijeysundera 等[24]进行了一项严谨的国际多中心前瞻性试验，比较了术前主观评估与心肺运动测试、NT pro-BNP 和杜克活动状态指数（Duke activity status index，DASI）问卷得分等其他体能指标，以预测重大择期非心脏手术后的死亡或并发症。他们在研究中纳入 1404 例患者，其中 28 例（2%）在手术后 30 d 内死亡或发生心肌梗死。术前功能储备主观评估的效力不佳，不能预测术后心肌并发症，而简单的 DASI 问卷得分则与改善预测相关。

贫血管理

优化贫血管理方案对调整和维持癌症患者加速康复至关重要。癌症患者术前贫血相当普遍，与围手术期并发症发生率较高和输血风险因素相关[25]。癌症患者有营养缺乏、慢性贫血和同时使用影响红细胞生成的化疗药物，其贫血的病理生理是多因素的。有必要减少围手术期输血及其风险，鉴于术后贫血与术前贫血和患者病残率相关，也应减轻术后贫血对患者的影响。如果有机会在术前窗口期对可治疗的贫血患者进行干预，则有可能改善癌症患者的手术恢复情况。例如，Munoz 等[26]描述了一种患者血液管理策略，包括多学科多模式的个体化策略，以解决结直肠癌患者围手术期贫血。对结直肠癌患者贫血进行早期和积极治疗，可优化术前血红蛋白，将输血风险从高向低转变，并改善整体结局。对此类癌症患者的随访极为重要，因为他们经常接受辅助化疗和放疗。为了在各种医疗服务和技术整体过程中成功实施贫血管理策略，患者和临床医师的教育计划对其实施和可持续性都至关重要。

营养

营养优化对增加新陈代谢和减少术后分解代谢状态至关重要。营养不良的外科患者可从围手术期营养支持中获益。Klek 等评估了营养不良的癌症患者围手术期营养支持途径和类型（肠内、肠外、标准或免疫调节）的临床意义，发现其结果相当[27]。但在另一项前瞻性随机试验中，围手术期实施补充肠道配方营养显著减少接受手术的癌症患者术后感染并缩短住院时间[28]。一项随机双盲对照试验为结直肠切除术患者提供了更全面的预康复计划，包

括营养咨询、乳清蛋白、运动和心理医疗，该计划在结直肠切除术前 4 周开始实施，结局显示了有临床意义的行走能力改善[29]。优化功能储备和尽量减少并发症是大多数加速康复的基石。

在手术前优化癌症患者的营养状况

对高危患者而言，应采用客观的围手术期营养筛查来评估其营养状况[18]。可用于评估手术前营养状况的合适测试包括营养风险指标（nutritional risk indicator，NRI）、患者生成主观整体评估（Patient Generated-Subjective Global Assessment，PG-SGA）、营养风险筛查测试（nutritional risk screening，NRS）和 Reilly 营养风险评分[4]。这些测试中的每一项都提供了一个评分系统并对患者营养状况进行分类，可作为分流和实施适当术前营养方案的准则。营养不良是增加死亡率、并发症、费用和再入院的风险因素[4, 30]，QoL 降低，功能状态下降[9, 31]。癌症患者的营养不良和随后的体重下降可能与多种因素相关，包括营养不足、癌症分解代谢和炎症，这可能进一步导致恶病质和肌肉减少症[30]。营养逐渐下降的同时，风险也在增加，因此，必须通过纠正营养缺乏来减少癌症治疗的有害代谢影响[30]。在手术前管理癌症患者的营养状况时，应采取避免降低胰岛素抵抗、防止负蛋白平衡和调节免疫系统的策略[18]。此外，在确定癌症患者所需的适当营养干预时，应确定癌症治疗对患者营养状况影响的风险高低[32]。利用患者的基线营养状况和与其治疗方案相关的营养恶化的风险，可为那些低于阈值的患者确定营养干预措施，以实现充分的术前营养优化[32]。

对那些在术前被认为是营养不良的患者，如果需要，应在手术前 5～7 d 通过肠内营养或全肠外营养作为替代实施营养补充[4, 18, 33]。然而，全肠外营养应在手术前 7～10 d 实施[33]。肠内喂养比全肠外喂养更可取，但对危重患者而言，其并发症风险和住院时间都会减少[18]。除在手术前适当纠正营养缺陷外，还有一些关键步骤应在手术前即刻采取，以优化术后恢复。患者应在预计手术时间前 2 h 饮用透明液体以开放摄入水分。患者在手术前不应该禁食，而应饮用透明的碳水化合物饮料，以便复制正常的代谢反应，使患者在手术前处于进食状态[4, 33]。这种方法可降低身体对手术的代谢应激反应，从而降低术后并发症的风险[4, 33]。此外，碳水化合物饮料通过使者处于合成代谢状态来减少

蛋白质流失。由于癌症患者大多免疫功能低下，免疫补充剂的目的是改善其免疫状态。然而，提到具体的免疫营养素（鱼油、谷氨酰胺）和维生素 C 的指南还没有被充分引用或研究。鉴于在该患者群体中存在与癌症相关的炎症和恶病质，对抗炎药物的研究可能是下一研究重点。

医师还必须将营养指南的异质性与具体癌症患者的营养需求进行平衡。Zhao 等证明，癌症患者的营养医疗程序指南的质量差异很大[34]。经进一步分析，异质性归因于对营养风险筛查的重视不够、营养评估建议的差异、免疫营养支持以及缺乏高质量的能量和氮需求研究。

术中管理

术后恶心呕吐的预防措施

正如 Wesmiller 等研究所述，术后恶心呕吐（postoperative nausea and vomiting，PONV）对乳腺癌患者的整体健康有很大影响，并与重要并发症发生率（脱水、伤口裂开、疼痛和不能活动）相关[35]。在患乳腺癌的妇女中，PONV 对其幸福和健康都有重大影响[36]。在癌症患者群体中，术前也应警惕 PONV，以尽量减少其潜在影响。术后，多达 80% 的早期乳腺癌妇女会出现 PONV[35, 37]。建议在术前进行 PONV 预防，而非在发生 PONV 时进行应对性治疗[4]。Apfel 评分通过使用女性性别、不吸烟、PONV 病史和术后阿片类药物的使用作为预测方法来评估 PONV 风险[4, 37]。鉴于预防 PONV 的花费昂贵，必须确定哪些人群的风险较高，并为其提供针对性预防措施[38]。低风险患者不应接受 PONV 的预防治疗，除非正在接受的手术是致吐性的[38]。对中高风险的 PONV 患者，针对一种以上的受体和通路的联合治疗可能比单一治疗更有效。

对那些与 PONV 高风险相关的手术，如妇科手术、腹腔镜手术、HEENT（头眼耳鼻喉）手术、腹腔内手术、乳腺手术以及那些持续时间较长的手术，无论 Apfel 评分如何，都应采取 PONV 预防措施[38]。术前心理因素会加剧乳腺癌患者 PONV 严重程度[35, 39]。尽管使用了多种止吐药物，但约有 30% 妇女在乳腺癌手术后会出现恶心，其中 10% 同时出现恶心和呕吐[35]。

液体管理和血流动力学优化

应在整个围手术期优化患者液体管理，目标是在术前达到正常容量、水合状态[40]。对癌症患者而言，术前放化疗会引起治疗相关的腹泻，导致脱水和液体消耗。放疗会导致肠道蠕动增加，化疗会对肠道黏膜造成损伤，导致吸收减少[41]。长期禁食和肠道准备可能导致术前脱水，故应避免[40]。因此，确保外科癌症患者在整个围手术期得到优化至关重要。围手术期目标导向液体疗法（goal-directed fluid therapy，GDFT）被定义为"使用连续血流指数和（或）组织氧饱和度来优化末端器官功能[4]。"监测动态血流指数可用于预测输液的血流动力学效应，以优化组织氧输送[18]。GDFT 应根据患者手术风险、血管通路、监测需求和手术环境进行决策，以优化血流动力学稳定性[4, 40, 42]。术中应仔细调整输液，以减少围手术期器官功能障碍，恢复组织灌注和细胞氧合[4]。术中输液管理时应通过低晶体疗法和液体负荷量（必要时）补充替代血液 / 体液的丢失，维持血管内容量，以此实现维持正常血容量和避免过多水盐输入的目标[40]。GDFT 可减少主要并发症和住院时间，并改善结局[4, 40]。但最近一项针对非心脏手术患者的荟萃分析表明，与标准医疗相比，GDFT 在术后死亡率、ICU 入住时间和住院时间方面的优势值得怀疑[43]。但是，包括伤口感染、腹部并发症和术后低血压在内的所有并发症的发生率都降低[43]。没有证据表明结直肠癌手术时使用晶体液或羟乙基淀粉对 GDFT 有益，尽管使用羟乙基淀粉的 24 h 内液体平衡较低[43-44]。一项国际试验结果显示，在腹部大手术并发症风险增加的患者中，与自由液体方案相比，限制液体组患者无残疾生存率并不高，但与较高的急性肾损伤率相关（8.6% vs. 5.0%，$P < 0.001$）[45]。2014 年一项针对接受重大胃肠手术高危者的随机试验中[46]，与常规医疗相比，使用心排血量指导的血流动力学治疗算法并未减少并发症和 30 d 死亡率的综合结局。因此，在对癌症患者实施最佳液体管理时，必须考虑到上述两项试验的结果。

Salmasi 等[47]研究表明，平均动脉压（MAP）低于 65 mmHg 这一绝对阈值或 20% 相对阈值与心肌和肾损伤进行性相关。在任何给定的阈值下，长期处于低血压状态都与心肌和肾损伤的概率增加相关。此外，术中 MAP < 65 mmHg 时，术前血压与低血压和心肌或肾损伤的关系之间没有具有临床意义的相互关系。作者总结说，可以根据术中血压进行麻醉管理，而不考虑术前血压。最近一篇关于术前高血压的评论则提到，大多数关于围手术期血压管理的数据都基于流行病学数据，而非随机对照试验，因此，对轻或中度高血压患者而言，推迟麻醉和手术可能并不合适。在术前评估时，麻醉科医师有责任确保血压持续升高的患者在术前或术后酌情转诊进行进一步治疗[48]。为最大限度减少氧债，必须综合考虑液体疗法、心脏指数（搏出量）、灌注压和贫血指数的最佳管理，而非孤立考虑某一项。

多模式疼痛管理

疼痛会延长康复时间并延迟出院，在整个围手术期优化疼痛管理十分重要。多模式镇痛是 ERAS 的一个关键因素，其被定义为"使用一种以上的疼痛控制方式，以达到有效镇痛，同时减少阿片类药物相关的副作用[49]。"多模式镇痛的概念使我们能通过不同机制改善术后镇痛，并由于较低剂量而减少阿片类药物相关并发症的发生率。多模式镇痛包括联合使用不同作用方式的镇痛药，以减少副作用并最大程度地提高镇痛效果[50]。非阿片类镇痛药包括非甾体抗炎药（NSAID）、对乙酰氨基酚、扑热息痛、α_2 受体激动剂、氯胺酮、加巴喷丁类药物、地塞米松、使用局麻药的椎管内 / 区域阻滞技术、催眠以及针灸。最终，多模式镇痛可最大程度地缩短术后留院时间，加速恢复并改善结局[49]。疼痛管理策略应仔细计划，从切皮前开始，精确地对患者个体化考虑，并针对患者接受的手术过程[2]。由于癌症的病理生理和治疗干预的结果，继发性癌痛是一种常见现象[2]，麻醉科医师在为癌症患者计划镇痛方案时必须考虑到这一点。此外，癌症治疗的手术干预是复杂的，应进行充分镇痛，使患者功能得到改善，以便迅速恢复进行化疗和放疗[2]。镇痛计划应以早期下床活动、减少围手术期并发症和提高医疗质量为目标[50]。此外，围绕围手术期阿片类药物应用和癌症复发存在争议。目前，没有一级证据表明阿片类药物会影响围手术期。最近的一项荟萃分析[51]显示，没有确凿证据表明避免使用阿片类药物可减少结直肠癌的复发风险。减少外科癌症患者应激并提供最佳疼痛控制应该是我们的目标，必要时可使用阿片类药物进行补救性镇痛。

避免低体温

避免低体温也是癌症患者 ERAS 最佳麻醉计划的一部分。围手术期低体温与不良后果相关，而这些后果是可以预防的，因此 ERAS 方案强调维持正常体温。围手术期低体温会导致药物动力学受损、手术部位感染、失血和凝血功能障碍、输血需求、体温不适、恢复期及住院时间延长。因此，在围手术期测量核心温度、维持正常体温并对患者加温至关重要[52]。在英国国家健康与临床优化研究所（National Institute for Health and Clinical Excellence, NICE）指南中[53]，有可接受的证据显示，手术伤口感染和心脏不良事件的发生率与不经意的围手术期低体温（inadvertent perioperative hypothermia, IPH）发生率明显相关。此外，完全逆转神经肌肉阻滞和肺保护性通气策略也是癌症患者 ERAS 最佳麻醉计划中的策略。

术后医疗管理

持续疼痛管理

在围手术期的术后医疗管理方面，应强调对癌症患者持续有效的疼痛管理、无并发症的恢复、减少症状负担和提高 QoL。术后发生重大的生理变化可能会延迟康复[4]。疼痛尤其能放大这些生理变化，延长恢复到基线功能的时间[54]。与术中多模式疼痛管理策略类似，这种方法也应在术后使用[49]。术后镇痛应侧重于最大限度地提高药理效益，同时尽量减少副作用，以便加强恢复和功能储备，最终改善结局[4, 49]。

手术后的并发症和恢复预定癌症治疗

Kim 等提出了恢复预定癌症治疗（return to intended oncologic therapies，RIOT）的概念[55]，作为衡量和监测围手术期干预措施如何影响癌症患者功能恢复的新指标。RIOT 由两个组成部分：患者在术后是否启动了预定的癌症治疗，以及手术和启动这些治疗之间的时间[56]。当 RIOT 被引入加速康复途径时，该团队注意到显著的实践变化管理。例如，在发生肝转移的结肠癌患者中，确定的 RIOT

率为 75%。在肝外科引入加速康复方案后，RIOT 增至 95%[57]。Merkow 等分析了 2006—2009 年美国外科医师学会国家手术质量改进计划和国家癌症数据库，结果显示 61.8% 的 Ⅰ～Ⅲ 期胰腺腺癌切除术后未出现并发症的患者接受了辅助化疗[58]。在胰腺手术人群中可以看到术后并发症和 RIOT 的影响。没有并发症的患者接受辅助化疗的中位时间为 52 d，而有深部手术部位感染等并发症的患者接受辅助化疗的中位时间为 70 d。乳腺癌总生存率取决于辅助化疗的完成和次数。如果延迟超过 12 周，无复发生存率和总生存率就会受到不利影响[8]。接受外科手术的癌症患者生存率在很大程度上取决于肿瘤生物学特性、癌症相关合并症、癌症和癌症疗法对 QoL 和功能的影响，以及手术对恢复的影响[56]。在 363 例结直肠癌患者中，实施加速康复方案与按时接受辅助化疗相关，辅助化疗定义为在术后≤8 周内进行[59]。在非小细胞肺癌患者中，胸部手术后加速康复与改善辅助化疗的完成情况相关[60]。加速康复方案有可能使患者康复更迅速，缩短患者肿瘤治疗时间，这对生存率有重要意义（图 54.2）。

健康相关的生活质量评估

患者出院后的康复和健康 QoL 测量是 ERAS 中越来越有价值的组成部分[4]。虽然病残率和死亡率是手术结果的标志，但与健康相关的 QoL 应被纳入癌症患者整体术后评估中[61]。健康相关的 QoL 评估是通过患者回答问题的主观测量方法，评估多个健康领域的状态来确定患者的健康状态如何影响其 QoL[62]。此外，健康相关的 QoL 是一个多维度衡量标准，包括心理、社会和身体健康[61]。这些衡量标准中的每一项都应对癌症患者进行全面评估，以便优化治疗和整体福祉[61]。癌症患者的 QoL 评估可用来评估并发症和副作用，而这两者都可能对患者生活质量产生不利影响。此外，QoL 评估可帮助确定最合适的外科手术[61]，将癌症患者的需求和肿瘤外科医师的目标结合起来。在姑息治疗的情况下，考虑外科手术对癌症患者的 QoL 可能产生的影响尤为重要。癌症患者的治疗可能相当复杂[63]，除手术外还经常利用化疗或放疗作为治疗方式。虽然这种多因素方法可作为治愈性治疗，但与这些疗法相关的并发症可能导致 QoL 下降。治愈前景可能使与癌症治疗相关的毒性变得可以忍受[62]。

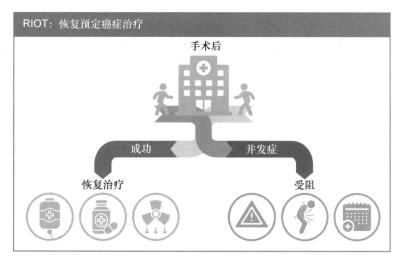

·**图 54.2**　恢复预定癌症治疗（RIOT）

但对治愈概率较低的癌症患者而言，这些副作用可能不太容易接受[62]。因此，评估 QoL 指标以确保患者在手术后拥有尽可能好的 QoL 非常重要。

结论

癌症患者的 ERAS 方案应包括与肿瘤病理和外科手术相关的风险，以便优化患者结局。此外，癌症患者手术后恢复迅速更可尽快恢复其他预定治疗，这可进一步提高癌症患者术后接受肿瘤辅助治疗的整体效果。通过遵守 ERAS 方案，并针对与癌症病理生理学和癌症治疗方案相关的临床后遗症进行针对性治疗，医师可改善癌症患者围手术期及远期状况。

参考文献

扫二维码见参考文献

第 55 章　癌症患者围手术期照护中的症状评估、患者报告的结果和生活质量评估

Xin Shelley Wang, Qiuling Shi

刘佳昊　译　　王昌理　校

引言

医务人员应密切关注癌症患者，最大程度提高治疗效果的同时减少并发症[1]，因此，监测症状和功能障碍严重程度是癌症患者治疗的一个关键组成部分。许多相关人员，如临床医师、患者、患者代表及对质量改进有兴趣的人，都强烈建议在常规肿瘤治疗中增加患者报告的结果（patient-reported outcomes，PRO）[2-3]。PRO 的定义为任何直接来自患者的关于自身健康状况的报告，该报告未经临床医师或他人解读过[4]。PRO 可监测患者病情恶化情况（无论与疾病相关还是与治疗相关）和功能下降，无论在患者就诊前还是就诊时，只要可行即可积极采取干预措施。虽然 PRO 已得到广泛研究[5-6]，并被美国 FDA 批准用于药物标签声明试验[7]，但目前尚未在围手术期较好引入。目前，PRO 主要用于监测患者疼痛，近期也用于监测患者疲劳和抑郁。

PRO 实施时存在多种困难，人们对将 PRO 纳入外科照护潜在益处的认识仍然不足[8]。但是，在使用 PRO 支持以患者为中心的治疗及认识到 PRO 在围手术期的价值方面，已取得重大进展。研究表明，基于 PRO 的症状严重程度和功能损害指标对康复治疗有积极指导作用，基于 PRO 的生活质量（quality-of-life，QoL）评价表可预测手术并发症等客观临床结局[8-9]。

接受大手术的癌症患者会因手术相关的组织损伤和围手术期药物而出现急性全身炎症、神经内分泌和代谢应激反应。总之，这些反应通常包括一系列全身症状，如疲乏、食欲不振、嗜睡、睡眠紊乱，以及器官特异性症状，如疼痛、腹胀。这些症状和其他并发症可能导致术后器官功能障碍，延长患者康复时间，导致计划外的门诊或急诊就诊，推迟原定的肿瘤治疗计划[10]。

目前，缺乏足够将患者感觉与临床结局（并发症风险、住院时间、恢复治疗计划）结合的研究，以评估如何恢复到术前水平或评价加速康复计划（Enhanced Recovery Programs，ERP）有效性等问题[11-12]。从此类研究中获得的信息是临床诊疗及常规手术的关键组成部分。此外，这些信息对临床医师也十分重要，可能有助于确定患者恢复肿瘤治疗的时机。因此，将 PRO 整合到标准的术后治疗中，对监测和评估肿瘤患者术后恢复有多种优势。

数据收集方法的更新促进了 PRO 的临床应用[5,9]。过去几年，数据收集方法有较大更新，如从门诊纸笔的评估方式转变为依据电话、电脑交互式语音或通过电脑和智能手机获取电子数据，从而让患者可居家进行 PRO 评估。这些新方法增加了医务人员对出院后患者多次随访的可行性，患者负担相对较小，临床医师可实时获得这些信息。

需要有突破性的研究以明确以下问题：①从患者角度建立一种可行的 PRO 评估方法以描述复杂手术后恢复情况，重点关注症状负担和功能障碍（尤其是患者出院后）；②了解常规患者使用 PRO 的困难。本章提出了 PRO 在围手术期的应用进展和需考虑的问题。

PRO 的概念

理想的 PRO 评估工具

理想的 PRO 评估工具应满足美国 FDA 相关要求以提高可靠性、有效性和灵敏度（详见下文）。除上述要求外，理想的 PRO 评估工具还应界面简洁、内容简单，并能被不同教育和文化背景的患者

所理解。我们发现数字 0～10 代表严重等级的量表是直接获取可靠信息的理想选择，因为只有关键信息需要翻译和适应不同文化背景的患者，从而减少误解。然而，许多评价量表都采用分类回答方式（无、轻度、中度、重度），包括 PROMIS 评估量表[13]和基于 PRO 的不良事件通用术语标准（the PRO-based version of the Common Terminology Criteria for Adverse Events，PRO-CTCAE）[14]。最后，理想的 PRO 评估工具可重复使用，并包括与疾病部位、阶段和治疗相关的想要研究的特定症状。换言之，它将"达成目标"，并在疾病恢复过程中实时获取数据，且应是连续过程。

PRO 评估工具的发展

为支持医疗产品开发中的标签声明，美国 FDA 于 2009 年制定了如何构建该机构认可的 PRO 评估工具指南[4]。根据指南，用于手术环境的特定 PRO 评估工具构建必须包括建立内容有效（如可能出现哪些症状）的定性研究和建立具有可靠性、有效性和灵敏度的心理测量验证研究。除了可靠性和有效性，响应性（预期评级的改变）也很重要[4]。为在不同患者群体获得可比较的临床数据，应审查并尽量降低语言和文化对患者报告的影响，以支持这些评估工具在其他语言和文化群体中的使用[15]。

症状与生活质量概念的异同

长期以来，临床癌症研究中生活质量的研究主要集中于患者视角。Wilson 和 Cleary[16] 建立了一个经典的 PRO 概念模型，该模型很好地定义了"症状""功能状态"和"健康观念"等与整体生活质量相关术语之间的区别。他们指出，"患者报告的症状不仅会使患者入院，还可能影响后续治疗和医疗费用。"他们的模型表明，个体如何评价其整体生活质量取决于多个层面 PRO；症状表现是功能的一个重要决定因素，而身体、心理、社会和角色功能领域则表明健康状况。Wilson 和 Cleary 认为整体生活质量"与健康不同，但又相关"[16]。

事实上，这些与健康相关的生活质量（症状、功能状态、健康状况和整体生活质量）的相似之处是均可通过 PRO 监测；它们之间的区别是，只有症状负荷（症状或功能状态）有临床相关结局，可对常规患者的治疗进行指导。

PRO 在围手术期应用的临床研究

PRO 的背景知识

为给临床研究、医疗服务和政策法规提供信息，以患者为中心的结局研究和疗效对比研究需适当收集 PRO 数据[17]。为促进 PRO 的正确使用，针对特定疾病的 PRO 评估工具的验证流程和最低检测标准正在快速发展。

尤其在肿瘤外科治疗中，使患者衰弱的根治性手术和肿瘤切除重建手术较常见，ERP 概念和策略的出现正挑战重大癌症手术后"术后恢复"的传统评估和定义[11, 18]。毋庸置疑，遵循 ERAS 原则可减少并发症，缩短住院时间，降低再住院率，降低 30 d 死亡率[19]。然而，与当前标准治疗相比，ERAS 相关恢复时间和水平仍在研究中。可能导致并发症的因素（如高龄、较高 BMI、手术复杂程度和范围、较高 ASA 分级[20]和并存疾病[21]）已被研究，但这些对我们了解患者在出院后康复期的经历并无明显帮助[22]。

患者和医护人员都认为，术后恢复最重要的目标是无症状（如恶心、疼痛）和独立活动[23]。实际上，癌症重大手术后的功能恢复决定了辅助治疗是否会被推迟或取消，而这两者均可能对长期临床结局产生负面影响[24]。因此，关于 PRO 评估设计的讨论已从评估疾病恢复的一个维度（如生理变化）发展到对身体、情绪、器官功能和认知表现的多维度评估[6, 8, 23]。

在大手术后定制个体化的围手术期治疗措施时，建立更好服务于关键人员（尤其是患者和临床医师）的方案需要外科、症状研究、护理和麻醉学人员之间的合作。为纳入基于 PRO 的方法来确定主要症状负荷，研究计划应包括一个经验证的 PRO 评估工具以测量症状负荷，并已被证实对检测急慢性症状治疗和对相关人群的器官功能具有敏感性（即个体化检测）。这些方法可用于 ERP 实践中确定 PRO 在临床治疗中的作用，如用于确定围手术期功能受损和恢复以及预测不良预后。

需进一步研究明确围手术期采用 PRO 评估时面临的挑战和障碍。在治疗中增加对多种症状和功

441

能性结局的测量可提供患者对其康复情况的看法，提高我们对手术影响的理解。除疼痛研究外，这是外科临床研究需深入探讨的方向之一。

挑战与机遇

由于意识到实施 PRO 过程中存在一些问题，我们对将 PRO 纳入患者治疗的潜在益处的认识有所降低[8]。在患者常规治疗中施行 PRO 不仅需要充分研究以提供相关参数，还需从研究过渡到实践，这可能需要 10 ～ 20 年时间。一项全国性关注疾病急性期后治疗的系统性综述[25]报告了成人心脏手术恢复期使用 PRO 的研究证据，还总结了癌症研究人员同样面临的挑战[12]。该研究发现多个显著异质性和方法学缺陷，例如随访期和监测频率不同以及用于评估疾病恢复的工具缺乏标准化，缺失数据处理的差异，评估领域有限以及大多数是未经外部验证的单中心研究。这些缺陷引发了以下思考，即为指导数据驱动的肿瘤术后恢复，以患者为中心的证据仍需加强。

对参与癌症术后围手术期治疗的医护人员，在这种情况下使用 PRO 的可行性受到将 PRO 纳入临床工作中存在困难的影响。此外，部分人员担心 PRO 评估是一项耗时费力的工作，几乎不会增加临床效益[3]。患者完成一个多项目 PRO 所需时长一直是患者和临床医师面临的一个问题。此外，尽管有经过验证的 PRO 评估工具可用，但在特定临床环境中的实用性和意义仍不明确。提供可解释 PRO 监测值的临床经验可能是应对 PRO 面临挑战的方法。

与多项目 PRO 评估有关的一个问题是，监测时间间隔太长。然而，目前的数字平台可以支持高频率的 PRO 监测，可以达到每天一次[26]。数字技术的发展为深入了解患者恢复过程提供了新的机会。该方法不但在手术后住院期间（此时患者症状明显）促进围手术期治疗，也有助于患者出院后的康复治疗。

电子数据采集系统扩展到家庭电话、电脑、智能手机和平板电脑，这使得在医院外实时收集患者的报告变得更加可行[9, 27]。在整个积极治疗期间，甚至在停止治疗后，它都可以实时追踪患者状态。随着电子 PRO 在临床应用的可行性增加，患者视角与不同疾病和手术相关术后临床结局之间的关系也需要进一步研究。需要回答的问题包括，什么样

的症状评分具有临床意义，需要何种干预？何种功能干预评分应触发临床干预以防止癌症辅助治疗的进一步延误？

临床研究结局

尽管 PRO 在实施过程中存在固有挑战，但将 PRO 纳入围手术期治疗有许多潜在益处[8]。纵向收集 PRO 数据可用于量化围手术期症状严重程度和功能状态，这对临床研究和临床实践都有重大意义。症状和功能恢复可通过术前症状和功能损害水平与术后和出院后的状态进行对比，或通过与症状缓解和干预严重程度的临界值进行比较，低于这些临界值的患者可以进行日常活动。恢复时间，即恢复到术前或无症状 / 轻微症状和干预水平所需的时间，可为手术方式或围手术期治疗策略之间的比较提供信息，例如 ERP 和标准治疗的对比。值得一提的是，由于患者可能会在一次 PRO 评估中报告分数低于触发阈值，而在下一次评估中高于触发阈值，因此连续两次低于触发阈值可能更好地表示康复事件；在此情况下第一次评估的时间称为恢复时间。

PRO 监测方法在围手术期的应用

PRO 如何为临床医疗提供信息并指导临床实践？目前已有一种广泛使用的、患者接受程度高的、基于 PRO 的方法来评估患者在治疗过程中的疼痛程度：口头要求患者对疼痛进行 0 ～ 10 评估。这种方法是多数医疗机构的标准方法，为 PRO 的应用提供了一个良好的例子，这表明 PRO 在现实医疗中具有可行性和实用性。然而，正如 Rogers 的经典著作《创新扩散理论》（*Diffusion of Innovation Theory*）所言，在从学术理论转变为临床应用中，PRO 受多种因素阻碍[28]。该书为我们理解引入一个新概念所面临的固有挑战提供了一个合适的框架，为了读者能接受并最终采用该理论，Rogers 将其描述为"硬件"和"软件"。硬件是"将技术以物质或物理对象的形式展现出来的工具"；在 PRO 的实施中，它是工具本身、交付方法以及临床现实需求。软件是"工具信息库"；在 PRO 实施中，它是一套清晰简单的方法，用于指导如何使用该工

具，以及将其作为新的结果测量工具的患者护理临床人员的适用性（意识、建议、关注度），以及它对于患者的可接受度（患者进行 PRO 评估时的复杂性）。作为 ERP 的一部分，我们希望在建立的电子病历系统中加入合适的 PRO 评估工具，以满足大多数患者围手术期治疗的软件需求。

在患者治疗中使用 PRO 的方法和程序包括选择评估工具、收集和显示数据、选定具有临床意义的触发阈值、制定算法或路径对数据进行解释，所有这些都必须经过仔细研究并得到临床研究的支持。

选择评估工具时需考量的因素

当前 PRO 主要用于临床研究，并被美国 FDA 批准用于药物标签声明试验[4]。PRO-CTCAE 主要用于临床试验[29]。与监测患者生活质量相比，监测症状的变化与疾病和临床治疗相关性更显著，症状缓解是改善患者总体生活质量的首个关键步骤，也是 Wilson 模型的最后终点[16]。对大多数临床医师而言，理解症状和功能干预措施与改善健康相关生活质量之间的理论差异是一个挑战，也是在临床上采用 PRO 的一个主要障碍，在临床试验和研究中，例如，包含 36 个项目的简短健康调查（36-item Short Form Health Survey，SF-36）、癌症治疗功能评估（Functional Assessment of Cancer Therapy，FACT）和欧洲癌症研究与治疗组织核心生活质量问卷（European Organization for Research and Treatment of Cancer core QoL questionnaire，EORTC-QLQ-C30）均使用与健康相关的整体生活质量指标，而非针对症状的指标。但在患者常规治疗中，我们通常只对疼痛和不适进行定量评估。

尽管如此，一些经过验证的多症状评估工具可直接关注症状及其对功能状态的影响，例如，Edmonton 症状评估系统（Edmonton Symptom Assessment System，ESAS）[30]、MD Anderson 症状量表（MD Anderson Symptom Inventory，MDASI）[31]和患者报告的结果测量信息系统（Patient-Reported Outcomes Measurement Information System，PROMIS）的简表[32]。尽管肿瘤研究、学术界和患者治疗等领域已接受症状 PRO 量表，但在围手术期治疗中其很少被采用[5]，PRO 相关研究成果也未被广泛纳入现有 ERP 项目。

使用 PRO 评估症状的严重程度及其对日常功

能的影响已被证明是一种有效且敏感的方法，以量化围手术期症状和功能在恢复过程中的变化[33]。当用于纵向监测患者身体功能状态时，PRO 量表对行走能力的干扰与客观表现（即 6 min 步行试验）显著相关。在身体机能下降的人群中，PRO 量表比6 min 步行试验产生的数据缺失更少[34]。

2009 年，美国 FDA 指南[4]建议患者最好及时报告当前或最近的症状和功能状态。在围手术期，尤其是手术后前几日，患者症状和功能状态每日都在变化。因此，7 d 一个回顾周期可能无法准确记录患者状态的每日变化。更短的回顾周期（如 24 h或实时）可能更适合此类患者。

为成功将 PRO 整合到患者治疗中，需要一个有临床意义的循证症状子集用于识别、分诊和治疗术后并发症高风险患者。然而，目前还没有针对症状的 PRO 问卷来评估患者出院后的症状负荷，患者出院后无法对自身功能进行客观评价。最近发表的一项研究表明，关键的 PRO 评估量表，如 MDASI 的行走和一般活动干扰量表，可量化患者身体功能，这一点在妇科手术后通过起床和步行试验得到验证[35]。

评估项目

PRO 评估项目必须与围手术期治疗需求相匹配，更重要的是与患者状态的预期变化一致。此外，评估表应尽量减少患者和专业人员的负担。例如住院期间评估间隔短（可能每日一次），但在出院后可变成每周一次或两次，以便及时发现患者症状和功能状态的变化，准确描述患者康复状态并识别需要对症干预的高危人群。

触发干预的临界阈值

如果一个 PRO 量表具有临床用途，则应简单易读，各个得分具有可解释性。虽然连续变量在统计学上优于分类变量[36]，但在实践中，通过经验得出的临界阈值将 PRO 量表中的数值从连续形式改为分类形式，可能会更好地为临床医师提供治疗决策信息。美国国家综合癌症网络（The National Comprehensive Cancer Network，NCCN）的成人肿瘤临床实践指南[37]将轻度、中度和重度定义为具有临床意义的严重程度类别。此类指南将 0 ～ 10数字疼痛强度量表中的 1 ～ 3 定义为轻度，4 ～ 5

为中度，7～10为重度，目的是根据治疗策略建立预警以报告临床后果或采取干预措施，并定义高风险并发症。NCCN采用了类似的方法制定了疲劳和不适管理指南[38-39]。

尽管轻度、中度和重度分类是离散的，但仍需要为不同症状确定触发临床干预的具体临界阈值。临界阈值应基于临床上可解释的基本点，例如通过行为状态变化或出院后并发症定义PRO评估身体功能的触发点，并且应与PRO监测结局有良好的相关性。

胸部手术后恢复期PRO的应用举例

作为制定早期非小细胞肺癌患者胸部手术恢复期PRO结局的组成部分，选取接受标准开胸手术（$n = 31$）或电视胸腔镜手术（VATS，$n = 29$）[33, 40]的患者，使用MDASI（一种经过广泛验证的癌症相关症状负荷的PRO监测方法）评估过去24 h内症状及其对日常功能的影响。MDASI要求患者对每个症状和功能受影响的严重程度进行评分，评分标准为0～10分。症状评分：0分代表"不存在"（无症状），10分代表"所能想到的最糟糕状态"；功能受影响评分：0分代表"没有被影响"，10分代表"完全被影响"。图55.1显示了胸外科手术后最严重的症状——乏力、气促、失眠、

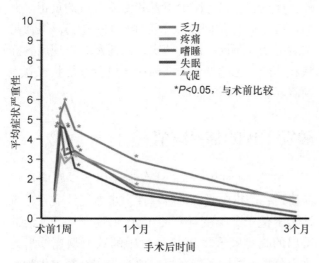

• 图55.1　根据MD Anderson症状量表评估乏力、气促、失眠、嗜睡和疼痛（胸部手术后最严重的症状）的变化趋势（From Fagundes CP，Shi Q，Vaporciyan AA，et al. Symptom recovery after thoracic surgery：measuring patient-reported outcomes with the MD Anderson Symptom Inventory. J Thorac Cardiovasc Surg. 2015；150（3）：613-619. With permission from Elsevier.）（见彩图）

嗜睡和疼痛的MDASI变化趋势[40]。MDASI的敏感性高，可以监测开胸手术和VATS之间症状和功能恢复差异[33]。

为定义术后恢复情况，症状严重程度和干预的临界阈值分别设置为3和4（0～3，无症状/轻度症状或影响；4～10，中/重度症状或影响）[40]。检查症状恢复时间（即恢复到轻度水平），乏力需要的恢复时间最长（中位恢复时间＝术后28 d；图55.2）。与标准开胸手术相比，VATS肺叶切除术的疼痛恢复时间明显缩短（图55.3）。VATS的日常功

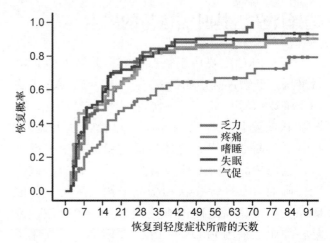

• 图55.2　症状恢复的时间，按症状分类（From Fagundes CP，Shi Q，Vaporciyan AA，et al. Symptom recovery after thoracic surgery：measuring patient-reported outcomes with the MD Anderson Symptom Inventory. J Thorac Cardiovasc Surg. 2015；150（3）：613-619. With permission from Elsevier.）（见彩图）

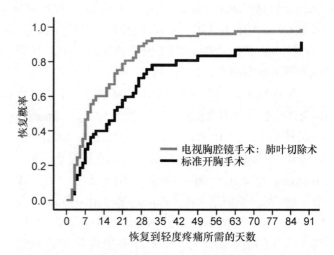

• 图55.3　疼痛恢复的时间，按手术方式分类（From Fagundes CP，Shi Q，Vaporciyan AA，et al. Symptom recovery after thoracic surgery：measuring patient-reported outcomes with the MD Anderson Symptom Inventory. J Thorac Cardiovasc Surg. 2015；150（3）：613-619. With permission from Elsevier.）

能（行走能力、人际关系、情绪和生活兴趣）恢复到轻度水平的时间明显短于开放手术。

PRO 评估妇科手术后常规路径和特定路径益处的举例

在妇科癌症患者接受开放手术时通过 PRO 评估症状和干预，可评估实施 ERP 路径的有效性[41]。根据 2009 年美国 FDA 指南，制定了一项特定的评估程序，即 MDASI 卵巢癌评估程序[42]。评估时间设为术前、术后每日、出院后第 3 d 和第 7 d，随后每周一次，持续 6 周。与接受标准围手术期治疗的患者相比，接受 ERP 的患者恢复到无乏力或轻度乏力的中位时间更短（分别为 10 d 和 30 d），恢复到步行无障碍或轻度障碍的中位时间更短（分别为 5 d 和 13 d）。

在一个三级癌症中心，分别为实施肿瘤减灭术的患者选择标准系统化方法及标准 ERP 路径。通过手术复杂性评分，在患者报告的症状负荷和使用 MDASI 卵巢癌模块评估的症状负荷方面，观察到有意义的差异[43]。接受中、高复杂性手术的患者比接受低复杂性手术的患者出现更多的恶心、乏力和功能紊乱。

PRO 改善术后治疗的举例

癌症患者经常报告在肿瘤切除术后最初几周内出现多种严重症状，可能延长术后恢复时间，导致非计划门诊或急诊就诊，推迟原定的肿瘤治疗计划，最终导致生活质量下降和生存期缩短。虽然临床医师对患者进行随访的费用可能很高，但越来越多的临床随机试验表明，计算机辅助的电子症状监测有以下优点：①即使没有向临床医师发出阈值警报也可缓解症状[43-45]；②增强患者与医护人员的沟通[46]；③增加患者对其治疗的控制感[47]；④通过早期发现问题和快速干预降低成本。出院后 PRO 监测的临床效应及如何实施尚未得到很好研究，这可能是一个创新方向。

在一项全国性研究中，超过一半的头颈部癌症患者在术后 6 周内尚未接受辅助治疗，NCCN 指南将这一时间段定为功能恢复的最佳时间，但其长期临床结局较少[48-49]。为减少术后症状并防止因并发症恶化而延误进一步治疗，应建立触发临床医师关

于严重症状反应的预警，但基于 PRO 策略来解决这一问题的研究较少。

然而，来自围手术期症状研究的具有临床意义的数据支持使用临界阈值触发胸部手术后肺癌患者分诊和积极治疗。Cleeland 等[50]报告了一项临床随机试验结局，表明出院后居家监测症状 3 周，任何症状超过触发阈值时向临床医师反馈是可行的，这有助于更有效地控制术后症状（图 55.4）。患者（$n = 79$）每周两次通过基于电话的交互式语音应答系统在 MDASI 上对症状进行评分。使用 0 ～ 10 评分，干预组患者如果疼痛、不适或睡眠障碍评分达到 5 分，或呼吸急促和便秘评分达到 3 分，则会向临床医师发送电子邮件。与对照组相比，干预组上述症状的阈值事件显著减少（19% vs. 8%）。

对 PRO 应用的讨论说明了标准化流程的必要性，其中包括专用的开发工具、操作驱动的研究设计以及专家对数据进行分析和解释。通过这种标准化程序，预先定义围手术期结局可以量化实施新的围手术期治疗路径（如 ERP）所获得的益处，并为常规围手术期治疗提供目标。

未来围手术期使用 PRO 的思考

PRO 在围手术期的应用取决于特定环境下的评估目的，以及临床医师必须评估和解释评分的工作

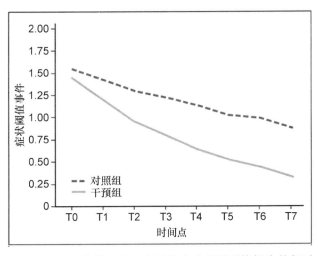

• 图 55.4　患者使用基于电话的自动监测系统报告的超过预定严重性阈值的症状平均数量（From Cleeland CS，Wang XS，Shi Q，et al. Automated symptom alerts reduce postoperative symptom severity after cancer surgery: a randomized controlled clinical trial. J Clin Oncol. 2011；29（8）：994-1000. With permission from ASCO.）

量。在研究和治疗质量评估中，当使用数字评分量表等筛选指标时，通常以最佳准确性为目标。但在临床实践中，筛查患者癌症相关症状的临床医师通常旨在尽量减少假阳性检测结局的数量。在这种情况下，使用简单易用的 PRO 问卷进行症状筛查通常需要更全面的症状、病史，以筛查实际经历临床相关阳性症状的患者。例如，NCCN 指南建议，疼痛、疲劳和不适等症状的评分≥4分时需要额外的临床关注[37-39]。然而，对 2005 年 9 月至 2014 年 1 月期间发表的论文进行荟萃分析发现，接受抗癌治疗的患者中至重度疼痛（疼痛评分≥5分）的发生率为 32%[51]，尽管每次门诊都有电子 PRO 工具供患者填写，但只对 1/3 患者采取了针对性措施[52]。高阈值评分率和低响应率之间的对比表明，常规 PRO 评估在临床中会给临床医师和其他医务人员带来很大的潜在负担。为减轻这种"警示负担"，需要有效的方法，如根据导出的临界点和临床可行性确定阈值，将 PRO 整合到外科临床实践中。

结论

及时的症状管理是患者有效治疗的重要组成部

分[53]。然而，鉴于缺乏减轻症状负荷改善术后临床结局的研究，外科医师尚未在围手术期普遍接受或采用 PRO。尽管 PRO 相关的研究数量有所增加，且 0～10 分的疼痛强度评分也常用作围手术期的筛查工具，但在日常治疗中 PRO 仍是一个相对较新的衡量标准。为使 PRO 在临床中成为可接受的结局衡量标准，参与多学科癌症治疗的临床医师需要精确的、有证据支持的、基于 PRO 的监测路径和指导，以确定症状何时需立即关注或可能预测即将发生的有害临床结局。

参考文献

扫二维码见参考文献

第56章

共同决策和预先治疗计划在癌症治疗过程中的应用

David L. Brown，Debra Leung

马昌盛 译 严姝姝 校

引言

癌症治疗中的共同决策（shared decision-making，SDM）似乎是一个简单易懂的说法。对肿瘤患者或其他任何患者而言，难道还有什么其他类型的决策是合乎道德的？尽管这是一个不言而喻的事实，但在许多国家和认知中，临床医疗的广泛公司化现象迫使共同决策问题在初级和专业癌症中心的临床日常中引发讨论。

尽管人们愈发认识到其重要性，但有许多原因导致共同决策在临床实践中难以实施。首先，患者和专业医护人员所面临的临床医疗环境常常"诱导"个人的治疗决定，使之做出对卫生系统最有利的决定（即保持医院机构的顺利运行），而非对不同个体做出最有利的决定。绝大多数情况下，临床医疗服务的公司化借鉴了 Frederick Taylor 的流水线优化模式[1]，其重点是消除整个流程中的变异性。就临床实践结果而言，减少变异性是一个令人钦佩的目标，但它可能导致缺乏对统计数据背后不同个体的认识。质量监管行业已经接受了这一限制变异性的主题[2]，该现象现在似乎正在影响临床决策。

其次，电子健康档案的特性和快速应用是推动临床决策向卫生系统自主决策转变的另一因素。当代电子病历的弊端是不易获取，不能全面、真实地反映患者作为一个独特的个体所体现出的医疗价值[3]。相反，这些档案记录已成为类似计算机中下拉菜单样式的汇编，更加以系统为中心，而非将患者视为独特的个体。

最后，使共同决策难以实施的第三个因素是，照顾癌症患者的医护越来越细分。在许多临床实践中，由于这种高度专业化的做法，专业护理变得碎片化；再加上在有限的预约时间内诊治更多患者的时间压力，使其难以实现个体化治疗。倾听时间很

可能是现代医疗保健的特征之一，而这恰是最短缺的。医护需要时间来"了解"一个人，这样才能真正共同决策。

预先治疗计划（advance care planning，ACP）是一个不同但相关的过程，与共同决策紧密相关。预先治疗计划为患者提供机会，基于自己的想法告知医护人员患者认为医疗决策过程中具有价值的行为，或者期待的治疗目标。因此，它是共同决策的一部分，且很必要。如果没有共同制定计划的基础，无论任何方式的提前规划都不可能有效。因此，我们认为共同决策是有效的预先治疗计划的基石。如果共同决策没有真正的具有现实意义的选项，预先治疗计划可能过于抽象，导致其潜在价值受限。

什么是共同决策？

谈到精确的定义——也可以说是一种更学术化、更枯燥的描述——共同决策被定义为一种医疗决策方法，在这种方法中，临床医师分享现有最佳治疗方法，患者可考虑各种选择，最终目的是实现患者充分了解病情并做出利于疾病治疗的决策[4]。本章将根据实际情况使用"个人"一词，而不是"患者"。原因在于，接受成为患者的角色总涉及个性和自主性的丧失，而个性和自主性恰是真正的共同和有效决策所必需的。在决策过程中，职业关系需要平等而非有上下之分的等级关系。总之，伙伴关系是其实质。

通俗点说，为让医师与个人一起做出共同决定，需对医学的核心内容有基本了解，这就是共同决策。医学的核心内容是医护与个人（患者）建立一种关系，以便个人决定他们想要和需要的照护类型，根据其价值观来决定个人选择。当然，这些治疗决定是由医师指导的，基于医师团队的临床实践

和专业知识范围，提供适当治疗方案。这种理念体现了共同决策作为一种双重专家模式的概念，即医师和患者都是不同领域但都同样重要的专家。医师是医疗选择方面的专家，而患者则是可以告知医师在临床治疗中什么是重要方面的专家。

许多人认为，这种决策模式已作为一种治疗标准出现在世界各地，有时确实如此。最好的医师都在实践共同决策，即使他们可能未意识到这一点。

然而，在今天繁忙的临床环境中，共同决策的运作正变得愈发具有挑战。现代临床实践的时间紧，任务重。由于时间紧张，医师的倾听受到限制。一项研究证明，医师在检查室打断患者说话的平均时间为 11 s [5]。如果没有时间积极倾听个人诉求，很难做出共同决定。

为什么需要共同决策？

1. 医疗救治需要个性化和因地制宜。

医师经常认为医疗互动主要基于专业精神。这种见解无需争论，但其范围并不完整。对患者而言，医疗必须是个体化和有效的。纯粹与临床判断和医学教育有关的专业素养只是其中的一部分。纯粹的专业照护和个性化照护之间的桥梁是神圣的承诺，即在确定一致同意的治疗计划时，将个人诉求放在首位。特别是当癌症治疗和照护的决定是共同决策的重点时，这一点尤其重要。

我们对"循证医学"的关注可能使许多人相信，对于一个人的病情，只有一种医学证据认可的最佳治疗方法。当然，这种决策模式缺少个体的独特性。个人是否有照顾他人的责任，从而使某些癌症治疗方案难以实施？他们是否同时患有使治疗产生心脏副作用的并发症？是否有某些他们不愿接受的治疗？共同决策的流程建立也应该参考这些个例。

以患者为中心的关键环节是为患者着想，当医疗团队主要关注临床医疗决策时，可能会忽略患者的感受。如果不设身处地从个人（患者）角度出发、为他们着想，仅根据既往经验可能会使临床照护机械化，就像一句看似常规回复患者的话语——"这是我们医院处理您病情的方式"。

尽管现在人们可以依靠互联网资源，非常容易获得大量信息，但如何使用这些信息则需要个人有

洞察力和经验。只有熟练和训练有素的医师才能提供使用这些数据的经验。然而，虽然医师能够提供一系列治疗方案和相关医学证据，但患者才是将这些方案融入自己选择的关键。这就是共同决策的本质要求。

2. 向患者交代疾病风险通常是个困难的过程，共同决策建议我们考虑全面周到并提升沟通技巧。

在早期诊治中，医师往往不会告知患者与癌症治疗方案有关的大量副作用。当癌症存活成为研究的焦点时，它几乎只涉及治疗过程中挥之不去的副作用，副作用如何在治疗阶段之后持续很长时间，以及疾病的治愈可能性。鉴于共同决策讨论的一个关键部分涉及披露治疗的潜在副作用，医师需要习惯于平常在向患者交代风险时涵盖这些副作用和可能影响的相关日常生活。

3. 患者因"人质谈判综合征"现象而感到无力，共同决策可能会提供一种克服这种现象的方法。

需要共同决策的一个关键原因是，个人（患者）或其家庭在面对医疗治疗所带来的众多挑战时，可能会变得无能为力。在我们的资深作者（DLB）作为一名医师和患者的经历中，他经常思考，为什么当个人进入临床医疗环境时，他们会从典型的、极度独立的、以消费者为导向的心态，转变为比他们平常在任何其他领域时更加顺从的心态。最近 *Mayo Clinic Proceedings* 期刊的一篇文章提供了一个有趣思路，探讨了这种情况发生的原因。

来自德克萨斯 A&M 大学商学院的 Berry 及其同事提出一个想法：在医疗环境中，患者和家属感觉像是医院的人质 [6]。在其文章中，他们详细定义了一个称为"人质谈判综合征"的概念。他们认为，人质谈判综合征导致患者在临床交流中表现出那些顺从的情绪和行为。他们假设，当患者和家属在临床医师面前时，他们可能会表现得像人质一样，因为对自己的健康决策处于恐惧和困惑的状态下，才表现得顺从。作者讲述，当人质谈判综合征发生时，患者和家属不愿挑战医师、护士和其他卫生医疗系统中工作人员的权威。因为他们的工作特性，如专业知识、声望和地位，导致这些所谓的权威人物掌握了对患者及其家属的实际控制权。作者推测，这种现象的存在是因为医疗环境中，特别是在面对紧急或危及生命的医疗环境时，是主动的"需要"，而不是被动的"想要"。这种情况使权力平衡转向医院，而不是患者及家属。

此外，作者继续设想了这样一种情况，即人质谈判综合征持续存在并且可能使患者及家属进入一种习得性无助状态。在变为习得性无助后，相关个人会开始思考，未来的事件也将无法控制，从而增强和放大无助感。一旦这种无助心态被放大，个人就会变得容易接受医疗系统的标准化操作。这些标准化操作实践通常基于优化临床医疗服务体系，而非将决策重点放在需要被救治的患者身上。

本章资深作者（DLB）患有慢性疾病，几个月来病情加重。因此，他相信他理解其中的一些感受。对他来说，在医院内解决这种习得性无助的情况似乎最需要的是真正的"知情选择权"，而非就医疗程序或治疗计划来获得知情同意的医院标准化做法。比如，如果当患者或家属被指定为决策者，医师就会告知所有医疗选择，以及这些选择对他们生活质量的潜在影响。这与简单地被要求签署一份文件形成鲜明对比。这种知情选择的概念放大了共同决策，而不是以医疗系统为中心的决策模型。然而，这需要时间和精力，显然会增加临床压力，所以许多医疗卫生系统的互动正变得越来越弱。

就个人而言，本章资深作者（DLB）对患者在健康护理互动中所需的内容有了更深入的了解。他在从学术领导和临床实践转向为他人提供健康护理决策咨询前，并没有如今这样的了解。作为一名医师，他在美国各地的一些高端医疗机构执业，这些机构提供极其复杂和高科技的医疗服务，被视为美国最好的一批机构。同样，他也知道作为一名患者，无论是重症还是癌症，一生依赖他人是什么感觉。根据这些经验，他认为，患者希望他们的医师和护理团队做六件事，即使他们知道自己的病情无法"修复"或"治愈"。如果医疗系统能够效仿这六件事，则可以赋予患者力量，帮助他们摆脱这种"人质"或习得性无助状态。概述如下：

- 把我当成一个独特的人——不需要特殊对待，而是独一无二的对待。
- 与我接触时，请一定真诚地关心我，我能分辨这其中的微妙差别。
- 给我提供一个我可以负担、可以理解的目标。
- 跟我分享您的能力，而不是一个医师的傲慢。
- 让我感觉到自己处在临床医疗照护关怀的中心。
- 不要放弃我，请与我提供沟通并且让我了解疾病的治疗过程。

4. 共同决策提供的医疗价值高于传统的价值衡量标准。

许多不了解共同决策的人并不知道，共同决策的修辞也出现在各种语境中。正如著名作家 C. S. Lewis 多年前所言："成为聪明人的捷径就是生活在聪明人的圈子里。"共同决策是将医师和医疗资源作为"聪明人"来为决策提供信息。在这种情况下，我们有一位明智的朋友 David W Johnson。其著作《市场与医学》（*Market vs. Medicine*）是寻求解决医疗决策问题并走向真正的共同决策和医疗价值的人们应该阅读的书[7]。该书最后一章告诫我们所有试图跨越以数量和价值为基础的医疗服务系统的人，这使得美国社会、投保人员和更大的医疗体系正在走向衰败。该书结尾处，作者引用了 John Maynard Keynes 的话："与其说困难在于开发新思想，不如说在于摆脱旧思想。"Johnson 鼓励医疗保健行业摆脱"收入至上"的观念，转而为个人和社会提供可衡量的医疗价值。只有通过有效的共同决策才能做到这一点。

其次，参考 DLB 作为医师和患者的经验，价值观讨论往往带有功利主义的社会观点，个人声音的作用微乎其微。这两种声音都需要通过共同决策传递医疗价值。Michael Porter 将"对患者重要的健康结果"作为分子，将提供这些结果的成本作为分母，从而构建了他的医疗价值等式。共同决策的公式推导概述见图 56.1[8]。

对围绕该领域的文献进行回顾发现，大多数人在临终时希望得到的照顾要比医疗机构提供的少[9]。确保个人诉求是推动决策的关键，是为个体提供适量治疗的关键。当个人定义的价值是医疗行业成功的衡量标准时，医疗机构对临床医师施加的基于数量（有人认为是基于收入）的压力变得不那么具有影响力。然而，数量和价值之间的差距仍是社会面临的一个始终存在的挑战。

成功的共同决策需要哪些要素？

要使共同决策成功，有四个因素必须存在并加以考虑：

$$医疗价值 = \frac{对患者而言重要的预后}{治疗成果的成本}$$

- **图 56.1** 由公式得出的共同决策概述

1.激发个人的求生欲和寻找生活目标的能力。

2.医师和多学科照护团队，具有医疗方面的专业知识。

3.在一个从容的环境中工作。

4.沟通技能培训，使医师能轻松有效地进行关于1和2的谈话。

共同决策成功的另一个关键是相互尊重，这是上述所有因素的基础。双方都必须以对方利益最大化为原则。正是这一原则促进了患者和医师之间的信任。根据本章资深作者（DLB）作为一名癌症患者的经历，他得出一个结论，由于医疗团队中的每个人都能对他们所服务的患者表现出同情心，建立信任是有可能的。

这可通过以下步骤实现：

- 打招呼时要有眼神交流。
- 花时间去了解他们，即使只是闲聊。
- 向他们敞开心扉，即使他们的担忧似乎微不足道。
- 表达你的关心。
- 展示真正的医疗技术能力。
- 提供希望。
- 请确保他们知道，随访并不意味着重新开始整个过程。

这些步骤只是验证他们尊重患者的独特特点和护理目标，将患者视为有价值的个体。

在医患关系中建立信任可以确保"助推"现象不会影响医疗决策，从而有利于卫生系统，而不是个人需求。简言之，正如著名作家 Thaler 和 Sunstein 所描述的，助推是"选择架构的任何方面，它以可预测的方式改变人们的行为，而不禁止任何选择或显著改变他们的经济动机"。如果仅仅将干预视为一种助推，这种干预必须容易施行且廉价。助推不是强制性的。例如，将水果放在眼前，以鼓励健康饮食，这算是一种助推。禁止垃圾食品则并非如此[10]。

如果你不了解"医疗保健中的助推作用"，可以阅读《助推健康：健康法律与行为经济学》（*Nudging Health：Health Law and Behavioral Economics*）[11]一书。该书有三名作者，分别是亚利桑那大学副校长兼法学院教授 Christopher T. Robertson，哈佛大学法学院教授、彼得-弗洛姆中心主任 Glenn Cohen，PetrieFlom 中心执行董事 Holly Fernandez Lynch。该书出版后，《华尔街日报》记者 Lisa Ward 采访了 Robertson 教授，他表示助推似乎实际上是共同决策的对立面，因其潜移默化地影响了患者的治疗选择。

在医疗环境中，助推让人想起医疗信息利用中存在的权力不平等。如果患者和医师之间的关系不平等，助推有可能变成强制。如果这种"助推"技术被广泛而有意地引入医疗决策，则"助推"背后的推动力很可能是围绕公共卫生政策框架设计的。归根结底，社会或政府利益是首要的，高于个人的最大利益。这意味着患者个人价值和目标可能不是上述助推设计者的主要动机。当公共卫生问题被功利主义伦理框定时，围绕更大利益的选择似乎是明确的，但功利主义出现在医院病床前是令人讨厌的，因其牺牲了个人利益，来换取更大的利益。在医院检查室或病床边，助推个别患者有可能使其接近功利主义。在医疗决策中经常存在细微差别，作为临床医师需要摆脱可能无意中导致助推的偏见。此外，我们需要花时间与患者及其家人一起制定非强制性的治疗方案。

共同决策的个人和社会优势

1.更有可能实现知情选择。

共同决策的主要优势在于，当充分了解患者的治疗选择时，患者会得到最符合其价值观和信念的照护。首先，正如本章前文所述，完全了解治疗方案会导致知情同意和知情选择之间的细微差别。当世界各地的患者每天进入手术室时，经常会问一个问题："知情同意在哪里？"在很多情况下，获得知情同意的过程就像获得同意书签名的过程一样机械。许多手术室护士都在四处奔波，确保文书上有签名。很少有人真正参与确保签署的表格反映了知情选择，而不仅仅是同意。

为什么知情同意过程演变得如此机械？20世纪初，法院就通过了支持知情同意的法律条文[12]。然而，经过二战后的纽伦堡审判，知情同意原则才真正成为生物医学伦理学的前沿讨论问题[12]。社会希望通过法律来实现我们每个人对自己身体的自主决定权。所以，知情同意必然具有程序性。20世纪末，创新的外科手术和科学技术大爆发，许多人从中受益。然而，随着技术能力的进步，其中一些程序伴随着大量的冗杂无用环节。这些人本可以从更有效的知情选择讨论中受益。

患者不应该从我们的卫生系统及其医师那里仅得到对知情同意的机械化关注。相反，我们应该要求更全面地了解我们的选择，且应建立在知情选择结构的基础上。在这种情况下，患者了解他们的所有选择，以及他们可能会从这一选择中获得何种回报。通常，临床医师不想在检查室里耗费时间来有效征询完全融入患者决策的价值观和目标。然而，患者需要充分了解他们可以选择的治疗方式及相应副作用。了解与手术相关的副作用所产生的影响，这可能会让个人产生截然不同的决定。

知情选择应该是知情同意过程存在和共同决策实施的基础。知情同意有一种合法化和程序化的感觉，知情选择则会产生与个人目标和价值观一致的决策。这是共同决策的理想选择。

2. 降低与临终关怀相关的医疗费用。

有效共同决策的另一个潜在优势是可以降低社会的健康成本，尤其是在临终时，可以防止不必要的治疗。Gibson 和 Singh 在著作《治疗陷阱》（*The Treatment Trap*）中生动描述了这一现象[13]。位于美国威斯康星州拉克罗斯的 Gundersen-Lutheran 医疗系统的团队开发了一种在全县范围内针对当地人口完成既定目标的方法，可使当地患者生命最后 2 年的医疗费用降低 25%[14-15]。随着全县范围内实施预先治疗计划，这种降低是可能的。可以进一步推论，与患者和代理决策者进行实时知情的共同决策可能进一步降低成本，但目前这仍是推测性的。

我们还必须继续认识到，尽管在预先治疗计划和较低的医疗成本之间存在关联，但关键是那些拥有有效的预先治疗计划的患者得到了他们想要的合适治疗，不多也不少。

预先治疗计划如何适应共同决策？

将预先治疗计划纳入共同决策要求在患者丧失决策能力的情况下作为替代决策者的家属参与该患者在临终关怀方面的决策。很明显，随着死亡临近，大多数人并不想接受重症监护，更准确地说，大多数人希望在家中离世，或在一个像家一样的环境里去世。

有效的预先治疗计划将相关文件的内容组织起来，用来反映患者意愿。但是，在患者生命末期丧失自主判断能力前，最重要的是先规划决策是指定一个人作为替代决策者。更关键的是，患者选出的替代决策者了解其价值观和目标。作为替代决策者的角色，可以提供预先治疗计划文件急需的背景和

解释。在美国，替代医疗决策者被指定为拥有医疗永久代理权的人。由于医学的快速发展很难捕捉到决策中的细微差别，这种替代选择十分重要，因为只有他们才能把患者意愿与不断发展的事实结合起来。这需要一个共同决策模型来模拟如果患者有决策能力，他们会做出何种决策。

结论和要点

共同决策有一种显而易见的神圣品质。希波克拉底曾说："了解一个得了病的人比了解一个人得了什么病更重要"[16]。

希波克拉底强调了一个永恒的真理，即患者需要成为医疗决策的焦点。这一点没有改变，但医疗的公司化（一些人将其定义为医疗保健-工业综合体）使保持患者至上变得更具挑战性。共同决策要求每位医师和医疗专业人员让患者充分了解各种选择，并充分理解患者的价值观和目标，并将其传达给照护人员，以确保在决策过程中保持一致。

当反思共同决策的关键点时，我们相信是以下几点：

- 个人的价值观和目标决定医疗决策，需要建立一个流程来准确且有意义地记录下来。
- 在作出决定时需要使用知情选择权，而非知情同意权。
- 需要在共同决策上投入时间才能使其有效。
- 在决策中需要防止以卫生系统为中心的助推。
- 如果没有有效的共同决策，有效的预先治疗计划是不可能的。
- 共同决策可降低临终关怀的成本，但更重要的是，它为个人提供了确定最符合其价值观和目标的临终关怀的机会。

参考文献

扫二维码见参考文献

第 57 章

癌症照护中的伦理——不复苏

Maria Alma Rodriguez, Colleen M. Gallagher

吴巧 译 朱雅琳 王薇 校

引言

1971 年，美国《国家癌症法案》立法，俗称"向癌症宣战"[1]。由于该法案对正在进行的癌症相关研究的支持，美国癌症存活者人数逐年增加。如今，约 70% 癌症确诊患者的存活时间超过 5 年。预计到 2026 年，美国将有 2030 万癌症存活者[2]。

局限性癌症患者的治愈率已稳步提高，转移性癌症患者可将癌症（如前列腺癌、乳腺癌和结直肠癌）视作一种慢性疾病。在过去几十年里，许多前所未有的发现（尤其是在分子遗传学、癌症细胞生物学和免疫学等领域）推动了许多新型抗癌疗法的发展——从分子靶向制剂到生物工程细胞治疗。由于这些治疗技术的进步，曾经被诊断为绝症的晚期癌症患者有望延长预期寿命。

因此，对许多患者而言，癌症并不意味着即将死亡。在适当的情况下，复杂的治疗措施（如手术）或抢救措施（如心肺复苏）对癌症患者并非无效或存在禁忌。循证风险评估（包括癌症的预期预后）是治疗计划中的重要考虑因素。为了确定适当的监护目标，应该在急性监护干预之前与患者及家属充分讨论这些问题。

本章将回顾癌症患者心肺复苏和姑息性手术结局相关证据的变化，还将进一步讨论确保患者不复苏（do not resuscitate，DNR）决定权得以保障的监管要求，以及此类决定可能带给临床医师的伦理困境。

心肺复苏

1960 年，Kowenhoven、Jude 和 Knickerbocker 将"闭胸心脏按压"应用于医疗场景。他们在《美国医学会杂志》发表了一项包含 20 例入组患者的研究。每例患者均经历一次院内心搏骤停（in-hospital cardiac arrest，IHCA）事件。这些心搏骤停均通过实施胸外按压技术以及在某些情况下结合体外电击进行抢救。20 例患者中有 14 例患者存活且出院。研究者因此得出结论："在 20 例患者身上应用该项技术，永久生存率可达 70%。无论何人何地只需一双手即可随时实施心肺复苏"[3]。

这项技术被命名为"心肺复苏术"（CPR），其普及迅速且应用广泛，无论在医院还是社区均可实施。在此后几年，大量的病例结果公布。最大的早期院内 CPR 病例包括 500 例在加拿大蒙特利尔皇家维多利亚医院经历 IHCA 的患者。该研究发表于 1967 年，将存活超过 24 h 的患者定义为复苏成功。根据该定义，该研究中的复苏成功率为 32%，但是这些患者中仅有一半患者（15%）完全康复并出院[4]。这与最初的相关研究结果大相径庭。直到最近，这些结果在不同机构间和不同时间内才开始保持相对显著的一致性。1987 年，在最初的研究发表近 30 年后，McGrath 对已发表的至少包括 100 例于院内经历 CPR 抢救的患者的研究进行了广泛的文献回顾。其中 42 篇文献共计 12 961 例患者符合纳入标准。其汇总结果与加拿大早期病例系列的结果基本相同：平均 15% 的患者经院内 CPR 抢救后可长期存活[5]。另一个观察结果是，因心肌缺血而出现心律失常或心脏停搏的冠心病患者可能是 CPR 的最大受益群体。

法律、法规和指南

即使成功概率相对渺茫，抢救发生致命性事件的患者也具有临床意义。因此，CPR 被广泛应用。但许多结果表明，大部分在综合医院发生 IHCA 的患者并未因 CPR 受益。一些存活者遗有后遗症，包括认知缺陷，甚至成为植物人。考虑到 CPR 并非适用于所有 IHCA 患者，美国医学会于 1974 年提出"告知患者 CPR 操作的风险和获益，并将患者对 CPR（或抢救意愿）的倾向性决策记录于医疗文书"的建议。大约 10 年后，医学伦理问题研究主席委员会于 1983 年发表了他们的意见，认为应该默认患者同意 CPR，除非另有明确说明禁止 CPR。这源于一种道德推理的立场，认为即使机会渺茫，患者也希望得到存活的可能[6]。因此，心肺复苏成为唯一一项需要患者同意才不采取的干预措施，并且必须有患者拒绝接受心肺复苏的书面证明[7]。

1988 年，联合委员会提出医院必须制定 CPR 政策。1991 年的《病患自主权法案》进一步要求接受医疗保险和医疗补助金的医院必须告知患者有自主决策的权利，包括拒绝接受诸如 CPR 等生命支持治疗的权利[8]。美国麻醉医师协会（American Society of Anesthesiologists，ASA）根据《病患自主权法案》于 1993 年首先发布指南，指出自动中止围手术期 DNR 指令直接侵犯了患者自主决策权。在美国外科医师学会的支持下，ASA 指南的最新更新中重申了这一原则。

术中 CPR 结局

尽管距 ASA 指南首次发布已过数年，关于术中中止 CPR 仍有相互矛盾的观点，主要出于以下几种考虑。首先，一些学者认为术中心肺功能衰竭可能继发于麻醉本身，有必要尝试逆转这种不良影响。其次，术中 CPR 通常比院内 CPR 更加成功。Keenan 和 Boyan 于 1986 年发表了一项关于识别超过 100 000 例麻醉病例中与麻醉相关的心搏骤停原因的美国单中心研究[9]。麻醉相关心搏骤停的发生率为 1.7/10 000。在 27 例麻醉相关的心搏骤停中，导致心搏骤停的最常见的原因是通气不良，其次是麻醉药物过量，第三是血流动力学不稳定。48% 的术中心搏骤停患者获救并存活至出院。

术中监测设备、新型麻醉药和镇痛药的进展以及三方核查共同增加了手术室内麻醉相关的安全性。外科手术也逐步在非住院环境中开展。医院手术室也可开展更复杂和更高风险的手术。手术室内心搏骤停的发生数量和类型也有所改变。最近发表的一项来自葡萄牙针对跨度达 7 年的 122 289 例麻醉病例分析研究中，有 62 例术中心搏骤停事件[10]。其中，最常见的心搏骤停原因是潜在合并症而非麻醉本身，麻醉特异性心搏骤停的发生率为 0.74/10 000。心搏骤停的危险因素包括 ASA 评分大于 3 分、潜在的心脏疾病以及使用血管升压药物。9 例心搏骤停由麻醉所致，但均存活且出院。发生术中心搏骤停的 62 名患者中，存活且出院的比例为 43%。因此，术中 CPR 的总体存活率似乎可高于 40%，而且所有与麻醉相关的心搏骤停事件均是可逆的。

癌症患者 CPR 的结局

直到最近，人们对于经历 IHCA 的癌症患者的 CPR 结局依然知之甚少。只有一些针对晚期癌症患者的研究表明，确诊癌症预示着不良结局。最近发表的一项多中心队列研究将非转移性癌症患者倾向性匹配非癌症患者，探讨 IHCA 事件和 CPR 后的生存结局[11]。该研究的数据来源于美国卫生保健研究和质量局（AHRQ）汇编的全国住院患者样本数据库。分析采用的数据为 2003—2014 年，共约 200 万例合并 IHCA 的住院病例。其中，112 926 例患者有非转移性癌症病史。总体而言，与非转移性癌症患者（31%）相比，非癌症患者（46%）的 CPR 出院存活率更高，即使在控制总体预后和合并症的情况下也是如此。值得注意的是，从 2003 年到 2014 年，癌症患者及其队列的总体出院存活率都有所提高：癌症队列从 23% 提高到 31%，非癌症队列从 40% 提高到 46%。这些 CPR 的出院存活率明显高于 20 世纪最后几十年里发表的文献。

此外，该研究还比较了两组患者心搏骤停后接受治疗的情况，发现癌症队列在心搏骤停后接受冠状动脉造影、经皮冠状动脉介入或靶向温度管理等治疗的可能性在统计学上较低。作者假设，对经历心搏骤停后的癌症队列的管理不积极导致了其较低的出院存活率。同时，作者暗示可能存在偏见，即不愿在有癌症病史的患者中实施积极的复苏后管理，尽管癌症预后在大多数情况下可能良好。研究者得出结论，"需要更多研究来阐明患者-医师对癌症诊断的看法和选择性应用复苏后管理的作用。"

另一项近期研究则聚焦于晚期（转移性）癌症患者心搏骤停后经 CPR 急救的结局[12]。该研究的数据同样来源于大型数据库，即遵从指南-复苏登记数据库。该研究纳入 2003 年 4 月至 2010 年 6 月 369 所医院中 47 157 例发生 IHCA 的成年患者，其中 6585 例为晚期癌症患者。1143 例癌症患者住院准备接受手术（177 例准备接受心脏手术）。晚期癌症患者的出院存活率远低于非癌症患者（7.4% vs. 13.4%），独立于其他危险因素。该研究并未报告晚期癌症患者中手术亚组的患者结局。

与非转移性癌症患者类似，转移性癌症患者队列的心搏骤停后的监护强度明显降低。与非癌症患者相比，转移性癌症患者心搏骤停后 48 h 内要求 DNR 的概率更高。该研究的作者认为，尽管晚期癌症患者的出院存活率低，但存活率并未低到可表明 CPR 无效。在为晚期癌症患者设定管理目标时，这一问题仍值得探讨。然而，与非转移性癌症患者和非癌症患者相比，播散性癌症患者 CPR 后的出院存活率极低（表 57.1）。

癌症患者姑息性和急救性手术的结局

几个世纪以来，手术一直是多种癌症的主要治疗手段。无论作为单一治疗策略还是结合化疗或放疗，对大多数局限性或分期尚早的实体肿瘤，手术仍是主要治疗方法。在这些情况下手术干预有益，但对播散性（转移性）癌症进行手术干预一直存在争议。一方面，手术能够缓解症状，改善生活质量，甚至延长此类患者的生存期。另一方面，转移性癌症患者手术相关的病残率和死亡率风险特异且更高。因此，评估风险/获益是治疗计划的关键要素。

研究者可利用美国外科医师学会的国家外科质量改进计划数据库（The National Surgical Quality Improvement Program database of the American College of Surgeons，ACS NSQIP）分析多个机构的大型患者队列的预后。因此，许多外科手术的风险分析诺谟图现已发表。Tseng 等专门为接受手术的播散性癌症患者制定了病残率和死亡率的诺谟图预测[13]。作者检索了 ACS NSQIP 2005—2007 年的数据，纳入 7447 例接受过手术且确诊为播散性癌症的患者。这组患者的整体病残率和死亡率分别为 28.3% 和 8.9%。研究者累计分析 133 个因素，包括术前、术中、人口统计学、术后以及手术类型，以确定其在病残率和死亡率风险中的重要性，并确定了 14 个重要风险因素：术前 DNR 状态、体重减轻 > 10%、静息呼吸困难、功能依赖性、腹水、长期使用类固醇、脓毒症、血清肌酐升高、低血清白蛋白、高白细胞计数、低血细胞比容、手术分类（紧急手术）、手术类型和患者年龄。按照诺谟图中的分数对这些因素进行排序和加权，当对单个患者进行计算时，可得出该唯一个体的风险百分比。在考虑风险因素的数量时，问题将变得复杂。但诺谟图可以客观的方式帮助评估个体患者的相对风险并支持治疗决策。

一项更近期的针对大型 ACS NSQIP 数据库队列中 2006—2010 年接受手术的 21 755 例播散性癌症患者结局的研究发现，肠道切除或其他类型的胃肠道手术占所有手术的一半以上（54%），另有 10% 的手术为多脏器切除[14]。作者分析了 5 年病残率和死亡率趋势，并发现结局有所改善：病残率从 33.7% 降至 26.6%，死亡率从 10.4% 降至 9.3%。他们将此归因于急诊手术减少、急性脓毒症患者减少，以及患者术前体力状况和体重的改善。

另一需要考虑的情况是，正在接受化疗的患者可能存在白细胞减少，并在治疗期间出现出现急性并发症，从而需要手术抢救。既往一项针对 956 例在手术后 30 d 内接受化疗的癌症患者（ACS NSQIP 数据库，2005—2008 年）急诊手术风险的研究显示，与配对的非癌症患者队列相比，癌症患者的病残率和死亡率增加[15]。病残率风险分别为 44% 和 39%，死亡率风险分别为 22.4% 和 10.3%（表 57.2）。因此，除非手术绝对紧急，则应考虑对中性粒细胞减少的患者进行干预，直至其中性粒细胞计数恢复。如果手术必须进行，患者及其家属或代理人应认识到此类手术有相对较高的病残和死亡风险。

表 57.1 院内心搏骤停患者 CPR 后出院存活率			
场所	非癌症患者	播散性癌症患者	非播散性癌症患者
医院	15% ～ 46%[5, 11-12]	< 10%[12]	31%[11]
手术间	43% ～ 48%[9-10]	—	—

表 57.2	癌症患者手术治疗的病残率和死亡率：姑息性或急救性手术	
手术类型	总体病残率	总体死亡率
姑息性手术		
播散性癌症[13]	28%	10%
播散性癌症[14]	27%	9%
急救性手术		
化疗 < 30 d[15]	44%	22%
非癌症队列[15]	39%	10%

接受 DNR 指令的患者结局

无论是癌症患者还是非癌症患者，手术前确立 DNR 指令是公认的不良预后风险因素。无论是在急诊手术还是择期手术中，这一点已在各类外科专科中得以明确[16-19]。一种推测是，DNR 状态代表患有非常严重的疾病，是即将死亡的替代标志。这种推测对部分患者或许正确，但文献证据表明医师对 DNR 状态患者的积极治疗存在偏见。根据接受急诊手术的老年患者按照"有 DNR"和"无 DNR"指令状态进行临床风险匹配队列的对比结果分析发现，DNR 患者的术后抢救失败率（56.7%）高于无 DNR 指令的患者（41.4%）[16]。此前一项由 14 000 多例因医疗问题住院的医疗保险患者组成的大型队列中也出现类似结果。尽管对临床风险因素进行了调整，但有 DNR 状态的患者死亡率远高于无 DNR 状态的患者（分别为 40% 和 9%）。作者当时得出结论，需要进行进一步研究以评估患者失去"生存意愿"或医疗人员拒绝"积极管理"是否可以解释死亡率的差异[20]。

尽管调整了风险因素，但仍不清楚 DNR 状态的患者普遍的较高死亡率是由患者失去生存意愿所致，还是由医疗人员将治疗目标转为舒适护理导致。抢救失败可能因为医疗人员误解了 DNR 指令。DNR 指令并非为了阻止对患者进行适当的医疗或手术干预。只有当患者无反应且心搏骤停时，DNR 指令才激活并生效，此时 DNR 指令要求禁止实施 CPR[7]。该指令在除心搏骤停以外的其他任何情况下均无意义或价值。与无 DNR 指令的患者相同，所有其他干预措施也需要同等的讨论和决策，并将所有相关且适当的临床参数纳入决策

考虑。

如果认为任何癌症的诊断都会带来可怕的预后，癌症人群中潜在的偏见可能会进一步复杂化。最近针对 IHCA 后监护的分析报告显示，与非癌症患者相比，非转移性癌症患者在心搏骤停后接受的诊断和支持措施在统计学上更少[11]。如今，在许多癌症存活者甚至是部分患有转移性癌症的群体中，与癌症诊断相关的预期寿命显著延长。因此，每个病例都有必要讨论管理目标。然而，在 Tseng 等[13] 和 Bateni 等[14] 对播散性癌症患者进行的两项独立的大型队列研究中，只有较低比例的患者为 DNR 状态（分别为 3% 和 2.4%）。这些数据与 ACS NSQIP 数据库中非癌症队列中报告的 DNR 比例为 0.5% ~ 4.2% 的数据并无太大差异[16]。这意味着尽管患有严重疾病，播散性癌症患者仍希望得到延长寿命、减轻痛苦的监护。因此，需要公开讨论手术干预的风险 / 益处，以便患者对 DNR 状态做出知情决策。

姑息性手术中维持或取消 DNR 状态的伦理思考

患者寻求姑息性手术治疗的目的是希望改善生活质量，期望在临终时通过这种方式提高其生存体验。争议在于，与维持患者生命相比，在患者拒绝术中 CPR 的情况下，其是否还有可能通过姑息性手术获益。假定患者有能力理解手术的风险和益处，患者能否在手术过程中自主决定继续维持 DNR 状态？围手术期 DNR 是否影响外科医师和麻醉医师竭尽全力履行专业职责？在患者期望和医师职责之间找到共识的可能性有多大？

适用于此的伦理原则包括尊重个人、专业职责和基于商定期望的公正。那些主张尊重患者 DNR 状态的观点通常暗指尊重患者的自主权和医师为患者谋益的职责。医师有责任提供可能使患者受益的合适治疗方案。医师的生理和心理社会益处的观点，应与患者对自身护理目标的观点保持平衡。这在姑息性手术情境中可能具有挑战性。患者追求的益处是改善生活质量，而不一定是延长寿命。尽管延长寿命可能是外科手术的附带效益。因此，尊重患者寻求护理目标意味着需要尊重他们维持 DNR 状态的愿望。

不支持 DNR 状态的论点也基于患者有益原则。这意味着如果一项干预措施会为患者带来"益处"，那么医师应该为患者提供这样的措施。一些人认为，医学的本质是不惜一切代价保护生命，医师有责任在手术期间进行必要的复苏。然而，患者可能会拒绝任何治疗，即使这些治疗是标准医疗实践中被认为是对患者"最有益"的一部分。Smith 认为，如果治疗旨在挽救患者生命，那么拒绝治疗的权利不会缩小，而且拒绝治疗的权利本质上是不可剥夺的[21]。因此，如果患者拒绝 CPR，则不能实施 CPR，然后外科医师将像对待耶和华见证会教徒一样对 DNR 状态的患者实施外科手术。DNR 状态的患者可能死于心搏骤停，而信奉耶和华见证会的患者可能死于大量失血。即"患者接受风险的同时也将承担其决策结果"。此外，他还表示，既然对耶和华见证会教徒进行手术是一种常见且可接受的医疗实践，对具有 DNR 指令的患者进行手术也应如此。

主张取消 DNR 状态的人也质疑患者对术中 CPR 的理解，从而质疑他们是否具备真正行使知情权的能力。他们也对"允许"DNR 患者围手术期死亡的医师的制度性、专业性和道德负担表示关切。Layon 和 Dirk 建议，患者及其代理人必须了解手术和麻醉可能存在的风险和并发症[22]。这样做并且让患者取消围手术期 DNR，从而使医疗团队将能够采取所有治疗方式来保护患者生命。这个建议源于这样一个观念，即患者要求手术的本意不是在术中死亡。因此，当患者术中意外发生心搏骤停时，进行 CPR 将符合尊重患者最大利益原则。然而，正如 Margolis 等所言，拒绝术中复苏的决策并不一定排除完全心搏骤停或呼吸骤停之外的并发症进行最大程度的治疗[23]。可想而知，这代表着对手术或麻醉并发症进行治疗。这是为了确保患者和医师在沟通中真正做到知情同意，且就预期达成一致。如果患者了解 CPR 的潜在风险和益处，则可以同意不实施 CPR。

在超过 25 年的时间里，许多研究者都支持维持围手术期 DNR。1993 年，ASA 制定了"关于患者麻醉医疗、DNR 指令或其他治疗限制的伦理指南"。该指南于 2001 年通过，于 2013 年修订，于 2018 年重申。ASA 指南尊重围手术期患者或代理人明确讨论且知情后暂停 DNR 指令的决定。该政策还允许气道管理和其他治疗选择，包括在患者声明的情况下遵守围手术期 DNR 指令。尽管如此，当 DNR 患者接受手术时，所有有关方面仍然很难做到这一点。为确保患者在围手术期死亡时医师不会受到职业伤害，必须仔细记录预先照护计划（advance care planning，ACP）的讨论情况。

预先护理计划——沟通和确定照护目标

ACP 经常被错误地视为等同于完成预先指令文件，或只与临终关怀有关。尽管对部分患者而言，完成这些文件可能是流程的一部分（我们鼓励这样做），但并不完全等同。ACP 是一种沟通，旨在根据医疗可能性以及患者与其医疗护理相关的价值观、期望和目标来确定为其提供何种照护。医师需在沟通中解释当前状况、发生了什么变化、可能发生什么、每种可能性的风险和益处，并争取了解患者期待的照护目标。患者可以在沟通中表达自己的目标，提出问题，并明白医师能提供什么和不能提供什么。换言之，APC 定义了照护目标（表 57.3）。

ACP 不仅仅与临终关怀相关。每当患者的医疗状况或目标/愿望变化而需要改变其照护目标时，都应落实 ACP。这种对护理目标的动态讨论使医师和代理人都能理解患者意愿，强调了以患者为中心的照护。

最先与癌症患者讨论 DNR 的通常不是外科医师和麻醉医师。如果患者的初诊医师或肿瘤医师已经就手术室外拒绝 CPR 与患者进行了讨论，则外科医师和麻醉医师需要共同与患者讨论和决定 CPR 是否符合手术期间的目标。在手术前与患者进行一次专门的临床咨询，包括无施压的目标/价值观讨论，这对手术麻醉团队的成员而言是有益的。应为患者提供对包括术中 CPR 在内的干预做出知情决策的必要信息（图 57.1）。

Bires 等表示，患者更喜欢由医师首先发起交谈[24]。一般来说，在讨论 ACP 或预先指令时，医师对于知识、准备度、舒适度都有一个中高级别的自我评估。然而，自我感知能力与实际临床实践之间存在明显差距。临床医师经常回避 ACP 这一复杂过程。尽管如此，由医师首先发起交谈并提供可以确保患者正确自主决策所必需的工具是医师遵从患者有益原则的职责所在。Epstein 等开发了一个以患者为中心的癌症照护和选择（Person-Centered

表 57.3　预先护理计划（ACP）讨论要素

ACP 的主要组成	讨论要素	何时讨论
临床护理目标	与患者及家属讨论癌症分期、治疗选择、治疗的风险和益处、预期结果。明确护理目标：治愈的可能性，或者寿命延长（有意义的延长是指预期的治疗收益为数月到数年的寿命）vs. 症状控制和缓解	治疗开始时，疾病进程发生变化时。记录讨论内容和在场人员
ACP 文件 / 代理人签字	要求患者提交已有的所有文件的副本，并上传至健康记录中；让患者了解 ACP 文件——医疗授权书、预先指令 / 生前遗嘱，并让患者及其指定代理人了解向医疗团队阐明患者意愿的益处	治疗开始时、疾病进程发生变化时；询问是否对文件进行更新或改变，并在健康记录中增加新的表格。用简单的问题引导患者任命代理人，如"如果你不能与医师交谈，你希望谁代表你决策？"
个人价值观	询问患者对可能延长寿命但恢复生活质量可能性较低的治疗的偏好（是 / 否），尤其是面临 CPR、ICU 机械通气支持或血液透析的播散性恶性肿瘤患者；讨论病残和死亡风险	任何可能导致死亡或生活质量受影响的高风险治疗，或者因癌症或其他潜在合并症影响，患者预期寿命为 1 年或更短

1. 识别
- 患者、临床病史
- 诊断：若为癌症，是播散性（转移性）癌症吗？肿瘤医师对生存预后的观点是什么？
- 将会做哪些干预？
- 手术指征：治疗性还是姑息性？是否紧急？
- 风险因素：每种算法/数据评估的可能病残率/死亡率

2. 明确
- 护理目标——从患者的角度来看，手术目标是什么？预期目标是否明确？
- 基于风险因素解释预期的术后围手术期结局
- 如果是DNR指令状态，讨论术中撤销DNR状态的选择及其益处和风险
- 解释可能由风险因素所致的术中CPR的结局

3. 核实
- 是否有可用的预先指令？如果有，是否有更新？
- 谁是指定的医疗代理人？手术过程中如何联系到此人？
- 核实：患者是否愿意撤销DNR状态（如果患者有DNR指令）？
- 患者是否同意并希望手术继续进行？

4. 记录
- 记录与患者的讨论，并备注讨论期间的在场人员
- 记录做出的决定，并酌情通知其他外科和主要的护理团队成员
- 如果术中需要撤销DNR指令，请按照您所在机构的规定执行程序
- 如果医疗人员和患者对DNR决策意见相左，或者关于撤销程序有任何疑问，推荐进行临床伦理咨询

· **图 57.1**　围术期护理计划和护理目标讨论的流程。CPR，心肺复苏；DNR，不复苏

Oncologic Care and Choices，P-COCC）沟通程序，作为一种新型的 ACP 干预方法。该沟通程序将患者价值观的沟通与信息性照护目标的视频相结合。这种方法不仅可帮助癌症患者及家属向医师提出有关疾病预后的问题，还可介绍有关预先指示以及患者如何参与对他们的护理知情决策[25]。

Burkle 等调查了 500 例正在接受外科手术的患者，以及 384 名医师（麻醉医师、外科医师和内科医师），了解他们对暂停或维持围手术期 DNR 指令的态度[26]。相当一部分外科医师（38%）认为 DNR 指令应该自动暂停，只有少数麻醉医师赞成自动暂停 DNR 指令（18%）。但结果显示，参与调查的绝

大多数患者（92%）认为，参与手术过程的医师应在暂停 DNR 指令前与患者讨论 DNR。此外，超过一半的患者（57%）表示，如果医师与他们讨论并解释应该暂停 DNR 指令的原因，他们愿意暂停 DNR 指令。因此，ACP 的第一步是临床医师愿意与患者进行这一重要的沟通，同时患者愿意倾听。

确实有必要通过进一步研究，找到在这个过程中可以同时帮助到医师和患者的方法。不容忽视的是，诸如 ACP 这样一个高度人性化的问题，需要一种更人性化而非技术的方法。医患关系的基本信任和富有同情心的沟通是成功推进 ACP 流程的关键要素。

启示与结论

癌症如今并不一定是致死性疾病。接近 70% 的癌症患者在确诊后能存活 5 年。对癌症患者进行手术或 CPR 之类的急救干预措施时，需将此纳入考虑范畴。无论患者是否被诊断为癌症，他们都依法享有自主决策权。患者 DNR 状态并不意味着放弃适当的医疗护理，仅代表患者本人不愿意在心搏骤停时接受抢救。因此，应该合理考虑和落实除 CPR 以外的所有其他干预措施。对决定了 DNR 指令同时有手术需求的患者，建议向患者及其家属充分告知手术和麻醉风险，并让他们了解可以选择术中撤销 DNR。如临床医师能向患者解释撤销 DNR 的合理性，或患者愿意接受使用心血管药物或血管升压药等进行适度抢救干预，相关文献支持撤销患者的 DNR。若患者不愿意放弃 DNR，ASA 指南和伦理原则尊重患者的意愿。强烈建议明确并完整记录与患者及其家属的讨论内容以及在场人员。

参考文献

扫二维码见参考文献

第58章

癌症医疗经济学：机遇与挑战

Ronald S. Walters

李佳霖 译　吉栋 校

引言

癌症是一种可引起强烈情绪的疾病，会使患病个体的生命处于危险之中。癌症医疗的总费用从 2010 年的 1240 亿美元增加到 2020 年的至少 2060 亿美元。部分文章指出，至少 42% 的癌症患者在确诊后 2 年内耗尽毕生积蓄。癌症患者的破产概率至少是非癌患者的 2.6 倍。经济窘迫与预期寿命缩短密切相关。

癌症医疗经济学，2019 年

听到"您患了癌症"这句话会让人感到极度痛苦，并立即引起人们对预期寿命、机能状态、收入和就业、家庭关系及治疗等方面的担忧[1]。多项研究已指出，癌症患者会有拒绝、愤怒、纠结和悲伤等典型反应，但即时的实际考虑因素，如对工作、收入、账单和生活质量的影响，在早期对话中占主导地位。另一严重问题日益显现，那就是医疗费用，尤其是自费部分。鉴于诊断和治疗的关系是明确的，一旦制订了诊疗计划，问题会逐步凸显。诊疗计划还高度依赖于是否有保险、保险详细条目及患者对其理解程度。自付费用近几年持续快速攀升，预计还将在一段不确定的时间内持续增加，既不利于患者支付治疗费用，也不利于患者获得治疗机会[2]。正如 Paul 所指出的，一旦"您患了癌症"这句话说出口，大多数人优先考虑的是所有导致延误治疗计划的因素，或至少是有关诊断的信息。澳大利亚悉尼至少有 1/3 到 1/2 的患者报告了在治疗依赖阶段对获得治疗机会的担忧，特别是那些社会经济地位较低、年龄较小和在澳大利亚以外出生的患者。在美国亦有同样担忧，特别是在农村地区，

保险覆盖面是促发担忧的因素[3]。在农村地区，只有符合条件的个人才能办理医疗保险。没有保险者的比例略有下降，约为 15%～25%。当疾病可评估时，开始治疗本身就为治疗费用提供了一种临时的情感缓冲，因其至少提供了关于估算效益/费用比的主观数据。当治疗是为防止复发时，便更难以界定，因为效益/费用比更多地是统计性质的，而非直接可评估的。一旦治疗结束，随着存活者比例的持续增加（一个积极结局），照护的长期副作用将持续升级，导致慢性非癌性但与治疗相关的资金和医疗问题增加[4-5]。Kline 提出了一种基于风险的模式来优化治疗后照护，使患者获得最佳的临床照护机构，并潜在降低支付费用，例如积极将初级治疗提供者纳入该模式。对患有癌症的人而言，未来就业和保险仍存在问题，并受地方、地区和联邦法规变化的影响。癌症随时复发的风险可能永远不会消失，会给患者带来很长一段时间的情感负担，且与癌症类型非常相关。此外，部分治疗实际上可能使患者更易患上其他癌症，进一步增加长期担忧。从癌症中存活的青少年余生都会背负这一负担。尽管糖尿病、心脏病、慢性肺病和关节炎等也如此，但与癌症相关的费用迅速增加最近受到广泛关注。

治疗费用

问题的严重性

在关于费用的讨论中，我们必须决定是否将重点放在社会总医疗费用（通常很难衡量）、支付费用（通常最易衡量，因其是向医疗服务提供者支付，适用于那些有某种保险范围的患者）、供应商费用（多变，因提供者而异，通常根据收费和报销

来估算）、患者负担费用（与已投保和未投保的患者相关），以及传统报销系统未涵盖的那些费用，如差旅费和自付费用（非常难以计算）。尽管如此，无论报告中上述变量如何定义，都显示出癌症费用的显著增加，特别是在过去 10 年中[6]，从 2010 年的 1245.7 亿美元增加到 2020 年估算的 1865.9 亿至 2065.9 亿美元。这些估算均基于发病率和存活率趋势。没有证据表明费用增加会在不久的将来发生变化，而且大多数预测认为，随着新技术和药物的爆发式增长，费用增长速度也会加快。在那段时间内，第 1 年治疗相关的费用增长 19.4%，而生命最后 1 年的费用增长 28.3%。在同时期内，持续医疗（在这两个时间点之间）的作用增加了 31.6%。癌症在最初阶段的治疗更为有效，且愈发成为一种需要长期治疗的慢性病。此外，在癌症第 1 年到最后 1 年间，有越来越多控制复发的方法可供选择，从而使其重新得到控制，并有助于延长复发后存活期。癌症首年治疗的平均花费因病而异，从大多数局限性黑色素瘤的 5000 美元到脑瘤的 11.5 万美元，从胰腺癌的每年几百美元到 1.1 万美元不等，但上述数字均为平均水平，且明显依赖癌症所处阶段。然而，随着大多数癌症的维持治疗周期延长，这组费用很可能继续增加。生命最后 1 年也因疾病而异，从黑色素瘤的 5.6 万美元到脑瘤的 13.5 万美元不等。照护措施大多为姑息治疗，有些在 ICU，大多数在院内。尽管姑息治疗病房和临终关怀场所有所增加，但如何减少费用迄今仍未取得成功。临终关怀仍是一个相当大的文化问题，在美国显得相对独特[7]。

鉴于数据的滞后性，大多数引用的数据要么来自 5～10 年前，要么依赖于对新疗法的预测。美国癌症研究协会最近发布的一项研究中，预计到 2030 年，全球癌症费用约为 4500 亿美元[8]。就其性质而言，长期数据与预测正发生极端变化，且均基于对当前新发布的治疗方法的利用、研究进展和期望结果及人口统计数据。很可能在那个日期之前，这一预测数字甚至会被进一步修正为更大的数值。联邦医疗保险、联邦医疗补助和个人支付者提供的一些最新支出数据通常可在美国国家癌症研究所、美国癌症协会网页上搜索到。

医疗导致破产

治疗费用上升造成破产的人数正以惊人的速

度增加[9-10]。最近发表在《美国医学杂志》上的一篇论文发现，42.5% 的患者在确诊后 2 年内花光毕生积蓄[9]。在 4 年内，无力偿债的比例扩大到 38.2%。在研究中，57% 的患者拥有联邦医疗保险，34% 的患者拥有私人保险。联邦医疗补助只占总人口的 2%，但影响非常大。癌症患者申请破产的可能性是非癌症患者的 2.65 倍。基于其他患者经验或人口平均水平，在治疗开始前难以精确估算预期费用，且在治疗期间可能受意外事件影响。传统上，医师很不愿意与患者讨论医疗费用问题，主要是担心患者认为医师的建议是基于费用而定。在许多地方，当制订好具体治疗方案后，都会委托给财务顾问，使其难以在比较的基础上讨论其他选择。美国临床癌症学会十多年来一直致力于解决该问题，并在 2018 年年度会议上指出当前困局。通常，费用成为一个问题，但在可以采取措施减少费用或为决策提供信息时，问题已无法解决。

根据 Ramsey 的说法，资不抵债已被证实是癌症患者早期死亡的风险预测因素，风险比为 1.79[10]。高费用、资不抵债、无法继续医疗和更糟糕的结局是一个不幸的现实故事，且不断重复。这类事件频繁登上报纸、杂志或电视。

除治疗费用外，这也反映了癌症治疗费用支付方式的结构变化。癌症治疗与其他严重疾病没有任何不同，但因癌症治疗费用的不断攀升，其已引起已修订的条件立法、有针对性的预授权需求以及新疗法的政策覆盖范围的关注。更换保险计划对有癌症治疗史或正接受癌症治疗的人而言很困难。如极力想把费用转移给受益人，无论计划如何，癌症患者都将很快受到共同保险和自付要求的警告。尽管高免赔额保险可以较低保费吸引人，但对购买该保险的患者而言，却并不清楚此类保险将如何影响癌症治疗的机会和费用。已有报道，乳腺癌患者在诊断和治疗方面出现延误[11]。癌症特定的保险政策确实存在，但往往有较多限制和排除标准[12]。对那些有医疗保险的人而言，补充计划至关重要，因自付风险并无限制[13]。

财务困境和危害

由于上述情况，无论投保状况或资源如何，财务困境对患者情感和心理的影响都在扩大[14]。该文列举了对所有年龄段的影响：年轻人因资产和储蓄普遍较少，其一生都受极大影响。中年人群则存在贷款、债务，而且无力支付医疗费用。少数群体受到的影响尤其大，取决于其社会经济地位。治疗强度增加成为某些疾病的主要驱动因素。愈发昂贵的新分子疗法也是一个主要因素[15]。还有数据表明，财务困境不仅使治疗延误，还使治疗变得消极[16]。在Lathan的一项研究中，财务困境还被证明与疼痛增加、症状加重和生活质量下降有关[17]。财务困境的评估方法正在演变，并有望在更多机构中作为常规评估部分，正如当前的患者诊疗经过和患者报告结局一样[18-19]。

当前降低费用的策略

降低费用的终极解决方案

当然，就其适用范围而言（并不适用于所有癌症），预防和早期发现是最佳解决方案。最常见癌症的风险因素早已为人所知，尽管部分降低癌症风险的措施取得成功，但仍有很大的改善空间。许多改变生活方式的策略已被采用，并将降低癌症发病率：①减少烟草使用；②健康饮食；③保持健康体重；④体育活动；⑤防止过度照晒；⑥限制酒精；⑦接种相关病毒疫苗；⑧定期医疗；⑨避免危险行为。据哈佛大学公共卫生学院估计，采用这些方法能将可预防的癌症死亡人数减少75%[20]。对吸烟者而言，吸烟减少50%（对每天吸烟超过15支的吸烟者）可将未来患肺癌的危险比降低到0.73[21]。此外，定期对特定癌症进行适当筛查对早期发现癌症非常有效，并已证实可降低更多晚期癌症的相关费用。根据用于分析的标准和人群不同，应用于许多癌症时结果会有所不同。不少癌症患者虽已治愈，但身上存留许多合并症，合并症的减少依赖于某些日常活动的变化，比如减少吸烟。人们意识到，虽然不能防止所有癌症的发展，但对最可预防的癌症，如结直肠癌、肺癌、宫颈癌、胰腺癌、膀胱癌、乳腺癌、卵巢癌、黑色素瘤、胃癌、肾癌、肝细胞癌、子宫癌和前列腺癌及与遗传有关的癌症的影响，恰好与最常见癌症有很大重叠，故影响最大。

健康计划为健康做出的贡献

遗憾的是，几乎所有福利计划都将重心放在疾病治疗上，而非疾病预防。这种情况自健康保健组织（HMO）设立以来首次开始改变，一些福利开始免费提供或费用显著降低，如筛查和疫苗接种。最近一项调查发现，86%的雇主正使用健康计划[22]。

降低费用的福利计划策略

费用分担策略有不同形式，最常见的是增加共同支付和共同保险额度，以及药品和影像优惠的分级。保险计划和自我保险的雇主已实施结构性策略，包括网络外义务、窄带网络、年度或终身最高福利上限，以及对"非路径"治疗资金的管理方案。

在大多数计划的设计中，共同支付、共同保险和免赔要求的变化发挥着关键作用。事实上，在10年时间里分摊支付的费用增长超过了工资增长，普通癌症患者越来越难以承受治疗费用[23]。在Claxton等的研究中，2006—2016年平均免赔额从303美元增加到超过1200美元。然而，这导致患者为了延迟费用而不得不放弃处方药和推迟续药。在Doshi等[24]的研究中，总体支付放弃率为18%，与自付费用高度相关，49.4%的自付费用超过2000美元，启动治疗的时间被推迟。

药品福利分级是增加分担费用的另一种策略，特别是与癌症相关的费用。Dubanski的文章讨论了口服抗癌药物和"医疗保险D部分"这一问题，指出25%～33%的共同保险对最高级别的药物需求已满足，其中包括许多抗癌药物[25]。几乎所有私人保险计划都有类似结构。该趋势尚未缓解，且在当前福利结构中也不太可能变化。

随着癌症费用的增加，了解提供者是否为享有者至关重要。计划责任的差异可以非常大，从0（您为100%）到100%（您为0）不等。由于1年治疗费用（极度依赖于癌症类型及分期）可能从大约10 000美元到远超500 000美元不等，其影响显而易见。不幸的是，尽管大多数癌症患者可在合理范围内得到医疗，但并非美国所有地区都有平等机会获得"高质量"癌症治疗。立法努力确保所有人都能获得高质量医疗，但对大多数癌症患者而言仍不现实。地理区域是癌症死亡率的最重要因素之一，部分原因是治疗可及性，部分原因是发病率[26-27]。虽然国家法律要求保健计划有专门的覆盖范围，但仍需改善。

支付模式变换

为应对不断上升的治疗费用，支付模式的变换可能受不同程度的单边或双边风险的考验。这些计划包括以化疗为中心的癌症医疗模式、已推荐的癌症放疗模式及各种私营和公共部门捆绑支付计划。在大多数情况下，支付还与高质量的结局和系统完成效率息息相关。现在评估这些类型的计划是否演变为癌症主要支付模式为时过早[28]。

无保险个人

那些没有保险的人，特别是没有充足资源去避免这些问题的个人，除非有可用的公共资金，否则将立即直面医疗费用。通常，这会迫使个体立即发问：这值得吗？我或家人会破产吗？财务困境已成为那些缺乏资源且被诊断为癌症的患者的主要困扰。不幸的是，目前似乎没有即刻解决方案来缓解这些问题。

结论

癌症医疗费用的控制虽取得部分显著成果，但仍在迅速增加。除资源众多的群体外，大部分人几近负担不起。这对没有资源的人而言意义重大，且越发严重，将直接导致他们得不到相应治疗。将费用施压给患者已成为一种新常态，正在接受癌症治疗的患者申请破产也是如此。这一糟糕状况造成的情绪崩溃使患者无法接受高质量医疗，并将影响患者远期预后。在 2019 年，尚无即刻或较好的解决方案。

参考文献

扫二维码见参考文献

第 59 章 腹部大手术后并发症的费用：机遇与挑战

Laurence Weinberg，Bernhard J. Riedel

成雨彤 译 黄捷 刘文宇 校

要点

- 腹部大手术的并发症发生率较高。
- 住院费用增加与术后并发症相关。
- 住院时间延长与术后并发症相关。
- 轻微并发症（Clavien-Dindo Ⅰ级和Ⅱ级）常见且与费用显著增加相关。
- 预防并发症是控制成本的关键。

引言

医疗机构卫生保健的成本效益对医疗系统的可持续性至关重要。随着医疗保健成本的不断上升[1]，政府和医疗保健机构需要考虑成本支出的构成。在国际上，医疗保健支出的年增长率高于经济增长率[2]，目前约占全球国内生产总值（GDP）的10%[2]。全球每年约有 7.2 万亿美元用于医疗保健[3]，其中 35% ～ 40% 直接用于医院支出[4]。据报道，部分国家的医院支出占医疗总支出的 38% 以上[1]。从逻辑上讲，降低医院支出是减少医疗支出的最大经济目标。术后并发症与住院费用高度相关[5-6]，尽管已采取许多方法来降低其发生率，但术后并发症仍很常见[5]，并与较差的健康状况和费用增加等结局相关[7]。

为更好地控制成本并减少浪费，必须了解术后并发症的医院成本。腹部大手术是一种常见的复杂精细的干预性手术，其已知并发症的风险可导致患者病残或死亡，作者就目前大手术相关的医院成本增长因素进行概述。本章将结合直肠、结肠、肝和胰腺手术回顾下述内容：①手术后并发症的费用；②住院费用与并发症严重程度的关系；③手术技术

相关术后并发症的费用；④手术紧急程度（急诊或择期）相关术后并发症的费用；⑤并发症对住院时间和 30 d 再入院率的影响。

围绕本章节主题，在 EconLit MEDLINE、EMBASE 和 The Cochrane Library 等数据库中使用"成本""卫生经济学""结肠切除术""直肠切除术""胰腺切除术""肝切除术"以及"并发症"等 MeSH 主题词和自由文本主题词进行检索。将符合条件的研究的数据提取到预定类别中，包括研究特征、手术及其外科技术、并发症发生率、严重程度和死亡率、住院时间和 30 d 再入院率。使用在线应用程序将所有货币转换为美元，并考虑到相应货币的通货膨胀。

直肠切除术

直肠切除术的并发症发生率为 6.41%[8] ～ 64.71%[9]，并与费用增加存在一致性关系（图 59.1）。

与腹腔镜手术相比，开放手术的感染相关额外费用可能更少[10-11]，腹腔镜低位前切除术的并发症［吻合口瘘、手术部位感染（surgical site infection，SSI）和出血］发生率和费用更低[10]。所有研究[11-16]都表明，发生并发症会延长患者住院时间。并发症也造成更高的死亡率，最高达 4.9%[15]。只有 1 项研究[17]报道了 30 d 再入院率。

结肠切除术

不同研究得出的术后并发症发生率为 6.0%[18] ～ 66.0%[19]，这一巨大差异可归因于各研究的并发症定义不同，部分研究报道了特定并发症的发生率，

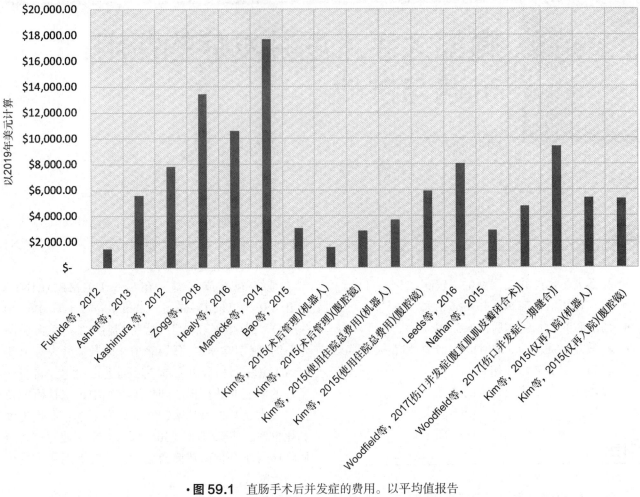

· **图 59.1**　直肠手术后并发症的费用。以平均值报告

而另一些则报道了所有并发症的发生率。不同研究体现了医院资源利用措施的不同，这限制了研究结果间的直接比较。术后并发症导致医院成本大幅增加（图59.2）。并发症所造成的额外支出从2290美元[20]到43 146美元[21]不等，部分原因是不同研究对医院成本的定义不同，所报道的并发症类型也不同。Asgeirsson 等[22]和 Knechtle 等[23]进一步证明并发症数量与额外支出呈正相关。

Asgeirsson 等[22]和 Fukuda 等[11]证明医院资源的使用会随 SSI 的加重而增加。如果感染被归为深部 SSI[22]，额外支出从24 563美元增加到33 211美元。同样，开放结肠手术 SSI 的额外支出从表浅 SSI 的995美元增加到深部和器官 SSI 的2155美元和2337美元。腹腔镜结肠手术的额外支出也出现类似增加[11]。Widmar 等[24]通过 Clavien-Dindo 分类分析并发症严重程度对医疗保险报销的影响，进一步探讨了费用和并发症严重程度之间的关系。30天医疗报销费用从无并发症的3756美元分别增加到 I 级和 II 级并发症的5943美元和8119美元[24]。I

级和 II 级并发症的发生率分别为29%和49%。这突出了轻微并发症的高发生率及其对医院总费用的巨大医疗负担。值得注意的是，III 级或以上并发症的报销额呈指数级增长，可达18 270美元[24]。

在结肠切除术的术后并发症中，SSI 和吻合口瘘造成的经济负担最大。SSI 的额外住院费用为2388美元[25]至22 209美元[26]，研究间差异很大；而术后肠梗阻的额外住院费用为5486新西兰[37]至7608美元[21]，研究间相对一致。SSI 相关费用的差异较大可能源于不同地区的卫生系统差异；Phothong 等[25]的研究在泰国完成，而 Asgeirsson 等[22]和 Delissovoy 等[26]的研究在美国完成。唯一一项直接比较 SSI 与术后肠梗阻的研究来自 Asgeirsson 等[22]，结果表明，术后 SSI 和深部 SSI 造成的额外费用分别为24 563美元和33 211美元，显著高于术后肠梗阻的5792美元。吻合口瘘与术后费用显著相关，在两项研究中分别为29 340美元[19]和43 146美元[21]。一项研究比较了 SSI 和吻合口瘘对基于疾病诊断相关分组（diagnosis related

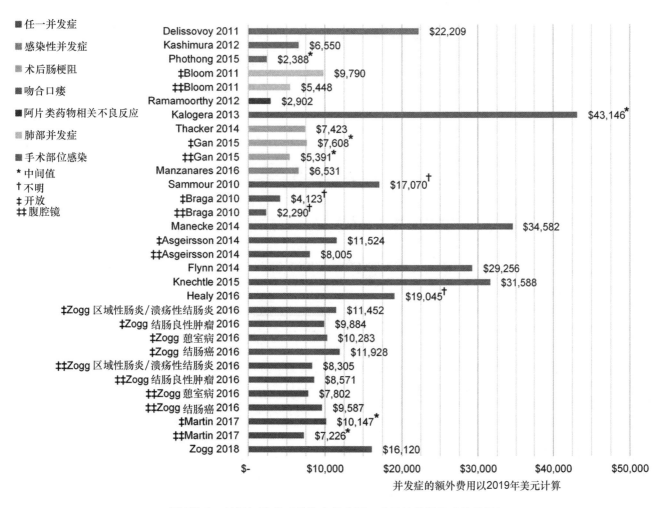

图例：
- ■ 任一并发症
- ■ 感染性并发症
- ■ 术后肠梗阻
- ■ 吻合口瘘
- ■ 阿片类药物相关不良反应
- ■ 肺部并发症
- ■ 手术部位感染
- * 中间值
- † 不明
- ‡ 开放
- ‡‡ 腹腔镜

图表数据：
- Delissovoy 2011 $22,209
- Kashimura 2012 $6,550
- Phothong 2015 $2,388*
- ‡Bloom 2011 $9,790
- ‡‡Bloom 2011 $5,448
- Ramamoorthy 2012 $2,902
- Kalogera 2013 $43,146*
- Thacker 2014 $7,423
- ‡Gan 2015 $7,608*
- ‡‡Gan 2015 $5,391*
- Manzanares 2016 $6,531
- Sammour 2010 $17,070†
- ‡Braga 2010 $4,123†
- ‡‡Braga 2010 $2,290†
- Manecke 2014 $34,582
- ‡Asgeirsson 2014 $11,524
- ‡‡Asgeirsson 2014 $8,005
- Flynn 2014 $29,256
- Knechtle 2015 $31,588
- Healy 2016 $19,045†
- ‡Zogg 区域性肠炎/溃疡性结肠炎 2016 $11,452
- ‡Zogg 结肠良性肿瘤 2016 $9,884
- ‡Zogg 憩室病 2016 $10,283
- ‡Zogg 结肠癌 2016 $11,928
- ‡‡Zogg 区域性肠炎/溃疡性结肠炎 2016 $8,305
- ‡‡Zogg 结肠良性肿瘤 2016 $8,571
- ‡‡Zogg 憩室病 2016 $7,802
- ‡‡Zogg 结肠癌 2016 $9,587
- ‡Martin 2017 $10,147*
- ‡‡Martin 2017 $7,226*
- Zogg 2018 $16,120

并发症的额外费用以2019年美元计算

• 图 59.2 结肠切除术后并发症的费用。以平均值报告（见彩图）

group，DRG）的费用覆盖的影响，结果表明，吻合口瘘为 SSI 的 2.6 倍，分别为 8026 美元和 3128 美元[27]。除 Kashimura 等[13]研究外，所有研究均显示开放手术的术后并发症产生的住院费用高于腹腔镜手术。除住院费用外，开放手术的并发症发生率同样高于腹腔镜手术。与腹腔镜手术相比，开放手术的术后并发症与额外住院费用相关[11, 28]，但其统计学意义未见报道。

所有研究都表明，术后并发症患者的住院时间较无并发症患者增加。此外，患者的并发症越多，住院时间就越长[29]。住院时间的增加也与 SSI 严重程度的加剧有关[11]。三项研究[15, 30-31]报告了术后并发症发生率与死亡率增加相关。尚无研究报告住院时长或死亡率对费用的影响。

Phothong 等[25]发现，除麻醉和设备费用的变化无统计学意义外，SSI 会引起各类费用的增加。然而，最大的费用差异在于护理、药物、实验室检查和放射检查的综合费用[25]，这可通过该研究中

SSI 引起住院时间增加来解释。Wick 等[32]研究表明，在住院、门诊、急诊、家庭护理和药物费用方面，SSI 患者的报销额均高于非 SSI 患者。所有研究均未给出手术紧急程度对并发症发生率和费用的影响的结论。Fukuda 等[11]报告，手术紧急程度与 SSI 风险之间没有统计学关联。Asgeirsson 等[22]则报道，紧急/急诊入院的并发症发生率和住院费用高于择期入院。

肝切除术

各项研究的并发症发生率为 7.6%[15] ～ 73.2%[33]。尽管其发生率存在差异，但各研究均发现费用因并发症而增加[34]（图 59.3）。四项将并发症分级的研究[33, 35-37]都表明，费用随着并发症的严重程度而增加。严重并发症导致费用增加 3282[37] ～ 64 677 美元[35]。唯一的例外是在 Vanounou 等[36]的研究

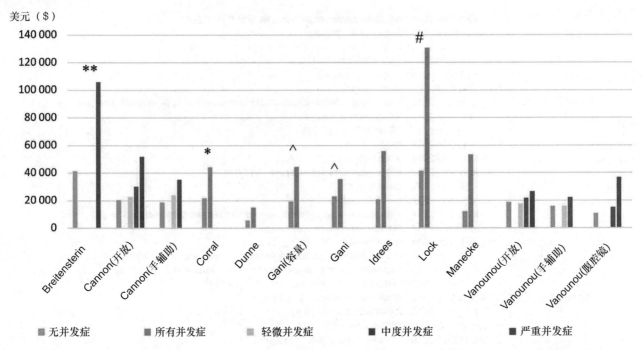

• **图 59.3**　肝切除手术并发症的费用。除非另有说明，否则数据以平均值表示。^ 费用报告为中位数，* 仅评估大出血，# 仅评估术后肝衰竭，** 无并发症组包括 Clavien-Dindo Ⅰ/Ⅱ级，并发症组包括 Clavien-Dindo Ⅲ/Ⅳ级。为便于比较，Cannon 等[33] 报告的费用乘以医院特定的费用收费比率[29] 以获得费用估计值（见彩图）

中，开放切除术后出现轻微并发症的患者组，其费用比没有并发症的患者低 1185 美元。两项研究[29, 38] 报告了费用随并发症数量的增加而增加，这支持了所有研究的数据，即费用随并发症发生率和严重程度而增加。

除并发症外，三项研究[38-40] 报道了死亡相关费用，并发现费用随死亡率升高而显著增加。Gani 等[39] 报告，在大型医院中，与有并发症和无并发症的患者相比，死亡导致费用增加分别为 30 102 美元和 70 633 美元。小型和中型医院也有类似发现。Lock 等[40] 发现，肝切除术后死亡的患者比康复患者多花费 88 379 美元，这与 Idrees 等[38] 的发现一致，后者发现与无并发症的患者相比，死亡使费用增加 88 337 美元。Lock 等[40] 报告，术后肝衰竭导致费用增加 89 450 美元，是所有研究中花费最高的并发症。此外，87.5% 的术后肝衰竭患者死亡，凸显了术后肝衰竭的临床费用。

三项对外科技术相关费用信息的研究之间存在分歧。Cannon 等[33] 的发现较为混杂，除严重并发症患者之外，腹腔镜和开放技术对各类患者的意义并不明确。由于只有开放切除术组发生严重并发症，造成更高费用，腹腔镜组的总费用降低 11 902 美元。Vanounou 等[36] 支持这一发现，腹腔镜组的

总费用比开放组低 3198 美元，此外，没有手动端口的腹腔镜手术比手辅助式技术便宜 3068 美元。然而，Fretland 等[37] 发现腹腔镜和开放切除术的总费用是不定的。

研究的异质性可能导致了结果的不一致。Vanounou 等[36] 和 Fretland 等[37] 仅纳入小部分切除术，而 Cannon 等[33] 纳入大部分和小部分切除术。此外，三项研究的选择标准各不相同，Fretland 等[37] 的随机对照试验和两项回顾性研究的研究设计也有很大的差异[33, 36]。

六项研究一致发现并发症发生后住院时间延长[15, 28, 35, 38, 40-41]。此外，Knechtle 等[29] 证明，住院时间随并发症的增加而增加。只有 Idrees 等[38] 描述了与住院时间相关的费用影响，住院时间超过 8 d 的患者费用平均增加 8929 美元（95% CI 3321～14 536 美元，$P < 0.001$）。仅 Fretland 等[37] 完成了一项关于再入院费用的研究，并对比了腹腔镜与开放切除术的再入院费用，发现并无明显差异［1886 美元（4869 例）*vs.* 2027 美元（7490 例），$P = 0.914$］。Knechtle 等[29] 进行了唯一一项关于再入院并发症的研究：再入院率从无并发症患者的 5% 增加到有四种或更多并发症患者的 14.3%。

比较大部分和小部分切除术费用的研究表明，

大部分肝切除术的费用增加[33, 38]。只有 Idrees 等[38]进行了直接比较，与部分切除术相比，半肝切除术的费用平均增加 15 291 美元（95%CI 5272 ~ 25 310 美元，P < 0.001）。Cannon 等[33] 报告，与整个队列相比，腹腔镜右肝切除术亚组的费用增加 11 709 美元，而右肝切除术亚组中开放切除术的费用降低 1536 美元。该对比不包括统计分析。两项[36-37] 仅纳入小部分切除术的研究发现其总费用均低于 Idrees 等[38]和 Cannon 等[33]的大部分切除术组。然而，考虑到不同医院和经济环境的异质性，不同研究之间难以对比。

胰腺切除术

一项系统综述[42]报道了十二指肠切除术后并发症的发生率，范围为 38%[43] ~ 77%[44]。轻微、中重度并发症分别定义为 Clavien-Dindo 分级 Ⅰ 级或 Ⅱ 级、Ⅲ 级或以上，不同程度的并发症分布比例在纳入的各项研究间存在异质性。Topal 等[45] 和 Santema 等[46]的研究结果极为反常。应用改良 Clavien-Dindo 系统可能造成了这些结果。术后胰瘘（postoperative pancreatic fistula，POPF）的发生率在队列之间也存在相似的异质性，范围为 7.9% ~ 36.8%。胃排空延迟的发生率随研究而异。Brown 等[43] 报告其队列中胃排空延迟的总发生率为 14.6%，而 Eisenberg

等[47]报告胃排空延迟的发生率为 19.4%。根据国际胰腺外科研究小组关于胃排空延迟的标准，A 级占 55.7%，B 级占 25.7%，C 级占 18.6%。Santema 等[46]发现单纯胃排空延迟的发生率为 18%，而在 Eisenberg 的原发性胃排空延迟组中为 12.2%[47]。

所有纳入的研究均发现，住院费用因并发症大幅增加，也随并发症的严重程度相应增加。研究发现北美和欧洲的费用通常高于亚洲[42]。四项研究采用了基于 Clavien-Dindo 或类似系统的费用分层[45-46, 48-49]。在多项研究中，与无并发症的患者相比，严重并发症（Clavien-Dindo Ⅲ 级或以上）导致费用增加 1 倍以上[45-46, 48, 50]。Vanounou 等[48] 发现，实施临床路径后，严重偏离术后预期病程的患者的费用为 65 361 美元，无并发症患者为 23 868 美元。同样，Enestvedt 等[50] 发现，患有严重并发症的患者的费用为 64 898 美元，无并发症的费用为 33 518 美元。只有 Cecka 等[49] 研究报告了各个并发症等级的全部费用数据。值得注意的是，他们发现从无并发症（5147 美元）到 Ⅲ 级并发症（8415 美元）的费用略有增加，而 Ⅳ 级并发症的费用大幅增加（39 464 美元）。这可能反映了 Ⅲ 级并发症的手术与 Ⅳ 级并发症的 ICU 住院的相对费用。

胰瘘是最常研究的并发症，八项研究分析了其对费用的影响[42, 44-46, 51-54]。各项研究再次证实 POPF 可造成巨大经济负担，并且随着严重程度进一步增加。图 59.4 显示了分析 POPF 的医院成本而

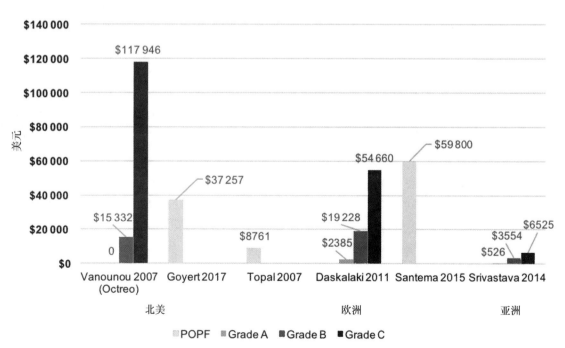

· 图 59.4 按等级分层的术后胰瘘（POPF）费用。以平均值报告

非收费的研究。研究发现，无临床表现的胰瘘（也称为"暂时性瘘"，归为 A 级[55]）对患者的住院费用影响很小。但 B 级和 C 级胰瘘造成了显著的临床负担。Daskalaki 等[52]发现 B 级和 C 级胰瘘患者的总住院费用为 32 657 美元和 75 601 美元，而没有胰瘘的患者为 12 282 美元。同样，Vanounou 等[51]发现 B 级和 C 级胰瘘患者的费用为 39 466 美元和 145 939 美元，而没有 POPF 的患者为 23 557 美元。Huang 等[53]发现，临床相关 POPF 的患者住院费用为 14 077 美元，未发生 POPF 则为 10 601 美元。Goyert 等[54]报道，发生临床相关 POPF 的费用为 70 819 美元，未发生则为 33 562 美元。

一项研究专门调查了胃排空延迟造成的费用[47]，发现胃排空延迟的严重程度每增加一级，住院费用就会增加 10 000 美元。在分析胰十二指肠切除术后的常见并发症时，Santema 等[45]发现，与无并发症患者相比，单纯胃排空延迟导致费用增加 8253 美元，增幅 43%。胃排空延迟的费用可能主要与住院时间延长相关，而不是医疗干预，然而，与基于住院时间的无并发症患者的费用估算模型相比，胃排空延迟的费用降低 7.2%[43]。

四项研究调查了医院成本构成的差异，重点是并发症导致费用变化的来源。Topal 等[45]发现，在没有并发症的患者、有 POPF 以外的并发症的患者和 POPF 患者之间，住院、实验室检查、医务人员和药物的费用显著增加（$P \leqslant 0.05$）。此外，所有患者医院成本的构成排序依次是住院（33%）、手术室（23%）、医务人员（20%）、药物（14%）及其他[45]。Daskalaki 等[52]也发现，随着 POPF 等级的增加，患者住院和实验室检查费用也增加。对 B 级和 C 级 POPF 的治疗措施也使费用增加，包括抗生素、肠外/肠内营养以及某些情况下入住 ICU 和再次手术。由于 P 值没有单独公布，无法确定每个费用构成中心的统计学意义[14]。Santema 等[46]报告，Ⅱ 级（Clavien-Dindo Ⅲb 级）并发症患者相较于 Ⅰ 级并发症患者（Clavien-Dindo Ⅰ 级、Ⅱ 级和Ⅲa 级）的常规诊断、影像学、临床护理、ICU 和手术的费用增加有统计学意义（$P \leqslant 0.05$）。他们还发现，术后出血患者和 POPF 患者的各类费用均无显著差异。Enestvedt 等[50]报道，与没有严重并发症的患者相比，有严重并发症（Clavien-Dindo Ⅲ 级及以上）的患者的输血、实验室、影像学、ICU、药物和呼吸治疗费用增加 1 倍以上。

讨论

关于并发症的研究异质性较大，导致费用和结局难以直接比较。研究设计、并发症定义和报告、用于计算费用和相关结局的方法等因素也存在显著差异。尽管考虑了货币和通货膨胀，但各国医疗保健系统的医疗和经济结构的内在差异限制了费用结局的普遍性和比较。

尽管存在这些限制，但腹部大手术的总体并发症发生率很高，导致费用和资源使用相应增加。再入院带来巨大的经济负担，而术后并发症与更高的再入院率相关。较弱的证据表明，与其他术后并发症相比，结肠切除术后 SSI 和吻合口瘘与更高的费用和资源消耗相关。

在外科手术术后并发症的经济研究中，医院资源利用的定义和报告也存在重大缺陷。首先，许多研究采用的医院资源利用率的衡量标准各不相同，而且定义不明确。其次，大多数研究没有报告货币年份，因此假定为研究发表当年。第三，各研究使用平均值或中位数描述费用，阻碍了研究之间的直接比较。

医院成本（hospital costs）、医院收费（hospital charges）和保险报销（hospital reimbursements）这三种数据使用代表卫生经济学不同财务方面的衡量标准[56-57]。特定服务的医院收费在医院和卫生保健系统之间可能有很大差异，无法良好代表医院成本[58]。同样，成本-收费比也被认为是计算医院成本的不准确方法[50]。保险报销是许多利用医疗保险数据库的研究采用的资源使用衡量标准[59-67]。报销系统显示出显著的地理编码分类和支付金额的差异[68]。在美国和许多欧洲国家，保险报销是根据疾病诊断相关分组（DRG）编码预先确定的，有并发症的患者比没有并发症的患者报销更多[68-69]。该系统的局限性在于未考虑 DRG 编码中的费用变化，在估算特定并发症的经济负担时将带来不确定性。因此，医院成本最可靠的衡量标准是记录每次入院的实际资源消耗[58]。其次，研究应清晰地定义和报告医院资源使用衡量标准，以准确分析研究结果。

医院资源的定义不明确和报告不一致阻碍了研究之间的成本和临床结局的准确比较。医院成本包括固定直接成本、可变直接成本和间接成本[57]。纳入或排除特定医院成本组成部分导致各研究中并发症的总经济负担发生变化。此外，一些研究没有具体说明其分析中包含的医院资源使用成分，从而大大削弱了其结果的临床效用。健康费用研究报告应遵守最低报告标准，包括所分析的医院成本组成部分的定义。此外，还应报告费用货币和货币年份，以便准确比较结果。

调整费用货币和货币年份对跨年份的费用数据比较至关重要。不准确的通货膨胀可能会导致对研究结果的错误解读。许多研究未能报告货币年份。费用研究的完整报告应包括费用货币和货币年份，包括作者对通货膨胀所做的任何调整。此外，医疗费用数据会出现偏态分布[70]，因此，建议同时报告费用平均数和中位数以避免对结果的误解[70]。

纳入的大多数研究报告了某类并发症的费用或比较了两类并发症的费用。虽然具体的并发症数据提高了这些研究的临床相关性，但并发症定义的不一致限制了某类并发症的跨研究对比。许多研究利用了当地机构的定义或他们分析的国家数据库中的定义。很少有研究使用国际疾病分类第 9 版临床修订本（ICD-9-CM）代码对并发症进行分类。术后并发症的报告应与为围手术期医学临床疗效研究而设计的国际标准定义和结局衡量方式保持一致[71]。

此外，大多数研究未能认识到并发症的严重程度是决定医院资源使用的重要因素。并发症严重程度和费用增长紧密相关。因此，并发症的严重程度是分析的一个重要因素，并应使用国际公认的分级系统，如 Clavien-Dindo 分类系统[72]。

死亡率报告也不一致。对旨在改善以患者为中心的结局的治疗，30 d 死亡率可能无法充分衡量其临床有效性，因为许多出现严重并发症的患者可能存活超过 30 d。死亡率应报告为术后至少 90 d，理想情况下为 1 年。通过对结果衡量标准的选择和最佳使用时间范围进行指导，这些标准将使研究人员能够制定符合国际公认基准的高质量费用研究方法。

再入院是公认的重要费用来源。美国引入了减少再入院计划，对特定病情 / 手术 30 d 再入院率高的医院进行处罚[73]。这一举措为医院引入减少再入院的措施提供了重要的经济激励。术后并发症患者的再入院率增加，突出了降低术后并发症发生率的经济效益。再入院报告应标准化为出院后至少 30 d，并且还应在所有费用结果研究中报告。

结论

腹部大手术并发症的发生率和费用都很高。仍然需要高质量的前瞻性经济研究来评估手术引起的并发症的详细费用。还需要对旨在减少术后并发症的干预措施进行成本效益研究，以指导旨在降低费用和提高实践质量的策略，最终目标是实现具有成本效益和可持续的手术操作。鉴于并发症费用是医院总费用的重要构成，旨在减少结肠手术后并发症的策略应该是提高医疗保健系统成本效益的一个组成部分。多模式策略包括全面的康复计划以优化生理和心理健康，术中和术后加速康复多模式集束治疗以减少围手术期对手术创伤的应激反应并降低手术并发症发生率，以及建立早期预警评分系统和快速反应团队，以尽量减少院内意外升级和临床结局恶化的频率。

此外，术后并发症的费用研究必须遵循详细且一致的方法和报告标准。研究还必须至少报告以下变量：医院成本定义、费用货币、根据通货膨胀调整的费用年份、并发症定义、随访时间，以及具有置信区间和四分位间距的费用平均数和中位数。需要对并发症进行准确而一致的经济评估，以便为费用控制策略提供信息，制定干预措施以降低费用，并最终提高医疗保健系统的安全性和可持续性。

参考文献

扫二维码见参考文献

第 60 章

癌症患者围手术期管理研究：机遇与挑战

Juan P. Cata, Carlos E. Guerra-Londono, German Corrales
刘金海 译 黄捷 薄禄龙 校

约 30% ~ 40% 的男性和女性在其一生中会被诊断出患有癌症[1]。癌症将成为这些患者主要的死因之一。全世界每年约有数百万患者死于癌症。如今，诊断技术的发展使癌症早期诊断更加容易。对于成人患者中最常见的五种癌症（肺癌、乳腺癌、前列腺癌、结直肠癌和膀胱癌），手术仍是上述癌症非转移期的治疗方法[1]。由于人口老龄化加剧，癌症在老年患者中更为常见。但随着围手术期医疗的不断改善，这些老年患者也可进行外科手术。因此，癌症手术的数量在未来可能会有所增加[2]。

围手术期肿瘤学的一个基本问题是手术、麻醉药、镇痛药、β 受体阻滞剂、抗炎药以及输血是否会促进或延缓癌症进展[3-4]。虽然基础研究已证实炎症、免疫抑制、血管生成和手术应激（例如，儿茶酚胺的释放）能调节局部和远隔部位的肿瘤微环境，促进癌症发生和转移[5-9]，但临床研究尚无定论。目前，临床证据的一个主要缺陷是，仅有少数试验探究了暴露变量（如麻醉技术）和癌症相关不良结局（如死亡率）之间的因果关系。

本章将总结以临床研究为重点的围手术期肿瘤学研究的优势、局限性和挑战。

基础科学和转化研究

自 20 世纪 90 年代初以来，评估单一或联合围手术期干预对癌症发生和转移的影响的体外内动物研究迅速增加。大多数临床前研究表明，手术应激、挥发性麻醉药和阿片类药物可通过以下途径介导癌症进展：①作用于促进细胞存活、增殖、上皮间质转化和转移性细胞行为的信号传导机制；②诱导炎症和抑制抗肿瘤免疫反应；③促进血管生成；④促进癌症干性（stemness）[10-11]。另一方面，实验性研究表明，通过局部麻醉、输注局部麻醉药利多卡因、β 受体阻滞剂和抗炎药［如非甾体抗炎药（nonsteroidal antiinflammatory drugs，NSAID）］可以减少手术应激和炎症反应，从而减少手术相关的癌症转移[5-7, 12-14]。

在围手术期癌症医学领域，大部分实验动物研究到临床应用的转化均以失败告终。例如，虽然啮齿类动物的研究表明微创外科手术可以延缓癌症进展，但高质量临床研究并未发现其在提高患者生存率方面的益处或害处[15-18]。此外，基因组学、蛋白质组学和代谢组学领域取得的重大进展使临床医师和临床研究人员能够基于癌症可行的靶点，而非疾病的组织学亚型来重新分类和治疗癌症[19-20]。然而，在癌症的精准治疗时代，具有多种潜在受体靶点或表观遗传效应的药物，如麻醉药和部分镇痛药，如何影响癌症结局仍未知。

临床终点

在设计随机对照试验（randomized controlled trials，RCT）探究围手术期干预对癌症患者的有效性时，研究者应将改善总生存期和生活质量视为两个最重要的临床终点[21-22]。虽然其他生存终点，如无复发生存期、无病生存期、无进展生存期或无生化复发生存期也常用于临床试验，但它们并不总是与总生存期的改善相关。换言之，即便干预 A 优于干预 B，能够显著延长无复发生存期，也不能代表其在临床上对总生存期的实际影响优于干预 B[21-22]。

此外，我们必须认识到，大多数临床上可用的生物替代终点并不能准确预测癌症治疗的最终目标，也就是治愈（长期总生存期）[23]。单一生物标志物或生物标志物的组合容易被围手术期干预措施所影响，故并不能够准确预测总生存期。例如，针对乳腺癌患者的随机对照研究结果表明，椎旁阻滞可显著减少炎症和血管生成的生物标志物，但并没有延长总生存期[24-28]。

患者术后短期和长期社会心理康复可以作为术后生活质量的终点。从患者角度来看，康复被定义为回归"正常"[29-30]。在癌症患者中，康复的定义可扩展到他们恢复到能够继续进行癌症治疗（辅助治疗，如化疗或放疗）的状态。对包括乳腺癌在内的部分癌症，早期恢复辅助治疗与提高生存率有关[31]。然而，临床康复指标与患者对康复的感知之间可能存在脱节，因此，患者在实现社会心理康复前可能仍需接受辅助治疗。我们认为，对所有患者，尤其是癌症患者，除用传统的康复措施（如充分镇痛、尽量减少恶心和呕吐、行走和恢复基本生理功能）评估其术后生活质量和康复以外，还应借助以患者为中心的多维度工具[29-30]。

总之，将总生存期作为研究围手术期干预对癌症预后影响的主要终点至关重要。

回顾性和人口数据库研究

近来，在数据采集、来自大型登记机构的数据整合以及使用复杂统计模型方面有所改进，使临床和转化实验研究人员能够在所谓的"真正临床应用"（real clinical practice）中，评估不同的围手术期干预与癌症结局之间的关系[32]。现已有30多项回顾性研究评估麻醉或镇痛技术与改善无复发生存期或总生存期之间的联系[33-36]。虽然这种研究方法的成本相对较低，且能在相对较短的时间内获得结果，但它可能需要广泛的技术支持和大量的人员奋力"清理、挖掘和合并"大型数据库，而这些数据库并非总是为了研究目的而建立[37]。

回顾性研究和大型注册数据库还有其他缺点。第一，信息缺失是偏倚和混杂因素的重要来源[38]。此外，大多数已发表的研究并没有报告如何分析缺失数据。本文认为，多重插补分析是一种公认较好的缺失信息处理策略，按列表删除或用单一插补会显著减少样本量，或对缺失变量赋值错误，而这两种方法都是偏倚的来源[39-40]。第二，虽然已经创建了复杂的统计分析（如倾向性评分匹配）来减少基线人口学特征的不平衡，但缺乏随机化可导致选择偏倚[37, 41]。此外，虽然倾向性评分分析是为控制非随机治疗效果而设计，但回顾性研究会倾向于高估治疗效果。使用大型数据库分析引起的另一个重要问题可能是，根据Ⅰ类错误的传统阈值（$\alpha = 0.05$）夸大对结果的解释。研究人员和临床医师展示的统计学显著差异并不总是或必然代表临床相关的影响。因此，他们使用互补的方法，比如使用Bonferroni校正来获得一个更"严格"的α误差，从而避免出现假阳性结果，或使用置信区间（效应量）。根据这一想法，《新英格兰医学杂志》最近采用了新的统计报告指南，强调效应量对主要结果的重要性高于P值[42]。最重要的是，记住回顾性研究只评估暴露变量和研究结果间的联系，而非因果关系。因此，回顾性研究的结果和结论是由假设而来，其结果可能需要用随机对照试验进行严谨的试验检验。

总之，研究人员可能会继续使用数据库或大型注册数据来评估围手术期干预与癌症相关生存期或总生存期之间的关联。本文认为这些研究的结果将补充从随机对照试验中获得的结果。最后，由于缺乏显著的外部（适用性）和内部（偏倚）有效性，从大型注册数据和数据库研究中得出结果的临床意义可能有限[41]。

随机对照试验

在过去的20年里，为解决区域麻醉、静脉注射利多卡因、β受体阻滞剂和环氧合酶抑制剂与延长生存期之间的因果关系而设计的RCT数量有所增加。Sessler等近期报道了其中一项试验的结果。他们验证了如下假设：与阿片类药物和挥发性麻醉药为基础的全身麻醉相比，椎旁阻滞结合丙泊酚（或全身麻醉）对非转移性乳腺癌患者在未进行大范围乳房重建的情况下可减少其乳房切除术后的癌症复发[28]。作者发现上述两种治疗方法在改善生存期方面无临床相关性差异[28]。

临床决策应该基于高质量的、无偏倚的证据[43]。本文认为，RCT是比较围手术期不同干预措施效果的最佳试验方法[44]。任何RCT的首要前提之一是在各治疗组之间均匀分配与患者相关的变量，并假设癌症进展的预后因素不与干预措施（麻醉药或镇痛药）的特定效果相互影响，从而减少任何潜在的选择偏倚。鉴于RCT为麻醉技术与癌症预后因关系检验标准的前提，我们应假设围手术期干预 A 与干预 B 比较研究中的患者，在研究结束时应该具有相似的人口统计学特征、癌症相关变量、新辅助或辅助治疗，而且干预措施不会与所分配的麻醉或镇痛技术相互干扰。

围手术期医学领域的大型 RCT 需要大量资金来建立强大的临床研究基础设施，并支持筛查和必要的诊断测试、监测和评估所需干预措施的随访方案、数据管理和研究人员所涉及的费用[48]。资金不足的临床研究项目常导致 RCT 无法得到有意义和临床影响的终点。另一个限制是，缺乏专门从事围手术期医学的临床研究且接受过良好培训的人员。鉴于围手术期的复杂性以及影响临床结果的众多因素，设计和实施不当的 RCT 可能导致错误的结果或结论。设计不佳的 RCT 常因重大偏倚和方法缺陷而受到限制，例如缺少盲法或分配隐藏，缺乏统计能力以及随访的显著失败[45-48]。

在癌症和围手术期医学研究领域，难以招募研究患者是开展和完成大型 RCT 的主要挑战之一。通常只有不到 10% 的癌症患者参加临床试验。这意味着招募患者参加试验并完成研究需要几个月甚至几年时间[49-51]。例如，一项关于探究椎旁阻滞对减少乳腺癌复发的有效性的大型 RCT，在研究开始后长达近 10 年才公布其结果[28]。由于在随访期间新的癌症治疗策略的出现，这些研究的转化价值可能受此影响。这样的 RCT 结果的外部适用性会受到质疑。此外，现已提倡在现实环境中进行实用的临床试验，用于增加患者的资格和注册率，提高结果的普遍性并降低成本[52-53]，如将研究药物或干预措施与常规管理（而非安慰剂）进行对比。

结论

围手术期肿瘤医学领域在基础研究、临床研

究、转化研究等方面取得了长足进步。一方面，实验研究有助于回答围手术期干预如何延缓所谓的微小残留病变增长的机制性问题。另一方面，RCT 需要严格回答临床前和回顾性研究提出的问题。虽然单一和短期的围手术期干预（如局部麻醉或全身挥发性麻醉药）不大可能减少癌症术后的复发或进展，但目前尚不清楚较长时间内（即在术前和术后数天）使用联合疗法（如 β 受体阻滞剂和 NSAID）是否有益于改善癌症患者的总生存期。

重点

癌症试验是目前所有临床试验中招募率最低的试验之一。

未来的围手术期癌症研究将依赖于更好的合作以及传统和新颖的研究设计。

识别癌症治疗的超级反应者和无反应者，有利于设计新策略。

基础和临床研究人员应该承担更多的责任，学习从基础向临床转化，并设计包含重要临床结局的试验。

参考文献

扫二维码见参考文献

第61章 大数据、计算科学进展与肿瘤照护

John Frenzel

孟笑炎 译 卢文斌 校

随着信息技术的成熟，采用数据驱动型分析来指导服务的机构和行业已深刻改变了人类生活。即时库存预测定价模型和网络搜索等简单的应用程序在生产力、效率和可靠性方面产生了巨大收益。在过去40年，医疗卫生领域的数据使用也发生显著变化。医学相关的注册机构呈爆炸式增长，其中麻醉质量研究所的全国麻醉临床结果注册机构（national anesthesia clinical outcomes registry，NACOR）对临床事件进行跟踪，并为其成员提供实践基准和质量报告[1]。这些工作需将手动数据输入和自动数据提取进行混合，旨在建立一个数据存储库，以帮助大家识别数据趋势并了解临床实践。整合来自不同来源的信息的工作，如电子健康记录（electronic health records，EHR）、基因组测试、索赔和公共数据集等，正在广泛的医学范围内开展。这些进步将深刻塑造从患者体验到患者结局的医疗卫生面貌并带来深远影响。

从小数据到大数据

数据库技术在现代生活中无处不在。其根源可追溯到20世纪70年代，当时计算机系统还相当新颖。通常，主机供应商设计一个封闭的软件平台，且平台是终端用户应用程序的唯一来源。硬件、操作系统和软件只能从这一来源获取。由于在软件层面没有竞争对手，使用的是临时内部标准。这造成硬件供应商的孤岛问题，并阻碍第三方开发者的发展。由于没有竞争，常规产品的发展缓慢，开发成本高昂；每个应用程序都是一项独特的开发工作，很少能利用其他产品的工作。鉴于垂直整合的需要，应用程序设计员通常需创建或重新创建存储、访问和聚合数据的方法。

为克服这一问题，IBM公司数据研究人员开始研究如何在应用程序和数据之间构建一个抽象层。在创建这一分界线的过程中，程序员不再需要编写数据处理程序或其他工具来缓存数据。这种在数据管理和应用程序编程之间的突破非常重要。桥接数据管理和应用程序的标准接口的创建为此突破提供了支持。1970年，由Almaden研究中心的Edgar F.Codd博士领导的团队发表了关于构建一种名为SEQUEL的标准化数据查询语言的工作[2]。SEQUEL成了数据和应用程序之间的桥梁和接口。随着时间推移，该语言被简称为SQL语言，它为程序员提供了操作数据的标准工具，无需考虑数据在文件层面的实际存储或表示方式。在创建这种接口的过程中，数据库管理功能（database management function，DBMS）成为程序员的一项像屏幕显示或网络一样的独立服务。SQL语言最初是专有的，但在1979年，一家名为Relational的公司创建了具有竞争力和兼容性的数据库管理软件，并对SQL进行了逆向编译。Relational后来被称为Oracle公司。

Codd在其文章中描述并在IBM软件实现的数据库被称为关系模型。主要的竞争结构被称为分层结构，可将其看作一棵树，其分支或节点代表不同项目。关系型数据库将数据组织成表。表格像电子表格一样独立，也可通过控制键连接在一起。使用控制键跟踪数据地图，连接并定义数据元素之间的相互关系。SQL查询就是利用这些关系来提取符合数据模型约束和SQL语言约束的数据。鉴于数据库技术的标准化和数据存储的爆炸式增长，关系型数据库成为计算结构的一部分。通过SQL语言的语法对数据模型进行约束，并确保在使用数据库引擎（关系型数据库管理系统，RMDBS）时，数据不会因基于SQL的操作而被无意损坏。这些结构

在 20 世纪 70 年代被设计出来，并且运行良好，性能强大可靠。然而，随着计算、存储和网络的不断发展，需要处理和分析的数据以指数级速度增长。SQL 诞生于大型机的主导地位。在网络、模具物联网（internet of things，IoT）以及全新类别的日常物品数字化的世界，SQL 和关系型数据库开始显示出其 50 年的根基，受到服务器崛起的挑战。

NoSQL 技术

基于 SQL 的技术遇到了瓶颈。随着数据库规模的增加，它需要更强的处理能力。虽然处理器的容量在不断提高，但数据生成速度超过了其扩展能力。20 世纪 90 年代，万维网（world wide web，WWW）开始飞速发展。在此环境下，架构师使用分布在多个服务器上的多个计算核心来扩展其网络服务器性能，以扩大其处理日益增长负荷的能力。它们能够进行横向扩展，而 RDBMS 供应商很难使用这种类型的体系架构。诞生于大型机的 SQL 是单处理器设备。由于 RDBMS 与数据交互的方式，在技术上很难使应用程序在多个服务器上工作。它被限制为只能进行纵向扩展。换言之，单个计算核心必须运行得更快才能提供更高性能。这种创建更具可扩展性和灵活性模型的压力持续存在。

在 Facebook、Google、LinkedIn 以及其他大型网络公司的推动下，内部研究和开发资源的任务是探索替代途径。其目标是创建一个灵活的、可以使用廉价的硬件处理各种数据类型（视频类、音频类、文本类、离散类和二进制类）的框架。与具有标准接口、定义语言和确定性能的 RDBMS/SQL 解决方案不同，新框架（现在称为 NoSQL）是极其异构的，催生了许多为优化特定类别的用例而建立的数据库管理系统。在过去 10 年，已经步入对数据存储和检索挑战进行分类的工作。这项工作通常可以使用 4 类 NoSQL 拓扑结构中的某一种来解决特定任务：键值数据库、面向列的数据库、面向文档的数据库和图形数据库。这些工具是基于跨多个服务器复制数据、利用众多处理器的强大功能以及横向扩展的能力。这些数据库管理系统支撑着 Facebook、Twitter、Verizon 和其他大数据消费者的基础设施。

在医疗卫生领域，数据环境仍在不断发展。随着 EHR 的安装基础不断提高，每次就诊管理的大量细化数据以及围绕其管理的数据量以数字形式记录下来。与此相形见绌的是捕获的成像数据量。数字化放射学工作流程的渗透率很高，所采集的图像仅在机构内就产生了数千万字节的数据。到 2013 年，超过 90% 的美国医院安装了数字成像设备，如今超过 40% 的医院都采用 3D 图像重建技术[3]。现在，技术正在改变病理工作流程，数字全玻片图像采集技术被越来越广泛地应用。这是一项大规模的数据管理工作，因每张图像都包含数兆字节的数据。此外，支持诊断所需的玻片图像将包括在不同放大水平上扫描的整个标本图像。骨髓血涂片这样的液体玻片，由于需要在不同的聚焦平面上捕获图像，数据量也会有所增加。

在手术室和重症监护环境下，数据流无处不在。目前的麻醉机、输液泵、无创监护仪和呼吸机以秒为单位发出连续的信息流。一个来自大型医院的生理和机器数据可包括每天 24 h 内每秒数百千比特的离散数据，这些数据隐藏着患者病情恶化、脓毒症和术中事件的警告线索。查找这些信号所需的工具必须在动态传输的数据而非静态数据上发挥作用。虽然 NoSQL 技术可用于存储数据，但当它用于处理数据时，其价值便显而易见。在上面例子中，来自不同患者的数据流入数据处理引擎，并按患者进行分类。这些患者数据流可通过与数据同处一台服务器上的算法进行处理。这种在同一平台处理和存储的组合使 NoSQL 在性能上与众不同。这些算法 / 存储通道可连续处理数据，寻找预定信号。与传统的 RDBMS 相比，数据库外部的应用程序将不断对数据进行 SQL 调用以提供分析。这种分析 SQL 流量将与数据摄取所驱动的 SQL 流量相竞争。利用合并通道和本地处理数据能力的 NoSQL 数据结构，可以在低成本的硬件和高通量数据下进行分析。

医学正处于一个信息化时代。无论应用程序需要 SQL 类型的数据库还是 NoSQL 数据处理引擎来处理百万兆字节数据的提取和分析，处理这种数据流的工具和技术都得到了很好的开发，并且随时可用。

计算科学的进展

第一台可操作的电子计算机于第二次世界大

战期间建造，用于协助破译敌方信息通信。这些是专门建造的机器，使用电话继电器、真空管和纸带技术。随着 20 世纪 50 年代中期晶体管商业化的出现，这些技术发生巨大变化，真空管被集成电路所取代[4]。具有开关功能、代表逻辑 1 或 0 的真空管已从棒球大小变成跳蚤大小。20 世纪 60 年代初，设计人员就能够将多个晶体管放在一个封装中，并能将多个晶体管连接在一块硅上，创建出用作逻辑构建块的"芯片"[5]。

在那个时代，Gordon Moore 是 Fairchild 半导体开发研究公司的研发总监。通过对行业内技术趋势、基础物理科学和经济规模的观察，提出了所谓的摩尔定律。Moore 博士指出，"在最小成本的前提下，集成电路所含有的元件数量大约每年能增加一倍。当然，在短期内如不增长，这一速度会持续下去。从长远来看，尽管没有理由相信它不会在至少 10 年内保持几乎不变，但增长速率的不确定性更大一些"[6]。在 1965 年的声明中，他预测了一种

将持续 50 多年的对数线性关系（图 61.1）。Gordon Moore 后来创立了 Intel 公司。

半导体技术的不断进步为更小设备及更高计算能力铺平了道路，与此相伴的是互联技术取得的巨大收益（得益于对材料科学和物理学的进一步理解）。存储技术、网络带宽和视频显示都具有相似的性价比曲线，廉价封装中便包含令人难以置信的功能。以摩尔定律为蓝本，在一些相同的经济压力驱动下，Edholm 带宽定律[7]（有线和无线网络上的数据速率，图 61.2）预测了这些行业中性能的对数线性关系。

云计算

在 2005 年左右，正如 Edholm 定律所预测的那样，网络带宽的增加程度已使连接性不是应用程序功能方面的限制因素。以前，使用专用数据中心的

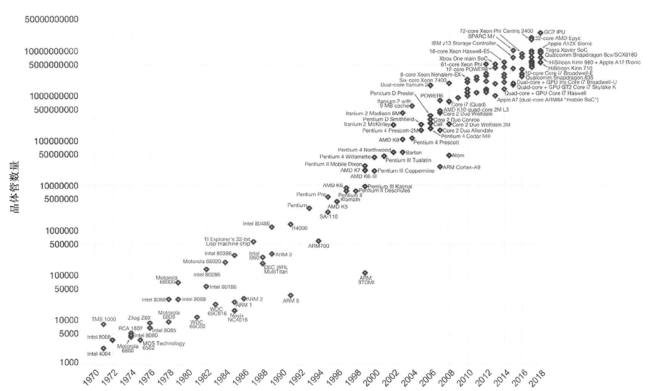

摩尔定律——集成电路芯片上晶体管的数量（1971—2018）
摩尔定律描述了集成电路上晶体管数量大约每两年翻一番的经验规律。这一进展非常重要，因为技术进步的其他方面——如处理速度或电子产品的价格——都与摩尔定律有关

• 图 61.1 源自：Max Roser。https://ourworldindata.org/uploads/2019/05/Transistor-Count-over-timeto-2018.png，CC BY-SA 4.0，https://commons.wikimedia.org/w/index.php?curid=79751151。

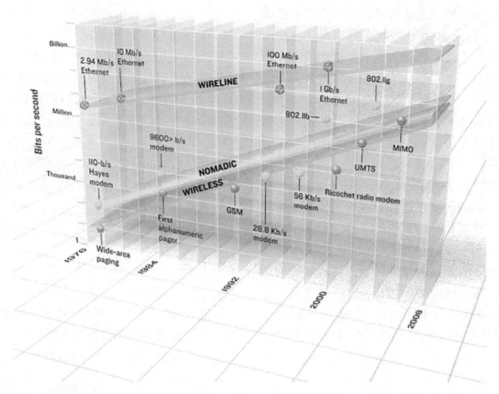

• 图61.2 From Cherry, S. Edholm's law of bandwidth. IEEE Spectrum. 2004; 41（7）: 58-60. doi: 10.1109/MSPEC.2004.1309810.（由于授权限制，本图保留英文）

本地计算和存储被视为托管商业类应用程序的唯一选择。随着许多应用程序迁移到具有越来越强大移动平台及服务器计算能力不断提高的 WWW，应用程序所有者开始寻求外包硬件管理服务。

云计算是指对通常位于第三方的 IT 基础设施中的共享资源（存储、计算和处理）的使用。由于云计算易于使用且前期资本成本低，已被广泛采用。2002年 7 月，亚马逊公司推出亚马逊网络服务（amazon web services，AWS）。在此之前，亚马逊一直把它作为内部资源来使用，而后开始向客户开放其平台以运行其应用程序。从终端用户的角度来看，维护、保养和安全等项目成为由云供应商负责而非由客户负责的合同条款。消除此类开销使组织能够利用增量技术方法，在只需修改合同的情况下即可快速增加应用程序的规模或能力。对于将这些服务用于分析或机器学习应用的研究员来说，他们只需在使用资源时付费，从而降低访问世界级平台技术的门槛。目前，亚马逊（AWS）、微软（Azure）、谷歌（谷歌云平台）、VMWare 和 IBM（IBM 云）成为了这一行业的主导力量。

分析与可视化

分析被定义为"数据中有意义模式的发现、解释和交流并且还涉及将应用数据模式用于有效的决策"。换言之，分析可被理解为组织内数据和有效决策之间的连接组织[8]。通过使用数据，社会和工业已发生变化。早期分析往往是对静态图或表格的分析，这些数据的呈现是为终端用户处理和理解其中的含义。随着时间推移，数据可视化学科开始成熟。该领域认为，数据的呈现是良好可视化工作的一半，而更重要的一半是指导用户正确解释所呈现的数据。高质量的可视化数据使人们能更直观地理解数据含义。

糟糕的可视化所付出的代价可能很高。1986 年 1 月 28 日早上，挑战者号航天飞机发射升空。飞行 73 秒后，外部油箱破裂，机组人员丧生。在随后的主要原因分析中，发现连接固体火箭助推器的燃料部分的橡胶 O 形圈已经失效。这让一直密切关注 O 形圈健康状况的工程师们大惊失色。用于了解以前非致命 O 形圈故障的分析方法无法真正洞察偶发事件。因为飞行工程师知道 O 形圈在冷却时会变得不那么灵活，所以这些故障以多种方式被分析，其中就包括了与环境温度的关系。在国会的可视化报告中，O 形圈故障按位置和飞行顺序进行了分析，并分别注明了温度。在构建这一分析的过程中，工程师们很难推断出 O 形圈在发射温度比任何其他先前飞行温度低 20℉（发射时环境温度为 32℉）的情况下的性能。当这些元素被适当可视化时，温度对 O 形圈性能的巨大影响就变得直观（图 61.3）。美国国家航空航天局高度积极、聪明、数据丰富的工程师未能洞悉这种关系，为此付出了 7 人丧生并损失价值超过 10 亿美元硬件的代价。

医疗数据的可视化可能具有类似的高风险。随着越来越多的临床数据转移到电子平台（如 EHR）上，这些数据的呈现方式会影响其解释和作用。这不仅包括临床数据的表述，还包括系统界面的可用性。在全国范围内推动安装 EHR 的早期阶段，重点完全放在终端用户的采用上。从基于纸张和口头语言的患者管理系统转向一个带有键盘、鼠标和屏幕的系统是很困难的。美国国家卫生信息技术协调部门估计，2017 年，96% 的非联邦急诊医院拥有经过认证的卫生信息技术，近 9/10（86%）的办公室医师采用 EHR，近 4/5（80%）采用认证的 EHR[9]。当人类的心智模型（即他们对问题空间的内在理解）紧密匹配并预测现实时，可以有效且高效完成任务。建立一个好的心智模型需要时间和不断重复的工作。

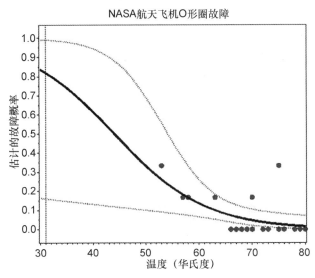

• 图 61.3　源自：Friendly, Michael（2001），Gallery of Data Visualization，Electronic document，http://www.datavis.ca/gallery/，Accessed：09/23/2021.

随着近 10 年 EHR 的广泛使用，下一代医疗服务提供者在纸质病历方面几乎没有经验。医疗服务提供者如何与应用程序互动以及数据的呈现方式决定了患者的交流方式。用户界面不仅显示信息，还对临床交流进行指导，并能对屏幕数据进行解释。

增强型决策支持

当了解卫生信息技术投资的潜在回报时，最常见的收益报是数字平台将减少浪费并提高医疗质量。在当前 EHR 平台上实现这些回报比较复杂。在讨论质量改进时，最常引用的功能是临床决策支持（clinical decision support，CDS）。虽然 CDS 已被广泛采用，但人们认为它在临床实践中还没有发挥其全部潜力。作为极端多变的环境中严格基于规则的框架，许多提示都是多余、没有针对性或过于简化的。影响最大的是围绕阳性患者身份和住院用药 / 输血的管理。为了在当前复杂的临床环境中发挥作用，决策支持必须包含对医疗过程、治疗目标和患者状态的更深入了解。这需要从基于规则的框架转向对患者有更全面"理解"的框架。

机器学习和人工智能

从电子计算机出现开始，使用它们来模拟或增强人类决策过程的想法一直都在进行。早期尝试始于 20 世纪 50 年代的国际象棋游戏程序。科学家最初的设想是想象世界以及我们与世界的互动受一套规则和相关的支持逻辑所支配。具有讽刺意味的是，这很像一个棋盘和当前的 EHR 决策支持框架。其假设是，如果所有规则和逻辑都能被编码和捕获，计算机将开始模仿人类的思想。然而，进展缓慢。随着问题空间的扩大和计算能力的限制，早期对快速成功的预测逐渐消失。随着时间推移，该领域逐渐成熟。部分问题（例如图像识别）在基于规则的框架中显然无法解决。20 世纪 80 ～ 90 年代，这一科学取得进步并且人工智能（artificial intelligence，AI）一词变得更加通用。一系列解决方法，包括机器学习、深度学习和基于规则的经典人工智能等不断涌现。在接下来 20 年里，机器学习技术利用不断提高的计算能力，创造出能够解决现实世界问题的应用程序。

机器学习[10]和深度学习已成为热门话题。深度学习是一种基于理解数据特征而非特定任务算法的机器学习方法。这种机器学习的支持技术往往基于神经网络而工作，并产生如语音识别、自然语言处理和图像处理等日常生活中的应用程序。在这项工作中，所有这些术语将被互换使用。

如今，机器学习和深度学习在整个社会中的影响显而易见。在医学领域，机器学习所驱动的语音转文字是供应商与此类技术最明显和最常见的互动方式。Nuance 通讯和 M*Modal 等公司已创建用于接收医疗场景的听写内容，将语音转录为文本，并在 EHR 中几乎实时显示所说单词等工作的基础设施[11]。几十年来，医师和其他医疗服务提供者一直依靠人类来转录语音。医疗服务组织在没有巨大培训成本和终端用户问题的情况下来部署这项技术的能力只是最近才显现出来，这项技术使医师能继续按照习惯方式工作，并同时具有快速周转和低培训成本的益处。

但语音转文字只会影响用户界面。当文本中嵌入的概念可作为独立的离散概念进行编码和共享时，听写的实用性就更大了。只有在文件被打开和阅读后，谈论脓毒症才有益于其他患者。能够使用机器学习提取脓毒症的概念，使这些离散的信息在许多地方变得具有可操作性，而无需搜索、查找、阅读和理解基本文件。自动概念提取是一种被称为自然语言处理（natural language processing，NLP）的机器学习形式。

自然语言处理使用深度学习技术，从书面或口头语言中提取数据和概念。这种能力的实用性在医疗服务中得到体现。虽然 EHR 的广泛实施减少了医疗系统中纸质表单和其他文件的数量，但仍存在扫描文件和实物文件的遗留问题，这些文件的索引性很差，基本上无法访问。

在移动社会中，诸如此类的记录通常作为实物文件的形式从一个供应商传输到另一个供应商，导致它们未出现在目标 EHR 的扫描 / 外部文件选项卡中。使用自然语言处理技术可以挖掘这些文件的概念并组织以供搜索。这对临床医疗的影响将是巨大的。包括慢性病在内的昂贵疾病的花费占医疗费用的绝大部分，了解疾病的纵向发展过程及成功和失败的治疗方案可能对费用产生巨大影响。

自然语言处理是高度创新和值得研究的领域。基于机器的对语言及其含义的理解是非常复杂的。在医学领域，准确性和可靠性至关重要。目前的技术在不断发展，并在有限宇宙中保持了相对较好的准确性。商业产品 NuanceOne 就是一个相关的具体案例。NuanceOne 产品包含一个名为 DragonMedicalAdvisor 的组件。NuanceOne 是一个语音转文本的应用程序，具有实时医疗概念提取的功能。使用提取的概念，DragonMedicalAdvisor 开始创建患者的个人资料档案。然后，专门为诊断和计费标准构建的知识引擎会根据特定文本和适用的编码标准中的事实评估所呈现的概念。它会在 EHR 屏幕通知医师哪些区域需要额外语言或查找具体内容。在计费代码和文件完整性的背景下，该系统非常准确、不突兀且易于使用。它本质上是一个专注于编码和文档的即时学习系统。机器学习在医患互动中帮助查找、关联和显示相关信息的功能非常吸引人。

神经网络和深度学习

与机器学习相反，神经网络通常用于图像等非文本伪影的复杂分析。神经网络使用聚焦和分析图像的小部分的互连节点来分析图像数据。它们并行工作并且共同判断图像是否包含目标。这种并行特性使神经网络能够分布在多个服务器上，从而提高应用程序的运行速度。神经网络环境使用传统的编程语言创建。一旦构建完成，这些网络就会用大量数据进行训练。这与我们通常对软件应用程序的看法不同。训练发生时，多个样本，如包含所需特征（真阳性）的图像，被网络摄取[12]。这一过程会使节点调整其连接并创建反馈回路。例如，当出现多张已知为结核病阳性的胸部 X 线图像时，该网络开始区分那些指示结核病特征的区域，类似于对住院医师进行放射学培训的方法；显示一组略有不同的训练图像会产生一个具有不同属性的神经网络。

训练过程使特征被网络内在识别，而不是被开发人员明确编程。在结核病的例子中，该应用的灵敏度（真阳性的准确鉴定）为 97%，特异性（真阴性的准确鉴定）为 100%。这项技术对医疗服务成本的影响显而易见。用于自动图像分析的深度学习应用程序有可能超越人类放射科医师诊断疾病的准确性和可靠性。虽然这被认为是一个有争议的观点且常被忽视，但自动图像分析具有几个引人注目的经济和质量优势。鉴于影像学检查对患者的影响很小，其常用于临床。对处于慢性疾病状态的患者而言，随着时间推移，神经网络会积累大量研究样本。虽然放射科医师使用以前图像来比较和辨别疾病进展或寻找新发疾病，但对于可以追溯多久之前以及可以检查多少种不同形态的疾病方面，存在功能上的限制。

基于深度学习的方法只受可用计算资源的限制。深度学习的优势在于可以提取图片存档和通信系统（picture archiving and communication system，PACS）中与分析相关的所有图像。拥有摄取疾病纵向过程的无限能力可能会为疾病过程的亚临床演变带来不同见解。其次，可以不断改进应用程序，并且立即投入运行最有效的模型，从而使所有后续研究受益。随着时间推移，放射科医师同样也会积累丰富的知识和洞察力。用于培训和使供应商精通的资源是大量和有限的。这会产生扩展问题，导致对该资源的多层访问受位置、实践环境和补偿的限制，从而导致成本、质量和可用性的变化。

深度学习有可能将信息进行有序的周期反馈。许多机构由放射科医师来安排即将进行的研究。这要求放射科医师回顾转诊医师的医嘱和图表，以确保目标研究确实有助于回答临床问题。虽然对颅内有转移性病变的患者来说，头颅 CT 扫描似乎是适当检查，但制订方案的放射科医师会将其改为有无造影剂的头颅 CT，以便能评估因造影剂增强而出现的神经周围水肿。这一工作流中还缺少对先前图像的全面审查。这种具有自然语言处理的深度学习增强活动可减少不适当的医嘱，并节省放射科医师的时间，提高诊断效率。这种深度学习增强活动同样适用于病理学、眼科和皮肤科等高度视觉导向的专业。

普遍认为，深度学习应用程序必须与键盘、屏幕和幕后的许多设备相关联。当今可用的半导体集成水平使强大的应用程序能构建成适于掌上设备的应用程序。结合嵌入式深度学习模型、商业化的图像传感器和手机中的计算能力，DermaSensor 创建了一个小型手持式软件包，可对皮肤病变（雀斑、痣等）进行成像，并对潜在恶性肿瘤进行评分。这种技术可以较低成本为更多人更早发现皮肤癌。目前的皮肤筛查通常由皮肤科医师进行，成本较高。这种设备可使低技术水平的专业人员提供媲美专科医师的结果。这通过其对劳动力成本和皮肤恶性肿瘤潜

在可治愈性的影响，直接影响医疗经济。

深度学习、机器学习和所讨论的其他技术的影响将对医疗服务的成本、质量和可用性产生深远影响。上面所例举的使用案例已存在且正用于临床实践。这种技术有可能对医学结构造成极端破坏。与大多数其他行业一样，技术已经造成失业和动荡。旅游业就是一个明显例子，旅行社的角色发生了巨大变化。Uber 和 Lyft 已完全扰乱了出租车行业，导致降薪、破产和自杀等现象[13-15]。技术和创新是一把双刃剑，它们在医学上的影响不容小觑。

基因组数据

继 Watson 和 Crick 在 20 世纪 50 年代中期发现 DNA 后，科学界的注意力转向了对分子的理解和测序方法。1973 年，FredSanger 与合作者成功完成首次 DNA 片段的测序过程[16]。这催生了各种方法和技术对 DNA 进行测序。DNA 测序学科逐渐成熟，并能更快解码较大的碱基对序列。到 20 世纪 80 年代后期，该行业开始创造商业产品和可行的公司。政府对这项工作的大部分提供了资助。显而易见，完整的人类基因组测序是一个现实的目标。人类基因组计划于 1990 年启动，由美国国立卫生研究院参与并专门致力于完成这一任务。人类基因组计划耗资 30 亿美元于 2003 年顺利完成[17]。

随着这项技术成为现实，基因组测序成为一个价值数十亿美元的产业。目前"离子电流"测序使用半导体芯片上特殊形成的微孔方式。该方法利用了与摩尔定律相同的机制，因此预期会产生类似的成本性能曲线。2003 年，Robert Carlson 用一条同名定律正式确定随着时间推移，测序成本出现的对数线性关系。在实践中，测序成本的下降速度实际上比某些时期的预测要快，这也证实了 Robert Carlson 的观点（图 61.4）。病毒和细菌测序现在已成为常规。HIV 病毒的反复测序产生了 HIV 患者的治疗方案。病毒突变史可以指导药物使用。同样，癌症基因组测序正在扩大，使用特定的遗传标记，如 HER2（人表皮生长因子 2）和 BRCA1（BreastCancer1 型易感蛋白）是诊断乳腺癌的最佳方法。这种革新推动包括了生物化学、物理学和信息技术的进步。

目前技术仅限于数百个碱基对长度的测序，样

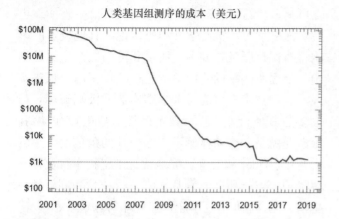

人类基因组测序的成本（美元）

• **图 61.4** 源自：National Human Genome Research Institute，http://www.genome.gov/about-genomics/fact-sheets/Sequencing-Human-Genome-cost.

品测序时 DNA 被酶切成数以百万计的重叠片段。一旦获得所有切片的序列信息，复杂算法和资源图谱就会映射并重新组装重叠的片段以创建原始 DNA 链。因生物体的不同，这些片段可延伸到数百亿个碱基对。人类基因组包含 46 条染色体，每条染色体中有 5000 万至 3 亿个碱基对。

虽然原始序列信息很重要，但了解特定基因的表达或这些碱基对代表的其他区域是医疗关注的重要信息。将序列信息转换为实际的功能图像这一过程非常复杂。在人类基因组计划中，随着序列的读取，探索现有的蛋白质数据可有助于匹配已表达的蛋白质序列。

每个人的 DNA 中都存在许多独特变化。基因的重复序列可放大其表达，而缺失则可使一个性状消失。序列充当启动子和开关，调节相邻编码基因的表达。其中许多区域根本不表达并产生蛋白质。我们对 DNA 序列实际表达的认识继续不断进步，并且通过纳入新发现来验证先前理解。随着人们对 DNA 特定片段实际表达的了解越来越多，这些表达谱会发生变化。因此，如果使用一种较旧或较新的表达谱进行比对，产生的结果可能会有显著不同。比对信息中可以分离出单个基因并分析其变异。这些发现是在基因分析中返回给提供者的整合信息。

将基因发现纳入即时临床决策仍是一个难题。与其他实验检验结果不同，基因组研究结果的临床意义可能模糊不清，很多时候与临床影响缺乏一一对应的关系。将数十亿个碱基对映射到数以万计的基因可产生对基础遗传机制有用的概括，但仍是一

个可视化和决策支持需要解决的问题。部分检验结果出现了经典实验室数据中相似的因果关系。其中许多例子都存在于药物基因组学领域，其中的基因组特征影响身体对药物的反应。一些基因已被确认具有特异性作用（敏感性、副作用或作用持续时间），比如 CYP2D6（他莫昔芬、曲马多、文拉法辛和其他几种）、HLA-B1502（卡马西平）、CYP2C19（氯吡格雷、西酞普兰）和 SLCO1B1（辛伐他汀）。

各种细胞突变、复制和缺失的临床意义和管理尚不清楚，因为各种成分之间存在很大的相互作用。但明确的是，当我们开始理解时结果将不是一对一的关系。提供者理解和预测这些不同元素的相互作用的能力极其复杂。随着科学的迅速发展和对细胞力学理解的不断发展，机器学习未来似乎将明显增强人类决策支持。

人口健康

数据评估对人口健康的影响传统上属于公共卫生领域。了解社区内的社会结构及其对健康相关行为的影响已成为制定卫生政策和政府支出的依据。通常从经济和监管的角度进行此类分析。分析的信息通常来自公共数据库，如美国政府人口普查、地方财产税记录和犯罪报告统计数据库。然而，分析的信息缺乏临床信息和识别个体特征的数据。

自 2009 年以来，随着《平价医疗法案》（affordable care act，ACA）的通过，医疗环境继续迅速发展。此转变的目标之一是实现对患者的数据收集和汇总。为支持数据收集，必须解决两个问题。首先是基于纸张的工作流程。信息必须以原始数字形式存在，将提供者转移到电子平台上是一项关键技术。"经济和临床健康信息技术（technology for economic and clinical health，HITECH）法案"的政府项目为此提供了资金支持，以使其能够转移到数字平台。在 2010 年至 2016 年期间，联邦政府为 EHR 的安装提供了超过 270 亿美元补贴[18]。今天，大部分门诊和住院患者信息被直接输入到 EHR。其次是数据标准的缺乏。为有效地汇总不同来源和背景的信息，基础数据必须具有相同定义。HITECH 法案的一部分特别关注内在操作性以及创建数据标准和定义的需求，以便信息可在 EHR 之间交流。该法案规定了内在操作性和数据定义标准，以支持数据交换。

大型医疗实体已利用这一机制来引导创建人口层面的健康数据汇总。

ACA还激励与医疗保险支付者合作的医疗服务供应商群体"承担风险",并分担医疗成本和收益。由于需要一个客观标准,其中许多合同都利用量化筛查计划、疫苗接种和预防性卫生措施的指标。私人保险公司和公共支付机构将基准业绩作为整体报销的一个因素。为管理这类风险,医疗机构已对EHR进行修改以便专门捕获这些数据。然后将这些数据汇总到计划层面,以了解整体性能。提供者和支付者汇集临床和索赔资料来完善这些工作。

人口健康是这些报告需求的产物。与公共卫生工作相比,人口健康从一个完全不同的方向进入这个领域,其基础是个人可识别的健康信息,包括临床、人口统计学和索赔等信息。EHR供应商已经用专门针对这一市场的软件平台做出了回应。Epic或Cerner等大型供应商分别构建了HealthyPlanet和HealthyIntent。这些应用程序支持人口健康对临床数据、保险索赔和第三方信息进行汇总。通常,应用程序会基于数据仓库创建一个主患者索引,也就是一个映射功能,对重复出现的患者进行删减,并创建一个具有唯一标识符的患者记录。无论患者在何处或在哪个机构接受治疗,系统都将该患者的所有数据映射到唯一的患者标识符。第三方数据集也得到支持,地理空间映射信息创造了一个能回答超越临床或账单背景的问题的环境。

人口健康与公共卫生的不同之处在于,它使用人口学相关的发现或证据来影响患者的临床治疗。公共卫生工作无法影响患者的临床治疗,因其缺乏个人可识别的健康、数据以及与患者的临床互动等信息。与患者的联系有多种形式。常见方式如在患者就诊时,医师会在医疗记录中提出许多预防性健康指标,例如癌症筛查、疫苗接种和其他健康建议。医师负责处理所提出的项目清单,这些项目很多时候是医师和患者签订的共享风险保险计划的一部分并影响赔偿。医师在这些项目上的表现直接推动了报销进程。

并非所有数据的应用程序都涉及提供者。围绕患者的第三方数据收集有助于了解患者的家庭环境。比如,慢性病患者需要频繁的临床随访以优化其健康状况。无法始终如一前往预约就诊的患者有更高的急诊就诊率和花费。准确识别这类人群是第一步。利用预约、诊断、社会经济和药房数据,可

以对高危成员进行分层。这些信息涵盖了临床、报销和公开数据集三个领域。对流动计划的范围和成本进行建模,并确定目标人群。这种临床/医学与社会/环境的融合仍处于早期阶段,然而,各公司正在加紧进入这一市场。Uber和Lyft都推出了解决医疗患者流动性挑战的计划。付款人可以在这些公司建立帐户,以协助患者使用这些服务满足与健康相关的需求。与健康有关的活动之间的变更可通过应用程序的目的地定位(如医疗机构办公室、诊所、药房或急救中心)进行自动批准。正常情况下,患者可获得更好的医疗服务,减少失约,并以最低的成本获得更高水平医疗。

通过上述数据的融合,可更好地了解患者生活。这一问题最终成为涉及隐私、自主权和个人选择的问题。从数据存储到机器学习、基因测序和人口健康,之前讨论的所有技术都在传统医疗服务上得到扩展。它们代表了强大的工具,揭示了患者如何选择生活、做出选择以及对待自己环境的具体细节。这都涉及私人数据。卫生系统显然想利用目前掌握的工具影响这些选择,并将我们的私人生活带入更广阔的视野。

从我们的日常选择和当地情况可以收集到深刻见解。2012年,零售商Target公司使用机器学习模型,以提供特定优惠券给目标购物群体,这些群体会发现优惠券很有价值。深度学习模型使用了购买模式、来自会员卡的人口统计信息以及商店所在地的社会经济信息。其中一项得分试图识别近期怀孕的妇女,分析其特定购买需求。商店会向这些女性发送产前维生素、尿布、婴儿床和其他通常会购买的物品的优惠券信息。明尼阿波利斯一名青少年的父亲就是收到这些邮件的人之一,并因此发现女儿怀孕[19]。这些工具功能强大,如果专注于正确的方向,将有可能改善医疗、生存和花费,但是,这类工具也存在潜在危害。

对麻醉的影响

虽然这些技术目前对医疗的影响开始显现,但目前为止对麻醉的影响还很微弱[20]。通常,人工智能用来使技能水平较低的个人能在决策支持或即时学习支持结构的指导下,在更高水平上工作。这类用于术中环境的高级支持要求低假阳性率和高准

确性。目前，这一水平很难实现。然而，显然围手术期使用这项技术对诸如预订、调度、人员配备和手术室利用率建模等任务是有用且适合的。围手术期未使用或浪费的时间非常可惜。目前可以实现历史数据和未来信息的需求来推动更高的设备利用率。机器学习能够包含和集成远离本地环境的变量。考虑到麻醉恢复室的空间，日常人员配备和基于外科操作的恢复时长的人工智能可大大减少手术室负荷量及需要恢复的病例。加入诸如医院床位的可用性、等待入院和出院模式等因素的人工智能技术，将产生远超出人类的优化调度能力。

在临床领域，自然语言处理与机器学习相结合，可对 EHR 进行筛选，并收集相关的历史文件 / 测试结果，用于术前患者筛查。这些筛查应用程序可建立一个多维度的风险评分，并对潜在后续评估提出建议以量化特定风险。在机器学习的推动下，不必要的测试和不充分的评估导致手术取消的数量将减少。此类应用程序可以提高手术室效率，并减少手术当天的混乱，从而使患者和医疗工作者获益。

结论

在过去 50 年，随着科技成为我们人类生存不可或缺的一部分，医疗工作已发生改变。不断提高的计算能力、持续的数据收集以及我们看待数据和信息方式的创新，已影响临床医学从工作流程到诊断和治疗的各个环节。随着这一趋势的发展，它将不可避免地继续改变支付者、医务人员和患者之间

的关系。EHR 平台的快速部署正在为医疗服务领域的可持续数字基础设施奠定基础。网络和存储服务的进步有助于增加计算机的服务范围和功能。云供应商为医疗机构提供了将重点从基础设施转向应用程序和最终用户支持的能力。云供应商还使个人能以敏捷且经济高效的方式使用先进的基础设施进行项目分析。

科学家继续解开人类基因组，并随着对细胞机制的进一步理解，基因组学对我们诊断和治疗疾病方式的影响将会不断增加。这种知识的瀑布式增长甚至会超过功能强大的人类大脑的思考能力，基于机器学习的增强型决策支持将成为在医疗机构提供最先进治疗的关键。大数据和人口健康模型的使用可以改善患者结局，降低医疗成本，并延长患者生命。将环境、基因和家庭这些敏感的个人属性结合在一起是改善人类状况的绝佳机会。然而，改变的影响是双向的，取决于我们如何选择利用这个过程中的工具和机会。这些选择将影响人类的生活。

参考文献

扫二维码见参考文献

第62章 MD 安德森癌症中心登月计划®：全球优先项目

Pamela C. Papadopoulos, Emily B. Roarty, Rosalind S. Bello, Joël Fokom Domgue, Sanjay Shete, Anirban Maitra

王春 译 刘佳 校

引言

德克萨斯大学 MD 安德森癌症中心的登月计划®是一项以推动科研成果转化为临床进步、挽救患者生命为目的的合作项目。该项目灵感来自肯尼迪总统 1962 年在休斯顿宣布美国登月任务的演讲。登月计划®由时任德克萨斯大学 MD 安德森癌症中心院长 Ronald DePinho 博士于 2012 年启动。在一次采访中，他介绍了启动该计划的动因："为战胜癌症，人类亟须英勇地采取行动。我相信，我们拥有的工具能够在 21 世纪向癌症发起挑战。让我们集中精力，发挥工程师的精神，全面、系统地研究癌症，并不断追问'我们能做些什么来直接影响患者'。"[1]

自成立以来，登月计划®已经发展成 13 个由临床医师和研究人员组成的多学科团队，以研发推进癌症预防、早期发现和治疗的综合方法为任务，旨在提高患者生活质量和降低癌症死亡率。除开展创新型临床试验、加快科学研究以外，登月计划®的研究成果还包括预防癌症的公众宣传活动。这些成果促使德克萨斯及其他州推进立法禁止青少年使用日光浴床、扩大戒烟项目以及努力在美国和全球扩大 HPV 疫苗接种。此外，登月计划®对癌症的早期发现做出巨大努力，以改善患者预后。本章列举了较为突出的案例，介绍该计划在降低全球癌症死亡率方面取得的成果，分别是肺癌登月计划——促进戒烟，HPV 登月计划——加强HPV 疫苗接种，以及胰腺癌登月计划——促进胰腺癌的早期发现。

肺癌登月计划：戒烟行动

吸烟严重损害大众健康，全球每年有近 600 万人因吸烟过早死亡（仅在美国就有 48 万人）[2]，预计到 2030 年每年死亡人数多达 800 万人[3]。烟草至少与 15 种癌症的发病相关[4-5]，占肺癌病因的 85%[6]，约占癌症总死亡率归因风险的 30%[7]。虽然已有包括伐尼克兰、安非他酮和尼古丁替代产品在内的戒烟药物获得批准使用，且每种药物与安慰剂相比均表现出有效性[8-11]，但治疗效果存在很大异质性。这种个体差异表明一种治疗方法不可能适用于所有患者，因此，加深对治疗结果个体预测因素的认识对该领域进步具有重要意义。我们根据戒烟前可观察到的因素（基线）将吸烟者与特定初始治疗相匹配，进而对各种行为、遗传、生物学、情感和神经生物学因素进行研究，以预测药物治疗的反应[12-16]。但是，如果初始治疗失败，患者如何"补救"治疗仍不明确，也尚无后续最佳方案指导。

第二项挑战是向最广大吸烟者群体提供最有效的治疗。全国调查显示，尝试戒烟的吸烟者中，只有不到 1/3 的人接受了咨询和药物治疗[17]。尽管传统的"戒烟热线"能随时服务广大吸烟者，但与使用咨询和药物治疗这类最有效的治疗方法相比，效果要差得多[11]。

戒烟措施

为改变戒烟现状，已开展一系列前瞻性临床试验，并对以往研究戒烟治疗效果个体预测因素（行为、情感、神经生理）的试验信息源进行大量分析。虽然，每项试验仅针对某一特定问题，但从中提取并整合个体差异的关键信息，就可用于预测治疗（包括药物治疗和行为治疗）效果。这些信息包括最重要的治疗方案（药物或一系列药物），以及年龄、性别、吸烟动机、尼古丁依赖、情感、精神疾病（抑郁）、大脑奖赏缺陷的神经和行为指标、代谢（尼古丁代谢率）和遗传特征。同时，还对基于肺癌筛查的最佳戒烟治疗方案进行研究，重点关注年龄较大而且未戒烟的重度吸烟者，以及携带肺癌高危基因的人群。我们期望这项研究能提供更多肺癌高危人群治疗效果的个体预测信息，并用于进一步开发预测计算方法。

除明确治疗效果的预测指标，我们还致力于推广 MD 安德森烟草治疗项目（Tobacco Treatment Program，TTP）。TTP 可追溯至 2006 年，最初由临床医师接诊，后加入电子健康记录自动接诊。目前，该项目已治疗近 1200 例初诊患者，每年就诊量超过 11 000 例次。其内容不仅包括个体化戒烟咨询、非处方药及处方药治疗，也包括对心理和社会心理问题的综合评估与治疗。TTP 治疗模式由初步面诊（60 ~ 90 min）和为期 8 ~ 12 周的 6 ~ 8 次巩固治疗（95% 以电话形式进行）组成，后者以戒烟咨询为主。若有必要，应对患者产生的戒烟相关心理问题进行干预，此时，须遵循动机访谈[18] 和解决社会认知行为问题的原则[19]。患者通常需要接受 10 ~ 12 周的药物治疗，单独或组合使用尼古丁替代品（贴片或含片）、安非他酮和伐尼克兰。具体治疗方案依照国家综合癌症网络指南，在咨询次数、持续时间、内容和药物治疗等方面实现个体化[20-21]。

为确定戒烟治疗的远期有效性，并评估癌症和非癌症患者之间的差异，我们分析了 3000 余例经 MD 安德森 TTP 治疗的病例数据[22]。自述报告的总体戒烟率如下。多重插补数据显示（10 个推算数据集取平均值），3 个月为 45.1%，6 个月为 45.8%，9 个月为 43.7%，意向性分析显示，3 个月为 41.1%，6 个月为 39.5%，9 个月为 35.6%；仅纳入受访者显示，3 个月为 44.5%，6 个月为 45.6%，9 个月为 43.7%。另外，我们在面诊期间采集呼出气一氧化碳水平，结果与自我评测相一致，7 天戒烟率在呼出气一氧化碳水平低于 8 ppm 和 6 ppm 时分别为 87% 和 93%。多重归因分析显示，有无癌症病史对 3 个月（RR 1.03，95%CI 0.93 ~ 1.16，P = 0.55）、6 个月（RR 1.05，95%CI 0.94 ~ 1.18，P = 0.38）和 9 个月（RR 1.10，95%CI 0.97 ~ 1.26，P = 0.14）戒烟率无显著影响。随访中，纵向列队无显著差异（RR 1.06，95%CI 0.95 ~ 1.18，P = 0.27）。另外，既往有无癌症史与是否患吸烟相关癌症无显著相关性，分别为无癌症史 RR 1.02，95%CI 0.90 ~ 1.14，P = 0.8；有癌症史 RR 1.04，95%CI 0.89 ~ 1.20，P = 0.64。

TTP 的宣传得益于登月计划®的两个重要举措。第一项举措是由 MD 安德森癌症中心认证的烟草治疗专科医师培训项目。该项目对全国专科医师和供货商进行培训和监管，将 TTP 模式有效传播至其他医疗保健系统和供货商。第二项举措是基于 TTP 治疗模式的社区医疗卫生扩展项目[23]，该项目通过远程指导为全国供货商提供专业咨询。

HPV 癌症登月计划：HPV 相关癌症的全球负担

人类乳头瘤病毒（human papillomavirus，HPV）可感染宫颈、外阴、阴道、肛门、阴茎和口咽部，与之相关的癌症占全球新发癌症病例约 5%[24]。其中，宫颈癌与其他 HPV 相关的癌症（每年 11.3 万例）相比，每年新发病例约 530 000 例，是全球最常见的 HPV 相关癌症[3]。中低收入国家应为这一全球形势负主要责任。在中低收入国家，宫颈癌中约 85% 新发病例归因于缺乏系统的宫颈筛查和 HPV 疫苗接种计划。近几十年来，随着性行为的演变，与 HPV 相关的肛门和口咽部癌症的发病率不断攀升[25-26]。

高收入国家实施了广泛筛查计划，极大减轻了宫颈癌负担[27]。目前，高收入国家的 HPV 相关癌症负担（非宫颈癌）已超越宫颈癌。在美国，每年平均报告 44 000 例 HPV 相关癌症，口咽癌（12 600 例）比宫颈癌（9700 例）更常见[28]。

HPV 疫苗的开发、发展和建议

HPV 被发现为宫颈癌的病因，促进了 HPV 预防性疫苗的研发。HPV 疫苗由自组装病毒样颗粒（virus-like particles，VLP）组成，该颗粒形成于微生物（加德西，默克公司）或昆虫细胞（希瑞适，葛兰素史克公司）发酵合成 L1 主要衣壳蛋白的过程。这些 VLP 与天然 HPV 颗粒非常相似，并能作为抗原激发人体产生 HPV 中和抗体[29]。该疫苗不含 DNA，因此无传染性。

2006 年，美国 FDA 批准了第一个商用 HPV 预防性疫苗加德西（默克公司），用于 HPV16 和 HPV18（导致了 90% 的生殖器疣发生）以及 HPV6 和 HPV11 的一级预防。2007 年，美国疾控中心预防接种实践咨询委员会（ACIP）建议 9 ～ 26 岁妇女应常规接种 HPV 疫苗[30]。2010 年，用于一级预防 HPV16 和 HPV18 感染的第二种 HPV 疫苗希瑞适（葛兰素史克公司，比利时）获得美国 FDA 批准和 ACIP 推荐[31]。此外，美国 FDA 于 2009 年 10 月批准将 4vHPV 疫苗用于 9 ～ 26 岁男性，ACIP 于 2010 年推荐了该举措[32]。

2014 年，FDA 批准了第二代疫苗加德西 9（9vHPV），该疫苗的适应证增加了 HPV31、33、45、52 和 58 五种 HPV 基因型。2015 年，ACIP 建议从 11 岁或 12 岁开始常规接种 HPV 疫苗，最早可于 9 岁接种（无论性别）[33]。此外，ACIP 建议无 HPV 疫苗接种史或未完成三剂系列接种的 13 ～ 21 岁人群（无论性别）以及 22 ～ 26 岁女性应接种疫苗，22 ～ 26 岁的男性可选择性接种[33]。2017 年以来，加德西 9 是美国唯一可用的 HPV 疫苗。2018 年，美国 FDA 批准 27 ～ 45 岁成年人可选择性接种 9vHPV 疫苗。2019 年，ACIP 根据共享临床决策程序将此年龄段纳入指南[34]。

2016 年前，ACIP 建议使用三剂接种方案进行 HPV 疫苗接种（M0、M1 和 M6），并且与开始 HPV 疫苗接种时的年龄无关。2016 年，ACIP 建议 9 ～ 14 岁开始接种系列疫苗的女孩和男孩采用两剂（M0 和 M6）接种方案[35]，但 15 岁及以上接种系列疫苗和有免疫功能受损的人群，建议仍使用三剂接种方案。

实施 HPV 疫苗接种的障碍

尽管近年来取得进步，但美国 HPV 疫苗接种率仍不理想。2018 年，仅 51% 符合条件的青少年实施了疫苗接种计划[36]，远低于 2020 年健康人群接种率需达到 80% 的目标，也低于澳大利亚、英国和比利时等其他高收入国家的接种率[37]。许多因素导致了美国 HPV 疫苗接种率较低的现实情况。

从制度或政策层面看，临床医疗过程中缺乏对 HPV 疫苗的推荐是主要因素[37-38]。这表明有必要采取以下措施：①医疗卫生机构使用电子化办公系统，包括电子健康记录和免疫信息系统；②美国疾控中心为医师和其他相关卫生专业人员制定、测试、传播和评估综合、全面的沟通策略的影响；③将男性医疗保健有效性数据和信息、HPV 疫苗接种的质量衡量标准纳入体系；④各州颁布法律，并实施允许药剂师管理疫苗的政策。

缺乏医疗卫生机构层面的推荐是美国 HPV 疫苗接种不理想的重要原因[39]。就个人或社区层面而言，大众对 HPV 疫苗的知识、认识和接受有限[40]。研究显示，美国成年人符合条件但未接种 HPV 疫苗的最主要原因如下：不了解疫苗 [18.5%（14.9 ～ 22.1）]，提供者未推荐 [14.1%（10.9 ～ 17.4）]，不必要接种疫苗 [13.8%（10.0 ～ 17.0）]，性生活不活跃 [13.7%（10.5 ～ 16.9）]，无接种疫苗需求 [11.4%（8.5 ～ 14.3）]（图 62.1）。另一项研究调查了美国大众对 HPV 疫苗预防宫颈癌有效性的看法，仅 29.8% 的女性认为 HPV 疫苗对预防宫颈癌有效[41]。

疫苗效力／有效性和克服困难成功接种的全球范例

已近 100 个国家引入 HPV 疫苗接种，但仅少数国家（包括大洋洲的澳大利亚、欧洲的苏格兰、亚洲的不丹和非洲的卢旺达）疫苗接种率高于 80%[37, 42]。对交付策略报告的平均覆盖率分析表明，使用学校疫苗进行接种的国家覆盖率比通过初级保健或卫生中心提供疫苗的国家平均高出 20%[37]。

在澳大利亚，父母是促进疫苗接种的关键因素，父母为儿童决定是否接受疫苗并提前制定疫苗接种计划以帮助 HPV 疫苗接种[43]。在奥地利，男性和女性均需接种疫苗，由医师提供的疫苗相关信息是影响接种率的重要因素[44]。另外，父亲受教育程度较高，仅显著提高男孩 HPV 疫苗的接种率，不影响女孩的疫苗接种率，这表明可能需要针对性别来调整策略[44]。2011 年，在开展全国教育和提高认识运动之后，卢旺达成为首个全国范围内实施 HPV 疫苗接种计划的中低收入国家[45]。卢旺达通过校园接种和向失学或未入学女孩进行社区接

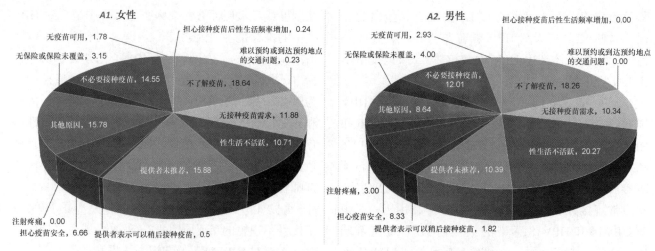

A1. 女性

担心接种疫苗后性生活频率增加，0.24
无疫苗可用，1.78
难以预约或到达预约地点的交通问题，0.23
无保险或保险未覆盖，3.15
不必要接种疫苗，14.55
不了解疫苗，18.64
无接种疫苗需求，11.88
其他原因，15.78
性生活不活跃，10.71
提供者未推荐，15.88
注射疼痛，0.00
担心疫苗安全，6.66
提供者表示可以稍后接种疫苗，0.5

A2. 男性

担心接种疫苗后性生活频率增加，0.00
无疫苗可用，2.93
难以预约或到达预约地点的交通问题，0.00
无保险或保险未覆盖，4.00
不必要接种疫苗，12.01
不了解疫苗，18.26
无接种疫苗需求，10.34
其他原因，8.64
性生活不活跃，20.27
提供者未推荐，10.39
注射疼痛，3.00
担心疫苗安全，8.33
提供者表示可以稍后接种疫苗，1.82

· **图 62.1**　美国成年人口中未接种 HPV 疫苗的主要原因，按性别划分

种，将 4vHPV 疫苗接种率提高至每年 90% 以上。默克公司捐赠项目（2011—2013 年）将 HPV 疫苗接种推向全美，其示范性作用使其于 2013 年成为全球疫苗免疫联盟（The Global Alliance for Vaccines and Immunisation，GAVI）所支持的项目。

美国各州的 HPV 疫苗接种率有较大差别（图 62.2）[36]。已颁布 HPV 疫苗接种强制令的州覆盖率最高（罗德岛、哥伦比亚特区）、年增幅最高（弗吉尼亚州）[46]，而最保守和高度信仰宗教的州（怀俄明州、密西西比州、南卡罗来纳州、犹他州和德克萨斯州）则最低和（或）表现出下降[46]。

癌症登月计划® 通过与政策制定者和其他利益相关者合作，在德克萨斯州和美国/世界范围内提高疫苗接种率

MD 安德森癌症中心在癌症防控计划方面拥有近 10 年的领导和参与经验，以此提高了大众对 HPV 相关癌症的认识，并为大众和医疗卫生专业人员提供了相关专业的培训和教育。MD 安德森癌症中心致力于通过与主要利益相关者合作共同提高大众对预防性 HPV 疫苗的认识并推动疫苗应用。这些合作关系促使 MD 安德森癌症中心于 2014 年成立了 HPV 登月项目，并在癌症防控的三个领域，即公共及专业教育、政策和服务方面提供支持。

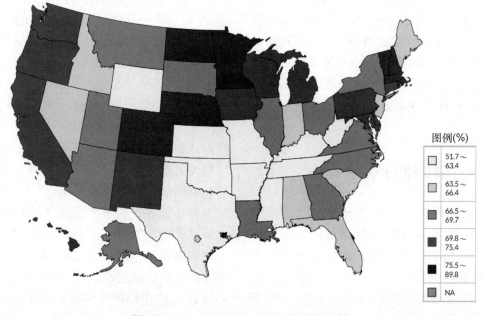

图例(%)

51.7 ~ 63.4
63.5 ~ 66.4
66.5 ~ 69.7
69.8 ~ 75.4
75.5 ~ 89.8
NA

· **图 62.2**　美国各州的 HPV 疫苗接种覆盖率

MD 安德森癌症中心在 HPV 疫苗接种方面的成就归功于公共和专业的宫颈癌预防举措。2012—2013 年，MD 安德森癌症中心宫颈癌工作组与宫颈癌预防协会德克萨斯州分会、休斯顿社区学院科尔曼健康科学学院和国家宫颈癌联盟合作举办休斯顿宫颈癌峰会，以降低宫颈癌发病率、提高癌症生存者的生活质量为主要目标。2014 年，合作者将峰会内容扩大至所有 HPV 相关癌症。该峰会携手 2014 年 9 月成立的 HPV 登月团队共同促进了 MD 安德森癌症中心的发展，并巩固了 MD 安德森癌症中心与专业组织的关系。MD 安德森癌症中心的社区事务与教育（The Community Relations and Education，CRE）团队不断开发印刷产品和综合媒体产品，以提高社区对 HPV 疫苗接种的认识。CRE 团队还推出了面向父母和其他成年人的教育项目，名为"预防癌症：HPV 疫苗"，内容包括 HPV、相关癌症、风险因素和 HPV 疫苗接种。值得一提的是，许多 CRE 产品和项目都有英语、西班牙语和越南语版本。

HPV 登月项目致力于 HPV 相关癌症的教育和疫苗接种，还包括完成环境调研、政策论坛和战略计划制定。2014 年 9 月，MD 安德森癌症中心获得了癌症中心支持补助金（Cancer Center Support Grant，CCSG）的支持（NCI 3 P30 CA016672-39S4）。MD 安德森癌症中心在收集数据过程中聘请了 46 家外部合作伙伴。调研结果显示了儿科照护环境中与 9～17 岁儿童 HPV 疫苗接种相关的防碍、促进因素和最佳实例。

莱斯大学詹姆斯贝克三世公共政策研究所和德克萨斯大学 MD 安德森癌症中心每年召开一次联合公共政策论坛，以小组讨论的形式，提高人们对生物医学、公共卫生和医疗保健领域挑战和机遇的认识。2014 年 12 月 3 日，该论坛聚焦于 HPV 相关疾病、HPV 疫苗以及 HPV 疫苗广泛接种对公共卫生的潜在影响，发表了一份名为《HPV 疫苗：德克萨斯州的公共卫生机遇》的政策简报。2015 年 1 月该论坛又制定了一份 HPV 疫苗常见问题的解答文件。2015 年，MD 安德森癌症中心及其合作伙伴组织在第 84 届立法机构第 200 号参议院法案（SB200）通过之前，对决策者进行了 HPV 疫苗接种的教育。SB200 责成卫生与人类服务委员会（Health and Human Services Commission，HHSC）制定一项战略计划，以显著降低 HPV 相关癌症的发病率和死亡率。MD 安德森癌症中心与 HHSC、州卫生服务部和德克萨斯州癌症预防研究所（Cancer Prevention and Research Institute of Texas，CPRIT）合作，为该战略计划草案撰稿。

2015 年，MD 安德森癌症中心主办了第二届美国国家癌症研究所（National Cancer Institute，NCI）癌症中心 HPV 疫苗接种峰会，分享由 2014 年 NCI 癌症中心支持补助金资助的所有环境调研结果。作为这次会议讨论的结果，MD 安德森癌症中心与其他 68 个 NCI 指定的癌症中心于 2016 年 1 月 27 日发表一份共同声明，呼吁提高 HPV 疫苗的接种率。随后，癌症中心发布另外两份声明（2017 年 1 月和 2018 年 6 月），其中后者得到美国癌症协会、美国癌症研究协会、美国临床肿瘤学会、预防癌症基金会、美国预防肿瘤学会和美国癌症研究所协会的推荐。

2016 年 6 月 11 日，MD 安德森癌症中心为其员工及子女开设了 HPV 疫苗接种门诊，并获得 MD 安德森蓝十字蓝盾保险。该门诊从最初每月第二个周六在癌症预防中心开诊，到现在每季度通过儿童青少年中心运营一次。MD 安德森癌症中心通过合作伙伴共同参与 CPRIT 资助项目，继续支持扩大 HPV 疫苗接种渠道，通过移动站点将 HPV 疫苗接种带入学校。MD 安德森还推进与学区的关系以及疫苗接种资助项目，旨在为扩大疫苗接种渠道提供新的建议。

为进一步推动德克萨斯州的 HPV 疫苗接种，2018 年 9 月战略规划核心团队成立并制定了机构战略框架。该团队的目标是以社区外联和参与（Community Outreach and Engagement，COE）模式，分阶段开发和提出相关战略框架。COE 模型强调了在优先领域采取的关键资源、关系和循证措施，以减少德克萨斯州癌症负担和相关风险因素。癌症防控负责人应负责建立该机构历史以及与外部关键利益相关者的关系，以激活框架内的角色和实施策略，这将大幅度提高德克萨斯州 HPV 疫苗的接种率。

胰腺癌登月计划：寻求早期发现

胰腺导管腺癌（Pancreatic ductal adenocarcinoma，PDAC）是美国第十大常见癌症，也是所有癌症中第三大死亡原因[47]。虽然筛查和治疗进步使许多癌症死亡率下降，但 PDAC 的死亡率仍在上升。2012—

2016 年，美国 PDAC 5 年死亡率上升 0.3%[48]，且仍有上升空间。预计到 2030 年，PDAC 将成为癌症相关死因的第二大病因[49]。

确诊时的癌症分期决定了治疗方案，并成为影响患者生存时间的主要因素[50-51]。不幸的是，仅 15% 左右的胰腺癌患者能在恶性肿瘤局限于胰腺而且无症状时被诊断。总体而言，胰腺癌患者 5 年生存率仅 9.3%[52]，但大量证据表明，早期诊断可以增加 PDAC 患者的生存率。据估计，若 I 期或 II 期 PDAC 患者的诊断率从目前的 15% 增至 50%，5 年生存率将增加 1 倍以上[51]。鉴于 PDAC 进展经历的各个阶段，针对 PDAC 微小癌或癌前病变（PanIN-3）的检测策略可能有助于降低死亡率[53]。从晚期 PDAC 病例的基因突变负荷推断早期发现具有广泛的机会窗，因此有必要开发可靠的血液标记物评估无症状 PDAC 的风险[54]。筛查手段可从 PDAC 高危人群（具有遗传易感性或其他潜在因素）开始推广，逐渐扩大至普通风险人群。

实现早期发现 PDAC 一直是胰腺癌登月计划团队的攻坚方向。我们致力于构建评估 PDAC 高危人群的工具，开发血液生物标记物以在患者无症状时诊断病变，并通过技术研发提升 CT 和 MRI 的诊断率。

胰腺癌高危门诊

一些国家和国际中心一直在筛查无症状高危患者，力求在 PDAC 扩散转移前尽早做出诊断。鉴于该疾病发病率低，对所有人口进行筛查的成本效益差，最近美国预防和筛查工作组的最新建议也重申了这一观点[55]。由全球专家组成的国际胰腺癌筛查联盟（The International Cancer of the Pancreas Screening，CAPS）一直主张修改指南，建议根据家族史和遗传易感性识别高危人群，并为之制订筛查和监测计划[4-8, 56]。为满足胰腺癌高危患者的需求，登月计划资助我们在 MD 安德森癌症中心开设了胰腺癌高危门诊。

尽管目前尚无共识明确筛查开始时间、筛查后随访监测方案、间隔时间以及手术时机，但内镜下超声和 MRI 仍是初步筛查的首选方法。早于 I 期的胰腺癌是目前无症状患者的筛查目标。鉴于越早发现生存率越高，理想的筛查目标应是高级别癌前病变。新的影像学方法和生物标记物研发需同步推进，带来的挑战是提高检测的敏感性和特异性，以避免过度治疗。

患者风险评估基于个体遗传突变、家族史、个人史和环境暴露。基于多个因素综合获得的风险评估，我们在过去 4 年中对患者进行了细分：低风险、中风险、高风险。我们只对中高风险患者进行前瞻性筛查。筛查标准除基于国际 CAPS 联合会的共识[57]，也纳入几项经过验证的流行病学研究。4 年期间，胰腺癌高危门诊登记就诊患者 260 余例，其中约 190 例患者符合前瞻性筛查资格，并纳入 MD 安德森癌症中心胰腺癌高危队列。我们从中招募 15 例患者，收集和保存包括血液、唾液、尿液和粪便在内的生物标本。该生物库是验证早期检测生物标志物的基础。

2018 年 7 月，美国国家综合癌症网络（National Comprehensive Cancer Network，NCCN）指南概述了所有 PDAC 患者的遗传分析试验[58]。这些指南涵盖了对具有 PDAC 家族史的患者进行试验，其中包括我们高危门诊的多名患者。美国临床肿瘤学会的指南依照 NCCN 指南[59]，进一步强调对 PDAC 患者及其家庭成员进行遗传分析试验的重要性。建立胰腺癌高危门诊对以上指南的实施也非常重要。

我们的团队最近发表一篇论文，该论文表明 PDAC 长期存活者表现出独特的瘤内微生物群特征[60]。基于该结论，我们将根据在诊所收集的高危人群唾液和粪便样本的筛选结果，研究微生物群特征（口腔/肠道）能否作为生物标志物以用于 PDAC 早期诊断。

血液生物标记物

与其他常见癌症（前列腺癌、卵巢癌）一样，开发早期诊断胰腺癌的血液生物标记物一直是我们登月团队的目标。CA19-9 是目前唯一经美国 FDA 批准的 PDAC 标志物，对有症状且肿瘤负荷高的患者其灵敏度为 70% ~ 90%，特异性为 68% ~ 90%。但对早期患者，其诊断准确性有所下降[61-63]。我们的目标是对 PDAC 高危人群进行血液筛查。目前，我们已经开发了一个能与血浆代谢物结合的三蛋白锚板[64-65]。我们将继续从美国和欧洲多个纵向队列中获取无症状患者的血液样本，以研发早期检测 PDAC 风险的血液生物标记物产品。

早期检测的影像学工具

虽然影像学是癌症诊断不可或缺的工具，但目前 CT 和 MRI 的成像分辨率不足以显示微小、早期的病变。我们正牵头开发定量成像处理技术，以加强对微小癌的检出率。我们还展示了如何在体素基础上处理具有对比度的图像，以提高对比度噪声比，这可能会提高小病变的检出能力，并为组织特征提供其他指标[66-67]。这种名为增强模式映射的处理技术将灰度图像的对比度与噪声比提高 2 倍。我们计划使用这项技术测试良性或恶性胰腺病变之间的成像差异。具体而言，我们将与美国其他 6 个机构合作，建立一个用于 PDAC 预诊断扫描的成像库。此外，我们正在与胰腺囊肿门诊、生物统计学家合作，整合放射组学、病理学和生物标记物数据，以期助力区分良性和恶性胰腺黏液性囊肿。

早期发现 PDAC 的技术方法需要多学科研究团队合作。PDAC 是最致命的癌症之一。我们认为单一工具在特异性和灵敏度上不足以诊断 PDAC，但是，结合患者风险评估、生物学标记物和影像学技术，极有可能扭转目前绝大多数患者确诊即为晚期的现状。

结论

登月计划®在癌症预防、早期诊断和治疗方面取得的重大进展改善了所有患者的生活。尽管登月计划目前聚焦于 13 种癌症，但我们的经验教训将推进所有癌症的预防、诊断和治疗。

麻醉和围手术期团队可通过多种方式参与登月计划®。例如，围手术期医师可在术前向住院患者提供癌症预防的建议。临床医师可着手围手术期的临床工作，预防癌症相关疾病并发症和提高快速处理并发症的能力。登月计划®传播的核心知识可在当地和全球范围内应用于麻醉和围手术期团队，以提供癌症预防项目、新的治疗和早期诊断方法。

参考文献

扫二维码见参考文献

索 引

A

阿片类药物　14，88，104，159，181，207，210，248，269，325，353，357，394，399，412

阿瑞匹坦　166

癌症复发　100，229

B

丙泊酚　98，109，210，227，279，387

不复苏　452

D

大量输血　290

单肺通气　191

低体温　241

地氟烷　98

地塞米松　166，228，248，346，392，437

东莨菪碱　166

对乙酰氨基酚　174，357

多模式镇痛　194，206，228，235，279

F

非甾体抗炎药　269，357

肺保护性通气　216

肺功能检查　190

芬太尼　358

G

甘露醇　164

高流量鼻导管　340

姑息治疗　363

过度通气　164

H

喉罩　165

呼气末正压　193，216，339

呼吸衰竭　337

挥发性麻醉药　227，269，387

J

脊髓刺激　360

加巴喷丁　174

加速康复外科　184，216，231，325，433

监护麻醉　399

经鼻高流量氧疗　392

静脉麻醉药　98

静脉血栓栓塞　233，239，280，333

局部麻醉药　88

K

可待因　357

空气栓塞　158

L

兰地洛尔　84

利多卡因　159，228，240，269，279

颅内压　157，291

氯胺酮　100，160，174，196，388，394

M

吗啡　105，358

慢性疼痛　410，411

美沙酮　358

咪达唑仑　99，388

免疫抑制　106

目标导向液体疗法　194，240，258

P

帕瑞昔布钠　84

贫血　224，275，435

普萘洛尔　83

Q

七氟烷　88，98，399

气道　170，171，391

气道管理　286，386

气道评估　175，286

气管切开　182

羟考酮　106，358

鞘内给药　360

氢吗啡酮　358

清醒气管插管　180

区域麻醉　114，211，240，268，353，471

曲马多　358

全凭静脉麻醉　159，171，179，240，400

R

瑞芬太尼　106

S

三级阶梯疗法　357
神经松解术　360
手术部位感染　239，463
手术应激　321

T

疼痛　410
疼痛管理　14，183，192，215，242，324，351，364，394，412，437，438
体位　158，161，172，369
体温　438
头皮神经阻滞　165

W

无创正压通气　214，340

X

吸入麻醉　88
吸入麻醉药　98

新辅助化疗　206，212，221，261
虚弱　303

Y

液体管理　240，257，393，437
异丙嗪　166
异氟烷　98
营养　321，435
硬膜外镇痛　192，227，248，258，352
右美托咪定　99，160，269，387，394
预康复　239，262，322，435

Z

谵妄　354
镇静　399
支气管封堵器　192
术后恶心呕吐　157，181，240，280，325，354，436
术后谵妄　278，335
术前评估　191
椎旁神经阻滞　88，192

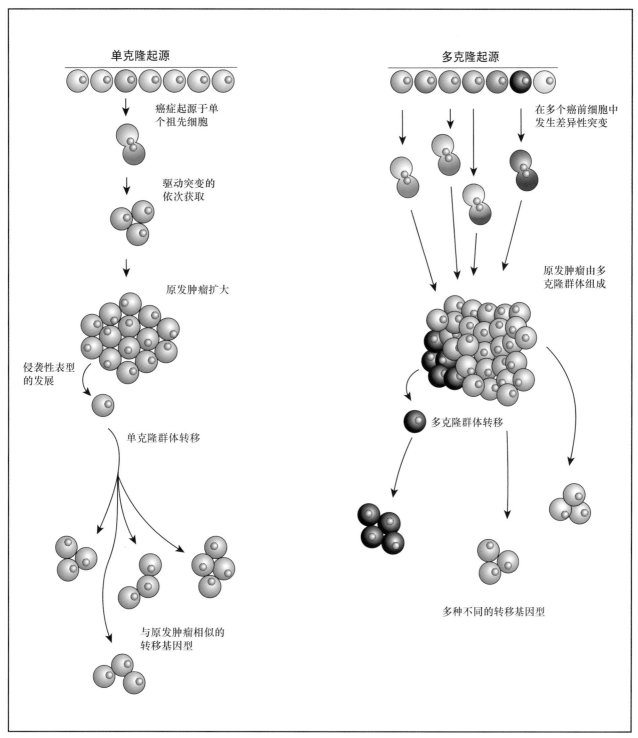

・**图 3.2　肿瘤和转移的克隆进化。**癌症进化的单克隆理论表明，癌症起源于单个祖先细胞。原癌基因或抑癌基因突变的获得启动了从健康细胞到癌细胞的转变，产生了包含单克隆群体的肿瘤。在该模型中，所有的癌细胞和转移性后代都应具有相同的起始病变。多区域和配对的原发-转移基因组分析表明，可能存在相当大的克隆异质性，这可以用多克隆起源来解释。在这里，两个或更多的细胞获得（可能不同的）起始突变，每个突变都会产生它们自己的克隆群体。这对肿瘤的分子分型和治疗决策具有重要意义，因为每个克隆的反应可能极为不同

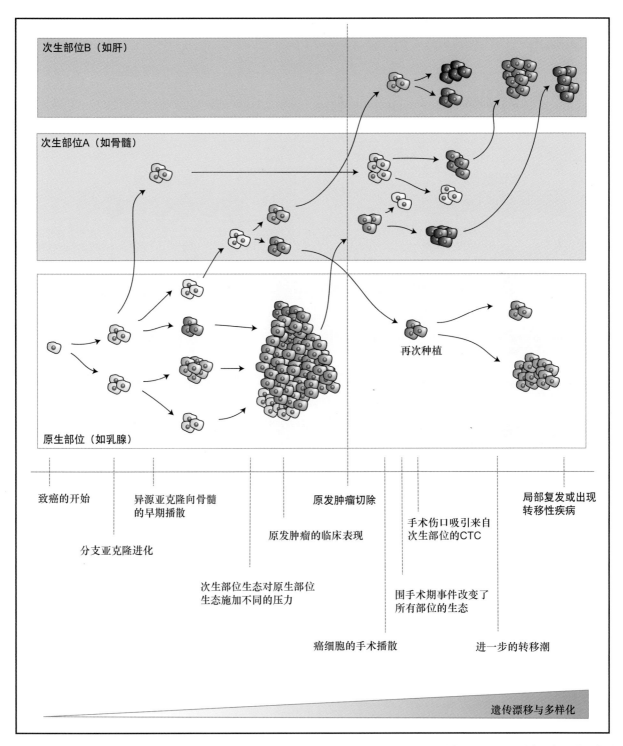

次生部位B（如肝）

次生部位A（如骨髓）

原生部位（如乳腺）

再次种植

致癌的开始　　　　　　异源亚克隆向骨髓　　　　　　　　　　原发肿瘤切除　　　　　　　　　　　　　局部复发或出现
　　　　　　　　　　　的早期播散　　　　　　　　　　　　　　　　　　　　　　　　　　　　　　　转移性疾病

　　　　　　　　　　　　　　　　　　　　　　　　　　　　　　　　　　　　手术伤口吸引来自
　　　　　　　　　　　　　　　　　　　　　　原发肿瘤的临床表现　　　　　次生部位的CTC
　　分支亚克隆进化

　　　　　　　　　　　　　　　次生部位生态对原生部位　　　　　　　　围手术期事件改变了
　　　　　　　　　　　　　　　生态施加不同的压力　　　　　　　　　　所有部位的生态

　　　　　　　　　　　　　　　　　　　　癌细胞的手术播散　　　　　　　　进一步的转移潮

遗传漂移与多样化

• **图 3.3　播散性肿瘤细胞的平行进展。**与癌症发生的线性模型（即转移潜能被认为是晚期获得的）不同，癌细胞可能在疾病早期响应外部刺激而扩散，而这种扩散早于原发肿瘤的出现。这些播散的细胞在与原发肿瘤不同的生态和选择性压力下进化，导致广泛的遗传和表型多样化。然而，如果处于静止状态或生长受限（如受免疫系统的抑制），它们可能在临床上永远不会发生。全身性环境影响，如围手术期应激、炎症或药物，可能影响这些细胞群，导致明显的转移性生长和（或）进一步转移，包括原发肿瘤部位的重新种植。CTC，循环癌细胞

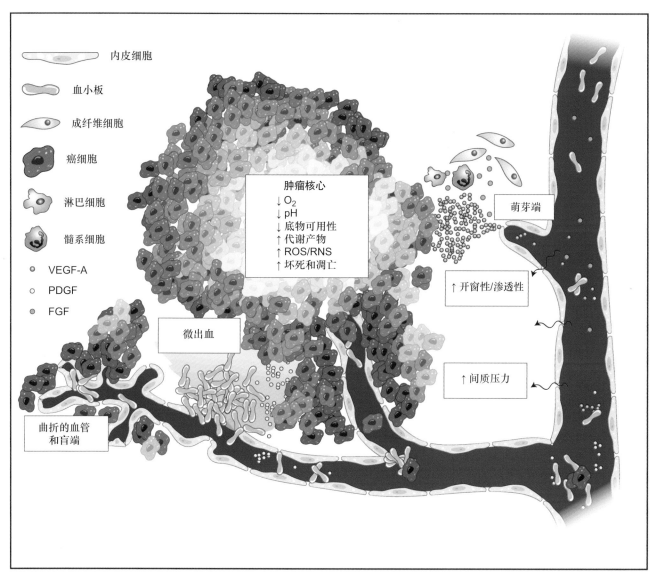

- **图 3.6　肿瘤的血管生成。** 随着增殖的继续，不断扩张的肿块进一步生长远离其血液供应的同时，对氧气和营养物质的代谢需求增加。扩散梯度在整个肿瘤中建立，处于核心的细胞缺乏氧气和代谢底物的程度会越来越重。缺氧区可能发生坏死，但代谢适应可让细胞在肿瘤中氧分压和底物利用率较低的地方存活。肿瘤和基质细胞分泌血管生成因子和基质重塑分子，刺激近旁现有血管的萌发以及朝向并进入肿瘤的血管生成，以增加血液供应。不成熟的肿瘤血管功能失调，以曲折、盲端和渗漏为特征。在与血管基底膜或肿瘤间质接触的部位，活化的血小板将血管生成因子和生长因子释放到肿瘤微环境中。反应性基质持续维持内皮细胞的激活和功能障碍，进一步导致间质水肿和低灌注。FGF，成纤维细胞生长因子；PDGF，血小板源生长因子；ROS/RNS，活性氧 / 氮类；VEGF-A，血管内皮生长因子 A

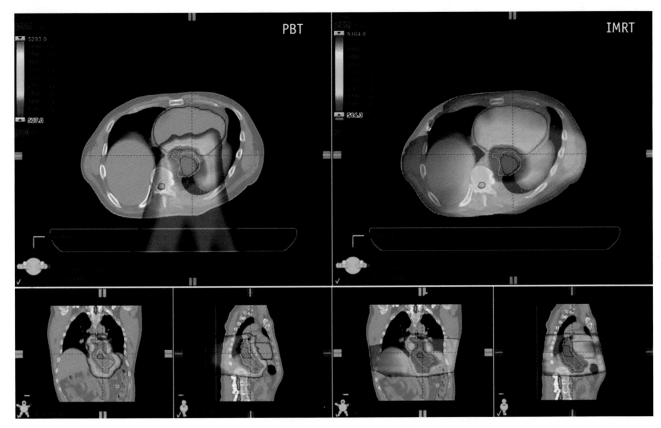

·**图5.1**　采用调强放疗（IMRT）治疗远端食管癌，心脏和肺在质子束治疗（PBT）中得到保护

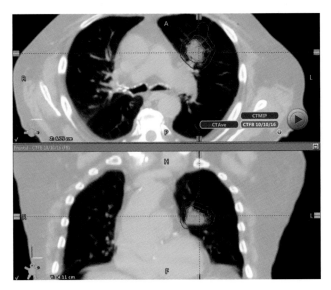

·**图5.2**　立体定向放疗适用于Ⅰ期肺癌，采用高度符合治疗靶区周围的辐射剂量分布，并保护肺和心脏

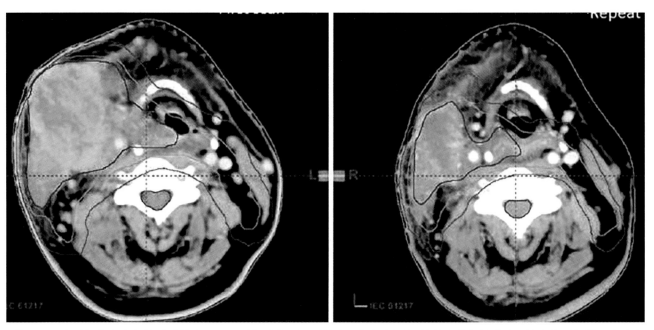

· **图 5.3**　头颈部癌症患者的适形放疗，以及重新成像和调强放疗重新规划对辐射剂量分布的影响。该患者对初始治疗有良好的临床反应。请注意，由于治疗的初始反应，肿瘤缩小后，治疗计划也会进行相应调整（蓝色区域）

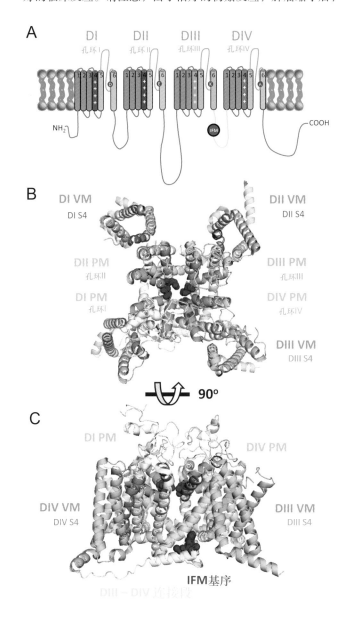

· **图 10.2**　Na$_v$1.5 VASC 的结构。（**A**）Na$_v$1.5 的拓扑结构。四个同源结构域分别标记为 D I 到 DIV，跨膜片段标记为 1 到 6。每个域的第 4 片段中的电压传感器用一系列"＋"突出显示。连同由第 1 片段到第 3 片段组成的剩余部分，每个电压感知模块都标记为浅蓝色。孔模块（第 5 和第 6 片段）在每个域中以不同的颜色突出显示。每个孔环用灰色表示，形成选择性过滤器（DEKA）的关键残基在每个孔环上用红色表示。连接 D III 和 DIV 的环（包含失活门）以黄色突出显示，而稳定失活状态所需的关键 IFM 基序标记为紫色。（**B**）Na$_v$1.5 通道结构的自上而下（从细胞外）视图（蛋白质数据库条目 6UZ3）。该结构以带状形式呈现，以突出跨膜的 α 螺旋位置。根据（**A**）中的拓扑图对关键结构进行颜色编码和标记。（**C**）侧视图（从 D I 和 DIV）突出了失活门，D III VM、DIV VM、D1 PM 和 DIV PM 面向前方。D III-DIV 连接段为黄色，IFM 基序为紫色，对应于（**A**）中的拓扑图

497

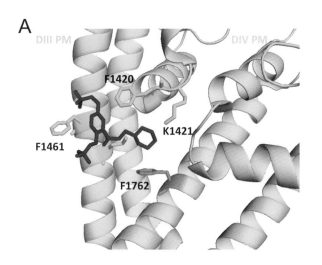

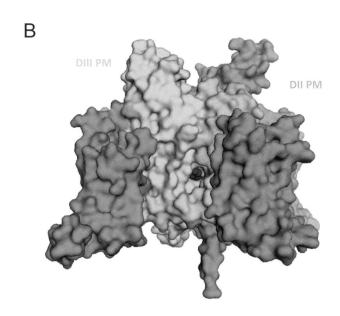

·图 10.6 Na_v1.5 与氟卡尼的相互作用。（A）DⅢ（绿色）和 DⅣ（棕色）的带状染色，氟卡尼以红色棒状染色（蛋白质数据库条目 6UZ0）。促进氟卡尼结合的残基在 DⅢ 中标记为绿色，在 DⅣ 中标记为橙色。（B）从侧面看 Na_v1.5 的空间填充渲染，突出显示在 DⅡ（粉红色）和 DⅢ（绿色）的孔域之间形成的开窗。通过开窗可以看到其结合袋中的氟卡尼（红色空间填充物）

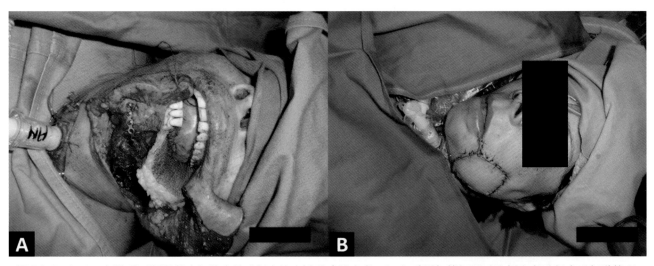

·图 21.3　（A）1 例接受下颌骨扩大切除术并进行大块皮瓣重建的患者。（B）采用气管切开对这例患者进行术后气道管理

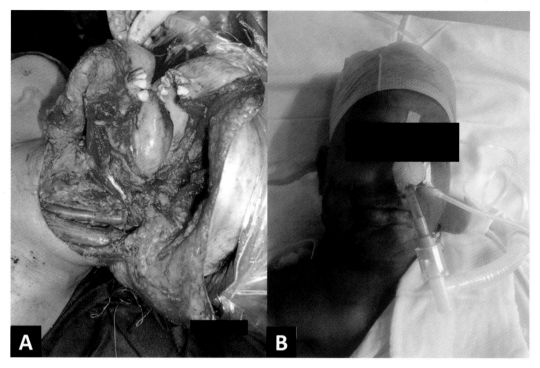

·**图21.4** （A）接受下颌边缘切除并重建的患者。（B）采用保留气管导管过夜对这例患者进行术后气道管理

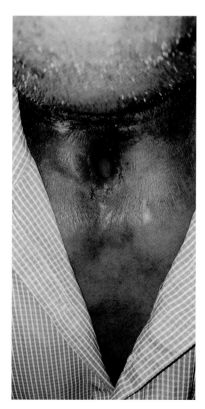

·**图21.5**　喉切除造口患者

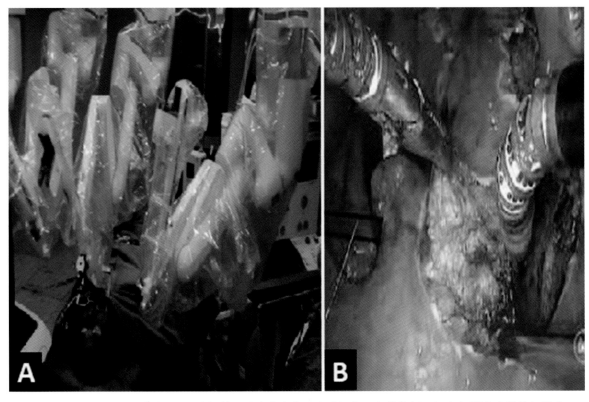

· **图 21.6** （A）正在接受机器人扁桃体切除术的患者，麻醉机位于患者脚侧。（B）机器人扁桃体切除术

表 33.2	建议的理想手术准备时间（iTTS）和颜色编码[1]			
时间——从诊断开始计时	可能的临床场景（TACS）		颜色代码	备注
立即手术	急症——大出血			外科手术干预（开腹探查术）挽救生命
1 h 内	嵌顿疝、空腔脏器穿孔、弥漫性腹膜炎、软组织感染伴脓毒症			复苏后（1～2 h 内）尽快手术干预明确诊断后立即使用抗生素：不得延误
6 h 内	软组织感染（脓肿）不伴脓毒症			明确诊断后立即使用抗生素：不得延误
12 h 内	阑尾炎（局部腹膜炎）、胆囊炎（可选）			明确诊断后立即使用抗生素：不得延误
24 h 或 48 h 内	第二次开腹手术			提前制订方案，在白天行手术干预

TACS，紧急手术时机。

Adapted from Kluger Y，Ben-Ishay O，Sartelli M，et al. World Society of Emergency Surgery study group initiative on Timing of Acute Care Surgery classification（TACS）. World J Emerg Surg. 2013；8（1）：17.

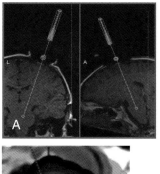

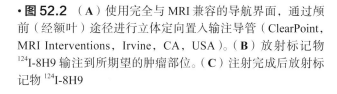

· **图 52.2** （A）使用完全与 MRI 兼容的导航界面，通过颅前（经额叶）途径进行立体定向置入输注导管（ClearPoint，MRI Interventions，Irvine，CA，USA）。（B）放射标记物 ^{124}I-8H9 输注到所期望的肿瘤部位。（C）注射完成后放射标记物 ^{124}I-8H9

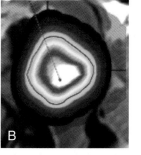

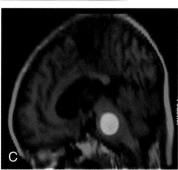

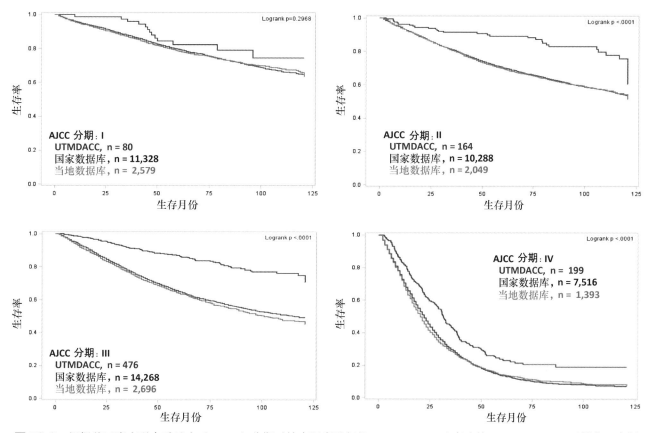

· **图 53.3** 　根据美国癌症联合委员会（AJCC）分期对结直肠癌进行的 Kaplan-Meier 生存比较。2005—2014，亚部位：直肠，直肠乙状结肠交界

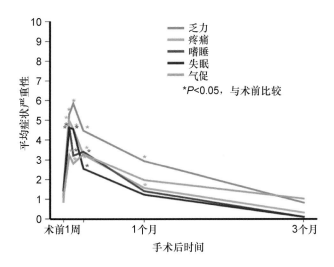

• **图 55.1** 根据 MD Anderson 症状量表评估乏力、气促、失眠、嗜睡和疼痛（胸部手术后最严重的症状）的变化趋势（From Fagundes CP，Shi Q，Vaporciyan AA，et al. Symptom recovery after thoracic surgery：measuring patient-reported outcomes with the MD Anderson Symptom Inventory. J Thorac Cardiovasc Surg. 2015；150（3）：613-619. With permission from Elsevier.）

• **图 55.2** 症状恢复的时间，按症状分类（From Fagundes CP，Shi Q，Vaporciyan AA，et al. Symptom recovery after thoracic surgery：measuring patient-reported outcomes with the MD Anderson Symptom Inventory. J Thorac Cardiovasc Surg. 2015；150（3）：613-619. With permission from Elsevier.）

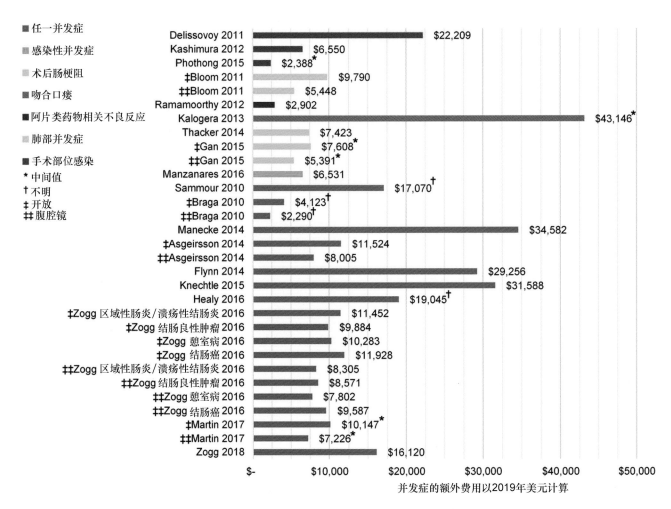

• **图 59.2** 结肠切除术后并发症的费用。以平均值报告

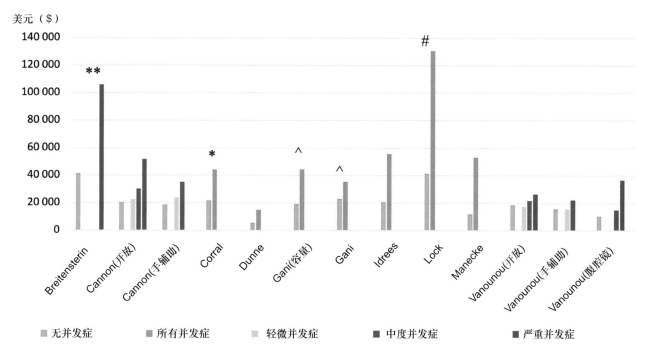

美元（$）

• **图 59.3** 肝切除手术并发症的费用。除非另有说明，否则数据以平均值表示。^ 费用报告为中位数，* 仅评估大出血，# 仅评估术后肝衰竭，** 无并发症组包括 Clavien-Dindo I/II 级，并发症组包括 Clavien-Dindo III/IV 级。为便于比较，Cannon 等[33]报告的费用乘以医院特定的费用收费比率[29]以获得费用估计值